微创妇科学

Minimally Invasive Gynecology

（第2版）

主　编　关　铮

副主编　张　晶　陈春林

编著者　（以姓氏笔画为序）

才金华　马荣丽　卞丽红　冯立民

朱　兰　朱月华　关　菁　关　铮

刘　萍　李　洁　李继华　冷金花

陈春林　陈少博　张　晶　张冰松

张露平　周应芳　周桂霞　柳　露

胡小美　徐柏郁　梁　硕　韩红敬

科学出版社

北　京

内 容 简 介

　　本书在第 1 版的基础上修订而成,编者在广泛收集国内外最新研究成果的基础上,结合自己长期临床经验,重点介绍了目前妇科领域微创诊断、微创治疗的最新进展,特别是详细、系统地介绍了当今腹腔镜、宫腔镜、输卵管镜、放射及超声介入治疗等先进的妇产科诊疗技术和理论研究进展,深入探讨了某些妇科疾病的微创治疗技术,并附有精美插图百余幅。

　　本书可作为了解当前妇科最新进展的参考书,适用于妇科临床医师及中高级医师的继续教育。

图书在版编目(CIP)数据

微创妇科学/关铮主编.—2 版.—北京:科学出版社,2017.5
ISBN 978-7-03-052639-7

Ⅰ. 微…　Ⅱ. 关…　Ⅲ. 妇科学－显微外科学　Ⅳ. R713.162

中国版本图书馆 CIP 数据核字(2017)第 089982 号

责任编辑:杨磊石　车宜平 / 责任校对:张怡君
责任印制:肖　兴 / 封面设计:吴朝洪

科 学 出 版 社 出版
北京东黄城根北街 16 号
邮政编码:100717
http://www.sciencep.com

北京通州皇家印刷厂 印刷
科学出版社发行　各地新华书店经销

*

2004 年 1 月第　一　版　由人民军医出版社出版
2017 年 5 月第　二　版　开本:787×1092　1/16
2017 年 5 月第二次印刷　印张:40 1/4　插页 1
字数:934 千字

定价:168 元
(如有印装质量问题,我社负责调换)

主编简介

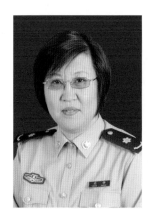

关铮，医学博士，主任医师，教授，硕士研究生导师。

1958 年 7 月生于北京，1982 年 12 月毕业于首都医科大学医学系，1986 年 8 月从北京同仁医院考入解放军医学院攻读硕士学位，在 2005 年又获得博士学位。硕士毕业后一直就职于中国人民解放军总医院妇产科。曾任妇产科行政副主任数年。目前担任全军妇产科专业委员会常务委员兼秘书长、中国医师协会妇科内镜与微创专业委员会常务委员，中国性医学委员会委员、全国妇幼健康研究会生育调控专业委员会委员等社会职务，是《国际妇产科学杂志》《中国计划生育和妇产科》《中华医药杂志》的常务编委，《中国实验动物学报》《医学与哲学》《标记免疫分析与临床》《大连医科大学学报》等杂志的编委。

出版专著《现代宫腔镜诊断治疗学》，担任《微创妇科学》（第 1 版及第 2 版）主编，《现代自身免疫性病学》《妇产科聚焦》《妇科超声诊断学》副主编，参编《内镜学》《妇产科进修医师必读》《意识障碍诊断治疗学》《青春期妇科疾病 170 问》等多部学术专著，以第一作者发表学术论著 40 余篇。获全军医疗成果一等奖 1 项（2004 年子宫内膜异位症诊治的基础及临床研究，第二作者），全军科技进步奖三等奖 1 项（2001 年宫腔镜诊断治疗子宫黏膜下肌瘤及子宫内膜息肉，第一作者）。

经过 30 余年妇产科临床工作的历练，对本专业疑难杂症的诊断及治疗有自己深刻的体会，熟练掌握经阴式手术、腹腔镜、宫腔镜等妇科微创诊治技术，分别应用这些技术进行妇科良、恶性肿瘤的治疗各达数千例。所在科室的微创诊治水平在全国妇产科界名列前茅。目前主要研究子宫内膜异位症及子宫腺肌症的诊治进展、宫腔粘连的基础研究与临床对策，以及妇科良、恶性疾病的微创治疗。

编者名单

（以姓氏笔画为序）

才金华　解放军 273 医院妇产科　主任医师
马荣丽　河北沧州市中心医院妇产科　硕士
卞丽红　解放军 307 医院妇产科　主任医师
冯立民　北京天坛医院妇产科　主任医师　教授
朱　兰　北京协和医院妇产科　主任医师　教授
朱月华　解放军第 97 医院妇产科　主任医师
关　菁　北京人民医院妇产科　主任医师　教授
关　铮　解放军总医院妇产科　主任医师　教授
刘　萍　广州市第一人民医院妇产科　主任医师　教授
李　洁　解放军总医院妇产科　副主任医师　副教授
李继华　解放军总医院理疗科　副主任医师　副教授
冷金花　北京协和医院妇产科　主任医师　教授
陈春林　广州市第一人民医院妇产科　主任医师　教授
陈少博　北京协和医院外科　博士
张　晶　解放军总医院介入超声科　主任医师　教授
张冰松　解放军 309 医院超声科　主治医师
张露平　北京天坛医院妇产科　硕士
周应芳　北京大学第一附属医院妇产科　主任医师　教授
周桂霞　解放军总医院放射治疗科　副主任医师　副教授
柳　露　云南昆明延安医院妇产科　主任医师　教授
胡小美　北京电力医院妇产科　硕士
徐柏郁　河北遵化市人民医院妇产科　主任医师
梁　硕　北京协和医院妇产科　博士
韩红敬　北京人民医院妇产科　博士

第 2 版前言

《微创妇科学》第 1 版于 2004 年出版,如今已经十年有余。

光阴荏苒,转瞬十年。十年,在历史的长河中虽然微不足道,但在我们生活的当下,无论是医学科技,还是思维理念都发生了巨大的变化。十年来,腹腔镜、宫腔镜等医疗器械已经普及到基层医院,绝大部分妇科手术已无需开腹完成。十年前,本书中介绍的一些腔镜技术还只是掌握在极少数人的手里,而今天,几乎各大医院都能掌握这些高难而又微创的技术。十年来,微创概念已逐渐深入人心,甚至有些患者在就医时会主动要求做"微创手术",尽管何为微创她们并不清楚。十年来,有些诊断名词逐渐地淡出人们的视线,比如"宫颈糜烂""功能性子宫出血";有些疾病却越来越引起人们的重视,比如剖宫产瘢痕缺损(宫腔憩室)、剖宫产瘢痕妊娠等。十年前,对治疗妇科恶性肿瘤是切除得越广泛、越彻底就越好,而今天,人们在不断地探索恶性肿瘤保留生育功能或生理功能的微创治疗。总之,这十年来医学研究与临床诊治发展之快,不得不令人重新审视《微创妇科学》的一些观念和内容,因此,很有必要对本书进行修改和补充。本书的标题虽然是微创妇科学,但就其本质而言是在综述相关领域的最新发展动态,因为无论是诊疗技术,还是科学仪器的改造革新,无不是在围绕着微创的理念而进行。

十年前,本书的作者们还是青年才俊,如今他们多数已成为国内妇产科领域的知名人物或学科带头人。而伴随着本书成长起来的新一代妇科医师,已经成为本领域的中坚力量。在此,衷心地感谢他们能在百忙中抽出时间参与本书相关章节的修改和补充。曾为本书撰写序言的郎景和教授已于 2011 年当选为中国工程院院士,我的两部著作《现代宫腔镜诊断治疗学》和《微创妇科学》都曾烦劳郎院士作序。对郎院士不辞辛劳提携后辈的感激之情,我无以言表。黄志强院士也曾为第 1 版作序,我深切地怀念黄老,感谢他在我撰写本书时曾给予的启发、支持和帮助。李亚里主任是我的恩师,为我从事微创妇科的研究、实践给予了无私的帮助和充分的肯定,在此表示衷心的感谢!最后,还要感谢我的家人对我终日忙碌无暇顾家的理解与支持。

关 铮

2017 年 1 月

于解放军总医院

第 1 版序一

当医学界的同仁们正在为微创外科的一些概念进行讨论的时候，《微创妇科学》的作者们却以他们的远见和睿智，以青年人特有的胆量和气魄将这本《微创妇科学》奉献给广大读者，使微创外科在中国的讨论进入了一个新的阶段。微创妇科作为微创外科的一个分支，包含了微创概念的全部内涵，同时又是一个独立的学科，在操作方法上有其特殊性。

微创概念从我们不得不制造切口切除病灶以来，就始终伴随着外科学的发展。微创是指以最小的创伤、最佳的治疗手段达到治愈疾病的目的。微创一直是外科追求的境界，它总是与当时的科学技术水平密切相关。19 世纪，美国著名的外科医师 William S. Halsted 就极力主张轻柔外科，以减少组织损伤为目的，提出手术操作的六项基本原则：即对组织轻柔操作、正确的止血、锐性解剖分离、手术野清晰干净、避免大块结扎、采用好的缝合材料。在当时的医疗水平下，提出如此清晰的外科手术原则，对组织机体的微创治疗具有重要的指导意义。20 世纪，随着科学技术的进步，医疗器械和操作技巧均有了突飞猛进的发展，以内镜为代表的腔镜技术使外科领域掀起了一场真正的技术革命，小切口大视野，有限制的充分暴露，在一定意义上反映了当今的微创概念。如今，内镜技术几乎覆盖了所有的外科分支：妇科、普外、肝胆、泌尿、骨科、耳鼻喉、胸外、心外、脑外、小儿外等，由于内镜的介入使手术趋于微型化。完善的外科需要手术野的完善显露，并不是需要大切口。内镜解决了手术入路，但并未改变外科实质。

当前，"最小切口外科"（minimal access surgery）、微创外科（minimal invasive surgery）、腹腔镜外科（laparoscopic surgery）都被视作相同的含义，都是指小皮肤切口。然而，微创外科却是比单纯的小切口有更深的含义。因为创伤对人体是一恶性刺激，它影响个体的生存。在漫长的物种进化过程中，遵循自然界的生存竞争法则，哺乳类动物建立起对创伤的全身性反应，动员体内一切贮备，以恢复内环境稳定、愈合创伤。在死亡与生存的关头，强烈的创伤反应，常常无视机体的长远利益，因而带来了负面效应。在当前重危医学发展的时代，严重的创伤之后，患者虽然可以暂时生存，但会出现严重的并发症，甚至危及生命，成为限制重大手术实施的"瓶颈"。因此，微创外科学应该有一个新的概念，那就是要扩大视野，使外科微创化，包括减轻患者对创伤的不良反应和改善创伤后的过程。广义的微创外科应是缩小外科所带来的局部和全身的伤害性效应，不管是采用何种方法，它不应只限于内镜技术，而是具有更广阔的天地。

微创外科应是每一位外科医师的信念，亦是外科医师的追求。关铮等《微创妇科学》的作者们以自己的理解，对微创概念进行了深入的探讨，他们这种勇于探索的精神值得称赞。本书凝聚着作者们辛勤耕耘的结晶，反映了他们对微创概念的深刻理解和认真思考，全面而详尽地论述了微创治疗在妇科领域的最新进展。我有机会先读此书，为医学界能有如此的后起之秀深感欣慰，并向广大同仁推荐此书。

中国工程院院士 黄志强

2003 年 1 月于北京

第1版序二

微创外科正在成为 21 世纪的外科主流技术，这正符合医圣希波克拉底的"请你不要损伤！"的箴言。

关铮副教授主编的《微创妇科学》应运而生。这是一部有特色、值得称道的书：首先，其创意独特，视角开阔，观念新颖。关于妇科手术学的书已出版了不少，当然都各有千秋，但从微创的概念和技术切入和阐述却不多，或者没有专一的妇科微创手术学。于是，让这部书独占鳌头。其次，本书不仅比较全面、系统地论述了妇科各种手术技术和各种妇科疾病的手术处理，同时又侧重于微创手术的应用，如各种内镜、介入治疗等，乃为本书的"靶点"。可谓"兼顾全面，突出中心"。再者，本书力求展示新观念、新技术。虽然，内镜手术、介入治疗都已不是最新技术，但毕竟属于正在拓展的领域，从认识理念上、具体操作上，编著者都做了崭新的介绍，这有利于经验交流，学科发展。

外科要去除病患、重建解剖和改善及恢复功能，在这一复杂而缜密的技术处理过程中，我们经历了很多曲折、游移和反顾，如手术是扩大抑或缩小，是激进还是保守，至于术式的变化和改良也是更新有加，仅压力性尿失禁的术式可逾百种之多。有时候，我们会走上几圈后，又回到了原地——当然是在一个新的高度。但微创应该永远是外科的宗旨和目标，它是外科的长青之树。因此，我们要推崇微创手术学。

与传统的外科技术、术式、操作等相比，微创手术的观念、方法及途径、器械都有所不同，需要经过一定的训练，在普通或常规的外科基础上，进入微创手术"世界"，应该有逐渐完善的操作规程和培训制度，掌握适应证、禁忌证及各种问题，特别是应急情况的对策。本书在这方面也是一部难得的参考资料。微创手术需要一些特殊的器械设备，甚至可以说是器械依赖性的，乃为"人巧须得家什妙"。微创手术在妇科的应用尚属新兴时期，开展亦不平衡。它需要普及更需要完善；有些问题有争议，更需要循证和发展。近两年，全国召开了几次妇科内镜手术和介入治疗应用的学术会议，呈现了一片蓬勃发展的景象，也许我们会有更深入的专题讨论，正缘本书所提出和陈述的问题一样。

科技迅猛发展，学识永无止境。学习领会尚且不易，撰著阐述岂不更难？看一部书，犹如面对一片海、一座山，兴叹的不该是举步维艰，而应是对编著者劳苦的感慨，以及在征途上一同前进的信念和力量！

读此书，有感如是，权作为序。

中国医学科学院
中国协和医科大学北京协和医院
北京协和医院

2003 年春

第1版序三

当我们告别 20 世纪,欢欣鼓舞地迈入 21 世纪之后,生命科学研究的新成就、临床医学技术革命的新成果、医学工作者不断发展的新思维、在全球飞转的信息网络上相继传播。真可谓长江后浪推前浪,滚滚浪涛推动着历史进程,迈向更高点。我们不断受到新思潮的冲击,在震惊、猛醒之时,告慰自己尚须迎头赶上。当前,世界新技术革命浪潮席卷全球,信息技术、生物技术、新材料及能源等发展迅猛、日新月异,给所有传统应用领域带来巨大冲击,也为它们注入新的活力,指出新思路,而传统外科学向微创化发展、向分子外科学深入,正是这种学科交叉和创新的必然趋势及方向。

微创外科是近年发展起来的新概念;是传统外科的深刻革命;是 21 世纪外科的升华和主旋律;微创外科是一崭新的相对性概念,强调机体局部和全身统一;微创外科是要求诊疗效应达到最佳内环境稳定及医学生物-社会-心理学模式最佳转型;微创外科已成为面向社会不同种类群体,提高生命质量的最佳选择。

在微创外科崛起、发展的新时代,其中一门新型的分支学科——微创妇科学也应运而生。它大胆挑战传统妇科学,开拓了新的发展方向,提出了妇科领域微创化新概念,集合了当今不同种类,不同学科具微创结局的手术方式、技术创新及心理模式。妇科疾病诊治的微创化是相对的、发展的、不断升华,以至无尽期的。回顾妇科腹腔镜历史,始于 20 世纪之初,60 年代末便有绝育术报道,70 年代以 Semm 为代表的妇科专家开展了系列腔镜手术,但推广缓慢,至80 年代法国里昂外科医师 Philipe Mouret 成功地为患者施行了腔镜下胆囊切除术,充分显示出创伤小、术后疼痛轻、恢复快、住院时间短、费用便宜等优点,使腔镜技术声誉大振,推广热潮席卷全球。医学发展史上这一绝无仅有的势态,一旦进入临床,在短时间、大范围内掀起千层巨浪,由此将微创外科的发展推向高潮。熟知昨天,方知微创妇科的艰辛进程,虽历史悠久但发展缓慢,在外科创举的推动下使妇科有识之士猛醒,奋起直追勇往直前。了解今天,让我们感到欣慰的是微创妇科已由腔镜技术逐步扩大至介入治疗,新技术、新仪器的应用,经阴道手术适应证的拓宽及技巧的提高等,发展迅速,令人鼓舞。展望未来,微创妇科的理念及空间将进一步扩大,潜力无穷,催人奋进。2002 年美国心脏学会年会上,学者 Oz 博士首次报道在不开胸情况下,外科医师在远离患者的控制台前,遥控机器人的机械臂,无须切开皮肤和肌肉,利用 4 个孔洞成功修补房缺 15 例。证实机器人手术系统可以有价值地替代传统术式,而妇科手术的智能机器人替代将更加精确,更加微创,它的实现指日可待。微创的巨大推动力将使我们走向微观,走向分子水平,采用基因工程、组织工程、克隆技术及干细胞诱导技术等,基础与临床日益紧密的结合与融合,必将开创一个更加令人振奋的明天。高科技、高信息量、高质材料更好地为人类服务,将使未来的疾病治疗由微创达到无创。

当今世界,先进学术思想和科学实践的交往,启发了人们发达的科学思维及无穷尽的创造能力。当本书提出了微创妇科学新分支及新学术领域之时,我们主张充分地交流及广泛地讨论,综合不同学科的理论,学习国内外临床经验的精华,汲取丰富的网络信息,扬长避短,趋利避害,集思广益,启发思维,接受启迪,凝聚智慧,在微创妇科发展进程中产生新飞跃。

怎样将历史悠久的传统妇科手术发展成微创妇科手术,首先,应重视思想观念的转变,从传统中走出来,进入整体。在不同术式比较中成长而达到微创,并施行个体化治疗。其次,必须积累知识,在实践经验的不断概括总结中,提出新的微创理论,在克服和减少失误及后遗症中,找到创伤最小、效果最佳的治疗方法。一切结论都凝聚着集体智慧,绝非一个人可得,是几代精英,无数学者努力之结晶。最后,我们的目标是不断创新。创新才有发展,在当前信息爆炸的时代,必须深入研究,从基础理论及临床实践的研究中找到结合点,改革某些传统妇科手术在新认识上的缺憾。微创化的策略应包括:手术工具、途径和技艺的改进;器官、组织、细胞、蛋白质和基因在不同水平调控的微小化;调动并发挥机体稳定功能及心理调节能力,这是我们每个妇科医师追求的更高境界。

关铮副教授近年来致力于腔镜的理论研究及临床实践,在微创外科学发展的新形势推动下,提出了微创妇科学新概念的引申。她在临床实践基础上参阅大量国内外文献,用辛勤劳动,高昂热情,潜心撰写了本书。这不但是对旧传统的挑战,也是对同道们有益的奉献。在漫漫妇产科学发展进程中,不但有巨匠们的指引,也出现层出不穷"小人物"的挑战,他们共同造就了妇产科学发展的光辉历程。传统妇科扎实的理论基础及成熟的临床经验,使她在新浪潮冲击中产生困惑、产生灵感、产生激情、抓住机遇,扩大视野,不断学习,以此融合于科技发展的主流中,将微创妇科新概念、新思路敬呈给广大前辈、同道及学子们。最终目的在于让广大患者获益并享受到微创的理想结局,让生命更美好,更具活力。作为与作者多年共事的同道,衷心祝贺该书的出版,并愿它成为国内外妇科学界交流的纽带,为微创妇科学的发展做出更大贡献。

中国人民解放军妇产优生专业委员会副主任委员
解放军总医院妇产科主任医师、教授

2003 年 2 月于北京

第1版前言

在人类文明迈进 21 世纪之时,医学发展也进入了一个崭新的时代。随着科学技术和医疗水平的提高,人们对医学的要求也越来越高。医疗已不仅仅局限于治愈疾病,如何减少治疗时的并发症? 如何使外科手术真正做到只切除病灶而不损伤正常组织? 如何从根本上预防疾病的发生? 已成为当今医疗质量的更高追求。微创外科正是顺应这一潮流应运而生。但是,何谓微创? 微创外科应涵盖哪些内容? 是不是小切口就一定微创? 目前在部分医师的思维里还比较模糊,因此有必要加以澄清。2001 年,中国工程院在黄志强院士的倡导下组织了"微创外科新概念"的科技论坛,由此引发了一场对微创概念的医学讨论。本人有幸参加了这次盛会,并萌发出撰写一本《微创妇科学》的冲动,在与妇科同行进行讨论之后,得到了他们热烈而积极的响应。

微创妇科作为微创外科的一个分支,包含了微创概念的全部内涵,只是具体的操作方法有其特殊性。虽然我们以前未曾明确提出微创的概念,但事实上任何一种医疗器械、诊断方法、治疗手段无不是在遵循着微创的原则而进行更新改进。多年来,妇产科学界的诸多前辈和同仁为妇科微创诊治进行了大量的艰苦工作和积极探索,为《微创妇科学》的问世奠定了坚实的基础。本书只不过是将医学界各位前辈和同仁们多年的心血与结晶汇集成书,上不负前辈们的殷切期望,下为后来者开辟一个广阔的战场,为把微创妇科向纵深开展而摇旗呐喊、推波助澜。

由于"微创妇科"只是近年提出的一种新观念,对其内涵的理解自然会有不同的,甚至是截然相反的认识。本书作者只是将自己的理解呈献给同道,可能会有偏激或错误,希望能通过此书抛砖引玉,引起对"微创妇科学"更深入的讨论,最终达到提高医疗质量、造福于广大患者的目的。

参与本书编写的作者年龄均在四十岁上下,正是妇产科的中坚力量,除了具有扎实的理论基础和临床技能之外,更具有对新鲜事物积极探索、勇于进取的精神和魄力。如今《微创妇科学》终于付梓,这里凝聚着作者们的辛勤耕耘,亦反映了他们对微创概念的深刻理解和认真思考。

本书能在一年内按质、如期完成,得益于各位专家的鼎力协作。特别感谢中国工程院院士黄志强教授、北京协和医院郎景和教授、解放军总医院李亚里教授在百忙中为本书作序,对本书的问世给予了有力的支持。德国 Stoze 公司、耀滔有限公司、沈阳大学内镜有限公司、广州倍特生物技术有限公司为本书提供了大量的图片及参考资料,解放军总医院郭珍军女士协助打印书稿,对他们的支持与帮助表示衷心的感谢。

关　铮

2003 年 4 月

于解放军总医院

目录

总 论 篇

各　论　篇

总论篇

第1章 微创概念与微创妇科

第一节 微 创 概 念

本书第2版距第1版已经过去十年之久。十年来,微创概念已深入人心。一些相关期刊陆续创刊,如《中国微创外科杂志》《微创医学》等;一些微创研究所、微创诊治中心相继成立,甚至有些患者在就医时会直接提出要"微创治疗"。由此可见"微创"已成为一个时尚的名词。但是,何谓微创?哪种治疗方法更具微创效果?人们在微创概念上仍有很多认识误区。重新审阅本章提出的一些观点,现在看来仍未过时。

一、微创概念相对论

(一)什么是微创

简言之:微创是一种理念,即以最小的创伤达到最佳的治疗效果。

众所周知,外科治疗疾病主要是通过"开刀"这种特色性的手段来完成。医师切除病灶虽可"手到病除",但外科手术本身也是一把双刃剑,它在去除病灶的同时对身体也会有一定的负面效应,不可避免地带来一些人为的损害性"创伤"。手术创伤对人体造成的损害,有时是巨大的甚至是永久性的,而治疗效果却并非与创伤的大小成比例。因此,本着趋利避害的愿望,减轻手术创伤对患者的不良影响,提高手术操作效益,降低切口损伤程度,以最小的创伤达到最佳的治疗效果,即微创外科(minimally invasive surgery,MIS),一直是外科医师梦寐以求的奋斗目标。

虽然我们难以确定微创外科的始点,但"微创"的概念从我们不得不制造"创伤"以治愈疾病的那天起,就已进入了外科医师的思维中。外科医师一直在思考,如何使外科手术更趋完美。美国医师 Halsted(1852—1922)就极力主张轻柔外科,他创建了美国医师培养的住院医师培训体系,提倡以减少组织损伤为目的,不片面追求高速度,即"轻柔外科"手术操作要求做到对组织轻柔操作、正确止血、锐性解剖分离、术野清晰干净、避免大块结扎、采用优质缝合材料六项基本原则。显然,在外科学发展的初期,能明确提出如此清晰的指导原则是具有重要历史意义的。而今天再审视这些原则,仍适用于常规手术实践,但却难以覆盖当今微创化观念的全部内涵。1985 年,英国泌尿科医师 Payne 和 Wickham 首次提出微创外科(minimally invasive procedure)的概念,迄今已有 30 年。人们越来越多地关注微创外科的相关问题,对诊断与治疗的微创化、个体化成为对医疗质量的更高追求。

20 世纪 70 年代以后,分子生物学研究及现代影像技术两方面的发展,促使临床诊断和治疗产生了质的飞跃,对传统的外科观念,特别是外科医师历来引以为自豪的手感和技巧等非常个人化的要素受到了挑战。现代微电子学的发展、计算机的信息处理和实时成像、三维结构重建技术四大影像技术,为微创手术提供了高清晰度的图像系统;微型手术器械的不断开发创新也为微创手术的开展提供了基本保证;一些思维观念的转变,促使人们在强调常规手术操作规范化、标准化和微创化之后,对微创内涵的理解更加深入。

手术微创化是外科学发展的趋势。微创外科的发展经历了近百年的历史,它本身并非是一种专科,而是一种外科思维方式与哲学理念。在不低于甚至高于传统治疗效果的前提下,尽可能地减少患者因手术带来的近期和远期痛苦,已成为广大外科医师日益关注的现实问题,这是近年来微创外科手术学迅猛发展的基础之一。那么,什么是微创?根据微创外科的现状及可预见的未来,我们认为微创主要指采用各种先进的诊疗手段,达到甚至超过传统诊治的远期效果;而诊治近期,患者生活质量应远远优于传统诊疗方法。这里有两层含义。

1. 治疗效果 微创要以疗效为前提。微创手术的优势突出表现在:近期效果手术创伤小,术后疼痛轻,恢复快;远期效果应等于或高于传统手术,至少由于手术创伤小,组织损伤轻,下床活动早,而使腹腔内粘连所致的远期并发症要少于传统手术。目前,绝大多数治疗目的还只能局限于有效地延长患者的生存时间,并尽量保证其生存质量。因此,在选择治疗方法时,决不能不顾手术的远期效果而只顾术后近期利益,而应在患者能安全耐受的范围内,尽量选择疗效更好、创伤更小的治疗方法。

2. 手术途径和方法 微创是施行各种手术的指导原则。手术途径和方法可以相同或不同,但对病灶的外科处理标准不能低于传统手术,甚至要求高于传统标准。如对卵巢良性囊肿的切除,手术方法基本相同,但因手术入路的不同而达到微创目的。事实上,一个外科医师在计划实施其手术方案时,一直都在遵循着微创的原则。具体体现在治疗方案的制定,手术方式的选择,手术操作的整个过程,术后的一系列处理等。简而言之,自收治患者始,直至患者康复,微创概念则贯穿始终。

应当明确,微创不等于无创。所谓"微创(microtrauma)",即表明这些诊疗措施本身并非绝对无创,它只是比传统诊疗方法的创伤更小。"微创外科",顾名思义要比"腔镜"外科、"小切口"或"小路径"外科、"内镜"外科等所涵盖的范围更为广泛,其目标在于对局部或全身创伤最小,因而并非仅限于用某种方式或某种工具。微创外科是一个相对概念,可以有多种形式的选择,其发展也许未有尽期。外科微创化作为贯穿于外科各领域的基本概念,将促使微创外科技术的全面发展,从而指导创伤处理的各个环节,并使之不断提高。

总之,微创旨在最大限度地减少损伤,是一个整体化观念,是外科操作技术的灵魂。微创概念伴随着外科学的发展,渗透于外科理论、手术操作和辅助器械等发展过程之中。无论采用何种方法,微创外科的意义和价值在于减轻外科诊疗所带来的局部或全身伤害性效应。

(二)微创相对论

由于"微创"的界定甚为困难,在外科诊治中多大创伤被称为微创,目前尚未达成共识,对此,我们提出了微创诊治的相对论。与传统的诊治方案比较,微创外科应具备下面这些特点:诊疗效果肯定或优于传统方案,对组织创伤更小,治疗时间更短,术后恢复更快,治疗成本不应过高。

1. 组织创伤小 手术损伤是绝对的,损伤程度是相对的。术中尽量减少对正常组织的创伤,是外科医师在术中始终都应注意的问题,如要求病灶定位准确全面,手术切除干净彻底,但又要避免伤及周围的正常组织,以免造成所谓"外科攻击"。然而,绝大多数外科操作,特别是内脏手术很难满足这一要求,许多诊疗处理不得不殃及正常组织,如腹壁切口等。到目前为止,已有无数患者遭受这种损害,并被认为是合情合理的,必须而无法避免的。微创外科试图接近真正意义的"无外科攻击",从而消除、减少所有不必要的、以前被认为是完成某项治疗任务所必需的创伤。以腹部手术为例,由于内镜技术的进步,对腹腔内病灶的治疗可在直视下完成,同时又可避免为显露靶器官而导致腹壁过大损伤。

组织创伤小有两层含义,即手术清除病灶时尽量避免伤及周围的正常组织,以及治疗疾病时尽量保护组织器官的生理功能。盲目追求病灶切除干净彻底,忽略对周围正常组织的损伤及对器官功能的保护,可严重影响患者的术后生活质量,是与微创外科的目标和理念相悖的。以卵巢良性肿瘤为例,是切除卵巢还是单纯剥除肿瘤、保留正常卵巢组织,是开腹取出肿瘤还是在腹腔镜下取出肿瘤?显然,无论从手术入路还是手术方式上都必须贯彻微创的原则。

2. 手术持续时间短 这对组织创伤是非常重要的。毋庸置疑,手术持续时间越长,对机体的损伤越大。麻醉干预、切口暴露、手术操作,对组织器官的骚扰及创伤,对心、肺、肝、肾等重要脏器的功能调节,都会有不同程度的影响。当然,片面追求速度快而造成医源性损伤,或病变探查、处理不彻底,或为了追求所谓小切口等而延长手术时间,都不是真正意义的微创外科,不是微创外科医师所追求的目标。

3. 术后恢复快 微创是以最小的创伤、最佳的治疗效果实施治疗过程。只有创伤小,才不至于对患者的生活质量造成过大的影响,术后恢复才能迅速。术后恢复是指除

了局部组织器官能尽快恢复功能外,患者的全身状况、精神面貌也应尽早恢复正常。无视患者的状况,一味追求肿瘤扩大化根治术,导致并发症和死亡是十分错误的。但是,一味追求所谓微创而忽视无瘤原则,导致肿瘤复发和生存时间缩短等也是不可取的。

4. 治疗成本低 微创外科需要一些专门的设备和器械,还可能应用一些昂贵的手术材料,手术费用可能高于常规手术,有的可能使部分患者难以承受。因此,是否采用微创外科技术,采用哪种微创外科技术,还应考虑患者的经济条件。治疗成本过高,对患者、医院及社会造成过重的经济负担,也会影响微创技术的发展。以腹腔镜手术为例,虽然其手术收费略高于同类开腹手术,但因其手术步骤简化(如不必切开和关闭腹壁)、创伤小、术后恢复快,以及手术持续时间及住院时间均缩短,综合费用下降,因而才能有巨大的发展潜力。

微创的相对性还体现在其时限性。因为,微创的内涵会随着时代的前进而不断地丰富和发展。今天我们认为是微创治疗,不久的将来完全可能会被修正。相对于未来更完善的诊疗措施,今天的"微创"可能会被认为是"巨创"。一方面,这是医学科学技术的进步带来了更多的、创伤更小的治疗方法;另一方面,随着人们对创伤本质认识的进一步加深,会有一些更深刻、更全面的了解,对创伤及其组织修复过程和机制会有一些全新的认识。例如,已有较多报道认为,微波、冷冻治疗后遗留的坏死肿瘤组织具有自身瘤苗作用,对机体创伤修复是有利的。但是,尚不能肯定其诱发的免疫反应是仅对肿瘤特异性而言,还是对正常组织也具有保护作用。因此,对微创的认识应当客观,具有微创特征的诊疗措施不会一成不变,随着时代的进步,会有更小的创伤方法问世。但是,微创观念及诊疗原则必然贯彻始终。基础理论研究的深化、操作技术的提高和辅助器械的更新换代,

都会助推外科微创化的创新和发展,而微创化观念的发展则必将推动微创外科理论、技术和设备的进步。

二、对微创概念的认识误区

微创概念在临床医学或外科学范畴已得到肯定并稳步发展。但是,什么是微创?各家理解、认识不一,甚至存在认识误区,有必要博采众长、加以澄清。

(一)开腹手术是有创或巨创,腹腔镜手术是微创

近十年,随着腹腔镜技术的推广及微创概念的普及,有些病患片面地认为腹腔镜手术就是微创,以子宫肌瘤剔除术为例,当医师介绍开腹子宫肌瘤剔除术效果更优时,患者反而认为这不是微创。那么,真的是开腹巨创、腔镜微创吗?事实上,两句话都对错参半,就开腹手术而言,可以是有创,甚至巨创,但也可达到微创;而腔镜手术可以是微创,但也会造成有创,甚至是巨创。开腹手术的确是侵入性手术,不过事在人为,美国外科之父Halsted创制蚊式血管钳,提倡轻巧细致的手术风格,注意保护组织,实际上就是微创外科。有的外科医师手术动作粗暴,盲目强行剥离,牵拉使用暴力,不仔细止血或钳夹后大块结扎,手术追求速度、操作粗糙等,都属于有创或巨创外科。腹腔镜手术具有切口入路小,术野显露良好,操作细致,出血少,创伤小等优点。但像任何手术方式一样,都具有其两面性和局限性,腹腔镜外科比常规外科除了切口小以外,是否真正属于"微创",在实施腔镜手术过程中的二氧化碳气腹和高碳酸血症、人工气腹压力的呼吸循环效应、气腹对肾脏血流动力学的影响等,均应考虑在内。此外,有些医师以完成腹腔镜手术为目的,忽略患者的具体情况,适应证选择不当而勉强为之,使手术难度过大,手术时间过长,甚至不得不中转开腹,对患者的打击、损害很大,影响远期效果,又何尝不是有创或巨创呢?

因此,"微创"外科与"腔镜"外科在内涵上是有区别的,微创外科强调的是局部和全身的统一,微创不但表现在手术局部,对全身的打击也应减少到最低程度;腔镜外科虽具有微创效果,但若操作不当也可能导致巨创。微创外科涵盖了外科观念和外科技术两方面的含义,而并非单纯的腔镜外科。手术微创化是未来外科的发展方向,当今的腔镜外科技术,并不能完全取代传统的外科手术,至于科技发展的未来如何,现在尚且不能断言。随着经验的成熟和配套器械的发展,微创外科的发展未有尽期。微创一直是外科学追求的境界,微创外科概念并非仅限于内镜和腹腔镜术而有其更加广阔的视野及前景。

(二)小切口就是微创外科

当前,"微创外科""最小切口外科"(minimal access surgery)、腹腔镜外科(laparoscopic surgery)均被视作含义相同,即指皮肤小切口手术,在相当范围内流传着这种看法,推崇小切口手术,认为小切口就是微创外科。小切口虽然对腹壁损伤小,但完善的外科需要手术视野显露充分,切口小势必会影响手术视野,不得不增加拉钩力度,操作难以得心应手,容易导致误伤,也难以彻底止血,延长手术时间,反而造成额外创伤。当然,施行任何手术时,不根据实际情况统统采用大切口也无必要。毕竟切口过大创伤也大,且增加患者术后因大切口瘢痕产生的心理压力。以往由于医疗器械的限制,无法克服切口小与显露不充分的矛盾,目前,内镜技术的介入则解决了这一难题,内镜不但使手术视野清晰可见,对手术入路的损伤也减少到了最低限度。

另外,在考虑微创概念时,不能仅仅从体表的创伤大小来推论体内创伤的程度,如腹腔镜下的卵巢肿瘤病灶清除术与开腹手术比较,尽管切口的大小差异很大,但有时腔镜下卵巢电凝止血对正常卵巢组织的损伤有时甚至远远大于开腹卵巢成形术;当发生大出血

时,手术视野和止血措施的快速和有效性比较,开腹可能对迅速止血、避免失血带来的多脏器低灌注损伤的发生更有利,安全性更高。因此,小切口有时会造成巨创,而大切口对机体的创伤程度也可能比小切口轻。

总之,微创外科并不等于单纯的"小切口外科",它比单纯的小切口具有更深的含义。与现行的外科常规手术相比,微创外科应有更小的创痛、更佳的内环境稳定状态、更准确的手术结果、更短的住院时间和更好的心理效应。只有以微创概念为指导,以微创技术为保证,才能使微创外科达到更高的境界。

(三)微创仅限于手术方式和手术操作,其他诊疗措施不属于微创

微创概念应该贯穿于诊断、治疗的全过程,外科医师从接诊患者开始就面对微创与无创的选择问题。比如各种辅助检查方法的选择,应首选无创或微创,如能确诊,则无须做更多的检查;若为临床研究需要则另当别论。手术是外科治疗的主要方式,但从人类愿望和发展规律上讲,外科医师最终应以摒弃手术治疗方式为努力目标,以免造成手术创伤。也就是说,如果药物治疗更有效,则不必手术;如果内镜或介入治疗同样有效,也不必开腹手术。然而,任何一种治疗都有利弊,在选用时应认真权衡,对手术治疗的优劣进行全面比较、评估利害得失,然后确定治疗方案。

(四)忽视对患者的心理创伤

患者往往心理上压力很大,如对预后、对家庭和工作影响的担心,特别是对手术痛苦的顾虑和对手术风险的恐惧等。患者丧失一个器官的心理和精神损害,可能超过这个器官病变给其带来的生理和身体损害。外科医师对此往往不太注意,在谈吐之间增加了患者心理负担。因此,外科医师要以高度的关心和体贴,理解患者的情绪,通过交谈、沟通减轻患者的心理压力,保持稳定的心态。患者的乐观和信心,对医疗的主动配合,均可直

接或间接地影响疗效,切不可掉以轻心。手术治疗的最终目的为康复,即心理、精神及社会协调适应能力的康复,也就是说实现WHO所提倡的新"健康"观念。因此,微创是指在治疗中实现总体上的微创,即以追求相似或更佳疗效下的整体微创为根本。在治疗过程中,对患者的精神和心理微创和无创治疗也应属于微创外科的范畴。这绝非牵强附会——谁不希望保持一个健全、完整、美观的躯体?

总之,微创外科应具有最佳的内环境稳定状态、最小的手术切口、最轻的全身炎症反应、最少或最小的瘢痕愈合。

三、微创外科基本技术

纵观微创外科发展史,它是与不断发展的科学技术,如光学、电子学、超声波和影像学等密切相关的,器械的微创化或无创化是手术操作微创化的必要条件。现代科学技术的进步促进了新型微创化或无创化器械的迅速发展,给微创外科展现了美好的前景。目前,已被公认的微创外科基本诊治技术如下。

1. 内镜技术　所谓内镜是指通过自然孔道如阴道、子宫、口、鼻、消化道等插入的内镜。如阴道镜、宫腔镜、食管镜、胃镜、气管镜、纤维结肠镜等,而用这些内镜诊断与治疗的技术则称为内镜技术。具有较高水平完成内镜诊断与治疗的单位或团队,可称为相应的"内镜中心"。如宫腔镜中心、膀胱镜中心等。

2. 腔镜技术　通过人工通道(皮肤、黏膜及组织切开),如腹壁切开、胸壁切开、关节囊切开、头皮及颅骨钻孔等插入的内镜称为腔镜。如腹腔镜、胸腔镜、关节镜、椎间盘镜等。而用这些内镜进行诊断与治疗的技术称为腔镜技术。具有较高水平完成腔镜诊断与治疗的单位可称为相应"腔镜中心",如腹腔镜中心、关节镜中心等。

3. B超、CT导向下的介入技术　如B超、CT导向下的穿刺技术、置管引流技术、

注射技术等。

4. 放射介入技术 髂内动脉、肝动脉等插管注射栓塞技术。

5. 其他技术 如超声刀、X刀、γ刀、高能聚焦超声技术、氩氦刀冷冻疗法、微波固化疗法及射频疗法等。

除具有完成相应的内镜与腔镜的诊断与治疗技术水平外，又能完成B超、CT引导下的介入诊断与治疗和放射介入的诊断与治疗的单位可称为"微创外科中心"。就微创而言，从跨学科考虑，作为一个中心或基地则应具备相应的条件。目前，无论在国际还是国内，一家医院要跻身于国际或国内先进行列，并参与竞争的必备条件是：①能否连续地、成功地完成复杂的器官移植手术；②能否开展多种微创手术及其微创技能。由此可见，微创技术已成为衡量一家医院是否先进的重要条件。

目前，发达国家与发展中国家的微创外科发展存在较大距离。在欧美发达国家，微创外科已融入了突飞猛进发展的远程医学，远距离微创手术，疑难病例的会诊、手术方案的拟订及由机器人实施的远程遥控手术。在我国，一些医院也成立了外科微创治疗中心。

四、微创外科培训注意事项及科学施训

微创外科源自传统外科，因此传统外科秉承的一般原则和操作技术仍然适用于微创外科的手术实践。但是，微创外科与传统外科又有一些不同之处，一位外科医师的传统手术的技术水平并不能代表其微创手术的技术水平，如果以为自己已经具有丰富的开腹手术经验，想当然就具备微创手术的操作技能，未经训练而仓促上阵，其结果可想而知。因此，在微创外科开展之初，实际应用于临床之前，技术培训和反复演练是必不可少的。

（一）培训注意事项

应注意从思想观念上端正认识，转变观念。首先，要认识到微创外科是未来外科的发展方向之一，要将微创技术作为一种治疗手段应用到外科手术的各个方面。其次，应认识到微创技术培训的重要性和特殊性，微创外科并非意味着手术的危险性降低和手术技巧变容易。在传统外科的培训过程中，辅导者与初学者之间的教学实践是建立在患者身上而非应用模型，这种培养模式肯定不适于腹腔镜外科的手术教学，许多外科医师"走马观花"看一下腹腔镜手术的操作过程，便认为自己已有多年开腹手术的经验，掌握这种技术并不困难，未经训练就强行操作，当出现了严重并发症的时候才知晓掌握腔镜技术并非一日之功。因此要减少由于盲目自满而产生的手术并发症，加强继续教育与手术技术培训是十分重要的。

与传统手术相比，微创外科手术的并发症和致死率应是减少而非增多，因此有必要针对微创外科手术中的危险因素采取预防措施。对临床上尚需解决的问题，需有严格的前瞻性临床对照研究的评价后才能推广，避免对患者产生不必要的伤害。此外，要强调广义的微创化外科观念，澄清微创化的全部内涵，这样才能有利于培养外科医师，尤其是医学生和低年资外科医师的基本外科素质和操作技能，培养他们对外科基本操作技能的深层次理解，以利于外科手术操作规范化、标准化、微创化。

（二）科学施训

当前，微创外科手术范围在人体几乎已无禁区，利用天然孔道或制造孔道——即腔镜技术进行疾病的诊断和治疗，已成为一种趋势。然而，内镜技术是一项技能性很强的手术，它是一种全新的技术，因此，熟练腔镜下的穿刺、显露、切割、止血、打结、缝合、吻合等操作，必须通过反复地实践掌握。与传统开腹手术相比，腹腔镜手术由于术者缺乏触觉感受，手术区域灵活性小等方面的限制，要达到专业医师的水准，需要较长时间的学习和训练。比如腹腔镜胆囊切除术，一般认为

要达到初级腹腔镜手术医师的水准,需要在专业医师指导下完成至少 30～50 例手术。其学习曲线也显示,最初 50 例腹腔镜胆囊切除术的总并发症(8％)和胆道损伤并发症(2％)最高;当数量增加到 200 例左右,总并发症和胆道损伤并发症的发生率明显降到稳定的水平。传统的手术训练一般是采用现场观摩、操作或动物实验等,这些方法都存在着一些缺点,如不能重复进行,可能会给操作对象带来一定程度的伤害;一个专业医师无法同时辅导多个学员,而且还要使用大量昂贵实验动物,这样就使得快速、经济、高效地培养腔镜外科手术医师变得非常困难。最近开发的虚拟现实技术为解决这一问题提供了一种新的手段。

虚拟现实(virtual reality,VR)是一种计算机和电子技术创造的新世界,是一个看似真实的模拟环境,通过多种传感设备,用户可根据自身的感觉,使用人的自然技能对虚拟世界中的物体进行考察和操作,参与其中的事件;同时提供视、听、触等直观而又自然的实时感知,使参与者有身临其境的交互式仿真感觉。虚拟现实是一门涉及众多新兴学科的实用技术,它集先进的计算机技术、传感与测量技术、微电子技术于一体。在计算机技术中,又特别依赖于计算机图形学、图像处理与识别技术、智能接口技术、人工智能技术、语音处理技术、网络技术、并行处理技术等。随着信息技术的飞速发展,虚拟技术在医学的各个领域得到了广泛的应用。在腔镜外科方面,虚拟现实为疾病的诊断、治疗,以及医师教育和培训提供了一种全新手段。

近年来开发的各种虚拟微创手术模拟器(minimally invasive surgical trainer virtual reality,MIST-VR)可以使训练者处于计算机产生的三维虚拟手术环境中,使用虚拟的手术器械进行手术操作的训练。在大体手术中,视觉反馈、触觉反馈和力反馈是使训练者产生真实手术感的重要环节,手术模拟器不仅可以在视觉上使训练者产生三维立体感,而且还可以模拟力和触觉的反馈,使训练者在虚拟的现实环境中学习和提高手术技巧。Hamilton EC 等将腹腔镜操作的过程分割成不同的步骤,做成一个"流程包",使初级医师在一个类似手术室的环境中通过 MIST-VR 来分步训练其手眼协调能力,左、右手对微创器械的控制能力,电凝、分离、切割的技巧等,然后整合。通过对比研究发现,初级医师在使用虚拟微创外科手术模拟器训练后,使其实际手术操作水平有显著提高,这种训练方法也符合应用心理学。MIST-VR 不仅可以用于使训练者提高手术技巧,还可以使操作过程回放,通过专家评判或模糊逻辑计算的方法来评价医师的微创外科手术实际操作水平,且可同时判断训练者是否具有临床手术实践的能力,为医疗管理组织核发微创外科医师执业资格证书提供依据。目前在发达国家,已有完善的微创外科医师的培训制度和高科技训练基地,特别是模拟技术将成为微创外科医师临床培训的一个重要手段。利用新一代的高性能计算机和图像软件,实现电子眼虚拟内镜手术仿真系统,使外科医师在培训中可对手术操作技术进行无限次数的练习,这样在他们上台对患者进行真正的手术之前就已积累了丰富的经验,可大大减少内镜手术学习曲线带来的问题,减少初学者手术并发症发生率升高的可能性。

此外,根据患者的计算机断层扫描(CT)、磁共振成像(MRI)和其他成像技术所获得的信息,快速、准确地重建患者的患病器官的解剖模拟结构,还可清楚地显示常规的影像学检查无法提供的信息。这些虚拟的三维图像与 MIST-VR 相结合可用于制定术前计划,外科医师可以使用 MIST-VR 在患者虚拟的病灶器官上"预演"手术的过程和结果,并以此来制定和修改手术计划,寻找最佳的手术方法,做到真正的不打无准备之仗。由于它能帮助有经验的专业医师把新的微创手术技术应用于临床之前反复地进行模拟，积累大量的感性经验，优化手术方案，减少医疗差错的发生。

目前，虚拟现实技术在医学上主要应用于仿真组织、器官的解剖结构，而在不远的将来，不仅要构建出"虚拟的解剖"，还要构建出"虚拟的功能"，将对微创外科的发展起着巨大推动作用。总之，21世纪外科医师的培养应从传统的经验式的教学模式向着以患者为中心、循证为依据、微创为方向的模式转变。

五、微创外科发展前景

21世纪对外科来说将有更大发展，有些原本需要手术的疾病不再行外科手术，而有些手术则更趋向于复杂，如多器官的移植。但更多的可以用微创外科来解决。微创外科将随着科学技术的发展，更加深入人心。微创化治疗有很大的发展空间，需要我们去努力探索。可以断言，微创技术将不断地使科学幻想成为现实，并由宏观到微观，再由微观走向单分子水平。

1. 智能机器人微型化及微创手术替代化　传统的外科操作可能被微创的准确的器械操作所代替。而趋向将是从微创到无创的发展，外科医师可从用手操作过渡到用计算机替代，完全不接触患者。例如从当前的腔镜手术到机器人辅助的手术到远距离操纵的手术。当前发展很快的如虚拟技术和三维立体可视技术，计算机控制的机器人手术可以比外科医师的手术更为准确并确保无误。

2. 无创全向蠕动微型诊疗机器人　这类机器人利用体腔中的黏液作介质，利用运动过程中驱动器产生的动压效应，使微型机器人悬浮在内腔中，同时利用黏液在运动过程中形成的摩擦牵引力，带动微型机器人在胃肠道内前进。机器人在体内运行过程中，能与内腔壁之间形成动压黏液润滑膜，从而避免微型机器人在体内运动时对胃肠道造成

损伤。该微型机器人能够携带光学成像、体内照明、微诊疗器械等装置进入体腔，取代当前传统的医用内镜，完成体腔内观察和微细手术操作，这一前瞻性研究计划正在实施之中。

3. 向单个分子水平推进的纳米技术
纳米技术（nanobi technology）正在兴起。美国政府2001年用于纳米技术研究的预算拨款达5亿美元，以期实现"漂流在血液中的潜艇"的假想。当前，不少实验室正在进行着艰难的探索，旨在克服毫微技术研究中的两大障碍——操控和移动，为此，种种技术研究正朝着单个分子水平推进。专家预测，经过几年的努力，将制造出一批纳米机器人，它们能产生自体能量，具备原子尺度上的分子操作能力，携带可分离单个DNA分子的毫微尺度器械，随血流周游人体，"巡回医疗"，进行细胞修复、消除阻塞、攻击病毒、投以药物等诊疗项目。如果出现纳米机器人，参与血管内癌栓的清除，完成紧贴大血管的微细手术，或帮助清除肿瘤DNA的异常，有可能使肿瘤的总体疗效有一定程度的改观。

4. 干细胞技术　大力发展和采用干细胞技术是降低创伤并发症和提高修复质量的主要措施。目前，不论是利用干细胞进行"器官替代"或是"细胞替代"，均还有相当的距离。主要的原因在于目前人们对干细胞的诱导分化条件和相关机制尚不十分清楚，同时也缺乏有效的措施。

5. 组织工程技术　这项技术的应用为减少及至消灭创伤并发症提供了可能。采用在体外复制器官对人体受损脏器进行替代性治疗的梦想正在逐步实现。组织工程人工皮肤在结构和功能方面已与正常人体皮肤非常接近，并已较广泛地应用于临床。

6. 克隆和治疗性克隆技术　克隆技术，特别是治疗性克隆的应用将使过去对受损脏器所进行的修补方式上升到置换。有专家预言，将来通过组织工程和治疗性克隆技术能

按照人们的需要定做器官,当人们受创后对损伤器官的治疗就像汽车的零件置换一样,方便而快捷,并且没有诸如排异反应发生。

　　7. 基因工程技术、转基因技术和蛋白质工程技术　近年来,创伤医学领域获得突破性进展的最主要领域之一便是利用 DNA 重组技术生产出了国际上第 1 个用于促进创面愈合新药,即基因重组成纤维细胞生长因子(FGF)和表皮细胞生长因子(EGF)。目前已有学者将此项技术应用于加速创面愈合速度和改善愈合质量方面。他们将生长因子的基因转导入待愈合部位,使因子在“原位产生”,已有报道在动物实验和小量的人群与一些特殊病种中获得成功。

　　总之,大量新技术、新方法及新思维的出现,为人们最终战胜因创伤而致的机体损害提供了可能,相信在不久的将来人们终将会战胜创伤的并发症。微创技术并不是我们追求的最终目标,它仅是向无创技术发展的过渡阶段,最终取代它的仍将是无创技术,如用物理、化学、基因等治疗手段。期望在不远的将来,可采用物理、化学或药物的方法去除子宫肌瘤或卵巢肿瘤,而现在流行的腹腔镜手术将成为历史。可以预见,随着现代生物科学、信息科学、材料科学、计算机科学、网络技术等学科的深入发展,微创外科将作为有创手术向无创治疗发展的桥梁,推动外科学的发展进入一个全新的境界,实现外科操作微创化、无创化的理想。

第二节　微创妇科学发展现状与前景展望

一、发 展 现 状

　　微创妇科学作为微创外科学的一个分支,有着十分广阔的发展前景。目前,在妇科领域的一些微创手术已经日趋成熟,手术种类及范围在不断拓宽,新术式、新技术相应出现,目前在妇科具有微创效果的主要诊疗方法如下。

(一)腹腔镜技术

　　腹腔镜外科作为微创外科的主体,对妇科、普通外科、泌尿外科、肝胆外科等是一场真正的技术革命。它对妇科手术的发展产生了巨大的影响,对传统思维进行了挑战。腹腔镜手术已成功地替代了许多传统的开腹手术,也将会扩大适应证,拓宽范围至某些更高难度的手术。

　　1. 腹腔镜诊断　腹腔镜诊断是近 20 年妇科疾病诊断学的重大发展之一,其价值和对生殖医学的贡献已得到临床验证。腹腔镜为某些疾病如子宫内膜异位症、盆腹腔粘连等的诊断提供了金标准,并为异位妊娠、卵巢囊肿蒂扭转、黄体破裂、急性盆腔炎及盆腔脓肿等妇科急腹症的早期诊断和治疗提供了可能性。随着实践经验的积累,通过腹腔镜结合输卵管染料通液及超声介入等手段,必将为腹腔镜诊断增添更丰富的信息和提高诊断的精确性。此外,随着细口径腹腔镜的应用,对一些急腹症和妇科疾病的诊断可在门诊局部麻醉下进行,一方面避免了因延误诊断而造成的病情的加重,同时又节省了昂贵的检查费用,并能同时进行治疗。

　　2. 腹腔镜治疗　现代的腹腔镜设备和技术为其进行手术治疗创造了条件。许多经典的妇科手术,如盆腔粘连分离术、输卵管闭锁或阻塞的矫治术、异位妊娠的手术、卵巢良性囊肿或肿瘤的切除术、附件切除术及浆膜下子宫肌瘤切除在腹腔镜下进行的有效性、安全性和合理性,均已得到临床实践的验证。因此,这类妇科手术在腹腔镜下开展的价值均已确定。

　　以往在腹腔镜下行某些卵巢良性肿瘤,如畸胎瘤、浆液性囊腺瘤的切除术存在争议。

随着囊肿剥除技术的提高和内镜标本袋的应用,使腹腔镜下这类手术在进行中引起的囊肿囊液溢出及肿瘤细胞播种的可能性大大降低。

腹腔镜子宫切除在技术上的可行性已毋庸置疑。实践证明腹腔镜辅助的经阴道子宫切除(LAVH)及 Semm 的标准鞘内子宫切除术(CISH)具有广阔的应用前景。LAVH中,手术者根据自己阴道手术的熟练程度,在全子宫术中经阴道完成困难的步骤,在腹腔镜协助下经腹腔完成,这种术式使许多既往必须剖腹完成的妇科大手术实现了腹部小切口经阴道完成的愿望。而 Seem 式鞘内子宫切除术切除宫颈移行带和其鞘内筋膜但保留宫颈外鞘,为患者留下了宫颈支架,却消除了宫颈部位发生恶性病变的隐患,这种术式不破坏阴道局部的解剖环境,对机体损伤相对较小,因此是一种极具发展潜力的子宫切除术式。

在肿瘤外科方面,可分为诊断与治疗两个部分。对肿瘤的诊断尚无异议,对影像学无法明确诊断的肿瘤及其局部侵犯情况,进行腹腔镜探查是最佳的选择,甚至可以在局麻下用微型腹腔镜进行肿瘤的活检和分期。早期宫颈癌及子宫内膜癌的腹腔镜手术,目前已成为一种较为理想的治疗手段。但对卵巢恶性肿瘤的治疗目前尚存分歧,焦点在于担心它的远期疗效。尽管腹腔镜下腹主动脉旁及盆腔淋巴结清扫、大网膜切除等已经不是什么技术难题,但手术的安全性不单表现在降低手术的并发症与致死率方面,更重要的是它的远期疗效。腹腔镜手术是否会增加恶性肿瘤的腹膜和切口种植?是否会加快肿瘤的复发?目前在某些没有大宗前瞻性对比研究的结论前,对该技术的推广应采取谨慎态度,不能以微创的益处来牺牲肿瘤治疗的远期疗效。

(二)宫腔镜技术

宫腔镜手术的开拓对妇科手术来说意味着一场革命。近 10 年来,宫腔镜技术已从单纯的诊断发展到可治疗各种宫腔内良性疾病,使约 25% 的子宫疾病患者避免了开腹手术。因其具有不开腹、创伤小、出血少、痛苦轻、恢复快、近期并发症少、远期不影响卵巢功能等诸多优点,自然受到广大医师及患者的青睐,也从根本上改变了"宫腔镜只能检查不能治疗"的观念。其在微创妇科学领域中的价值,已越来越受到人们的重视。国内外学者亦将宫腔镜手术誉为微创外科的成功典范。

1. 宫腔镜诊断 在宫腔内疾病诊断方面,宫腔镜检查逐渐替代传统的诊断性刮宫,明显减少受术者的痛苦,提高了疾病诊断的准确性。将宫腔镜与阴道超声,子宫声学造影,彩色多普勒超声,子宫、输卵管造影等比较研究证实,宫腔镜检查术是诊断宫腔内病变的金标准。

2. 宫腔镜治疗 宫腔镜手术已成为治疗子宫纵隔的标准术式和治疗子宫内膜息肉的金标准。宫腔镜黏膜下子宫肌瘤切除术使此类患者避免遭受切除子宫的痛苦。宫腔镜诊断并治疗宫腔粘连,取出宫腔内异物如残留、嵌顿 IUD 等都达到了微创的效果。此外,宫腔镜下输卵管插管通液注药术为不孕症患者的诊治及部分输卵管妊娠的治疗,提供了另一条途径。

3. 宫腔镜及腹腔镜联合应用 两者联合手术拓宽了妇科内镜手术的诊治范围,在一次麻醉下,同时进行宫腔和盆腔两种以上疾病诊治,可使患者免受多次创伤的痛苦。通过应用宫腔镜与腹腔镜联合手术,为子宫纵隔和严重宫腔粘连的手术矫治、较大或内突型子宫肌瘤的手术切除、嵌入子宫肌壁的异物等治疗,开辟了新的诊治途径。进行宫腔镜手术时,在腹腔镜下对子宫外形进行直视检查与监护,并可检查输卵管的通畅程度,进行粘连分离及相应的疏通治疗。对于宫腔病变同时合并的盆腔病变也可进行联合手术治疗,使并存的盆腔内占位性病变、慢性盆腔疼痛及原发或继发性不孕症的病因诊断与同期治疗成为可能,改变了以往不能同时诊治宫腔与盆腹腔病变的局限,拓宽了单一妇科内镜手术的诊治范围。以宫腔镜、腹腔镜联合手术作为妇科微创技术的新型组合,具有较好的临床应用价值。

(三)经阴道手术

经阴道进行妇科手术虽然已有百年以上的历史,但在 20 世纪 80 年代以前,由于思想意识及技术条件的限制,经阴道手术在妇科领域并未普及。近年来,随着微创概念的逐渐加强,经阴道手术开始受到人们的重视。利用阴道这一自然腔道,经此进行手术具有组织创伤小,对腹腔脏器干扰少、手术后疼痛轻、康复快、住院时间短、腹壁不留瘢痕、医疗费用低等优点,更符合微创手术的原则,其优越性已经得到公认。目前,阴式子宫切除术已成为当今切除子宫最佳的选择方案。经阴道进行卵巢囊肿剥除或切除卵巢囊肿及附件,剔除子宫肌瘤等保留子宫的手术时有报道。经阴道对早期宫颈癌进行广泛宫颈切除或广泛全子宫切除也已成为可能。

(四)介入治疗

1. 子宫动脉栓塞介入治疗　随着医学科学的飞速发展,一种治疗子宫肌瘤的微创非手术治疗法——动脉栓塞介入治疗引起了国内外学者的关注。子宫动脉栓塞术,临床应用已有 20 余年的历史,既往主要用于治疗妇科急性出血及肿瘤,法国学者 Kamina 等于 1995 年首次报道将子宫动脉栓塞术用于治疗子宫肌瘤,由于其操作安全、组织创伤小,术后恢复快,住院时间短,能完好地保留子宫功能,避免了手术的创伤打击及术后一系列并发症,症状改善上的效果可以同手术相媲美,故易于被患者接受,是那些年轻想保留子宫或不愿接受手术治疗的子宫肌瘤患者的良好选择。应用子宫动脉栓塞术治疗子宫

肌瘤总有效率达 80% 以上,肌瘤体积缩小达 20%～50%,子宫体积缩小达 47%～50%。

2. B 超介入治疗　超声诊断始于 1950 年,至 20 世纪 80 年代广泛地应用于临床。近年来,超声成像技术日新月异,特别是应用了彩色多普勒血流显像、三维重建、二次谐波成像等使超声诊断技术进入了一个飞速发展的新阶段。超声显像与 X 线、放射性核素扫描、CT、正电子 CT(正电子发射计算机断层成像仪)及 MRI 等融为一体,作用互补,组成了影像诊断的新学科。由于超声检查安全无痛,方便价廉,图像清晰直观,诊断快速准确,已成为妇科临床不可缺少的诊断方法之一。目前,超声介入治疗妇科良性疾病也已逐渐引起人们的关注,在超声监测下穿刺抽吸盆腔包裹性积液、卵巢及输卵管良性囊肿、置入微波或射频探头治疗子宫肌瘤等的报道越来越多。虽然超声介入治疗无法活检取材,但对已经明确诊断的良性囊肿在处理上具有创伤小、痛苦小、恢复快、费用低等优点,不失为治疗妇科良性疾病的一种新方法,其远期疗效有待积累更多临床资料进行评判。

(五)光动力学治疗

光动力学治疗(photodynamic therapy, PDT)是将可见光和光敏剂联合引起被选择细胞破坏的治疗方法。无毒性的药物进入机体,有选择地聚集在快速分裂的细胞中。当药物在患病组织与正常组织的浓度比达到最佳、最合适的光照剂量,激活药物,在有氧参加的情况下引发毒性效应,通过造成组织细胞不可逆的氧化,破坏细胞膜、细胞器、脉管系统,导致细胞坏死而起到治疗作用。

妇科应用 PDT 主要在三个领域:妇科恶性肿瘤、癌前病变及良性妇科疾病。癌症的光学诊断,晚期癌症特别是对手术困难、腹腔内播散性恶性肿瘤的处理有一定疗效。对癌前病变如尖锐湿疣、宫颈上皮内瘤样病变、硬化型苔藓及外阴上皮内瘤样病变等疗效显著。对良性妇科疾病如子宫内膜异位症及功

能性子宫出血的治疗已经引起临床医师的关注。

二、前景展望

目前，衡量一所医院妇科临床整体水平的高低，除了要看其对疑难杂症的诊疗水平外，还要看其微创技术应用的广度和深度。一个极具竞争实力的妇科，除具备精湛的妇科手术技巧及水平，还应有熟练的腹腔镜技术及良好的宫腔镜技术的团队，并配以合作默契的介入治疗技术和相应学科。

根据目前医学科学的发展前景，预测近期在妇科领域具有微创发展潜力的技术如下。

1. 内镜技术　包括腹腔镜技术(the technology of laparoscope)、宫腔镜技术(the technology of hysteroscope)、输卵管镜(salpinggosopy, falloposopy)等内镜技术将会在诊断治疗妇科疾病中发挥越来越重要的作用。

2. 经阴道手术(vaginal surgery)　利用阴道天然穴洞施行子宫切除或附件切除等手术，更具微创效果。随着医疗器械的更新，阴道手术时间、种类和技巧将会有更大的改进。

3. 介入治疗　包括放射介入治疗(radiotherapy)和 B 超介入治疗(invasive therapy under ultrosound guided)将对一些妇科疾病起到根治效果。此外，对介入治疗的基础研究也会越来越深入。

4. 妇科肿瘤微创化治疗　目前各种方法对妇科肿瘤的总体疗效仍不理想，其中限制疗效的重要的原因在于机体难以耐受巨大的手术创伤，以及反复、长期、大剂量的化疗。因此，对新技术、新方法的需求十分迫切。在减轻治疗创伤的同时，采用细胞和分子生物学的方法改善机体对创伤的耐受程度，也是微创化发展的一个方向。现代的生物、信息和新材料技术可能使妇科肿瘤的微创化得到实现，以最小的创伤换来总疗效的提高将成

为现实。

5. 新技术、新器械

(1)射频疗法(radio frequency current therapy)：是一种有效安全的高温物理方法，可经皮、经腹腔镜或术中施行，以经皮穿刺多用。方法是采用单极或多极探针，在超声引导下经皮穿刺，将探针定位于肿瘤组织，通过射频输出，使靶区温度达到 50～90℃，足以使组织坏死、固化，达到治疗的目的。

(2)微波(microvawe)固化疗法：微波治疗机制与射频相似，主要是利用微波的热效应使肿瘤组织凝固、坏死，达到原位灭活和局部根治的目的。近年来，研究发现微波除热凝固效应外，还有增强机体免疫功能作用。

(3)高强度聚焦超声治疗(high-intensity focused ultrasound, HIFU)：是一种既能定位又能瞬间产生高温的低创伤性新技术。此疗法是通过 HIFU 治疗仪将高强度的超声能量聚焦于治疗区域，在 0.5s 内迅速将目标区域组织温度骤升至 70℃ 以上，从而使得治疗区域内细胞内的蛋白迅速出现凝固性坏死，产生治疗作用。高功能聚焦超声不需要穿刺，相对于射频、微波和冷冻而言，是一种理想的微创技术。

(4)氩氦刀冷冻治疗：是一种只在刀尖冷冻，刀柄保持常温，唯一可用氦气解冻的微创靶向冷冻技术。刀尖在几秒内温度降至 −140℃，借助氦气又可使温度急速升至 20～40℃，这种冷热逆转疗法对肿瘤摧毁更为彻底，并可调控肿瘤抗原，激活机体抗肿瘤免疫反应。氩氦刀冷冻治疗肿瘤的适应证同微波和射频，术中冷冻对直径＞3cm 肿瘤也有较好的疗效。

2000 年，在法国巴黎召开的第 9 届欧洲妇科内镜会议闭幕式上，曾提出"2025 年妇科不再有开腹手术"的设想，2001 年在美国芝加哥召开的第 10 届国际妇科内镜协会上也提出了如此的豪言壮语。这种设想能否实现需时间证明，但就目前的发展趋势而言，

70%～90%的妇科开腹手术由微创诊疗技术取代是可以达到的。由腹腔镜、宫腔镜、介入治疗等先进的微创手段,取代原开腹手术的治疗。妇科医师的双手将从传统开腹手术中退出来,进入操纵内镜和微创器械的手术新领域,进而将迈向由妇科医师指挥机器人来完成极微创或无创治疗新时代。

综上所述,微创妇科学将是 21 世纪妇科学发展的热点,不断地创新和完善,将对现代妇科的发展起重要的推动作用;这是人类社会进步和现代科学技术高速发展的必然,但并不意味着妇科医师的消亡,相反提出了更高的要求,即未来妇科医师需具备扎实的先进高科技理论基础、具备将传统的手术技能融合现代高科技应用的能力、并操纵机器人实施各类极微创手术和无创治疗。

第三节　创伤与创伤修复

对于患者来说,手术既是接受治疗的过程,也是遭受创伤的过程。创伤对人体是一种恶性刺激,有时甚至可能会危及生命。如欲达到外科微创效果,首先应了解机体对手术创伤的病理生理反应,并监测和调控创伤反应,研究创伤反应机制。

一、机体对创伤的反应

创伤对人体来说,无论是意外创伤还是医源性创伤(手术),都会产生一系列生理病理反应。适当的创伤反应是防御外来侵袭、局限感染和促进愈合所必需的。严重创伤或大手术后的生理反应会更强烈一些,甚至发展为病理过程,如全身炎症反应综合征(systemic inflammatory response syndrome, SIRS)和多器官功能失调综合征(multiple organ dysfunction syndrome, MODS)。

在漫长的物种进化过程中,遵循自然界的生存竞争法则,哺乳类动物建立起对创伤的全身性反应,动员体内一切储备,以恢复内环境稳定、愈合创伤。在死亡与生存的关头,强烈的创伤反应,常常无视机体的长远利益,因而带来了负面效应。在当前危重医学发展的时代,严重的创伤之后,患者虽然可以暂时生存,但会出现严重的并发症,甚至危及生命,成为限制重大手术实施的"瓶颈"。因此,微创外科学应该有一个新的概念,那就是要扩大视野,使外科微创化,包括减轻患者对创伤的不良反应和改善创伤的过程。今天以减少创伤为目的的微创化手术以其皮肤切口小、痛苦少、愈合快、瘢痕小而深受欢迎。

尽管"小切口手术"已经使一部分患者受益,但整体外科仍有相当多较复杂的大手术不能在小切口下实施。此外,即使切口变小,在体腔内操作带来的内脏和血管的反应,呼吸循环功能的影响,以及感染的可能性也不能忽视。如何将创伤反应控制在一个适当的范围和水平,是外科微创化整体治疗策略中的重要组成部分。

(一)围术期应激反应

围术期(perioperative period)一词始见于 20 世纪 70 年代国外文献中,其后国内逐渐有人使用。围术期是指"从患者因需要手术治疗住院时起到出院时止的期限"。围术期至今没有明确的规定,我国学者认为是指以手术治疗为中心,包括术前、术中、术后的一段时间,但并不等于一个外科患者的全部住院期。1988 年 11 月,中国人民解放军第一届普外科围术期学术讨论会曾对围术期的概念加以讨论,并做出解释:围术期是指从确定手术治疗起,至与这次手术有关的治疗基本结束时为止的一段时间。

应激反应(stress)是机体的自卫性反应。适当的应激反应可缓解或拮抗侵袭对机体的伤害,过多的应激反应则使机体难耐侵袭的刺激,导致器官功能紊乱甚至致命。围术期的应激反应是机体受到强烈刺激而产生的神经免疫内分泌和代谢的综合反应。应激时出现一系列全身性变化,主要由神经内分泌引起,主要表现为以下四个方面。

1. **物质代谢变化** 主要表现为分解代谢加强,高代谢率、高血糖,脂肪动员增加,负氮平衡等。

2. **心血管功能变化**

(1)心血管防御反应:生理性应激可使心率加快、心肌收缩力加强、心输出量增加、血压升高。肾血管阻力增高,但骨骼肌的血管扩张,因此外周血管的总阻力不变甚至降低。这种反应称为心血管防御反应。但在病理性应激时,由于外周小血管强烈收缩,因此外周血管总阻力升高。

(2)应激性心律失常和心肌坏死:应激性心律失常和心肌坏死主要由交感神经兴奋和儿茶酚胺分泌增多引起。应激时血浆和心肌内的儿茶酚胺浓度升高,在适当的范围内引起的是心血管防御反应,当超过一定限度时,则可以通过以下机制引起心律失常和心肌坏死。①交感神经兴奋时,通过 α_1、β 肾上腺素受体的介导,心肌细胞的钙内流增加,细胞内钙离子浓度升高,膜电位降低,钠快通道失活。这时心肌的去极化依赖于钙慢通道,结果快反应心肌细胞变成慢反应心肌细胞,后者传导速度慢,不应期长,因此易发生冲动的折返而出现心律失常。②儿茶酚胺作用于 β 肾上腺素受体引起冠状动脉扩张,而作用于 α_1 肾上腺素受体则引起冠状动脉收缩。同时,由于 β 肾上腺素受体可引起心肌耗氧时增加,加上 α_1 肾上腺素受体则引起冠状动脉收缩,引起心肌缺氧,加重心肌损害。③心肌内儿茶酚胺增多,使脂质过氧化物生成增多,损害生物膜。心肌的肌浆网受损,影响"钙泵"功能,使心肌细胞质内钙离子浓度升高,导致细胞机械性损伤,溶酶体膜破坏,蛋白水解酶逸出,引起细胞损害。

3. **消化道功能的变化** 应激时交感神经兴奋,内脏血管收缩,尤以肾和胃肠道血管收缩更为明显,在神经内分泌的协同作用下,胃血流减少,胃蠕动亢进,胃酸分泌增加,胃黏膜的屏障功能降低,使胃黏膜出现充血、水肿、出血点、浅表糜烂和溃疡形成等病理改变。

4. **免疫功能低下** 应激时交感神经兴奋,导致神经内分泌系统功能紊乱,糖皮质激素、内啡肽、脑啡肽、ACTH 等大量分泌,致使淋巴细胞增殖、转化及功能发挥受到抑制,出现免疫抑制作用。

创伤对身体的作用应是整体性的,外伤必致"内伤",因而把创伤作为一全身病的观点,内、外统一,才能达到整体治疗的要求。

(二)生物活性介质的作用

创伤后的应激反应、炎症反应和免疫反应是由大量的活性介质和生物信息流构成的。已知许多肽类和蛋白质参与其中,例如:急性相反应蛋白,细胞因子网络,细胞信号传导蛋白,细胞凋亡、细胞分化、细胞再生的调节蛋白,肽类及蛋白类激素、免疫球蛋白及结合各种物质起运输作用的蛋白等。然而,遗憾的是今天人们对创伤反应的全貌还远未看清,对创伤反应所涉及的神经内分泌免疫网络的复杂关系还知之甚少。因此,对创伤后的严重并发症尚缺乏有效的预警指标和治疗手段。随着对创伤机制研究的深入,人们发现有多种介质和代谢物质调节炎症细胞和修复细胞,参与组织修复过程。多肽生长因子在调节介质中占有极其重要的地位。

1. **血小板及其活性物质** 创伤初期,由于血管损伤,基底膜暴露,血小板激活、聚集,其损伤表面与凝血系统的许多成分相互作用,加速了血液凝固。与此同时,血小板释放出许多活性物质,主要是血小板的致密颗粒和 α 颗粒的内容物。它们可分为如下几类。

(1)生长因子类:如血小板衍生生长因子、胰岛素样生长因子、转化生长因子、成纤维细胞生长因子和血小板因子等,它们的作用是诱导炎症细胞的趋化和刺激多种细胞的增殖。

（2）脂类：如花生四烯酸及其衍生物等具有很强的化学趋化作用。

（3）血管活性物质：如组胺、血栓素 A_2、前列腺素等可参与血管舒缩调节。

（4）酶类：如胶原酶和其他蛋白酶，其作用一方面是溶解损伤的组织和细胞，另一方面是通过对大分子的降解而产生活性物质，如使补体 C5 水解而产生具有强趋化作用的片段 C5a。

（5）与黏附、凝血有关的物质：如二磷酸腺苷、血小板收缩蛋白、纤维蛋白原、纤溶酶原及大量黏附蛋白等。

上述血小板及其释放物质似乎是炎症反应的关键成分。

2. 中性白细胞及其活性物质　中性白细胞是早期进入损伤部位的主要炎症细胞。它通过吞噬、氧化抗菌效应和激活补体等作用清除坏死组织和异物，保护正常组织，防止感染发生。中性白细胞同时也释放多种介质和酶，如血小板活化因子、花生四烯酸及其衍生物、白三烯、肝素类及各种蛋白酶。这些介质有助于单核细胞、成纤维细胞、内皮细胞的趋化迁移和基质降解。

3. 单核或巨噬细胞及其活性物质　单核细胞在血小板衍生生长因子、转化生长因子-β、神经生长因子及化学趋化物的作用下相继迁移至损伤部位，并转化为巨噬细胞。单核或巨噬细胞在创伤修复中有不可取代的重要作用。有实验表明，在损伤部位移入激活的巨噬细胞可加快创伤修复，相反，如果设法抑制或减弱巨噬细胞的活动，则明显延缓愈合过程。单核或巨噬细胞的主要作用有二：一是吞噬作用，是炎症阶段具有吞噬功能的主要细胞；二是分泌作用，单核或巨噬细胞可分泌多种生长因子，包括 TGF、IGF、肿瘤坏死因子、干扰素、表皮生长因子、FGF、白细胞介素-1、白细胞介素-8、PDGF 样物质、巨噬细胞源生长因子等。这些因子无疑对细胞增殖、分化、肉芽组织形成、新血管生长有明显的刺激作用，是创伤修复必不可少的物质。同时，巨噬细胞也分泌胶原酶、弹性蛋白酶、纤溶酶原激活剂等，可促进纤维蛋白及基质的胶原降解。因此，巨噬细胞及其分泌物在复杂的创伤修复过程中起着关键作用，同时也合成分泌多种淋巴因子，如白细胞介素-1、白细胞介素-3、白细胞介素-4 及 INF 等。

肥大细胞主要分泌组胺、5-羟色胺、前列腺素、白三烯、溶酶体酶和血管生长因子等，从而影响炎症中的血管反应、免疫反应及组织再生。

4. 活性因子的功能

（1）趋化因子：它产生于凝血过程，聚集的血小板是其主要来源。因此，有些能减少循环血小板数量的细胞毒性药物，同时也会影响到创伤愈合，如抗巨噬细胞抗体。另外，巨噬细胞、成纤维细胞和内皮细胞本身也会产生一些趋化因子和分裂因子。趋化因子通常是肽类、蛋白质和蛋白质片段，它可引起细胞向一定方向移动，如从低浓度向高浓度方向移动。细胞对趋化因子的反应取决于其拥有的相应生长因子的受体数目。不同细胞对不同的趋化因子有不同的反应。

（2）生长因子：也是蛋白质和肽，它们单独或几种生长因子协同作用，诱导细胞 DNA 的合成与分裂。目前已有许多生长因子被人们所认识，如血小板源性生长因子、酸性或碱性成纤维细胞生长因子、上皮细胞生长因子、转化生长因子、胰岛素样生长因子等。在低浓度下，细胞对生长因子的反应性也取决于细胞上是否存在相应受体，如血小板源性生长因子只对成纤维细胞起作用，而成纤维细胞生长因子对成纤维细胞和内皮细胞均有作用。需要指出的是，某些生长因子也有趋化作用，这种双重作用对创伤愈合具有特别的意义。因此，有时也将它们称为分裂趋化因子。在创伤愈合早期的细胞间作用就需要这种双重作用的因子,而在后期,如 DNA 合成时,就不再需要趋化作用的存在。

许多研究表明,随着创伤而发生能量、蛋白质、碳水化合物、脂肪、水、维生素及矿物质代谢变化。神经内分泌和细胞因子的改变和相互作用的变化起关键性的作用,与损伤的严重性相同,并且通常伴随可预示的过程,但其机制仍然还不太明了。

二、创伤修复的病理生理

创伤后组织修复过程从凝血开始,由许多细胞相互协作共同参与完成。最初,血小板、中性粒细胞和巨噬细胞大量进入创伤区,以清除受损组织和污染的微生物,其中血小板和巨噬细胞还分泌一些与成纤维细胞和内皮细胞生长有关的生长因子。接着成纤维细胞和内皮细胞逐渐取代受损基质。同时,上皮细胞也从创缘向内生长,直至覆盖伤口。因此,创伤愈合的快慢取决于上述细胞进入伤口并增生的速度,而细胞的进入和增生又依赖于趋化因子和生长因子的参与。

(一)创伤局部反应

创伤修复是一个复杂的生物学过程,在显微镜水平已经很好地定性,但在分子水平的认识还很少。在创伤发生后 48h 内,细胞浸润,中性粒细胞出现,巨噬细胞数量增加;第 3 天,成纤维细胞开始大量出现,合成胶原蛋白和基质,形成肉芽组织。创伤部位细胞的多样性和合成活性由各种生长因子调节。在形成血管组织中,创伤诱导血液凝集,血小板失去颗粒,释放血小板源性生长因子,转化生长因子,表皮生长因子和胰岛素样生长因子,起到修复的过程。生长因子对于炎性细胞、成纤维细胞、表皮细胞、血管内皮细胞有趋化作用,使其向创伤部位移动,分裂增生。巨噬细胞在这一过程中也分泌大量生长因子,如转化生长因子-β,转化生长因子-α,血小板源性生长因子,碱性成纤维细胞生长因子,肿瘤坏死因子。生长因子大量释放,迅速

扩散并被蛋白酶降解,新的生长因子又从趋向性来的细胞合成。另外,细胞间基质也影响生长因子的作用,影响其溶解性和储存。

在创伤修复的一系列过程中,生长因子起着关键的作用。在过去的十余年中,借助分子生物学技术,生长因子的性质已被进一步阐明,生物学作用被深入认识,这大大促进了在创伤修复的调控及临床应用方面的研究。重组 DNA 技术使获得大量符合药用标准的生长因子成为可能,为开发用于治疗创伤的新药物开辟了前景。

(二)创伤修复的基本过程

创伤修复的经典概念偏重于组织学和病理学的描述,随着细胞生物学、分子生物学、生物化学的深入发展,对创伤修复的认识不断丰富和深入,因而逐渐形成了创伤修复的现代概念,力求从分子、细胞、组织和整体多层次来描述创伤修复过程,解释和阐明其生化机制。创伤修复过程分为局部炎症反应、细胞增殖分化和组织重建三个阶段。各阶段间既有区别,又有相互交叉覆盖,构成了一个复杂而连续的生物反应过程。

创伤愈合的基本病理生理过程分为三个阶段:创伤早期的炎症反应、溶解及坏死组织清除;结缔组织细胞和血管内皮细胞增殖、游动、形成肉芽组织,或原有的组织进行再生;新生结缔组织基质的沉积和新生组织的改造、重建。但依据动态的实验观察结果,从病理学角度,将创伤愈合分为既有区别,又互有联系、相互交叉、重叠进行的六个阶段,更能较准确地反映其本质。

1. 渗出变质期 即从受伤瞬间开始,新鲜的伤口(或创面)出现血液、渗出液、坏死破碎组织等充填物及创缘表皮和真皮组织的变性,其中血液来自破裂的血管,渗出物由受损创缘的血管和组织间隙流入创口的血浆蛋白和淋巴组成,并有白细胞(主要是中性白细胞和单核细胞)渗出,这些血液和渗出液中的纤维蛋白原在创口富于凝血激酶的环境中迅速

凝固形成凝块或痂皮,对伤口加以保护。此时期还迅速出现血管的扩张充血和创缘表皮细胞的变性,故众多学者将此期称为"早期炎性反应阶段"。

自受到创伤的瞬间开始,于伤口处即出现 K、Na、Ca、Cl 等电解质的蓄积,致使组织间隙的含水量增加,局部组织的氧含量降低,而氢离子、乳酸和其他有机酸增多,这为自身酸性水解酶的活性提供了良好的条件。此外,创伤本身和伴随的感染,必引起创缘真皮层组织的炎症,继之未受损血管血流缓慢、充血,甚至血流停滞,导致受累区水肿,而同时血管通透性增加,使得含有免疫球蛋白的浆液性渗出物迅速进入创部,形成分子感染免疫。

渗出变质期通常自受伤开始出现,持续数小时至十数小时。

2. 渗出物吸收期　通常在受伤 6~48h,中性白细胞在被激活的补体系统影响下进入创区,进行"细胞性感染防御",即吞噬和消灭病原菌,并渐形成炎症细胞分界带。在致伤 18~24h 后,单核细胞和淋巴细胞也进入创区并逐渐增多,并可变为具有显著吞噬功能的组织细胞,不仅能吞噬细菌,而且还能吞噬组织残块、异物甚至整个细胞,使创区的渗出物等逐渐被吸收和减少。

3. 肉芽增生和表皮移行期　约在致伤 3d 以后,创口的肉芽组织增生和表皮细胞的增生移行并渐成为主要所见。在此时期的肉芽增生是以成纤维细胞的"就地"增生开始,由于活跃代谢的后果,在创面中心常常形成缺氧状态,因此,在缺氧和多种细胞生长因子的作用下既有成纤维细胞增生,也有大量的新生的毛细血管长入创区。这些新生的毛细血管多数来自邻近的血管,首先形成毛细血管芽,继之再呈襻状长入创区,并通过其细胞的增生形成分支,最后互相联成毛细血管网。另外一些毛细血管则以"自生性"改建方式形成,即其发生与原有的血管无关,而是直接由

真皮层内的间叶细胞新生、分化,形成新的毛细血管。

在此阶段,创缘表皮进入移行期。完好的表皮组织,其细胞之间通过细胞间桥和张力原纤维的连接而具有抗拉强度。约在创伤后前 3d,创缘区的基底细胞和基层的棘细胞的连接变得松散,这种表皮细胞暂时失去其角化能力并形成一种含肌动蛋白的收缩装置,于是能积极地参与创伤坏死物质和纤维蛋白凝块的吞噬和降解,于致伤 3d 后,在局部抑素丧失和表皮及血小板衍生生长因子的影响下和局部炎性渗出物刺激、激活下,开始增生,以阿米巴样运动沿创缘移行到创痂下和纤维连接蛋白-纤维蛋白毡垫上,于数日或 1~2 周后,最终封闭创面。

4. 纤维增生和伤口收缩期　发于创伤 5~6d 后。随着肉芽组织的大量形成和逐渐成熟,肌纤维母细胞的活跃增生及其牵拉作用和伤口边缘整层皮肤组织的再生和沿伤口边缘及其底部向中心的移动,于是伤口逐渐缩小并逐渐消失。

皮肤创面的表皮修复愈合与其他器官的上皮相似,可分为表皮(上皮)移动、细胞分裂和表皮(上皮)分化、表皮恢复四个阶段。其基本过程为:皮肤受损后数小时,缺损部周围表皮断端的基底细胞首先开始向创面移动,逐渐覆盖在伤口的裸露面、侧面或血凝块的表面,再经约数小时后,表皮基底细胞即开始分裂、增生,据观察,这种分裂增生是首先从距表皮断端约 1mm 部位开始,断而渐趋广泛,有丝分裂也非常活跃,并于第 3~4 期逐渐覆盖创面。一旦移动的表皮细胞彼此相遇时,表皮细胞的增生即由于接触抑制而停止,移入的表皮细胞乃开始进一步分化,渐出现正常厚度和细胞排列的典型的复层鳞状上皮并伴角化形成,同时重新出现具有抗拉力强度的细胞间桥和超微结构,从而使皮肤表面又渐重新获得其机械的、化学的和物理的耐损性。

这一阶段通常于创伤后 2～3 周内完成。

5. 瘢痕形成期(终期) 皮肤创伤修复愈合的最终结局是瘢痕形成。其中创面缺损少,创缘整齐,无感染,易整齐对合的伤口于伤后 2～3 周之后即可形成瘢痕,而缺损较大、创缘不整或哆开、无法整齐对合,或伴有感染的伤口则往往需要 4～5 周或更长的时间才可形成瘢痕。

6. 组织改建期 伤口愈合基本上是通过前述上皮再生覆盖或瘢痕形成而实现的。但事实上,此时的组织修复并不完全,仍需进行漫长时间的局部组织的改构和重建,方能使原有结构和功能尽可能的恢复,主要是肉芽组织向正常结缔组织的转变。在此过程中,多种细胞成分、生长因子及神经、免疫系统可通过调节结缔组织的合成与降解,使胶原反复溶解、沉积和更新,瘢痕逐渐消失,最终达到组织改建的目的。

需要强调的是,尽管促进创面愈合,减少修复并发症的根本措施是治疗原发病,但同时外科技术的应用,如清创术及抗感染等也是促进创面愈合的根本措施之一。近年来创伤医学领域获得突破性进展的最主要领域之一便是利用 DNA 重组技术生产出了国际上第 1 个用于促进创面愈合的国家一类新药,即基因重组成纤维细胞生长因子(FGF)和表皮细胞生长因子(EGF)。在创伤医学领域,目前已有学者将此项技术应用于加速创面愈合速度和改善愈合质量方面。他们将生长因子的基因转导入待愈合部位,使因子在"原位产生",据报道在动物实验和小量的人群与一些特殊病种中已获得成功。这些因子在大规模多中心的临床试验结果表明,它们不仅可以使烧伤、创伤等急性创面愈合的时间提前 3～4d,同时还可以使过去采用常规方法难以治愈的慢性难愈合溃疡发生愈合,显著提高了患者的生活和工作质量。但客观来说,尽管目前世界上已有 400 多个基因治疗方案正在试用,但在有关其安全性、技术方法的适用性及伦理道德尚未完全解决以前应当慎用。

总之,微创外科的一个主要目的是减少组织损伤和可能导致的机体反应,这与组织修复的最终目标完全一致。尽管在微创条件下组织的修复结局从病理学来讲仍是瘢痕修复,但由于它范围小,对组织器官的功能影响较低,因而也是一类理想的修复方式。创面的迅速封闭不仅有利于创伤修复微环境的重建,更主要的是杜绝了瘢痕与溃疡形成的主要诱因,减小了感染机会,因而这是预防创伤修复并发症的根本措施。

第四节 腹膜病理生理及其粘连与预防策略

由于妇科手术绝大部分在腹腔内操作完成,盆腔炎症、手术刺激等对腹膜的干扰较大,腹膜损伤后其自然修复过程必然发生腹膜粘连。据统计,40%～80%的肠梗阻是由腹膜粘连引起,而粘连经手术再发者竟达 90%～100%。因此,应对腹膜在创伤中的病生理反应有基本了解。

一、腹膜病理生理

覆盖于腹壁内面和脏器表面的一层光滑浆膜叫腹膜。腹膜分为壁层和脏层。两层之间的间隙称为腹膜腔或腹腔。女性腹膜腔通过输卵管与体外相通。腹膜有很多皱襞,其面积达 $2m^2$,约等于全身皮肤面积。

(一)渗出与吸收功能

1. 渗出功能 腹膜的表面是一层扁平的内皮细胞,排列规则,其下为一薄层弹力纤维组织的基底膜,再下为含有丰富血管和淋巴的结缔组织、脂肪细胞、巨噬细胞和胶原纤维。它是双向的半透性薄膜,允许水、电解质、尿素、细菌毒素透过而吸收。腹膜具有很强的渗出和吸收功能。正常腹腔内有 50～

100ml 黄色澄清液体,以保持脏器表面的滑润而减少摩擦;液体中的细胞数 $<3\times10^9$/L,其中 50% 为巨噬细胞,40% 为淋巴细胞,并有少数嗜酸细胞、肥大细胞和间皮细胞,但无细菌。液体比重 <1.016,含蛋白质 3g/L,主要为白蛋白,不含纤维蛋白原,故液体不会凝结。腹膜腔内的液体并不是停滞的,而是保持循环,不断地渗出和被吸收。急性腹膜炎时,腹膜分泌大量渗出液,起到稀释毒素和减少刺激的作用。渗出液的巨噬细胞能吞噬细菌、异物和破碎细胞,其中的纤维蛋白沉积在病变周围,产生粘连,以防止感染扩散和修复受损的组织。但是由此而产生的腹腔内广泛的纤维性粘连,是引起肠梗阻的常见原因。腹膜的强大吸收能力不但能将腹腔内积液、血液等很快吸收,在腹膜炎时也吸收毒性物质,因此常导致感染性休克。

2. 吸收功能　腹膜虽有巨大的吸收能力,但因结构原因各个部位吸收能力不尽相同,横膈底面的腹膜内皮细胞排列比较疏松,细胞间及基底膜上有大量孔隙,其下有集合淋巴管的开口,形成特殊的淋巴小孔,是腹腔淋巴引流的主要渠道。其他部位腹膜细胞排列紧密,细胞间无小孔存在。因此,整个膜膜面虽可参与水、电解质、肽类和低分子量溶质的交换,但颗粒状物质只能通过横膈底面的腹膜吸收。正常情况下,腹膜腔内液体渗出和吸收保持一种平衡状态。据估计,30% 的腹腔内液体是通过膈淋巴吸收,70% 是通过其他处的壁腹膜面吸收。

(二)腹膜的反应性

1. 疼痛刺激　前腹壁的壁腹膜由下 6 对胸神经支配,对各种刺激反应都很敏感,感觉锐性疼痛,定位明确,感觉就在刺激部位。刺激强烈时还可引起腹肌紧张,压痛和反跳痛。这对疾病的定位诊断和确定是否为腹膜炎有很大帮助。脏腹膜由内脏神经支配,其特点是感觉弥漫性、定位模糊,对牵拉、膨胀及缺血甚为敏感,而对切割、烧灼无

痛感,这为手术切除腹腔内病灶提供了方便。

2. 抗炎反应　当腹膜受到炎症或内出血的刺激时,一方面作为腹膜一部分的大网膜会向病灶部位移位,将炎性病灶包裹、分隔、吸收;另一方面,腹膜腔内有大量的腹膜巨噬细胞,它受到刺激后可以分泌多种生理活性物质,如前凝固因子、前列腺素、白三烯、肿瘤坏死因子、白细胞介素-1 等。这些物质具有强烈的白细胞化学趋化作用,吸收大量的中性多核白细胞,并活化补体。除巨噬细胞外,血管通透性增加,结果大量液体、血浆、补体、免疫球蛋白等渗出至腹膜腔内,使炎性物质稀释,减少其对腹膜的刺激性。另外,腹膜内皮细胞具有明显的纤维蛋白溶解活性,导致纤维蛋白裂解,使腹腔内血液不致凝固,并使纤维蛋白粘连溶解吸收。

3. 纤维素性黏着　在腹内创伤和炎症早期,在病灶周围的腹膜分泌大量纤维素,在内脏表面形成纤维性黏着,这是腹腔防卫反应的一部分,有利于脏器的组织愈合。在创伤及炎症后期,纤维素性黏着因腹膜内皮细胞的纤维溶解活性作用而逐渐被吸收,留下光滑的腹膜面。但腹膜内有慢性炎性病灶,手术后留有瘢痕或有异物残留,腹膜腔内容易发生纤维素性粘连。

(三)腹膜的修复能力

腹膜有较强的修复能力,腹膜缺损的愈合几乎是整个创面同时进行,创面再腹膜化,不留下瘢痕。目前认为腹膜修复是通过以下机制来完成的。

(1)缺损周围的腹膜脱落少数有活力的内皮细胞在缺损面,以后增生形成细胞岛,再融合而覆盖缺损面。

(2)缺损面由邻近的完整腹膜内的内皮细胞生长而覆盖。

(3)血内单核细胞及组织内的组织细胞从缺损面的深层移行,然后分化成内皮细胞。

二、腹膜粘连与预防策略

腹腔或盆腔手术的粘连形成是值得重视的最常见的并发症之一。粘连可直接引起肠梗阻、营养不良、慢性腹痛、并有导致再次手术的危险。尽管经过一个世纪的努力,在预防和治疗腹膜粘连这一挑战性问题方面进展缓慢。近年来,随着对粘连机制在细胞与分子水平上的不断探索,对腹膜粘连的研究有所突破。

(一)腹膜粘连

1. 主要病因　因素很多,主要包括机械性损伤、热损伤、感染、组织缺血和异物等。凡是抑制纤维蛋白溶解活性、导致腹膜损伤的因素均可促进术后粘连形成。如局部缺血、浆膜面干燥、过多的缝合、网膜斑、牵拉腹膜、器械用法不当、手术持续时间过长、腹腔内血凝块、感染等。

任何机械性损伤、组织缺血、外源性物质的植入及腹膜炎造成的浆膜损伤,开始为炎症反应,表现为纤维蛋白渗出物,以及纤维细胞形成纤维性粘连、胶原的沉积、机化,最终导致永久性纤维性组织形成。

2. 形成过程　腹膜粘连经由复杂的过程,形成典型的纤维性粘连是高度分化的,其表面有一层与正常腹膜相同的间皮细胞,内部是由大量胶原纤维及部分弹性纤维组成的结缔组织,其间分布着成纤维细胞及少量吞噬细胞,并有毛细血管长入其中。尽管这种血管能为其提供养分,但缺乏真正的内膜结构,故而不同于正常血管。由于种种原因损伤腹膜后,引发腹膜产生修复反应,最终形成腹膜粘连。动物实验证实,腹膜粘连一般经过以下几个阶段。

(1)伤后 3h:纤维蛋白胶状基质形成。腹膜损伤后,机体反应涉及凝血、激肽、纤溶及花生四烯酸代谢系统,使机体很快进入临界凝血状态,存在于血液及腹膜内的纤维蛋白原分泌于创面,在凝血酶的作用下,其相互

作用形成可溶性聚合物。这些聚合物在腹腔内停留足够的时间,与一些凝血因子充分接触后,成为不溶性聚合物,最后再与较大分子蛋白相连接形成纤维蛋白胶状基质,这一过程发生于伤后 3h 内。此胶状物位于两受损腹膜面之间,形成粘连雏形。

(2)第 1~3 天:纤维蛋白基质逐渐被包含有成纤维细胞、巨噬细胞及巨细胞的血管颗粒组织所取代。此时,粘连表面尚无间皮细胞出现。

(3)第 4 天:大部分纤维蛋白消失,呈现大量的成纤维细胞及与之相关的胶原纤维,并见不少巨噬细胞。

(4)第 5 天:纤维蛋白网逐渐形成,其间可见明显的胶原纤维束、成纤维细胞及一些乳突细胞。另外,可见具有内皮细胞的小血管系统。

(5)第 5~10 天:成纤维细胞逐渐排列规整,胶原纤维沉积增多。2 周后细胞成分明显减少,且主要是成纤维细胞。最后其被间皮细胞覆盖,形成纤维性粘连。

3. 形成机制　粘连形成的病理生理学是对异物或由损伤所致组织缺血的一种炎症性血管反应。近年研究表明,腹腔粘连与手术创伤、局部炎症反应及腹膜纤溶酶原活化剂活性等有关。

(1)研究发现,正常腹膜有纤维蛋白溶解效能,它是通过一系列相互关联的活化酶和抑制酶组成。腹膜损伤后,形成胶状基质过程中的纤维蛋白可被纤溶酶分解成与粘连无关的纤维蛋白降解产物(FDP),从而使纤维蛋白胶状物不能形成。纤溶酶在组织内是以酶原形式存在的。组织内存在两种纤溶酶原激活物,即组织型纤酶原激活剂(TPA)与尿激型激活剂(UPA)。前者占总活性的 95%。纤溶酶原只有在 TPA 或 UPA 这两种激活剂作用下才可成纤溶酶。但 TPA 和 UPA可被体内的纤溶酶原激活剂抑制物所拮抗,后者包括纤溶酶原活化剂抑制因子 PAI-1

和 PAI-2。它们与 TPA 与 UPA 形成无活性的复合物后而抵消其作用。另外，α_2 抗纤溶酶、α_2 抗弹性蛋白酶及 α_2 抗巨球蛋白亦参与此抑制过程。

（2）动物实验证明，腹膜损伤后，TPA 与 UPA 水平下降，而 PAI-1 与 PAI-2 明显升高。各种细胞因子、成纤维细胞、巨噬细胞及间皮细胞可能参与这些调解过程，而使局部纤溶作用被减弱；加之受损伤处组织细胞缺氧，也可促进粘连形成，使已形成的纤维蛋白胶样基质不能被分解，沉积于两个对合的腹膜损伤面之间，协同各种细胞成分形成最初的粘连带。可以说，腹膜受损后是粘连愈合，还是无粘连再上皮化愈合，关键取决于局部纤维蛋白溶解程度及有无两个损伤面的对合。此外，在被感染的腹膜组织内也发现有较高水平 PAI-1 和 PAI-2。炎症介质可刺激间皮细胞、炎性细胞及内皮细胞产生并释放 PAI-1 和 PAI-2。炎性腹膜纤溶酶原激活剂的活性受 PAI 的调控，纤溶酶原激活剂的缺乏是间皮和内皮下层组织产生 PAI-1 和 PAI-2 的结果。无论是传统开腹手术或细菌性腹膜炎引起腹膜受损，均可引起高浓度的炎症介质释放，如 TNF-α、IL-1、IL-2 等。体外实验表明，这些炎症介质均能独自或协同地刺激人类间皮细胞产生 PAI-1。其中 TNF-α 水平与腹腔粘连关系最为密切，有人称为腹腔粘连的标志物。当腹膜正常纤溶酶原激活剂的活性降低时，腹内纤维性粘连即可发生，病理研究显示腹膜创伤后 5d，就有腹膜渗出物的机化和胶原的沉积，认为可通过增加间皮的纤维蛋白溶解减少永久的纤维性粘连形成。

（3）子宫内膜异位症或手术的组织损伤均可引起免疫防护反应，导致邻近结构间纤维蛋白渗出以覆盖损伤部位。但这些纤维蛋白渗出在组织含有正常纤维酶活性的情况下通常在损伤的 72～96h 内溶解。同时，结缔组织细胞进行间皮修复，在损伤后的 5d 内，

就有一层间皮细胞代替纤维蛋白渗出物覆盖损伤的粗糙面，此为创伤浆膜面的生理性修复。但是，如果腹膜的纤维蛋白溶解活性受抑制，纤维蛋白性粘连在 12～24h 后即与其他浆膜粘着，随后成纤维细胞将移行增殖，取代纤维蛋白基质形成纤维性粘连，并伴有胶原沉积和血管增生。由于腹膜间皮细胞、炎性细胞及内皮细胞的存在，这个过程是腹膜炎症不可避免的结果。

4. 粘连的分类及分级　Diamond 和 Nezhat 将术后粘连分为 1 型和 2 型两种类型，见表 1-1。为评价粘连形成情况，国际上先后出现过多种粘连的分级标准，其中应用较多的是改良的美国生殖医学会（American Society for Reproductive Medicine，ASRM）粘连分级标准，见表 1-2。

表 1-1　术后粘连的分类

类型	描述
1 型	新粘连形成，即以前无粘连的部位形成粘连
A	非手术操作部位发生粘连
B	粘连松解手术以外的其他手术部位所发生的粘连
2 型	再粘连形成，即手术松解粘连部位再度形成粘连
A	粘连仅发生于原粘连松解手术部位
B	粘连不仅发生于原粘连松解处，也发生在其他部位

表 1-2　改良的美国生殖医学学会（ASRM）粘连分级标准

术中所见粘连的性质和范围[a]	评分（分）	粘连分级
无粘连	0	无
膜状，<25%	1	轻度
膜状，25%～50%	2	轻度
膜状，≥51%	3	中度

术中所见粘连的 性质和范围[a]	评分(分)	粘连分级
致密,<25%	4	中度
致密,25%～50%	5	重度
致密,≥51%	6	重度

a 术中所见粘连的性质和范围是指手术医师对15个解剖部位粘连程度的评价,这些部位包括子宫前壁、子宫后壁、腹腔前壁、直肠子宫陷凹前壁等。

总之,腹腔粘连的形成是由于纤维蛋白的沉积、成纤维细胞的侵入和新生毛细血管生长及上皮细胞再生引起的机化所致。

(二)预防策略

腹膜粘连预防的目的是消灭粘连的发生、严重程度及范围,进而减少粘连性肠梗阻的发生。预防腹膜粘连应从降低致病因素、采取相应措施等方面入手。很多外科医师往往低估了术后腹膜粘连的发生及其严重性,也未认识到各种改善外科技术的方法能减少粘连的发生,所以在日复一日的外科实践中,腹膜粘连的预防被忽略了。如今,显微手术技术和腹腔镜手术在防止手术粘连的价值已被广泛认识。为避免或降低粘连的形成,应从以下几方面着手预防。

1. **严格遵循显微手术原则** 精细轻巧的手术是预防术后粘连的关键。显微手术不仅包含应用放大的操作,而且还包括下述精细手术的全部原则:应用显微手术器械、钳夹组织要轻巧、持续灌洗保持组织湿润、仔细止血、应用精细缝线、避免应用反应性物质、组织对合要精确。

当前,腹腔镜能达到上述显微手术的要求,腹腔镜手术是在密闭的腹腔内引进操作器械而完成的,避免了脏器浆膜面因纱布垫和术者手套触摸的摩擦损伤。但需要对操作人员进行技术训练和应用器械的培训。应当明确,即使在采用了显微手术技术后,也有可能会发生术后粘连,包括已做手术处理的原

解剖位置的粘连再形成和由于手术创伤的其他部位的粘连形成,只是粘连的程度有所差异而已。

2. **盆腔清洗** 术中和术毕用充足的平衡液进行盆腔灌洗,清除腹腔中血液、纤维蛋白及任何溢出的液体(来自内膜异位囊肿或其他卵巢囊肿)是降低感染和预防粘连的有效措施之一。在凝血块形成之前清除血液很容易,大的凝血块则往往因不能吸进吸引管,钳夹易碎,使取出困难。在灌洗液中加入肝素可减少血液凝结,有利于盆腹腔血液的清除。一旦手术结束,应在降低腹压的情况下,注入灌洗液冲洗创面,并让盆腔浸没在灌洗液中检查有无出血并追踪出血来源,仔细止血。盆腔检查完毕后,吸出盆腔灌洗液,将患者体位转为平卧位或足低位,使聚集于上腹部的血液和灌洗液引流到盆腔吸净。

3. **药物预防** 如前所述,改进外科技术只能减少粘连的发生,不可能完全避免其出现,故采取相应的预防措施有其必要性。在发展显微手术的同时,将医学辅助措施广泛应用于腹腔手术中可大大减少术后粘连。应用最广泛的药物如下。

(1)抗生素:通过降低感染危险性,减轻炎症反应,从而预防术后粘连的形成。

(2)皮质类固醇:抗组胺制剂,抑制成纤维细胞移行,稳定溶酶体,降低血管渗透性。

(3)尿激酶、链激酶等:因纤维蛋白的沉积是粘连形成的关键环节,预防或去除纤维蛋白的药物在理论上极具吸引力,可促进纤维蛋白的溶解和吸收。

(4)非类固醇的抗炎制剂:如布洛芬,可改变花生四烯酸代谢,抑制终产物前列腺素的形成,从而调节炎症的多个方面,并降低异物反应。

(5)促胃肠动力药:术后早期应用西沙必利、新斯的明等促进胃肠蠕动药,使肠管在形成顽固性粘连之前恢复术前自然状态而畅通,亦可避免因肠膨胀所致的压迫,从而减少

术后肠梗阻。

（6）应用激素：造成低雌激素及孕激素环境。激素类药物虽有抗炎作用，但其抑制免疫反应，影响伤口愈合，目前应用较少。

4. 生物疗法

（1）抗血管通透因子抗体：组胺、激肽、花生四烯酸代谢产物均参与炎症反应中血管通透性改变，抗血管通透因子抗体可减少它们的作用。在鼠的实验中，这种抗体可明显减少手术后腹膜粘连。

（2）抗转化生长因子抗体：这种抗体可明显减少纤维组织的细胞密度。有研究证实腹腔内连用 3d，可明显减少小鼠侧腹膜损伤后的粘连形成。

（3）奥曲肽（octreotide）：是生长抑素的一种合成类似物。实验证实其可减少小鼠术后腹膜粘连的形成。因其可抑制 T 细胞对炎症的反应，抑制胰岛素样生长因子 1 的合成，并阻止胶原的合成。尚无临床证据支持。

5. 创面阻隔措施 由腹膜粘连的发生可知，粘连形成否关键在伤后最初的 5～7d。若在腹膜损伤面之间置入隔离物，且可保持至少 1 周，受伤腹膜便可再上皮化，最后无粘连愈合。物理阻隔法是使组织创面在手术后修复过程中与其他组织的浆膜面隔开，阻止纤维性粘连的非生理性修复。目前，较广泛应用的阻隔剂有大分子溶液类、机械隔离物和生物疗法。

（1）大分子溶液类

①卵磷脂：存在于机体细胞膜及腹腔液中。外源性卵磷脂可在腹膜损伤处形成一层光滑薄膜，可阻止两创面对合，同时增加小肠的活动性。这样可减少纤维蛋白在两个浆膜面间的沉积而预防粘连形成。动物实验已证明腹腔内给药可减少粘连的发生率及严重程度。临床效果有待评估。脂肪乳剂及聚乙烯吡咯烷酮（PVP）有类似作用。

②甘油等组成的泡沫状物：是一种由甘油、丙二醇、硬脂酸甘油酯及硅酮油组成的泡沫状混合物，腹腔给药后，可通过阻止纤溶酶原激活剂由创面移走而防止粘连形成；还可阻止细菌、真菌及酸碱化学物质进入腹膜创面。腹腔用药可明显减轻大鼠术后腹膜粘连。其确切机制及临床价值还有待进一步研究。

③晶体溶液：最常用于减少术后粘连的晶体溶液是乳酸林格液或生理盐水。有些手术医师推荐术毕在腹腔镜内保留 1L 新鲜的平衡液以制造人工腹水，使器官浮动于溶液中以阻止腹腔内结构间的紧密接触。但腹腔内水和电解质的吸收很快，500ml 的生理盐水在 24h 内吸收，而腹膜表面的间皮修复要经历 5～8d，这样，晶体溶液在组织修复的纤维沉积和粘连形成阶段已被完全吸收。因此，从理论角度腹腔内留置晶体溶液并不能预防术后粘连。其临床作用有待进一步证实。

④右旋糖酐：是一种水溶性葡萄糖多聚体，为血液扩容剂。用于预防术后粘连的为 32％右旋糖酐-70 溶液（Hyskon）。作用机制包括水化漂浮和硅化作用分隔腹膜面、稀释局部纤维蛋白浓度、保护局部纤溶酶原激活剂及干扰多形核白细胞表达黏附分子等。Hyskon 在腹腔的吸收需 7～10d，该期间 Hyskon 的渗透作用将足够的液体吸进腹腔，阻止腹腔内结构的紧密接触，减少粘连形成。Hyskon 引起的腹水，通常需要 4 周的时间方能消退。由于少数患者应用 Hyskon 后会产生一些不良反应，如过敏性休克、过敏反应、胸膜或肺泡内血浆蛋白渗出至呼吸困难、血凝障碍、外阴或大腿水肿等，因此美国食品和药品管理局（FDA）已撤销将右旋糖酐作为降低腹腔内粘连制剂的申报。

⑤透明质酸制剂：透明质酸（Hyaluronic acid，HA）是结缔组织、皮肤、软骨等组织细胞外基质及关节腔滑液的主要成分，其本质是 N-乙酰葡萄糖胺和葡萄糖醛的反复交替连接而形成的一种高分子聚糖。最近美国相

继推出三种 HA 制剂用于防止术后组织粘连。a. HA 的磷酸生理盐水,用于手术过程中保护腹膜表面以免受手术损伤,称为"组织预覆盖剂"。b. HA-羟甲纤维素(CMC),是一种生物可吸收膜,无毒、无免疫原性,具有生物相容性,出血不影响其功效。术后覆盖于组织创面,24h 后即转化为水合凝胶,在间皮再生的过程中可持续 7d,28d 内由体内清除。c. HA-凝胶剂:是一种无刺激性、无毒、无免疫原性的可吸收的生物材料。国产医用透明质酸钠(Sodlium hyaluronate,SH)具有高度黏弹性和亲水性,吸水后膨胀,利用其高度黏弹性黏附在应用组织表面,在一段时间内不随体位改变和运动而流动的特性起到流体阻隔作用。SH 膨胀后形成的胶体网状结构还具有分子筛选效应。在不希望粘连形成的组织间注入 SH,可将两组织隔开,起到有效的预防术后组织粘连的作用。与其他物理阻隔剂相比,透明质酸钠还具有以下特性:a. 高分子的透明质酸钠可抑制粒细胞的活性和游走,从而抑制炎症反应;b. 抑制出血,减少能形成永久粘连骨架的血块数量;c. 抑制纤维蛋白原沉着和成纤维细胞的运动和活性。

⑥医用生物蛋白胶:主要由黏合蛋白(含纤维蛋白原和凝血因子ⅩⅢ)、凝血酶、钙离子等组成。它具有以下特性:a. 优良的止血、封闭作用:当凝血酶和黏合蛋白混合时,纤维蛋白原肽链 A、B 被凝血酶水解后,形成纤维蛋白单体。该单体疏松聚合形成网状结构而将血细胞网住以发挥止血作用。疏松聚合的纤维蛋白单体在被激活的ⅩⅢ因子、钙离子作用下,形成稳定的多聚纤维蛋白原纤维,再进一步聚合成强力的纤维蛋白丝网,直接封闭所覆盖组织。b. 良好的生物相容性:无局部及全身的不良反应,对机体无不良反应。c. 优良的生物降解功能:作为生物材料医用生物蛋白胶在使用后两周左右被组织降解吸收,而瘢痕形成主要在两周之内,因此具有预防粘连的作用。d. 一定的杀菌作用:医用生物蛋白胶对脆弱杆菌、大肠杆菌和金葡菌有杀灭作用。

(2)机械隔离物

①氧化纤维素(oxidized regenerated cellulose,ORC):是经氧化氮处理的人造纤维补片,为一种可吸收的生物阻隔膜,可生物降解。美国产品商业名为 Interceed。它在上皮形成的关键阶段具有生理阻隔的作用,然后被吸收。同时还有抗菌特性。在手术结束后,将 Interceed 覆盖在组织创面,其边缘超出创面 3～5mm,可达预防粘连的效果。实验证明 ORC 可显著降低粘连的范围及程度,但用前应彻底止血。

②膨化聚四氯乙烯(polytetrafluoroethylene,PTEE):是一种不可吸收的阻隔膜,仅 0.1mm 厚,膜上有≤1μm 大小的小孔可抑制延缓细胞穿入,具有抗血栓作用,而无炎症反应。PTEE 用于血管移植物已数年,最近美国的一项研究证明可减少妇科手术后腹膜粘连。使用时需固定在组织创面上。由于疏水性、组织黏附性差及非生物降解性,使其必须缝合于损伤处成为永久性异物,进而增加了缝合部位的粘连和感染机会。

总之,在上述的各种预防粘连的方法中,隔离物展示了最好的前景。因其可保护受损腹膜再上皮化至第 7 天,这样因手术改变位置的肠管就有足够的时间通过肠蠕动在顽固性纤维粘连形成之前,恢复手术前的自然顺序而保持通畅,从而避免粘连性肠梗阻的发生。其已基本符合临床应用。相信随着对腹膜再上皮化及粘连形成过程复杂机制的进一步阐明,以及从细胞及分子水平上对纤维蛋白溶解过程的揭示,会有新药、新的隔离物及生物制剂不断应用于临床,在不久的将来腹膜损伤无粘连愈合会变为现实。

(关 铮)

参 考 文 献

付小兵,1999.王德文.现代创伤修复学.北京:人民军医出版社,17.

黄飞.卢榜裕.2008.微创外科-外科学临床教学的新领域.微创医学,3(3):163.

郎景和.2001.妇科手术笔记.北京:中国科学技术出版社.

谭基明.1998.外科病理生理学.北京:人民卫生出版社,79.

唐朝晖,吴高松,邹声泉.2002.虚拟现实技术在微创胆道外科的应用.中国内镜杂志,8(3):29-30.

王永光.2006.微创医疗的决策思考与实践——兼论微创手术最佳适应证的选择.医学与哲学(临床决策论坛版),27(7):3.

杨国利,何兴图,王永光.2007.微创医学面临的挑战、机遇、使命和任务.微创医学,2(1):3.

郑民华.2002.微创外科的进展和发展趋势.中国实用外科杂志,22(1):16-17.

中华医学会妇产科学分会.2015.预防妇产科手术后盆腹腔粘连的中国专家共识(2015).中华妇产科杂志,50(6):401-405.

钟世镇.2001."微创外科学"将成为现代外科学的新兴分支学科.中国微创外科杂志,1,(5):261.

A A.2014.AAGL practice report:Morcellation during uterine tissue extraction.J Minim Gynecol,21(4):517-530.

Agdi M,Tulandi T.2010.Minimallyinvasive approach for myomectomy.Semin Reprod Medi,28(3):228-234.

Ahmad G,O'Flynn H,Hindocha A,et al.2015.Barrier agents for adhesion prevention after gynaecological surgery.Cochrane Database Syst Rev,4:475.

Alas AN,Anger JT.2014.Role of apical support defect:correction in women undergoing vaginal prolapse surgery.Curr Opin Obstet Gynecol,26(5):386-392.

Al-Jabri S,Tulandi T.2011.Management and prevention of pelvic adhesions. Semin Reprod Med,29(2):130-137.

Antoniou SA,Andreou A,Antoniou GA,et al.2015.Volume and methodological quality of randomized controlled trials in laparoscopic surgery:assessment over a 10-year period.Am J Surg,210(5):922-929.

Arendas K,Aldossary M,Cipolla A,et al.2015.Hysteroscopic resection in the management of early-stage endometrial cancer:report of 2 cases and review of the literature.J Minim Gynecol,22(1):34-39.

Bharathan R,Setchell T,Miskry T,et al.2014.Gynecologic endoscopy skills training and assessment:review.J Minim Gynecol,21(1):28-43.

Buckley VA,Nesbitt-Hawes EM,Atkinson P,et al.2015. Laparoscopic myomectomy:clinical outcomes and comparative evidence. J Minim Gynecol,22(1):11-25.

Carvalho L,Abrão MS,Deshpande A,et al.2012.Robotics as a new surgical minimally invasive approach to treatment of endometriosis:a systematic review.Int J Med Roboti,8(2):160-165.

Christian J,Barrier BF,Schust D,et al.2008.Culdoscopy:a foundation for natural orifice surgery--past,present,and future.J Am Coll Surg,207(3):417-422.

Cuss A,Bhatt M,Abbott J.2015.Coming to terms with the fact that the evidence for laparoscopic entry is as good as it gets.J Minim Gynecol,22(3):332-341.

Deans R,Abbott J.2010.Review of intrauterine adhesions. J Minim Gynecol,17(5):555-569.

Fader AN,Cohen S,Escobar PF,et al.2010.Laparoendoscopic single-site surgery in gynecology.Curr opin Obstet Gynecol,22(4):331-338.

Deguara CS,Pepas L,Davis C.2012.Does minimally-invasivesurgery for endometriosis improve pelvic symptoms and quality of life? Curr Opin Obstetrics Gynecol,24(4):241-244.

Di Spiezio Sardo A,Bettocchi S,Spinelli M,et al.

2010. Review of new office-based hysteroscopic procedureS, 2003-2009. J Minim Gynecol, 17(4): 436-448.

Doanay M, Aksakal O. 2013. Minimallyinvasive sacrospinous ligament suspension: perioperative morbidity and review of the literature. Arch Gynecol Obstet, 287(6): 1167-1172.

Donnez J, Squifflet J, Donnez O. 2011. Minimallyinvasive gynecologic procedures. Current Opin Obstetrics Gynecol, 23(4): 289-295.

Escobar PF, Starks D, Fader AN, et al. 2010. Laparoendoscopic single-site and natural orifice surgery in gynecology. Fert Sterility, 94(7): 2497-2502.

Faivre E, Surroca MM, Deffieux X, et al. 2010. Vaginal myomectomy: literature review. J Minim Gynecol, 17(2): 154-160.

Frey C, Chanelles O, Poncelet C. 2010. How to prevent postoperative intrauterine adhesions? Gynecol Obstet Fertil, 38(9): 550-552.

Frumovitz M, Escobar P, Ramirez PT. 2011. Minimallyinvasive surgical approaches for patients with endometrial cancer. Clini Obstet Gynecol, 54(2): 226-234.

Gargiulo AR, Nezhat C. 2011. Robot-assisted laparoscopy, natural orifice transluminal endoscopy, and single-site laparoscopy in reproductive surgery. Semin Reprod Med, 29(2): 155-168.

Gargiulo AR. 2011. Fertility preservation and the role of robotics. Clini Obstet Gynecol, 54(3): 431-448.

He H, Zeng D, Ou H, et al. 2013. Laparoscopic treatment of endometrial cancer: systematic review. J Minim Gynecol, 20(4): 413-423.

Holman LL, Levenback CF, Frumovitz M. 2014. Sentinel lymph node evaluation in women with cervical cancer. J Minim Gynecol, 21(4): 540-545.

Iavazzo C, Gkegkes ID. 2013. The role of uterine manipulators in endometrial cancer recurrence after laparoscopic or robotic procedures. Arch Gynecol Obstet, 288(5): 1003-1009.

Ichikawa M, Ono S, Mine K, et al. 2013. Changing our view of minimally invasive gynecologic surgery: a review of laparoendoscopic single-site surgery and a report on new approaches. Asian J Endosc Surgery, 6(3): 151-157.

Jernigan AM, Auer M, Fader AN, et al. 2012. Minimally invasive surgery in gynecologic oncology: a review of modalities and the literature. Women's health(London, England), 8(3): 239-250.

Kho KA, Anderson TL, Nezhat CH. 2014. Intracorporeal electromechanical tissue morcellation: a critical review and recommendations for clinical practice. Obstet Gynecol, 124(4): 787-793.

Knight J, Escobar PF. 2014. Cost and robotic surgery in gynecology. J Obstet Gynaecol Res, 40(1): 12-17.

Kulkarni MM, Rogers RG. 2010. Vaginal hysterectomy for benign disease without prolapse. Clini Obstet Gynecol, 53(1): 5-16.

Lipskind ST, Gargiulo AR. 2013. Computer-assisted laparoscopy in fertility preservation and reproductive surgery. J Minim Gynecol, 20(4): 435-445.

Makai G, Isaacson K. 2009. Complications of gynecologic laparoscopy. Clini Obstet Gynecol, 52(3): 401-411.

Matsuzaki S, Matsuzaki S, Tanaka Y, et al. 2014. Large uterine cervical adenomyoma excised by vaginal approach: case report, images, and literature review. J Minim Gynecol, 21(5): 954-958.

Matteson KA, Abed H, Wheeler TL, et al. 2012. A systematic review comparing hysterectomy with less-invasive treatments for abnormal uterine bleeding. J Minim Gynecol, 19(1): 13-28.

Mettler L, Clevin L, Ternamian A, et al. 2013. The past, present and future of minimallyinvasive endoscopy in gynecology: a review and speculative outlook. Minim Invasive Ther Allied Technol, 22(4): 210-226.

Mettler L, Eckmann-Scholz C, Semm I, et al. 2014. Factors to consider in gynecological surgery. Women's health(London, England), 10(3): 323-338.

Nappi C, Di Spiezio Sardo A, Greco E, et al. 2007. Prevention of adhesions in gynaecological endoscopy. Hum Reprod Update, (4): 379-394.

Paraiso MF. 2014. Robotic-assisted laparoscopic surgery for hysterectomy and pelvic organ prolapse repair.Fertil Steril,102(4):933-938.

Parker WH,Einarsson J,Istre O, et al. 2010. Risk factors for uterine rupture after laparoscopic myomectomy.J Minim Gynecol,17(5):551-554.

Parker WH. 2010. Bilateral oophorectomy versus ovarian conservation:effects on long-term women's health.J Minim Gynecol,17(2):161-166.

Payne TN,Pitter MC.2011.Robotic-assisted surgery for the community gynecologist:can it be adopted? Clini Obstet Gynecol,54(3):391-411.

Ridgeway B,Falcone T. 2014. Innovations in minimallyinvasive hysterectomy. Clini Obstet Gynecol,57(1):83-94.

Robertson D,Lefebvre G,Leyland N,et al.2010.Adhesion prevention in gynaecological surgery.J Obstet Gynaecol Can,32(6):598-608.

Robertson D,Lefebvre G,Leyland N,et al.2010.Adhesion prevention in gynaecological surgery.J Obstet Gynaecol Can,32(6):598-608.

Seamon LG,Cohn DE,Richardson DL,et al.2010. Robotic pelvic and aortic lymphadenectomy for endometrial cancer:the console surgeon's perspectives on surgical technique and directing the assistant.J Minim Gynecol,17(2):180-185.

Shen Q,Chen M,Wang Y,et al.2015.Effects of laparoscopic versus minilaparotomic myomectomy on uterine leiomyoma:a meta-analysis.J Minim Gynecol,22(2):177-184.

Sisodia RM,Del Carmen MG,Boruta DM.2015.Role of minimally invasive surgery in the management of adnexal masses.Clin Obstet Gynaecol,58(1):66-75.

Sonoda Y.2014.Surgical treatment for apparent early stage endometrial cancer.Obstet Gynecol Sci,57(1):1-10.

Sutton C.2010.Past,present,and future of hysterectomy.J Minim Gynecol,17(4):421-435.

Tantanasis T,Daniilidis A,Pantelis A,et al.2013. Minimallyinvasive techniques for female stress urinary incontinence,how,why,when.Arch Gynecol Obstet,288(5):995-1001.

Ton R,Kilic GS,Phelps JY.2015.A medical-legal review of power morcellation in the face of the recent FDA warning and litigation.J Minim Gynecol,22(4):564-572.

Uccella S,Ghezzi F,Mariani A,et al.2011. Vaginal cuff closure after minimallyinvasive hysterectomy:our experience and systematic review of the literature.Am J Obstet Gynecol,205(2):119.e1-12.

Uppal S,Frumovitz M,Escobar P,et al.2011.Laparoendoscopic single-site surgery in gynecology:review of literature and available technology.J Minim Gynecol,18(1):12-23.

Vilos GA,Allaire C,Laberge PY,et al.2015. The management of uterine leiomyomas. J Obstet Gynaecol Can,37(2):157-181.

Wallis L.2014.FDA warns against power morcellation for hysterectomy and fibroids.Am J Nurs,114(7):16.

Yim GW,Kim YT.2012.Robotic surgery in gynecologic cancer.Current Opi obstet Gynecol,24(1):14-23.

第2章 盆腔解剖及经阴道术式简介

阴道作为女性连接盆腔内外的天然器官,在妇科手术上具有得天独厚的重要地位。大部分妇科、泌尿、盆腔重建手术可以直接经阴道途径完成,具有便捷、微创、经济、手术时间短、术后恢复快等经腹手术不可比拟的优点。事实上,与腔镜手术相比,阴道手术创伤更小、成本更低、更具微创的效果。因此,经阴道手术在微创妇科治疗学中的地位理所应当地名列前茅。近年来,随着手术微创化理念的普及和深入,以及妇科泌尿、盆腔重建手术的蓬勃发展,妇科经阴道手术已越来越受到人们的重视。

第一节 盆 腔 解 剖

近年来,由于计算机和影像学技术的进步,磁共振(MRI)提供清晰的盆底支撑组织的成像,静态与动态 MRI 盆底解剖图像的结合,以及交互式旋转的人体骨盆的三维模型,使之对盆腹动力学及下尿路结构的病理生理改变有了更深入的了解,形成了盆底结构手术修复新的理念。妇科泌尿学与盆底重建外科(urogynecology and reconstructive pelvic surgery, URPS)的发展,对女性盆腔局部解剖也有了全新的认识,一些新的观念也由此产生。

一、女性盆底支持结构

女性盆底是指封闭骨盆出口的组织。女性盆底前方为耻骨联合下缘,后方为尾骨尖,两侧为耻骨降支、坐骨升支及坐骨结节。盆底由外向内由三层组织构成:外层即浅层筋膜与肌肉(包括一对球海绵体肌、一对坐骨海绵体肌、一对会阴浅横肌和肛门外括约肌);中层即泌尿生殖膈,由上下两层坚韧的筋膜及一层薄肌肉组成,覆盖于耻骨弓与坐骨结节所形成的盆底前部三角形平面上,成为三角韧带;内层即盆膈为盆底最坚韧的一层,由肛提肌及筋膜

所组成。盆底肌肉是维持盆底支持结构的主要成分,在盆底肌肉中,肛提肌起着最为主要的支持作用。肛提肌的内、外面还各覆盖有一层筋膜。内层位于肛提肌上面又称盆筋膜,为坚韧的结缔组织膜,覆盖骨盆底及骨盆壁,其某些部分的结缔组织较肥厚,上与盆腔脏器的肌纤维汇合,分别形成相应的韧带,对盆腔脏器有很强的支持作用。女性盆底正是由这些封闭骨盆出口的多层肌肉和筋膜组成,而尿道、阴道和直肠贯通其中。盆底肌肉群、筋膜、韧带及其神经构成了复杂的盆底支持系统,其互相作用和支持,承托并保持子宫、膀胱和直肠等盆腔脏器在正常位置。

(一)盆底肌肉

盆底肌肉是由肛提肌(levatorani)和髂肌两部分肌群组成。肛提肌包括了耻尾肌(pubococcygeus)、髂尾肌(iliococcygeus)和耻骨直肠肌(puborectalis),这些肌肉是以其在盆底的起、止点而命名。

1. 肛提肌 是成对的宽厚扁肌群,两侧肌肉相互对称,向下向内聚集成漏斗状。每侧肛提肌由前内向后外分为耻尾肌、髂尾肌

和坐尾肌三个部分。其附着于肛提肌腱弓，形成"吊床"样，从侧方"吊"起阴道与尿道。从起始点向两侧延伸，经中线到直肠和尾骨之间的骶脊。肛提肌群是Ⅱ水平阴道侧旁支持结构及盆底"吊床"的主要组成部分。在肛提肌内有两个不连续的区域，前面为尿道通过的泌尿生殖裂孔，而后面为直肠通过的肛门直肠裂孔。

2. 髂尾肌　是起自肛提肌腱弓的纤维束，从肛提肌腱弓和坐骨棘开始横行向后内，并斜行向下附着于尾骨前方构成了一个中缝，称肛提肌板。

3. 耻尾肌　是肛提肌的最内侧部分，它起始于耻骨，围绕着阴道，并附着在尿道上。在后部，它在内括约肌和外括约肌之间围绕肛门。组织化学分析已表明耻尾肌含有Ⅰ类纤维和Ⅱ类纤维，不仅为静态盆腔器官提供支持，同时还能调节尿道、阴道和直肠的关闭活动。

4. 耻骨直肠肌　位于髂尾肌的内侧，起自于耻骨上、下支的内侧面，向后方弯曲，绕过尿道、阴道中段，由肌纤维分布到尿道，终止于直肠。当该肌群收缩时，其作用力方向指向耻骨，可有效地关闭近端肛管；同时，通过保持直肠与肛门的角度来调节肛门功能。

5. 髋肌　由闭孔内肌、梨状肌和尾骨肌构成。

6. 尾骨肌　起于坐骨棘和骶棘韧带，附着于尾骨和骶骨下段的侧缘，构成了盆底后部并起到支撑盆底的作用。

7. 闭孔内肌　起自闭孔膜的内表面，插入股骨大转子的内侧面，闭孔肌筋膜在盆侧壁与耻骨宫颈筋膜和盆筋膜腱弓相聚。闭孔神经血管束在闭孔外上角经闭孔管穿过闭孔内肌，闭孔是经闭孔路径手术的重要解剖部位。

(二)盆腔筋膜和韧带

现代解剖学认为，盆内筋膜结构精细，最表层覆盖肛提肌和盆腔脏器。覆盖肛提肌表面的筋膜称为肛提肌筋膜，盆内许多韧带结构就是由肛提肌筋膜聚集而成。腱弓是延伸

自坐骨棘的外侧并向前附着在耻骨下支。在耻骨末端附近，腱弓分成两个部分：盆筋膜腱弓也称为白线，是耻骨宫颈筋膜的起源处，肛提肌腱弓是肛提肌的起源处。腱弓对于经阴道或经腹盆底脏器脱垂手术来说是重要的分界线。肛提肌-骨盆内筋膜可进一步分为耻骨尿道韧带(pubourethral ligament)、尿道骨盆韧带、主韧带、子宫骶骨韧带和耻骨宫颈筋膜(pubocervical fascia)。

1. 耻骨尿道韧带　是位于耻骨内下方，连接尿道侧壁和盆筋膜腱弓，起支撑和稳定尿道、阴道前壁的作用。

2. 尿道骨盆韧带　为尿道旁支撑结构，即膀胱颈和尿道近端的主要支持结构。通常所说的"阴道旁缺陷"就是指阴道旁筋膜从腱弓的脱离。

3. 主韧带　起自坐骨大孔，上至子宫颈两侧，又称子宫颈横韧带。是一对坚韧的平滑肌和结缔组织纤维束，是固定子宫颈位置、防止子宫下垂的主要结构。

4. 骶韧带　起自S_{2-4}，形成一扇形结构，两者均环绕终于宫颈，将其悬吊于骨盆侧壁，从主韧带-子宫骶骨韧带复合体的最上方向下延伸至耻骨宫颈筋膜，并从宫颈延伸向下至阴道上段。主韧带-子宫骶骨韧带复合体为Ⅰ水平支持结构，它悬吊和支持子宫及阴道上1/3。此外，在阴道后壁与直肠前壁之间，邻近阴道下方是一层纤维肌性组织，称为直肠阴道隔。它是腹膜腔筋膜在阴道顶端和直肠前壁间的延续。它也在前部加入主-宫骶韧带复合体，在后部与会阴体融合，同时又参与Ⅰ、Ⅲ水平的支持。

(三)会阴经典解剖

现代医学对会阴的描述已经相当详尽。

1. 会阴膜(perineal membrane)　以前称为泌尿生殖膈。但是，现在被认为并不是一个中间含有肌肉的两层结构，而是一个横跨骨盆出口前半部的三角形致密纤维肌性组织薄片，此薄片将会阴分成浅表层和深层。

会阴膜通过阴道和尿道,对两者起支撑作用。

2. 会阴体(perineal body) 又称会阴中心腱(perineal central tendon),是位于肛门和阴道之间的肌腱组织,球海绵体肌、会阴浅横肌、会阴深横肌、会阴膜、肛门外括约肌、阴道后壁肌层、耻骨直肠肌和耻尾肌均附着于此,共同形成Ⅲ水平的支持,主要支持和维持阴道远侧。会阴体对支持阴道下部和维持肛管固有功能发挥了十分重要的作用。若会阴体从会阴膜处分离将会引起会阴的下降,导致排便功能障碍。

3. 盆内筋膜和阴道肌层 两者在骨盆前方相融合,并与尿道的支持结构延续。

二、女性盆底结构与功能障碍

(一)"三腔室"结构概念

对盆底结构解剖学的描述日趋细致,腔室理论就是代表之一。它从垂直方向将盆底结构分为前盆腔(anterior compartment)、中盆腔(middle compartment)和后盆腔(posterior compartment)。前盆腔包括阴道前壁、膀胱、尿道;中盆腔包括阴道顶部、子宫;后盆腔包括阴道后壁、直肠。由此将脱垂量化到各个腔室。

1. 前盆腔结构功能障碍 主要指阴道前壁的膨出,同时合并或不合并尿道及膀胱膨出。阴道前壁松弛可发生在阴道下段,即膀胱输尿管间嵴的远端,称前膀胱膨出,也可发生在阴道上段,即输尿管间嵴的近端,也称后膀胱膨出。临床上两种类型的膨出常同时存在。前膀胱膨出与压力性尿失禁密切相关,后膀胱膨出为真性膀胱膨出,与压力性尿失禁无关。重度膀胱膨出可出现排尿困难,有时需将膨出的膀胱复位来促进膀胱排空。

2. 中盆腔结构功能障碍 表现为盆腔器官膨出性疾病,主要以子宫或阴道穹隆脱垂,以及肠膨出、子宫直肠陷窝疝形成为特征。

3. 后盆腔结构功能障碍 主要表现为直肠膨出和会阴体组织的缺陷。

(二)"三水平"支撑理论

1994 年,DeLancey 提出阴道支持结构的三个水平的理论,即在水平方向上将阴道支持轴分为三个水平。

1. 顶端悬吊支持(suspension) 即第 1 水平(level 1)支持。侧方子宫骶韧带(sacrospinous ligament)向中间与宫颈周围环(pericervical ring)连接,即由骶韧带-子宫主韧带复合体垂直悬吊支持子宫、阴道上 1/3,是盆底最为主要的支持力量。

2. 侧方水平支持(lateral attachment) 即第 2 水平(level 2)支持。直肠阴道筋膜(rectovaginal fascia)、耻骨宫颈筋膜(pubocervical fascia)向两侧与盆筋膜腱弓(arcus tendineus fascia pelvis)相连,即由耻骨宫颈筋膜附着于两侧腱弓形成的白线和直肠阴道筋膜及肛提肌(levatorani)水平支持膀胱、阴道上 2/3 和直肠。

3. 远端融合支持(distal fusion) 即第 3 水平(level 3)支持。耻骨宫颈筋膜体和直肠阴道筋膜远端延伸融合于会阴体,在会阴中心腱与会阴体近段融合,支持尿道远端。

(三)整体构造与支撑理论

"三腔室"结构概念和"三水平"支撑理论代表了盆底结构解剖现代认识。1990 年,Petros 和 Ulmsten 提出了"三水平"支撑理论(integry theory),即不同腔室、不同阴道支持轴水平共同构成一个解剖和功能的整体,在现代盆底解剖学中不再被孤立理解。不同腔室和水平的脱垂之间相对独立,例如阴道支持轴的 DeLancey 第 1 水平缺陷可导致子宫脱垂和阴道顶部脱垂,而 DeLancey 第 2、第 3 水平缺陷常导致阴道前壁和后壁膨出;不同腔室和水平的脱垂之间又相互影响,例如压力性尿失禁在行耻骨后膀胱颈悬吊术(Burch 术)后常有阴道后壁膨出发生,阴道顶部脱垂在行骶棘韧带固定术(sacrospinous ligament fixation)后可发生阴道前壁膨出。

总之,以上不同腔室、不同阴道支持轴水平共同构成一个解剖和功能的整体,在这类疾病的诊治过程中应注重 integry theory 指导下的特异位点的修复。

(四)水、船与缆绳关系的形象比喻

随着女性盆底结构解剖学整体理论的提出,有学者将盆腔脏器比作船(boat),将盆底的肛提肌(levator muscles)等比作水(water),将盆底内的筋膜和韧带(endopelvic fascial ligaments)比作缆绳(moorings)。当发生引起盆底结构功能障碍性疾病时,"船"通常是好的,问题出在"水"和"缆"上。将子宫比作一只停泊在码头的船,肛提肌像是水面,韧带是固定船只的绳索。保持盆腔器官的正常位置,需要水面和绳索的共同作用。没有水面托浮,船将下沉;没有绳索的固定,船会随风浪漂浮。

正是由于上述认识的深化,导致盆腔手术观念和术式发生了革命性的变化,进而提出了盆底支持组织功能缺陷(pelvic floor dysfunction,PFD)的概念,主要包括盆底脏器脱垂(pelvic organ prolapse,POP)、压力性尿失禁(stress urinary incontinence,SUI)、性功能障碍(sexual dysfunction,SD)和粪失禁(fecal incontinence,FI)等。近年来,已提倡用独立修补各处缺陷为原则的特异性修补术(site-specific repair)代替传统的宏观修补术(global repair),用恢复盆底解剖结构为目的的重建性手术(reconstructive surgeon)代替传统以缓解症状为目的的姑息性手术(palliative surgeon)。

三、对女性压力性尿失禁的新认识

(一)压力传导理论

1961 年,Enhorning 提出压力传导理论(the pressure transmission theory)是尿失禁发病机制的最初理论,指出正常控尿的妇女尿道始终位于正常腹腔内压力带内,盆底支持不足时,膀胱颈及尿道近段出现过度活动的症状,当膀胱颈和近段尿道低于盆底时,腹压增加时,压力只传到膀胱,膀胱压力迅速增

加,而尿道压力没有相应增加,膀胱压大于尿道压,因此发生尿失禁。正如液体流动的规律是从高压处向低压处流动,自然界水往低处流是因为存在压差,尿失禁的发生与之极为相似,正常排尿是由于膀胱压力大于尿道压力,各种尿失禁的共同特征都是膀胱压力大于尿道压力。据此,尿失禁的流体力学原因可分为三种。

1. **膀胱内压力过高**　如不稳定膀胱、低顺应性膀胱、逼尿肌反射亢进。

2. **尿道压力过低**　如膀胱颈关闭功能不全、尿道外括约肌关闭不全、尿道支托组织功能不全、冰冻尿道及尿道黏膜萎缩等。

3. **膀胱压力过高合并尿道压力过低**　如真性压力性尿失禁、不稳定膀胱合并不稳定尿道。早期手术治疗的目的在于提高膀胱颈的位置,恢复正常的解剖位置。

(二)"吊床"假说

20 世纪 90 年代,尿失禁的发病机制转向盆底肌肉、筋膜和脏器协调作用的研究,主要理论除 Petros 和 Ulmsten 提出的整体理论外,还有 1994 年 DeLancey 提出的"吊床"假说(the hammock hypothesis)。该理论是将支持女性尿道和膀胱颈的盆腔内筋膜和阴道前壁比喻成吊床样结构。当腹压增加时,盆腔筋膜周围与盆腔筋膜腱弓相连的肛提肌收缩,拉紧"吊床"结构,尿道被压扁,尿道内压能有效抵抗升高的腹内压,而控制尿液排出。如果这些起支持作用的"吊床"被破坏,膀胱尿道产生过度活动,腹压增加时,尿道不能正常闭合而增加抗力,从而发生尿失禁。TVT 手术就是以这两个理论为基础提出的,认为中段尿道是手术治疗压力性尿失禁的关键,控尿手术重在恢复尿道支持功能而不仅仅是尿道位置。

四、盆底器官脱垂评价系统

盆底器官脱垂评价系统(pelvic organ prolapse quantitive examination,POP-QE)是 1995 年美国妇产科学会(American College of Obstetrics and Gynecology，ACOG）制定的，因其客观、细致，经论证有良好的可靠性和可重复性，所以在 1995 年被国际尿控协会（International Continence Society，ICS），1996 年被美国妇科泌尿学会（American Urogynecology Society，AUGS）和妇科医师协会（Society of Gynecological Surgeons，SGS）认可、接纳并推荐在临床、科研中使用，至今已成为在国外应用最广泛的脱垂评价体系。国内 2004 年人民卫生出版社出版的第 6 版《妇产科学》已将 POP-Q 编入教材。

POP-Q 基于现代解剖学整体、特异的观点，对盆底前、中、后三个腔室、DeLancey 第 1、2、3 水平做出了较全面和详细的评价。POP-Q 以处女膜为参照（O 点），以阴道前壁、后壁和顶部的 6 个点为指示点（前壁两点 Aa、Ba，后壁两点 Ap、Bp，顶部两点 C、D），以 6 点相对于处女膜的位置变化为尺度（指示点位于处女膜缘内侧记为负数，位于处女膜缘外侧记为正数），对脱垂进行量化。同时记录阴道全长（total vaginal length，TVL），生殖道裂孔（genital hiatus，GH）长度、会阴体（perineal body，PB）长度的情况。各参考指示点及定位范围见表 2-1，盆腔器官脱垂的分度标准见表 2-2。

表 2-1　POP-Q 评估指示点及定位范围

指示点	解剖描述	定位范围（cm）
Aa	从处女膜缘至阴道前壁中线 3cm 处的距离	$-3\sim+3$
Ba	阴道前穹隆或阴道残端至 Aa 点的其余阴道前壁距离	$-3\sim+$TVL
Ap	从处女膜缘至阴道后壁中线 3cm 处的距离	$-3\sim+3$
Bp	阴道后穹隆或阴道残端至 Ap 点的其余阴道后壁距离	$-3\sim+$TVL
C	宫颈外口或阴道残端（子宫切除）至处女膜缘的距离	$+/-$TVL
D	阴道后穹隆或子宫直肠陷窝的位置至处女膜缘的距离（解剖学上相当于宫骶韧带水平；对子宫切除术后无 $+/-$TVL 宫颈者，D 点无法测量；D 点用于鉴别宫颈延长）	
GH	生殖裂孔长度是尿道外口至阴唇后联合中点的距离	无限定值
PB	会阴体长度是阴唇后联合至肛门开口中点的距离	无限定值
TVL	C、D 在正常位置时阴道顶部至处女膜缘的总长度（用正数表示）	无限定值

表 2-2　POP-Q 分度标准

POP-Q 分度	解剖标准	定位标准
0 度	无脱垂	Aa、Ap、Ba、Bp 均在 -3cm 处，C 点或 D 点位置在 $-$TVL$\sim-($TVL$-2)$cm 处
Ⅰ度	轻微脱垂	脱垂部分的最远端在处女膜缘以内 >-1cm 处
Ⅱ度	脱垂部分的最远端在处女膜缘内或外 1cm 的范围	脱垂部分的最远端在处女膜缘内或外 $\leqslant1$cm 范围
Ⅲ度	脱垂部分的最远端在处女膜缘外 >1cm，但未完全脱出	脱垂部分的最远端在处女膜缘外 >1cm 至 $\leqslant1$cm 阴道全长的范围
Ⅳ度	脱垂部分全部翻出于阴道以外	脱垂部分的最远端完全翻出于阴道以外

第二节　阴式手术简介

一、发 展 简 史

(一)经阴道术式

1. 古代　约在公元前 120 年,世界上最早的子宫切除术是经阴道进行的。当时手术后的存活率很低,患者死于大出血、腹膜炎和身体损耗,早期的子宫切除术充满着恐惧。早在外科消毒灭菌法、麻醉学尚未发展的 19 世纪,妇科先驱们就已经开始尝试经阴道的子宫切除术及治疗宫颈癌的经阴道广泛子宫切除术(schauta operation)。1829 年 7 月 26 日,法国医师 Joseph Recamer 为一位 50 岁的宫颈癌患者施行了首例经阴道全子宫切除(transvaginal hysterectomy,TVH)。68 年后的 1897 年,另一位法国医师才施行了首例开腹全子宫切除(transabdominal hys-terectomy,TAH)。TVH 早于经腹子宫切除术约 50 年。显而易见,阴道手术对患者的创伤远较经腹手术要小,同时有术后恢复快、体表不留瘢痕等优点。然而,由于后来麻醉技术和抗生素的发明,以及阴道手术操作本身的难度,这样一种理想的妇科手术途径盛行一段时间后,却被越来越多的经腹途径所取代,而在后来的 20 世纪内未能得到应有的广泛应用。

2. 现代　随着腔镜技术的开展,微创外科的概念被引入妇科手术领域,符合微创原则的阴道手术重新得到了妇科医师的青睐。面对大量因妇科良性疾病、盆底功能障碍、尿失禁需行手术治疗的患者,究竟应该怎样合理选择安全性高、创伤性小的手术途径,是目前妇产科界争论较多又直接影响临床实践的热点问题。20 世纪末,由于腹腔镜手术在国内外如雨后春笋般迅速发展,各式各样腔镜下的子宫切除术相继出现,如腹腔镜辅助的经阴道子宫切除术、腹腔镜全子宫切除术、腹腔镜宫颈上子宫切除术、腹腔镜筋膜内次全子宫切除术及腔镜下广泛子宫切除术。虽然上述手术与传统的开腹手术比较,确实减少了对机体的创伤,但妇科腹腔镜医师逐渐在临床实践中发现了腹腔镜手术的一个必须面临而又较难解决的问题,就是如何将子宫自腹腔取出。于是又发明了子宫粉碎机,但无论采用手动还是电动粉碎机,都不仅丧失病理标本的完整性,而且增加手术时间,麻醉及手术风险、费用也随之上升,特别是当子宫为恶性肿瘤时,组织粉碎时碎屑的飞溅可能导致恶性肿瘤的种植。

在我国,20 世纪 60 年代上海仁济医院的郭泉清教授曾借鉴欧洲医师的经验,采用经阴道途径切除过非脱垂大子宫,60 年代开展的子宫脱垂、泌尿生殖道瘘普查普治也使我国部分妇科医师掌握了一些经阴道的手术技巧。从最直观的角度上讲,在经阴道手术中,患者的腹壁是完整的,在美观上更优于腹腔镜手术。腹腔镜下的子宫切除术及腹腔镜辅助的阴式子宫切除术,除解决偶尔经阴道处理附件及盆腔粘连的困难外,可能更多的是由于这些医师阴道手术经验不足和缺乏必要训练与技巧。曾获 John Thompson 荣誉奖的美国盆腔重建外科学会主席、杰出的阴道手术医师 S. Robert Kovac 教授在 1990 年前曾经是腹腔镜辅助阴式子宫切除的拥护者和践行者,但随着其阴道手术经验的积累,他的绝大多数经阴道手术已不再需要腹腔镜辅助,并认为真正需要腹腔镜辅助的子宫切除术仅占普通妇科的 10%。Kovac 教授将阴式子宫切除冠以"无须打孔的手术",英文又称 trocarless 的手术,此名称对于今天广为宣传的钥匙孔手术,无疑又上了一个层次。2004 年 Aka 等对阴式和腹式子宫切除的组织创伤做了随机对照研究,通过对 C-反应蛋白、α_1-抗胰蛋白酶及肌球蛋白的测定,为前者远较后者创伤小建立了理论根据。鉴于阴道手术的突出优点,在对阴道手术充满信心并致力于其研究的学者们如美国 Kovac、印度 Sheth 的努力下,阴道手术的科学性和艺术性不断得到完善,阴道手术的禁区不断被打破,手术适应证不断得到扩大,阴道手术器械、设备也在不断得到创新。因此,阴道手术的能力及范围都大大得到了提高。对熟练的阴道手术者来说,近 80% 的良性妇科疾病可经阴道途径解决,对患者来说,阴道手术意味着更短的手术时间、更少的并发症、更快地恢复工作、更少的费用,对我国目前提倡的节约型社会带来的裨益也由此显而易见。

虽然从基础到临床已充分证实了阴道手术的优越性,但这样一种理想的手术途径还远远未被广泛认同,其技术也未得到应有的推广和普及,经腹途径仍占全球子宫切除的绝对主导地位。即使是在欧美发达国家,阴道手术也未得到应有的普及,发展也不平衡。在美国,虽然 Kovac 教授于 1995 年就提出了子宫切除途径的选择指南,倡导优先选择阴道途径,但目前阴道手术在美国的全部妇科手术中也仅占 30% 左右。我国除少数阴道手术开展较早、较成熟的医院如解放军总医院宋磊教授、广东佛山妇儿医院谢庆煌(号称"南谢北宋")外,多数医院阴道手术的比例尚不足 10%。

成立于 1974 年的美国妇科阴道手术医师协会(Vaginal Surgeons Society)曾提出,妇科医师之所以区别于普外科医师,其重要标志是妇科医师有娴熟的阴道手术技巧,并能通过阴道完成一系列从简单到复杂的女性生殖器官切除和盆底的修复性手术。经阴道手术目前已涉及妇科领域的各个亚学科,不仅普通妇科需要此项技术,妇科泌尿、盆底功能障碍、腔镜手术、部分生殖内分泌手术,以及妇科肿瘤都需要掌握此项技术。因此,熟练掌握经阴道手术技巧对每个妇科医师来讲势在必行。

(二)盆底术式

随着人口老龄化及人们对生活质量要求的提高,因中老年女性盆底功能障碍(PFD)引发的一系列问题日益突出。据调查,50 岁以上经产妇约 50% 会有不同程度的尿失禁(SUI)和盆底功能障碍。另有统计,50% 的盆腔器官膨出(POP)患者伴有 SUI,而 80% 的 SUI 患者伴有 POP,严重影响了中老年妇女的健康和生活质量,并已成为较为突出的社会生活问题。据美国的资料显示,80 岁以上的妇女,施行盆底重建手术及抗尿失禁手术率为 11%,需重复 2 次手术占 29%,需重复 3 次手术占 14%。因此,妇科泌尿学与盆底重建外科(URPS)作为一个新兴的妇科亚学科应运而生。URPS 旨在研究由于盆腔支持结构缺陷、损伤及功能障碍造成的症状、疾病的诊断与处理,其主要目的是解决女性压力性尿失禁和盆腔器官膨出。国外关于 POP 和 SUI 的研究较多,不断有新的理论、新的观念和新的术式提出,国际上成立有国际尿控学会(International Continence Society,ICS)和国际妇科泌尿学会(International Urogynecological Association,IUGA)。在我国,虽然有大量的关于修补尿瘘及纠正盆腔器官膨出的实践和丰富的经验,但 URPS 作为亚学科尚未形成规模,临床诊治缺乏规范,专科学术队伍整体水平有待提高。2005 年中华医学会妇产科分会成立了全国女性盆底学组,定期召开学术交流会,宣传新的理论和观念,推行新的诊断和治疗方法,已成为妇产科界的热点问题,并受到广泛关注。

盆腔脏器脱垂(POP)是由于盆底支持结构缺陷、损伤与功能障碍所致,手术是其主要的治疗方法。POP 手术的历史悠久,种类繁多。早在 1850 年,Riggoli 描述了宫颈延长;1859 年,Huquer 首创了宫颈截除;1861 年,在美国新奥尔良 Choppins 施行了美国的第 1 例经阴道子宫切除术;1877 年,有了 Le-Fort 阴道封闭手术;1888 年,Donala 施行了子宫颈截除术,以及 Manchester 手术等。这些手术几乎均延续到现在,逾百年之久。百年以来,虽然对上述各种手术,施术者也有一定的改良或各自的技巧,但经典的做法并无改变,传统手术的问题日显突出。包括:①扭曲或损害了解剖,如阴式子宫切除术使阴道丧失支持韧带;②未能改善阴道上段的缺陷,容易复发,特别是穹隆膨出;③明显地使阴道窄缩及影响功能,LeFort 阴道封闭手术则完全使患者丧失了性生活的条件;④术后阴道的不适和疼痛;⑤传统的手术多是将薄弱的组织反复加固,并不能真正提高对抗腹压的强度,没有解决根本问题。因此术后复发率较高。有文献报道,30% 的患者要再次接受治疗。近年来,随着对盆底解剖研究的深入,新的理念不断提出,手术器具、修补材料也随之改进,盆底重建手术逐渐多样化。如今的手术策略为恢复解剖、恢复功能,并要微创。手术途径可通过经会阴阴道、经腹腔镜或开腹进行。目的是要根据损伤、缺陷及功能障碍的水平选择加强子宫骶骨韧带、加强直肠阴道筋膜及肌肉,或修复会阴体,有时要在 3 个水平上全面修复。北京协和医院郎景和院士建议对 POP 的手术做以下分类。①前部区域:前壁修补术并应用 mesh、阴道旁缺陷修补术;②中部区域:腹部子宫切除术并阴道骶骨固定术、阴道子宫切除术并髂尾-骶棘悬吊术、韧带固定术、经腹或经阴道骶骨子宫固定术;③后部区域:后壁修补术并应用。a. 应注意在轴向平面进行;b. 水平的修复,可能更需要加强或用有良好组织相容性的替代物(mesh)代替;c. 肛提肌的加强、有效紧缩,以恢复肛提肌肌板的能力;d. 会阴体的强固,也支持阴道的延伸和成角,以及会阴体的美学考虑。

任何事物的发展并非一帆风顺,总会遇到一些困难,出现一些曲折。以补片(mesh)应用为例:1950 年网片最初是用于腹部疝气修补,1970 年妇科医师将网片试用于 POP

和 SUI,1996 年 FDA 批准网片可用于 SUI,2002 年 FDA 同意可用经阴道网片(trans-vaginal mesh,TVM)用于 POP。补片得以应用于 POP 的重建手术,其功能是紧固周围组织,或替代缺陷组织及“搭桥”作用。要求能保持解剖正常位置和筋膜的弹性,以及适应邻近器官(膀胱、阴道、直肠)的活动性。在悬吊带的应用中,避开血管和神经,以及其他损伤。大量的临床资料显示,在 SUI 和 POP 手术中常用的无张力尿道中段悬吊术(TVT)、IVS 等,已显示其独到的优越性。应用阴道补片对改善盆底器官脱垂,恢复盆底功能疗效显著。然而,在 2008 年和 2011 年美国 FDA 作为药品和医疗器械使用的权威监管机构先后两次对经阴道植入网片手术发出警告。

2008 年 10 月 20 日 FDA 第 1 次对妇科网片并发症发出警告。具体内容是:在过去 3 年 FDA 接到超过 1000 例来自 9 个外科网片制造厂的并发症的报告,这些并发症与使用外科网片装置修补 POP 和 SUI 相关,通常使用微创工具经阴道放置。最常见的并发症包括经阴道上皮侵蚀、感染、疼痛、泌尿系统问题、脱垂和尿失禁的复发。也有肠道、膀胱和血管的穿孔。一些病例阴道瘢痕形成和网片侵蚀导致的不适,疼痛包括性交困难,明显降低患者的生活质量。2011 年 7 月 FDA 对妇科网片并发症发出第 2 次警告。内容是在 FDA 器械不良反应注册数据库的调查中,从 2008 年 1 月 1 日至 2010 年 12 月 31 日 3 年间发生了 2874 例使用网片修复相关的损伤、死亡和失效病例,其中 1503 例与 POP 手术相关,较 2005 年至 2007 年期间病例增加了 5 倍。最常见并发症是阴道网片暴露、疼痛、感染、排尿问题、神经肌肉问题、阴道瘢痕/挛缩和患者感受问题,其中很多并发症需要进一步的药物或者手术治疗。鉴于此,TVM 在临床的应用遇到了挑战。但这并不意味着 TVM 寿终正寝。FDA 的两次警示提出了许多值得思考的问题,对盆底手术的规范开展起到了积极作用。对认真合理规范使用,保护和促进患者的健康和安全具有非常重要的指导意义。美国妇产科医师协会和美国妇科泌尿协会于 2011 年 12 月发表声明;建议 TVM 治疗 POP 可用于复发病例或者有合并不能耐受创伤更大的开腹手术的患者,在知情同意下考虑利大于弊的情况下使用,并强调规范手术资格认证。

目前,妇科专家们仍在积极探索治疗 POP 和 SUI 的最佳方法。理想的 mesh 应是无菌、不吸收、无过敏及炎性反应、无致癌性、保持一定机械性的张力或缩复力,以及易于使用。如今,有各种合成材料(如聚丙烯)制成的吊带(type,sling)和补片,而由生物材料(如用猪小肠黏膜下层 small intestinal submucosa,SIS)制成的生物补片也在陆续用于临床。临床研究显示,合成补片与生物补片各有千秋。基于生物补片的力学性能及可降解特性,不是所有盆底重建部位都能用生物补片来进行修补,如在持续抗拉强度占主导地位部位的重建,如穹隆骶骨固定和重度膀胱膨出修补,合成网片可能会提供一个更好的解剖效果。而在治疗压力性尿失禁的手术中,两者的成功率相当。对于性生活活跃的患者,尤其是年轻女性,在恢复阴道壁的正常解剖结构及保留其柔软且富于弹性的功能方面,生物补片具有独特的优势。相信将会出现更有效、更微创、更经济的治疗方法,造福于广大的妇女患者。

二、手 术 分 类

根据手术治疗目的,阴道手术可分为Ⅰ类(经阴道切除术)及Ⅱ类(经阴道盆底重建术)。前者属于破坏性治疗,后者属于建设性治疗(表 2-3)。

表 2-3 阴道手术分类

手术分类	主要术式
Ⅰ类(经阴道切除术)	(1)经阴道全子宫切除术;
	(2)经阴道其他子宫手术:经阴道子宫肌瘤剔除术、经阴道次全子宫切除术、经阴道筋膜内子宫切除术、经阴道保留子宫动脉上行支的筋膜内子宫切除术;
	(3)经阴道附件手术:经阴道卵巢良性肿瘤切除术、经阴道输卵管妊娠手术、经阴道输卵管节育术;
	(4)宫颈上皮内瘤变的手术;
	(5)根治性宫颈切除术;
	(6)经阴道广泛性子宫切除术等
Ⅱ类(经阴道盆底重建术)	(1)阴道口狭窄与阴道闭锁的手术:阴道口狭窄;阴道闭锁;
	(2)阴道口松弛与肛门失禁的手术;
	(3)直肠阴道瘘、膀胱阴道瘘与尿道阴道瘘的修补术;
	(4)先天性无阴道的阴道成形术;
	(5)盆腔器官脱垂的手术:前盆腔组织缺陷修复重建术、中盆腔组织缺陷修复重建术、后盆腔组织缺陷修复重建术、全盆腔组织联合缺陷修复重建术、子宫脱垂的手术等

三、手 术 技 巧

经阴道手术是利用阴道这一天然孔穴进行一些妇科疾病的治疗,具有腹壁无切口、损伤小、恢复快、住院时间短、住院费用低,患者易于接受等优点,是微创手术的充分体现。

国外有专家认为:"在同等条件下,若能实施经阴道手术,应尽量以实施经阴道手术为宜"。但由于阴道狭窄,手术视野受限,前后紧邻膀胱直肠,左右有输尿管血管相伴,与开腹手术相比在操作时有相当的难度。因此,尽管经阴道手术有诸多优点,但目前妇科开腹手术还是多于阴式。不过,难者不会,会者不难。如果掌握了一些经阴道手术操作要领,勤学苦练,定会在实践中体会到经阴道手术操作过程中的乐趣。

(一)一般要求

1. 体位　患者取膀胱截石位,两大腿要充分展开、固定,头低臀高位,臀部超出床沿 5～10cm。主刀和第一助手坐在患者的两大腿之间,另外助手站在患者两大腿外侧,便于配合操作。

2. 麻醉　蛛网膜下腔麻醉是使盆底肌肉完全松弛的最佳麻醉法。采用腰麻与硬膜外联合麻醉,或硬膜外麻醉与插管麻醉并用,加强肌肉松弛,更为理想。对高龄和有并发症的患者,使用插管麻醉比较安全。

3. 手术器械　阴道前后壁单拉钩各一个,拉钩的长宽应与阴道深度匹配。一般拉钩长约 110mm,拉钩宽 38mm 为宜;各种止血钳、剪刀、持针器等均较一般腹部手术器械长;1/2 弧度的短针有利于阴道操作缝合;其他器械包括:阴道压板、宫颈压板、肌瘤剥离器、卵巢固有韧带钩形钳、单爪宫体牵拉钳、双爪宫颈钳等。这些器械用于经阴道子宫手术,可以起到帮助暴露、便于操作,使一些困难的深部操作变得简单易行,从而达到缩短手术时间、减少术中出血的目的。

4. 照明　可使用带灯泡的阴道拉钩或各种头式手术灯,要求光线平行射入阴道腔内。

(二)操作技巧

1. 非脱垂子宫全切术

(1)在准备切开宫颈阴道交界处黏膜下注入 0.9%氯化钠肾上腺素液或生理盐水充分扩张膀胱宫颈间隙。

(2)于膀胱横沟水平上 1～3mm 处环形切开阴道黏膜,深达宫颈筋膜。前壁距宫颈外口 1.5cm,后壁距宫颈外口 2.5cm。

(3)锐性和钝性分离膀胱宫颈间隙和子宫直肠间隙。用组织钳提起阴道前后壁切缘,用弯组织剪紧贴宫颈筋膜向上推进,撑开分离两间隙达腹膜返折。

(4)紧靠宫颈及宫体分次钳夹、切断子宫主韧带、子宫动静脉,缝扎残端。或用智能双极钳电凝后切断残端。

(5)由于圆韧带、卵巢固有韧带及输卵管位置较高,可根据子宫的大小决定处理方法:可直接钳夹、切断、缝扎,也可先离断宫颈,将宫体前翻显露子宫后壁的卵巢固有韧带及输卵管钳夹、切断、缝扎,还可在缝扎子宫血管后沿子宫纵轴分块切除宫体组织、剔除较大的子宫肌瘤,缩小子宫体积后缝扎卵巢固有韧带和输卵管峡部。如果有用电器械如结扎速血管闭合器(Ligarsue)或"爱尔博"外科手术用电器械工作站,则所有宫旁组织各韧带和血管均可用电凝闭合后直接剪断,不必缝扎。

(6)取出子宫:<10 孕周的子宫可直接取出,>10 孕周的子宫可采用碎解法缩小子宫体积后取出。

(7)关闭阴道残端:将盆腔前后腹膜和阴道断端前后壁 4 层一次连续缝合,从两角开始向中间连续缝合,于中间打结。

2. 子宫肌瘤剔除术

(1)术前准备及切开阴道前后穹窿及打开前后返折腹膜与 TVH 相同。一般情况下前壁肌瘤切开前穹窿,后壁肌瘤切开后穹窿。

(2)暴露子宫后,用单爪宫体牵拉钳钳住宫体组织向外牵拉,边牵拉边将钳向宫底上移,逐渐翻出宫体,当肌瘤表面组织暴露于视野时,则可切开子宫肌层显露瘤体组织。也可采用在宫壁上缝 1 丝线牵拉和翻出宫体的方法。若肌瘤较大,难以一次取出,则可一边剥离一边将肌瘤做楔形切除,分块经阴道取出。较大肌瘤剥出后子宫体可全部翻出至阴道,用手指触摸检查可发现深藏于子宫体肌壁间的肌瘤。

(3)直视下用可吸收线分两层或一层缝闭瘤腔,注意尽量不留死腔。

(4)缝合后用无菌 0.9% 氯化钠溶液冲洗阴道术野,将子宫回纳盆腔。

(5)宫颈剥离面仔细止血后,分别自两侧角部开始全层缝合盆腔腹膜和阴道黏膜切口。

(6)盆腔放置胶管引流,自阴道引出。经阴道子宫肌瘤剔除术的技术要点关键是将子宫翻出,因此此术前检查需确定主要大肌瘤的位置,若肌瘤突出于前壁,则从前穹隆翻出子宫较易。反之,则应该从后穹隆翻出。子宫体积>10 孕周或肌瘤直径>6cm 时,常需一边将子宫外翻,一边逐渐切开肌瘤包膜,剥离肌瘤至能用单爪钳抓住向外牵拉为止。若肌瘤较大,可一边剥离一边将肌瘤楔形切除分块取出,缩小肌瘤体积直至全部剔除。

3. 子宫次全切除术

(1)术前准备及切开阴道前、后穹隆和子宫前、后返折腹膜与前相同。但一般仅需切开前穹隆或后穹隆。

(2)翻出子宫:翻出子宫的方法与阴式子宫肌瘤剔除术相同。若子宫较大难以翻出时,则可先剥出肌瘤或将宫底中部楔形切除(如子宫腺肌病),缩小子宫体积后再将子宫翻出,暴露宫角部。

(3)处理附件及圆韧带:紧贴宫角分别钳夹、切断并双重缝扎两侧输卵管峡部、卵巢固有韧带、子宫圆韧带。

(4)处理子宫血管:紧贴子宫分别钳夹、切断、双重缝扎两侧子宫动静脉上行支。

(5)切除宫体:于子宫峡部水平稍上方环形楔形切除子宫体。

(6)缝合宫颈残端:可吸收线间断缝合子宫峡部断端切面,连续锁边缝合峡部浆肌层。

(7)将两侧圆韧带、附件断端缝合于子宫峡部断端两侧角。

(8)将腹膜连续缝合于宫颈筋膜上,宫颈复位,关闭腹腔。

(9)连续缝合阴道黏膜切口,可酌情放置引流。TVSH 适应证包括子宫体积最好在孕 8~10 周以内、子宫体部肌瘤、子宫上下活动范围>2cm,与盆壁之间仍有适当的空间;有阴道分娩史或阴道弹性好,至少能容 3 指以上;宫颈突向阴道有一定长度,阴道穹隆有一定深度。禁忌证与 TVH 相同。

(10)经阴道大子宫次全切除术因术野显露困难,须碎解子宫,缩小子宫体积后,将子宫体翻出后再进行其他操作,有一定的难度,阴道手术技巧熟练者方能完成。

4. 子宫广泛切除术 术前准备与淋巴清扫术等详见后述。

(1)环形切开阴道壁:确定切除阴道壁的长度,一般切除 3~4cm。切开部位应远离病灶浸润部位 3~4cm。用 6~8 把艾利斯钳钳夹拟切开部位阴道壁,于钳上方阴道黏膜下注入 0.9% 氯化钠肾上腺素液,用冷刀从该处环形切开阴道黏膜全层。

(2)形成阴道袖套:提起阴道黏膜切缘,沿前后侧壁向宫颈方向游离阴道黏膜切缘,形成袖口,用丝线缝合前后黏膜袖口,打结、关闭袖套口,包住宫颈病灶。将所有线头打成一个结,形成束状便于牵引。

(3)分离膀胱宫颈间隙,游离膀胱:提起阴道前壁下方切缘,在宫颈水平剪断阴道上隔后进入膀胱宫颈间隙。用钝头剪刀紧贴宫颈筋膜分离打开膀胱宫颈间隙,再用手指插入向上及向两侧钝性分离扩大。

(4)分离直肠宫颈间隙:将阴道袖套向前方牵引,提起阴道后壁下方切缘,将阴道袖套向前方牵引,用长弯钝头剪刀紧贴宫颈后筋膜分离打开直肠子宫间隙,再用手指分离扩大。

(5)打开膀胱侧窝和直肠侧窝:用阴道拉钩置入膀胱宫颈间隙向上提,显露膀胱宫颈韧带,阴道袖套拉向右下,提起左侧阴道壁2~3点处切缘,用钝头弯剪刀在左侧膀胱宫颈韧带与左侧阴道壁切缘之间向外上方斜45°方向打开进入膀胱侧窝,再插入食指向上外方进一步扩大。提起右侧阴道壁10～11点处切缘,同法打开右侧膀胱侧窝。将阴道袖套向前牵拉,在子宫韧带外侧稍分离扩大直肠侧窝。

(6)切断阴道旁组织:紧贴阴道侧壁于膀胱侧窝和直肠侧窝之间尽量靠近外侧钳夹、切断、缝扎阴道旁结缔组织。

(7)分离剪断膀胱宫颈韧带,打开输尿管隧道游离输尿管:两拉钩分别放入膀胱宫颈间隙和膀胱侧窝内,充分暴露膀胱宫颈韧带。用手指触摸膀胱宫颈韧带内输尿管的位置及走行。钳夹、剪断缝扎膀胱宫颈韧带浅层,并于两断端间插入弯剪刀,将膀胱宫颈韧带分为内、外两叶,并分别钳夹切断,打开输尿管隧道,显露输尿管。

(8)处理结扎子宫动脉(或牵出已在腹腔镜下离断的子宫动脉):于输尿管内侧钳夹、切断、缝扎子宫动脉,将输尿管进一步向外上方推离。或于此处将已经在腹腔镜下离断的子宫动脉从输尿管膝部内上方牵出。

(9)处理子宫骶骨韧带:于靠近直肠的部位钳夹、切断、缝扎子宫骶骨韧带的降部(即直肠柱),打开后腹膜返折。

(10)处理切断主韧带:切断子宫动脉后,输尿管膝部松动,可完全向上外方推开,在直视下避开输尿管,尽量靠近盆壁钳夹、切断缝扎主韧带和宫旁组织。

(11)打开前腹膜返折,将子宫体翻出,处理附件。如果腹腔镜下已经处理附件,打开膀胱腹膜返折后,用双爪钳将宫底经前穹隆翻出即可;如果腹腔镜下未处理附件,则翻出宫底后处理附件。

(12)处理子宫骶韧带的矢状部分:将已松动的子宫牵出阴道口,分离骶韧带矢状部分周围的腹膜,钳夹、切断缝扎剩余的骶韧带矢状部,子宫完全游离、取出。

(13)全层关闭盆腔腹膜及阴道断端:仔细检查各韧带残端和创面,于两侧角部开始用可吸收线连续缝合阴道壁和前后腹膜。中间留孔放引流管。

(14)必须警惕损伤输尿管:传统经阴道广泛子宫切除术凭手指触摸,判断输尿管的走行及位置,由于不同医师的临床经验和手术水平存在差异,所以增加了输尿管损伤的概率。若术前放置输尿管导管,术中分离膀胱宫颈韧带时,通过手指直接触摸到膀胱宫颈韧带内的输尿管导管,可明确输尿管走行及位置,切断膀胱宫颈韧带更加安全。术中可在直视下从底部打开输尿管隧道,将输尿管从膀胱宫颈韧带中推开,减少了盲目分离输尿管导致渗血增多的可能,降低游离输尿管难度的同时保证了手术彻底性,加快了手术速度,增加了手术安全性,减少了输尿管损伤及并发症的发生。

5.宫颈广泛切除术

(1)适应证:①年轻患者要求保留生育功能;②无生育功能受损临床证据;③临床分期(FIGO):Ⅰa期－Ⅰb期;④肿瘤直径<2cm;⑤组织学类型为鳞癌或腺癌;⑥无盆腔淋巴结转移证据;⑦阴道镜检查未发现宫颈内口上方有肿瘤浸润。

(2)手术步骤:①常规在腹腔镜下清扫盆腔淋巴结,直到双侧髂总动脉分叉;可术中冷冻病理检查或二期手术,病理证实淋巴结无转移后方可行经阴道广泛宫颈切除。②在阴道穹隆下方切开阴道,解剖膀胱阴道间隙和膀胱间隙,解剖膀胱子宫韧带并断扎以确认子宫及子宫动脉;③打开宫颈直肠陷凹,断扎直肠子宫韧带;④在阴道外侧2cm断扎子宫旁韧带;⑤于子宫颈峡部下5mm,距肿瘤上方至少10mm处环切宫颈取下标本;⑥重建子宫直肠陷凹,环扎宫颈;⑦将阴道和剩余的宫颈峡部吻合,重建宫颈口。

四、手 术 进 展

在妇科疾病的手术治疗中,子宫切除和

附件切除占有相当的比例。但就目前的统计，这些切除术绝大部分是经腹腔镜或开腹完成，真正经阴道切除者只是在那些技术成熟的医院开展。不过近年来有逐步扩展之势。

(一)子宫全切除术

子宫全切除术(TVH)是治疗子宫疾病最常用的手术方式之一。据不完全的资料估计，全球每年子宫切除手术超过 500 万例。20 世纪 80 年代后，随着微创手术的大量开展，手术技巧的提高及医师经验的积累，TVH 的适应证发生了明显的改变。非脱垂子宫行 TVH 的比例在国内外逐年增高。由于经阴道手术视野小，暴露和操作困难，容易损伤邻近脏器等缺点，早期的手术适应证规定较为严格。很大的子宫肌瘤、广泛的子宫内膜异位或者粘连是 TVH 的绝对禁忌证。相对禁忌证为：未育的妇女、非脱垂的子宫、子宫体积＞12 孕周、需要切除卵巢、既往盆腔手术史、盆腔疼痛和敏感体质等。但随着医疗器械的改进和手术经验的积累，上述相对禁忌证正逐渐被取消。

1. 无生育和非脱垂子宫　虽然未生育的妇女行 TVH 并不困难，但多数医师还是愿意选择其他手术方式，主要是因为未经阴道分娩者阴道松弛度差，子宫上下活动度低，手术难度大。但目前在我国，非脱垂子宫的 TVH 已经广泛展开，并积累了丰富的经验。因此，无生育史和非脱垂子宫不属于 TVH 的禁忌证已经达成共识。

2. 子宫体积＞12 孕周　既往将大于孕12 周的子宫列为 TVH 的禁忌证。但目前大于孕 12 周子宫行 TVH 的报道日益增多，成功率为 95%～98%。表明非脱垂大子宫经过有效的缩小子宫体积的方法，如子宫劈开、肌瘤剔除、碎解、去核等多可经阴道安全切除。

3. 盆腔手术史　传统观念认为，既往有盆腔手术史且有盆腔广泛粘连者，包括剖宫产手术均是 TVH 的绝对禁忌证。然而大多数盆腹腔手术并不造成明显的盆腔粘连，能否进行 TVH 主要取决于盆腔的状况。如果只有局部的小面积粘连，术中只要紧贴宫颈和子宫肌层分离，大多均能分离成功。据报道各种避免损伤的方法，如用亚甲蓝稀释液充盈膀胱，使术者更好地识别膀胱最低点；还可用探针通过打开的子宫直肠陷窝，进入腹腔向前导引至子宫膀胱腹膜返折处，以确定切开的最低位置。多数作者认为锐性切开子宫膀胱腹膜返折反而可以避免损伤膀胱的问题。此外，腹腔镜辅助阴式子宫切除，可有效地分离粘连，避免损伤粘连的脏器。

4. 盆腔疼痛　子宫内膜异位症、子宫腺肌病和盆腔感染性疾病是导致盆腔疼痛的主要原因。许多妇科医师认为盆腔疼痛是经阴道手术的禁忌证。据统计，在因慢性盆腔疼痛行腹腔镜手术的 50% 患者中，没有发现任何肉眼可见的疾病不能行 TVH。对于盆腔疼痛是否采用 TVH 方法，应根据具体病例综合分析。如果有手术禁忌证，则选用腹腔镜手术或经腹手术更合适。由于腹腔镜的辅助，扩展了 TVH 的范围，使部分难度较大的 TVH 手术变得容易。子宫活动度差、估计患者盆腔粘连严重和其他不适合做 TVH 的情况下，可考虑做腹腔镜辅助阴式子宫切除术(LAVH)。值得提醒的是，LAVH 损伤膀胱、输尿管、膀胱阴道瘘、直肠阴道瘘等的概率高于经腹子宫切除(TAH)，甚至还高于TVH。尤其要注意，在进行阴道部分操作时，不要过度牵拉子宫颈，以免造成腹腔镜下电凝或电切的血管撕裂而出血。

(二)子宫次全切除术

传统的子宫次全切除术多经腹进行，随着对盆底功能的深入认识和患者对性生活满意度要求的提高，近年来腹腔镜下的子宫次全切除术得到了较为广泛的开展，尤其是在美国及北美地区。此种手术的开展说明用创伤更小的途径去代替以往需经腹完成的次全子宫切除术已成为一种理念。在这种理念的启发下,国内外少数 TVH 技术精湛的医师尝试了比腹腔镜创伤更小的经阴道途径的子宫次全切除术,并取得了初步成效。经阴道前穹隆或后穹隆进入盆腔,将子宫体翻出后,从两侧宫角处向下分钳处理圆韧带、输卵管、卵巢韧带至子宫峡部,离断宫体,完成子宫次全切除的手术操作。有医师在此手术基础上,借鉴腹腔镜下鞘内子宫切除术的经验,利用特殊器械环形切除宫颈内膜及其周围部分组织,保留宫颈的外鞘,谓之经阴道筋膜内子宫切除术。近年陆续有作者对大子宫成功进行 TVSH 的报道。

(三)子宫肌瘤剔除术

宫颈肌瘤和子宫下段前后壁肌瘤经阴道手术剔除较开腹或腹腔镜手术更容易操作,更具微创效果,治疗成本更低。经阴道子宫肌瘤剔除术根据肌瘤的部位选择阴道穹隆切口,前壁肌瘤取阴道前穹隆横切口,后壁肌瘤取阴道后穹隆横切口,若子宫体积＞12 孕周,则可同时打开阴道前后穹隆。其适应证与子宫次全切除术相近。经阴道剔除子宫肌瘤除具有经阴道手术的一般优点外,还有术中可用手触摸,发现并剔除深埋于肌层的小肌瘤,肌瘤的清除率大大高于腹腔镜下肌瘤剔除术。

(四)附件切除或囊肿剥除术

在美国子宫切除术中有 50% 的妇女需切除双侧附件,61% 绝经后的妇女需切除双侧卵巢。处于围绝经期和有家族性卵巢癌病史的患者在行 VTH 的同时,应考虑到预防性切除卵巢。经阴道切除附件或囊肿分为两种情况:切除全子宫同时进行或单独进行。后者手术难度更高。

在子宫切除术中实施附件或卵巢切除术。Kovac 等通过伸展骨盆漏斗韧带估计了 TVH 中经阴道切除卵巢的易行性,并且根据卵巢的位置下降程度(从无下降到可拉伸到处女膜孔处)分为不同的等级。他们得出

结论是大多数患者的卵巢在经阴道手术时是可见且可及的。对有阴道手术经验的医师来说,TVH 时取出子宫后行附件探查和附件切除术并不困难,对于＜10cm 直径的卵巢良性肿瘤,只要周围无粘连,也可同时予以切除或剥除。

在不切除子宫的情况下进行经阴道卵巢囊肿剥除、附件切除或输卵管切除等手术,对患者及术者的要求更高。首先,阴道要有足够的松弛度,无盆腔粘连病史,除外恶性病变;其次,术者要有丰富的经阴道手术操作经验及理想的手术器械。手术入路一般经后穹隆进入,打开子宫直肠陷窝后,找到病灶并牵拉到阴道内进行操作。如果暴露困难可借助后穹隆镜探查并辅助操作。

(五)子宫广泛切除

实质上是经阴道子宫切除手术的改进。1879 年,Cezrny 创立了经阴道广泛性子宫切除术;1893 年,Shuhcardt 改进了该术式,但因死亡率高未推广;1901 年,在改良 Shcuhcardt 术式的基础上,Shcauat 创立了经典的经阴道广泛性子宫切除术(VRH),即 Shcaut 手术。但由于盆腔淋巴结切除仍需经腹进行,该术式在子宫恶性肿瘤治疗领域未能普及。20 世纪后期,随着腹腔镜下盆腔及腹主动脉旁淋巴结清扫技术的成熟,停滞了多年的经阴道广泛子宫(或宫颈)切除术又重新在有经阴道手术基础的医院开展起来。有学者比较了经阴道广泛子宫切除术与经腹腔子宫广泛子宫切除术的效果。两者的手术时间相似,并发症也很相似,经阴道广泛子宫切除者的术后发热与感染要少一些。经阴道广泛子宫切除术无须借助复杂的腹腔镜手术器械完成,所以手术时间更短,尤其在分离切断宫旁各组织韧带时,通过术者手指直接触摸,能判断宫旁韧带质地和厚度,杜绝了腹腔镜不能直接触摸病变部位的缺点,保证了手术的彻底性。

张其本在 1955 年首先开展了原发性阴

道癌手术,从阴道内施行全阴道和子宫广泛性根治术获得成功后,又用于早期子宫颈癌患者。1962 年,他首次应用阴道内广泛性子宫切除术合并腹膜外淋巴结清扫术治疗较晚期子宫颈癌患者,取得满意效果。1960 年上海仁济医院妇产科曾报道了子宫颈癌经阴道根治术的结果。但由于经阴道手术缺乏合适的教材和教学方法,未能继续促进该术式发展。随着医学的发展,新技术、新方法的应用,新器械的改进,特别是微创概念在经阴道手术中的贯彻,拓宽了经阴道手术的指征,使经阴道手术,包括经阴道广泛子宫切除术在治疗子宫恶性肿瘤方面取得了新进展,受到了越来越多的重视。

(六)宫颈广泛切除

近年来,宫颈癌年轻化趋势明显。针对增多的年轻未育患者,保留生育功能的广泛宫颈切除手术逐渐增多。该手术由法国医师 D. Dargent 于 1987 年首创施行,1994 年报道称为 Radical Trachelectomy,由于 Dargent 杰出贡献,如今以他的名字命名这一术式,被评价为"现代妇科手术的典范""阴道手术的时代标志"。Dargent 手术迄今于全世界推广,Dargent 等的 Vaginal Surgery 亦被誉为欧美最佳医学书(已于 2008 年译成中文)。

宫颈广泛切除术目前主要有两种:即腹腔镜辅助阴式广泛宫颈切除术(VLRT)和腹式广泛宫颈切除术(RAT)。经腹手术操作较复杂,无法在腹腔镜下操作者只能开腹完成,给患者带来的损伤较大。采用腹腔镜盆腔淋巴结切除和阴式广泛宫颈切除术无须开腹,对患者的损伤相应降低,与前者比较优势更多,是阴道手术与腹腔镜手术之完美结合。广泛宫颈切除术保留子宫体,使部分有生育要求的患者实现足月妊娠。据统计,手术后复发率不增加,妊娠率可达 60%,开辟了治疗肿瘤并保留生育功能的新途径,充分体现了现代医学治疗个体化特点。在有效治疗疾病基础上,保留卵巢和子宫为主的女性生殖器官,维持女性生理和生育功能对患者同等重要。目前,在全球已有相当数量的该类患者经过治疗而获得生育的机会。

总之,经阴道手术符合微创的原则。从妇科手术入径而言,更符合微创需求的应依次为经阴道-内镜-开腹。由于手术是用创伤来治愈疾病,无论采取经阴道还是腹腔镜手术,即使手术途径、手术方式不同,微创的原则却贯彻于手术始终,其目的都是为了将创伤降低到最小。经阴道手术因更符合微创原则正逐步呈现出取代部分经典腹式子宫切除术和部分腹腔镜子宫切除术的趋势,相信在不远的将来,能够顺利完成 TVH 将成为对一名妇科医师手术技能的基本要求。伴随科学技术的发展,治疗手段的多样化,经阴道手术将继续为妇科微创手术的发展提供有力的支持和保障,为更多的女性带来利益。

(关 铮)

参 考 文 献

曹泽毅.2006.阴道手术的地位与阴道手术医师的培养.中国微创外科杂志,6(4):243-244.

陈亚琼.2007.经阴道子宫手术的现状及前景.实用妇产科杂志,23(1):3-5.

郎景和.2004.妇科泌尿学与盆底重建外科过去、现在、将来(之一).中华妇产科杂志,33(10):649-651.

郎景和.2005.妇科泌尿学与盆底重建外科过去、现在、将来(之二).中华妇产科杂志,34(2):145-147.

郎景和.2010.重提阴道手术中国微创外科杂志,10(1):11-12.

李振玲.2014.女性盆底功能障碍性疾病的诊疗进展.吉林医学,19:30-33.

罗新.2006.女性盆底解剖结构的新概念.中国实用妇科与产科杂志,22(1):78-80.

马乐,王雪影.2010.中国女性盆底功能障碍性疾病诊疗进展.中国生育健康杂志,21(4):254-256.

邱成丽,鲁永鲜.2015.生物补片在女性盆底重建术中的应用进展.国际妇产科学杂志,42(4):395-400.

宋磊.2007.经阴道手术常见并发症的处理.中国实用妇科与产科杂志,23(8):596-598.

杨铧琦,朱鹏,徐惠成.2013.生物补片替代材料在女性盆底重建术中的应用研究进展.医学研究杂志,12(2):126-130.

杨欣,王建六.2011.美国妇产科学院盆腔器官脱垂临床实践指南(2009 年)解读.中国妇产科临床杂志,12(2):157-160.

张晓薇,陈礼全.2009.盆底支持结构与全盆腔重建术.中国实用妇科与产科杂志,25(3):175-177.

Agdi M,Tulandi T.2010.Minimally invasive approach for myomectomy.Semin Reprod Med,28(3):228-234.

Candiani M,Izzo S.2010.Laparoscopic versus vaginal hysterectomy for benign pathology.Curr Opin Obstetr Gynecol,22(4):304-308.

Cronin B,Sung VW,Matteson KA.2012.Vaginal cuff dehiscence:risk factors and management.American J Obstet Gynecol,206(4):284-2018.

Daniilidis A,Pantelis A,Lathouras K,et al.2012.A rare case of umbilical and vaginal metastasis from endometrial cancer--review of the literature.Eur J Gynaecol Oncol,33(4):436-437.

Dietz V,Schraffordt Koops SE,Koops SE,et al. 2009.Vaginal surgery for uterine descent:which options do we have? A review of the literature.International Urogynecology J Pelvic Floor Dysfunct,20(3):349-356.

Faivre E,Surroca MM,Deffieux X,et al.2010.Vaginal myomectomy:literature review.J Minim Invasive Gynecol,17(2):154-160.

Geller EJ.2014.Vaginal hysterectomy:the original minimally invasive surgery.Minerva Ginecol, 2014,66(1):23-33.

Gutman R,Maher C.2013.Uterine-preserving POP surgery.Int Urogynecol J,24(11):1803-1813.

Harmanli OH,Dandolu V,Isik EF,et al.2011.Does obesity affect the vaginal hysterectomy outcomes? Arch Gynecol Obstet,283(4):795-798.

Jeppson PC,Sung VW.2014.Hysterectomy for pelvic organ prolapse:indications and techniques.Cli Obstet Gynaecol,57(1):72-82.

Karimi Zarchi M,Mousavi A,et al.2010.Conservative treatment in young patients with cervical cancer:a review.Asian Paci J Cancer Prev,11(3):589-594.

Khunda A,Vashisht A,Cutner A.2013.New procedures for uterine prolapse.Best practice & research.Clin Obstet Gynaecol,27(3):363-379.

Komisaruk BR,Frangos E,Whipple B.2011.Hysterectomy improves sexual response? Addressing a crucial omission in the literature.J Minim Invasive Gynecol,2011,18(3):288-295.

Kroft J,Selk A.2011.Energy-based vessel sealing in vaginal hysterectomy:a systematic review and meta-analysis.Obstet Gynecol,118(5):1127-1136.

Kulkarni MM,Rogers RG.2010.Vaginal hysterectomy for benign disease without prolapse.Clin Obstet Gynaecol,53(1):5-16.

Lucero M,Shah AD.2010.Vaginal hysterectomy for the prolapsed uterus.Clinical Obste Gynaecol,53(1):26-39.

McIntyre M,Goudelocke C,Rovner ES.2010.An update on surgeryfor pelvic organ prolapse.Curr Opin in Urology,20(6):490-494.

Mohan HM,O'Riordan JM,Winter DC.2013.Natural-orifice translumenal endoscopic surgery (NOTES):minimally invasive evolution or revolution? Sur Laparosc,Endosc Percutaneous Tech, 23(3):244-250.

Murray S,Haverkorn RM,Lotan Y,et al.2011.Mesh kits for anterior vaginal prolapse are not cost effective.Int Urogynecol J,22(4):447-452.

Rogo-Gupta L.2013.Current trends in surgical repair of pelvic organ prolapse.Curr Opin Obstet Gynecol,25(5):395-398.

Ross JW,Preston MR.2009.Update on laparoscopic, robotic,and minimally invasive vaginal surgery for pelvic floor repair.Minerva Ginecol,61(3):173-186.

Rossi AC,Prefumo F.2015.Pregnancy outcomes of induced labor in women with previous cesarean section:a systematic review and meta-analysis.

Arch Gynecol Obstetrics,291(2):273-280.

Salvatore S,Siesto G,Serati M.2010.Risk factors for recurrence of genital prolapse.Current Opinion in Obstetrics & Gynecology,22(5):420-424.

Sheth SS,Paghdiwalla KP,Hajari AR.2011.Vaginal route:a gynaecological route for much more than hysterectomy.Best Pract Res Clin Obste Gynaecol,25(2):115-132.

Spiliopoulos M,Kareti A,Jain NJ,et al.2011.Risk of peripartum hysterectomy by mode of delivery and prior obstetric history: data from a population-based study. Arch Gynecol Obste, 283(6): 1261-1268.

Thomas B,Magos A.2011.Subtotal hysterectomyand myomectomy-vaginally.Best Pract Res Clin Obstet Gynaecol,25(2):133-152.

Tower AM, Frishman GN. 2013. Cesarean scar defects:an underrecognized cause of abnormal uterine bleeding and other gynecologic complications.J Minim Invasive Gynecol,20(5):562-572.

Uccella S, Ghezzi F, Mariani A, et al. 2011. Vaginal cuff closure after minimally invasive hysterectomy:our experience and systematic review of the literature. Am J Obstet Gynecol, 205 (2): 1191-1192.

Ward BC,Panitch A.2011.Abdominal adhesions:current and novel therapies.J Sur Res,165(1):91-111.

Yi YX, Zhang W, Zhou Q, et al. 2011. Laparoscopic-assisted vaginal hysterectomy vs abdominal hysterectomy for benign disease: a meta-analysis of randomized controlled trials.Eur J Obste Gynecol Reprod Biol,159(1):1-18.

Zanagnolo V,Magrina JF.2011.Carcinoma of the endometrium treated only by vaginal route. Best Pract Res Clin Obstet Gynaecol,25(2):239-245.

第3章　腹腔镜及其手术

自 1910 年 Jacobaeus 首次将膀胱镜（即以后称为腹腔镜）经穿刺套管放入腹腔以来，腹腔镜的发展应用已经走过百余年的历史。随着医疗器械的不断改进及技术水平的日益提高，腹腔镜技术在外科领域已经掀起了一场具有里程碑意义的技术革命。腹腔镜外科的发展使外科手术微创化成为可能，而微创概念的引入也已成为当今外科（包括妇科）重要的临床研究课题。然而，随着腔镜技术的普及推广，腔镜手术的并发症也随之增多。

腹腔镜手术是否绝对微创？腔镜技术到底能否取代妇科传统手术？"腔镜中心"是否就等同于"微创中心"？在人们对微创概念的认识不断深化之时，对一些观点的理解也出现过争议，甚至曾有一些论坛就腔镜与经阴道手术孰优孰劣进行过辩论。那么，腹腔镜在微创妇科学领域究竟占有何种地位？如何认识和处理腹腔镜诊治中的并发症？腹腔镜是否还有发展空间？前景如何？本章将重点对此进行探讨。

第一节　概　　述

腹腔镜作为微创外科的手术工具，由于有着诸多的优点，在微创妇科学领域已显露出其巨大的发展潜力。回顾腹腔镜的发展史，总结腹腔镜的应用现状，有利于我们更深入地了解腹腔镜手术的微创意义。

一、发展简史与应用现状

（一）发展简史

腹腔镜技术是在内镜技术的基础上发展起来的。腹腔镜的发展大致可归纳为三个时期。

1. 诊断性腹腔镜时期（1901—1933）主要是建立和发展腹腔镜系统，并初步开展了某些疾病的腹腔镜检查。1901 年，Georg Kelling 在德国生物医学会议上首次报告了在狗的腹腔内注入空气，用膀胱镜检查其腹腔内脏器。1910 年，瑞典医师 Jacobaeus H. C 将此技术用于人类，用膀胱镜成功地检查了三个患者，并将此举命名为腹腔镜检查术（laparoscopy）。

2. 治疗性腹腔镜早期（1933—1987）腹腔镜系统和手术器械有了进一步发展完善。Fevers（1933 年）首先报道了经腹腔镜行粘连松解术。Donaldson（1942 年）报道了首例腹腔镜子宫悬吊术。Palmet（1962 年）首次施行腹腔镜输卵管电凝术。由于此期的腹腔镜都是手术医师一个人在目镜直视下操作，助手只能通过教学镜观察术野。术者在被动受限制的体位工作，加之当时的手术器械很难得心应手，因此，腹腔镜诊治均是在初级阶段。

3. 现代腹腔镜时期（1987 至今）　腹腔镜配套系统得到了进一步完善，并发明和改进了许多手术器械。1986 年计算机集成电路微型摄像机的出现，使腹腔镜显像发生了根本性变化。腹腔内图像在电视监视器上不仅图像得到放大,看得更清晰,而且术者和助手都可同时看到,便于术者和助手的相互配合,共同完成手术,大大推进了腹腔镜手术的发展和普及。

1991 年,Von Pichler 等率先进行了 3D 立体可视化腹腔镜和 2D 传统腹腔镜的对比研究,认为 3D 立体可视化系统的使用可以缩短腹腔镜下各项操作的训练时间并且显著提高训练效果。1992 年,Becker 等将德国 OPTICON 公司研发的 3D 视频显像技术应用于临床患者的胆囊切除手术,获得比传统腹腔镜更好的效果。随着器械的不断改善,新一代 3D 腹腔镜在清晰度、便携性、舒适性等方面较第 1 代技术都有了很大改进,展现出良好的临床应用和推广前景。机器人腹腔镜、3D 腹腔镜的问世将原有腹腔镜二维成像的平面图改为三维成像的立体图,使手术视野更接近人眼所见的真实画面。手术系统可部分取代枯燥、重复、劳累的操作,减轻了医师的疲劳。利用机器人系统图像的稳定性、逼真的三维成像和精细灵活的器械,可以完成小管道吻合等常规腹腔镜手术时难度较大的操作。

(二)应用现状

腹腔镜外科(laparoscopic surgery)作为微创外科的主体,对妇科、普通外科、泌尿外科、肝胆外科等是一场真正的技术革命。它对妇科手术的发展已经产生了巨大的影响,腹腔镜手术已成功地替代了许多传统的开腹手术,也将会取代更多的开腹手术,其中包括某些高难度的手术。

1. 诊断应用 腹腔镜用于诊断是近 20 年来妇科诊断学的重大发展之一,其价值和对生殖医学的贡献已得到临床验证。腹腔镜为某些疾病如子宫内膜异位症、盆腹腔粘连等的诊断提供了金标准,并为异位妊娠、卵巢囊肿蒂扭转、黄体破裂、急性盆腔炎及盆腔脓肿等妇科急腹症的早期诊断和治疗提供了可能性。随着实践经验的积累,通过腹腔镜结合输卵管染料通液及超声介入等,必将为腹腔镜诊断增添更丰富的信息和增加诊断的精确性。

2. 治疗应用 现代的腹腔镜设备和技术为腹腔镜诊断的同时进行手术治疗创造了条件。许多经典的妇科手术,如盆腔粘连分离术、输卵管闭锁或阻塞的矫治术、异位妊娠的手术、卵巢良性囊肿或肿瘤的切除或剥除术、附件切除术及浆膜下子宫肌瘤切除在腹腔镜下进行的有效性、安全性和合理性,均得到临床实践的考验。因此,这类妇科手术在腹腔镜下开展的价值已经确定。在既往一段时间内对某些卵巢良性肿瘤,如畸胎瘤、浆液性囊腺瘤的切除术在腹腔镜下进行存在争议。随着囊肿剥除技术的提高和内镜标本袋的应用,使这类手术在腹腔镜下进行引起囊肿囊液溢出及肿瘤细胞播散的可能性大大降低。

另外,腹腔镜子宫切除在技术上的可行性已不再被怀疑,经过多年的实践,腹腔镜辅助经阴道子宫切除(LAVH)及 Semm 的标准鞘内子宫切除术(CISH)被认为是最具发展潜力的子宫切除术式。在 LAVH 中,对单纯阴式子宫切除有困难的病例,如腹腔粘连或较大肌瘤,在腹腔镜协助下手术者可根据具体情况进行操作,使许多既往必须剖腹完成的妇科大手术实现了腹部小切口经阴道完成的愿望。Semm 式筋膜内子宫切除术,仅切除宫颈移行带而保留宫颈外鞘,为患者留下了宫颈支架,却消除了宫颈部位发生恶性病变的隐患。此术式在保留局部解剖结构不变的前提下,解除患者病痛,其应用前景已被广大临床医师认可。

早期子宫内膜癌(Ⅱ期)、宫颈癌(Ⅱa 期)及卵巢癌(Ⅰ期)在腹腔镜下行根治术及腹主动脉旁、盆腔淋巴清扫术的操作技术已经成熟。腹腔镜下切除范围与开腹手术没有差异,但手术时间、出血量及术后恢复等明显优于开腹。尽管腹腔镜在妇科肿瘤手术中的应用尚存在争议,但仍有积极和执著的探索者。

总之,腹腔镜的产生为经腹部小切口或结合阴道途径完成妇科手术提供了便利的条件。

二、腹腔镜外科特点

腹腔镜手术是一项专业性、技术性很强的内镜技术。把它认为过分简单,或过分神秘都是错误的。腹腔镜手术者必须要有坚实的解剖学基础,丰富的开腹手术经验和娴熟的内镜操作技术。腹腔镜外科技术有不同于开腹手术的如下特殊性。

1. 术野视觉效果不同　手术者是在二维平面上操作,不是外科医师早已熟悉的三维腹腔内,这使初学者出现手眼不易配合、定位不准、深度难以估计的问题。

2. 对手术器械依赖性强　腹腔镜外科对手术器械的依赖性非常强,"人巧"还必须工具"妙"。手术除使用专科的特殊器械外,还应配有相关的大型仪器。因此,初学者在进行腔镜外科技术操作之前,必须熟悉这些器械和仪器的性能,方能灵活地将其应用于腔镜外科技术中。

3. 操作精度要求高　腹腔镜外科是通过器械接触来处理组织器官的病灶,其中多数是通过电凝、电刀等完成手术操作。由于手术器械较长,通电后极其锋利,因此操作必须准确无误。

三、主 要 优 势

腹腔镜外科的主要优势是微创,即手术创伤小、全身反应轻。

(一)手术创伤小

1. 腹壁开口小　开腹手术之所以需要开口大,主要原因为照明光源在体外,而术者的手要进入腹腔内操作,切口过小势必会影响手术视野的充分暴露。腹腔镜外科的照明深达手术野,且明亮清晰。术者的手在体外

操作。可以利用体位改变和气腹压力,以及适当牵拉达到手术所需的术野显露充分。腹壁虽有多个小切口,但其损伤程度小于其穿刺口的总和。经临床实践证明,切口创伤与内在创伤比值越大的传统开腹手术,实施腹腔镜手术的价值越大。

2. 手术器械精细　因镜头的放大作用,可做到精确定位,仅毁坏病变的靶器官而避免伤及周围的正常组织;手不进入腹腔可以减少脏器被膜的损伤和脏器功能的干扰,术后胃肠功能恢复快,腹内粘连少。

3. 术野无血　腹腔镜手术需要无血手术环境,原则是无血或少血手术,先凝固止血再分离,即边止血边分离。多数腹腔镜术中出血均少于同类开腹手术,伤口小也是出血少的一个原因。

4. 手术时间缩短　在开展腹腔镜手术的初期,由于技术不熟练手术时间多长于开腹手术,随着技术水平的提高和经验的积累,以及利于腹腔镜操作的器械不断发展更新,使一些腔镜手术时间逐渐缩短,且已明显短于开腹手术。如一般的卵巢良性囊肿或附件切除手术所需时间 15～30min,而子宫切除手术时间约需 1h。由此可以大大减少手术本身对机体造成的创伤。

(二)全身反应轻

随着腹腔镜手术的广泛开展,对其引起全身反应的研究报道日益增多。与开腹手术比较,腹腔镜手术创伤小,全身反应轻。

1. 呼吸功能　临床研究发现,应用腹腔镜做腹部手术,对肺功能的影响较小,恢复快,这可能与切口小、对腹壁组织创伤小、术后疼痛较轻、不影响咳痰,术后24h即可下床活动等因素有关。与开腹手术比较,明显减少肺部并发症和术后肺不张、肺部感染的发生,适合老年人或肺部有慢性支气管炎等疾病的患者。

2. 神经体液系统　观察术后 12h 血糖浓度变化,开腹手术与腹腔镜组均有增加,但

前者上升更明显。

3.免疫系统 白细胞介素-6（IL-6）、C反应蛋白（CRP）、血沉、补体 C3 的变化均代表机体创伤后的急性期反应。临床研究显示，腹腔镜组的以上指标均较开腹手术组低。

4.脏器功能恢复快 胃肠道功能的恢复中，腹腔镜手术组则明显早于开腹手术组。胃肠功能恢复快，早期进食，从正常途径补充营养，可加速体力的恢复。术后早期肠蠕动的恢复，可在顽固性纤维粘连形成之前，使改变位置的肠管尽快恢复自然顺序而保持通畅；也使肠管间接触于固定位置的时间缩短，粘连形成便自然减少；极早恢复的肠蠕动使肠管不再膨胀，不易发生曲折压迫。这些均可避免粘连性肠梗阻的发生。

腹腔镜手术对局部创伤小，全身的应激反应轻和对免疫系统影响小，患者可以在短期内恢复正常活动，从而避免了一些肺部及切口的并发症。但是，也应强调"微创妇科学"与"腔镜手术"是两个不同的概念。微创妇科学强调的是治疗结果的微创性，是局部和全身统一的概念。而腔镜手术虽然具有微创的效果，但在某种情况下，如操作不当可能会对机体产生比传统手术更大的创伤。腹腔镜手术操作的优势只能在那些技术成熟的医师手中得以体现。随着经验的成熟和配套器械的发展，腹腔镜治疗妇科疾病的微创效果已越来越显著。

四、手术注意事项

（一）预防或避免并发症

腹腔镜手术虽具微创效果，但操作技巧与开腹手术明显不同，如运用不当并发症可高于开腹手术。为了预防和减少腹腔镜手术的并发症，应注意以下几点。

1.加强手术管理和审批制度 实行因院、因人的分类手术。不可进行技术水平有限的、自己力所不能及的手术。为预防和减少手术并发症和病死率，应注意：①正确认识

医师本身的局限性；②了解和掌握腹腔镜手术技巧及设备器械的局限性；③认识和掌握腹腔镜手术的解剖学特点和变异。

2.加强培训，团结协作 要加强手术医师的培训，并建立经验丰富、合作默契、相对固定的手术协作团队。

3.严格掌握适应证与禁忌证 术前要进行全面详细的全身检查和妇科检查，谨慎地选择手术对象、权衡利弊。手术者会因有些经验和技术较为熟练而放宽手术指征或滋长轻视态度，这常常是发生问题的根源。腹腔镜手术是外科学的进步而不应是单纯技巧的炫耀。

4.准备充分 术前必须认真检查器械设备配件，保证充气、照明、电灼、冲吸各个环节完好无误，使气腹满意、视野清晰、操作方便。术中应有人专门在台下巡视并掌管仪器。

5.精准操作 术者要恪守目不离荧光屏的原则，剪切、钳夹、电灼都应做到清晰、准确。

6.其他

（1）做好处理出血的各种准备。

（2）随时做好转开腹手术的准备，以便及时处理腹腔镜手术中发生的严重损伤及疑难病症。

（二）掌握适时中转开腹时机

腹腔镜手术操作由于受到仪器及技术水平的限制，从一开始便暴露出它的局限性和潜在的危险。目前，腹腔镜外科手术还不能完全达到开腹手术的全部效果，因为设备性能的限制，病变复杂程度及腔镜手术医师的操作经验，使得某些腹部外科病变的治疗必须采用开腹的方法更好地来完成，这就提出了一个问题——中转开腹在腹腔镜手术的地位。

中转开腹手术的原因有：①病变严重，病情复杂，难以用腹腔镜手术完成；②意外损伤，如肠管、大血管、输尿管损伤等，而术者又

没有腔镜下进行修补的能力;③仪器设备故障,无法继续手术;④腹腔镜手术医师技术水平所限。

对于腹腔镜手术医师来说,影响中转开腹手术率的主要因素,在早期是术者缺乏腹腔镜手术的经验,缺乏对腹腔镜手术设备性能的认识;而当他积累了一定的经验之后,盲目扩大手术适应证范围,追求高腹腔镜手术成功率,也可造成严重的并发症而被迫中转开腹。此外,未做详细的术前、术中检查,以致误诊和漏诊需外科手术处理的病变也是重要因素之一。最明智的办法是术者根据自己的实际水平,选择适合自己操作的手术适应证。随着手术经验的积累,技术的成熟,手术适应证的范围会逐渐扩大,中转开腹率会逐渐下降,手术成功率将增加。

然而,必要的中转开腹是确保手术成功,确保患者安全,减少并发症的重要手段。单纯追求高腹腔镜手术成功率,只能带来严重的并发症,甚至造成灾难性后果。因此,腹腔镜要转为开腹手术的指征应是低标准的。特别是在腹腔镜术者技术熟练后,若操作粗疏,盲目自信则是非常可怕的。如能正确地认识中转开腹手术作用,并能及时地、果断地在发生严重并发症之前掌握中转开腹的时机,则是一名成熟的腹腔镜外科医师的重要标志,也是患者得到安全、有效的手术治疗的保障。我们的经验是:当术者犹豫不决是否改行开腹手术时,也就是中转开腹手术的时机。

(三)技术培训

腹腔镜手术是一项专业性、技术性很强的内镜手术。把它看得过分简单,或过分神秘都是错误的。腹腔镜手术必须具有坚实的解剖学基础,丰富的开腹手术经验和娴熟的内镜操作技术。一个能熟练地进行剖腹或阴道手术的妇科医师,并不能未经训练就成为一个合格的内镜手术医师。由于内镜手术的特殊性,初学者手术并发症的发生率会明显升高,即所谓的学习曲线时期。为了防止不

应该发生的并发症,建立、完善和规范腹腔镜培训计划和医院内镜手术准入制度势在必行。

为加速人才培养,应建立一整套规范的腔镜外科技术教学培训模式,并将其列入住院医师必修的理论课程和主治医师的技能培训中。初学者必须在完成理论课程后,在体外二维平面下练习腔镜手术中所需的定位、牵拉、打结和缝合等技术。然后在动物体内进行一些常规的手术操作;与此同时,还要多观摩有经验的腔镜外科医师的手术。从动物模型过渡到患者的手术过程中,必须有经验丰富的教师术中指导,度过危险的学习曲线时期,以减少或避免发生在学习曲线时期的并发症。在经过严格训练和专家考核合格后,才允许其单独从事腔镜外科技术的操作。

澳大利亚妇科腔镜联合会将腹腔镜培训分为以下四级。

Ⅰ级培训:手术者在独立操作前,至少需要在上级医师指导下,完成 40 例以上诊断性腹腔镜手术操作。

Ⅱ级培训:手术者在独立完成手术操作前,至少需要在上级医师指导下,完成 20 例简单的手术操作,如输卵管结扎、单纯囊肿穿刺、简单的粘连分离等。

Ⅲ级培训:手术者在指导医师的协助下,完成 10～20 例复杂的手术操作,如卵巢囊肿切除、肌瘤切除、卵巢切除、输卵管造口及腹腔镜辅助阴式子宫切除。

Ⅳ级培训:手术者独立完成复杂手术,操作熟练,成为妇科腹腔镜专家。

目前在国外已建立起完善的内镜培训中心,并开发出各种虚拟微创手术模拟器,使训练者在计算机产生的三维虚拟手术环境中,使用虚拟的手术器械进行手术操作的训练。在手术模拟器上,受训者不仅可以在视觉上产生三维立体感觉,还可对力和触觉产生反馈,在虚拟的现实环境中分步训练其手眼协调能力,左、右手对微创器械的控制能力,电

凝、分离、切割的技巧等,然后整合,通过学习提高手术技巧。而国内各大城市也相继成立了腔镜培训中心,规范了腹腔镜等手术的准入制度。

当前,我们正处在妇科诊疗技术世纪性转变的前沿,手术切口从大到小、从巨创到微创,这是一个思维观念急需变革的时机。因此,要求我们摒弃成见,加强学习,积累和总结经验,敢于创新、大量设计、反复实验,不断完善和产生更多更新的腹腔镜手术,推动微创妇科学发展进程。

第二节　腹腔镜基本器械

科技含量越高,医师对器械的依赖性越强。腹腔镜作为高科技的产物,涉及电学、光学、超声、激光及其他物理化学等领域的知识,作为腹腔镜的使用者,应对腹腔镜及配套设备有一全面的了解。

一、摄像与成像系统

到目前为止,临床常用的腹腔镜仍为柱状透镜装置,它由导光玻璃纤维、一个物镜组、柱状透镜组、反像系统及一个目镜组成。

(一)摄像系统

1. 视角镜　妇科手术腹腔镜多采用0°或30°视角镜。0°镜光线平行,患者平卧位时,当腹腔镜与腹壁几乎平行时,仅能看到前腹壁;观察盆腔或盆腔手术时需逐渐抬高镜身尾部才能看到气腹空间下方的脏器;如需检查输卵管伞部及卵巢等组织,腹腔镜尾部则需充分抬高。30°视角镜光线呈30°折射,观察气腹空间下方的脏器较容易。但要看到盆腔内各脏器,需稍转动镜身使镜面向不同的方向改变。30°视角的腹腔镜由于与手术器械不在同一平面,即腹腔镜位于前上方而手术器械在后下方,两者互不干扰;不像用0°镜时镜身与器械从四面八方都汇集到手术区容易相互碰撞。电手术时,高频电刀的作用电极可能与腹腔镜甚为接近,如两者间距<10mm,电流可能通过腹腔镜外鞘传电造成电损伤,需特别注意。

2. 腹腔镜规格　腹腔镜镜长通常为300～330mm。目前的腹腔镜规格有外径2mm、5mm、7mm和10mm四种。口径小的腹腔镜(2～7mm)用于诊断,10mm的腹腔镜用于手术。口径大的腹腔镜与电视装置连接可使更多光进入以增加手术区亮度。

(二)成像系统

不同直径的腹腔镜和监视器产生不同倍数的放大作用。放大倍数与腹腔镜至目的物的距离成反比,即当推进镜身,镜头与目的物越接近,则放大倍数越大。反之,拉远镜身使镜头远离目的物,则不仅不放大,甚至反而缩小(表3-1)。因此,在镜检初始浏览全貌时,应将腹腔镜拉入管鞘,即由脐部俯瞰腹腔,此时所见脏器甚小,但清晰。若要辨清盆腔器官、腹膜病灶、腹膜后组织或行局部手术,如辨别输尿管,行腹膜后淋巴摘除术,则应将腹腔镜推向局部,使局部的解剖更清楚。

表3-1　腹腔镜视距与放大倍数的关系

腹腔镜与视物的距离(cm)	放大倍数
4	1
3	2
2	4
1	6

二、光源及导光纤维

(一)光源

自1965年以来,冷光源在内镜的应用使手术视野的光照产生了质的飞跃。冷光源一般用溴钨灯——金属卤素灯或氙灯为光源灯,其中氙灯照明度最亮,色彩最接近于自然。光源来自冷光源箱,箱内主要装有溴钨灯或氙灯的灯泡和镀有冷光膜的反光罩。经反光凹面镜精确聚集汇成强光束后,通过导光纤维组成的光缆和固定于镜鞘内的导光束传到镜体前方。将一块隔热玻璃插在光源和这束无须调整的光缆之间,进入光缆的光就会有强度很高的照明度,而又不含有热的成分,这既为观察部位提供了良好照明,又可将热能阻断在体外,故习惯上将其称为"冷光"。冷光的使用避免了因高温而引起的局部组织损伤。

(二)导光纤维

导光纤维,又称导光束或光缆。由数万根极细的石英晶棒及外包低折射率的石英光学隔离层组成。导光纤维在内镜工作时与其连接,在连接处有大约 50% 的输出光量耗损。由于每根导光纤维极细容易折断,故在手术前应检查光缆的导光性能。方法是将光缆的一端对着光源,则另一端就会发亮。如果一定数量的玻璃纤维已折断,就会看到像太阳黑斑似的斑驳黑点。如果在光缆表面有 15%～20% 发黑,就必须更换光缆。

三、气腹形成系统

由于第 1 穿刺器是在非直视状态下进入腹腔,极易损伤腹腔内脏器,故采取一定措施方可避免损伤。建立气腹是目前应用最广泛的预防措施,此外,还有提拉或拱升前腹壁等机械方式,使腹腔镜手术得以顺利实施。

目前应用最广泛的是二氧化碳气腹机,它有电子气腹机、机械气腹机及加温气腹机之分。

(一)电子气腹机

电子气腹机,也称自动二氧化碳气腹机,可根据手术要求预先设定腹压,手术中可维持此压力不变,一旦超过预设压便会报警而自动停止进气,如腹压降低,则迅速以 9～16L/min 的速度快速补入。使用这种高流量自动气腹机,对手术中持续保持良好的视野至关重要,尤其是对于术中出血时进行止血确是一个可靠的保证。

(二)加温气腹机

加温气腹机,是使输入的 CO_2 都经过加温处理而保持在 37℃,以减少因大量冷二氧化碳气体注入腹腔而使患者体温下降,造成术后腹痛及呕吐等并发症。

四、手术器械

精良的设备是手术成功的保证。已如前述,腹腔镜手术术者对器械的依赖远远大于开腹手术,因此,术者应对使用的工具有详细的了解。目前,可供在腹腔镜下操作的手术器械品种繁多,且层出不穷,在此仅将妇科手术常用的基本器械作一介绍。

(一)气腹针

气腹针(veress pneumoperitoneum needle)顾名思义是为形成气腹所用,由外鞘管和钝头内芯两部分组成。外鞘末端为斜面,形成一锋利的斜刀,钝头内芯比外鞘略长,后端装有弹簧,可以伸缩超出外鞘的针尖。当穿刺针顶住腹壁时,钝头缩进,露出穿刺针外鞘锋利的斜面以穿透组织,一旦穿透膜,钝头即自动弹出,起到保护腹腔内脏器不受损伤的作用。外鞘一端还装有阀门和标准接口,阀门开启时,气流从标准接口流入,经过阀门,再从外鞘与内芯之间的间隙流入腹腔。气流的流量及在腹腔内的压力,由气腹机设定的流量和腹腔内压值所控制。

(二)穿刺器

穿刺器(trocar)由套管鞘及穿刺锥组成。

1. 套管鞘　是腹腔镜及手术器械进出腹腔的必备工具。目前,除由不锈钢制成的套管鞘外,还有由一次性材料制成、带有保护装置及固定装置的套管鞘。根据手术需要,有 5mm、10mm、11mm、20mm、30mm 等不同规格粗细的套管鞘。为方便腹腔镜及手术器械进出,同时又要避免腹腔内气体的流失,每个套管鞘均配有一阀门装置。目前阀门的结构有以下几种。

(1)喇叭形阀(trumpet valve):由关闭的阀帽、弹簧、密封帽和开启的阀帽组成。当按下阀门的按钮时,阀芯有一孔恰好在套管进口的中心,这时可以通过出入的内镜和器械。放松按钮,则因受压缩弹簧反弹力的作用,将镜管或器械连杆卡住定位。密闭帽则起到使内镜或器械在套管内通道密封不漏气。

(2)活门(trap-door 或 flapper):在腹腔镜推顶此阀门时,此门自动被打开。退出腹腔镜时,活门又自动关闭。此活门形状可为叶片状,亦可为球形。

(3)可伸展性隔膜(malleable dia-phragm):此隔膜打开时,形如三尖瓣,如同杯子置于管鞘远端,在操作时保持气体的密封,又能使器械进出管鞘自如。

2. 穿刺锥 套管穿刺器即穿刺锥是为引导套管鞘进入腹腔的锐性器械,尖端呈圆锥形或棱形,与相应管径的套管鞘匹配。由于穿透腹壁需用较大的力量,穿刺器尖端必须尖锐锋利。但穿刺器越锋利将其向腹壁推进时压力越大,突然进入腹腔后,在惯性作用下损伤脏器的危险性就越大。因此,带有自动保护装置的穿刺器应运而生。此类穿刺器遇到阻力时,锋利的穿刺刀露出以便进入腹腔,当通过腹壁后阻力消失,穿刺刀又回缩到套管内,尖端变成钝圆形。

(三)操作器械

虽然腹腔镜手术操作器械比常规外科手术器械有很大区别,比如结构更复杂、要求微型化等,但基本原理仍相同,都是利用机械原理中的常用杠杆机制。器械的基本部件是工作钳头、连杆和手柄组成。

1. 手柄装置 在手柄中,指圈、轴和柄端三者组成第一杠杆机构。当手柄和指圈在操作者的手指作开闭动作时,"力"即由连杆传递到钳头,在关节的作用下,钳头进行闭合或开启的动作,从而完成夹持、剪切等功能。在手柄处有以下装置。

(1)回复弹簧:在手柄上安装一个回复弹簧,可以使钳口处于常闭状态,起到保护钳口刃口不受损伤的作用。

(2)冲洗接口:在手柄上设置一冲洗接口,可以供流水冲洗钳头、关节和内管,以保持清洁,无污染物(如组织碎屑、血块等)的嵌顿,从而防止交叉感染。

(3)轴向旋转轮:在手柄端部装置轴向旋转轮,可以调节钳头在360°范围内任意转动,并停留在任何一方位,以适应手术部位的需要,起到使术者得心应手之功效。

(4)绝缘材料手柄:为适应使用高频电刀手术的需要和全脱卸手术器械需要设计。

(5)锁止棘齿装置:可以达到锁紧钳口,不使夹持物脱落的目的。

2. 钳头 按形式和功能可分为以下几类。

(1)剪刀类(scissors):由于对组织、血管等的剪切、割断和剥离等,按其头端形式分直形单切(单关节)、直形双切(双关节)、带齿状、直钩状、弯头、弧形等,还有可在切割的同时使用单极或双极电凝。但剪刀用于电凝会加速刀刃变钝。

(2)分离钳类(dissector):用于对组织、血管、神经之间的分离,也可用于粘连组织的分离,根据手术部位不同而有不同的头端形式和0°、30°、45°等不同弯曲角度。

(3)抓钳和夹持钳类(grasping forceps):用于抓取并固定组织。有些被固定的组织不但要能被紧紧抓住,而且不能损伤组织。因此,有各种不同齿纹及头端形式的抓钳,如精巧型、圆头型、带齿、带窗及重型等。根据不同的需要选择不同的头端形式及大小。抓钳有固定形式的还有头端或手柄可旋转的,头端与柄成各种角度的。抓钳可用于电凝,如用单极电凝,需用绝缘柄,双极电凝不必用绝缘柄。

（4）活检钳类（biopsy forceps）：用于获取组织作病理诊断用。各种活检钳的区别在于爪的形状不同及功能不同。有一侧爪固定而另一侧活动的，也有两侧爪均可活动的。爪的大小及形状决定了取得活检组织的大小。爪交叉、切缘锐利的活检钳较安全，且取材也较好。若切割组织迟钝、常导致组织撕拉局部出血。钳柄绝缘的活检钳可用于活检部位电凝，但必须注意在电凝前应将取得的活检标本从活检钳上取下，否则组织被电凝破坏。

（5）持针钳类（needle holders）：用于缝合时夹持缝针。因夹持的缝针必须牢固固定，因而手柄上均装置锁止棘齿。

3. 特殊器械

（1）组织粉碎器：用于大块组织粉碎后取出，如子宫肌瘤、子宫等。组织粉碎器远端为一由手工或电动控制的切割刀，被切割下的圆柱状组织碎片被送入器械的空心轴内，然后经由 11mm 套管或管径更粗的套管取出。由于粉碎肿物时电动旋转会将组织碎屑播散至腹腔各处，如果为恶性肿瘤可能会导致细胞播散种植。因此，一种在塑料袋内粉碎肿块防止组织外泄的装置问世，可避免此种状况发生。

（2）内镜标本袋：是一种不透明的柔韧的塑料袋，配有一根可拉紧的线。亦可用手套、避孕套或塑料袋自制。标本袋进入腹腔后拉开，组织被置于袋内后吸引或粉碎，可避免囊液外溢或碎组织播散。组织放在袋内取出，又可避免肿瘤组织接触腹壁。

（3）压肠板：用以牵开肠管，暴露视野。

（4）拨棒：主要用于暴露腹腔内脏器。因此必须是钝性的，以减少操作时对组织的损伤。大部分拨棒均标有刻度，可用于在腹腔内测量组织或肿瘤的大小。

（5）双极电凝"五合一"切刀钳：具有分离、夹持、电凝、切割等多种功能，从而免去术中需不断更换手术器械的烦琐步骤。

（6）肌瘤剜出器。

五、非气腹手术器械

非气腹腹腔镜技术（gasless laparoscopy），是指利用非气腹装置机械性地提拉或拱升手术野上方的腹壁来代替营造腹腔镜手术所需的空间，旨在避免气腹并发症，拓宽腹腔镜手术范围，增加手术安全性，降低手术费用。近年来，随着非气腹装置的不断改进和完善，该项技术逐渐在外科、妇科等领域内的腹腔镜手术中显示出日益重要的作用。

最近一些前瞻性随机对比实验研究表明，气腹高压不仅对心、肺有重要的不利影响，而且使肝、脾、肾等腹内重要脏器的血液灌流也显著减少。而非气腹状态下上述不利影响则很小。

非气腹装置由腹壁提拉器和支撑、保持其提升状态的机械臂组成。

1. 机械臂　有单纯机械臂和电动机械臂。目前绝大多数使用的是单纯机械臂。根据支撑机械臂的方式可分为单立臂和双立臂两种。通常将机械臂立在术者对面，以尽可能减少对手术操作的影响。上腹部手术置于患者肩水平，下腹手术置于患者耻骨水平。

2. 腹壁提拉器　现已由最简单的吊带、不锈钢条逐步发展到扇形提拉器、救生圈式提拉器、伞形提拉器、渔竿式举升器、弓状膨隆器或称人工肋弓。

3. 传统开腹手术器械　直角钳、长弯钳、扁桃体钳、艾利斯钳、阑尾钳、海绵钳、肠钳、花生米剥离子、长弯剪、长针持、腹腔吸引头、小的自动拉钩、纱垫、针线等。

上述器械可经辅助切口或经用或不用塑料套管的 1.5cm 戳口插入。

六、器械消毒与保养

（一）消毒

1. 高压蒸汽灭菌　腹腔镜器械的消毒首选高压蒸汽灭菌，通过此法可消灭所有的微生物和芽孢。但目前因有些医院的腹腔镜器械不是都具备可高压消毒的性能,因此不能进行高压消毒;只有特殊标志"autoclavable 134℃"者才允许放入高压蒸汽消毒锅内。

所谓高标准消毒法的要求是消灭所有的,包括 HIV 及乙型肝炎病毒在内的微生物,仅允许留有部分少量的芽孢。现有大量资料证明,腹腔镜器械经高标准消毒法已能达到要求。目前,用得较多的为甲醛溶液熏蒸法及戊二醛溶液浸泡法。

2. 等离子消毒 采用双极等离子体静电场对带负电细菌分解与击破,将尘埃极化并吸附,再组合药物浸渍型活性炭、静电网、光触媒催化装置等组件进行二次杀菌过滤,经过处理的洁净空气大量快速循环流动,使受控环境保持在"无菌无尘室"标准。杀菌快速彻底,对空气中自然菌杀菌率 30min 达到100%,对大肠埃希菌、金黄色葡萄球菌、白色念珠菌 40min 内达到 99% 以上。是理想的杀菌消毒设备,而且不会对人体产生危害。

3. 甲醛蒸汽消毒 腹腔镜器械于手术前置甲醛蒸汽消毒柜(10%的甲醛蒸汽)消毒。甲醛蒸汽消毒需维持 6h(一般消毒)或12h(特殊消毒和灭菌)。柜内还放置 30ml氨水,甲醛消毒完毕后氨水装置自动开启,挥发的氨气中和甲醛 1h。注意:腹腔镜及手术器械取出后,常见其表面细小颗粒状态结晶物,需用生理盐水彻底冲净,否则结晶物沉积会影响器械开关的灵活性,若结晶物随手术器械进入腹腔,可能造成医源性盆腔

粘连。

4. 液体消毒剂浸泡消毒 采用2%戊二醛消毒液浸泡法,30min 可达到一般消毒要求;若有特殊消毒要求,则必须浸泡 1h;但若需达到灭菌要求,则 2%戊二醛消毒液必须浸泡 10h。

腹腔镜及附件,如气腹穿刺针、套筒和穿刺器、拆卸式手术钳等均需完全拆开清洗消毒后,熏蒸灭菌或浸泡消毒灭菌。导线、光缆可用甲醛蒸汽消毒,但为了不损伤导线,可用一次性无菌塑料套或用经高压蒸汽消毒的无菌布套,套于其外以保证导线的无菌状态。

(二)保养

设备、器械的良好保养,不但有利于延长设备与器械的使用寿命,而且也能使其工作正常。尤其是腹腔镜等手术系统的设备器械,是由电子、光学和机械等高新技术相结合的产品,若要保持原有的精确、精密及精致的性能,更需要操作者和保养者无论在使用前或使用后都应十分重视。因此,腹腔镜设备应由专人负责保管、保养。

1. 光学镜片类 应用脱脂棉花蘸上乙醇(酒精)与乙醚混合液轻拭。切忌用硬质布料揩拭,更不能用手指触摸、擦拭或用水冲洗。

2. 电子设备类 必须按照设备说明书中所列要求进行维护及保养。

3. 金属制品类 腹腔镜手术器械的金属制品均为微型精密产品,清洗、消毒及使用时,均应格外小心,禁止叠放、碰撞、摩擦或用暴力擦拭、拆卸器械。清洗完毕后,应加润滑剂保护。

第三节 腹腔镜配套设施

与传统手术相比,腹腔镜手术更多地依赖手术器械的性能。在腹腔镜手术器械中占有重要地位的切割止血工具,与传统手术器械有很大差异,其工作原理涉及一些较复杂的物理学、工程学理论知识。欲充分发挥

这些切割止血工具的性能,避免使用不当导致手术并发症,腹腔镜外科医师就必须对它们的工作原理、组织效应有一个大致的了解。

一、电能量器械

电能是最早用于手术的能源。一个世纪之前就已有人将电烙铁用于手术止血。

(一)原理

现代的电手术原理是使电能在组织中转变为热能,通过热效应使组织蛋白变性凝固。电流对组织的作用决定于电特性和电对组织的作用时间及电极头的形状等。电手术需要的电流回路包括作用电极、能量密度、电手术发生器及连接线。

1. 电极　外科手术用电器械的极数是指电刀工作部位的电极数目。单极电刀的工作端只有一个正极,负极贴附于患者的腿、臀部。作用电极(正极)面积小将电流集中到组织作用点,以提高细胞内温度;发散电极(负极)面积宽大作为另一个极,收集同样数量的电子,但由于呈发散形式,因而紧贴患者的发散电极无热作用。双极电刀的两极都位于工作端,两者间距离很小,电流仅流经夹持在两电极之间的少量组织,所遇电阻很小,不像单极电刀的工作电流需穿过整个人体。由于人体组织并非电流的良好导体,单极电刀为达到满意的外科效果,需使用较高的输出功率,双极电刀使用的输出功率则低得多。正是由于双极电刀具有电极间距离短、工作电流功率低的特点,因而它比单极电刀要安全得多。

2. 能量密度　电的组织作用与能量密度有关。能量密度是指作用电极对接触组织按单位面积计算所施的能量。一般来说,电极头表面积越大,能量密度越低;电极头表面积越小,能量密度越高。根据这个道理,我们可以很容易解释为什么面积很小的手术电极在靶组织会发生手术效应,而同等量的电流在流经面积宽大的贴附在患者大腿上的回路电极板时却没有任何反应;而如果回路板接触不良时,则很可能会出现因负极板与局部组织的"点接触"或"线接触"造成局部能量密

度过高而引起灼伤。

3. 电手术发生器　电手术发生器能将60Hz的民用电转化成高压、高频的电流。当高频交流电作用于细胞时,细胞质内的正负离子快速振动,导致细胞内温度提高。当细胞内温度达到 $70\sim80℃$,蛋白发生变性,产生"白色凝固"的过程;如果温度比较快速升高达 100℃ 或以上时,细胞内液体沸腾,随后形成蒸汽,细胞膨胀导致细胞爆炸性汽化对细胞产生切割效应。最后,如果当细胞内温度达到 200℃ 以上,则细胞发生炭化过程。

(二)主要作用

电手术可用于组织的汽化和凝固,如果汽化以直线形扩展,则产生组织切割作用。切割或汽化带的邻近组织将或多或少发生凝固。电手术对组织的作用程度取决于许多因素,包括能量输出、组织阻抗、电流波形、电极的形状及大小,以及是否与组织接触(即接触或非接触)。腹腔镜电手术包括电切割和电止血。

1. 电切割　应采用连续、低电压波形,电发生器开关拨到"切割"挡。当选定"纯切割"输出,作用电极头直径＜1mm 时,则功率输出通常需在 $30\sim60W$。进行深层切割时应将切开边缘向两边拉开,以免作用电极头接触细胞,降低切割效果。切割时若需要同时止血,可采用电压稍高的"混合电流",这样汽化作用减弱一些,但可产生较深的凝固作用从而增强止血效果。

2. 电止血　输卵管的闭合或其他大血管的止血需要达到管腔深部结构的白凝固(组织被电凝后颜色变白,质地变硬)。电凝要达到深部组织较均质的白凝固最好采用用于切割的连续或混合型电流。单极或双极电凝时,将单极或双极针的电触头与电手术发生器接上,其钳端经套管进入腹腔钳夹住需电凝的组织或血管。使用双极电凝时,冲洗钳夹部位可降低热损伤的侧方扩散,扁平或

钳式的单极电极头也可用于凝固止血,但必须十分小心以免损伤重要脏器,如肠、膀胱或输尿管等。点状电凝和电灼可用于小血管止血,大面积的小血管止血需用电灼法,但腹腔内用电灼需十分小心。因为电灼采用的高电压使非故意损伤危险性增加。

腹腔镜电灼可采用氩气作为传导高频电流的媒介,氩气束和电流同轴输出,氩气束在高电压下通过钨钢针尖电极充分电离,变成导电性能极好的氩离子,将高频电流传递到组织起凝固止血作用。这种氩气束电凝器电灼较传统的电灼止血更安全有效。

(三)影响因素

影响电手术对组织作用的因素包括电手术发生器输出的能量、组织的阻抗、交流电的波形、作用电极的形状和大小、电极头靠近或接触组织、人工气腹介质、电极头移动速度和手术者的操作。熟悉这些因素对安全和有效地应用电手术技术是十分必要的。

1. 电手术发生器 电手术发生器的输出包括电压和电流波形。不同种类的电手术发生器输出特性决定于电压峰值和混合波形电流的作用周期。实际上,所有的电手术发生器输出电压是可控制或预先设定的。大多数电手术发生器的能量输出与电压和电流成正比,与组织阻抗成反比。较先进的电手术发生器在功率输出设定后,会根据组织阻抗变化自动调整电压或电流。

应注意的是,通过增加功率输出提高电压,在一定的作用时间内能增强表面凝固,但不能增加凝固深度。因为功率强度与电极头对所接近组织的热渗透呈反比,增加功率输出反而有对抗热渗透作用。由于高功率引起组织表面过早凝固,从而使组织的阻抗增加,并且电流有间歇性发射穿过组织导致较深部组织炭化的倾向。另外,阻抗的增加还导致电手术发生器电压输出降低,这些作用均阻止了组织的深部凝固。如果希望达到较深的组织凝固,则应降低功率,断续电灼。这一概念对妇科手术医师非常重要。

2. 能量密度或电流密度 是指作用电极头单位面积,或与电流接触的组织单位面积的瓦特数。能量密度在电手术操作方面具有重要性。在相同的能量输出情况下,能量密度取决于作用电极头的形态或大小。作用电极头非常小时,比如针状电极头,电流以点集中作用到组织,能量密度高,能使细胞温度迅速升高从而可产生窄小的汽化带;同样的能量,若作用电极头较宽、较大则接触组织的能量密度降低,阻止细胞内温度迅速升高。实际上,在细胞温度上升较慢的情况下,产生蛋白凝固及干燥作用。而起电灼作用的电极头是球形的,球状电极头可降低能量密度,促进能量发散而使较大区域的组织得到电灼。

3. 组织阻抗 阻抗产生于电回路的每一部分。含水分多的组织导电性好,电流通过的阻抗小,易产生电手术效应;含水分少的组织,相对导电性差,阻抗就大。如骨骼、皮肤、脂肪或任何既往已做过手术的瘢痕组织由于阻抗大,因而将降低电手术效应。此外,当电灼使表面组织过早凝固时,阻抗增加,反而阻止了对组织深部的凝固效应。

4. 电极作用方式 有接触式或非接触式。电极与靶组织的关系是电手术的重要因素。切割是一种汽化形式,作用电极头与组织近于接触但不接触,电弧从作用电极到组织产生生物效应,作用电极与组织破坏之间形成的蒸汽对细胞汽化有促进作用。此蒸汽由细胞内水分蒸发而来。如果作用电极离组织太远,则无电弧产生,因而不发生汽化;另一方面,如果作用电极接触组织,则能量密度降低产生凝固作用,对切割线的邻近组织产生较大的热损伤。电灼也是一种非接触的电手术,采用的是高电压,电流工作周期短的间隔电流。由于电压较高,作用电极在离靶组织数毫米处将电流喷射到组织。电灼时,作用电极离组织的距离部分取决于电发生器的设计,较高的电压输出允许作用电极发射较长的电弧到组织。要获得对组织深部的"白凝固"作用,最好采用扁平的作用电极接触组织,以降低能量密度,这种作用可用于封闭数毫米直径的血管。

5. 持续作用时间 作用于组织的能量与作用电极接近或接触组织的时间,即组织作用时间直接有关。切割时,如果作用电极移动非常慢,则切割旁组织热损伤程度就大,但如果作用电极移动过快则作用电极可能与组织接触,也可增加热损伤,这种接触性作用使更多的能量进入邻近组织,凝固作用较强,但切割速度减慢。在需要凝固的情况下,则作用电极与组织接触的时间直接影响组织损伤的范围和程度。要达到比较均质和较深的组织凝固作用要求保持相对低的电压,并延长作用电极与组织的接触时间。

6. 人工气腹介质 介质应被看作是电回路的一部分,此概念很容易理解。在通过电弧工作的电手术中,电弧的作用仅发生在电压足够强能使作用电极与靶组织之间气体介质电离的情况下。这些离子将电流以电弧的形式传递到组织,从而接通回路。不同的介质电离能力不同。腹腔镜手术人工气腹介质用的 CO_2 在传递电弧方面的有效力是空气的70%。氩气电离能促进电流的传递,现在已开发了氩气束凝固器,这种凝固器允许在距离靶组织 $1\sim2cm$ 时发挥电灼作用。

7. 其他重要因素 影响电手术预期效果的其他重要因素还包括以下方面:工作电极头必须保持光亮,没有组织焦痂,因为焦痂影响电流的传导。另外,湿润的电极头和组织将促进蒸汽形成,后者为发挥有效汽化和切割所必需。

(四)并发症

电手术热损伤并发症分为三种基本类型:作用电极引起的直接损伤;电流分流引起的热损伤;回路电极与体表接触部位的热损伤。

1. 电极直接损伤 最常见原因是作用电极在非工作状态或工作状态未到位时被激发,属非故意损伤;常常由于误压开关引起,也发生在由非手术者控制作用电极开关,而在工作状态未到位时激发开关引起。要预防这类损伤,手术者应直接控制作用电极开关,并且所有电手术器械应在不需要时自腹腔取出。

作用电极直接引起损伤的另一机制是汽化或凝固带扩展累及大血管或重要脏器,如膀胱、输尿管或肠曲。腹腔镜手术台中使用双极电流可以降低对邻近组织的热损伤,但不能消除热损伤的发生。因此,在凝固术时首先要控制恰当的能量输出以避免过度热损伤,使留有适当的正常组织边缘,另外,在血管凝固中,特别是对接近重要脏器部位的血管凝固,必须先将血管分离出来后再用电凝。并且最好在缝扎或钳夹血管阻断血流的情况下,再对需切断部位的血管电凝,因为后者能消除随血流移动的能量扩展。

热损伤的程度应根据能量在组织传播的特点来估计。采用点状作用电极做电切割的损伤与机械性损伤相仿,然而,电凝固手术的损伤,组织的热坏死可能扩展至距作用电极接触处数厘米外。因此,电凝损伤必须切除的组织应比肉眼能见的热损伤范围要宽。术中未被发现的作用电极损伤诊断经常是延迟的,在这种病例,损伤只有在出现腹膜炎或瘘管的体征及症状时才能诊断。由于这类诊断常在手术后 $2\sim10d$ 才出现,因此必须告诉患者在手术后2周内出现发热或腹痛应立即就诊。

2. 电流分流损伤 其损伤部位并非电极直接作用的手术部位。电流分流有多种形式,一种是电流经接地点直接离人体的分流,而不是回到发散电极;另一种是电流到达作用电极前已分流到人体内其他部位。在能量密度足够高的情况下,两种情况均会产生不能预料的严重的热损伤。

(1)电流经其他接地通路的烧伤:这种损伤仅发生在旧型的电手术发生器。

(2)直接耦合损伤:电手术器械的绝缘鞘有缺损,使电流分流到与之接触的邻近组织引起损伤称电流的直接耦合(direct coupling)损伤。这类损伤多发生于单极腹腔镜电手术。由于腹腔镜的电手术器械全长35cm,仅远端5cm在腹腔镜的视野之中,当绝缘缺损小的器械直接耦合损伤周围脏器时,可能不为手术者觉察。因此,单极电手术时任何操作均应遵循以下规则:①器械的鞘应远离重要脏器;②应尽可能保持器械的鞘在手术可见范围;③非使用情况下应将电手术器械撤离腹腔。直接耦合也可发生在电手术器械与腹腔镜镜身、套管或其他导电器械接触使其带电,这些带电的金属材料在与腹腔内组织接触时即引起同样的损伤。因此,电手术器械使用时要避免与其他器械碰撞。

(3)电容耦合:电容是导体在一种不连接的平行回路时建立电流的能力。腹腔镜电容耦合(capactive coupling)现象发生在单极电手术。在腹腔镜手术中,手术器械是经穿刺套管再进入腹腔的,当手术器械插入金属套管内通电时,电手术发生器发出的能量中5%～40%从手术器械的绝缘层耦合或转移到腹腔镜金属外壳或金属穿刺套管上。这种耦合到腹腔镜金属外壳或金属穿刺套管上的能量只要经低能量密度途径发散则并无危险。但若使用塑料管鞘或在金属套管外加用塑料螺旋固定器,塑料材料作为一种绝缘体,阻断了电荷经腹壁流到发散电极的回路。结果,电容器电荷就经最邻近的导体发散,肠曲经常为这种"电容器"高能量密度放电攻击的靶器官。预防这类电容耦合的措施是使用全塑料或全金属的系统。当需要在金属手术镜的器械通道中使用单极电流时,切记必须使用金属穿刺套管且不能带塑料螺旋固定器,美国FDA已就此作了明确规定。因为一旦使用了塑料螺旋固定器,等于将金属穿刺套管绝缘,就不能放电至腹壁。预防方法:①使用非金属穿刺器,由于消除了产生容量耦合的基本条件,就杜绝了容量耦合的发生;②将耦合而来的电流持续放电至腹壁,要达到这一目的切记在金属穿刺套管外面不能带塑料固定器。

3. 发散电极烧伤 多由于接触不良引起,主要是由于降低了电极的表面积而增加了能量密度。这种热损伤在使用了带有回路电极监测仪的独立回路系统发生器后已少见。大多数回路电极监测仪由双重回路电极构成,电发生器可设定这两个回路电极垫的阻抗。采用这种回路电极监测仪,当发散电极存在明显接触不良时,可测到回路电极垫的阻抗增加,此时全系统电流自动切断,警报器报警。监测仪的这种特性基本消除了发散电极的损伤。

(五)注意事项

作为临床上应用最广、使用频度最高的非传统切割止血工具,单极电刀的这些缺点在其设计和制造工艺没有根本改进之前将长期存在。有鉴于此,使用中应注意以下几个问题。

(1)熟悉外科手术用电器械工作原理,以及存在的问题,如漏电、电容连接、直接连接、趋肤效应等。

(2)经常检测电刀的绝缘性状。

(3)使用全金属套管。

(4)不可随意加大输出功率。

(5)电凝止血效果不佳时,改用其他方法止血,不可任意延长电凝时间。

(6)作用电极接触组织面积以直径<3mm为宜。

(7)通电电刀勿与任何其他器械的金属部分接触。

二、超　声　刀

超声刀是 20 世纪 90 年代开创的一种采用超声能兼有凝固和切割功能的新型手术器械。超声刀主要由发生器、手柄、可供选择的器械及脚踏开关等部分组成。其中发生器产生高频电流，手柄中的换能器将电流转换成超声振动并输送到超声刀头系统。刀头远端的工作端与组织接触摩擦发生凝固或切割作用。脚踏或手动开关激发超声能的输出。

(一)原理

超声刀的组织凝固作用是由于超声振动使细胞内蛋白结构的氢键断裂，导致蛋白变性形成胶原使小血管封闭。另外，高速的机械振荡产生组织摩擦使组织温度升高，超声刀工作时组织温度升高一般达 80～100℃；后者可使凝固作用达深部组织，因而超声刀对较大血管可达到凝固封闭作用。动物实验表明超声的这种凝固作用可以封闭 5mm 直径的血管。超声刀除有凝固功能之外，也有切割功能。超声刀的切割作用可能有以下两种机制：首先是刀叶的高频振动对组织的机械性切割作用，这种切割机制在含蛋白质密度及富含胶原的组织，如筋膜、腹膜、皮肤及肌肉的切割中起主要作用；第二种机制推测是由于刀叶振动产生低压带引起的局部低压使细胞内的水分在 37℃ 状态下汽化，产生与电手术或激光切割同样的细胞爆裂作用，这种切割机制认为是在含蛋白质低的组织，如肝实质及脂肪组织的切割中起主要作用。超声切割与电和激光切割的根本不同点是冷切割，切割时无烟雾产生，不仅手术视野清晰而且无炭化颗粒的腹腔播散。

(二)主要构造

超声刀的手柄有换能器，并通过转换帽与超声刀头相连。操作器械为 351mm 长的不锈钢杆。远端刀头根据形状构造不同可分为超声剪，钩形刀(直径 10mm、5mm)，球状凝固棒(直径 10mm、5mm)，和弯刀(5mm)。

1. 超声剪　为剪刀样构造，有两叶：一叶为具有振动功能的不锈钢超声刀，另一叶由硬塑料制成，有带齿的槽，此叶上下活动用于咬合及固定组织，无振动功能。有的超声剪的固定叶可绕超声刀头轴旋转以便于超声刀头在选定位置工作时钳挟组织。超声剪钳夹的组织与振动刀叶接触产生摩擦，超声振动使组织温度升高发挥凝固作用；通过挤压手柄，施加手柄压力，使振动的刀叶对组织施压，最终使组织断开产生切割作用。若刀头的钝端对着超声剪的固定叶，则凝固在先；当刀叶锐端对着超声剪的固定叶时，则切割作用出现较快，凝固作用相对慢。

2. 钩形刀　凹面为锐利的刀缘，刀缘斜面为 40° 或 60°，凸面是钝面，刀的侧面平坦。钩形刀凹面刀缘的切割钩钩住并牵拉组织，以维持组织在高张力下切割断离，钩形刀的凸面用于钝性分离和止血，刀的侧面用于组织表面止血。

3. 凝固球　刀头呈球形，用于组织表面凝固。

4. 弯刀　为多面超声刀，其切割缘用于切割，背部的凸形钝面用于凝固和钝性分离，前端鼻部的钝头用于点状凝固，也可用于切割分离。

(三)影响因素

超声刀的切割速度和凝固作用取决于输出功率、刀头形状、组织张力、手柄抓持力度及作用时间等因素。

1. 输出功率　增加能量输出可使刀头振动幅度加大，其结果是增加切割速度，降低组织凝固效果；反之，降低能量输出使刀头振动幅度减少，可使切割速度减慢，增加了组织凝固效果。

2. 刀头形状　可直接影响切割速度。刀头越锐利，切割速度越快，凝固作用越差；钝性刀头或刀头的钝面切割作用较慢，凝固止血效果好。

3. 组织张力 增加组织张力可增加超声刀切割速度,但对组织的凝固作用降低;降低组织张力则使超声刀的切割速度降低,但对组织凝固作用增加。

4. 手柄抓持力度 增加手柄抓持力度施加手柄压力可增加超声刀对组织的切割速度,但组织凝固作用减少;若减少手柄抓持力度,轻轻把持手柄可增加组织凝固作用。

总之,超声刀头与其他机械性切割工具相同,切割速度与组织密度和组织弹性成反比;凝固作用则与切割速度及以下一些因素如组织张力、刀头的锋利程度及用于切割的能量输出成反比。因此,使用超声刀可通过降低能量输出,选择钝的刀头或降低组织张力以降低切割速度,增强凝固作用;相反,提高能量输出,使组织保持高张状态,采用刀的锐面可加快切割速度,但其组织凝固作用随之减弱。

(四)临床应用

1. 钩形刀 用于组织切割,也可用于1~3mm 直径血管的凝固。直径<0.5mm 的血管凝固和切割同时进行,较大血管则应采用刀的钝面先凝后切。钩形刀的几何构造有利于在切割和凝固时将超声能传递到组织。钩形刀的凹面切割钩在钩住和牵拉组织的同时切割组织;钩形刀的凸面和扁平的侧面刀叶在不施加压力的情况下仅有凝固作用而无切割作用。深部凝固需要向组织施压,超声刀向组织施压的同时也产生切割作用,超声能量的传播与施力的方向一致。在妇科领域,钩形刀用于分离盆腔粘连、子宫手术中切开阔韧带、膀胱腹膜返折及切断圆韧带,并用于剥离子宫肌瘤等。钩形刀的使用方法如下。

(1)无血管组织:用钩形刀的凹面钩钩住组织并牵拉,保持组织在高张状态下激发超声刀;选择 100% 能量输出可迅速切开组织。

(2)血管丰富的组织或较大血管:含血管

的组织或 1~3mm 直径的血管切割前应先使组织或血管完全凝固再切割断离。组织不宜牵拉,组织表面的血管先以钩形刀表面积大的部分接触凝固之;使用低能量输出,以发挥钩形刀的组织凝固作用。对游离血管无施力支撑组织作为钩形刀的操作依托时,可采用钩形刀的凹面先钩住血管,然后转动手柄,使血管与钩形刀的侧面接触,以固定血管凝固之。

2. 凝固球 用于创面渗血的凝固止血。凝固球适合于表面积较大的创面止血,子宫肌瘤剥出术后肌瘤床出血可用凝固球。

3. 超声剪 超声剪的结构特别适合于需钳夹固定才能凝固切割的组织部位,且刀头的各个面均可用于无组织支撑的组织局部凝固或切割。手术操作方法的选择可根据手术部位凝固和切割的要求:不含血管或含血管少的组织的切割选用超声剪的剪刀样切割作用,即超声刀的锐面对着需切割的组织,在固定叶槽内咬合固定后再施压剪断。大血管(直径≥3mm)或含血管丰富的组织选用超声剪的钝面对着需切割的组织或血管,剪的固定叶对组织所施的咬合力开始不宜过大,当组织达到完全凝固后再增加手柄握力使组织离断;组织完全凝固的外观表现是刀叶两侧见发白的凝固带。在妇科手术领域,超声剪已用于腹腔镜下附件手术的骨盆漏斗韧带的断离、输卵管异位妊娠的输卵管部分切除、子宫肌瘤切除术及子宫血管的凝固和切断、盆腹腔淋巴结清扫术及广泛性子宫切除术等。切割 3mm 直径动脉应用 100% 的能量输出,血管断离时间为 10~30s。

(五)优缺点

(1)具有组织凝固和切割功能,故手术过程需凝固和切割时不需更换器械。

(2)切割和凝固作用精确可控。这是因为超声能的向前传播完全受器械向组织的施力方向和所施力量控制,而能量的侧方传播极少。

（3）对组织的损伤最小,工作时向侧方的凝固带＜1mm,因此对邻近组织的热损伤小,是一种安全性高的能源。

（4）产生水汽少,不产生烟雾。因此,用超声刀手术操作时几乎不干扰视野,术中不需放气以清除烟雾。激光和电手术则产生烟雾。

（5）超声刀封闭血管的机制是蛋白凝固,血管不被腐蚀,术后不发生因焦痂脱落引起的出血并发症。

（6）不发生刀叶与组织的黏合,不像单极或双极电凝固时器械与组织黏合,使撕开焦痂时引起继发性出血。

（7）组织温度低于100℃（一般为60℃左右,而高频电刀是150℃左右,激光刀为350℃左右）,可大大减少术后因高温引起的组织破坏和组织创面的巨噬细胞渗出,因而也避免了术后粘连,促进伤口愈合。

（8）冷切割大网膜广泛粘连时,网膜脂肪断离无脂肪溶解现象,切口整齐,网膜血管凝固完全。

（9）由于无电流经过组织,对神经、肌肉刺激大大减少。

总之,腹腔镜下采用超声刀切割和凝固与激光及电能手术相比有许多优点,比如切割作用快,对组织的热损伤少,术中产生烟雾和焦痂最少,伤口愈合快,术后粘连少。另外,超声刀无电能手术的意外损伤。由于超声刀切割深度可精确控制,适用于各种妇科腹腔镜手术,是一种值得推广的能源。

三、激　　光

激光（laser）,同电手术一样,是在组织中光能被转换成热能,产生汽化和（或）凝固的效果。当激光作用于组织时,一种或四种作用可以发生:反射、透射、散射和吸收。如果全部反射或透射,组织就会有热效应。为了产生一种或两种所需要的汽化和凝固的效果,必须有吸收的发生,将光的能量转化为热的能量。

（一）原理

当有足够的能量吸收时,细胞内的温度就会急剧上升,如超过100℃,导致细胞的急剧膨胀和继之的爆炸性汽化。这和电气化作用相似。如细胞吸收的光能量减少,细胞内温度低于100℃,就会发生细胞脱水和内含蛋白质的凝固。在组织和细胞水平,激光能量引起的深凝固和电手术的干燥、凝固相似。电手术中的电灼疗法引起的组织表面发白凝固和炭化作用,也可通过低功率密度的激光束延长照射时间来实现。

（二）临床应用

内镜下应用的激光技术发展迅速,目前许多种类的激光用于腹腔镜手术。二氧化碳激光、Nd∶YAG（掺钕钇铝石榴石）激光、KTP（钾-钛-磷酸）激光和氩激光等都可以通过导光纤维进入腹腔,用于手术治疗。但由于激光器械造价昂贵,经济费用高,限制了激光在国内医院的推广应用。

四、热内凝固器

热内凝固（endocoagulation）由德国基尔（Kiel）大学妇产科医院 Kurt Semm 教授发明研制,是一种无电流损伤的内凝固技术。

（一）原理

电流先使内凝器械升温,然后用加热的器械钳夹或接触含血管的组织或出血部位,达到热凝固效应,也称内凝固效应。它与电手术的不同点是无电流经过人体的组织。

内凝控制装置由 Semm 设计,热凝温度可调控范围为 20～160℃,腹腔镜手术的热凝固温度一般预先设在 100～120℃,脚踏开关控制,脚踏一次开关的工作时间为 20s。内凝工作时间有声响信号,声响的音调高低按温度变化增加或降低,当器械温度降低到60℃以下时声响停止。

内凝器械根据工作端的形状构造有点状内凝器、桨状或刀状内凝器及鳄鱼嘴钳三种。

（二）临床应用

其工作端为微型化的金属片或金属块，传热快，对组织的作用靠接触性热渗透，非加压的接触热作用深度为 $1\sim2mm$，加压的接触热作用深度为 $2\sim3mm$。内凝使组织升温仅发生组织"白凝固"，与电手术相比，内凝的热凝固作用点精确，热凝深度可控制（＜$4mm$），作用点外的热播散极小。其局限性是热作用限于内凝器与组织接触的表面层，因而对子宫动脉等较大血管，含血管的韧带及较厚的组织蒂的凝固效应效率较差。另外，内凝器械不能达到组织温度的快速上升和汽化，因而一般不用于组织切割。

1. 点状内凝器工作端　为 $3mm$ 直径、$5mm$ 高的圆柱形金属块。此与组织接触可产生组织热凝固作用。由于接触面积仅 $3mm$，能量密度大，表面热凝固作用强，使用于搏动性小动脉的止血也有效。

2. 桨状或刀状内凝器工作端　形状似刀或桨，用于较大创面的热凝固。其前端和刀刃可用于狭长创面的热凝固，若刀刃向组织加压有一定的切割作用。可用于子宫肌瘤剥除术，因而桨状内凝器也称为肌瘤剜出器。

3. 鳄鱼嘴钳　有两叶，即舌叶和下颌叶。常将其用于卵巢囊肿剥离创面凝固止血，操作简便效果好。

第四节　腹腔镜妇科手术对机体的主要影响

妇科腹腔镜手术与传统的开腹手术相比，其区别在于：①手术是在相对密闭的环境中（腹腔内）进行，对腹壁等正常组织的创伤小；②为保证术野清楚，充分暴露手术空间，需建立二氧化碳人工气腹；③特殊的手术体位：膀胱截石位及头低臀高位等。

由于以上特点，在腹腔镜手术过程中，患者心肺功能、血液循环及血液黏滞度等可出现一些特殊的变化，严重者甚至会直接影响手术效果及患者术后的恢复。因此，了解腹腔镜手术过程中的病理生理改变，对于安全地进行腹腔镜手术具有十分重要的意义。

一、气腹的影响

腹腔镜手术必须有一个清晰的术野。建立人工气腹，充分暴露手术空间，是目前腹腔镜手术应用最广的方法。因二氧化碳气体能被迅速吸收和排出，溶解度高，不易发生气栓，而成为最常用于建立人工气腹的充气气体。但气腹本身及二氧化碳气腹对机体的作用比较复杂，如对心血管系统、呼吸功能、血流动力学系统等均有一定的影响。

（一）对心血管系统的影响

二氧化碳气腹和体位的改变可引起血流动力学的明显变化，再加上麻醉因素也会有一定的影响，主要引起心脏后负荷升高、心脏前负荷（静脉血回流）起变化和心脏功能受抑制。

1. 腹压升高效应

（1）腹腔充气后，腹主动脉受压，同时通过交感神经的作用，致血管收缩，外周血管阻力升高。而血浆多巴胺、肾素、血管紧张素、肾上腺素、去甲肾上腺素、可的松等在气腹阶段的初期即已增加，尤其在腹腔快速充气时，血管加压素大量释放，使血管收缩，亦可导致外周总阻力升高。经临床观察发现：二氧化碳气腹可使 65％ 的患者外周血管阻力增加，90％ 患者的肺血管阻力增加，20％～59％ 患者的心脏指数降低，增加后负荷，降低心输出量。而平均动脉压水平与心肌缺血的发生密切相关。因左室后负荷增加可导致心肌氧耗量增加，从而潜伏心肌缺血，心肌梗死或充血性心力衰竭的危险。

（2）腹腔内压力控制在 $8\sim12mmHg$ 时，

气腹对循环系统的影响处于边界,腹腔内压力增至 16mmHg 时,则可产生显著影响。气腹压力逐渐增加时,最初腹腔内小静脉受压,内脏贮血量减少,静脉血回流增加。但当气腹压力升高到能实施手术操作时(压力一般应维持在 1.6kPa),下腔静脉会有一定程度受压,而致静脉血回流受阻,减少心脏的前负荷。

2. 胸膜腔内压升高效应　腹腔内的持续正压经横膈传至胸腔可使胸膜腔内压升高。麻醉期间为了控制呼吸、改善通气,而使用间歇正压通气的方式也使胸膜腔内压升高。这样一方面造成静脉血回流量降低,另外对心脏也产生直接压迫作用,使心脏舒张障碍,左心室舒张末期容量下降,心脏每分钟输出量降低。但在头低足高位时,静脉血的回流可增加,从而在一定程度上抵消了静脉血回流量降低的不利影响,然而对横膈的压迫、胸膜腔内压的升高则更重,使心脏的抑制和负荷更重。

3. 心血管系统、神经内分泌系统效应

(1)临床研究表明,二氧化碳气腹引起心血管系统、神经内分泌系统及肾素-血管紧张素的变化与慢性心力衰竭的病理变化极为相似。使动物下腔静脉机械性狭窄,产生心力衰竭模型与腹腔镜手术二氧化碳气腹致下肢静脉血流淤滞,减少血液返回右心室的病理生理变化是非常相似的。经食管内超声心动描记术能更好地检测二氧化碳气腹引起心脏内的变化,左心室收缩末期容量增加,而左心射血指数降低。

(2)全身麻醉及二氧化碳气腹可导致平均动脉压、外周血管阻力、静脉阻力和静脉回流等出现变化。前负荷降低可引起心率加快以维持心输出量。而外周血管阻力上升后负荷增加,心室壁张力增高,可引起冠状动脉血流量减少和左心室功能不全。对经食管内超声心动描记术变异性的研究表明,心肌血供状态是决定对气腹诱导增加后负荷和前负荷

做出何种反应的主要因素。有人担心二氧化碳气腹与心力衰竭之间复杂的病理生理变化,可导致较高的心血管病发生率,包括心源性猝死。但临床上腹腔镜手术患者的心血管并发症并不高于常规剖腹手术。监测表明,常规剖腹手术过程中 39% 的患者有心肌缺血。而在对一组 16 例无心脏病患者行腹腔镜胆囊切除术的观测中发现,只有 2 例(12.5%)术中心电图表现急性 ST 段改变。术中心肌缺血所致 ST 段改变是预测心血管系统并发症的最主要的独立因素。术前心脏功能状态与手术范围的大小是影响心血管系统并发症的两个重要因素。

也有采用腹壁悬吊技术减少二氧化碳的注入量或者只用牵引器创造手术操作空间,以减少二氧化碳气腹诱导的前负荷和后负荷增加;某些药物治疗也能减少二氧化碳气腹对心血管系统的影响。

(二)对呼吸系统的影响

腹腔镜手术时,腹腔内注入二氧化碳建立人工气腹,腹内压增加,膈肌推向头侧,肺部自下而上受压,气道压力升高,胸腔压力也升高,呼吸系统顺应性降低。因在仰卧体位时,下肺前部换气多于后部,背侧肺血流多于胸侧的状况也有所加重,导致肺容量和功能残气量减少,换气血流比降低,肺分流率增加,动脉气分压降低。在头低足高位时,这些变化较之仰卧和头高足低位时更明显。影响肺通气功能的程度和腹腔内压力有关,气峰压和平台压可分别提高 50% 和 81%,肺顺应性降低 47%。停止注气后,气道峰压和平台仍分别升高 37% 和 27%,肺顺应性仅为术前水平的 86%,可导致通气功能下降,PCO_2 升高。临床观察发现,腹腔镜组患者平均每分通气量、PCO_2 及气道峰压值均显著高于传统开腹组。

肺功能不全的患者,即使提高每分通气量,也难以避免发生高碳酸血症。肺功能不全并接受通气治疗的患者,可能需要采用呼

气末正压通气才能消除这些不良影响。腹腔内压力增加及某些体位变化可引起膈肌运动减弱,降低潮气量,而肋间肌运动增加,导致功能残气量减少。特别在老年肥胖患者二氧化碳气腹后,动脉二氧化碳分压($PaCO_2$)、呼气末二氧化碳分压($PetCO_2$)可急剧升高,此与老年死腔潮气量比率(Vd/Vt)及通气血流比值(V/Q)失调,二氧化碳排出障碍有关。但实验及临床研究表明,应用腹腔镜做腹部手术,对肺功能影响小,术后恢复快,在临床常用的腹腔内压(11～13mmHg)范围内,肺功能正常且同时行机械通气及时调整通气量,一般不会带来严重肺部并发症。

(三)对心律的影响

由二氧化碳气腹引起神经内分泌的变化也对心血管系统产生作用。腹部膨隆可刺激迷走神经,由于迷走神经兴奋,还可诱发心律失常,导致心动过缓及房室传导阻滞。在快速充气、高二氧化碳血症和采用保持自主呼吸麻醉方式的患者就更容易发生。经腹腔吸收入血的大量二氧化碳加上通气功能受影响,体内二氧化碳排出减少可导致高二氧化碳血症,高二氧化碳血症可扩张末梢血管,抑制心肌收缩,诱发心律失常。

腹腔镜手术发生心律失常通常较常见(25％～47％)。大多数为窦性,在气腹停止后即消除。高碳酸血症、低氧血症、静脉回流减少对交感神经的刺激和腹膜牵拉对迷走神经的刺激都有可能引起腹腔镜手术时的心律失常。尽管发生较少见,但高碳酸血症和腹腔内压力变化有导致致命性心律失常的潜在危险。中重度的高碳酸血症(PCO_2达60mmHg或更高)可使心室肌兴奋性增强,引起心室期前收缩,室性心动过速,甚至室颤。刺激迷走神经引起的缓慢性心律失常高达30％,少见的气腹感应性的心率减慢,发展成为窦性抑制已有报道。因此,一些手术医师和麻醉师建议在二氧化碳注气之前,用硫酸阿托品0.4～0.8mg作为预防性地给

药。此外,在手术中还应采取相应措施以预防出现严重心律失常。如密切观察心电图变化,确保足够的氧气吸入、维持正常通气量及一些特定的药物治疗。

(四)对其他系统的影响

一般认为,由于腹内压升高和体位因素,尤其在头低足高位时,胃内压增高,增加了胃内容物反流的危险性。但也有持不同意见的,认为贲门括约肌压力也会相应上升,从而防止了反流误吸的发生。

临床研究发现,15mmHg(2.0kPa)的气腹引起主动脉压和肾皮质动脉血流短暂地增加,会导致少尿。但这种改变是暂时的,而且可以在2h后逆转。

气腹对脑血流量和灌注压的影响尚无定论。有人认为对脑血流速度和脑内容积没有明显影响。然而在腹内压增高和仰卧头低足高时,可使头颈部充血,颅内压和眼内压升高,从而使脑灌注受损,因而颅内占位性病变患者不宜行腹腔镜手术。

气腹对内分泌及代谢的影响与相应的剖腹手术相比较轻微。气腹阶段的初期,血浆多巴胺、血管紧张素、肾上腺素、去甲肾上腺素、肾素、可的松等均增加。尤其在腹腔快速充气时,血管加压素可大量释放,使血管收缩,外周总阻力升高。二氧化碳气腹时,经腹膜毛细血管大量吸收,可导致高碳酸血症。

(五)对细菌播散的影响

据推测,持续高水平的腹腔内压力可促进细菌播散,增加术后败血症的发生率。但Gurtner等在患有腹膜炎的动物模型上发现,腹腔镜手术与开腹手术相比,菌血症、内毒血症和临床败血症的发病率没有显著差异。另有临床观察发现,腹腔镜手术和开腹手术均增加了腹腔内大肠埃希菌的播散,并且腹腔镜手术时,大肠埃希菌向腹腔外脏器如肺、肾等播散的发生率明显增高。现有学者认为,腹腔内细菌的播散与气腹的压力密切相关。应用15mmHg二氧化碳气腹的动

物模型,引起了严重的肠缺血和腹腔内细菌向其他脏器的播散;应用 12mmHg 二氧化碳气腹,则未引起对照组动物腹腔内任何细菌的播散。细菌播散与发生腹膜炎和形成气腹的时间间隔密切相关。发生腹膜炎后 6h 之内形成气腹,可能会使菌血症的发生率增高,但 6h 以上形成气腹,腹腔镜手术与开腹手术一样安全。此外,二氧化碳气腹也可使患者的某些免疫反应发生改变,从而促进了菌血症的发生。但在盆腔脓肿的患者中,应用腹腔镜进行盆腔脓肿病灶清除,加以大量生理盐水和抗菌药物的盆腹腔冲洗后,菌血症的发生率并未升高,反之会迅速控制病情发展。因此,二氧化碳气腹对细菌播散的影响还需要更深入的研究。

(六)对肿瘤生长的影响

Volz 等发现,二氧化碳气腹可暂时干扰腹膜间皮细胞的完整性,基底层裸露,而这种现象可产生严重的后果。Buck 认为,肿瘤细胞易于黏附在裸露的基底层和受伤部位,二氧化碳气腹时大面积的腹膜基底层裸露,是肿瘤细胞继发种植的良好环境。Jacobi 等应用不同气体形成气腹的动物模型发现,二氧化碳气腹明显促进结肠腺癌细胞的生长,而氦气则使其生长速度减慢。但 Pauwels 等应用实体瘤的动物模型则认为,二氧化碳气腹并不促进肿瘤生长。二氧化碳气腹对肿瘤生长的作用还存有争议。但已有临床报道,腹腔镜诊治后穿刺口出现恶性肿瘤种植。因此,对恶性肿瘤伴有腹水的患者及术中经穿刺口取出组织标本时要格外注意保护切口,尽量减少对其污染导致日后局部种植。

二、二氧化碳的影响

行二氧化碳人工气腹时,每分钟需有 3～5L 的二氧化碳注入腹腔,二氧化碳经腹膜毛细血管吸收入血,吸收率为 20～30ml/min,而二氧化碳的正常排出速度为 100～200ml/min。在二氧化碳充气期可增加 14～18ml/min。二氧化碳的水溶性和弥散度良好,健康机体吸收后可迅速排出体外,一般不发生二氧化碳潴留。腹腔镜手术时,腹膜吸收二氧化碳,导致二氧化碳排出量增加,要不断地改变每分通气量,可预防高碳酸血症。

腹腔注入二氧化碳,其吸收量还受气腹压力波动的影响。当腹压增高,腹膜上毛细血管受压血流量减少时,二氧化碳的吸收可减慢;而在腹压减低时,毛细血管压迫减轻,血流量增加,二氧化碳吸收也可明显增加。因此在气腹阶段应尽量保持腹内压的稳定,尤其对心肺功能不全、低血容量的患者更应避免腹内压的波动。

临床观察表明,心肺功能正常的患者,能代偿腹腔内压低于 15mmHg 以下二氧化碳气腹对呼吸的影响,使血气维持在正常范围内。仅当发生通气抑制或心肺功能不全时,可引起二氧化碳积蓄,导致高碳酸血症和酸中毒。引起高碳酸血症的因素有:①二氧化碳气腹腹腔内压力;②人工气腹对膈肌和肋间肌的机械性损伤;③麻醉导致低通气;④使用神经肌肉松弛药;⑤手术时间长短及术前心肺功能;⑥皮下气肿及气胸。

腹腔内压增高,肺顺应性降低,气道压力明显上升,使气体主要分布于灌流较差的上肺。膈肌上抬,功能残气量减少,下肺受压。生理死腔量及潮气量比值增大,右向左分流增加,通气/灌流比例失调。气腹不干扰气体的弥散功能,但可影响气体交换,肺泡-动脉氧分压差值增大。

二氧化碳气腹可使体内二氧化碳水平上升,表现为程度不等的高碳酸血症,或者呼吸性酸中毒。PCO_2 在 40～50mmHg 之间,对心肌的影响不显著,一般不致血流动力学显著波动。在 50～70mmHg 时,可直接抑制心肌,并扩张血管,又可引起交感神经兴奋,儿茶酚胺等分泌增多,外周血管明显收缩,外周血管阻力显著升高。二氧化碳潴留可引起心输出量、外周血管及收缩压和 pH 下降,其下降程度与注气量和腹腔内压力水平有关。在儿茶酚胺的作用下,心率、收缩压、中心静脉压、肺动脉压、心输出量和外周血管阻力上升,周围静脉阻力降低(表 3-2)。

表 3-2　气腹的并发症和不良的生理学反应

	并发症与不良反应	可能的机制
心脏血流动力学	心动过速	静脉回流减少引起的交感神经反应,高碳酸血症
	高血压	静脉回流减少引起的交感神经反应,高碳酸血症
	血管阻力增加	静脉回流障碍,交感神经反应,高碳酸血症
	心肌氧耗量增加	静脉回流障碍,交感神经反应,高碳酸血症,以及心动过速,后负荷增加
	心输出量减少	静脉回流减少,后负荷增加,高碳酸血症引发心肌收缩力减弱
	内脏缺血	腹压增高,减少了心输出量,外周阻力增加,高碳酸血症,外周血管收缩
	心率减慢	腹膜伸展引起的血管迷走神经反应
	心律不齐	高碳酸血症,儿茶酚胺反应
	血压过低	腔静脉受压,静脉回流减少
	纵隔积气	横膈膜缺陷
	张力性气胸	横膈膜损伤,食管裂孔处的解剖分离,气压伤
	心肌梗死	灌流不足
	代谢性酸中毒	心输出量减少,组织灌流不足,高碳酸血症
	内脏器官缺血	内脏灌流不足
	静脉淤滞/血栓形成和栓塞	腹压增高使下肢静脉回流障碍,血管内皮损伤
肺	肺顺应性降低	横膈上抬,肺容量减少
	气道阻力增加	腹压增加以至于胸膜腔内压增加
	通气灌流失调	腹压增加的影响,肺容量减少
	酸中毒	二氧化碳潴留
	肺不张	膈肌上抬使肺组织突然回缩
	缺氧	肺不张,肺容量减少
	高碳酸血症	二氧化碳潴留
	呼吸性酸中毒	高碳酸血症
	误吸	腹内压增高,增加了胃内容物反流的危险
神经	颅内压增高	高碳酸血症,致脑血流增多
	潜在的脑水肿	脑血流增加
	潜在性脑疝形成	颅内压增高
其他	肾衰	腹内压增高和(或)高碳酸血症,使肾血流减少
	二氧化碳气体栓塞	二氧化碳气泡通过损伤的血管进入
	体温降低	冷的二氧化碳气流,手术时间较长
	皮下气肿	气体通过腹膜裂口进入皮下间隙
	肩痛	横膈拉伸和受刺激

三、手术体位的影响

腹腔镜手术中由于气腹的压迫作用及妇科手术要求的膀胱截石位,均可使下肢静脉回流受阻,从理论上讲,术后静脉栓塞性并发症的发病率应该高于常规手术。而腹腔镜手术后深静脉血栓形成和肺栓塞并发症发病率究竟有多高,是否高于常规开腹手术,目前尚无确切报道。

静脉淤滞,血管壁损伤和血液高凝状态是导致静脉血栓形成的三大因素。腹腔镜手术时建立的气腹使腹内压超过下肢静脉回流的压力,从而使静脉血流动力学发生改变,其特点是下肢静脉扩张,血流减慢,血管内压力增高。

有学者用体外腹部气囊加压的方法模拟腹腔镜手术时的气腹状态,用脉冲多普勒技术测定志愿受试者股静脉直径及血流速度改变。结果表明,腹部气囊加压引起显著的、与压力相关的股静脉内径增大及血流速度减慢。腹腔镜手术中,在 $11\sim13$ mmHg 腹压下,股静脉直径明显增加,压力由 7.5mmHg 增加至 15.5mmHg,股静脉流速由 12.5cm/s 下降至 8.5cm/s。用彩色多普勒技术观察增加腹压至 30mmHg、50mmHg、70mmHg 对股静脉、颈内静脉血流动力学的影响。结果显示:腹部加压后,股静脉、颈内静脉面积均随压力增加而逐渐增大,平均流速随压力增加而明显下降。腹部未加压时,股静脉截面积在头低足高 $30°$ 时较足低头高 $30°$ 体位时明显减少,平均血流速度明显增快,腹部加压至 50mmHg 后,两种体位股静脉截面积均显著增大,血流速度明显下降,但头低足高位时血管扩张程度显著低于头高体位。

不同体位对颈内静脉亦有影响。资料表明,随着腹压增高,股静脉、颈内静脉明显扩张,流速减慢,静脉处于明显淤滞状态。静脉淤滞使血流缓慢,血液黏度增高,凝固性增加,成为静脉血栓形成的危险因素。静脉

压力增高使血管内皮发生微撕裂,胶原纤维暴露,从而诱发凝血过程。

目前多数学者认为,腹腔镜手术后由于静脉淤滞,血液高凝状态等因素,易于发生血栓栓塞性并发症,应采取血栓预防措施。腹腔镜手术后静脉淤滞是客观存在的,这就比常规剖腹手术多了一个易于发生静脉栓塞的危险因素,有必要采取措施预防深部静脉血栓(deep vein thrombosis,DVT)的发生。针对血液高凝状态采用肝素等抗凝药物,或肝素与麦角胺合用,可较好地从药理方面预防术后静脉血栓形成。

四、手术过程的影响

(一)腹腔粘连

1. 开腹手术与腹腔镜手术后腹腔粘连的比较

(1)发病率:虽然外科手术取得了很大的进展,但手术后腹腔粘连问题仍未得到很好解决,发生率仍可高达 90% 左右。腹部手术时如使用无滑石粉手套,使用医用纱布拭子,无菌术,仔细缝合组织,避免腹膜长时间与空气接触引起的干燥,避免组织长时间缺血或瘀血等减少腹腔损伤,可预防腹腔粘连。然而,传统的开腹手术难以达到上述各项要求。有学者通过比较传统开腹手术和腹腔镜手术两种方法术后腹腔粘连的情况,结果发现:至少接受过一次传统开腹手术的患者,其粘连发生率为 84%~93%,而行腹腔镜手术者,其粘连发生率为 10%~41%。腹腔镜手术所致腹腔粘连明显少于传统开腹手术。

(2)粘连形式:在腹腔粘连的形式上两种手术也有所不同。传统的开腹手术术后粘连类型多而复杂,多以脏器间粘连(visceral type adhesion)为主,可以粘连成团、局限性粘连致肠管折叠或将肠管拉成角、粘连性闭襻肠梗阻及粘连部位肠扭转。腹腔镜手术虽然无法完全避免粘连,但因属微创手术,与开腹手术比较形成的粘连一般较局限,多为壁

型粘连(parietal type adhesion),以腹壁与大网膜粘连为主,且粘连的韧度、粘连组织血管生长的程度均较轻微。认为腹腔镜手术是减少腹腔粘连的有效措施。

临床实践表明,腹腔镜手术减少腹腔粘连,首先是进入腹腔途径创伤小,不需要常规的开腹和关腹,减少组织损伤和缝线反应,而这是粘连形成最关键因素。同时,该方法使腹腔及脏器不暴露于空气中避免了内毒素的污染,减少了炎症反应,胃肠功能受影响较少恢复迅速,可减少纤维蛋白的沉积,从而减少永久性腹腔粘连的发生率及严重程度。

2. 腹腔粘连的腹腔镜治疗　腹腔镜手术虽可大大减少粘连形成,为预防粘连带来了希望,但仍不能完全避免腹腔粘连。那么,对已经形成的腹腔粘连进行松解,腹腔镜手术则是最佳选择。与开腹手术比较,腹腔镜手术松解粘连,具有以下优点。

(1)创伤小、疼痛轻、恢复快,可早期下床活动,住院时间短,是目前最小的侵入性手术方法。

(2)腹腔内脏器不直接暴露在外层空气中,手术活动范围小,操作精细,出血少,近乎显微镜下手术,能显著减少再次粘连。

(3)腹腔镜手术对肺功能的影响明显少于常规开腹手术,所以对部分术前已有明显心肺功能障碍而不能耐受开腹手术者可施行此术。

(4)由于创伤小,胃肠功能恢复快,可减少术后输液及用药。

因此,腹腔镜手术是一种有效缓解粘连性肠梗阻引起的慢性腹痛的治疗方法,而且可减少术后新的粘连形成。一般认为腹腔镜手术对松解束带状、点状、小片状及肠襻自身折叠性粘连效果良好。但是并非所有粘连性肠梗阻都可用腹腔镜手术处理,其成功率仅为 $50\% \sim 70\%$,且在各种微创外科手术中的中转开腹率最高。故有它特殊的适应证和禁忌证。其适应证为:①各种腹腔良性病变、术

后肠粘连;②既往有胆囊炎、阑尾炎或外伤后慢性腹痛又经腹腔镜证实的肠粘连;③结核性腹膜炎内科治愈后肠粘连。禁忌证为:①开腹手术后的绞窄性肠梗阻;②开腹术后多次小肠排列;③恶性病变开腹术后肠粘连;④结核性腹膜炎进展期;⑤腹腔感染;⑥凝血机制障碍。

总之,实行腹腔镜手术本身对减少术后腹腔粘连及术中应用异源组织屏障凝胶预防术后粘连均有较好的效果,而且应用于腹腔镜手术还可治疗一些粘连性梗阻。但它仍有一些局限性,目前又发展了微型腹腔镜手术,认为它比较于传统腹腔镜手术更能减少腹腔暴露和二氧化碳注入量,并且对腹膜微循环和细胞保护系统几乎没有不利影响,所以有可能再进一步减少手术后腹腔粘连,为防治腹腔粘连又带来了新的希望。

(二)疼痛

腹腔镜手术有许多优点,但腹腔镜外科术后疼痛不能完全避免,最多发生的为腹内疼痛、双肩部痛和腹壁切口疼痛。术后疼痛受多种因素影响,病因是多方面的。

1. 膈神经痛　腹腔镜手术操作需要足够的空间,一般用二氧化碳气体制造人工气腹,腹腔内压力通常为 $12 \sim 15mmHg$,横膈的膨胀对膈神经产生刺激可引起术后疼痛,包括 C_4 脊神经后根感觉纤维的皮肤分布区。神经被拉长 20% 时即导致内分泌导管的完全闭塞和严重的神经缺血。有研究报告,腹腔内压力 $>18mmHg$ 和 $<9mmHg$ 时,疼痛及止痛药的用量没有统计学差别。尽管局部应用麻醉药对局部有毒不良反应,仍有不少学者建议在膈下局部注射长效的丁哌卡因来减少疼痛,并认为是安全的。

2. 腹腔内残留气体引起疼痛　腹腔镜术后腹腔内残留气体可引起疼痛,二氧化碳溶解致腹腔内酸性环境对腹膜产生刺激作用,同时,降低腹膜及内脏表面的张力,也成为术后疼痛的原因。若术后 6h 内放置导管

排出气体,使肠蠕动及腹肌运动迅速恢复,可促进残留气体的排出,放置排气导管的患者术后疼痛较对照组有明显的减轻。有报告表明术毕主动吸出腹腔内残留气体较不主动吸出残留气体组,可明显减轻腹痛,并建议术毕主动直视下尽量吸出残留气体。

3. 低温引起的疼痛　腹腔镜妇科手术时,分别用 20℃ 和接近体温温度的二氧化碳气体制造气腹。结果表明,应用接近体温温度的气体制造气腹术后疼痛明显减轻,尤以膈下疼痛及肩背疼痛减轻明显。然而,严格的动物对照实验表明气体温度对病理生理的影响是很少的,热力学理论原理表明需要较多的热量蒸发身体内水分来湿润干燥的二氧化碳,而使温度较低的二氧化碳气体升到体温温度仅需要较少的能量,气体进入腹腔后几乎立即可达到体温水平,这些极微能量可被忽略。因此,此种现象如何引起术后腹痛的真正机制尚需进一步研究。

使用湿润的二氧化碳气体制造气腹能明显降低术后疼痛,术后恢复平均时间也明显缩短。干燥气体与术后疼痛关系的确切机制不十分清楚,但动物实验表明注入干燥气体造成细胞膜超微结构的损伤,在注入湿润气体组则无这种现象发生。认为这是造成术后疼痛的间接原因。

临床上已经采用湿润气体替代标准干燥气体制造气腹,并取得较好效果。采用无气腹腹腔镜手术可减少因气腹因素而引起的术后疼痛,同时减少深静脉血栓形成及与气腹有关的心肺并发症。但需要牵引又可增加腹壁及腹膜损伤。无气腹腹腔镜手术适用于有心肺疾病禁忌气腹的患者。

4. 手术创伤引起的疼痛　腹壁切口的数目与大小在不同的手术及不同医院有明显差别。如腹腔镜切口较大,虽有助于标本的取出,但术后可能会有疼痛。此外,脐部切口疼痛范围较大,易感染及易发生切口疝,故脐部切口较少应用。

(三)免疫系统功能

腹腔镜手术对机体免疫功能的影响是最近研究的热点之一,有许多学者检测外周血中多种细胞因子、白细胞功能及其数目对免疫系统的影响。

传统开腹手术的创伤和麻醉,抑制术后细胞免疫系统功能,如淋巴细胞计数减少,NK 细胞的损害,T 细胞增殖的抑制,中性细胞功能减弱等。前列腺素 E_2 血清中蛋白酶与细胞抑制因子等均有可能参与免疫功能的抑制。传统手术能降低患者的免疫功能,并且与手术创伤的严重程度有密切关系,免疫功能的抑制增加了感染性并发症的发病率。传统手术后多形核白细胞吞噬细菌等功能受到抑制。那么,腹腔镜手术对免疫功能有无影响呢? 很多研究资料表明,腹腔镜手术对患者细胞免疫系统抑制较少,其手术后急性炎症反应及特定免疫功能与传统手术不同。

Sietses 等对 16 例反流性食管炎患者行胃底折叠术,其中 8 例用腹腔镜手术,另外 8 例用传统开腹术。对两组患者的多形核白细胞吞噬功能、抗原表达、氧自由基的产生进行了研究。结果表明,术后 2h 传统开腹组患者多形核白细胞吞噬功能明显低于术前水平,而腹腔镜组多形核白细胞吞噬功能及调理素的水平与手术前无明显变化。传统开腹手术能降低血清中调理素的水平,血清中调理素降低与多形核白细胞吞噬功能降低相关。腹腔镜组术后 4d,多形核白细胞细胞膜 CD11b 表达显著高于传统开腹组表达水平,而术后 2h、术后 1d 变化无统计学差别。CD11b 受体能促进多形核白细胞向感染和炎症部位的移动,且多形核白细胞能被细菌的脂多糖类激活,这些因素能增加白细胞功能。Sietses 指出,腹腔镜手术能维持血清中调理素恒定,降低细胞免疫活性,减少了免疫功能的损伤,因而保持多形核白细胞吞噬细菌的能力,减少了腹腔镜术后感染性并发症的发生率。

经研究发现,腹腔镜手术前后 CD3、CD4、CD8 及 CD4/CD8 均无显著差异,认为腹腔镜手术对 T 淋巴细胞亚群的影响不大。对 NK 细胞毒活性无明显影响,腹腔镜手术后 B 淋巴细胞计数无明显变化。

外周血中 IL-6 在手术或创伤的早期表达最早,而且是最敏感的组织损伤标志物。多数学者发现腹腔镜或传统剖腹手术方式对 IL-6 表达水平没有统计学差异。

手术后免疫反应与组织损伤的程度密切相关,腹腔镜手术属微创手术,呼吸功能损伤少,术后疼痛轻,对神经内分泌系统影响少,而且术后恢复快。由于手术损伤少,可能是使细胞因子生成减少的原因。腹腔镜手术对机体免疫功能的抑制与剖腹手术相比,腹腔镜手术的抑制作用是较轻微的,腹腔镜手术避免对机体免疫功能的进一步损害,可减少术后感染发生的机会。在术后短时间内,没有术后免疫抑制现象,有利于机体抵御术中脱落入血的癌细胞,并对术后肿瘤复发、转移不利。

(四)对妊娠的影响

子宫越大,腹腔镜损伤子宫的可能性越大,而且增大的子宫很大程度地阻挡了术者需检查的区域。另外,对需手术者,增大子宫使可操作空间缩小。因此,妊娠期间的腹腔镜检查应考虑到这些危险性和局限性,特别是当子宫大小已达到妊娠 16 周或 16 周以上时。妊娠期腹腔镜检查禁忌放置子宫操纵杆。气腹针的穿刺部位也应谨慎。在腹腔镜操作过程中,每一步均应尽可能避免对妊娠子宫的干扰,降低手术激惹引起的流产。

根据 Sterinbrook 等观察,二氧化碳气腹腹腔内压力<10mmHg,对增大的子宫是安全的,对胎儿也是安全的,同时也能获得充分的手术空间。据报道,急诊剖腹手术中 53% 发生流产,20% 发生早产,而选择性剖腹手术中,自然流产 5%,无一例发生早产。因此,为了避免急诊手术引起的潜在危险,主张对孕 16 周仍持续存在的附件囊肿应行选择性手术。卵巢囊肿在腹腔镜下切除囊肿破裂的可能性比剖腹手术大,但囊肿破裂溢入盆腔的囊液并不会刺激子宫引起流产。而且,腹腔镜的二氧化碳气腹对胎儿无不良影响。但是为保证胎儿的安全,妊娠期间行附件肿块手术仍必须仔细,手术应选择在孕期 3~4 个月进行。因为此时手术可使自然流产率降低,而且子宫底高度也不至于会影响手术视野。孕周达 16 周或超过 16 周手术操作空间明显减少,手术损伤的机会也增加。

妊娠期的腹腔镜手术多数是附件囊肿,选择适当时机对安全实施手术十分重要。由于超声在妊娠诊断中的应用,妊娠期附件肿块的发生率达到 1/1300~1/160。但怀孕 3 个月之内新发现的卵巢囊肿,往往为非赘生性卵巢囊肿,随孕周的增加会自行消失;怀孕 3 个月以后仍持续存在的卵巢囊肿往往属赘生性,需要手术切除。

为孕妇施行腹腔镜手术时,对整个过程都要严密监测,主要是因为目前尚无足够的数据证明气腹对孕妇是否安全。长期的高碳酸血症对胎儿将产生何种影响则更令人关注。采用安全入路避免损伤子宫,使用低压气腹,加强围术期监护及维持低水平呼气末二氧化碳等方法都可减少出问题的概率。但那些未知的远期影响仍使人们有所顾忌。

第五节 腹腔镜手术操作要点

腹腔镜外科手术与传统开腹手术在操作技术方面,既有共性(即外科暴露、分离、止血、缝合打结),又有在具体操作方面迥然相异之处。其突出表现为:①腹腔镜手术失去了立体视觉变成了平面视觉;②失去了开腹手术中手垫并用暴露术野,代之以气腹膨隆或非气腹装置悬吊或拱升前腹壁,腹腔镜手术专用钳钩牵引靶器官及其毗邻脏器;③失去了用手指直接触诊的"第二眼睛"功能,变成了以腹腔镜手术专用器械远距离操纵;④原来开腹手术中需在半盲状态下较难操作的部位(如盆腔、膈顶),在腹腔镜手术中由于图像放大、光照良好,以及各种腹腔镜手术器械便于在狭小的腔隙内操作等特点,而使其变得容易起来;⑤原来在开腹手术中容易使用的缝合打结技术,由于各穿刺套管将各个操作器械限制于一个立体锥形的活动范围内,而在腹腔镜手术中变得困难费时。

一、体位与术前准备

1. 体位　良好的手术视野是手术成功的基本保证。腹腔镜手术由于失去了手和纱垫直接暴露的作用,因而靠患者体位暴露靶器官就显得尤为重要。一般原则是变动患者体位抬高靶器官使其周围脏器因重力作用而远离。下腹部手术一般取头低足高的屈氏(Trendelenberg)体位,即膀胱截石位。

2. 术前准备

(1)肠道准备:在脏器暴露方面,最基本的暴露技术是术前进行充分的肠道准备。最好于术前 1d 口服复方聚乙二醇电解质散(舒泰清),20% 甘露醇 250ml 加服 1000ml 水,33% 硫酸镁 50～100ml 等清洁肠道,也可使用番泻叶 10～20g 冲饮。这样既可使整个胃肠道得以全面清理,减少术中鼓胀脏器的干扰,有利于靶器官周围的显露;也可使用较低的气腹压力,有效地减少气腹并发症。此外,还有助于减少术中腹内脏器损伤的机会,以及术后胃肠功能的尽早恢复。

(2)手术器械:5mm 直径的转头三爪钳既可进行压摆式显露,也可像开腹拉钩一样进行牵拉暴露。此外,长爪抓钳、冲吸管、钝头电凝棒等相对安全的无创器械均可进行一般的压摆暴露。

二、造气腹技术

首先检查气腹针各腔道是否通畅,弹簧推进功能是否正常。然后触诊脐周腹壁的厚度或参考术前 B 超对脐周腹壁的测量值来决定气腹针的大概进针深度。

气腹针的插入位置常规选在脐下缘。若患者有下腹部手术史或为瘦长体型可选在脐上缘。用尖刀于脐下缘作 1cm 左右的纵切口或弧形切口依次切开皮肤,用刀柄钝性分开皮下组织直至筋膜层并尽量靠近脐环。两把巾钳呈八字形钩提起筋膜与皮肤,其目的在于提起筋膜层才能有效地将前腹壁提离腹内脏器,尽量避免气腹针误入腹膜前间隙充气。目前也有一些医师单手抓提腹壁,使腹壁与腹腔内脏器分离。以执笔式用拇、示指捏住针筒中下部,腕部用力捻转着插入气腹针,注意体会针尖穿刺腹壁筋膜与腹膜时的突破感和针芯弹入的震动感。此外,实施以下几项试验来确定气腹针是否准确地进入游离腹腔。

1. 测压管试验(measuring tube test)在气腹针尾安置一个拔除针芯的 10ml 注射器针筒,内盛 8～10ml 的生理盐水。一旦针尖刺破腹壁筋膜进入游离腹腔,测压管内的液柱即会自然下降。

2. 抽吸、注水试验(aspiration and injection test)　将液面正在下降的针筒取下,安装上注射器芯,重新连接在气腹针尾。首先抽吸进行"3B试验",即回抽见针管内有无血液(blood)、肠液(bowel)及尿液(bladder),确认未误入腹内血管、肠腔或膀胱,然后轻松注入剩余的 5ml 左右的生理盐水。若很易于注入且不能抽回,说明气腹针尖位于游离腹腔内;若较难注入且易于抽回,则提示气腹针很可能误入腹膜前间隙或腹腔内由于粘连构成的狭小腔隙。

3. 负压试验(negative pressure test)气腹针与全自动气腹机连接后,首先显示的腹内压应为低度负压（-2mmHg左右）且随着提升腹壁而使负压有所增加。

4. 初期充气压试验（early insufflation pressure test） 以 1L/min 的注气率充气初期，腹内压不应超过 8mmHg。如果腹内压骤然升高并停止充气，应考虑气腹针尖位置不对。

5. 容量试验（volume test） 一般成人腹内压达到 10～12mmHg 约需 3L 左右的气体。如果腹内压已达到此值而用气量不足 1L，则提示气腹针有可能误入腹膜外间隙或肠腔，此时常可导致前腹壁不对称地膨隆。

在整个充气过程中还应观察腹部是否均匀对称地膨隆，肝浊音界是否逐渐消失，有无皮下气肿，患者生命体征是否平稳等。通过上述试验一旦确定气腹针正确地置入了游离腹腔，并注入 1L 以上的气体后，可换成 3～5L/min 的中流量注气，以尽快完成造气腹。

三、非气腹腹腔镜技术

非气腹腹腔镜手术的麻醉、患者体位、仪器设备的设置，以及围术期的处理与气腹腹腔镜手术大体相同。非气腹腹腔镜手术如同人工气腹是气腹腹腔镜手术最基本步骤一样，在非气腹腹腔镜手术中至关重要。实施腹腔镜辅助的非气腹腹腔镜手术时，术者大多经 3～5cm 的小切口直视下操作，而助手则经监视器上的画面来协助手术。倘若非气腹腹壁提拉器不能有效地暴露时可加用低压气腹（≤6～8mmHg），一般不会明显地影响心肺功能。

非气腹腹腔镜外科手术的实质是腹腔镜手术与传统开腹手术优势互补的产物。因此，其适应证比气腹腹腔镜手术宽广，而禁忌证又比后者少。但是，非气腹腹腔镜技术在弥补气腹腹腔镜手术之不足的同时也存在着侧腹壁暴露不佳等局限性。科学、客观地认识、评价该项技术的优越性和局限性，扬长避短，对很好地掌握其适应证和禁忌证至关重要。

1. 适应证
（1）腹腔镜手术指征，而心肺功能欠佳不能耐受气腹的手术。
（2）需在腹壁造口或为取标本需扩口的腹腔镜手术。
（3）操作难度大、缝合打结较多、需减低术中费用的腹腔镜手术。
（4）辅助腹腔镜手术。

2. 禁忌证
（1）身体情况差，不能耐受全身麻醉或硬膜外麻醉者。
（2）有重度出血倾向者。
（3）腹腔内严重感染者。
（4）晚期癌肿不能做到治愈性切除者。

3. 操作要点 无论选用何种腹壁提拉器均是在脐下缘或脐上缘做一 2cm 左右的弧形或纵行切口。依次切开皮肤、皮下组织、筋膜，用小拉钩牵开，交替钳夹显露出的腹膜，确认未误夹肠管等腹内脏器后切开腹膜进入游离腹腔。先用示指探查脐下腹腔内有无粘连，若有疏松粘连则可顺便予以钝性分离。随后用一甲状腺拉钩朝向手术野暂时提拉起脐周腹壁，继而将 10mm 直径的穿刺套管与缩头在其内的腹腔镜一起插入腹腔，此时若腹腔镜头端露出套管头则很容易被腹内脏器污染镜头。在管状视野提供的画面直视下置入"衣架"式、"T"把式、"螺旋"式、U 形、拉合式、组合式、"伞"式等腹壁提拉器。若选用从脐部切口插入扇形提拉器，或开合式提拉器等，则可先闭合着朝向手术野置入腹腔，再由其"跟"部插入联为一体的套管和腹腔镜，直视下确保其未误伤腹内脏器后，在手术野上方展开并调整好角度。最后将腹壁提拉器固定于机械臂上，显露好手术野上方的空间。如果单纯脐部提拉或术野上方提拉不满意，可将两种方法结合起来实施复合提拉。

在气腹腹腔镜手术中连接气腹管的套管阀门,可接连负压吸引管以持续抽吸腹腔内的烟雾。

非气腹腹腔镜外科手术的优越性、局限性和应用前景正如任何新技术一样,非气腹腹腔镜外科手术在显示出优越性的同时也表现出其局限性。唯有正确、客观、科学地认识并掌握该项技术,方能扬长避短,在实践中不断求得发展。

4. 优越性

(1)消除了气腹并发症,扩大了手术适应证:气腹常通过所用气体被吸收入血与腹内压升高两种方式对机体的心、肺、肝、肾等重要脏器产生不良影响。因此,一些心、肺功能欠佳的左束支传导阻滞、陈旧心肌梗死、心律失常等心脏病患者和肺气肿、肺心病等肺病患者被视为气腹腹腔镜手术的禁忌证。而非气腹腹腔镜手术却使一半以上的此类患者能够享受到现代微创外科手术的优越性。

(2)套管无须密封,开腹器械可用:由于无气体逸失之忧,所用穿刺套管不必使用密封帽之类的消耗品密封。在应用传统开腹手术器械的戳口更无须穿刺套管。使用开腹手术器械既降低了腹腔镜手术难度,又减少了使用昂贵的腹腔镜手术专用器械的费用。在不用套管的戳口和辅助切口可伸入手指探查、分离,甚至进行缝合打结,从而在一定程度上弥补手指的"第二眼睛"功能。

(3)电灼抽吸并举,烟消术野清晰:电灼不仅产生烟雾,干扰手术野的清晰度,影响手术的安全性和手术速度,而且还会因缺氧状态下腹腔内组织高热分解与不完全氧化产生高浓度一氧化碳。初步研究虽未发现患者血中一氧化碳水平升高,但却对手术室内的空气构成环境污染,危及手术室工作人员的身体健康。非气腹腹腔镜手术因不必担心持续负压吸引造成"屋顶"(指前腹壁)塌陷,失去手术野,而能够连续抽吸烟雾,始终保持一个清晰的手术空间。此外,在手术过程中可以像开放手术那样用吸引器持续吸除手术野的积血、积液,甚至血块等气腹腹腔镜手术时难以吸去之物,能够较好地保持一个清晰的手术野,从而增加手术安全性、加快手术速度。

(4)改良手术程序,操作难度降低:由于非气腹腹腔镜外科手术综合了腹腔镜手术和开腹手术的优点,因而在手术程序上则应重新优化组合,使之更趋安全、有效、快捷。

(5)减少手术花费,利于普及提高:在欧美由于腹腔镜手术大大缩短了术后住院日,节省出大量床位费而使总住院花费低于同类的开腹手术。而我国的腹腔镜手术总住院花费却可达到同类开腹手术的2～3倍。这一方面是因为我们的床位费过低,另一方面是因为仪器设备费、进口消耗品的花费使手术费居高不下。非气腹腹腔镜外科手术不仅能不用或少用气腹机和进口的一次性消耗品,少用价格昂贵的腹腔镜手术专用器械而代之以一些开腹手术器械,而且还能尽可能地应用缝合打结等有效又省钱的传统外科技术。充分利用机、光、电领域的现代高科技并有选择地使用广大外科医师更为熟悉的开腹手术器械和技术,就能吸引更多的外科医师参与此项新技术的探索和实践,从而便于其普及、提高和发展。

5. 局限性

(1)周边腹腔暴露欠佳,手术操作难度增大:由于腹壁提拉器所牵起的是前腹壁,以脐部为中心越往四周越难提升,而且提拉越高侧腹壁越向中间靠拢,造成腹腔周边特别是结肠旁沟、肋弓下空间显露受限,这一缺陷在肥胖患者更为突出。相对于气腹向四周均匀膨隆起的半球形空间,非气腹装置牵起的是一梯形的手术空间。倘若前腹壁向上提拉高度不够,则非气腹腹腔镜手术的空间又不能满意。显然,这对矛盾也就增加了手术难度。另外,手术野上方悬吊装置对手术者也有不同程度的干扰,丧失气腹对肠管均匀压迫的作用迫使手术医师加用纱垫和多爪拉钩协同牵开扰乱手术野的肠管。因此,从事非气腹腹腔镜手术的医师不仅要有娴熟的腹腔镜手术基本功,而且还应掌握专门的非气腹腹腔镜技术。这一曲折的学习历程大约需要 10 例的非气腹腹腔镜手术实践。

(2)需要添购非气腹装置,不能替代常备气腹机:非气腹腹腔镜手术有其特殊的适应证,所以目前的非气腹装置仅仅作为选配器械而不能代替常规配套使用的气腹机,而且必要时还要配合低压气腹来辅助手术。一套进口的非气腹装置售价在 2.5 万美元左右,国产设备价格则相对低廉。

非气腹腹腔镜手术是现代腹腔镜外科与传统腹部外科有机结合、优势互补的产物。近年来的实践表明:科学、客观地认识非气腹腹腔镜手术的优越性和局限性,扬长避短,已经使之在妇科等领域显示出广阔的应用前景。例如,骨盆的存在使盆腔内的非气腹腹腔镜手术比中、上腹的非气腹腹腔镜手术受限较少,从而潜存着更大的开展、普及价值。

四、穿刺套管种类及其放置技术

(一)套管种类

腹腔镜手术用的穿刺套管或穿刺器由穿刺锥(trocar)和套管(cannula)组成。

目前在腹腔镜外科临床应用的穿刺套管有重复用、半一次性、一次性三大类;按穿刺锥尖可分为全塑钝圆锥形、尖圆锥形、角锥型、刀刃型(有直刀刃和弧形刀刃型);按穿刺锥有无安全保护装置还可分为带安全罩和不带安全罩的穿刺套管。最为安全的应是全塑圆锥形,最为经济实用的当是半一次性的。

用来插入腹腔镜的第一枚穿刺套管为盲穿置入,称为腹腔镜套管或首枚套管;其他在腹腔镜直视下置入的穿刺套管称为操作套管或附属套管,用来引入各种手术器械。供术者右手插入操作器械的穿刺套管通常称为主操作套管。

腹腔镜套管的穿刺因是盲穿而最好选用带安全罩的穿刺套管或全塑钝圆形穿刺套管。前者一旦穿刺锥突破腹膜,具有防护功能的安全罩就会立即弹出或者穿刺锥迅速缩回安全罩内,将锐利的锥尖与腹内脏器隔开。后者则因钝头圆锥不具切割作用而较为安全。一般常规选在脐上或下缘造气腹处,掌心顶住穿刺锥柄,示指紧贴套管杆,腕部旋转用力(切勿肩、肘用力)刺入腹壁。一旦穿刺套管进入已充气的高压气腹内即会有气体从打开的阀门呼啸而出。连接气腹管并以气腹机所拥有的最大注气率维持手术中腹内压的相对稳定。

(二)放置技术

1. 插镜部位选择 腹腔镜插镜部位的选择与镜检诊断的效果和腹腔镜手术的成败密切相关,故不应草率决定。选择的关键是插镜部位与主要观察目标之间的距离必须小于腹腔镜镜管的长度,使腹腔镜的镜头恰好在目标脏器的上方、前方或下方,这样就能从各个不同角度、远近距离观察目标脏器的全貌和局部变化。此外,插管套管的前端,必须插入腹腔 1.5~2cm 以保证在术中不易因推移腹腔镜而滑到腹膜腔外。而内镜的物镜端必须伸出套筒前端 1~3cm,这样腹腔镜前端距离插镜部位为 3~4cm。

腹腔镜具 2~6 倍的放大作用,这样可观察到剖腹手术时肉眼所不能观察到的细微变化。当物镜与观察目标的距离在 6cm 时,所观察到的物体大小和形象与实物大小基本一致,如距离移近则所观察的物体被放大,距离越近放大的倍数越大。如果腹腔镜的镜面与目标脏器距离太远,因物镜不能达到脏器表面,则难以看清脏器表面的细微变化,更难以达到腹腔镜显微放大作用,或仅能从目标脏器的一个面观察,而难以看到脏器其他侧面的病变;同时因视野距离太远,使影像缩小,光线暗淡致颜色不鲜明,这样就不能窥视病灶的全貌,不能了解病灶的周围情况,很难有效地实施手术。

在妇科腹腔镜检查时,插镜部位一般选择在脐部。该部位插镜对一般身高及标准体重的妇女能满意地观察到盆腔全貌,应使物镜与观察目标保持 6cm 以上距离。由于腹腔镜镜管深入盆腔有宽松的余地,腹腔镜镜头能推移接近盆腹膜及子宫、卵巢、输卵管局部,使能在放大状态下观察病灶的细微变化。

如使用视角为 30° 的内镜,在身材矮小,尤其是脐耻之间距离短的患者可能存在视野死角区,即主要观察目标落在有效视野范围之外。这种情况下进行腹腔镜手术操作,则困难就更大。对这类患者插镜部位可选择在脐上 0.5～1.0cm 或更高些,以保证物镜与观察目标之间有足够的距离,有利于诊察和手术操作。

肥胖患者则由于腹壁肥厚,使腹腔镜进腹腔内可利用的镜深缩短,并且由于镜管在腹壁段的废区,使用腹腔镜物镜端太靠近盆腔而不利于手术操作,此时常需拉出主套管以使腹腔镜后移,应注意的是拉出主套管可能使气孔移至腹腔外,而造成腹膜外气肿。因此,应根据患者情况选择插镜部位或根据腹壁厚薄调整插镜部位套管位置,提供合适的检查条件以达到满意的手术效果。

此外,插镜部位还应避开腹壁内粘连,如患者曾有腹部手术史,手术瘢痕附近的腹膜易与网膜或其他组织粘连,若在此处插镜,视野范围可能因粘连或腹腔镜管移动受阻而受限,还有可能在用主穿刺器穿刺时损伤粘连的脏器或组织。因此,应选择在远离瘢痕 3cm 以上部位穿刺插镜较安全。

2. 主穿刺器插入技术　主穿刺器插入腹腔有闭合和开放式两种技术。

(1)闭合式腹腔镜:闭合式穿刺技术是将主穿刺器及其套管筒插入腹腔的常用方法。

主穿刺器的穿刺端有角锥形和圆锥形两种类型。大多数医师喜欢采用角锥形穿刺器,因为穿刺器越尖锐,经腹壁穿刺插入腹腔越容易控制,因而也就越安全。为减少穿刺阻力保证安全穿刺,应保证皮肤切口足够大能容套管进入,并切开筋膜以减少穿刺器及其套管通过皮肤及筋膜时的阻力。操作方法如下。

第 1 步,于脐部扩大气腹针皮肤切口,使足够大恰好能容纳穿刺器的外套筒。

第 2 步,将角锥形穿刺器的尖端插入皮肤切口,使其嵌入皮肤切口中。

第 3 步,将主穿刺器及套筒插入腹腔。此步有多种手法,许多术者在插入穿刺器穿刺时,与上述的气腹针在脐部或脐下的穿刺动作相仿,即用左手提起下腹壁皮肤。但如果人工气腹满意的话,腹腔压力将筋膜上抬,因此,不用腹壁提拉法而采用双手配合的扶持法将穿刺器及套管插入腹腔。这种方法特别适合于手小的手术者及腹直肌强大或肥胖不易提起腹壁的患者。

将穿刺器插入皮肤切口后,右手以大鱼际肌顶住穿刺器后柄握入穿刺器,将穿刺器和套管以平行腹壁筋膜的方向向前推进直到穿刺器套管进入皮肤切口边缘之下,然后提起穿刺器手柄与筋膜呈 45°～90°,左手拇指和示指、中指把持穿刺器套管以阻止穿刺器以过大冲力进入腹腔。右手把握穿刺器以扭转动作用力向下推进穿刺器,当穿刺器穿透腹壁筋膜时,即感到穿刺阻力减少,此时穿刺器不用再施力,让下压的腹壁回弹后,只需再轻轻向下推进穿刺器即能穿透腹膜达腹腔,当穿刺器尖端进腹腔时能听到气体从穿刺器后柄的孔中排出"呼呼"的声响,此时应停止往下穿刺,并将锐利的穿刺器从套管中退出 2～3cm,同时将套管向腹腔内插入 1～2cm 以保证套管完全进入腹腔再抽出穿刺器。

北京协和医院郎景和教授将腹腔镜 Trocar 穿刺要领总结为"四要四不要":要旋

动,不要猛刺;要缓慢,不要急切;要成"z"字形进法,不要垂直进入;要退出棱锥针头后再深入套管,不要以棱锥针深入腹腔。

采用上述穿刺法,当穿刺器进入腹壁各层时有经验的手术者均有明确的手感,能控制逐层穿刺进腹腔,因而能有效地防止穿刺器引起的腹腔内脏器损伤等并发症。当怀疑切口下有脏器粘连时,采用此穿刺点穿过筋膜达腹膜层时应停止穿刺,采用下述方法检查切口下无肠曲或大网膜粘连时方可继续推进穿刺器及套管。

闭合式穿刺术切口下脏器粘连检查法:采取闭合式穿刺法将穿刺器和套管穿过筋膜达腹膜层时即停止穿刺,向下压住套筒以保证套管边缘紧贴腹膜,然后将穿刺器退出套筒,将腹腔镜接上光源插入套筒,打开套筒阀门,可清楚看到腹膜及腹膜下有无粘连的脏器。有肠曲粘连者应放弃在此处穿刺,必须更换穿刺点。

(2)开放式腹腔镜:闭合式腹腔镜偶尔可发生气腹穿刺针和穿刺器及套管的穿刺损伤。开放式腹腔镜技术可避免这种危险。这种技术的基本观点是用传统剖腹的方法直接打开腹腔比用尖锐的穿刺器盲目穿刺危险性小。

手术方法:采取脐下小切口,直视下逐层切开腹壁外层及腹膜。套管内芯为钝圆头穿刺器,腹膜对边边缘各缝一针向相反方向牵引以暴露腹膜小切口,然后将穿刺器和套管直接插入腹膜小切口。套管上有4个钩子,腹膜对边上的缝线分别固定在套管两侧钩子上以保证腹膜紧贴套管而不漏气。当穿刺器和套管放入腹腔后,接气制造人工气腹。人工气腹建立后自套管取出钝头穿刺器,插入腹腔镜,之后按标准腹腔镜方式操作。虽然这种开放性腹腔镜技术至少在理论上较传统闭合式腹腔镜危险性小,但同样有报道在进腹时有肠损伤。由于肠壁浆膜面与腹膜不易辨认,因此在切口下有肠曲粘连者采用开放

式技术打开腹膜,应仍有误伤肠曲的可能。

插入腹腔镜,首先探查穿刺点下方有无意外损伤,如出血、血肿、肠管穿刺伤等。然后进行全腹腔探查,重点探查病灶区,确定能否实施腹腔镜手术。

3. 操作套管插入技术 在采用诊断性腹腔镜,全面的盆腔检查至少还需要一根拨棒协助。而手术性腹腔镜则需要抓钳、剪刀及各种用于切割止血的能源器械,如电手术刀、内凝、激光及超声器械等。这些辅助器械需通过2~3个,有时4个辅助穿刺点引入。

(1)穿刺点位置选择:一般主操作戳口应分布在腹腔镜两侧,从人体工程学原理讲,左右手操作器械在手术野内协同操作时愈接近60°,操作起来愈轻松自如。即等分三角原理:系指图像获取器(即腹腔镜)及两个操作臂(即经主要和辅助手术出入孔置入的手术器械)之间的关系。依等分三角原理,操作或手术点为两操作臂轴和观察镜轴的交点,观察镜位于两操作臂之间;两操作臂之间的角度可以有所不同,但以直角最为理想;观察镜轴应正好将两操作臂夹角等分。按此等分三角原理进行操作最为方便,在做腹腔镜下缝合时尤其如此。诸套管间距应在10cm左右,至少应>5cm,否则会相互干扰,出现"筷子现象",不便于协同操作。

在采用诊断性腹腔镜时通常选择耻骨联合上中线作穿刺点引入拨棒;手术性腹腔镜则需在腹直肌鞘外侧边缘增加第2、第3辅助穿刺点,这些穿刺点的位置应高于耻骨联合上的中线穿刺点才能为手术器械提供合适角度的进入途径。大多数的盆腔手术可选择在耻骨联合上腹壁自然皱褶的部位取上述辅助穿刺点,有的手术者选取麦氏点作侧方的辅助穿刺点。少数情况下,需在上腹部胆囊侧稍偏头侧作辅助穿刺引入器械。

(2)穿刺方法:为避免损伤腹壁结构,辅助穿刺点的确定应在腹腔镜监视下进行。首先要调暗手术室内照明,以腹腔镜光源透照

腹壁,证实穿刺部位没有腹壁血管和膀胱,辅助穿刺点切口的大小应能容纳所选用的穿刺器和套管。在腹腔镜直视下,尖刀戳口垂直于腹壁插入穿刺套管,一旦在腹壁膜看到穿刺锥尖即应改变穿刺方向朝着手术野上空旋转着刺入,以免万一失控伤及腹内脏器。在胃肠胀气时尤应注意防范。

操作套管的腹腔段不宜太长,以免影响器械张合,一般 3cm 左右即可,使用套管固定器者还可短些。另外,穿刺套管必须与所需器械匹配,套管大的主要问题是漏气。手术室应备有各种不同大小洞口的圈形橡胶内垫,使在器械插入套管的部位杜绝漏气,若术中需要更换外径小于套管内径的器械,也可置换洞口与器械外径匹配的内垫,这样就可在不更换套管的情况下继续手术。

(三)术中注意事项

对于不同类型的各种腹腔镜器械来说,有些一般性的原则需要了解。

(1)使用前器械须进行合理的清洗消毒和装配,防止器械的部件松动散落或术中跌落。

(2)进行电凝时须使用绝缘性器械,防止非电凝部位的热损伤。

(3)所有器械进入或退出腹腔均须在腹腔镜监视下进行,防止意外的肠管和实质性脏器撕裂或穿孔,并避免器械抽出时不小心将腹内组织一起带出。

(4)腹腔内器械的移动要轻柔而缓慢,暴力动作可致腹内脏器损伤。

(5)所有器械的移动也应在腹腔镜监视下进行,以便使用者了解器械摆放和使用的准确位置。

五、腹腔镜下观察

(一)基本要求

插入内镜后,腹腔镜检查的第 1 步是要证明气腹针或主穿刺器及套管穿刺部位之下没有腹腔内脏器损伤,接下来是系统的有步骤的诊断性评估。此时,手术台仍是水平位

的,此体位适合检查上腹部,在妇科疾病,如怀疑肿瘤转移需要探查肝脏和膈;如盆腔脓肿在排除外科情况时要检查胆囊或胃等。因此,妇科医师通过腹腔镜常规检查可判断上腹部有无异常情况。

上腹部检查完毕后,手术台应转为头低臀高位才能观察盆腔器官。此体位也是观察阑尾的最佳体位。如果放置子宫操纵杆,则能通过摆动子宫底,有助于将大部分肠曲从盆腔驱开。盆腔检查首先应观察盆腔全貌,将腹腔镜镜头与盆腔脏器保持一定距离,对盆腔疾病有初步印象,然后向前推进对盆腔器官做系统检查。子宫操纵杆可使子宫向前后及左右侧方摆动,同时借助拨棒协助能观察到盆腔的各个部位。手术者应养成习惯,以一个固定的顺序检查盆腔各个部件,不要遗漏。

(二)主要干扰因素

在腹腔镜观察过程经常有一些影响观察的因素,应注意排除。

1. 镜面模糊 多发生在腹腔镜从室温移到腹腔内时。特别是当室温低于 20℃ 时,腹腔镜镜面的温度若为室温,在插入 37℃ 的腹腔内时,潮湿的水汽迅速凝集在温度低于 20℃ 的镜面上,形成雾状水珠使视野模糊不清。此时可将腹腔镜镜面紧贴肠曲表面 1~2s,以提高镜面表面的温度,可消除镜面水珠使镜面清晰。也可在术前将物镜浸在 50℃ 的温水中,提高物镜表面温度;应用温肥皂水或碘仿棉球擦镜,使镜面形成一层保护膜可提高清晰度;也可在腹腔内等待 1~2min,待腹腔镜镜面温度上升到与体温相同时,镜面的水珠就会消失。另外,腹腔镜手术过程中,物镜表面被血液或腹腔液污染阻挡视野,此时应拔出镜管用温水或肥皂水轻轻擦除镜面血迹,或将镜面移在肠曲表面轻擦可能重新使视野清晰。

2. 人工气腹漏气现象 因漏气使腹腔内可视空间变小,观察视野缩小而影响手术。

此时应检查漏气原因,杜绝漏气,并补充注气以恢复视野。

3. 粘连或肠管胀气影响视野 盆腔内存在广泛粘连或肠管胀气遮挡视野,此时应先分离粘连,充分暴露目标观察物,或加大患者头低足高的倾斜度及用压肠器械推开肠曲,均有助于视野的暴露。

六、取出器械和关闭切口

完成腹腔镜手术后,最后的检查是要确定腹腔内无遗漏未被发现的损伤或出血存在。然后在腹腔镜直视下自套管取出辅助器械和套管;要避免取出器械时钳嘴钳夹脏器

拖经套管引起的切割损伤。套管拔出后,要再用腹腔镜检查腹腔内的辅助穿刺部位有无出血。无出血方可将腹腔镜取出,然后恢复患者体位,打开主套筒阀门排出腹腔内气体,并压迫腹部促进腹腔内气体的排出,而且腹部压迫动作可防止室内空气进腹引起术后肩痛。排气后,在取出最后一个腹腔镜套管时,应先将镜体放入套管内确保排气时没有组织被压进管腔,然后连同套管一同拔出。

当器械取出后,所有的切口应关闭。<5mm的切口可采用简单缝合皮肤或用黏合胶布黏合固定切口。较大的切口应分二层缝合,修复筋膜层缺口,防止腹壁切口疝发生。

第六节 特殊患者的腹腔镜手术

一、肥胖和消瘦患者

过度肥胖的患者,由于腹壁肥厚插入腹腔镜比较困难,需要选用一种较长的气腹针,并应选择脐孔中央部位进针,因为该处为腹壁最薄的部位。一般患者的气腹针穿刺角度与上腹壁呈 45°,肥胖患者的气腹针穿刺点应选择垂直于腹壁进针,以避免气腹针长度不够造成腹膜外腔注气。此外,肥胖患者应在膀胱截石位状态下穿刺注气,以避免大腿不恰当的弯曲使腹膜折叠造成穿刺困难。另外,在某些患者,若无禁忌证也可经阴道后穹隆穿刺,选择经子宫直肠陷凹的注气途径。

很明显,肥胖患者的腹腔镜存在的是机械性问题。但对过度消瘦者,腹腔镜则存在更大的危险性。消瘦者因其腹前壁和腹主动脉之间距离短,而且由于消瘦筋膜薄弱,气腹针穿刺所需的力量比预期的要求小,若用力过猛、过深时,可能刺破腹膜后大血管而造成不可挽回的后果。为了避免出现这种危险性,过度消瘦患者气腹针穿刺时,必须把持气腹针靠近其尖端部位,并使针与上腹壁角度减小到 25°~30°。

在所有具有潜在困难的腹腔镜,明智的预防方法是经气腹针过度注气使腹部充气膨胀,但腹腔内压力不应超过 2kPa(15mmHg)。这是因为若腹腔压力超过 2kPa 将阻止静脉血回流到腔静脉。膨胀的腹腔为主穿刺器和套管提供足够的空间进入,当主穿刺器和套管在腹腔内放妥后,即可排放部分气体以降低腹部过度膨胀。

二、器官增大或腹部肿块患者

对于合并有腹腔内脏器肿大,如肝脾肿大或对腹部肿块患者施行腹腔镜手术时,为避免损伤增大的器官和肿块,应通过仔细的触诊、叩诊,结合 B 型超声检查确定增大器官和腹腔肿块的边界。选定插镜穿刺点时,应与这些脏器及腹部包块保持一定距离,最好能远离脏器或肿块 10cm 以上,这样既可减少刺破脏器或肿块的危险,又能保持物镜与目标脏器最佳的距离,以达到最好的检查效果。

三、腹腔内粘连患者

对既往有剖腹手术史,特别是肠曲手术

的患者,必须怀疑腹腔内粘连的存在,腹腔镜检查前应充分了解上次手术名称、手术方法及手术过程,对腹腔内的粘连程度及粘连部位做出初步估计。对于这类患者,特别是当肠曲与腹膜壁层粘连时,在脐孔处进入气腹针有损伤肠曲或大网膜血管的危险性。对这类患者可考虑在上腹引入气腹针。

当建立满意的气腹后,仍可能选择在脐孔部位引入套针和套管,但在脐部引入穿刺器和套管前,需做腹腔空隙测试试验以保证安全穿刺。方法:用 $10\sim20ml$ 的玻璃注射器含 5ml 生理盐水连上 18 号针头,经脐孔部位插入针头,每一次向下推进 1cm。穿刺每推进一步均回抽气体,注射器内生理盐水出现气泡,注射器活塞上升。上述试验的目的是确定脐孔穿刺部位下方的腹腔内是否存在安全引进穿刺器及套管的游离空间,此潜在空间的边界通过逐渐垂直推进针头和改变方向推进针头确定。如果上述试验提示脐孔部位不能引进主穿刺器和套筒时,应选择腹部其他部位进入腹腔,但是引进穿刺器和套管前仍需重复上述试验。

四、老年患者

随着生活水平的提高,人的寿命在稳步增长,老年人越来越多。在治疗这类患者时必须考虑到老年病学的相关问题。单纯的年龄不是健康状况的指标,然而老年人常常伴有脑血管、心血管、呼吸系统或肾脏疾病。对每个患者都应评估其手术风险,必须考虑手术对患者的影响,如饥饿、麻醉、用药、出血及损伤。虽然老年人可进行正常的日常活动,但手术的影响可打破体内稳定的平衡,导致失代偿。大多数患者对择期手术耐受良好,然而,如果出现任何一种手术并发症,都会引起一系列继发的并发症,导致严重的疾病状态。通常,急症手术较择期手术风险大。不

幸的是,一些因素常延误对老年人病情的诊断。例如,65 岁以上的人较其他人的急性胆囊炎和胰腺炎的发生率高,急性胆囊炎如伴有胆囊坏疽或穿孔则更为危险,但这些患者不典型的症状或看护者对手术的犹豫态度,都有可能导致诊断延误。

五、凝血功能障碍患者

凝血和出血倾向都给腹腔镜手术提出了具有挑战性的问题。高凝状态不论是先天性或获得性均可增加任何手术的风险,特别是在全麻的静止期。腹腔镜手术具有术后活动早的优点,但这项优点可被手术时间长及下肢静脉回流到右心房及右心室的血液减少所抵消。目前,一般人群中血栓性栓塞的概率并无增高。但对前面描述的特定人群需谨慎,对高凝状态的详细讨论不在本书范围之内。其治疗包括预防性及针对性治疗两方面。预防包括小剂量肝素、低气腹压及保持良好的水电解质平衡。针对性治疗包括长期维持用华法林。这些患者术前几天需停用口服华法林,改为静脉用肝素,于术前 1d 停用。

出血倾向可引起穿刺口出血,使手术视野模糊。只要术前处理得当,这些问题不会成为腹腔镜手术的禁忌。在这类血凝异常的情况下,为保障手术安全术前有必要请血液科医师会诊。

对那些处于高凝状态的患者,应在术前尽量了解凝血异常的准确情况。活动性出血是腹腔镜手术中最难处理的技术问题。这是因为这些出血多为喷射性,同时在使用吸引器时,腹腔内的空间随气体的减少而缩小,导致定位困难。虽然很难找到某个压力能使手术者像在剖腹手术中那样得心应手,但这些尝试总比盲目地用电灼或钳夹夹闭好得多。

第七节　腹腔镜手术技巧

一、分 离 技 术

(一)种类

主要有锐性分离和钝性分离两种。

1. 锐性分离　是指用剪刀、电手术、激光或超声刀的切割分离。锐性分离应遵循以下原则。

(1)切割前应尽可能先闭合血管。

(2)待切除的组织要充分暴露辨认,并应保证切割线上的组织在切割的全过程在直视观察中进行。

(3)采用结扎或止血夹的组织切割应保留足够长的残端以避免结扎或止血夹滑脱。

(4)分离粘连时应尽量靠近健康组织,注意不要损伤其下方的组织。

(5)保证重要脏器远离分离切割的区域。

(6)采用反牵引力暴露分离切割部位。

2. 钝性分离　分为水分离和机械性钝性分离两种。

(1)水分离:是靠灌洗液压起到无损伤分离组织的作用,灌洗液应采用生理盐水或平衡液,使用前应加温至接近体温。使用低温溶液手术时间长时易引起患者体温下降。水分离的技术是将灌洗吸引管的半尖锐的头端,通过自然途径进入或剪开的小孔插入需分离的组织间,液体靠水压顺阻力最小的途径进入,无损伤地推开组织间隙。当分离界线显示出来后,再进行锐性分离或用灌洗器头端作钝性分离就比较容易和安全。

(2)机械分离:是采用分离钳和剪刀的刀叶插入需分离的组织间,通过钳叶或刀叶张开的推进和牵引力达到组织分离,其原则如下。

①重要结构不要施加不适当的牵引。

②不准备切割或切除的组织应采用无损伤钳,或钝性拨棒轻轻拉开或拨开。

③血管应在分离闭合后切割。

④未辨认清楚的部位不要切割。

(二)分离方法

归纳起来,微创手术中的分离方法分为"冷""热"分离两大类。"冷"分离包括单纯的分离钳分离、单纯的剪刀分离、冲吸管分离、水流分离等;"热"分离包括电刀分离、超声刀分离、激光分离等。但在应用过程中有些分离工具具有双重功用,如分离钳、分离剪均可接电钩、电铲,应用得当也可做推剥分离。

1. 电刀分离　在微创外科手术中应用最广泛。大多数情况下用电钩分离。电凝钩有各种不同形状,其中 L 形钩或直角钩应用最多。电凝钩分离时应先在组织(如腹膜和脏器包膜)表面开一小口,钩子就经此小口薄薄地钩起要分离的组织,并确认为非重要结构后再接通电凝器,将钩起的组织按线条状切断。使用电凝钩时要注意勿使钩子刺破周围结构和肠管。电凝钩还有另一种使用方法,即用钩背而不是钩尖分离,电凝钩不是向上提,而是轻轻往下压来分开组织。

注意切勿钩起大块组织或连续通电去分离。因为单极电烧的击发点在通电区域内的最细处,钩起大块组织通电很可能会在重要的组织结构处发生电烧。在分离炎性水肿的病变脏器时,可用电铲边推边电烧,较为安全有效。电钩与电铲一般均有一个冲洗/吸引通道。可在电烧时打开阀门利用腹内高压排出烟雾,也可在电烧时冲洗手术野。

2. 撕剥分离　是指夹住小部分的疏松组织将其从粘连器官上剥脱下来,有时可用电凝钩来完成。与剥离相比,分离不需夹持和剥脱组织,只需将一把分离钳置于疏松组织面上,通过钳爪不断地张合,分开疏松组织后,即可产生一个间隙。组织分开的长度取决于钳爪张开的宽度。一般来说,张得太开的钳爪不容易控制,它引起的组织撕裂和出血比张得窄些的钳爪要更多些。某些时候,也可以采用闭合的抓持钳分离。

撕剥分离在妇科常用于分离附件周围粘连带及卵巢囊肿壁。将输卵管卵巢周围的膜性粘连组织用无创分离钳撕剥开显露出正常组织结构。也常用来撕剥一些疏松的粘连组织。对于血管相对较丰富的区域可接上电刀,先凝后撕,较之单纯的撕剥分离或电钩分离更为安全、实用、快捷。

3. 剪刀分离　一般分离可用长弯剪,精细的分离最好用尖头的微型剪,双向活动剪优于单向活动剪。使用剪刀分离应注意以下几点。

(1)直视下闭合着剪刀插入手术野,直至靶器官。插入各种内镜手术器械特别是像剪刀类锐性分离器械,应在内镜直视下并参考体外解剖标志与冷光源打出的"航标灯"先向着手术野上空推进,然后压下器械头端进入手术野内,接着前后左右微调即可安全快捷地抵达靶器官。

(2)先在浆膜层剪开一小的分离窗,然后闭合着剪刀插入,轻柔地张开,撑出一组织平面,原位闭合剪口。剪开两侧的浆膜,扩大分离平面并向纵深推进。

(3)如用单向活动剪,应将固定的剪刀插入要剪的组织下面,以活动的剪刀直视下剪切组织。

(4)由于电烧会使剪刀变钝,所以要节省着使用电烧。如确实需要应闭合着用剪背以低于 200V 的能量电烧。最好用电剪头去触有绝缘的分离钳,避免剪刀与组织直接接触电烧。

(5)不用剪刀时应拔出穿刺套管,以免意外刺伤腹内脏器。

4. 钝性分离　在腹腔镜外科中,钝性分离法比锐性分离法更为重要。这是为了尽可能地避免出血引起的术野模糊。用一个 5mm 直径的活检钳夹住一块"花生米"剥离

子,与转换套管一起插入 11mm 套管进入手术野。这种顺组织层次钝性推剥的方法十分有效,可用来分离子宫膀胱返折腹膜,下推膀胱。完成分离后的"花生米"剥离子应先退至转换套管内然后一同拔出,避免其遗落在腹腔。

此外,在剪刀分离出组织层次后,也可以接着用钝头剪钝性推剥或用探棒、牵引用的钝头抓钳与冲吸管进行分离。冲吸管在钝性剥离过程中还可以吸去或冲洗少量渗血,而不必更换器械。

5. 水流分离　即采用高压喷射的水流进行分离,是腹腔镜外科中钝性分离的另一种方法。高压水流可冲碎疏松结缔组织中的脂肪,将疏松组织自较为坚韧的血管等结构上分离下来,而不会伤及这些坚韧的结构。多用于分离那些包埋于丰富脂肪组织之中的组织结构,如盆腔淋巴结的清扫等。使用水流法分离血管比抓持钳钝性分离法更不易撕破血管。但水流分离时需使用特制的压力泵,以产生足够的水压来离断组织,所需的液体量很大。

6. 超声刀分离　这是开放手术中超声刀技术在内镜外科中的拓展。因不会发生类似电刀的传导伤,不产生烟雾,对血管及重要器官的误伤少于外科手术用电器械手术。

7. 激光分离　微创外科手术中较常使用的是 KTP 接触型激光,因其方向性强,特别适用于一些准确性要求高的手术,如胸腔迷走神经干切断术、子宫内膜异位病灶烧灼术等。但由于仍有损伤深部组织的危险,而且分离起来较电刀慢,加上使用人员要戴防护眼镜,需要额外经济投入等缺点,所以应用不很普遍。

(三)分离原则

粘连分离术需要遵循以下原则。

(1)充分暴露手术视野的情况下才能着手操作。

(2)应清楚地辨认粘连层次,用抓钳钳夹

牵拉胶带以暴露分离界面。

(3)切割前必须辨认在粘连下面的组织结构或脏器。

(4)横切必须与器官边缘平行。

(5)多层粘连必须分离成单层。

(6)薄膜样粘连可用锐性分离,广泛的薄膜样粘连必须沿着器官边缘和粘连远端附着点分离,并尽可能去除所有粘连组织。

(7)横切可采用剪刀剪,也可采用电切割或激光切割。

(8)重要结构附近的分离操作用剪刀或超声刀较为安全,但如果应用电切割或激光切割则必须与重要脏器保持足够的距离。

(9)用于分离的器械必须以正确的角度接近待分离的组织。

(10)切割线上遇血管应在分离切割前先电凝或内凝。

(四)在妇科应用

1. 基本要求　在妇科手术中常因炎症、子宫内膜异位症或既往手术引起盆腔粘连,需通过分离粘连而到达手术部位。粘连分离术同样应遵循止血及切割分离所有原则。一般来说,薄膜状的粘连是无血管的,可采用锐性分离或钝性分离。致密的、有脂肪的粘连往往是有血管的,但常常存在无血管的区域,能采用锐性或钝性分离结合的方式进入组织层次之间,并暴露血管闭合之。紧贴的粘连也需要锐性、钝性和水分离相结合以分出分离界面。纤维化及十分致密的粘连往往是由于既往盆腔手术或反复严重感染,不适合在腹腔镜下分离。

2. 主要分离部位　妇科手术需对 3 个部位的粘连进行分解,即前腹壁(使能安全放置辅助穿刺套管)、肠曲间及盆腔结构。下面介绍几种部位的粘连分离技术。

(1)大网膜粘连:常影响手术器械到达手术部位和手术野的暴露。存在大网膜粘连的盆腔粘连,必须先处理大网膜粘连。较宽的富血管的大网膜粘连可在切断前先予以结

扎。电凝法必须控制温度,避免大网膜血管组织炭化的术后出血并发症;超声剪是用于大网膜切割的最佳选择。超声剪切割属冷切割,大网膜切割面整齐,无脂肪溶解,其中血管闭塞完全。

(2)肠曲粘连:薄膜样粘连很少有血管,用剪刀分离,若有血管应先凝后剪。肠曲与盆腔脏器的粘连在分离前必须识别分离界线,在两个粘连结构之间先用剪刀作一小切口,然后用剪刀的刀叶以开张动作钝性分离粘连,也可用水分离法。肠曲与肠曲之间的粘连一般也是用剪刀和水分离法。因电能和激光均有热扩散损伤肠曲的可能,一般很少用于肠曲粘连的分离。若选用或必须使用电能或激光,则凝固及切割前应先用机械性分离或水分离法分出界线。

(3)输卵管和卵巢粘连:输卵管和卵巢的粘连影响输卵管蠕动和其拾卵功能,分离粘连目的是要恢复这两个重要的内生殖器官结构的正常解剖关系。因电能、激光均会对十分脆弱娇嫩的输卵管伞部皱襞有不可逆的热损伤,导致其挛缩再粘连而影响其拾卵功能。故对大多数脆弱组织的分离术,包括伞端粘连分离及输卵管卵巢分离术,采用腹腔镜显微剪刀的损伤最小。剪刀分离粘连要注意界线,分离术中不断用灌洗液冲洗手术创面检查出血点,以便精确止血。一旦完成粘连分离术,应用大量水冲洗手术创面及盆腔,若冲洗液中见血液,应注意辨认出血来源。任何微小的出血均需给予止血。

二、止 血 技 术

在内镜手术中,其局限性之一就是不能像开放手术那样能迅速有效地用纱布压迫止血,而且难以控制的出血也是中转开腹手术的重要原因之一。所谓止血法是使血管闭塞的方法。应强调的是止血法必须着眼于预防出血,而不是在出血后止血。目前,在内镜手术中进行止血的方法主要有:①采用能源的

热凝固止血法；②采用止血夹或钉止血法；③线结扎或缝扎血管法；④注射血管加压素使小血管收缩止血法。

（一）热凝止血法

能源热凝止血法的原理是通过高温使组织凝固脱水，蛋白质变性黏结形成均质胶状结构，使管腔结构闭塞或出血创面凝固而达到止血的目的。能源止血法有电凝法、热内凝法、氩气束电凝固止血等。无论何种能量使细胞内温度达到 $70\sim80℃$ 时，出现蛋白质变性如煮熟的鸡蛋，称"白凝固"。如果温度很快上升到 $90℃$ 时，细胞水分丢失（脱水），但保留细胞结构，此过程称干燥法。当温度很快达到 $100℃$ 或 $100℃$ 以上时，细胞内的水分沸腾，细胞膨胀和汽化。当细胞温度到达 $200℃$ 时即发生炭化过程。热凝止血的组织温度应选择在 $70\sim100℃$ 。热凝止血应用最多的主要有以下三种。

1. 软凝（soft coagulation）　由于电压峰值低于 $200V$ ，组织不炭化，所以应用起来特别是用双极电凝时最安全。双极电凝时，需反复多次电凝直至电凝时组织干燥不冒水汽为止，以达到血管闭塞的目的。单极钳式电凝也可用于大血管的凝固闭塞，较双极电凝快捷，但电流向凝固部位的侧方传导较双极电凝明显。值得注意的是，无论单极还是双极电凝，在重要脏器旁，如肠曲、输尿管操作时应掌握好能量输出和作用时间，以免过度凝固。采用电凝闭合血管应遵循以下原则。

（1）除小血管外，较大血管应游离后电凝。

（2）电凝前必须先阻断血管内血流，否则电能将沿血流扩散。可用钳夹或缝扎法阻断血管的血流。

（3）当手术者确认电凝部位只有血管时，才可脚踏开关接通电流。

（4）必须采用足够的电流强度使组织完全干燥。

（5）当足够长的血管闭塞后，才能切割已封闭的血管。

2. 强力电凝（forced coagulation）　电压峰值高于 $500V$ ，能产生电弧，凝结较深的组织出血。这种电凝常用细小电极，不宜用于腹腔镜外科手术中。

3. 喷射凝血（spray coagulation）　即非接触式电弧凝血，如氩气刀，其最大优点是减少了组织凝结深度，消除了传统电凝方法中电极上起焦痂的烦扰，凝血过程中烟雾较少。

其他较少应用的凝血方式还有激光、热敏电极。

（二）内凝止血法

可用于小血管止血，热凝固温度预先设定在 $100\sim120℃$ 。局限的出血点可用点状内凝器，较宽面积的出血可用刀状内凝器。浅表的出血，内凝器接触组织即能止血。较深部位的渗血，内凝器可向组织稍施加压力，加压的内凝热渗透为 $2\sim3mm$ ，鳄鱼嘴钳式内凝器可用于需钳夹加压的凝固或止血，如骶骨韧带或卵巢囊肿剥除术后的卵巢创面。因此，重要脏器如输尿管表面的腹膜或肠曲浆膜面的出血，只能采用短暂接触的方式止血，切忌加压内凝。内凝与电凝相比，具有热凝作用点精确、无热播散、热凝深度可控等优点，但不适合于较大血管的凝固闭合。

（三）氩气束凝固法

氩气束凝血器（argon beam coagulator，ABC）是电凝手术技术的新进展。其工作原理是利用纯氩气作为传导高频电能的媒介。当氩气喷头距组织 $1\sim1.5cm$ 处时感应性激发射频电流。氩气束在 $12\,000V$ 的高压作用下，通过钨钢针尖电极被充分电离，变成导电性能极好的氩离子，将高频电能传递到组织而起到止血作用，为一种非接触性的电灼止血装置。ABC 高频电流功率可调，最高可达 $150W$ ，止血快速、有效，适合于实质性和高阻抗器和组织的止血和手术创伤的大量渗血，也可用于可见血管的止血。与传统的电灼止血比较,它具有以下优点。

(1)电弧可见,电能是看不见的,但当电子束通过氩气时,便出现一种看得见的电弧现象。这个现象给手术者看到光束直径,可控制作用点。

(2)止血效果好,速度快。这是由于ABC形成的电弧密度高,均匀且温度一致,击到组织形成隧道连接成网,或呈"海绵样"结构,大大提高了电凝固的性能。另外,氩气流的压力也可加速止血。传统电灼需几分钟的凝固止血,ABC止血只需几秒钟。对一般方法难以止住血的地方,ABC只需几秒钟就可止住血,特别对大面积渗血及大血管非搏动性出血能迅速起止血作用,对于搏动性小血管(<3mm直径)在压迫止血的前提下,一样能快速止血。

(3)提高创面止血准确性。氩气喷头在距创面2cm左右时接通电路,气流吹出起到清扫创面积血显露出血点的作用,提高了创面止血的准确性。

(4)创面焦痂牢固。由于氩气流将积血吹开,电弧直接作用在干净的组织创面,故无浮痂,加上氩弧密度大,它们在创面上所形成的焦痂密度大,均匀牢固,不会脱落引起术后出血。

(5)组织损伤小,氩气是惰性气体,不助燃,并且在电离过程中大量吸热,使创面温度控制在110℃,因而组织炭化减少,同时每条氩气束非常细小,它们对组织细胞的损伤也很低,所形成的焦痂很薄仅0.2~2mm,在同等条件下氩弧电凝的焦痂厚度为传统电灼的1/5~1/3。

(6)氩弧电凝无烟雾,不影响手术视野。

(7)对缝线、纱布、乳胶手套等不导电物品,氩气束电弧无作用,故用肠线或丝线缝扎止血的创面以ABC凝血时不会使缝线断裂。

(8)安全性:氩气流为常温,在距组织2cm以外时不会被激发,氩气束电弧温度不会超过110℃,产生的痂面极薄,即使大血管壁上应用也不会烧破血管。

ABC属单极电凝新技术,配有监测电极板与体表接触状况和高频电流泄漏的监测系统,该系统给患者和医师带来良好的安全感。但是,手术者在使用ABC时仍应严格按照单极电手术原则操作。

ABC手术对腹腔镜手术来说,由于短时间内有大量氩气进入密闭的腹腔,造成腹内压急剧升高,对呼吸和循环系统产生影响。所以,在使用ABC时,应将吸引器从另一穿刺孔进入持续吸引,将氩气及时排除至腹腔外,同时高流量气腹机及时向腹腔内注入CO_2以取代氩气维持腹腔内压。

(四)特殊情况止血

1. *血管断开部位或破损血管的止血* 通常需采用水冲洗以识别血管或出血点。小血管出血可采用点状电凝或内凝等,较大血管必须先用电凝钳钳夹血管再凝固或用止血夹。重要脏器旁的出血,不宜用电凝止血,若腹腔镜途径不能控制出血,则应中转剖腹处理出血。

2. *电凝止血效果差* 对3mm以上的血管,电凝止血往往难以奏效且不安全,此时常常需要在切断之前先用金属夹夹闭或用线结扎。施夹闭合血管的要点是选择大小适当的夹钉并垂直夹闭血管,以免夹钉滑脱造成迟发出血。可吸收的多聚噁烷夹钉由于闭合后顶端有一卡扣而不易滑脱。这种夹钉约需半年方可吸收。

3. *术中渗血* 除可用"花生米"或探棒压迫外,还可用含肝素的热盐水冲洗,看清渗血点后用软凝方式止血。对于搏动性动脉出血,则需要迅速准确地用带绝缘的抓钳夹住出血动脉,必要时再插入一个穿刺套管辅助止血。如血管<3mm可直接电凝,否则应夹闭或结扎。如果数分钟后仍不能有效地控制出血,为安全起见应立即中转开腹手术止血。

三、缝合打结

微创外科手术中的缝合打结技术需要经过一段时间的练习方能应用得得心应手。最初必须选好合适的针持、针、线。钳口有碳化钢层、掌式把手，并有锁定功能的针持较好使用。针线最好选用直针或雪橇针与无创进口缝线。待取得一定经验后再选用弯针与国产丝线。一般来说，直针用于缝扎，对在一个平面上的组织直线对合，用雪橇针较易达到目的，但组织缝合最好还是用弯针。

首先用针持夹住靠近针尾的线进出套管。如果缝针较大可将套管取出，用腹腔镜器械持夹住靠近针尾的线直接从穿刺口进入腹腔，然后再放置套管。进入手术野后，左手持另一针持或一抓钳夹住针尖，然后与右手针持协作，使针持夹在 1/2 或 1/3 处，进行间断、"8"字或连续缝合。缝合针应尽可能呈 90°接近组织。如果手术医师用右手操作，则可从右到左的方向行旋转式缝合操作。一旦针穿过组织，就在抓钳的帮助下完成腔内打结，或将缝线拉出腔外在腔外打结。欲在体内打结者，缝线不应长于 15cm，以免理不清费时间。拔针用针持垂直夹住针前 1/3 处。在左手器械头上绕 1～2 圈，打出标准的方结或外科结。剪线后夹住针尾处的缝线，直视下抽回至转换套管内一并拔出。

内镜缝合器为两头尖、中间连线，缝合打结时左右穿梭的内镜手术专门用具。特别适合于连续缝合，但因一次性的一针一线价格昂贵而难以广泛应用。

(一)体外打结法

1. 路德结（Roeder knot）　1918 年，Roeder 首先用于扁桃体摘除术。到 20 世纪 70 年代中期，由 Semm 教授引入妇科腹腔镜手术。现在应用于内镜手术的一次性结扎线套均采用此结。

2. 套马结　即简化的杰明结（Jamming knot）。

3. 滑正结　用打结器进行外打结时均要先使之变为滑结，然后滑着推进，待要收紧线结时摆正后再扎紧。简言这即"滑着推进，下着打紧"。打结步骤如下。

（1）线尾端逆时针绕线的直立部分 3 圈。

（2）如图穿入（图 3-1）线圈形成第 1 个半结。

（3）沿线的直立部分将结的上下圈移近打紧。

（4）如图穿入第 2 个半结。

（5）再将第 2 个半结移近第 1 个半结打紧，并保持打好的滑结能沿线的直立部分上下移动。线尾端留 1cm 并剪断，然后将线的直立部分穿过推结杆的孔，将结推入腹腔缝合部位。

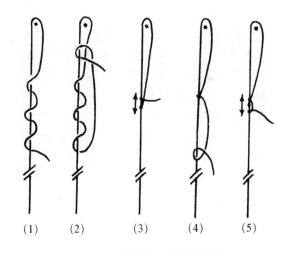

(1)　　(2)　　　(3)　　　(4)　　　(5)

图 3-1　改良滑正结打结步骤

(二)体内打结法

1. 传统结　打结方法与开放手术中的传统打法一样。但在内镜手术中由于立体视觉变成了平面视觉，传统器械变成了长杆远距离操作等不利因素的影响，致此种打结法需经较长时间的训练方能应用自如。当缝合钳穿过组织，将缝线拉过组织，在缝合针穿入部位仅留 4～5cm 的线尾，缝线的长线端用抓钳抓住，用另一把抓钳，最好是头端略翘的抓钳以逆时针方向绕缝线 2 圈，使在抓钳远端的外周形成线圈。钳端上翘的抓钳可防止绕成的线圈滑脱，也可在线圈形成后张开钳嘴防止线圈滑脱，绕成线圈的抓钳抓住线尾端，以相反方向将线尾短端拉进线圈，形成第1个扁结，打紧。以相反方向在第1个结之上打第2个结，也可在第2个结上以第1个结的方式打第3个结。

2. 时钟结　打法为用针持或分离钳夹住一端线头在自身顺时针转绕2～3圈，另一器械从钳口中取出此线头，针持或分离钳则去夹住另一线头，然后收紧线结。同法逆时针再自身转绕2～3圈，即可打出标准的方结或外科结。

3. 中国结　具体方法为一端线尾留在体外，左手器械在距针尾3～5cm处抓线与针持垂直夹针形成一个类直角三角形的线襻。垂直夹针的针持在线襻内顺或逆时针转绕2～3圈，然后交给左手器械即可打出标准的方结或外科结。另外使用转头钳时可不用针帮忙也能打出"中国结"。

（三）环绕结扎法

用抓钳钳夹结扎线的一端送入腹腔，在腹壁另一穿插刺点进入另一把抓钳接线，并环绕需结扎的血管或组织蒂，若是腔外打结，就需将结扎线的另一端经套管拉出腹腔；若结扎线较短或准备在腹腔内打结时，则按腔内打结法打结。

（四）内套圈法

为一种事先打好结的套圈，用于套扎血管或带血管的组织蒂。用内套圈的结扎术目前仍然是一种最常见的腹腔镜结扎法。形成套圈的结是一个滑结，可在体外先做好套圈，然后用挟钳夹住套圈经套管放入腹腔内，用另一个挟钳穿过套圈夹住待离断的组织蒂，将套圈套扎在组织蒂上，用两个挟钳分别挟住套圈线的两端并拉紧，然后再在体内打一个结以确保线结不会松扣。

目前有一种缝线（Quill self-Retaining System，简称Q线）线体表面有很多倒刺，缝合后拉紧不会松扣，可免去打结的操作，大大降低了缝合难度，节省了打结时间。

四、钉 合 技 术

内镜钉合器主要有线形和环形两种。线形钉合器又分为单纯钉合与钉合切割两型。其钉合方式为数排钛钉相互交错、均匀分布，对于不同厚度的组织则应选用相应钉腿长度的钉匣。线形钉合切割器则是在六排钛钉线之间有刀片在钉合的同时完成切割。环形钉合器（即通常所指的吻合器）则是在两排钛钉与荷包缝合线之间环形切割一周。

线形钉合器主要用于闭合、离断胃肠、较大血管等管腔结构，如断胃、断肠、断血管束，以及胃肠、胆肠等形式的侧-侧吻合。

总之，微创外科在不断地演进，微创外科手术基本功也在不断地充实、完善。通过一些简便、定型的微创外科手术不断掌握上述基本功，就能从纵、横两个方面为内镜外科打下坚实的基础。

五、组织取出技术

（一）小块组织

8mm或＜8mm直径的组织块可经5mm辅助穿刺套筒取出。9～15mm的小块组织，如输卵管、正常卵巢，或异位妊娠物柔软易分割，可从11mm套筒完整或碎块取出。如果腹腔镜没有操作孔，可自辅助套筒插入5mm腹腔镜作观察用，大抓钳则从主套筒进入取出切除的组织。

（二）大块组织

对大的组织块不能完整取出者分为两类：一是有指征需要或希望完整取出，二是允许碎片取出。畸胎瘤和良性的卵巢囊肿属前一类，纤维瘤和切除的子宫体属后一类。取出途径可经腹或阴道。

1. 经腹取组织技术

（1）腹部切口通常通过扩大耻骨联合上中线或侧方部位的辅助穿刺点切口，横切皮肤直达筋膜后,将直径为 10mm、20mm 或 33mm 带有穿刺器的套筒穿入腹腔,然后经套筒进入大抓钳钳夹取出腹腔内切除的组织。对不能切割的标本,套筒口径应适合于能完整取出标本。

(2)如果标本超过套筒口径,但允许切割则可采用碎块器(组织粉碎器)将组织分割取出。

(3)有些大块组织标本,如卵巢肿瘤不允许挤压或切割,则应将瘤体放入取物袋内,将袋口拉出腹腔外,在袋内切碎瘤体分块取出,直至袋内组织的体积缩小到能连同取物袋一起经切口取出。

2. 经阴道取组织技术　对 >3cm 直径的实质性肿块及病理不明的卵巢囊肿,最好经子宫直肠陷窝(Douglas 窝)自阴道取出。阴道切开术可在腹腔镜或阴道途径进行,横切或纵切口均可。

(1)腹腔镜阴道切开术:腹腔镜阴道切开术是经(Douglas 窝)切开子宫直肠陷凹达阴道,即腹腔镜子宫直肠陷凹切开术(laparoscopic culdotomy)。

第 1 步,确定切口位置:在腹腔镜下行子宫直肠陷凹切开术时,必须先证实直肠和阴道后壁之间的解剖关系以避免损伤直肠。通常采用刮匙伸入子宫腔或采用子宫操纵杆上抬子宫,使在腹腔镜下能清楚看到阴道后穹隆。在腹腔镜下检查后陷凹时,能在阴道看到宫颈坐落在宫骶韧带之间。也可用艾利斯钳钳夹湿海绵或湿纱布置子宫颈后方以扩张和辨认阴道后穹隆。直肠探棒伸入直肠内以保证直肠与阴道的间隙,有助于后陷凹部位切开。做后陷凹切开时,必须保证直肠远离阴道后穹隆。

第 2 步,切开阴道后穹隆:切割时可用电刀、激光或剪刀,切开直肠和阴道连接处的腹腔后采用水分离,分开直肠阴道之间间隙,并将直肠往下压。当直肠从阴道后壁或阴道顶分离开来时,经阴道用钳子钳夹湿海绵扩张

阴道上部或阴道后穹隆。腹腔镜下的子宫直肠陷凹横切开采用匙状电刀或激光,阴道切开采用剪刀,显露后穹隆海绵时指示阴道已全层切开。

第 3 步,预防腹腔漏气:一旦进入阴道,由于漏气维持适当的气腹就遇困难,但用海绵或湿纱布塞入切口通常能维持气腹。另外,如果助手捏住阴唇,也能使气体丢失减慢。由于气腹的突然丧失,手术视野无法暴露,看不清需取出的组织,用锐利的抓钳经阴道操作就有误抓肠曲的危险性。因此,在子宫直肠陷凹切开以后,应用一海绵塞子或 30ml 的 Foley 球塞住阴道切口以避免漏气,有利于取出大的组织物。

第 4 步,取出肿物:纤维瘤、卵巢或输卵管采用腹腔镜活检钳或单齿抓钳经阴道钳夹取出。对大囊肿用抓钳抓住后拖至深盆腔塞住切口以免漏气,然后采用 14～18 号针经阴道行囊肿穿刺减压后取出。对畸胎瘤,有的手术医师在切开肿瘤包膜后,将黏厚囊液自阴道引流直至瘤体体积缩小至能从切口取出。但是,我们推荐袋内取瘤术,经腹腔或阴道切口放入不透水的取瘤袋,将卵巢囊肿整个放入袋中然后闭合袋口,经阴道切口将袋口边拖至阴道外,打开袋口,在直视下行囊肿穿刺减压后取出囊肿,这样肿瘤内容物不污染阴道。对纤维瘤,经阴道置入抓钳或 11mm 的带螺纹的钻子,在腹腔镜直视下抓住肌瘤或钻入肌瘤。也可在腹腔镜下将肌瘤推至盆腔深部堵住后陷凹切口,由第二位手术医师自下方用抓钳取肌瘤。肌瘤大,一次不能取出者则经阴道用剪刀或小刀或碎块器碎块后取出。

第 5 步,关闭后穹隆切口:取出组织后,可经阴道或腹腔镜缝合关闭阴道切口。阴道切口可用 0 号肠线 8 字间断或连续缝合。腹腔镜下关闭子宫直肠陷凹切口,用 1～3 号弯针可作腔内缝合打结。亦可经阴道缝合切口,此法操作更简单快速。

（2）经阴道切开术：以阴道拉钩拉开阴道后壁，组织钳钳夹宫颈后唇，暴露阴道后穹隆，于后穹隆部位近子宫后壁，横行切开阴道壁长 2～3cm，撤出组织钳及阴道拉钩，以手指钝性沿子宫体后壁向前推进，同时将直肠向后方推开，并将阴道壁横行切口稍向两侧延长。此操作可借助腹腔镜在电视屏幕上监视。当透过薄薄的子宫直肠陷凹腹膜隐约可见阴道内手指时，即以阴道拉钩插入后穹隆切口内，以血管钳钳取子宫-直肠陷凹腹膜后切开，进入盆腔。

总之，腹壁穿刺置入套管、腹腔内挟持组织、结扎、缝合、止血及将切除的肿物取出等是腹腔镜手术的基本操作技术。如能熟练掌握，达到得心应手的境界，开展各种腹腔镜手术将不会成为一件难事。

第八节　妇科腹腔镜下手术

腹腔镜外科对妇科手术的发展已经产生了巨大的影响，在诊断、治疗某些妇科疾病中已显露出极大的优势，成功地替代了许多传统的开腹手术，其中包括某些高难度的手术。

一、腹腔镜下诊断与治疗

（一）诊断

腹腔镜诊断是妇科诊断学的重大发展之一，其价值和对生殖医学的贡献已得到临床验证。腹腔镜为某些疾病如子宫内膜异位症、盆腹腔粘连等的诊断提供了金标准，并为异位妊娠、卵巢囊肿蒂扭转、黄体破裂、急性盆腔炎及盆腔脓肿等妇科急腹症的早期诊断和治疗提供了可能性。也成为腹痛原因待查、腹水原因待查及不孕症盆腹检查等一些原因不明疾病简单微创的诊疗手段。随着实践经验的积累，通过腹腔镜结合输卵管染料通液及超声介入等，必将为腹腔镜诊断增添更丰富的信息和增加诊断的精确性。

（二）治疗

许多经典的妇科手术，如盆腔粘连分离术、输卵管闭锁或阻塞的矫治术、异位妊娠的手术、卵巢良性囊肿或肿瘤的切除或剥除术、附件切除术及浆膜下或肌壁间子宫肌瘤切除在腹腔镜下进行的有效性、安全性和合理性，均得到临床实践的考验。因此，这类妇科手术在腹腔镜下开展的价值已经确定。腹腔镜子宫切除在技术上的可行性已毋庸置疑，经过多年的实践，腹腔镜辅助阴道子宫切除（LAVH）及 Semm 的标准鞘内子宫切除术（CISH）被认为是最具发展潜力的子宫切除术式。在 LAVH 中，对单纯阴式子宫切除有困难的病例，如腹腔粘连或较大肌瘤，在腹腔镜协助下手术者可根据具体情况进行操作，使许多既往必须剖腹完成的妇科大手术实现了腹部小切口经阴道完成的愿望。Semm 式筋膜内子宫切除术，仅切除宫颈移行带而保留宫颈外鞘，为患者留下了宫颈支架，却消除了宫颈部位发生恶性病变的隐患。此术式在保留局部解剖结构不变的前提下，解除患者病痛，其应用前景已被广大临床医师认可。腹腔镜在妇科恶性肿瘤手术中的应用除晚期子宫肿瘤和卵巢癌尚存争议外，对早期宫颈癌、子宫内膜癌及 I 期卵巢癌的腹腔镜手术技巧已被越来越多的妇科腔镜医师掌握，大样本的临床观察显示对上述患者进行腹腔镜手术与开腹手术比较，手术范围及远期疗效等两者无显著差异，但腹腔镜的手术时间、出血量及术后恢复等要明显优于开腹手术。

二、手术分类

（一）英国皇家大学妇产科的分类

手术分类的意义在于评判腹腔镜手术的难易程度及术者掌握镜下操作技术的水平。根据英国皇家大学妇产科制定的、国际妇科内镜协会采用的腹腔镜手术分类见表 3-3。

表 3-3　英国皇家大学妇产科腹腔镜下手术分类

类别	应用范围	常用手术
Ⅰ类	诊断	
Ⅱ类	小手术	①腹腔镜绝育术；②囊肿穿刺抽吸术；③卵巢活组织检查；④较少的粘连分离术（不涉及肠道）；⑤子宫悬吊术；⑥AFS Ⅰ期子宫内膜异位病灶的凝固术
Ⅲ类	较大手术	①多囊卵巢的激光/凝固术；②AFS Ⅱ及Ⅲ期的子宫内膜异位病灶的激光/凝固术；③异位妊娠的线形输卵管切开术/输卵管切除术；④不孕症的输卵管造口术；⑤输卵管切除术/输卵管卵巢切除术；⑥中度及重度粘连分离术；⑦肠道粘连的分离术；⑧卵巢囊肿切除术；⑨子宫内膜异位囊肿的腹腔镜/激光手术；⑩腹腔镜辅助的阴道子宫切除术
Ⅳ类	大手术	①子宫肌瘤切除术；②AFS Ⅲ、Ⅳ期的子宫内膜异位症的腹腔镜手术；③盆腔淋巴结清扫术；④输尿管分离术；⑤骶前神经切断术；⑥子宫直肠窝封闭的分解术；⑦器官功能失禁及脱垂的腹腔镜矫治术；⑧全子宫切除术

（二）美国生殖医师协会和加拿大妇产科协会分类

美国生殖医学协会下属的生殖医师协会（Society for Reproductive Surgeon-American Fertility Society，SRS）和加拿大妇产科协会（Society of Obstetricians and Gynecologists of Canada，SOGC）分别对腹腔镜手术的难易度进行了分类（表 3-4），现比较如下。

表 3-4　腹腔镜手术难易度分类

类型	美国生殖医师协会	加拿大妇产科协会
第1类（不需要额外培训的手术）	（1）腹腔镜下输卵管结扎术； （2）单纯卵巢囊肿的腹腔镜下穿刺吸引术； （3）卵巢活检术； （4）轻微粘连的分解术； （5）异位妊娠的部分输卵管切除术； （6）异位妊娠的输卵管线性切开术	（1）腹腔镜下输卵管结扎术； （2）单纯性卵巢囊肿的穿刺吸引术； （3）卵巢活检术； （4）微小的粘连分解术； （5）异位妊娠的线性输卵管切开或输卵管切除术； （6）Ⅰ期和Ⅱ期子宫内膜异位症的激光或热能处理； （7）多囊卵巢综合征的激光或电能处理
第2类（需要额外培训的手术）	（1）腹腔镜下子宫骶骨韧带切断术； （2）中度至重度，或与肠曲粘连的粘连分解术； （3）多囊卵巢综合征的激光或热能卵巢钻孔术； （4）输卵管积水的输卵管造口术； （5）输卵管切除术/输卵管-卵巢切除术； （6）子宫肌瘤和卵巢囊肿切除术； （7）腹腔镜辅助阴式子宫切除术； （8）Ⅲ期或Ⅳ期子宫内膜异位症的腹腔镜手术； （9）阑尾切除术	（1）子宫骶骨韧带切断术； （2）中度或重度，或涉及肠曲的粘连分解术； （3）卵巢囊肿剥离术； （4）不孕症的输卵管造口术； （5）输卵管切除术/输卵管-卵巢切除术； （6）子宫腺肌瘤的内镜处理； （7）腹腔镜辅助阴式子宫切除术； （8）Ⅲ期或Ⅳ期子宫内膜异位症的内镜手术

续表

类型	美国生殖医师协会	加拿大妇产科协会
第3类（需要特别额外培训的手术）	(1)盆腔淋巴结清扫术； (2)骶前神经切断术； (3)广泛的盆侧壁分离术； (4)封闭的子宫直肠陷凹分离术； (5)肠道手术； (6)耻骨后膀胱颈悬吊术； (7)疝修补术； (8)输尿管分离术	(1)盆腔淋巴结清扫术； (2)骶前神经切断术； (3)盆侧壁分离术； (4)已封闭的子宫直肠陷凹的分离手术； (5)子宫肌瘤挖出术

从表 3-4 可见,美国和加拿大关于腹腔镜手术难易度的分类基本相同。事实上,在世界范围内腹腔镜手术的分类都大同小异,这有利于我们借鉴。

三、适应证和禁忌证

(一)适应证

腹腔镜手术医师在考虑腹腔镜手术适应证的范围时,首先应考虑患者的实际情况,是否适合进行腔镜手术;同时还要考虑到术者的技术水平和一旦出现并发症时处理这些问题的能力。应避免不顾主客观条件和自己的实际能力造成随意性中转开腹手术,增加患者痛苦,挫伤开展腹腔镜手术的积极性。手术适应证包含手术指征和适合于该种手术的生理状态。

1. 诊断 腹腔镜诊断是一种创伤性检查方法,故应在分析病史、体格检查和做有关辅助检查后,确需采用腹腔镜诊断者为诊断性腹腔镜指征。

2. 手术 由于腹腔镜提供了进入腹腔的直接途径,近年来在诊断性腹腔镜的同时已能开展许多手术,替代了大部分剖腹手术。根据国际妇科内镜协会腹腔镜手术分类,意味着在妇科领域的大小手术几乎均能在腹腔镜下进行,故患者一般状况、术者经验及手术设备则成为能否进行腹腔镜手术的关键。

(二)禁忌证

禁忌证首先是针对在腹腔镜下进行的手术本身而言,即禁忌证包括那些不适宜在腹腔镜下进行的诊断和手术;其次,腹腔镜禁忌证还包括那些虽具有手术指征,但存在腹腔镜下施行手术时相对危险性增加的医学情况。如气腹状态与体位可能会使心肺疾病加重,那么严重的心肺疾病应是腹腔镜手术的绝对禁忌证。

目前,绝大多数为相对禁忌证。随着腔镜技术和手术器械的发展,手术范围在不断扩大,一些相对禁忌证逐渐成为适应证,如低血容量休克、腹腔内出血等在开展腹腔镜手术初期曾被视为绝对禁忌证。但是,随着术者技术水平的提高和经验的积累,对此类患者进行快捷微创的治疗已成为可能;妊娠期手术也曾被视为绝对禁忌证,但实践证明在妊娠 3~6 个月期间施行腹腔镜手术是安全有效的;多次腹部手术史伴有显著的腹腔内粘连的患者可能会严重影响手术视野,增加肠管损伤的危险性,因此也曾被列入禁忌证范围,但细心操作谨慎放置第 1 个穿刺器能将这些风险降低到最低限度。精确地分离腹壁粘连,游离肠襻和小心谨慎地识别重要的解剖标志,将化解这些困难和风险。术前肠道准备对降低手术风险也是重要的一环。

1. 主要禁忌证 下述情况的腹腔镜手术是非常冒险的。

（1）心肺系统严重疾病：心肺功能严重损害患者，可能在以下环节存在危险状态：①人工气腹的压力压迫下腔静脉，影响回心血量导致心脏功能失代偿；②由于气腹压力及头低臀高的体位使腹腔内器官倒向头侧引起横膈抬高，降低了呼吸潮气量。另外，由于人工气腹注入腹腔的二氧化碳的吸收进一步加重高碳酸血症，可能引起心律失常。

（2）大的腹疝及膈疝：因人工气腹的压力将腹腔内容物压入疝孔随之发生腹部疝的嵌顿。腹腔内容物经疝孔进入胸腔者可进一步损害心脏及呼吸功能。但如果有腹腔镜下进行疝修补指征者，则另当别论。

（3）弥漫性腹膜炎：由于严重的弥漫性腹膜炎伴有肠麻痹使肠腔扩大，腹腔镜手术时易引起肠损伤。

（4）严重的肠梗阻：尽管具有精湛手术技能的妇科医师已能进行腹腔镜的粘连分离术，但这类患者的手术仍面临肠损伤的危险性。

（5）施术者无经验，未接受腹腔镜手术培训的医师不应试行腹腔镜手术，以杜绝因缺少经验而引起的手术并发症。

2. 相对禁忌证　许多情况下，虽有手术指征，但腹腔镜下施行手术仍需倍加小心。

（1）既往腹部手术史或感染性肠道疾病。

（2）过度肥胖或消瘦。

（3）宫内妊娠：当子宫增大到 20 周妊娠时，一般不考虑行腹腔镜手术。

（4）腹腔内大的肿块：曾认为大肿块的腹腔镜检查对肿块损伤的危险性较大，但目前的观念不再是肿块的大小，而是将术者的技能作为决定因素。

（5）器官移位或扩大：肾和脾增大及胃下垂者的腹腔镜检查，易发生脏器损伤。故在术前了解增大和移位脏器的位置和边界，以确定在腹腔镜下手术是否安全。

四、术 前 准 备

1. 患者准备　特别是老年患者重点应检查心、肺、肝、肾功能，对并存病症，特别是高血压病、冠心病、肺部感染、肝功能损害、糖尿病等应给予全面的内科治疗。麻醉前应禁食禁水 8h。腹部特别是肚脐应清洁。阴道应除外炎症并冲洗干净。

2. 术前用药　麻醉前用药：其目的在于解除焦虑，提高痛阈，抑制腺体分泌，消除不利的反射和减少麻醉的不良反应。麻醉前用药应因人而异。常用的方法是地西泮 10mg、阿托品 0.5mg 或东莨菪碱 0.3mg 术前 30min 肌内注射。有人认为阿托品可引起不适，仅在术中因麻醉和手术操作引起明显迷走反射时应用，但有专家观察到经历腹腔镜手术的患者麻醉前用阿托品术前、术中、术后并无不适感。

3. 器械准备　包括检查麻醉器械、腹腔镜手术器械、监护仪和一般器械等。

五、麻　　醉

（一）麻醉方法

1. 全身麻醉　腹腔镜手术对多数患者主张气管插管全麻，其优点是采用气管插管及使用肌松药施行控制呼吸，有利于保证适当的麻醉深度和维持有效的通气，又可避免膈肌运动，有利于手术操作。在监测 PCO_2 下可随时保持分钟通气量，有效地排除二氧化碳气腹后吸收的二氧化碳，使 PCO_2 在正常范围。麻醉可选用吸入、静脉或复合麻醉。

（1）诱导方法：腹腔镜手术的时间一般较短，因此要求麻醉诱导快、苏醒快、后遗症少。腹腔镜下的人工气腹可增加心脏负荷，降低心排血量，因此应选用对循环影响轻的短效麻醉药。目前多采用镇静药咪达唑仑或依托咪酯；镇痛药芬太尼；肌肉松弛药阿曲库铵或维库溴铵复合诱导气管插管。

（2）麻醉维持：①吸入麻醉：吸入麻醉通常采用安氟醚或异氟醚单独或联合应用氧化亚氮（N_2O）维持。N_2O 的应用目前尚有争议，因其可引起术中肠扩张，增加术后恶心、呕吐发生率。②全静脉麻醉:全静脉麻醉可用咪达唑仑或依托咪酯、芬太尼、丙泊酚或氯胺酮合用,其优点为术后恢复快、恶心呕吐发生率低;丙泊酚全静脉麻醉加"低容高频"通气模式用于麻醉维持其血流动力学和呼吸功能稳定,是一种较为理想而安全的麻醉方法。③静脉/吸入复合麻醉:上述静脉麻醉药和吸入麻醉药复合应用也可获得理想的效果。推荐方法:麻醉初期可并用丙泊酚/异氟醚,使麻醉迅速进入稳定状态;中期减少异氟醚吸入浓度;后期单用丙泊酚。这样可使苏醒期心血管系统稳定,患者无躁动。④肌肉松弛药:腹腔镜全麻术中可应用任何肌松药,阿曲库铵或维库溴铵因属中短效肌松药且无心血管影响可能是最佳选择。琥珀酰胆碱因作用时间短,常用于麻醉诱导,也可加到生理盐水中静脉滴注维持肌肉松弛,停药后肌肉松弛作用即消失。

2. 硬膜外麻醉 腹腔镜手术的麻醉可单用硬膜外麻醉,特别是下腹部手术可避免气管插管引起的并发症。如硬膜外阻滞控制麻醉平面在 $T_4 \sim T_{12}$(上腹部手术)或 $T_6 \sim S_4$(下腹部手术)。因患者清醒,分钟通气量可代偿性增加,排出过多的二氧化碳因而可以维持正常 PO_2 和 PCO_2。腹内压增加致静脉回流降低,V/Q 增高,反而可使 PCO_2 下降。其次清醒患者因咽喉反射并不消失,尚可不致出现误吸。硬膜外麻醉肌肉松弛满意,术中应激反应轻,术后血栓并发症少,对冠心病心肌梗死有防治作用等优点。但由于二氧化碳对膈肌的直接刺激,多数患者主诉肩臂放射性疼痛,此时除减慢充气速度(1.0~1.5L/min)外,常需辅用强效麻醉性镇痛药,如哌替啶等。但用药不可过多,以防中枢抑制而失去呼吸代偿。

硬膜外麻醉最大的不足是气腹后患者不适和躁动,一旦出现并发症处理困难。

3. 局部麻醉 腹腔镜用于诊断性检查时,因操作简单、持续时间短,可在局部麻醉

辅以小量镇静镇痛药下完成。

(二)常见并发症

1. 低氧血症、高碳酸血症、酸中毒 主要原因如下。

(1)二氧化碳经腹膜吸收入血。气腹后15min 和 30min,二氧化碳经腹膜吸收率分别为 42ml/min 和 38.6ml/min,肺呼出二氧化碳量增加 30% 左右,每分通气量增加20%~30%。气腹后 30min 内二氧化碳吸收率为70ml/min,30~75min 期间为 90ml/min。二氧化碳吸收率受气腹压波动的影响,随着腹压增高,腹膜毛细血管受压,其血流量减少,阻止了二氧化碳进一步吸收,而在气腹减压时,腹膜毛细血管重新开放,二氧化碳吸收明显增加。

(2)腹腔内充气及特殊体位等因素,膈肌抬高肺受压,引起肺顺应性降低,气道压增加,通气功能受到影响,体内二氧化碳排出减少,加上从腹腔吸收大量二氧化碳,导致低氧血症、高二氧化碳血症、酸中毒。经腹膜吸收入血的二氧化碳部分由肺排出,不能排出的二氧化碳暂时贮存在体内,尤其在骨骼肌和骨腔内,术后逐渐排出,以致有持久高二氧化碳血症的危险。高二氧化碳血症刺激中枢神经系统,增加交感神经活性,导致心肌收缩力增加、心动过速及血压升高。而二氧化碳直接作用是扩张末梢小动脉,抑制心肌收缩力。二氧化碳蓄积可诱发心律失常甚至心搏骤停。因此必须加强术中呼吸功能管理和监测,如 $P_{ET}CO_2$ 血氧饱和度、气道压力、血气分析。依据 $P_{ET}CO_2$ 升高情况调节每分通气量,使 $P_{ET}CO_2$ 维持在正常水平。对于老年人、肺顺应性降低、有肺气肿或肺大疱的患者应注意控制气道峰压不致过高,可采用增加呼吸频率,潮气量不变或适当减少以达到过度换气的目的。

2. 反流、误吸 目前有两种观点:一种观点认为由于腹内压和体位等因素增加了胃内容物反流的危险性,其发生率为 2% ~

20%;另一种观点认为腹内压增加时,腹腔段的食管下端括约肌压力也相应上升,使屏障压仍保持在较高水平,防止了反流、误吸的发生。但麻醉手术中发生反流的机制比较复杂,目前仍未完全阐明。对该类手术很有必要插入带套囊的气管导管防止误吸。

3. 恶心、呕吐 是术后最常见的并发症,发生率高达40%~50%。其原因有二氧化碳气腹及麻醉用药(N_2O、芬太尼等)。腹腔镜手术患者住院时间短,甚至不住院,因此降低术后恶心、呕吐发生率尤为重要。具体措施如下。

(1)术前和术中常规预防性给药,麻醉前服用组织胺H_2-受体拮抗药(雷尼替丁、西咪替丁)可使80%~90%的患者胃液pH>2.5,胃液量<20ml。

(2)插入胃管抽吸减压可降低术后呕吐率。

(3)甲氧氯普胺(灭吐灵)和昂丹西酮(枢复宁)具有良好的镇吐作用,能提高食管下端括约肌压力,可在手术结束时应用。

(4)应用东莨菪碱皮肤膜片,能明显降低门诊患者腹腔镜手术后恶心、呕吐的发生率及缩短术后观察时间,并且安全、无不良反应。

4. 二氧化碳栓塞 腹腔镜手术中二氧化碳栓塞的主要原因是二氧化碳通过开放的小静脉及气腹针误入血管等途径造成,发生率为0.13‰~5.9‰。临床表现取决于气体进入静脉的量和速度,大量二氧化碳栓塞可使患者致死。因此,早期诊断、及时处理是麻醉管理的关键。

5. 皮下气肿 发生率为2.7%。理想的腹内压应保持在10~15mmHg,过高容易引起副作用逸出腹腔。发生皮下气肿的主要原因有:①气腹针误入皮下组织;②套管针周围漏气或部分拔出;③腹内压力过高。

一旦出现皮下气肿,应立即观察患者呼吸情况,以明确是否伴有气胸。皮下组织吸收二氧化碳可引起高碳酸血症,应及时解除气腹和进行过度换气。颈部皮下气肿多为纵隔气肿。

6. 气胸 偶有发生,其机制不清楚,可能与手术损伤膈肌和胸膜、先天性膈肌缺损,以及胸腹管未闭等因素有关。后者还可能形成单向活瓣而造成张力性气胸。处理在于加强麻醉监测,如果腹腔镜手术中发现下列情况时应考虑气胸的可能:①通气困难,如气道压力增加或肺顺应性降低;原因不明的氧饱和度降低;②原因不明的血流动力学变化。单侧气胸临床诊断并不困难,一侧呼吸音低、气管移位、第2肋间穿刺可抽出气体。一旦出现气胸应立即解除气腹,必要时行胸腔闭式引流术。

第九节 手术并发症及其预防措施

腹腔镜手术在妇科领域的应用越来越广泛,许多以前需开腹才能完成的手术,目前已逐渐被腹腔镜手术所替代。腹腔镜手术有着众所周知的优点如切口小,手术效果好,术后痛苦少、恢复快,住院时间短。与传统的开腹手术相比,腹腔镜手术有以下特点:①手术非直视下进行,而是在二维影像下的操作;②手术的体位不同,常需要头低足高位;③手术时需要气腹以暴露手术视野;④手术器械常常为电手术器械或其他有能量的器械;⑤一些手术并发症手术中不易发现或容易忽略,而且腹腔镜处理并发症有一定困难,常需要开腹完成。医师的手术经验、手术方式及范围是影响并发症发生的类型及严重性关键因素。了解并发症发生的相关因素,掌握其临床表现及预防治疗措施,是减少并发症的发生、提高医疗质量、保证手术安全性的关键。

美国妇科腹腔镜协会(AAGL)的报告显

示,1972 到 1988 年腹腔镜手术并发症率及死亡率从 0.68% 及 25.0/10 万,下降到 0.15% 及 5.4/10 万。但 1991 年的并发症的发生比 1988 年上升了 1.5 倍。腹腔镜手术的并发症与手术的难度有关。文献报道诊断性腹腔镜的并发症发生率为 0.19%～0.27%,而腹腔镜手术并发症发生率为 1.6%～3.0%,其中以 LAVH 的并发症最高,达 9.4%～16.6%。北京协和医院腹腔镜手术总的并发症发生率为 1.92%,其中附件手术及子宫肌瘤剔除的并发症分别为 0.9% 及 1.9%,LAVH 并发症为 6.67%。虽然随着腹腔镜手术技术的提高,腹腔镜手术总的并发症呈下降趋势,但随着腹腔镜手术的广泛开展,手术适应证不断拓宽,手术难度的不断增加,并发症特别是严重并发症的发生并不一定减少,因此应时刻警惕并发症的发生。

一、腹腔穿刺所致并发症

(一)常见损伤

腹腔镜穿刺损伤主要为腹膜后、大网膜及腹壁血管及内脏脏器。Garry R 主张将腹腔镜穿刺并发症分成两类:Ⅰ类损伤,指位于正常位置的血管或肠管的损伤;Ⅱ类损伤,指粘连于腹壁的腹腔镜组织器官的损伤,其他大网膜或大网膜及肠管损伤为Ⅱa,仅有肠管损伤者为Ⅱb。这种分类法对了解不同部位损伤的发生的原因及相关的预防措施都有着实际意义。

1. 腹膜后血管损伤 由于腹膜后血管的解剖位置,故损伤均为Ⅰ型。最常受损的腹膜后血管为右髂总动脉,其次为腹主动脉及下腔静脉。腹主动脉的解剖位置中线稍偏左,右髂总动脉通过中线后再进入盆腔。左侧髂总动脉位于乙状结肠的下方,故较少受损。腹膜后血管损伤为严重的并发症,一旦损伤出血凶险有生命危险。气针引起的血管损伤可用抽吸试验证实,一旦诊断应将气针

留置于血管内,立即开腹修补。留置气针的目的一方面可作为指示,手术时易找到出血部位;另一方面亦有减少损伤处出血的作用。进入腹腔后立即于肾动脉下方压迫腹主动脉,并由血管外科医师修补。如腹腔内无明显出血,应注意腹膜后血肿的可能。Trocar 引起的血管损伤通常更为严重。仰卧时,腹主动脉的位置高低有不同。其下端可从脐部上下 2～3cm。头低足高位时,腹主动脉位置上移,使髂总动脉及其分支更加靠近脐部,肥胖患者脐部与主动脉的距离缩短更为明显。气针及腹腔镜 Trocar 进入腹腔时患者应平卧,穿刺方向应朝向骶骨上方。辅助 Trocar 穿刺时方向应对着子宫底部,不可对着骶骨或侧盆壁。脐部无皮下组织,因此不论患者胖瘦其厚度仅为几厘米,切开脐部皮肤时,手术刀亦可损伤主动脉,因此应提起腹壁方可切开皮肤。术后如患者很快出现循环衰竭,应考虑腹腔内出血的可能。腹膜后大血管的损伤主要与闭合式穿刺有关,开放式或直视下穿刺法损伤机会少。

2. 腹壁血管损伤 腹壁血管包括腹壁浅动脉、腹壁上动静脉、腹壁下动静脉。腹壁上动脉为乳内动脉的分支,腹壁下动脉为髂外动脉分支。辅助 Trocar 穿刺有损伤这些血管的可能。由于辅助 Trocar 穿刺并非盲目性,而是在腹腔镜的窥视下进行,通过腹腔的照明可看到腹壁血管,因而可避免损伤。但有时腹壁血管显示不清,如腹壁薄的患者。这时可通过解剖标志确定血管的位置。如腹壁下动脉的走行是从髂外动脉至股管(圆韧带进入腹壁处)。穿刺时避开这些部位。应注意穿刺位置靠近侧腹时,有可能损伤髂外血管。术中发现腹壁血管撕裂,可采取腹壁全层缝合法止血。缝合位置应包括 Trocar 穿刺处上下 1～2cm 处。有时也可用双极电凝止血。或用 12 号 Folley 导尿管自 5mm Trocar 处穿刺处插入腹腔,气囊内注入 5～10ml 盐水,外拉 Folley 尿管使气囊压迫于腹

壁以期止血。直径大的 Trocar 引起损伤的机会多。

3. 内脏的损伤　主要为肠管及大网膜的损伤,辅助 Trocar 有时可引起膀胱的损伤。正常位置无粘连肠管的损伤,发生机制与腹膜后大血管损伤一样,属于Ⅰ类损伤;如肠管粘连于前腹壁引起损伤,而大网膜无损伤者属于Ⅱb类损伤。大网膜粘连于前腹壁引起的损伤属于Ⅱb类损伤,可合并有肠管损伤。如果粘连在脐周,则损伤很难避免。即使开放式腹腔镜亦不能避免Ⅱ类损伤的发生。但闭合式腹腔镜引起肠管损伤有时易忽略,术后出现肠坏死、腹膜炎甚至败血症等严重并发症,而开放式腹腔镜造成的损伤较易及时发现并处理。

(二)发生率及其高危因素

腹腔镜穿刺并发症主要与 Veress 气针、第 1 Trocar 的穿刺有关,辅助 Trocar 由于在直视下插入,故一般出现并发症较少。Garry R 总结 1977 年至 1999 年 6 位作者 350 000 次闭合式腹腔镜的穿刺并发症,其中肠道损伤的发生率为 0.4‰,血管损伤的发生率为 0.2‰。Catarci M 报道的 12 919 例腹腔镜手术并发症的多中心研究结果:第 1 Trocar 穿刺并发症中,闭合式腹腔镜占 82%,开放式腹腔镜及直视下腹腔镜各占 9%。总的穿刺并发症发生率为 1.8‰,其中大血管损伤占 0.5‰,肠管损伤占 0.6‰,小血管损伤占 0.7‰,无死亡病例。穿刺并发症的发生率与穿刺方法有关,直视 Trocar 穿刺、闭合式及开放式穿刺法的并发症分别为:2.7‰、1.8‰及 0.9‰。直视 Trocar 穿刺法并发症高可能是由于这种方法应用较晚,例数较少的关系。未形成气腹直接插入 Trocar 法仅为少数经验丰富者应用,其肠管的损伤并不高,约为 0.6‰。以上文献报道均为气腹针及第 1 Trocar 并发症的发生情况。北京协和医院报道的 3692 例闭合式腹腔镜手术中,穿刺相关的并发症 8 例(2.2‰),其中大网膜血管损

伤 1 例,第 1 Trocar 穿刺并发症率为 0.3‰,腹壁下血管撕裂 7 例,辅助 Trocar 引起的并发症率为 1.9‰。Schäfer 报道 14 243 例外科及妇科腹腔镜手术,气腹针及 Trocar 引起的损伤共 26 例,总的并发症为 1.8‰。其中消化系统损伤 19 例,依次小肠、大肠及肝脏;血管损伤 7 例,主要为大网膜或肠系膜血管损伤,其次为腹壁血管撕裂。

腹腔镜穿刺并发症除与手术技术,包括缺乏经验、器械太钝或腹部筋膜过于强劲致用力过猛相关外,腹腔内粘连为重要的相关因素。Audebert 报道即使无腹部手术史,腹腔内的粘连发生率可达 8‰,其中严重粘连为 4‰;有腹部手术史者,粘连的发生率明显升高,其中腹腔镜手术、腹部横切口手术及腹部纵切口手术后腹腔内粘连的发生率分别为 14‰、214‰及 531‰,其中重度粘连分别占 7‰、69‰及 253‰。腹部手术史特别是纵切口手术明显增加腹腔内粘连特别是肠道粘连的机会。文献报道有腹部手术史者脐部肠管粘连为 3%～5%,因此选择穿刺方法时应考虑这一点。

(三)预防措施

1. 确保闭合式腹腔镜穿刺的安全性　Veress 气针的穿刺是否进入正确的腹腔位置可通过负压试验(hiss test)即提高腹部时,空气自 Veress 气腹针进入发出嘘嘘声;滴注试验(drop test)即将注射器固定于气腹针上,上提腹部注射器内的生理盐水因为负压而流入腹腔;抽吸试验(aspiration test):将装有生理盐水的注射器接于气腹针上,如果气腹针位置正确,则抽吸容易且无内容物吸出,如果吸出肠内容物或血液,则气腹针插入相应的器官中;或压力指示表显示(quadro test):重要参数包括腹腔内压力,进气速度及进气总量。如果充气开始时腹腔内压力<5mmHg,则表明气腹针位置良好。

2. 改变第 1 Trocar 穿刺位置　气腹针及第 1 Trocar 的穿刺点通常为脐周。对有

腹部手术史者特别是有腹部纵切口手术史者,可选择脐和剑突之间(李-黄点)或者左上腹(Palmer点)。

3. 应用开放式腹腔镜替代闭合式腹腔镜 可避免Ⅰ类损伤,特别是腹膜后血管的损伤。但开放式腹腔镜不能有效预防Ⅱ类肠道损伤,但术中可及时发现损伤并进行处理。

4. 观察腹腔粘连情况 应用微小腹腔镜观察腹腔粘连情况,以避开粘连的部位,减少并发症。一般微小腹腔镜自Palmer点插入。

5. 减少Ⅰ类损伤 应用更安全的Trocar避免使用锐性Trocar可减少Ⅰ类损伤,Optic trocar在腹腔镜的直视下进入腹腔,还有带保护鞘的Trocar,其螺旋式的进入方式,可将腹部各层组织推开而非切开,而且还可插入腹腔镜进行直视观察;这类Trocar更安全,可有效避免Ⅱ类损伤,但价格比较昂贵。

二、与气腹相关的并发症

气腹相关的并发症主要包括充气并发症及二氧化碳吸收后引起腹膜局部或全身的酸碱平衡的改变。

(一)气栓、皮下气肿及气胸

主要见于充气阶段。

1. 气栓 很少见,但一旦发生可有生命危险。少量的CO_2进入血液中可自然吸收并通过呼吸排出,临床上并无症状。致命性的气栓通常是由于气针直接插入血管内充气所致。严重的栓塞可引起二氧化碳分压下降、O_2饱和度及氧分压明显降低。当患者仰卧位时,血中的气体最易栓塞冠状动脉而引起心律失常;患者头低足高位时,气栓多发生在内脏血管;当体位变成头高位时,可引起脑栓塞。一旦怀疑气栓发生,应立即停止充气,有条件可进行中心静脉插管,抽取右心房内气体。其他抢救措施还包括输液、吸氧。气栓是可预防的并发症,只有明确了气针进入

腹腔后才可开始充气,且形成气腹的速度不宜过快,开始充气时进气速度以不大于1L/min为宜。

2. 皮下气肿 是由于腹膜外充气,或由于Trocar切口太大或进出腹壁次数多气体进入皮下所致。轻度的皮下气肿一般无症状,检查时有皮下捻发音,可于数日自行吸收,无须处理。如果皮下气肿延伸至纵隔或气体通过横膈裂孔时可引起纵隔气肿。严重时可引起呼吸循环功能的障碍,甚至出现休克或心跳停止。处理措施包括立即停止手术,局部穿刺排气,严密观察病情变化。预防措施关键是气针必须正确穿入腹腔内。严重的皮下气肿亦可引起气胸。最早的表现为二氧化碳分压上升,以后可表现氧饱和度降低,气道压力升高。胸部X线检查可辅助诊断。处理应立即停止充气,监测二氧化碳分压、氧饱和度、气道压力等,并进行胸腔穿刺抽气。皮下气肿严重时,有时还可引起呼吸性酸中毒,表现为血pH下降、二氧化碳分压升高、氧分压降低,治疗措施主要是加强机械性通气。

(二)神经牵扯性疼痛

主要与二氧化碳吸收有关。二氧化碳经腹膜吸收后在腹膜局部造成的酸性环境会对膈神经产生损伤,造成术后膈神经牵扯性疼痛,如肩膀及肋骨的疼痛。预防措施主要包括充气速度不要太快、气腹压力不要过高、手术时间不宜过长、使用加温加湿的二氧化碳气体、术后尽量排除残余气体、必要时可用无气腹腔镜。由于呼吸系统有很强的代偿能力,故肺功能正常,一般不会出现由于二氧化碳吸收而造成呼吸性酸中毒。

三、与器械相关的并发症

腹腔镜手术中的止血及切割,通常需要应用有能量的器械,如电手术器械、激光、超声刀(laparocopic ultrasonically activated scalpel,LUS)等。

（一）常用器械

1. 电手术器械　包括单极电凝器及双极电凝器。单极电凝器的工作原理为电流自手术器械输出，通过患者全身再回到负极板，完成电流的循环；而双极电凝器的电流只在双极的两个电极板之间循环。单极电凝器需要 1200V 高频电流发生器，而双极电凝器需要 120V 的高频电流。

2. 激光　包括二氧化碳激光、Argon 激光、KTP 及 Nd：YAG 激光等。腹腔镜手术中二氧化碳激光应用较多。激光为类似射线的有能量光束。激光的产生：位于激光管中的分子如二氧化碳等在强磁场的作用下，其电子处于高能量状态，当电子回到低能量状态时释放出光子。光子与周围的分子互相碰撞，重复上述过程释放出新的光子，从而产生连锁反应。在无数激光管中释放的光子聚集在一起，形成较强能量的光束，成为激光。

3. 超声刀　即通过晶体压电系统，器械水平振动频率 55 000 Hz，垂直振幅 25 ～ 100μm，将电能变成机械能。

（二）主要并发症

电手术器械引起的损伤主要为电传导以及热传导引起的损伤，多与单极电凝器的应用有关，受损器官多为腹腔内脏器如肠道或输尿管，亦可皮肤或其他部位。单极电凝器的工作原理决定了电流向电阻低的部位如肠管、输尿管等传导，因此靠近这些部位手术时，可能由于电传导引起损伤；如果手术器械表面有破损，绝缘层破坏或是负极板有破损，术中有可能漏电，引起接触部位的损伤；应用单极或双极凝血时，如果使用时间较长，周围组织的热传导作用亦可造成损伤。电手术器械造成的损伤术中不易发现，诊断及治疗常常被延误，故应加以注意。此外，对带有心脏起搏器的患者，电手术器械可干扰其功能，造成严重后果。激光造成的损伤主要为热损伤，但二氧化碳激光穿透性较差，通常仅为 0.1mm，故较安全。超声刀由于工作温度为 70℃，热传导较少。由于没有电流，适合有电手术器械禁忌的患者。

（三）预防措施

手术前应检查电手术器械的工作状态，绝缘层包括负极板有无破损；术中减少单极电凝的使用，双极电凝较为安全，有条件可使用超声刀；电手术器械不用时，应断开能源；应用电手术器械进行侧盆壁手术操作时，应注意输尿管的走行；分离致密粘连特别是肠道粘连时，应先暴露组织界限后，再用剪刀锐性分离，避免用单极电刀；肠道浆膜面避免用电凝特别是单极电凝；电凝时两种不同的器械不能交叉夹在一起；解剖未明确前，不能盲目应用电刀切断任何组织。

四、特殊器官损伤的治疗

（一）胃肠道损伤

胃肠道损伤的发生率为 0.1%～0.3%，由于一些小的损伤无症状，且可自行愈合，故实际发病率可能更高。胃肠道损伤的原因有器械造成的机械性损伤及术中使用能量如电流、激光、微波等造成的热灼伤。既往腹部手术史、胃肠胀气、腹腔粘连、穿刺技术差等均为高危因素。机械性损伤多于术中发现，而热灼伤则通常在术后数日内才发现。术中如闻到臭味、发现有肠液流出或肠道浆膜面有血肿或者术后患者出现腹膜炎的表现时，应考虑有肠道的损伤。对有高危因素的患者，术中术后应特别注意，病史及仔细的体检是早期发现肠损伤的关键。腹部 X 线检查及实验室检查对诊断有帮助，但特异性不强。

1. 胃损伤　术中胃扩张是胃损伤最主要的因素。平卧时，25% 的妇女胃可达脐下。气针引起的胃穿孔通常较小，不易被发现。一旦发现应下胃插管进行胃肠减压。手术可照常进行。术后继续胃肠减压、禁食输液并给予预防性抗生素。Trocar 引起的胃穿孔通常较大如损伤＜5mm 直径，可非手术治疗；如损伤较大，则应开腹探查，进行修补术。

术中充分冲洗腹腔、术后处理同上。

2. 大肠 横结肠位于气针及腹腔镜 Trocar 之下方,最易受损伤。直肠及乙状结肠固定于盆腹腔中央,如存在子宫内膜异位症或炎性粘连时,亦易受损。升、降结肠位于腹腔的边缘,受损的机会较少。但如果腹腔粘连,正常的解剖位置被改变时,亦有损伤的可能。由于大肠内有细菌,因此即使少量的大肠液进入腹腔,亦可引起严重的并发症。由气针及 Trocar 引起的大肠损伤处理通常与损伤的部位、程度、类型及发现的时间有关。一般均需开腹探查。小的伤口、腹腔污染少,可考虑一期缝合;损伤较大、腹腔污染重,则不宜行肠修补术,以肠切除、肠造瘘为宜,以后再行肠吻合术。大肠热灼伤则通常不能行肠修补术,应行肠切除、肠吻合及今后的肠吻合术。

3. 小肠 由气针引起的小肠损伤通常较小,镜下看到肠液流出或抽出肠液即可诊断,小肠液通常无菌,小肠小的损伤或表面撕裂通常可行非手术治疗。如有贯通伤、肠壁及系膜内血管撕裂有活跃出血或逐渐增大的血肿,应开腹手术,术中应探查整段小肠是否有其他损伤。值得注意的是:有时气针插入肠腔,由于肠腔内压力与腹腔内相似,故误认为进入了腹腔而造成肠腔内充气。如果充气数升后充气压力无上升趋势,患者有排气现象时,应考虑有肠腔内充气的可能,应停止充气及手术,住院观察。

由气针引起的损伤通常较大,后果也更为严重。如损伤表浅,直径小于气针,可给予禁食输液,预防性抗生素等保守方法。抗生素应对肠道菌群及厌氧菌有效。大的损伤应开腹探查,创面整齐清洁的可行修补术,撕裂伤或者肠系膜损伤通常需行肠切除及吻合术。

盆腔子宫内膜异位症及前次腹部手术史有粘连形成者,易引起损伤。对致密的粘连,锐性分离较好。电凝、电切或激光引起的热灼伤,通常于术后数日才出现腹膜炎表现,患者有恶心、呕吐、厌食、发热及腹痛。术后疑肠道损伤时,首先应给予抗生素,禁食输液,胃肠减压等保守措施,如果 24h 后无效,则应再次腹腔镜或开腹探查。

(二)泌尿系统损伤

腹腔镜手术引起泌尿系统损伤概率为 0.1%～0.2%。包括膀胱及输尿管损伤。

1. 膀胱损伤 术中膀胱涨满,盆腹腔手术史如剖宫产史等膀胱正常解剖位置有改变时,易引起损伤。气针及 Trocar 均可造成损伤。身材矮小者或儿童损伤机会较多。

(1)膀胱浆膜损伤:可非手术治疗,包括放置尿管并长期开放、多饮水及应用抗生素预防感染,待尿液变清后 1～2d 可拔除尿管。

(2)腹膜内膀胱穿孔:术中如发现尿少、血尿或膀胱壁出现血肿时,应高度怀疑膀胱损伤。如镜下看到裂孔、盆腔内发现有尿液或尿袋充气时,即可诊断。术中疑膀胱损伤时,可行膀胱镜检查或者膀胱内注射亚甲蓝液以辅助诊断。如果膀胱镜下看到裂孔或亚甲蓝液溢出盆腔即为膀胱损伤。有时膀胱损伤术中未能发现,特别是热灼伤术中不易发现,术后 24h 即可出现症状如尿少、血尿、耻骨上胀痛甚至发热等。导尿时无尿。小的腹膜内膀胱损伤可行非手术治疗,如保留尿管长期开放及预防性应用抗生素;大的穿孔应开腹手术或腹腔镜下修补。术后保留尿管或耻骨上引流 10～14d,并给予抗生素。拔尿管前应行膀胱造影以明确穿孔确已愈合。

(3)腹膜外膀胱穿孔:由于尿液进入 Retzius 间隙,术中可有少尿及血尿。逆行膀胱造影或 CT 检查可辅助诊断。小的穿孔可行非手术治疗,置尿管保持膀胱引流通畅并给予预防性抗生素;如穿孔大或合并泌尿系统感染,则应行手术修补及 Retzius 间隙引流。其他处理原则同腹膜内膀胱穿孔。

为尽量减少膀胱损伤,术前应置尿管,术中保留尿管通畅。掌握正确的气针及 Trocar 穿刺技术。如既往有盆腔手术史,膀胱位置偏高时,辅助 Trocar 穿刺位置应偏高些。子宫切除手术分离膀胱腹膜返折时,应尽量紧贴宫颈进行,以锐性分离为主,不可用力撕裂。

2. 输尿管损伤 比膀胱损伤少见。症状无明显特异性如发热、腰部疼痛或腹膜炎表现等,常于术后 1 周内出现,亦可于术后 2～3 周后出现。输尿管易损伤的部位有 5 处:进入盆腔处(近骨盆漏斗韧带处)、侧盆壁、子宫动脉下方、进入宫骶韧带处及膀胱入口处。手术操作如附件切除处理骨盆漏斗韧带,子宫切除处理子宫动脉,尤其是应用一次性 Staplers,以及分离盆壁粘连或电烧子宫直肠窝异位病灶及宫骶韧带止血时,可造成损伤。治疗原则应根据损伤的部位及范围可采取输尿管内置 Double-J 导管、尿道-尿道吻合术或尿道-膀胱吻合术。输尿管损伤的症状有时与肠道损伤相似,应加以鉴别。预防措施包括熟悉输尿管解剖,手术时避开输尿管易损伤的部位,特别是使用电凝、电切及激光时。必要时术中解剖输尿管或术前放置输尿管导管作为指示。

五、其他并发症

(一)麻醉并发症

全麻为首选。麻醉的目的是使腹壁完全放松,使得在相同腹腔内压力的情况下,更好地观察盆腹腔情况。

麻醉引起的并发症较为少见。且多与头低足高位、气腹形成、腹腔内压力升高有关。头低足高位及腹腔内压力的升高增加胃内容物反流的机会,但同时减少了反流物吸入气道内的危险。气管内插管对防止吸入性肺炎非常有利。术中充气过多,腹腔内压力过高时可引起心血管系统及呼吸系统一系列不良反应。腹腔内压力以 12～16mmHg 为宜。如腹腔内压力超过 20mmHg,气道内阻力会增加及下腔静脉回流受阻,回心血量减少,周围血管阻力增加,引起血压升高、心率加快及心律不齐。应用自动充气系统,可维持腹腔内一定的压力,当腹腔内压力超过预定的压力时,气腹机即自动停止充气。局麻还可因术中操作引起迷走神经反射引起心律不齐。术中患者完全放松也很重要,如果患者经常翻动或咳嗽,增加手术创伤及电损伤的机会。面罩吸氧不宜压力过高,否则会引起胃扩张,增加胃穿孔的机会,如有胃胀,可放置胃管。术中还应监测生命体征。

(二)神经损伤

较为少见,主要包括臂丛神经及坐骨神经损伤,发生率约为 0.2%。臂丛神经损伤主要由于头低足高位时间过长、使用肩托不当所引起。预防措施包括肩托内垫柔软的衬垫、适度的头低足高位、手臂外展适度、手术者及助手不能倚靠在外展的手臂上及尽量减少手术时间。坐骨神经损伤的原因主要为术中牵拉。一旦损伤术后即可出现运动的障碍。多为自限性。术后几周内症状可加重,3～9 个月可痊愈。预防坐骨神经损伤的方法包括:使用膝部及髋部有保护的腿支架。术中双下肢的高度应一致。髋关节及膝关节外展时应小心。先弯曲膝关节再弯曲髋关节。髋部不可过分外旋,避免大腿内侧受压。

(三)切口疝

腹壁任何部位筋膜缺损都有可能形成切口疝。由于腹腔镜的切口小,形成术后切口疝的机会也少,发生率约为 3.6‰,且多与 10mm 以上的 Trocar 有关。预防措施包括:尽量用 5mm 的 Trocar 或用带有钝性扩张器的 Trocar 导管,可将 5mm 的 Trocar 扩张至 10mm;脐部穿刺时应采取 Z 形法进入腹腔,这样 Trocar 撤出时腹壁缺损闭合,可减少切口疝的发生。如 Trocar 穿刺口≥10mm,应缝合筋膜层,可有效防治术后切口疝的发生。

(四)恶性肿瘤腹腔镜术后切口种植(port-site metastasis,PSM)

已有许多文献报道恶性肿瘤尤其是卵巢

恶性肿瘤腹腔镜手术后插管处转移的情况，即使是早期卵巢恶性肿瘤亦有发生腹壁切口转移的现象。关于腹腔镜术后插管口转移的机制目前还不清，可能与肿瘤的病理类型、手术操作或标本取出过程中插管处污染、气腹的压力造成肿瘤细胞的播散及二氧化碳本身对肿瘤细胞生长的影响等有关。动物试验中，低气腹压力及无气腹腔镜能减少恶性肿瘤术后插管转移的发生。体外实验及动物实验关于二氧化碳气腹对肿瘤细胞生长的影响

尚无定论。由于卵巢是一个腹腔内器官，卵巢癌可以认为是一个腹膜疾病，很容易出现腹膜的种植转移，腹腔镜在卵巢癌特别是晚期卵巢癌治疗中的价值还有争议。

手术并发症是各种手术方式共同面临的问题，由于腹腔镜手术的特殊性，了解其并发症的发生原因、诊断及治疗原则，掌握其预防措施，是减少并发症发生率及预防并发症造成的严重后果的关键所在。

第十节　腹腔镜应用展望

腹腔镜作为微创外科得力的工具，已展现出巨大的发展潜力。随着科学技术的发展及人们思维观念的改变，腹腔镜技术将有更广阔的应用前景。

一、腹腔镜主要设备或术式演变

（一）计算机电路及电子内镜微型化

近30年来，传统的内镜技术与现代计算机技术、自动控制技术等高新技术不断融合，推动了微创外科的发展。集成电路晶片（charharge couple device，CCD）摄像系统的问世促使了电子内镜的微型化，其显像失真性小，清晰度高，为内镜诊断和手术治疗创造了良好条件。计算机数字电视成像技术的广泛应用使内镜外科手术图像的分辨率、清晰度及色彩真实性和稳定性进一步提高。

目前，电子内镜的发展趋势是：导光纤维内镜将向细小化及采用各种传感器等方向发展；电子视频内镜采用更微型的CCD，其中电子电路的微型化是关键，故科学家们一直在努力寻找电子电路微型化的途径，以突破目前以硅芯片为基础的计算机电路。近期，美国贝尔实验室与英国牛津大学的研究小组宣布，已研究出世界第一台DNA"发动机"，它应用DNA自我组合原理并由3条DNA单链组合而成，其形状像一把电动镊子，臂长

7nm，开与合相当于计算机最基本的0与1状态，应用这种DNA发动机，将可以开发出由分子开头与其他元件组成的微电子系统，这预示着在不久的将来可以制造出分子大小的电子电路，预示着微创外科进入分子时代已不是梦想。

（二）智能机器人微型化及微创替代手术

由于机器人手术操作的平稳性和精确度远远超过了创造它的人类本身，从而使外科医师从繁重而紧张的体力和脑力劳动中解放出来，创造高质量和高精度的手术。近年来人工智能机器人已在内镜外科各领域崭露头角，发展迅速。

1. 机器人手术"助理"　在发达国家，名叫"埃索普"的内镜手术"医师助手"机器人已应用于临床，它已参与了数百种微创手术，根据主刀医师的语音命令将内镜手术视野调整到所需部位，同时将光源调至最佳状态，以高质量的操作配合，确保主刀医师手术的实施。

2. 机器人手术"医师"　由美国加利福尼亚州研制的微创机器人手术医师"达·芬奇"（da Vinci），已成功地在欧美国家及中国部分医院施行了各种腔镜下手术。由于其具有高清晰度的三维成像系统，手术器械前端540°旋转关节比人的手腕更活动自如（详见后述）。目前在全球应用da Vinci系统进行

腹腔镜下妇科良恶性肿瘤手术已达万例之多。301 医院亦已开展此项手术治疗。

加拿大机器人"宙斯"在安大略省外科医师格拉斯·博依得的指挥下，成功地完成了世界首例无须开胸及诱导心脏停搏的冠状动脉旁路移植手术。在我国，第 1 个脑外手术的机器人系统已在海军总医院临床运用，成功地实施了由机器人主刀的脑手术。与传统开颅手术相比，中国机器人施行脑手术，创伤极小，手术时间短，手术适应证广，住院时间短，节约经费 1/3～1/2。目前，由机器人实施的内镜手术日臻成熟，有着极其广阔和美好的应用前景。

3. 无创全向蠕动微型诊疗机器人　该机器人以体腔中的黏液作介质，利用运动过程中驱动器产生的动压效应，使微型机器人悬浮在内腔中，同时利用黏液在运动过程中形成的摩擦牵引力，带动微型机器人在胃肠道内前进。机器人在体内运行过程中，能与内腔壁之间形成动压黏液润滑膜，从而避免微型机器人在体内运动时对胃肠道造成损伤。该微型机器人能够携带光学成像、体内照明、微诊疗器械等装置进入体腔，取代当前传统的医用内镜，完成体腔内观察和微细手术操作，这一前瞻性研究计划正在实施之中。

4. 向单个分子水平推进的纳米技术　微米/纳米科学及纳米技术（nanobi technology）正在兴起，美国政府 2001 年用于纳米技术研究的预算拨款达 5 亿美元，以期实现"漂流在血液中的潜艇"的假想。当前，不少实验室正在进行着艰难的探索，旨在克服毫微技术研究中的两大障碍——操控和移动，为此，种种技术研究正朝着单个分子水平推进。专家预测，经过几年的努力，将制造出一批毫微机器人，它们能产生自体能量，具备原子尺度上的分子操作能力，携带可分离单个 DNA 分子的毫微尺度器械，随血流周游人体，"巡回医疗"，进行细胞修复、消除阻塞、攻击病毒、投以药物等诊疗项目。

（三）腹腔镜能源的进步

腹腔镜能源经历了单极电刀、双极、等离子刀和超声刀的发展。

1. 超声刀刀头　温度<80℃，周围传播距离<5μm，极少产生烟雾、焦痂，无电火花，对机体无电生理干扰，切割精确，可凝固 3～4mm 的血管，止血牢固，可控性强。

2. PK 等离子刀　利用蒸汽脉冲原理在能量间断时产生冷却效应，使组织局部温度<100℃，热扩散 <1mm，可永久闭合<7mm 的血管，支持 300mmHg 的持续压力。

3. 高频电　外科领域的最新产品 VIO（virtual input output，virtual I/O，虚拟输入输出）系统，具有外科手术用电器械手术所需的电切、电凝、组织失活汽化、大血管闭合和盐水下等离子双极电切等全部功能。妇科常用的百克钳和 Ligasure 即 VIO 外科手术用电器械工作站众多模块的代表，其本质为双极电凝，但有自动调节功率输出和自动停止的功能，可闭合<7mm 的血管，热传导仅 1.5～2mm，为外科手术用电器械提供了最大安全保障。

（四）经自然腔道内镜手术（NOTES）

经自然腔道内镜手术（natural orifice transluminal endoscopicsurgery，NOTES）是通过一条长的可弯曲的内镜，经患者的口、阴道、尿道、肛门等自然腔道进入体内，穿刺胃、阴道、膀胱、结直肠、食道等脏器进入腹腔和胸腔进行手术，术后患者腹壁无手术切口和瘢痕，实现了"无瘢痕"（No Scar）和微创、更加美观的效果。妇科的 NOTES 手术包括经阴道注水腹腔镜、生育镜、绝育术和经胃切除的附件手术。由于受设备、器械所限，加之技术难度高，存在腹腔感染和脏器穿孔的风险，NOTES 技术在妇科临床广泛开展尚需时日。

二、机器人腹腔镜手术系统

近年来，腹腔镜技术和设备的逐步发展，

使腹腔镜手术的范围不断扩大。需要精细操作而时间较长的腹腔镜手术不断出现。机器人腹腔镜手术系统可以部分取代枯燥、重复、劳累的操作。如术中扶持腹腔镜、拉钩等。机器人系统的出现也使医师可以在比较舒适的位置操作，减轻了医师的疲劳。利用机器人系统图像的稳定性、逼真的三维成像和精细灵活的器械，可以完成小管道吻合等常规腹腔镜手术时难度较大的操作。在西方国家，机器人腹腔镜手术系统已逐步从实验过渡到临床。如今，人们在操控室里为遥远的患者进行精细的微创手术已成为可能。

（一）机器人腹腔镜构造

主要由控制台和操作臂两部分组成。

1. 控制台 是机器人系统的核心。由计算机系统、手术操作监视器、机器人控制监视器、操作手柄及输出设备等组成。术者坐在控制台前，首先通过控制监视器的触摸屏来调节器械动作的幅度，张开的角度大小，器械闭合后是否锁定等。当操作臂系统设定完成后，术者就可以看着手术操作监视器，利用操作手柄进行手术操作。对腹腔镜的控制可以通过声控、手控或踏板进行。手控或踏板是比较早期的腹腔镜控制形式。术者利用按钮控制腹腔镜的远近、左右和上下移动。所以在调节腹腔镜时必须放下手中操作柄来调节控制按钮。声控是通过术者的声音来控制腹腔镜的活动。事先必须在电脑中插入专门的声卡，术者需完成声音训练，使机器人电脑系统熟悉术者的声音。手术时术者戴上头戴式麦克风，对机器人发出经过训练后专门的指令，根据术野情况操纵腹腔镜的活动。腹腔镜的活动一般只有六个自由度，即前后、左右和上下。因此不便于控制30°腹腔镜，多用0°镜进行手术。

2. 操作臂 通常有3个：1个用于控制腹腔镜，另2个用于控制器械。手术前需要对操作臂活动范围（上限和下限）进行设定。首先于腹壁置入套管。将腹腔镜与其操作臂连接，经套管置入腹腔，根据手术野调整好下限，完成腹腔镜臂的设定。在腹腔镜直视下置入其他套管，将特制的机器人用腹腔镜手术器械经操作臂从套管中置入腹腔。将器械头端置于适当位置，确定操作臂的下限。完成3个操作臂的设定后就可以开始手术。

机器人腹腔镜手术系统能完成的操作包括控制腹腔镜、脏器牵引和管腔吻合。目前主要用于精细的吻合操作。如小血管、输卵管吻合，冠状动脉转流手术，人工瓣膜置换等。由于图像稳定，术者位置舒适，便于进行精细的操作。用机器人系统进行较大范围的牵引操作时，操作臂需作较大范围的活动，很容易超出控制范围，而不得不重新设定操作臂。

（二）主要优点

1. 图像清晰稳定、减轻疲劳、提高效率 由于术者长时间在电视荧光屏前工作，射线及图像的摆动，持镜助手与术者思维不统一而产生的视野异动，尤其是进行精细操作时，镜头距离术野很近，镜头稍有移动即会移出术野，监视器上就会出现大幅度抖动，使术者产生视疲劳，严重时可出现头晕、头痛、恶心，甚至呕吐等症状。长此以往则会造成人的视力及神经系统永久性损害。手术者一旦出现上述症状，即会产生疲劳，精神不集中，甚至烦躁等一系列"荧屏综合征"。需要一定时间的休息后才能继续手术。由于使用机器人控制腹腔镜，其操作完全按照术者指令行事，不存在常规腹腔镜手术时助手疲劳后出现术野不稳定的问题。持镜机器人在完全替代持镜助手的基础上还能提供更加清晰、稳定的图像，极大地缓解术者的视疲劳，提高工作效率。

2. 人机合一 持镜机器人介入腹腔镜手术，可随手术者声控准确地移动腔镜镜头，避免了助手人为的干扰。机器人的"多点预设功能"还将手术者的思维与图像达到最大限度的统一，使得"术者有所想，视野有所动"。可以进行精细操作。

3. 更安全　人机合一,减轻术者的疲劳,无疑可提高手术的安全性。同时,由于术中可对机器人的活动范围提前"多点预设",并可据术中情况随时更改,使得机器人的活动始终在安全、有效的范围内进行。术前录制手术者的语音命令,提前与机器人进行语言交流,使得术中机器人只识别手术者的语言命令,避免手术室周围环境的干扰,提高了操作时的安全性。节省人力。机器人控制的腹腔镜手术通常由术者本人即可完成,即所谓的一个医师的手术。有时需要一个助手更换器械。这在人力资源比较昂贵的西方国家是有一定价值的。

4. 术者舒适,不容易疲劳　术者坐在舒适的椅子上,可以从容不迫地进行细致的吻合操作。镜头可以距离术野很近,器械可以做得很精巧,这一切都使常规腹腔镜手术时难度较大的小血管或输卵管吻合成为可能。

5. 手术视野更开阔　机器人手臂具有肩、肘、腕关节"万向角度"活动的能力,它不受患者体位变动的影响。极大地提高了手术视野,也使得扩大手术探查范围、增加手术的种类变得更加容易可行。

6. 远程会诊及治疗　机器人手术系统的诞生使遥控手术成为可能。腹腔镜手术专家的操作有可能通过卫星系统传递到潜艇、遥远偏僻地区或国外。

(三)主要要求或缺点

1. 操作技能培训,持证上岗　使用机器人腹腔镜手术系统的医师必须经过特殊训练,使其熟悉、熟练这种新设备的操作。其操作熟练程度同开始做腹腔镜手术时一样,也有个学习曲线。目前,应用美国"达·芬奇"腹腔镜机器人操作系统需经过专门技术培训后"持证上岗"。

2. 缺乏"力"感　术者无法感知手术中对组织触摸、分离、撕拉及缝线打结的力度,容易造成过度损伤。此外,操作柄经常会受到机械系统的限制,不够灵活。操作臂也会超出下限而须重新设定。

3. 设备昂贵

(1)全套器械成本昂贵,目前一套"达·芬奇"机器人系统约需人民币上千万。

(2)每个手术器械设定操作时限只有十次,而不像普通腹腔镜手术器械可以多次循环使用,提高了手术器械的成本。

(3)用于保护操作臂的无菌外套只能一次性使用,而每个保护套的成本较高。

因此,目前相同手术应用机器人腹腔镜和普通腹腔镜的收费成本相差 5～10 倍。如何降低机器人腹腔镜手术成本是推广此类手术亟须解决的问题。

4. 手术时间长　与普通腹腔镜手术比用时较长。术前安装机器人腹腔镜相关器械至少需要 10～30min。腹腔镜头被血液或组织物污染后取出清洗非常麻烦。此外,操作器械如超声刀等尚未配套齐全。但随着手术设备不断改进和完善,手术医师逐渐熟悉设备和操作,上述缺点会逐步改进,其应用范围必然会逐渐扩大。

(四)应用现状及展望

机器人于 30 年前最早被引入机器制造业,用于取代人工去完成需要精细、重复操作、有一定危险性的任务。近年来医用机器人不断出现,用于搬运、传递医疗文书;股骨头置换手术时股骨的准备;神经外科手术等。

目前,机器人腹腔镜手术系统主要用于完成三项工作:①腹腔镜控制(手控或声控);②器官牵引;③精确操作,如淋巴清扫、血管吻合、输卵管再通等手术。

目前在妇科领域已经开展的机器人腹腔镜手术几乎涵盖了普通腹腔镜可以进行的手术,如广泛全子宫双附件切除、腹主动脉旁及盆腔淋巴结清扫、大网膜阑尾切除、外阴癌腹股沟区淋巴结清扫、输卵管再通、子宫肌瘤剔除术等一系列高难度的腹腔镜手术。机器人手术系统引入腹腔镜外科领域后,不少学者对其性能进行了比较研究,结果表明机器人腹腔镜控制是易于学习和掌握的。机器人控制和手动控制腹腔镜相比,减少了术中修正腹腔镜和镜头清洁的次数。与开腹显微外科手术相比,腹腔镜输卵管吻合是高难度的精细手术。有学者用猪模型进行了机器人腹腔镜输卵管吻合的研究,比较了开腹显微外科手术、常规腹腔镜手术和机器人辅助手术的效果。结果表明常规腹腔镜手术后医师感到疲倦及腰、背疼痛;而机器人辅助腹腔镜手术组中,医师明显感到舒适。表明机器人腹腔镜输卵管吻合是安全、可行的。继之该组手术人员于 1999 年成功地为一位输卵管结扎后患者施行了机器人辅助的输卵管再通手术。

机器人的应用前景:科技的发展,技术的进步为现代医学的发展提供了更为广阔的发展空间。机器人在手术中的应用,使得临床开展更为精确、复杂的手术成为可能;远程通信技术广泛的应用,机器人遥控手术的开展,促进了国际、国内之间的交流与合作,加强了落后与发达地区的联系;进一步解放了生产力,可以更加合理地分配劳动资源。由此可见,现代医学一场新技术的革命正在孕育、成长。

三、经脐单孔腹腔镜手术

随着微创外科技术的发展,最大限度地减少手术创伤和美容效果成为外科医师的追求。经脐单孔腹腔镜手术(embryonic natural orificetransumbilical endoscopic surgery,ENOTES,或 natural orifice transumbilical surgery,NOTUS,或 Laparoendoscopic single-site surgery,LESS)是经脐置入带有多个操作孔道的穿刺管,通过操作孔道置入手术器械完成手术操作,标本经脐孔取出。其手术切口位于脐部,因脐部皮肤皱褶可以遮盖切口,同样可达到腹壁无瘢痕和较好的美容效果,可望成为有前途的新型腹腔镜技术。

(一)发展过程

LESS 的发展从传统的腹腔镜手术到单孔技术并非一蹴而就,以子宫切除术为例,经历了从经典的 4 个切口手术到 3 个切口,最终成功实施单孔手术的过程。

1969 年,Clifford Wheeless 首先报道了经脐腹腔镜输卵管结扎术,Wheeless 在 2 年内对 85 名门诊患者在局麻下进行该手术。随后又进行了 2600 多例此项手术,取得了令人满意的效果。但当时尚无电视监控系统,手术难度可想而知。

1991 年,Pelosi 等采用单孔技术成功实施了子宫及双侧输卵管卵巢切除术,这是第 1 例单孔多脏器联合切除手术。此后,随着手术器械的改良,近几年在妇科领域应用 LESS 进行微创手术的报道越来越多,如广泛全子宫切除、盆腹腔淋巴清扫、困难的子宫内膜异位症病灶清除、盆底结构重建等高难度妇科手术。

(二)手术器械

1. Uni-X 呈倒锥形,有 3 个器械入口,可插入 5mm 器械。橡胶活瓣可防止气体漏出。Uni-X 通过缝合于筋膜层固定。脐部切口长度 15~35mm。

2. R-Port 呈盘状,切口长度 15~25mm,可容纳 2 个 5mm 及 1 个 12mm 器械。通过内外环固定于腹壁。用于防漏气的活瓣由热塑弹性体制成。

3. Gelport 呈盘状,由内外环组成,切口 10~25mm,Gelport 下的数层抗菌防水防护膜可防止气体漏出,能够插入 3~5 个器械,避免了因器械少显露困难而需要缝线悬吊的情况。

4. 其他器械 包括可弯曲的抓钳、分离钳、剪刀及可弯曲的 5mm 腹腔镜等,上述器械具有多个关节,能较为灵活地改变方向,调整手术视野,克服了单孔操作器械置入空间狭小的不足,从而保证了操作的灵活性。

（三）优点与局限性

1. 优点　单孔腹腔镜手术脐部切口长 10～20mm，体表无明显手术瘢痕，因手术切口可被脐孔皱襞所掩盖，具有令人满意的美容效果；可降低切口相关并发症发生率，如切口疝、切口感染等；减轻术后疼痛，减少了术中、术后麻醉药物及镇痛药物的用量；术后恢复快，住院时间短，住院费用减少，如胆囊切除术患者可于术后第 2 天出院。与自然腔道内镜手术 NOTES 相比，具有手术环境无菌，可应用现有器械，学习时间短等优点。

2. 局限性

（1）器械置入部位集中，难以形成操作三角，相互干扰影响操作。

（2）操作器械与腹腔镜几乎平行，器械之间容易发生相互遮挡，影响手术视野。

（3）器械和光源同轴，在一定程度上会影响术者对深度和距离的判断。

（4）操作受患者体形影响较大，如肥胖、身材较高的患者，常规腹腔镜手术器械的长度难以达到要求。

（四）应用前景

随着穿刺装置、手术器械的完善及经验的积累、操作技术的提高，LESS 将越来越展示出其优越性，如单孔伤口藏匿于脐孔内，使手术后下腹部不留外观伤口，加强了美容效果；切口减少使术后疼痛减轻；戳孔疝和戳孔感染发生的概率降低等。因此，经脐单孔腹腔镜技术是现阶段最具可行性的"No Scar"技术。它是 NOTES 时代的中间过渡期，是目前腹腔镜外科的发展方向。随着相应器械的研发，LESS 之路将更加宽广。

四、3D 腹腔镜系统

随着科技的进步与发展，腹腔镜技术已经在外科手术领域内得到了广泛的发展，其利用电子、光学成像设备，通过小孔就可以完成复杂的手术。但是由于传统腹腔镜手术中，采用的是二维平面成像技术，"同轴平行"管状视野的缺陷比较明显，术者由于缺乏一定的立体感和空间感，对组织前后相对关系较难辨别，甚至器械进入的深度有时也难以控制，这些因素会给手术的顺利完成带来一定的困难。3D 腹腔镜的出现恰好弥补了这一缺点，其提供的优良三维立体高清成像视野可以帮助术者完成更加精细和复杂的手术操作。

（一）成像原理

3D 腹腔镜成像基础是利用人眼的仿生学原理：首先利用腹腔镜独特的左右分离式双通道镜片系统收集图像，能对同一物体收集左、右两束具有极小差别的影像；然后利用特殊的视频信号控制器同时将左、右两路视频信号在时间上快速、交替、无交叉地显示在显示器上；建立左右图像；通过改变液晶调制屏的偏振状态，同时将两幅图像呈现在显示屏幕上。当外科医师戴上一副左右眼与液晶屏幕偏振状态一致的无源偏振眼镜时，左右眼就只能接收到左右镜片系统内的图像，这样观察者就像看实际物体一样，获得物体的空间纵深感觉，从而产生三维视觉效果。

（二）技术优势

3D 高清技术改善了腹腔镜医师对深度的感知，这是二维视觉效果无法实现的。3D 高清腹腔镜手术系统术中可以呈现三维立体的手术视野，这相当于还原了我们的真实视觉，并且可以提供放大 4 倍的放大效果，相当于手术医师进入了患者体内，可以在患者体内脏器间准确地找到病变部位，再进行精确的切除及重建。因此，使用 3D 腹腔镜可以使术者手术操作起来得心应手，最大限度地减少血管、神经的损伤，与常规腹腔镜相比，减少了出血量和手术并发症，缩短了手术时间。

机器人腹腔镜也可为术者提供一个三维解剖的空间视野，但该系统体积庞大，价格高昂，每台手术的器械成本也很高。而 3D 高清腹腔镜的设备价格只是腹腔镜机器人的

1/10～1/5,没有额外的手术耗材费。其三维成像系统可获得与腹腔镜机器人相同的手术视野,并且 3D 腹腔镜技术可以使手术医师在三维立体的视野中通过器械去感知患者组织器官及牵拉力度,避免了机器人手术系统不具备触觉反馈的缺点。3D 腹腔镜与机器人腹腔镜的区别详见表 3-5。

表 3-5　3D 腹腔镜与机器人腹腔镜的区别

区别要点	3D 腹腔镜	机器人腹腔镜
图像	三维立体	三维立体
术者装备	特殊眼镜	无
术者触觉	通过器械感知物体硬度、力度	无
术者位置	手术台旁	远离手术台
设备体积	小	大
手术成本	低	高

(三)主要问题

由于高清 3D 腹腔镜属于初步试用阶段,应用时间短,在临床使用上存在以下几点问题。

(1)手术开始前初配戴偏光 3D 眼镜后,因为眼睛聚焦时间长而致眼睛不适应。

(2)长时间配戴偏光 3D 眼镜后术者容易出现眼睛酸胀不适、视觉疲劳,严重者还有可能出现头晕、恶心不适,这可能与手术过程中三维立体视觉与平面视觉频繁切换有关,目前国外已经有不需要配戴 3D 眼镜的裸眼 3D 腹腔镜系统正在进行实验。

(3)由于使用双目成像原理,3D 腹腔镜无法侧视,即无法像在传统 2D 腹腔镜上通过旋转腹腔镜镜头来改变视野角度,因此在手术操作中手术视野范围受到一定限制。

(4)由于 3D 腹腔镜立体图像中深度感极强,镜深的增加导致手术医师可能会对术野的深度造成误判,导致对操作平面判断错误,从而致使手术的准确性和安全性受到影响。

五、经阴道注水腹腔镜术

经阴道注水腹腔镜(transvaginal hydro-laparoscopy,THL)是将特制气腹针-扩张套管穿刺针经阴道后穹隆置入盆腔后,置入内镜,借助生理盐水膨胀介质,观察不孕妇女盆腔结构和输卵管病变的微创诊断方法。

(一)发展过程

经阴道注水腹腔镜手术的发展历史要追溯到 20 世纪初。1901 年,Vonott 通过后穹隆切开,在头镜反射光照明下,使用膀胱镜首次检查了孕妇的盆腔,开创了后穹隆镜的先河,曾经成为替代剖腹探查诊断和评估盆腔的微创方法。20 世纪 70 年代腹腔镜诊断趋于成熟,腹腔镜(laparoscopy,LAP)视野宽敞,是有效的内镜诊断方法,但大量不孕妇女的腹腔镜诊断提示 49%～70% 的盆腔并无异常,这一现象促使医师反思,寻找创伤小的盆腔检查方法代替标准腹腔镜。20 世纪 90 年代末期,Circon 公司生产了特制的 Veress 扩张套管穿刺针,使 THL 成为可能。首先在比利时 Leuvan 生殖和胚胎学院开展,1998 年由 Gordts 等作为生殖内分泌专业的检查方法首次报道。人类第 1 次看到输卵管的拾卵功能就是在 THL 下观察得到。

(二)优点

(1)采用液体进入腹腔,使盆腔脏器处于自然状态,有利于观察。

(2)可避免创伤较大的腹腔镜手术和 LAP 中二氧化碳气体可能造成的并发症,如高碳酸血症及酸中毒。

(3)可避免子宫、输卵管造影(HSG)的 X 线暴露。

(4)与宫腔镜和输卵管染色通液合并应用,可一期完成不孕妇女的盆腔探查。

(5)术中如认为有必要行输卵管镜检查时,其放置操作比气腹腹腔镜容易。检查后可判断是否有必要行气腹腹腔镜下的输卵管整形手术。

（三）适应证

（1）早期原因不明的原发和继发不孕，妇科和超声检查盆腔无明显异常者。

（2）HSG 或超声检查提示宫内异常，需要进行宫腔镜诊断和（或）手术的不孕患者。

（3）正常 HSG，经至少 3 个周期的治疗仍未受孕者。

（4）开腹或腹腔镜子宫肌瘤剔除术后，输卵管手术后，或早期子宫内膜异位症术后内镜随访，替代 HSG 或标准腹腔镜二探。

（5）替代标准腹腔镜为宫腔镜手术做简单的腹腔镜诊断。

（四）禁忌证

（1）明显的盆腔病变和下生殖道感染。

（2）子宫后倾、固定，直肠子宫陷凹封闭。

（3）有应用腹腔镜指征者，不宜再试行 THL。

（4）阴道上段狭窄及肥胖患者后穹隆穿刺可能不成功。

（5）子宫后倾、但不固定，穿刺的失败率 50%，可视为相对禁忌证。

（五）手术步骤

（1）患者取截石位，常规消毒铺巾，吸入氧化亚氮（内含 50% 氧化亚氮和 50% 氧气）麻醉。

（2）宫腔镜检查后，小球囊双腔 Foley 尿管经宫颈插入宫腔，往球囊注入 1～2ml 液体，通液检查用。

（3）钳夹宫颈左后唇，用 Veress 针从宫颈后唇下方 5～10mm 处穿刺入子宫直肠陷凹，接通输液器快速滴入生理盐水 200～300ml。如有腹部超声引导可提高安全性。

（4）拔出 Veress 针，用 trocar 经上述穿刺点穿刺入子宫直肠陷凹。

（5）拔出扩张器，放入 THL 进行盆腔观察。检查从子宫后壁开始，旋转和推进 THL，检视盆腔侧壁子宫直肠陷凹、输卵管-卵巢结构，观察卵巢的每个面和每段输卵管，当子宫后壁、输卵管、卵巢、盆侧壁、子宫直肠陷凹、宫骶韧带等盆腔所有器官都见到为 THL 完成。

（6）经宫腔放入的双腔导管注入稀释亚甲蓝液做染色输卵管通液检查。

（六）临床应用

1. **不孕症原因检查**　THL 诊断输卵管通畅具有较高的准确性，宫腔镜直接插管通液，可分别了解每侧输卵管的通畅度，并可避免单纯 HSG 及宫腔镜不能发现或漏诊的情况。THL 能够很好地暴露卵巢、输卵管，水下观察，组织飘浮，较 LAP 易于发现附近粘连，经阴道通路易于接近和进行粘连分解，THL 在传统 LAP 诊断不明原因的不孕患者和有轻微子宫内膜异位症的患者卵巢表面发现 LAP 不能发现的微细粘连，这些仅粘连于卵巢表面而不和其他器官连接的粘连通常呈薄膜状、微血管性。这可能是子宫内膜异位症非感染性炎症的早期预兆，对子宫内膜异位症的早期诊治有重要意义。

2. **轻度盆腔子宫内膜异位症及盆腔炎症诊治**　不孕妇女 25%～35% 合并Ⅰ～Ⅱ期子宫内膜异位症。有报道，对于不孕患者盆腔探查，病灶可能出现在盆腔前部，但是往往轻度内膜异位症仅发生于膀胱子宫陷凹者很少见，仅占 4%，且常常发生于极度前倾前屈的子宫，因此 THL 对于轻度内膜异位症的诊断率很高。

3. **卵巢打孔术**　对于促排卵治疗失败的多囊卵巢综合征（polycystic ovary syndrome，PCOS）患者，卵巢打孔术通过电凝一些囊性卵泡，减少循环中雄激素，可使部分患者术后恢复排卵并妊娠。一般应用 THL 的双极电针（70W，10s）。

4. **卵巢囊肿剔除术**　有报道在 THL 下分 2 次剔除直径约 5cm 的卵巢囊肿，这是至今 THL 用于临床的最大手术。THL 剔除囊肿有以下优势：囊肿大部分位于阔韧带后叶、宫骶韧带和骨盆后壁之间，经阴道途径能较好地到达这些部位，在液体环境中更容易辨清血管,有利于止血。

5. 输卵管结扎术 将异物钳从张开的尼龙绳圈套器中央穿过,抓取输卵管中部并提起,进入尼龙绳圈套环,收紧套环将输卵管结扎,在套环的上方用圈套器电凝电切输卵管。

6. 卵巢活检术 Lyons 等早在 1998 年即报道,对于卵巢癌高危人群,可行经阴道注水腹腔镜观察卵巢外观并行卵巢活检术,明确有无病变。

六、生 育 镜

试管婴儿技术的成熟和普遍应用,使得对输卵管疾病导致不孕的治疗有了手术或 IVF 两种选择。对输卵管病变的评估包括黏膜状态和输卵管腹膜环境,HSG 和腹腔镜诊断方法显然是不足的,于是产生了 THL 与宫腔镜。

1997 年,法国 Watrelot 等提出了生育镜的概念,并定义为在镇痛、局部麻醉或神经阻滞麻醉下,对不孕患者在门诊一次性完成 THL、染色输卵管通液术(hydrotubation)、选择性输卵管镜检查(falloposcopy)和最后的宫腔镜检查(hysteroscopy)。生育镜概念的提出和应用,为不孕症的诊治另辟蹊径。

生育镜可以得到很多输卵管伞和壶腹部黏膜粘连的信息,其最大的优点是安全和微创,与腹腔镜相比,不会伤及大血管,不取垂头仰卧位,不做二氧化碳气腹,不会有二氧化碳所致的酸中毒,输卵管镜放置操作比腹腔镜容易得多,从而引起学术界的关注。

(一)手术特点

生育镜为一次麻醉下完成宫腔及腹腔内一种或两种以上疾病的诊治,与单一内镜相比,联合手术实现了两种微创手术的优势互补,解决了以往单纯 THL 或宫腔镜、染色输卵管通液术、输卵管镜诊治病变范围与指征的局限,这种用于诊断的检查方法与腹腔镜检查的功能没有根本区别,但更具简便、准确、微创、安全、快速、经济、不需住院、不需接受全身麻醉等特点,被认为是诊断性腹腔镜的良好替代方法,患者易于接受。

一项多中心前瞻研究比较腹腔镜和生育镜常规评估不孕妇女盆腔的作用,由 14 个医院,92 例,每个医院由 2 位医师完成,先做生育镜,接着做腹腔镜。结果显示两者间有高度的一致性。生育镜未发现异常者,腹腔镜亦未见异常。生育镜和腹腔镜的敏感度各为 86% 和 87%,阴性预测值 64% 和 67%,均很相似。6 项盆腔结构(右/左侧输卵管,右/左侧卵巢,子宫直肠陷凹腹膜和子宫后方)的 Kappa 指数也几乎完全一致。此结果说明生育镜常规评估临床和超声无明显盆腔异常的不孕患者是替代诊断性腹腔镜的微创和安全的方法。

(二)适应证

(1)早期原因不明的原发和继发不孕,妇科和 B 超检查盆腔无明显异常,既往无盆腔手术史。

(2)子宫、输卵管碘油造影(hysterosalpingography,HSG)和 B 超检查提示宫内异常,需要进行宫腔诊断和手术的不孕患者。

(3)正常 HSG 经过 3 个周期的治疗仍未受孕者,需进一步评估输卵管通畅度及其与卵巢的解剖关系。

(4)开腹或经腹 LAP 子宫肌瘤剔除后,输卵管手术后,或早期子宫内膜异位症(endometriosis,EMT)术后内镜随访,替代 HSG 或 LAP 二探。

(5)为宫腔镜、腹腔镜手术做术前诊断,评估性交困难、痛经、盆腔痛等。

(6)子宫异常出血、反复流产,怀疑宫腔粘连及盆腔、附件问题。

(7)性交后试验,经输卵管插管吸取输卵管液检查活动精子。

(三)禁忌证

(1)明显的盆腔病变,下生殖道感染和腹膜炎病史。

(2)严重心肺功能不全,局麻药物过敏者。

(3)子宫后位、固定,直肠子宫陷凹封闭。

(4)阴道上段狭窄及肥胖者。

(5)月经期及活动性子宫出血、近期有子宫穿孔或手术史也为相对禁忌证。

(6)子宫后倾但不固定,穿刺失败率约50%。对于初学者,后位子宫可列为相对禁忌证。

(四)麻醉或镇痛方法

生育镜可在局麻、静脉镇痛麻醉或气管插管全麻下进行,一般局麻、静脉镇痛麻醉即可使患者达到很好的耐受性。Gordts 等的随机对照研究表明,门诊局麻下生育镜检查过程中对疼痛耐受性良好,较 HSG 耐受性更强,采用视觉模拟评分法(visual analog scale,VAS)评分(<5 分为可耐受)平均为 2.7 分。

(五)手术步骤

(1)术前 1~2h 口服米索前列醇 0.4mg 软化和扩张宫颈,排空膀胱。

(2)患者取截石位,常规消毒铺巾,吸入氧化亚氮(内含 50%氧化亚氮和 50%氧气)麻醉。

(3)经阴道放置 THL 进行子宫直肠窝、子宫后壁、输卵管及卵巢、盆侧壁及宫骶韧带等检查。

(4)同时自宫腔放入双腔导管注入稀释亚甲蓝液做染色输卵管通液检查。

(5)宫腔镜检查,对有输卵管阻塞病例同时行宫腔镜下输卵管口插管通液术,插管通液后再行亚甲蓝输卵管通液术,在 THL 下观察输卵管是否被疏通。

(6)术毕尽量放净盆腔内生理盐水,阴道壁不需缝合。

(7)术后观察 1~2h 即可离院,术后口服抗生素 5d 以预防感染。

(六)临床应用

1. 观察子宫形态 宫腔镜应用以前,宫腔粘连、子宫内膜息肉、黏膜下子宫肌瘤、子宫畸形(子宫中隔)、子宫内膜异位、子宫内膜炎、子宫、输卵管连接部病变、异物残留及宫颈管异常等在常规检查时难以发现。宫腔镜可直接观察宫腔、宫颈管;THL 可以看清子宫大小、形态,客观地、较全面地观察到宫颈、宫腔、宫角、输卵管开口及子宫的外部情况,准确地了解病变部位、范围与程度。两者结合应用,同时进行治疗,是其他手术所不易取代的有效方法。

2. 评价输卵管结构与功能 输卵管性不孕是造成妇女不孕的主要原因。宫腔镜可以直视输卵管开口情况,直接插管通液,避免盲目通液的弊端。THL 监护对诊断输卵管通畅具有较高准确性,尤其是可以分别对左右输卵管通畅情况进行客观评价,结合输卵管通液能准确判断输卵管通畅性,从而避免单纯宫腔镜及 HSG 不能发现或漏诊的情况。联合输卵管镜还能判断输卵管内部情况。Watrelot 等报道 HSG 正常,THL 时做输卵管镜 160 例,96%手术成功,结果提示 46% 适合做试管婴儿,避免了经腹腔镜。

3. 诊治轻微盆腔子宫内膜异位症 文献报道应用 THL 诊断治疗早期内膜异位症,经短期随访可能促进妊娠。THL 治疗卵巢子宫内膜异位囊肿有以下明显的优点:①卵巢子宫内膜异位囊肿多位于阔韧带后叶、子宫骶骨韧带和子宫后壁,经阴道入路较易达到这些部位;②在液体环境中易于辨认血管,容易止血;③在液体环境中更容易识别粘连的界面,进行分离。

4. 诊治多囊卵巢综合征(polycystic ovarian syndrome,PCOS) THL 下见两侧卵巢增大,较正常大 2~5 倍,多为结节状且包膜增厚,坚韧,呈灰白色,可与附近组织粘连;因持续无排卵,子宫内膜长期受雌激素刺激,宫腔镜下见内膜呈增生改变。对枸橼酸氯米芬(clomifenecitrate,CC)抵抗的 PCOS 不孕症患者可实施 THL 卵巢打孔术

(THL ovarian drying，THLOD)。LAP 下卵巢打孔术手术费用高，并增加术后并发症和术后粘连机会，而 THL 应用双极器械，手术精细度较单极电流技术更高，组织破坏高度局限化，减少了术后粘连形成，不易损伤卵巢间质，术后不易发生卵巢萎缩和功能衰竭，治疗效果与 LAP 相似。

5. 治疗子宫性不孕　生育镜中宫腔镜为检查镜，但也有几个小手术器械，可以做一些小的手术，主要包括宫腔轻度粘连分解术、小息肉摘除术、微小异物取出术等。

6. 诊治输卵管近端阻塞　在输卵管性不孕中 10%～20% 存在近端输卵管阻塞，在导致输卵管近端阻塞因素中，20%～30% 是由于生理性痉挛或组织碎屑、蛋白样物质滞留所致。据此，近年来发展的宫腔镜下输卵管间质部插管通液术治疗输卵管近端阻塞的不孕，已取得一定疗效，在 THL 监视下更安全可靠。据统计，输卵管近端阻塞再通率可达 95.8%，术后实际妊娠率 40.9%。

7. 治疗盆腔炎（pelvic inflammatory disease，PID）　盆腔炎可引起盆腔粘连，继而导致不孕。传统的治疗方法以应用广谱抗生素杀灭病原菌为主，因病程迁延易产生耐药性，临床疗效不尽如人意。THL 通过水柱压力等冲洗渗出液，分解疏松粘连，缓慢注入含抗生素的生理盐水，利用水压进一步分离输卵管粘连。操作方便、安全、疗程短，是治疗盆腔粘连的合理选择。

（七）局限性

生育镜诊治虽然有很多优势，但也存在局限性与并发症。由于种种原因导致视野局限，生育镜检查虽无假阳性，但有假阴性，为其不足之处。

（1）因只能自下而上观察，仅能提供盆腔周围近景，而 LAP 是自上而下观察，可提供盆腔全景。

（2）只能观察后盆腔而不能发现宫体前方病变。但一般来讲导致不孕症的因素多在后盆腔，宫体前方的病变与不孕的相关性尚无定论。

（3）当盆腔粘连严重时宫体后方的某些病变不能被 THL 发现，故 THL 存在一定的误诊率。

（4）生育镜中所用宫腔镜为检查镜，而不能像手术宫腔镜一样完成一些大的宫腔手术。

（八）常见并发症

1. 穿刺失败　发生率为 1%～10%，与医师经验密切相关。局麻下未能进入 Douglas 窝的原因有盆腔粘连、腹膜隆起或肥胖等。

2. 肠穿孔　发生率<1%，Gordts 等统计 3667 例 THL，初期的肠管损伤的发生率为 0.65%，熟练后（50 例以上）为 0.25%，发生率显著下降。Montadou 等报道的 1 例 THLOD 中误将小肠作为卵巢打孔，导致肠穿孔，给予开腹手术行小肠部分切除吻合术，并发症主要原因也是术者经验不足。

3. 宫旁血肿　为 Veress 针进入宫旁组织引起。

4. 子宫穿孔　多为机械性损伤，宫腔镜检查时极少见。

5. 出血　Montadou 等报道的 1 例 THLOD 中卵巢间质出血，立即中转经 LAP 镜下止血，并完成打孔，宫腔镜检查鲜有报道。

6. 心脑综合征　扩张宫颈和膨胀宫腔可引起迷走神经兴奋，出现恶心、呕吐、面色苍白、头晕和心率减慢等症状，立即取平卧位，休息后多能缓解，必要时吸氧、静脉输液及皮下注射阿托品。

总而言之，腹腔镜技术是传统手术技术与现代电子信息技术结合的产物，是外科手术的重大突破。设备及器械的改进如智能化腹腔镜及机械手的应用，不仅能提高手术技巧，增加手术的安全性，而且大大减轻了医师的劳动强度。电子信息技术的发展如宽带高速网络的发展及电子计算机的广泛应用,使腹腔镜远程手术、远程示教、远程实时会诊成为可能。可以说腹腔镜将成为未来的妇科手术的标准术式。

(关 铮 冷金花 陈少博)

参 考 文 献

关铮.2004.微创妇科学.北京:人民军医出版社.

郭峰,樊文龙,艾克拜尔,等.2014.3D 腹腔镜技术在泌尿外科应用的初步探讨.中华腔镜泌尿外科杂志(电子版),8(4):13-15.

郎景和.2001.妇科手术笔记.北京:中国科学技术出版社.

林金芳,冯缵冲,丁爱华.2001.实用妇科内镜学.上海:复旦大学出版社及上海医科大学出版社.

王秋生,张阳德(主译).2000.内镜腹腔镜外科学.北京:中国医药科技出版社.

夏恩兰.2009.生育镜应用进展与发展前景.中国实用妇科与产科杂志,25(1):5-7.

张保,司马晋.2014.3D 腹腔镜的运用现状.临床外科杂志,22(2):83-86.

张若鹏,王绍娟.2008.生育镜技术在不孕症中的应用.中国微创外科杂志,8(6):559-561.

朱江帆.2001.普通外科内镜手术学.济南:山东科学技术出版社.

Anker B,Brandstätter M,Sliutz G,et al.2014.Computerized in vivo classification of methylene blue stained fallopian tube mucosal damage:preliminary results.Clin Exp Obstet Gynecol,41(4):389-393.

Autorino R,Cadeddu JA,Desai MM,et al.2011.Laparoendoscopic single-site and natural orifice transluminal endoscopic surgery in urology:a critical analysis of the literature.Eur Urol,59(1):26-45.

Bandera CA,Magrina JF.2009.Robotic surgery in gynecologic oncology.Curr Opin Obstet Gynecol,21(1):25-30.

Brandao LF,Laydner H,Zargar H,et al.2015.Laparoendoscopicsingle site surgery versus conventional laparoscopy for transperitoneal pyeloplasty:A systematic review and meta-analysis.Urology Annals,7(3):289-296.

Brown-Clerk B,de Laveaga AE,LaGrange CA,et al.2011.Laparoendoscopic single-site(LESS)surgery versus conventional laparoscopic surgery:comparison of surgical port performance in a surgical simulator with novices.Surgi Endosc,25(7):2210-2218.

Canes D,Desai MM,Aron M,et al.2008.Transumbilical single-port surgery:evolution and current status.Eur Urol,54(5):1020-1029.

Catenacci M,Goldberg JM.2011.Transvaginal hydrolaparoscopy.Semin Reprod Med,29(2):95-100.

Chang VC,Tang SJ,Swain CP,et al.2013.A randomized comparison of laparoscopic,flexible endoscopic,and wired and wireless magnetic cameras on ex vivo and in vivo NOTES surgical performance.Surg innov,20(4):395-402.

Elstein M.2008.Tubal disease and fertility outcome.Reprod Biomed online,16(2):167-169.

Escobar PF,Fader AN,Paraiso MF,et al.2009.Robotic-assisted laparoendoscopic single-site surgery in gynecology:initial report and technique.J Minim Invasive Gynecol,16(5):589-591.

Fader AN,Escobar PF.2009.Laparoendoscopic single-site surgery(LESS)in gynecologic oncology:technique and initial report.Gynecol Oncol,114(2):157-161.

Fanson R,Khabbaz FH,Kapoor A,et al.2011.A system for laparoscopic surgery ergonomics and skills evaluation.J Endourol,25(7):1111-1114.

Hagen ME,Wagner OJ,Inan I,et al.2009.Impact of IQ,computer-gaming skills,general dexterity,and laparoscopic experience on performance with the da Vinci surgical system.Int J Med Robot,5(3):327-331.

Holznecht C,Schmidt T,Gould J.2012.The impact of training under different visual-spatial conditions on reverse-alignment laparoscopic skills development.Surgi Endosc,26(1):120-123.

Hou Y,Guo W,Yang Z,et al.2015. Comparative study of 3D thoracoscopic esophagectomy versus 2D thoracoscopic esophagectomy for esophageal carcinoma.Chinese J Gastro Sur,18(9):889-892.

Ichikawa M,Ono S,Mine K,et al.2013.Changing our view of minimally invasive gynecologic surgery:a review of laparoendoscopicsingle-sitesurgery and a report on new approaches.Asian J Endosc surg,6 (3):151-157.

Igarashi T,Suzuki H,Naya Y.2009.Computer-based endoscopic image-processing technology for endourology and laparoscopic surgery. Int Urol, 16 (6):533-543.

Jernigan AM,Auer M,Fader AN,et al.2012.Minimally invasive surgery in gynecologic oncology:a review of modalities and the literature.Women's health(London,England),8(3):239-250.

Kowalczuk J,Meyer A,Carlson J,et al.2012.2012. Real-time three-dimensional soft tissue reconstruction for laparoscopic surgery.Surg Endos.26 (12):3413-3417.

Kunert W,Storz P,Kirschniak A.2013.For 3D laparoscopy:a step toward advanced surgical navigation:how to get maximum benefit from 3D vision. Surg Endos,27(2):696-699.

Muzii L,Angioli R,Tambone V,et al.2010.Salpingoscopy during laparoscopy using a small-caliber hysteroscope introduced through an accessory trocar.J Laparoendosc Adv Surg Tech A,20(7):619-621.

Nakagawa K,Inoue M,Nishi Y,et al.2010.A new evaluation score that uses salpingoscopy to reflect fallopian tube function in infertile women. Fert Steril,94(7):2753-2757.

Nakagawa K,Nishi Y,Sugiyama R,et al.2013.Role of salpingoscopy in assessing the inner fallopian tubes of infertility patients with ovarian endometriomas.J Obstet Gynaecol Res,39(5):979-984.

Nakamoto M,Ukimura O,Faber K,et al.2012.Current progress on augmented reality visualization in endoscopic surgery.Curr Opin Urol,22(2):121-126.

Natale A,Austoni V,Vignali M.2013.Salpingoscopy after a single dose of methotrexate for treatment of tubal pregnancy.Int J Gynaecol Obstet,123(3):251.

Nolan GJ,Howell S,Hewett P.2015.Impact of three-dimensional imaging in acquisition of laparoscopic skills in novice operators. J Laparoendosc Adv Surg Tech,25(4):301-304.

Orvieto MA,Gundeti MS.2011.Complex robotic reconstructive surgical procedures in children with urologic abnormalities.Curr Opin Uro,21(4):314-321.

Ramirez PT,Soliman PT,Schmeler KM,et al.2008. Laparoscopic and robotic techniques for radical hysterectomy in patients with early-stage cervical cancer.Gynecol Oncol,110(3 Suppl 2):21-24.

Shin WH,Kwon DS.2013.Surgical robot system for single-port surgery with novel joint mechanism. IEEE Trans Biome Eng,60(4):937-944.

Siddiqui MR,Kovzel M,Brennan SJ,et al.2014.The role of the laparoendoscopic single site totally extraperitoneal approach to inguinal hernia repairs:a review and meta-analysis of the literature. Can J Surg,57(2):116-126.

Tracy CR,Raman JD,Cadeddu JA,et al.2008.Laparoendoscopic single-site surgery in urology:where have we been and where are we heading? Nat Clin Pract Urol,5(10):561-568.

Tuliao PH,Kim SW,Rha KH.2014.New technologies in robotic surgery:the Korean experience. Curr Opin Urol,24(1):111-117.

van Empel PJ,Commandeur JP,van Rijssen LB,et al.2013.Learning curve on the TrEndo laparoscopic simulator compared to an expert level.Surg endosc,27(8):2934-2939.

Watrelot A.2007.Place of transvaginal fertiloscopy in the management of tubal factor disease.Reprod Biomed online,15(4):389-395.

White AD,Giles O,Sutherland RJ,et al.2014.Minimally invasive surgery training using multiple port sites to improve performance.Surg Endosc,28(4):1188-1193.

Zhang D,Sessa S,Kong W,et al.2015.Development

of subliminal persuasion system to improve the upper limb posture in laparoscopic training:a preliminary study. Int J Comp Assist Rad Surg,10 (11):1863-1871.

Zhao Z.2014.Real-time 3D visual tracking of laparoscopic instruments for robotized endoscope holder.

Biomed Mater Eng,24(6):2665-2672.

Zygomalas A,Kehagias I,Giokas K,et al.2015.Miniature surgical robots in the era of NOTES and LESS:dream or reality? Surgical innovation,22 (1):97-107.

第4章 宫 腔 镜

在妇科微创领域,宫腔镜手术的开拓对妇科手术来说意味着一场革命。近30年来,宫腔镜技术已从单纯的诊断发展到可治疗各种宫腔内良性疾病,如黏膜下子宫肌瘤及宫腔息肉的切除、宫腔粘连分离、子宫纵隔切除、宫腔异物取出、输卵管插管通液注药、子宫内膜切除等,使约25%的子宫疾病患者避免了开腹手术。因其具有不开腹、创伤小、出血少、痛苦轻、恢复快、近期并发症少、远期不影响卵巢功能等诸多优点,自然受到广大医师及患者的青睐,也从根本上改变了"宫腔镜只能检查不能治疗"的观念。其在微创妇科学领域中的应用价值,已越来越受到人们的重视。国内外学者亦将宫腔镜手术誉为微创外科的成功典范。

第一节 概 述

一、宫腔镜构造

(一)镜体结构

宫腔镜是一种比较复杂的光学内镜,种类很多,构造亦各有不同,但主要的组成部分为镜鞘、内镜、闭孔器和附件。

1. 观察镜头 是宫腔镜的光学部分,又称光学视管。由接物镜、中向镜、接目镜等多组放大镜组成。

(1)接物镜:为一平凸透镜。接物镜的放大率与内镜的直径是决定内视野大小的关键。如果内镜的放大率与内镜的直径均增大,则内视野亦必随之增大。内视野系指在内镜内所见到的被黑圈围绕的视野。而通过内镜的内视野可一次见到的全部范围为外视野。接物镜离物体的距离与放大的倍数成反比,即距离越近,则放大的倍数越大;反之,距离越远,放大倍数就越小,但所见到的外视野就越大。一般来讲物镜与物像之间距离为2mm 时可放大 0.25 倍,距离为 20～30mm 时,放大倍数为 1,如为显微宫腔镜放大倍数可根据需要自动调节。此外,根据镜体顶端前斜视角可分为 0°、12°、20°、30°及 45°等斜面。其中以 30°斜面镜最常用,因为此斜度有利于观察与子宫中心轴成角约 80°以上的输卵管子宫开口。视野角多为 60°～90°,目前亦有超广角物镜。

(2)中间镜:早年直接内镜,结构简单,仅有一个中间镜,物体反射的光线需经较长的管径才能达到中间镜,大部分光线为管壁所吸收,以至所见之物像模糊不清。为了改进这一缺点,近代宫腔镜已由多个复杂的透镜所组成,并将三棱镜用于内镜之中,从根本上改变了直接宫腔镜盲区大、视野小的缺点,使光亮度的消失达到最小限度。传统的中间镜,又称视管镜,由一组相距一定间隔的透像镜片组成。20 世纪 90 年代初,英国 Reading大学的 Hopkins HH 教授又对此进行了改进,发明了杆状导光体内镜。应用棒柱状透镜代替了微薄的透镜,因对光的传递比透镜优良,而使图像更清晰,视野更开阔,被视物体的色彩更接近自然。

光学视管内含有导光纤维,经连接导光束,将冷光源的光线导致物镜端,在检查时能照亮宫腔。视管直径有2mm、3mm、4mm、5mm等数种。

(3)接目镜:亦为一平凸透镜使物像经过上述各组透镜后,在接目镜之前形成一缩小而正立的形象。另外,在接目镜处必须安放一透镜作适当地放大后,才能使物像更为清晰。

2. 鞘套 其作用是使内镜能顺利导入,冲洗宫腔和放置检查或手术操作器械。全部装置一般可分为镜杆、镜杆前端和后端三部分。

(1)鞘套构成:镜杆为一长圆形金属管,长约20cm。根据受检查的对象不同,其直径大小也不相同。镜杆后端的主要结构为冲洗开关、电源连接部(在导光纤维宫腔镜为导光束的连接部)和固定环三部分。

(2)鞘套分类:分为检查用镜鞘和手术鞘两种。检查用镜鞘直径较细,有4.5mm、5mm、5.5mm等。目前最细的宫腔镜外径只有2mm,又被称为针状宫腔镜(needle hysteroscope)。手术鞘较粗,直径有6.5mm、7mm、8mm、9mm等不同规格。膨宫介质可经鞘套与光学视管间的腔隙注入宫腔。如为液体膨宫,鞘套还有注水孔和出水孔。手术鞘上有操作孔,可经此孔放入微型剪或微型钳可进行宫腔内操作。

3. 闭孔器 为一前端钝圆的实心不锈钢杆,其直径与宫腔镜视管外径相同。在进行宫腔镜检查操作时,先将闭孔器插入外鞘套内置入宫腔,然后将其取出再放入视管镜。此举既可防止边缘锐利的鞘套损伤子宫内壁,又可避免在放置过程中对宫腔镜前端镜片的损坏。

4. 附件 是可经宫腔镜鞘套进入体内而进行操作的器械,包括活检钳、异物钳、微型剪、吸管、导管、标尺、电凝电极、圈套切割器等。经宫腔镜操作孔道插入上述各种微型器械,可进行直视下宫腔内手术操作。

(二)光导纤维

1. 主要特点 光导纤维由3万根极细的光学玻璃纤维(石英晶棒)组成,每根纤维直径为$18\mu m$。单纤维的制作是选用两种折光率不同的光学玻璃材料,在高温下拉成细丝,使每根纤维有心蕊及外鞘两部分。由于它们的折光率不同($n_1 > n_2$),入射的光线在内外层的界面上产生全反射,光线经过来回上万次的反射,便从一端传到另一端。在一条传像束中,其两端均把单纤维对称地、有次序地排列,并用粘胶固定下来,这样就可以把完整的物像由一端毫不失真地传到另一端。光导纤维外有一层折射率很低的石英光学隔离层,形成一根柔软的纤维光缆。因其对光的传导几乎无强度的衰减,而且柔软易弯曲便于手术操作,为内镜的使用提供了很大的方便。

2. 使用注意事项 因石英晶棒极易折损,而损伤后将会大大地影响对光的传导,故在使用及保存时应避免将光导纤维呈锐角性弯曲。

(三)光源

1. 发展简史 毋庸置疑,宫腔镜检查及手术的成功必须依赖良好的宫腔照明装置。1869年,Pantaleoni首次进行宫腔镜检查时依靠的是蜡烛照明。1908年,David将微型灯泡安装在镜体末端,此举虽然提高了宫腔内的照明度,但因白炽灯将电能的97%转变成了热量,产生的高温势必会对局部组织造成灼伤。因此,既要清晰明亮又要避免高温灼伤的矛盾限制了宫腔镜的开展。直到1952年冷石英光源的问世及后来导光纤维的发明才使宫腔镜的发展有了质的飞跃。

2. 主要特点 现代宫腔镜的光源是采用体外冷光源以替代原安装在物镜端的微型灯泡。冷光源一般用溴钨灯——金属卤素灯或氙灯为光源灯,其中氙灯照明度最亮,色彩最接近于自然。光源来自冷光源箱,箱内主要装有溴钨灯或氙灯的灯泡和镀有冷光膜的反光罩。经反光凹面镜精确聚集汇成强光束后,通过导光纤维组成的光缆和固定于镜鞘内的导光束传到镜体前方。将一块隔热玻璃插在光源和这束无须调整的光缆之间,进入光缆的光就会有强度很高的照明度,而又不含有热的成分,这既为观察部位提供了良好照明,又可将热能阻断在体外,故习惯上将其称为"冷光"。冷光的使用避免了因高温而引起的局部组织损伤。

3. 使用注意事项　使用冷光源时应注意:在观察时将亮度旋钮由暗徐徐转亮,观察暂停立即由亮徐徐转暗,观察完毕立即关闭旋钮,但不要马上关闭电源。使其散热叶片继续旋转一定时间后再关闭电源,可延长使用寿命。光源连续使用一次以不超过 2h 为宜。

二、宫腔镜类型

随着科学技术突飞猛进的发展,迄今为止宫腔镜已有很多类型,但基本仍分为软管型宫腔镜及硬管型宫腔镜两大类。硬管型宫腔镜又根据其镜体前端形态分为直管型及弯管型两类,目前应用较广泛的是直管型宫腔镜。此外,根据观察视野的大小,又可将宫腔镜分为全景式宫腔镜(panoramic hysteroscope)、显微宫腔阴道镜(microcolpohysteroscope)和接触式宫腔镜(contact hysteroscope)等。根据宫腔镜的应用性能又可将其分为检查性及手术性宫腔镜两类,后者又称为子宫电切镜。下面对各种类型的宫腔镜作一简单介绍。

(一)全景式宫腔镜

1. 主要特点　全景式宫腔镜,顾名思义,即可以通过镜体观察宫腔全貌。由一根长 35cm 的纤维导光望远镜和不锈钢外套组成。最细的 Lindermann、Stoze 型宫腔镜直

径仅 2～2.7mm,应用时可以做到"三不"(不放窥器、不夹持宫颈、不扩张宫颈)。一般宫腔镜直径 4～6mm,外套管 7～8mm,宫口需扩张至 Hegar 7～8 号才能放置,外套管上附带 2 个通道,一为操作用,可插入探针、活检钳、微型剪、塑料管、吸引管等辅助器械;另一管道有活塞控制进出的膨宫液体或气体。根据其视角的不同,全景式宫腔镜观察宫腔的范围又略有差异。其结构已如前述。

2. 使用注意事项　随着宫腔镜器械的微型化,带动了无创技术的发展。宫腔镜的无创技术包括不放窥器、不夹持宫颈、不扩张宫颈管、不探宫腔及低压膨宫等,可最大限度地减少患者的痛苦。如果应用微型宫腔镜,"医师的语言是最好的药物,无创技术是最好的麻醉"。

(二)显微阴道宫腔镜

显微阴道宫腔镜,又称 Hamou 显微宫腔镜,1979 年由法国 Hamou J. 博士发明创造。

1. 主要特点　镜长 25cm,外管径检查用为 5mm,手术用为 7mm,视管直径 4mm,前斜视 30°,视野角 90°。最大的特点是可以根据需要随意变换放大倍数。在镜体手柄有 4 挡开关。

(1)1 挡:相当于普通全景式宫腔镜,可以观察子宫腔的全貌。

(2)2 挡:可将物体放大 20 倍,用于观察子宫内膜腺体的开口及分布、毛细血管的形态、输卵管的开口及输卵管间质部 1cm 处的管腔形态,并且还可将其作为阴道镜来观察宫颈及阴道黏膜的变化。

(3)3 挡:可将物体放大 60 倍,此时已成为接触式宫腔镜。在用 1% 亚甲蓝 0.1～0.2ml 局部染色后,可以观察到与物镜接触的浅表层组织,深度约 80μm。

(4)4 挡:可将物体放大 150 倍,此时已成为真正的高倍显微镜,但却是在活体观察细胞核及胞质的变化,又被称为活体染色

(vital staining)。

由此可见，显微宫腔阴道镜兼具全景式宫腔镜、接触式宫腔镜和显微镜的优点于一身，并还可换用不同的外套管以适应相应的宫腔内操作。

2. 使用注意事项 显微宫腔阴道镜需要 CO_2 膨宫，膨宫压力一般为 90～100mmHg，最大流量 100ml/min。如用 3 挡或 4 挡，即 ×60 或 ×150 倍时，二氧化碳气流速度应为 10ml/min，以避免因检查时间过长，CO_2 吸收过多而引起的一系列并发症。一般来讲，平均检查一例所需时间约为 10min 左右，使用二氧化碳气体约 400ml。因管径较细，60% 以上的患者检查时无痛苦，30% 左右的患者感觉仅似中度痛经。

尽管此镜有诸多优点，但由于镜体结构复杂、维修困难、价格昂贵，且对术者的妇科病理学知识及临床操作技巧等均要求较高，因此目前在国内未能普及推广。

(三)接触式宫腔镜

1. 发展简史 接触式宫腔镜，又称为 Marleschki Universal Hyteroscope，1966 年由 Marleschki V. 首先报道使用。1964 年，Marleschki 最初是使用接触式宫腔镜观察妊娠羊膜腔及胎儿的变化，此后他开始用其检查子宫异常出血、不全流产、习惯性流产后子宫、可疑子宫穿孔、宫腔粘连及异位的 IUD 等。1973 年 Vulmiere 对此镜的导光和光镜系统进行了改进，使显像放大。

2. 主要特点 与全景式宫腔镜相比，接触式宫腔镜的器械和操作系统都比较简单。由一根外径仅 4mm 的外套不锈钢管、内为全透明玻璃栓镜和一个经特殊设计以收集周围日光的聚光器组成。它可将被视物体放大24 倍；聚光器安装有蓄电池，借助于自然光即可达到观察目的。因其既不需要膨宫介质，又不需要外置光源和导光纤维，故造价较低，且携带方便。该镜直径 6～8mm，可传导射入光和反射光，镜体既能导光又能放大，仪

器远端有浸没镜头作用，分辨率高，可以分辨 $20\mu m$ 距离，不受宫腔血液和黏液的干扰，显像清晰。

3. 使用注意事项 由于该镜仅能观察到与物镜尖端相接触的子宫部分，无法看到宫腔的全貌，如欲全面检查子宫腔的变化，既需要有丰富的操作经验能循序观察，还需要有扎实的妇科组织病理学知识进行判断，而且检查耗时较长，对术者的要求较高，加之难以进行宫腔内手术操作，故未能在临床广泛推广。

(四)软管式宫腔镜

软管式宫腔镜操作简单、安全，患者无痛苦，可全面观察宫腔形态及内膜病变，可提供准确的宫内病变信息，是一种有效的辅助诊断方法，具有广阔的推广前景。

1. 主要特点 软管式宫腔镜，又被称为软管型纤维宫腔镜，镜体前端可以自如活动。该镜目镜端为硬管并附有导光束、操纵杆和注水孔，物镜端为可向两侧弯曲的软管。镜体总长 590mm，有效长度 290mm，插入管附有 10cm 长的刻度。可分为检查型及手术型两种。

(1)检查型宫腔镜：外径 3.5mm，可向两侧弯曲各 100°，术者推动操纵杆转动镜体，可使物镜尖端弯向子宫左右侧壁和前后壁，很容易找到输卵管开口。

(2)手术型宫腔镜：插入管外径 4.9mm，尖端外径 4.5mm，可向两侧弯曲各 120°，在硬管部分带有操作孔，可进入微型器械操作。

2. 优点 可对子宫腔进行全方位的观察，其优点可归纳如下。

(1)物镜呈软管状，不易损伤子宫。

(2)软管外径细，一般情况下不需扩宫和麻醉，操作过程无痛苦。

(3)物镜尖端可向两侧弯曲 100°～120°，便于深入宫角，观察输卵管开口。

(4)软管形物镜可顺宫腔向前推进，减少检查不到的盲区。

(5)检查时，医师的体位舒适。电视录像转播系统使医师可以抬头观察屏幕物像，而

不必像通过目镜观察时,需不断地变换体位以适应子宫的曲度。

(6)黑色软管上有清晰的白色刻度,可显示宫腔长度,减少金属探针的侵入和划破子宫内膜的机会。

(7)电视转播将物像放大,便于观察细微病变,提高诊断准确率,还可录像保存资料。

(8)林保良用自行设计的林氏钳可自操作孔中取出较大的活体组织和残留的绝育器,认为治疗上并不亚于硬镜。

3. 使用注意事项

(1)漏诊与误诊:若子宫腔因肿瘤占据而过于宽大时,使用软镜在宫腔内难以掌握方向,观察视野范围较小,不易看到宫腔及肿物的全貌。为减少误诊,对有占位性病变者,以应用硬管镜为宜。

(2)术后感染:纤维宫腔镜镜体长,光缆与镜体相连,只能消毒物镜端部分软管和注水孔道,手持部分并未消毒,操作时若无菌观念不强,极易导致感染。

(3)消毒:镜体软管部分及注水孔道、操作孔道浸泡在灭菌王溶液内消毒 10～15min,用前以灭菌生理盐水冲去消毒液。

(五)子宫电切镜

子宫电切镜的前身是 McCarthy 万能膀胱镜。最初,宫腔镜手术所用仪器是泌尿外科的前列腺电切镜。此后,在临床实践中经过不断地改进,子宫电切镜已具现代规模,成为宫腔镜专家得心应手、必不可少的工具。

1. 主要特点　由内、外镜鞘,镜体及操作架等构成。

(1)镜鞘为一直管,由胶木或金属制成,内涂有绝缘材料,后端为金属结构,与诊断用宫腔镜相似。

(2)镜杆:下方有一半管形的槽沟,为安装电切除环之用;后端为一活动的齿槽结构,并装有旋转操作钮,可以调节电切环的进退活动。

(3)操作架:操作时选用适合的电切环或滚球安置在操作架上。

2. 使用注意事项　术者将宫腔镜导入,在明确病变和部位,并对切除的范围做出估计后,即将电切环置于手术部位,由术者自己使用脚踏开关通电,左手固定宫腔镜,右手旋转齿轮,即可将病变组织一一切除。术中如有活动性出血点,可换取电灼器加以电灼止血。在应用单极宫腔镜电灼或电切等手术时,切忌应用生理盐水。因盐水内电解质容易导电,有灼伤组织的危险。

(六)经阴道水化腹腔镜

1. 主要特点　经阴道水化腹腔镜(transvaginal hydrolaparoscopy,THL)具有多种功能。镜体外径 2.7mm,鞘套外径 3.0mm。因管径很细,无须扩张宫颈即可以生理盐水膨胀宫腔进行宫腔检查。另外,还可经阴道后穹隆插入子宫直肠陷窝,检查盆腔及附件。特别是对妇检和阴道 B 超提示盆腔正常的不孕妇女,开拓了门诊简易宫腔、盆腔内镜初筛的前景。不仅能及时做出诊断,且可作简单手术,如粘连分解、输卵管疏通、组织活检等,还能对药物治疗(如子宫内膜异位症)、生育矫治手术(输卵管造口等)后进行随访。

2. 优点　可准确、无创地观察卵巢及子宫情况,可同时进行输卵管通液及输卵管镜检查,可进行活检及轻度粘连的分离术。

3. 使用注意事项　对盆腔前半部的观察不太理想,若有盆腔粘连则影响操作。

三、膨 宫 技 术

(一)子宫解剖学特征对内镜操作的影响

子宫是膀胱的邻近器官,膀胱镜早已为人们所熟知,但宫腔镜却落后膀胱镜一个多世纪。究竟是什么原因妨碍了宫腔镜的发展？Volle 从解剖组织学角度将子宫与膀胱进行了对比,以此来说明宫腔镜落后的原因(表 4-1)。

表 4-1 子宫与膀胱解剖组织学特征对内镜操作影响的比较

比较要点	子宫	膀胱
宫腔包裹状态	厚层肌肉包裹	薄层肌肉包裹,易膨起
膨起加压强度	需加压	稍施压
周期性内膜脱落	可有周期性出血	无,无流血
腔内衬上皮	柱状上皮(腺体)	移行上皮
上皮细胞	周期性变化	无变化
与腹腔是否相通	通	不通

从表 4-1 看出,子宫体是一个特殊的器官,它由较厚而且具有缩复功能的三层肌肉所构成。因肌层肥厚,前后壁贴拢,形成难以扩张的三角形裂隙。在宫体上方两侧有输卵管通向腹腔,下端经宫颈与阴道相通,使子宫腔内很难保留膨宫介质。同时由于子宫的生理特点,宫内膜有周期性改变,有血液及黏液的分泌,这些均不利于宫腔镜观察。因子宫能否被充分膨开是决定宫腔镜观察能否成功的关键因素之一,所以尽管膀胱与子宫是近邻,但由于子宫的解剖学特征明显异于膀胱,而使宫腔镜的发展远远落后于膀胱镜。

为了能使子宫充分膨胀,予宫腔镜一良好的可视空间,许多学者进行了不懈的努力和大量的探索。直到 20 世纪 70 年代,这一难题才得以解决。

(二)膨宫技术要求

因膨宫技术是宫腔镜诊治中极为重要和必要的关键性步骤之一,如果膨宫效果不良则宫腔镜检查基本宣告失败,因此满足良好的膨宫状态必须符合下列要求。

(1)膨宫介质必须对人体无害、无毒。

(2)膨宫时需要一定压力,但不应过大或过强而致宫腔内形态变形或膨宫介质外溢入腹腔。

(3)膨宫时宫腔内状态需保持有一定的稳定性与持续性,以利于观察。

(4)膨宫介质不应引起子宫出血或伤害子宫腔组织。

(5)最佳膨宫介质应具备一定止血作用,同时具有治疗作用。

(三)膨宫方法与介质

可分为气体膨宫、液体膨宫及机械性膨宫三类,目前临床应用较多的是前两种。

1. 气体膨宫

(1)介质选择:由于气体折射指数是 1,清晰度高,属自然色彩,从理论上讲应为最理想的膨宫介质。但选择哪种气体最安全、最有效?临床进行了大量的实验。理想的膨宫气体应具备以下特点:①不易燃易爆,也不能助燃,否则电凝器工作时进出的火花会带来危险的后果;②不易形成血管内气栓,要求该气体应有较高的溶解度;③气体吸收后无不良影响;④容易获取并储存。

空气来源虽然方便,但如果通过开放的血管进入血液循环,造成气体栓塞,后果将不堪设想。有人曾用笑气膨宫,由于用量难以掌握,来源困难,未能推广;一氧化二氮(N_2O)或惰性气体进行膨宫,一般对血气及酸碱平衡无明显影响,但大量 N_2O 充入腹腔后可危及患者生命,且有爆炸之虞;惰性气体如氦气及氧气,前者溶解度低,形成气栓的可能性大;后者溶解度高于 N_2O,理论上有一定应用前景,但动物实验结果并不支持。那么,何种气体既能良好地膨宫,又能避免对人体造成危害?二氧化碳(CO_2)气体因其不易燃易爆和溶解度较高,成为目前临床最常用的充气气体。CO_2 是人体体内的天然气体,进入机体后会很快被吸收,入血也不易引起严重的气体栓塞。因 CO_2 可通过新陈代谢和缓冲系统调节,最终可经肺脏被呼出体外,在一定范围内不会引起酸碱平衡紊乱,造成对机体的危害。此外,CO_2遇热(如激光、微波等)不易燃烧、爆炸,对器械的损伤小,还可延长仪器的使用寿命,所以它是临床较为理想的膨宫气体。

CO_2最早用于妇科是在1920年。当时美国医师Rubin应用CO_2进行了宫腔镜膨宫的尝试。1971年德国Lindemann医师在对CO_2充气机进行改造后,首先将CO_2膨宫法引入宫腔镜检查术中。他对55例受检者在手术开始至结束后20min内,连续进行血pH、PCO_2、PO_2、EKG的监测,结果未见有明显变化。在动物实验中发现,致死原因并非气体栓塞,而是因注入速度和气流量过大,CO_2迅速入血后导致全身性代谢紊乱,发生严重的酸中毒而致死。故如掌握适当的流速和流量,一般不会造成严重后果。他总结了3000例宫腔镜的检查结果,未见严重的并发症。

(2)操作方法:使用前应检查宫腔镜镜体和鞘套是否匹配,CO_2控压、调速灌注装置(Hysteroflator)的功能和运行是否正常,宫颈吸杯与子宫颈扣合是否严密,以防漏气。①以Hegar宫腔扩张器扩张宫颈。扩张拟按宫腔镜外径大小而定,若用7mm外径的手术用镜,则需扩张到8号。扩宫颈时以Hegar器仅通过宫颈内口为度,以免引起内膜擦伤和出血。②按子宫颈大小,选用不同口径的宫颈负压吸杯。方法:先撤去宫颈钳,将吸杯套于子宫颈上,然后将负压吸引管连接于Hysteroflator的负压吸引泵上,经负压将子宫颈吸住,以免CO_2外漏逸出。③预先将CO_2储气仓中的气体充满,调试每分钟CO_2流量和灌注压力合适后,将宫腔镜体插入鞘套并锁合,接上光缆,经导管将Hysteroflator上的输出CO_2孔与鞘套上的进气管道相连接。④开启光源开关,将宫腔镜体插入宫颈吸杯的通道内,待镜端抵达宫颈内口

附近时开启进气开关,CO_2即进入宫腔。经一段时间(30~40s)注入CO_2后子宫腔即行膨胀,子宫颈内口亦随之扩展。此时可于直视下将宫腔镜推入宫腔。

宫腔镜检查过程中一般CO_2灌注压为40~80mmHg,CO_2流量为30~40ml/min。在此压力和流量范围内操作是安全的。手术过程中需随时注意CO_2灌注压力表,最大压力不应超过150~200mmHg,而CO_2流量不应超过70~80ml/min。严禁应用腹腔镜CO_2充气泵替代宫腔镜进行充气,否则会因气流量过大发生危险。

镜检过程最好不超过5min,以免有产生二氧化碳气栓的危险,尤其是当子宫壁层有损伤者。

目前有些医院在应用CO_2膨宫时,不用宫颈吸杯亦可达到良好的膨宫效果。

(3)注意事项:①禁止使用供腹腔镜操作的人工气腹装置来膨胀宫腔,因宫腔无法耐受1000~2000ml/min的CO_2流速,必须应用专供CO_2膨宫的充气机;②控制灌注速度在100ml/min以下,宫腔内压力低于150mmHg,最高压绝对不能超过200mmHg;③CO_2膨宫时,有时会因宫腔内气泡或黏液分泌略多而影响观察,可经操作孔放入负压吸引管将其吸出后再观察。

由于CO_2宫腔镜及其控压调速灌注装置价格较昂贵,操作较复杂,目前临床应用最多的还是液体膨宫。

2.液体膨宫 液体膨宫所需的装置简单,造价低廉,来源方便,是目前临床应用最广泛的膨宫方法。根据膨宫液体的性质可将其分为低渗、等渗及高渗液体。

(1)低渗及等渗液体:包括蒸馏水、生理盐水、5%葡萄糖、5%甘露醇、5%山梨醇等。目前临床多用蒸馏水、生理盐水或5%葡萄糖等作为宫腔镜检查术的膨宫液,而5%甘露醇、5%山梨醇等则用来进行子宫电切手术的膨宫。

①蒸馏水:无菌蒸馏水由于是低渗液体,一般仅用于需要灌流液较少的宫腔镜检查术。宫腔镜手术一般不宜使用,因被机体大量吸收后,蒸馏水可引起血管内溶血,严重者出现血红蛋白尿,造成对肾脏的显著损害,甚至有引起急性肾功能衰竭的危险。

②生理盐水:经济、安全,其折射指数为1.37,是等渗液体。应用生理盐水膨宫不需任何调压装置控制,利用吊桶高度,流水落差相当于50～60mmHg即可。经观察发现,液体进入输卵管的最低压力为35～43mmHg。生理盐水可轻易冲去宫腔内组织碎片和血块,但因黏稠度过差,易与血液混合为红色液体而妨碍观察。

③5%葡萄糖:目前国内外许多专家常用5%葡萄糖作为膨宫液。理由是价格相对便宜,来源方便,消毒可靠,有一定黏稠度,易于膨宫,视野较清晰,并且安全。其膨宫压力一般在80～180mmHg范围。缺点是使用时器械、手套表面发黏,产生不适感。此外,葡萄糖溶液被机体吸收后可影响血糖的变化。临床发现,凡使用葡萄糖溶液作为灌流液的患者,术后均有血糖浓度的一过性升高。因此,糖尿病患者不宜使用。

④甘露醇溶液:其等渗浓度为5%,口服不吸收,79%～89%经肾小球滤过而排泄。研究证实,3%浓度以下的甘露醇溶液可引起溶血,故临床上多采用3.3%或5%浓度的溶液作为灌流液。甘露醇溶液有以下优点:手术视野清晰度好,不会产生溶血现象,无葡萄糖溶液样的黏性,对糖尿病患者也可以使用,大量配制比较方便。此外,甘露醇溶液尚具有一定利尿作用,能促进自身排泄。但由于其半衰期长(平均约2h),对体液平衡和心肺功能恢复不利。因其主要经肾脏排泄,患有肾脏疾病及肾功能不全的患者不宜使用,可选其他类型的灌流液。

⑤山梨醇溶液:等渗浓度为5%,宫腔镜手术常用3%～5%的浓度。其优点与甘露醇溶液相似,也具有利尿作用,能促进自身排泄。山梨醇主要经肝脏代谢,故慢性肝病患者,肝功能不全时,可能使其半衰期延长,使用时应予以注意。

⑥甘氨酸溶液:甘氨酸是一种非必需氨基酸,易通过血脑屏障。其主要优点是低导电性,国外常用之作为子宫电切术的膨宫液。缺点是大量甘氨酸被吸收后,通过肝、肾组织的脱氨作用可引起高氨血症,诱发脑组织合成异常神经介质,阻碍去甲肾上腺素和多巴胺的合成,导致患者定向力消失、视力障碍,甚至出现氨中毒、昏迷等中枢神经系统的功能紊乱,即所谓"TURP性脑病"(transurethral resection prostate,TURP,即经尿道前列腺切除术)。此外,甘氨酸大量被吸收后,还可引起高草酸尿,有诱发患者出现尿路结石之虞。故患有肝肾疾病的患者应避免使用甘氨酸作为膨宫液。因国内甘氨酸价格较贵,限制了临床的广泛应用。

⑦Cytal溶液:是一种山梨醇与甘露醇的混合液,具有利尿作用,无溶血现象发生,还能软化血凝块,使血块不易黏附在电切环上等优点。其配方见表4-2。

表 4-2 Cytal 溶液配方

成分	用量(g)
山梨醇	27.00
甘露醇	5.40
对羧基苯甲酸甲酯	0.005
对羧基苯甲酸丙酯	0.001
对羧基苯甲酸丁酯	0.001
蒸馏水	加至 1000ml

(2)高渗液体:优点是黏稠度高,不易与血和黏液混合。膨胀宫腔满意,注入5～10ml即可膨宫,一次操作需100～200ml。显像清楚,便于观察和操作。因液体流动缓慢,经输卵管进入腹腔需较长时间,故一般的检查操作膨宫液流入腹腔者较少。缺点是价格

昂贵,过于黏稠,推注困难。用毕须以热水浸泡、洗净,否则积垢于管壁和境面,器械易于损坏。高渗液包括 Hyskon 液、复方羧甲基纤维素钠液、25%～50%葡萄糖及 32%葡聚糖等。

①Hyskon 液:是一种非电解质的透明液体,由平均分子量 70 000 的多糖分子组成,为高黏稠度膨宫液,系 32% 右旋糖酐-70(Dextran-70)与 10%葡萄糖液混合而成。与其他的液体膨宫介质比较,Hyskon 具有更清晰的视觉透明度,且不易与血液及黏液相混融,尤其适用于子宫出血的患者。在该液中进行激光和电凝手术,对手术操作亦无显著影响。经输卵管漏到腹腔的 Hyskon 不会引起明显不良反应。

天然的右旋糖酐由细菌(如肠白联珠菌属)使蔗糖发生聚合作用所产生。分子量<50 000 的右旋糖酐,几乎全部由肾脏排泄而不被吸收,其半衰期为几天。高分子量的Hyskon 虽不能由肾脏排泄,但可通过其他途径代谢,少部分的右旋糖酐可经消化道排泄,而大量的右旋糖酐分子则在肝脏和网状内皮系统缓慢代谢,产生二氧化碳和水。

Hyskon 的缺点是价格昂贵,清洗困难,术后应立即用热水冲洗器械,以防 Hyskon浓缩后冻结阀门引起管道阻塞。

②复方羧甲基纤维素钠液:由原沈阳军区 202 医院药局与妇产科联合研制。该液是以中分子右旋糖酐溶液为基础,将羧甲基纤维素钠以 1%浓度与其混合配制而成。

羧甲基纤维素钠为高分子化合物,分子量约 10 万,是纤维素的衍生物。由纤维素经 NO_2 处理后,使羟基氧化为羧基而得。它具有溶于水、分散性好、透明度高、黏度大、性能稳定、无毒、对黏膜无刺激等优点。由于它微黄透明折射率为 1.3479,与一般光学仪器镜片的折射率 1.5 相比,接近于相等。因此,光线从物镜的密媒质到膨宫液的疏媒质时,光速相近,无大折曲,故能较真实地反映物像,

具有良好的传光转像性质。此外,因其黏稠度大、流失缓慢,能在宫腔内造成良好的可视空间,是宫腔镜操作中较理想的膨宫液体。

[附] 复方羧甲基纤维素钠液配方

6%中分子右旋糖酐 10 000ml＋羧甲基纤维素钠 100mg

将两者混合为 10 000ml 溶液,分装成20 瓶(每瓶容积为 500ml),摇动、封口、压盖、灭菌、放置数日沉淀;而后再将沉淀好的液体取其上清液分装成 100ml 或 200ml,药瓶内封口,在高压、温度 110～115℃ 30min灭菌、贴签、备用。

复方羧甲基纤维素钠膨宫液的不良反应:个别患者可能对复方羧甲基纤维素钠液过敏。表现为胸闷不适、气促、口唇及末梢发绀、心率减缓。吸氧,静注 50%葡萄糖与可的松,休息后可很快恢复正常。手术前应行复方羧甲基纤维素钠液皮内过敏试验。如局部反应阳性改用其他膨宫液。

总而言之,目前在我国实际应用中,液体膨宫多于气体膨宫。经比较,葡萄糖液应为首选膨宫液,此选择已被多数专家认可。但对某些容易出血的病例,检查时也选用高黏稠度膨宫液如中分子右旋糖酐或羧甲基纤维素钠液。

3. 操作方法 主要有全自动、半自动及手推式三种方法。

(1)全自动:系在宫腔镜手术中液体灌注全部依靠自动膨宫抽吸泵进行,液体灌流速度及灌流量均由电脑控制,术中无须术者过分注意膨宫问题。此法多用于子宫电切术。因手术时间长,膨宫液需要量大,如果灌注液明显超出流出量,则容易导致患者机体的水电平衡紊乱,出现过度水化综合征等并发症。而自动膨宫抽吸泵严格控制了液体的进出量,解除了术者的后顾之忧。

(2)半自动:即依靠液压膨胀子宫。术时将膨宫液放置在距子宫 50～100cm 高的容

器内,借助液体的压力持续流向子宫;也可适当向液体施加一定压力,使宫腔保持一定的张力而得以膨胀。此法多用于宫腔镜检查及一些小手术。术中术者需严密监测液体的进出量,如进出量差值超过 1000ml,应停止操作,以防出现水电解质平衡紊乱。经观察发现,宫腔膨胀时平均宫内压为 $10cmH_2O$,当压力上升至 $50cmH_2O$ 时,液体可经输卵管开口流入子宫直肠陷窝。而液体进入输卵管的最低压力,生理盐水为 $35\pm43mmHg$。

(3)手推式:适用于需求量较少的、高黏稠度的液体膨宫。术中通常由助手将膨宫液通过注射器或血管造影导管推注到子宫腔内。在诊断过程中,膨宫液用量一般<100ml。因用量少,并且很容易在宫颈处测量和回收未被吸收的液体,故并发症较少。多用于需时较短的宫腔镜检查术。缺点:一是需要专门的助手配合,二是无法判断准确的膨宫压力。

四、辅 助 设 施

宫腔镜手术设备是集现代电子、光学、机械等高科技精密仪器融为一体的治疗性手术设备。随着宫腔镜手术范围的逐渐扩大,操作技巧的日臻完善,对宫腔镜辅助设施的要求也越来越高,而这些辅助器械的改革创新又推动了宫腔镜技术的发展完善。宫腔镜的辅助设施包括:①辅助治疗设备:如激光发生器、高频电刀、微波治疗仪等;②辅助观察设备:如摄像监视系统;③辅助操作设备:如自动膨宫抽吸泵、CO_2 充气装置等;④辅助统计设备:电子计算机。

(一)激光器

激光器(laser)是将高能激光通过内镜活检通道然后进入宫腔镜或腹腔镜进行治疗的设备(详见本章第二节)。

(二)高频电流发生器

高频电流发生器可以产生两种不同波形的高频电流,分别作切割组织及电凝止血使用。术前调整电流功率,使切除电流能锐利切除组织。电流太小会使切割困难,组织容易黏附在电切环上;电流过大会使电切环氧化过快,容易损坏。

外科手术用电器械(简称电刀)的极数是指电刀工作部位的电极数目。单极电刀的工作端只有一个正极,负极贴置于患者的腿、臀部;双极电刀的两极都位于工作端,两者间仅有很小的距离用于夹持组织。电刀使用的射频电流频率一般为 500 000 Hz,比家用电源的频率(50~60Hz)要高得多。在这样高频率的电流作用下,神经、肌肉不再产生去极化,细胞内离子快速往返运动,产生大量热能。

电切割使用的是 500kHz 的高强度低电压正弦波电流。其组织效应是先将组织加热到汽化温度(100℃以上),使组织与电极之间出现一个"气隙",随后的电流只能跨过这一气隙产生火花放电,电火花的能量浅表地分布在组织上,这样就限制了热损伤的扩散。电凝则使用减幅波,随着高频电流强度的增加,加热组织直至出现凝固坏死。

高频电流发生器的附属装置包括可选择电切或电凝电流的脚踏开关、连接电切镜的电缆线及与患者身体相接触的负极(板)等。

(三)多功能联合冲、吸泵

由于子宫是一个特殊的肌性器官,正常状态下宫腔腔隙窄小,前后壁贴拢,使宫腔镜检查相当困难。尽管目前临床采用各种方法膨胀子宫,试图达到充分暴露可视空间的目的,但使用传统的膨宫装置因其无法对宫腔镜手术中大量灌注的膨宫液进行监测,机体吸收大量液体后导致过度水化综合征的病例时有报道,个别甚至危及生命。多功能联合冲、吸泵(又称 hamou endomat)则克服了这一难题。它可将预定的冲洗压、灌流量及吸引压都保存在电脑储存系统内,手术时由电子系统精确控制冲吸压力及流量,保证子宫腔在术中的最佳膨胀状态,同时也可避免膨宫液的过度吸收,解决了术者的后顾之忧。

多功能联合冲、吸泵的面板上有电子显示各种功能数据,并可自动贮存。因其安全可靠、使用方便,是当前妇产科内镜手术中理想的冲、吸系统,可用于宫腔镜及腹腔镜手术。

(四)宫腔镜摄影及录像系统

1. 电影、电视转播和录像 应用内镜电影摄影机可以拍摄宫腔镜内景电影。此外,还能通过专门设计的内镜电视录像接头进行宫腔镜内景的电视转播和录像。

(1)摄像机:摄像头最重要的组件就是电荷耦合器(CCD)芯片,它由许多光敏器元件组成。光敏器可将光能转变成电信号并产生最小图像单位——像素(pixel),将这些像素形成一个整体化组合就可产生彩色画面。一个优质的医用摄像系统应具备以下标准:①有高分辨率,真实显示解剖结构,从而易于辨认动脉和胆管等;②色彩真实地再现各类不同颜色的组织,例如能够正确显现胆汁和血液的颜色;③对低强度光线同样敏感,高敏感的摄像头能够在弱光条件下不降低分辨率,并可使真实色彩再现;④使用方便。

(2)监视、摄像系统:是现代宫腔镜检查及治疗必不可少的设备。由于电视摄像技术的进步,有了体积小、重量轻,不影响操作的微型摄像头。它具有高灵敏度(光学照明度只需21x)、高清晰度(解像度>470线)的性能,使妇科医师能通过观察电视屏幕进行手术操作。此摄像系统包括摄像头、耦合器、信号转换器、录像机和监视器。①摄像头:根据光电原理将光学图像转换成电信号。与宫腔镜相连接,将宫腔镜物镜端的图像以电信号的方式输入到信号转换器。它带有分光装置,可同时用肉眼观察及在监视器上观察,并可自由旋转,准确显示器械的位置。高解像度(>470线,目前已经>1000线),自动白平衡,高感光度,有抗高频干扰功能。镜头防水密封,可浸泡消毒。接口可与其他内镜(如纤维胆道镜、十二指肠镜、膀胱镜等)相衔接。②耦合器:是宫腔镜和摄像头之间的连接装置。③信号转换器:由电路线圈组成,负责将电信号转换为录像信号经成像过程产生图像。将摄像头传入的电信号转换为彩色视频信号,输入监视器和录像机。新型信号转换器有超视频(r/c)输出接口,可使图像色彩还原逼真。面板有色彩调谐和增强按钮。

2. 录像机和监视器 在荧光屏上显示图像。监视器采用35.6~53.3cm(14~21英寸)。电视图像一般放大8~14倍。监视器屏幕过大会造成图像失真,屏幕过小画面虽清晰度较好,但因图像较小,易造成视力疲劳。

3. 摄影 应用专门设计的单镜头反射式照相机和强冷光源或伴有闪光装置的冷光源,可以拍摄满意的宫腔镜照片或幻灯片。另外,热升华打印机可直接与录像机或监视器的视频输出连接,术者可选择最佳画面立即成像,获得彩色照片。

(五)CO_2宫腔镜专用辅助装置

1. CO_2控压、调速灌注装置 包括CO_2筒、储备仓、储备仓压力表、气体流量表、气体消耗压力表和宫腔压力表等。可以调节和控制二氧化碳的灌注压力和流量,以保证宫腔镜检查的安全。

2. 负压吸引装置 一般均附于CO_2控压、调速灌注器上,用于连接"宫颈吸杯",待其套在宫颈部后形成负压以固定达到密闭宫颈不漏气的目的。

3. 宫颈吸杯 以CO_2膨宫时一般要求相对密封状态,宫颈吸杯可防止二氧化碳气体外溢。手术前按患者宫颈的大小和长短,可选用不同型号的宫颈吸杯。但目前临床已多不采用。

(六)内镜资料的计算机管理

目前,各大、中型医院内镜的应用已非常广泛,由此所获得的有关资料也随之而成倍地增长。原有的资料手工管理办法已不能适应工作需要,远远地落后于形势。随着计算机的普及推广,对临床资料进行计算机管理,已显露出越来越突出的优越性。它不但可对现存资料进行各种统计处理;而且通过计算机联网,数据库共享,可对全国乃至世界的内镜资料进行汇总分析,提供迅速而准确的信息服务。

1. 计算机输入信息

(1)基本数据信息:姓名、性别、年龄、职业、地址、住院号、门诊号、内镜号。

(2)临床数据信息:病程、主要症状、一般情况、月经史、婚育史、体格检查、实验室化验、B超超声检查、临床诊断、申请医师等。

(3)镜检数据信息:检查日期,镜检型号,镜下表现如病变部位、形状、体积、色泽等,镜下诊断,并发症,随访结果,内镜医师及助手。

(4)病理数据信息:病理号,活检部位,活检块数,病理诊断。

2. 功能简介 内镜资料计算机管理总体结构如下。

(1)资料录入:是实现宫腔镜资料计算机管理的基础。使用者可按屏幕提示顺序录入有关数据资料,计算机将自动加以分类管理。

(2)快速查询:本功能是为查找任何患者(已输入计算机的)宫腔镜资料,以利于镜检时对病变情况的前后进行对照及临床分析。使用者可通过住院号、门诊号码、内镜号、姓名(包括性别、职业)四种途径的任意一种,在数秒钟内查到所须了解的患者的全部宫腔镜资料,并可通过屏幕输出或打印输出。

(3)月工作量及疾病分类统计:该功能可统计任意月份的工作量(即检查例次),并将按月所做镜检,按疾病分类统计。

(4)科研统计:可进行下列工作:①任意年限间宫腔镜检查总例次等分类统计;②任意疾病在任意年限内,按任意年龄段分类统计;③任意年限间疾病分类统计;④任意年限间、任意疾病的所有内镜号。

以上各项均可在屏幕上显示及打印输出。另外,也可根据科研需要,设置新的统计功能。

(5)资料修改:计算机管理工作的好坏,各项查询,统计工作的准确迅速,有赖于输入资料的正确。在资料输入时,偶尔也会因按键错误,而发生错输或漏输入某些数据,资料修改功能就是为在发生上述情况时,能方便地进行修改而设置的。

(6)数据库备份:本功能可自动完成数据库备份操作,以利于因突然断电所致数据库损坏后的数据库重建。

3. 主要特性 开发一种综合软件系统,可向临床工作者提供患者处理、科研、教学、管理等方面最佳、最现代化的信息服务。为使计算机这一先进技术在临床更广泛更深入地开展,首先要使临床医师加强计算机基础知识的学习,密切医师与计算机专业人员的合作,使计算机技术与模糊数学和人工智能相结合,模拟人脑思维方式进行工作,从而提高计算机应用水平。本系统除具有全汉字显示,功能菜单显示及屏幕信息提示,使用者无须记忆及掌握过多的计算机操作命令,查询速度快外,其最主要的特性如下。

(1)可方便地随时修改或增加新的诊断名称,镜下表现等,从而使本管理系统能始终适应宫腔镜检查发展的需要。

(2)管理系统的疾病诊断及病理诊断,均参照《疾病分类及手术分类名称》设置,其中代码多取与之对应的英文单词的字首组成,从而使本系统在妇科专业内有较强的标准性和通用性,同时也便于常用的代码的记忆。

(3)随着计算机技术的迅速推广,计算机在医院中的应用也在不断发展,如医院管理、科学研究、病员监护、辅助诊断、医疗统计、病案管理、信息交流、文献检索等方面,均得到广泛应用。

(4)各种病案资料、医嘱、记账等已全部使用在线记录(on-line record),医护人员随时存取,由于计算机联网,各辅助临床科的检查结果也可随时通过联网,输送到该患者的计算机病案中。医师通过计算机,观察综合并分析病员的各种信息资料,制定治疗意见,并可随时修订和补充医嘱,护士通过计算机了解并执行医嘱,传统用纸张书写病历、病程记录等方式,均由计算机存储代替,即所谓"无纸病案"。医院通过计算机联网,直接统计各种相关资料和数据,无须科室逐月逐项上报。

4. 主要优点

(1)打印出的病历字体规范正确,字迹清晰。

(2)减少反复人工书写,节约时间。

(3)某些记录单丢失时,计算机可随时提供原始数据。

(4)通过院内、地区间或全国联网,免除了各单位重复的统计工作,节约时间,避免差错,减轻工作负荷,提高工作效率。

(5)通过联网,还可了解、比较各院收治、科研等情况,便于借鉴和及时会诊。

总之,随着计算机知识的普及和软硬件不断开发及改善,其优越性会越来越多地为临床医师所认识,相信它将会迅速拓宽使用范围并提高质量,为临床、科研、教学等提供优质服务。

五、器械消毒与保养

宫腔镜手术器械直接与内脏器官接触,在进行检查、切割、分离等操作时,如无菌观念不强,极易造成感染,且器械品种繁多,结构精细复杂,价格昂贵,其消毒与保养就显得尤为重要。

(一)宫腔镜手术感染途径与消毒存在的问题

1. **感染途径**

(1)患者与患者,通过器械可传染不易被消毒剂杀死的细菌芽孢、病毒等。

(2)器械贮存时器械内部生长起来的细菌,条件致病菌尤其是假单胞菌。当环境温暖潮湿时很快繁殖,还往往混杂革兰氏阴性菌。

(3)自体接种。

2. **消毒存在的问题**

(1)宫腔镜、导线等不能用高压蒸汽消毒,长期用甲醛溶液熏亦会加速其老化。

(2)若防水密封性能欠佳,用化学消毒剂浸泡摄像头时可影响清晰度。

(3)器械有许多阀门和狭窄的管道给清洗工作带来困难,存留在器械上的颗粒、蛋白物质为潜在的致病原提供了避难所,消毒剂也不易渗入内部各通道。

(4)因价格昂贵,很少备有多套器械,在两台或多台连续手术时需要一种快速有效的消毒方法。

(二)主要消毒方法

1. **环氧乙烷** 目前医疗器械广泛采用环氧乙烷灭菌。

(1)主要特点:环氧乙烷灭菌装置是一次性使用无菌医疗器械生产企业的关键设备,安装操作、使用管理有其特殊要求。环氧乙烷是一种广谱灭菌剂,可在常温下杀灭各种微生物,包括芽孢、结核杆菌、细菌、病毒、真菌等。环氧乙烷是易燃易爆的有毒气体,分子式为 C_2H_4O,具有芳香的醚味,在 $4^{\circ}C$ 时候相对密度为 0.884,沸点为 $10.8^{\circ}C$,其密度为 $1.52g/cm^3$,在室温条件下,很容易挥发成气体,当浓度过高时可引起爆炸。

(2)优点:①能杀灭所有微生物,包括细菌芽孢;②灭菌物品可以被包裹、整体封装,可保持使用前呈无菌状态;③相对而言,EO不腐蚀塑料、金属和橡胶,不会使物品发生变黄变脆;④能穿透形态不规则物品并灭菌;⑤可用于那些不能用消毒剂浸泡、干热、压力、蒸汽及其他化学气体灭菌之物品的灭菌。

2. **气体消毒** 国外主要用乙烯氧化物(ethylene oxide),国内主要有甲醛溶液气体熏蒸。具体方法是:甲醛溶液原液蒸熏15min(将宫腔镜体及全部光缆置于盛有甲醛溶液原液玻璃平皿的密闭盆中)。气体消毒的优点是消毒彻底,对器械损害相对较小,但长期使用甲醛溶液可加速橡胶的老化,损害镜头,应引起注意。

3. 高压蒸汽消毒 无疑为消毒最彻底的方法,国外有些制造商推荐这种消毒方法,对金属器械及价廉可更换的管道尚可采用,但易损害腔镜、摄像头、导线等。另外,有些金属器械上有不耐高温的附件如抓持钳、套管针等器械经反复高压消毒后,关节处可变得不灵活,因此不宜作为常规消毒方法。

4. 化学消毒剂浸泡 化学消毒剂的主要优点是快捷方便,来源广泛,且经济廉价。目前要求消毒时间为8~10h方可达到灭菌,浸泡30min只能抑菌,因此一套器械一般一天只能使用一次,如欲检查治疗多个患者需要准备多套宫腔镜。目前国外主要用gluterald-chyde,国内主要用以下方法。

(1)1:1000或1:5000苯扎溴铵溶液,浸泡消毒需>8h。

(2)0.2%氯己定溶液:氯己定为一种常用的消毒防腐剂,它能破坏菌体胞浆膜,并通过抑制菌体内多种酶系统影响其新陈代谢而发挥抑菌或杀菌作用。革兰氏阳性球菌对氯己定非常敏感,而革兰氏阴性菌则稍差一些,对芽孢和肝炎病毒无效。因氯己定疗效迅速而持久,性质稳定,毒性较低,是一种较为理想的广谱抑菌杀菌剂,也是目前我国进行宫腔镜消毒时最常用的消毒液。浸泡时间一般为30min。

(3)2%碱性戊二醛溶液,pH调到8,浸泡时间30min可达到抑菌,8~10h可达到灭菌。液体持续可使用1周。

(4)器械消毒液(5%苯扎溴铵溶液400ml,亚硝酸钠100g,加蒸馏水至2000ml配成消毒液):浸泡宫腔镜体及近镜体部分光缆30min达到抑菌。

(5)75%乙醇浸泡30min达到抑菌。

(6)10%甲醛溶液(40%甲醛溶液500ml加蒸馏水到5000ml)浸泡15min达到抑菌,浸泡部位同上。

5. 对乙型肝炎表面抗原阳性患者的处理 因乙型肝炎表面抗原阳性为乙型肝炎病毒感染所致,可通过血液、分泌物及各种体液传染,为预防交叉感染,保护工作人员,应注意以下事项。

(1)将乙肝阳性手术的患者安排在当日手术的最后一台。

(2)手术结束,器械先用0.5%"84"消毒液浸泡10min或稀释5倍的诗乐灭菌王液浸泡10min后,再用清水冲洗干净、擦干、上油,放入器械柜内备用。

(3)布类、手术衣、敷料、注射器、吸引器管、手套等均采用一次性用品,术毕装入塑料污染袋内焚烧。

(4)将过氧乙酸按1%计算,倒入吸引器、污物盆内浸泡30min后,再倒入下水道。

(5)地面及室内一切物品均用0.5%"84"消毒液擦洗,再用清水冲洗擦干,之后用紫外线照射或电子灭菌灯照射60min。

(三)注意事项

1. 管道及金属器械 每周高压消毒1次,两台连续手术间用化学消毒剂溶液浸泡30min,备有多套高压消毒好的管道。

2. 消毒液

(1)每周至少更换1次,每桶消毒液使用不得超过10次。更换消毒液应以其使用过的例次为依据,而不是根据其配制的天数而定。尤其是多次使用后浓度变稀,杀菌能力更弱,因此要按时更换。

(2)长期用甲醛溶液蒸熏会对器械造成严重腐蚀,应避免用此方法消毒。

3. 内镜 使用后常规先用清水将表面的污物洗净,如果活检后,则用清洁刷将钳道管刷净并吸出管内残留组织。浸泡和气体消毒后的器械必须用灭菌生理盐水或蒸馏水冲洗干净,使内镜内外管均不残留消毒液,否则可引起腹痛,并损坏器械,缩短使用寿命。如严格做到这一点,可防止残留消毒液损害内镜,延长其使用寿命。

4. 摄像镜头　不宜浸泡,应用无菌布套或塑料套包裹备用;但其软质导线部分可浸泡消毒。

5. 消毒桶　不能浸泡其他器械,如膀胱镜、直肠镜,以防交叉感染。

6. 其他　所有患者术前检查乙肝五项指标,有传染性者最好不用宫腔镜,如果非用不可,术毕宫腔镜一定要用高压和气体消毒。

(四)器械保养

电视宫腔镜器械多精细易损,应固定使用人员和专人负责保管、消毒、清洗。每次使用前,清点器械以免遗漏,检查所有器械是否损坏,以便及时发现及早修理。术中爱护器械,忌粗暴动作,防止人为因素造成的不必要损坏。具体注意事项如下。

1. 宫腔镜　用毕,先用自来水冲洗干净,继以注射器反复推注清水冲洗操作孔道,最后空推注射器或用橡皮球向孔道内吹气和用纱布擦干。

2. 镜片表面　可用细棉签蘸清水或乙醇轻擦,尤其是物镜面非常小,擦拭时压强很大,用力稍大有可能将镜片推离、开胶,以致进水造成全镜报废。

3. 光缆　光缆弯曲半径不能<50mm,以免折断导光纤维束。

4. 其他器械保养

(1)乙醇和乙醛复合物不得用于器械清洗,因其可使蛋白变性,凝固并黏附或导致器械孔腔变形和受阻,影响以后的清洗消毒。

(2)如果器械长时间不用,擦干后应涂上防锈润滑油,并摆放在特制的盒子里,避免碰撞挤压。另外,宜放置在通风干燥处,以防发霉生锈。

第二节　宫腔镜手术用电器械

宫腔镜手术用电器械主要包括激光、外科手术用电器械(单极电极、双极电极)、微波、热球仪等。因应用器械不同,工作原理有异,对组织细胞产生的效应亦有差别,但最终结果是造成组织结构的破坏,细胞活性丧失,局部组织变性、坏死、脱落,由新生的组织细胞取代。下面重点介绍外科手术用电器械、激光器及其工作原理。

一、外科手术用电器械

(一)工作原理

外科手术用电器械的工作原理均是通过电能转换对局部组织产生效应。

电流具有烧灼、干燥、凝固和切割组织的能力。烧灼是指当电极接近但不直接接触组织时,通过电流的火花使组织变热。这种技术需要较高的电压,能浅表止血并不穿透组织,可用于弥漫性出血的止血,如子宫肌瘤切除术后的出血。凝固出现在组织加热时蛋白结构丧失,随后发生凝固。凝固往往使组织变白,在45~60℃的温度即可出现。干燥是指所有液体都蒸发掉,直至组织完全变干。干燥的名词很少使用,而用凝固(或电凝)描述这种作用。汽化出现在温度超过100℃,细胞内液体达到沸点后转变为气体,使细胞膨胀破裂。

在进行外科手术用电器械手术时,电能对组织细胞产生的效应往往联合出现,但一般以一种效应为主。不同的组织效应是由不同种类的电流波形、输出功率及所使用的外科手术用电器械仪器终端而达到的。在一般情况下,较高的功率密度可达到切割或部分切割,较低的功率密度造成组织凝固。而功率密度取决于外科手术用电器械的电力输出和组织接触电流的面积。后者可通过与组织接触的电极头的大小予以修正。小的接触面积,如针状电极可达到比大器械还高的功率密度。因此,电力输出相同时,电极头小可切割或部分切割,电极面积大可进行凝固。

(二)影响电热效应的因素

电手术的热效应很复杂,所产生的组织损伤程度的变化依赖于选择的电流波形、功率大小、内膜厚度、接触组织的性质与厚度、与组织接触时间、组织轮廓、施于电极的压力、发生器电阻抗力、电极大小及形态等。其中电流波形、电流强度、接触时间与热效应的关系最为密切,也是临床可调控、可量化的因素。

临床常用的电流波形有三种:切割、电凝、混合电流。单纯的切割电流是从电极发出的连续不断的低压正弦波,而电凝电流为高峰的阻尼振荡波形。混合电流是在切割电流中混以电流间歇波,一般分两种:混合Ⅰ是切割波形与电凝波形各占50%,混合Ⅱ是电凝电流仅占37.5%。混合电流中电凝电流的比率至多占1/2,若超过就会使切割功率下降。一般认为,若组织干燥的速度依赖于平均电压,切割电流的电功率相对较高,与电凝电流相比,产生的热损伤相应较小,但若高峰电压能很快干燥组织,则切割电流对局部的热损伤就相应较深。但这两种结论都未得到充分的证实。减慢电极移动的速度可引起热穿透更深;减少施于组织的压力,功率强度更高。虽然这些指标很难量化,但术中应尽量限制在一定范围,采用近似值记录其变化以控制热损伤。

(三)电热损伤

电手术中的热损伤是指在手术过程中电能转变为热能时,不仅起切割、凝固作用,而且热能通过辐射传导、扩散到全层宫壁甚至邻近器官,当组织温度升高超过一定阈值就导致组织细胞变性、坏死。1979年,Artz等提出温度≥55℃,暴露5s组织就会发生不可逆的损伤,20世纪90年代学者们认为,温度≥57℃这一临界值,可使组织受到热影响,因为这一温度能使不耐热的酶变性,导致组织坏死。病理学家认为,组织温度升高超过常温5℃,细胞就会发生损伤和死亡,即为急性组织热损伤所致。热效应还可导致机体细胞毛细血管及较大的血管收缩,形成微血栓,发生缺血性病理改变,继发缺血、坏死的组织可扩展热破坏范围,机体的炎症效应产物也可引起继发性的组织损伤,这些均应归于总的热损伤中。电切术中的急性组织热损伤与迟发的热损伤范围存在一定差异,但目前缺乏这方面的实验室及临床研究结果。

目前临床上关键的可调控因素有电流波形、输出功率、接触时间,尚无统一的使用范围及最佳数据。20世纪90年代初,一些学者对各因素的影响作用开展了系列研究,以期获得最理想的损伤深度并获得满意的临床疗效。

(四)电极类型

根据其电极性质的不同,目前外科手术用电器械所使用的仪器终端分为单极电极和双极电极两种类型。

1. **单极电极器械** 在单极电流中,电流由发电机经操作电极至所接触的组织,再经过患者到分散或"接地"电极,最后返回发电机。由于高频电流转变成人体的热能不易被精确测量,对组织的热辐射范围较难控制,有时对局部的热损伤甚至会非常危险。因此,在手术时应绝对遵循操作规定,不可有任何的疏忽大意。

2. **双极电极器械** 双极电极的电路是自动连续的,不用患者做地线,电流只在两个电极之间流通,只经过介入的组织而不经过患者的身体,大大地降低了电热辐射造成的灼伤和电流击伤。专为宫腔镜设计的双极电极以生理盐水为介质,使电流从正极到达负极,既可减少电流与组织的接触,造成组织损伤;又避免了因使用非电介质溶液而导致的低钠血症的发生。双极电极的手术装置与单极电极系统相似,而治疗效果又与激光手术相同。因此,具有良好的应用前景。

目前宫腔镜手术的双极电极有球形电极、弹簧电极及螺旋电极（图 4-1）。其中球形电极与组织接触面较小，对组织的损伤亦较少，可进行切割并有一定的止血作用，要求功率较低；弹簧电极和螺旋电极与组织的接触面较大，要求功率较高，可进行快速切割及有效的止血。两者的电极直径均较细，后者比前者更细，故切割速度更快。

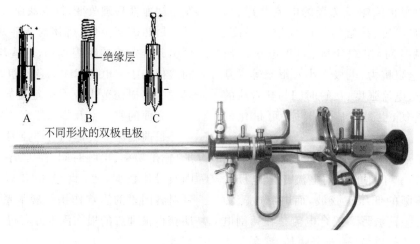

图 4-1 XSD-1 型等离子电切镜（双极）
沈大内镜有限公司制造

（五）手术方式

1. 单极电极器械

（1）环状电极：操作时按切除要求的深度，将电切环切入组织内缓慢移动。电极移动速度每秒 1～3cm，以无组织牵拉感为适。切下的组织一般呈条状，两头略薄，中央较厚，状如小舟，可为病理检查提供可靠的组织标本。组织片的厚度与电切环放置的深度成正比，其长度则取决于电切环及镜鞘移动的距离。

（2）球形电极（roller ball）：可分为滚球和滚筒两种。滚球根据其直径有大小之分；滚筒根据其表面形态亦有所区别。操作时慢慢推移电极与内膜表面接触，通过电灼热凝固效应破坏子宫内膜至基底层而不伤及较深部位的肌层。

2. 双极电极器械 将电极头与被切除的组织接触，接通电源使之汽化消融。直径 1～2cm 的肿物可将其完全汽化，而 >3cm 的肌瘤可先切割成小片状，然后将其取出。

（六）研究进展

1. 电切除术中，子宫形态与组织损伤关系 功能失调性子宫出血患者的子宫形态结构与并发症的发生率紧密相关，临床上操作时应将子宫形态结构与损伤深度一同考虑。Duffy 等在离体实验中测量了 20 个子宫，结果宫底平均厚度为 1.4cm，比宫体前壁 1.8cm 和后壁 1.9cm 的平均厚度薄，峡部平均厚度为 1.3cm，最薄处仅 0.7cm，在距输卵管入口 0.5cm 处的宫角壁厚度平均为 0.6cm，最薄处仅为 0.4cm。Nielson 等的测量值为宫体前、后壁平均厚度≥2cm，宫底为 1.0cm，峡部厚度仅为体部的一半，宫角最薄处仅为 0.4cm，平均为 0.6cm。

上述两个研究所得数据均未纠正皱缩率（Formalin 固定子宫组织后皱缩率为 45%），与普通人群的子宫厚度相似，提示因宫角处易穿孔，较危险，应小心操作。同样，峡部较薄，又邻近大血管及输尿管，更应仔细操作；宫体较厚，穿孔概率相对较低，故操作时宫角、峡部和宫底不能切除过深或电凝过久,以避免术中的并发症。

2. 宫壁热破坏程度

(1)离体实验:Duffy 等报道,在新鲜的摘除子宫标本上进行电切术,电极经过的下方有一狭窄的热坏死带,它不因功率变化而不同,却随接触时间的长短而改变。电凝电流对组织的穿透作用更深。其具体值:混合电流的热坏死带变化为 1.0~1.4mm,时间由 1s 增至 5s,热坏死带增至 2.2mm;电凝电流造成的破坏程度波动于 3.2~3.9mm;电灼法损伤程度为 1.7~1.8mm。1993 年,有学者应用 40~160W 的切割电流及 20~75W 的电凝电流,用 2.5mm 的滚棒电极所得实验数据表明,切割电流引起的热穿透作用更深一些,但未超过宫壁厚的 22%,所用功率范围是安全的。电凝电流为 55W 时,穿透深度达肌层下 3mm,切割电流超过 90W 时,能穿透肌层≥3mm,最深可达肌层下 4.2mm。另一实验发现,电凝电流 50W 与 100W 相比,较高的电功率引起的组织残余腺体较少,即功率增加,组织损伤亦增加,功率大小与损伤大小呈正相关。

(2)活体实验:Indman 等观察 2 例于 4d 及 2d 前行电切除术后又行子宫切除术的患者,宫壁上不同电流波形及功率所致的热损伤程度,发现相对较低的电凝电流引起的热损伤更深(28W 时为 6.1mm,57W 时为 1.8mm)。Duffy 在离体实验的基础上研究了 20 例活体标本,应用的是混合电流功率为 100~260W,电凝功率为 75W、100W,发现混合电流切割时,热坏死带为 0.7~0.8mm,电凝时为 3.3~3.8mm,两者均与功率无关,前者受时间的直接影响(1s 为 1.4mm;5s 为 1.8mm),而后者不因作用时间而改变,有一定自限性。

另有研究表明,无论哪种电流波形产生的热损伤程度均与功率无关,同时提出 80W 及 120W 的混合电流电切时引起的最深组织损伤不超过 1.7mm,平均为 0.6~0.7mm。混合电流 200W 时热坏死带为 1.0mm,280W 时是 1.4mm,电流功率影响热坏死带大小;电凝电流 76W 时热坏死带最深宽度为 3.4mm,均在安全范围内,但在临床上却仍有用 40W 电凝电流即引起子宫穿孔及间接引起肠管损伤的报道。

活体与离体实验的热坏死带值有一定差距,与子宫血流及灌流液的降温作用有关。活体时在热坏死带下方有一缺血性病理改变及炎症效应的组织带,随时间的延长,酶活性进一步降低,使近期和远期热坏死带值不完全一致,但上述结果需进一步证实。

3. 热传递

(1)离体实验:体外研究证实,子宫组织有热传递效应。Duffy 等提出宫腔镜手术时子宫浆膜面温度上升<6℃,使用切割电流时温度与时间、功率均呈正相关性;使用电凝电流时,温度仅与时间呈正相关性。随着与电极距离的增加,温度上升程度略减少。重复操作时应记录到基线温度逐步升高。Indman 等报道,作用时间为 5s,电凝电流 60~150W 时,子宫表面温度上升<6℃,切割电流 50~150W 时上升<4℃。

(2)活体实验:Nielson 等报道,在电凝宫角 5s 后,浆膜层温度上升 2℃,最高为 6℃(40W)。内膜切除时温度上升 0.3℃,最高 0.9℃(120W 混合电流)均不随波形及功率而改变。所测的子宫韧带及血管上的温度值在手术中无任何变化。Duffy 的活体研究显示通过子宫的原位热透作用微弱,最高升温记录值为 0.4℃。

目前研究中所用的电凝电流范围是 30~150W,混合电流是 50~260W,切割电流是 40~160W。研究证实,在此范围内功率造成的宫壁损伤程度是安全的,热传递至周围的程度无危险,但输出功率与波形的最好联合方式尚需进一步证实和确定,其各自特定的最终值仍在争议中。另外,一些相关因素还需进一步完善和评价,以保证在活体子宫上非常安全。

4. 不同电极热损伤研究的比较

(1)汽化电极:1997 年 Wolf 等比较了猪膀胱上皮对不同形状汽化电极(包括光滑球状电极、光滑棒状电极、垂直沟槽棒状电极、平等沟槽棒状电极)的急性组织热损伤程度,发现汽化作用随功率增加而增强,凝固作用与功率无关;在相同电功率下,不光滑电极比光滑电极的汽化、凝固作用强,不光滑电极比光滑电极的汽化、凝固作用与功率无关;垂直沟槽棒状电极的汽化、凝固作用与水平沟槽棒状电极差异无显著性;但使用后者时,1/3 的标本中有未受到损伤的组织裂隙,故垂直沟槽棒状电极因组织损伤均匀一致而优于平等沟槽棒状电极。

1998 年 Vercellini 等在 20 个活体子宫标本上对汽化电极与环状电极的组织热损伤进行了比较,他们采用的汽化电极呈圆柱形,3mm 宽,有 3 个垂直沟槽,切割电流 200W、切割速度 1~1.5cm/s;标准环状电极切割电流 100W,切割速度 1~1.5cm/s。发现汽化电极与标准环状电极的内膜切除厚度相近,分别为 3.1mm 和 3.4mm,但前者的热坏死带厚度显著大于后者,分别为 1.8mm 和 0.4mm,认为汽化电极集中了环状电极迅速有效和滚球状电极简单安全的优点,同时避免了两者的缺点,是宫腔镜手术治疗月经过多的很好选择。

(2)针刺状电极:1995 年,Deckardt 等改进了滚筒状电极,在其表面增加了一定长度的刺状突起,电切时最大电能聚集在这些刺的顶端,从而集环状电极的有效性和滚球状电极的安全简便于一体。他们在肌瘤组织上采用混合电流比较针刺状电极、环状电极、滚球状电极的组织损伤与组织热坏死范围,发现组织损伤范围分别为 1.3~2.2mm、1.3~2.6mm、0.3~1.0mm;组织热坏死范围分别为 0.1~0.7mm、0.1~0.4mm、0.1~0.3mm。

(3)Vestablact 系统:此系统由可膨胀气囊、覆盖其表面的一排电极及每个电极上的温度感受器组成。计算机的控制器连接在电手术发动机上。手术时将电极气囊插入扩张的宫颈充气。用 40~45W 的功率使电极表面温度维持在 70~75℃,4min。在活体子宫标本上观察,发现肌层热坏死带厚度范围1~6mm,浆膜面温度无明显升高。

(4)双极与单极电极的比较:1990 年,Tucker 等用双极、单极息肉圈套器切除狗胃内的息肉,发现双极电极所用电功率小得多,双极电极的组织破坏程度与单极电极相当,而热坏死带程度小于单极电极,说明双极电极不仅免去了贴在患者身上的电极,而且安全、操作效率高。

(七)结论

一般认为,破坏达到子宫肌层下 3mm 就完全破坏了所有的内膜腺体与血供,基底层不能再生,达到手术目的。损伤由两部分组成:一为切除部分,二为肌壁上的热坏死带。因此,只有先了解两者及其联系,才能预测实际的组织损伤程度。形态结构学研究得出的结论是:为避免并发症,在子宫峡部、宫角及宫底这些薄弱部位可用球状电极电凝或缩短操作时间。

体外研究表明,电功率及作用时间在切割时均为重要因素,电凝最重要的因素仅是时间,功率对其无影响。体内研究表明,切割时热坏死带仅与时间有关,电凝时与时间无明显关系,且有自限性。

需要研究的问题:急性和迟发的组织热损伤差异如何?切下组织条的热坏死带与宫壁上切割沟间的热损伤是否相关,通过前者可否预测后者?在人体中,术中热传递的具体情况如何?不同组织的热损伤有无差异?以及其他相关因素对热损伤的影响程度如何?

二、激 光 器

从 Mauman 1960 年发明世界上第一台

激光器,到 Polanyi 1970 年研制成适合妇产科应用的 CO_2 激光器。几十年来随着激光医学的不断发展,激光在妇产科领域的应用范围也越来越广,目前能用激光诊断治疗的妇产科疾病已达几十种。特别是随着妇科腔镜技术的发展,激光也随之进入了内镜的领域,成为内镜手术得力的辅助器械。

(一)工作原理

内镜激光是将高能激光通过单极的石英导光纤维,从内镜的活检通道内进入宫腔镜或腹腔镜进行治疗。临床应用的高能激光主要有 CO_2 激光、Ar^+ 激光和 Nd:YAG 激光三种。以 Nd:YAG 激光应用最广泛。Nd:YAG 激光器(Neodynium Yttrium Aluminum Garnet Laser,掺钕钇铝石榴石激光):波长为 $1.06\mu m$,是不可见近红外光,不易被水吸收,穿透力大,是 CO_2 激光的 10 倍。但切割力不如 CO_2 激光。可用石英光纤传输激光,光纤直径不一,妇科常用的为 $0.6mm$,输出功率多在 $50\sim100W$ 之间,可配合内镜应用。Nd:YAG(掺钕钇铝石榴石)激光功效佳、使用广,但穿透性大,有造成穿孔之危险性,故最近又研制出 Ho:YAG(掺钬钇铝石榴石)激光和 Re:YAG(掺铒钇铝石榴石)激光,其功效与 Nd:YAG 激光相仿,但穿透性小,组织损伤小,具有更高的安全性,故这两种激光可能在今后逐渐推广。

(二)激光治疗机的构造

以 Nd:YAG 激光治疗机为例。该治疗机由激光器、激光电源和导光系统三部分组成。

1. Nd:YAG 激光器　是将激光工作物质与固体物质钇铝石榴石晶体混合,制成掺钕钇铝石榴石晶体棒,又被称为固体激光器。这种激光器由 Nd:YAG 晶体棒、氪灯和两块反射镜组成。

2. 激光电源　Nd:YAG 激光电源实际上就是专供点亮氪灯用的氪灯电源。

3. 激光纤维　可通过导光管经宫腔镜操作孔导入宫腔,或经腹腔镜导入腹腔而进行治疗。

(三)治疗原理

激光在诊断治疗疾病中的作用机制较复杂,将其引入到内镜领域主要是利用激光强反应水平的热作用,即通过高温使组织局部凝固坏死或进一步热致汽化。激光对组织的破坏分为五个阶段:首先是通过激光的高温作用使组织细胞的蛋白质变性;继而出现凝固性坏死;组织细胞液化;大量水分蒸发汽化;而后组织炭化呈棕黑色。实际上,细胞的这种变性→凝固→液化→汽化→炭化过程,只是在瞬间完成。一般来说,当组织温度升至略超过 60℃ 时,激光照射持续约 10s 即可致受照处的蛋白质热凝固坏死;而温度略超过 100℃ 时可出现组织液的沸腾,如激光持续照射就会有大量水蒸气冲破细胞和组织封闭系统而源源不断地向外冒出缕缕白烟,故"激光汽化"因此水蒸气而得名。当组织被烧干而致使温度上升至 300～400℃ 时,组织细胞会立即发生干性坏死,呈棕黑色炭化物,并会脱离原来组织。如温度继续升高至 530℃ 时,组织会被燃烧,可见火光。不管是上述炭化过程还是燃烧过程,都会同时伴随有大量汽化水蒸气而冒出白烟,所以整个过程都被称为汽化。

(四)常用手术激光器

目前,多采用 Nd:YAG 激光器(Neodynium Yttrium Aluminum Garnet Laser,掺钕钇铝石榴石激光):激光作为宫腔镜激光装置。Goldrath(1979)首先报道用 Nd:YAG 激光做宫腔内手术,由于其对组织穿透能力强,凝血效果好,对内径为 3～5mm 的血管也能产生热凝结,所以它最适合于宫腔镜下去除子宫内膜。1981 年利用激光汽化消融子宫内膜治疗月经过多和分离子宫中隔获得成功。

1. Nd:YAG 激光器　其选用理由如下。

（1）以水为膨宫介质时，Nd：YAG 激光可透过水而对组织起作用。

（2）可用很细的石英导光纤维传输光能量，使其能应用于宫腔镜工作。

（3）可控制激光的功率大小并有凝固和汽化作用，能比较精确地控制破坏组织的深度。

（4）可封闭直径 5mm 的血管断面，有良好的止血功能。

2. 其他激光器 如 Argon 激光器和 KTP 激光器虽也可用导光纤维，但在其透过作为膨宫介质的水溶液时，光能量被大量吸收，使其破坏组织的能力被大大削弱，因而与 Nd：YAG 激光相比便大为逊色。

（五）操作方法

使用 Nd：YAG 激光的具体方法如下。①膨宫用林格液或生理盐水等，膨宫液压力应维持在 13.3～16kPa（100～120mmHg）；②要求宫腔镜至少有一个操作孔，可容许 0.6mm 激光光纤通过；③在宫腔镜直视下进行激光治疗。

激光光纤索直径 0.6mm，可将其通过宫腔镜操作孔放入宫腔内。输出功率 55～80W，脉冲时间为 5s。激光穿透深度为 3～4mm，手术时以红色的氦氖激光作同光路指示斑。根据激光功率的大小和宫腔内的条件，选用接触式（touch）、非接触式（non-touch）或两种方式联合应用。一般可顺序地移动光纤，通常由子宫角沿宫底横行移动，由上至下包括前后壁及峡部。正常内膜呈粉红色，光滑柔软，采用接触式激光作用后，内膜变为黄色或棕黑色，可见许多粗糙的沟、孔。若用非接触式，则治疗后内膜呈白色改变。一般手术操作最快需 30～40min。

（六）治疗方式

治疗方式分为激光直接接触（light touch）与非接触（nontouch）两种。

1. 直接接触法 是将激光纤维在直视

下直接紧贴子宫内膜表面，其输出功率为 40～50W，为持续性波，穿透组织较深，内膜呈汽化反应。治疗后，宫腔内呈粗糙的一条条沟状，与周围未经治疗的区域形成对比。

2. 非接触法 是将激光纤维置于距内膜面 1～5mm 处，功率为 50～60W，穿透组织较直接法浅，内膜呈凝固反应。术时导光纤维要靠近内膜，先用红色指示斑对准手术部位，然后发射激光，一次治疗效果较直接接触法范围大。

（七）治疗效果

激光与组织接触可产生如下反应。

1. 汽化反应

（1）由于激光有穿透力（CO_2 激光为 0.1～0.5mm，YAG 激光为 0.6～4.2mm），病灶下方的正常组织有损伤的可能。

（2）汽化组织产生热量，影响可见度，常致汽化不完全。

（3）汽化时产生组织焦粒大且多，异物反应重。

2. 炎症反应 与普通手术相比，激光可降低组织炎症反应，从而避免或减少术后粘连形成，有利于器官的功能恢复，对不孕症患者尤为如此。

3. 对血管的影响 经对汽化部位血管的组织学检查表明，该区几无细胞损伤，血管闭锁系血管收缩水肿所致，而且在狭窄或闭锁的血管内无血液及血凝块存在。还有实验发现，YAG 激光功率 40～80W，准照射 2～3s，可使直径为 0.5～1.5mm 的血管完全闭塞，血流阻断，并持续较长时间。提示激光止血速度快，效果肯定，且血管无损伤。

4. 术后组织愈合情况 同样功率，组织密度不同，激光影响范围及术后愈合情况不同；激光治疗区术后均能被上皮覆盖而愈合。用激光汽化子宫内膜（功率 55～60W），术后行诊断性刮宫组织学检查，宫腔被单层立方上皮覆盖。

第三节 经宫腔镜检查术

1869 年,Pantaleoni 进行宫腔镜检查的适应证是子宫异常出血,40 年后 David 将其扩大到检查子宫畸形及寻找残留的胎盘绒毛组织。此后,随着膨宫技术的不断改进,照明设备的日益完善,宫腔镜应用的范围也越来越广。宫腔息肉,黏膜下子宫肌瘤,子宫内膜增殖症,子宫内膜癌,不全流产,子宫畸形,宫内节育器异常,判断子宫内膜月经周期分期等。一言以蔽之,凡是怀疑子宫腔内出现异常情况者,均可进行宫腔镜检查。可谓"一孔之见,一目了然"。

宫腔镜不仅能确定病灶的部位、大小、外观和范围,且能对病灶表面的组织结构进行比较细致的观察。经宫腔镜检查可以发现一部分临床上拟诊有子宫内病变,但用其他传统方法无法确诊的疾病,尤其是检查子宫异常出血。对于大部分适应于做诊断性刮宫(诊刮)的患者,如先做宫腔镜检查明确病灶部位,然后再做活组织检查或刮宫则更合理有效。

【适应证】

(1)子宫异常出血。

(2)绝经后出血。

(3)怀疑宫腔内占位性病变,如息肉、肌瘤、内膜癌等。

(4)怀疑子宫畸形:如单角子宫,子宫纵隔等。

(5)宫腔粘连的诊断及分型(Asherman Syndrom)。

(6)检查不孕症的宫内因素。

(7)检查习惯性流产和妊娠失败的宫颈管及宫内原因。

(8)诊断和纠正节育器位置异常(the lost IUD syndrom)。

(9)检查与妊娠有关的疾病:如不全流产、胎盘或胎骨残留、葡萄胎、绒癌等。

(10)检查幼女阴道异物及恶性肿瘤。

(11)判定子宫颈管癌的范围及放射治疗的效果。

(12)宫腔镜手术后的疗效观察。

(13)经宫腔镜放置输卵管镜检查输卵管异常。

(14)评估药物对子宫内膜的影响。

【禁忌证】

宫腔镜作为一种检查方法并无绝对的禁忌证,但是在某些情况下如患者的身体状况,术者的操作经验或仪器设备的工作性能等会限制对宫腔镜的使用,这称为相对禁忌证。

1. 全身状况

(1)体温达到或超过 37.5℃ 时,暂缓手术。

(2)严重的心、肺、肝、肾等脏器疾病,难以适应宫腔镜检查等手术操作者。

(3)血液系统疾病无后续治疗措施。

2. 盆腔情况

(1)急性或亚急性生殖道炎症。

(2)生殖系统结核未经抗结核治疗。

(3)近期子宫穿孔史。

(4)子宫大量出血。

(5)宫颈过硬,难以扩张;宫腔过度狭小难以膨宫影响观察。

(6)浸润性宫颈癌。

3. 其他 如早孕欲继续妊娠者,行宫腔镜检查可能会导致流产。

【术前准备】

1. 一般情况 除外心、肝、肾等重要脏器的疾病,检查血、尿常规。

2. 妇科常规检查 除外生殖系统炎症,盆腔 B 超查选妇科疾病。

【检查时机】

除特殊情况外,一般选择月经净后 3~7d 为宜。此时,子宫内膜为增生早期,宫腔内病变容易暴露,观察效果满意。对不规则出血的患者在止血后任何时间都可检查。在出血期如有必要检查,应酌情给予抗生素后进行。

【操作步骤】

1. 麻醉 丙泊酚为烷基酸类的短效静脉麻醉药,用于全身麻醉的诱导和维持。常与硬膜外或脊髓麻醉同时应用,也常与镇痛药、肌松药及吸入性麻醉药同用。适用于门诊患者。静脉注射后迅速分布于全身,40s内可产生睡眠状态,进入麻醉迅速、平稳。$t_{1/2a}$为1.8~8.3min。可能在肝中经过主要与葡萄糖醛酸结合代谢,代谢物由尿排出为34~60min。血浆蛋白结合率97%~98%。如与芬太尼合用,则本品的血药浓度升高。本品的镇痛效应较弱,可使颅内压降低、脑耗氧量及脑血流量减少。对呼吸系统有抑制作用,可出现暂时性呼吸停止;对循环系统也有抑制作用,可出现血压降低。本品的麻醉恢复迅速,约8min,恢复期可出现恶心、呕吐和头痛。

2. 扩张宫颈

(1)术前准备:①前列腺素衍生物:ON0802栓剂,每栓1mg,术前放入后穹隆。米索前列醇,每片0.2mg,术前12h放入阴道后穹隆内1~2片,可软化扩张宫颈。不论哪一种前列腺素制剂,术前3~4h应用,均有软化扩张宫颈作用。注意使用时应排除有前列腺素禁忌证者。②宫颈扩张棒:为海藻类制品,术前24h放入宫颈管内后,在宫颈黏液作用下膨胀扩张宫颈。③无菌导尿管:术前24h将16号或18号橡皮导尿管插入宫腔1/2以上,留在阴道内的一段导尿管用消毒纱布包裹后放在阴道内,术前取出。

(2)术中扩张宫颈:用Hegar扩张器从3~4号开始扩张宫颈,根据检查或治疗目的的不同Hegar扩张器可扩张到8~12号,至适合镜体等能够进入为宜。

3. 检查方法

(1)膀胱截石位:与B超联合检查者适度充盈膀胱,以0.5%碘仿常规消毒,把持宫颈,根据鞘套外径扩张宫颈。

(2)以探针探明宫腔深度和方向,或在B超介入下,缓慢置入宫腔镜,打开光源,注入膨宫液,膨宫压力10~15 kPa(75~110 mmHg),待宫腔充盈后,视野明亮,可转动镜体并按顺序全面观察。先检查宫腔底和前、后、左、右壁,再检查子宫角及输卵管开口,注意宫腔形态,有无子宫内膜异常或占位性病变,必要时定位活检,最后缓慢退出镜体,并检视宫颈内口和宫颈管。

目前欧美国家部分医院在进行宫腔镜检查时提倡"三不"规则:即不使用窥器、不放置宫颈钳、不扩张宫颈。这多适用于外径较细(<4mm)的宫腔镜,由于三不而使受检者几乎没有痛苦,但却对检查者提出了更高的技术要求。对国内医师来说,从传统的操作转向三不还需要一个适应过程。

【术后处理】

1. 抗生素 常规检查无子宫出血的病例,一般无须抗生素治疗。但对阴道不规则出血或检查时间较长的患者,应给抗生素预防感染,并针对原发病进行处理。

2. 休息 术后数日可有微热,一周内可有少量出血,一般无须处理。可酌情休息3~5d。

3. 禁性生活 术后禁止性生活2周。

【并发症处理】

宫腔镜检查术一般来讲并发症较少,其发生率明显低于宫腔镜手术。多见于初学者及一些特殊情况。

1. 损伤

(1)宫颈裂伤:多见于使用宫颈钳钳夹宫颈撕脱或用Hegar氏扩宫器暴力扩张宫颈时。

(2)子宫穿孔:发生率约0.1%,子宫峡部穿孔可能会造成一个假通道(false passage),多发生在探针探宫腔和扩张宫颈时。如果宫腔镜已插入宫颈内口,则发生穿孔的机会减少。一旦发现进入腹腔,应立即停止操作,并严密观察患者的一般状况及生命体征。一般来说,穿孔部位出血较少,不会导致休克,除非还有继发损伤。

(3)输卵管破裂:极罕见。有报道因宫腔内灌注压过高而导致原已闭塞的输卵管破裂。

2. 出血 多见于强制扩张宫颈管后,损伤局部小血管造成不必要的出血而影响观察视野。术后出血一般都很少,多在一周内干净。

3. 膨宫介质进入血液 据报道,在宫腔镜手术时,约820ml±80ml的膨宫介质进入血循环。如短期内膨宫气体或液体经子宫肌壁间血管或淋巴管大量进入血液,有可能导致严重的并发症。亦有文章描述宫腔镜、腹腔镜联合检查时可见气泡在盆腔漏斗韧带处游动。这与子宫、输卵管造影相似。子宫结核、黏膜下肿瘤、子宫内膜异常及近期有子宫腔创伤史者,易出现此并发症。

4. 感染 1885年,Bumm首次报道宫腔镜检查术后出现输卵管感染及腹膜炎的病例。一般来说宫腔镜检查继发感染的发生率极低(0.8%～1%),其原因多与以下因素有关。①患者准备不足,如生殖系统急慢性炎症(pelvic inflammatory diseases,PID)未治愈;②器械和敷料消毒不严格;③操作过程中无菌观念不强。因此,术前详细询问病史,特别是有无慢性盆腔炎的病史。盆腔检查时尤需注意有无子宫和附件的增厚和触痛;严格掌握适应证和禁忌证。术时和术后应酌情予抗生素治疗预防术后感染。

5. CO_2宫腔镜检查可能发生的并发症

(1)气栓:如按常规步骤操作,很少发生此并发症。但若操作时间过长,宫腔内灌注量过大、过快,则可能发生二氧化碳气栓症状,如气急、胸闷、呛咳等,此时则应立即停止操作,并给予吸氧和静脉注射地塞米松5～10mg等对症治疗。

(2)腹胀、肩痛:多见于操作时间长,气体逸入腹腔过多,以致引起腹胀、肩痛等症状,气体吸收后即行消失。

6. 心-脑综合征 由于扩张宫颈和膨胀宫腔而导致迷走神经张力增高,引发的迷走神经综合征。临床上可出现头晕、胸闷、流汗、恶心、呕吐、面色苍白、脉搏和心率减慢等症状,其表现与一般人工流产吸宫术时发生的情况相同。此时应注射阿托品(若脉搏<60次/min,应静注阿托品0.5mg;脉搏>60次/min,则肌内注射阿托品0.5～1.0mg)。必要时予以吸O_2等对症处理,暂停手术,待一般情况好转、脉搏增快后再继续操作。

7. 过敏反应 多见于液体膨宫,如使Hyscon等液体膨宫。

8. 其他罕见的并发症

(1)一过性失明(transientblindness)。

(2)死亡:1898年Duplay和Clado报道1例因宫腔镜检查及刮宫术后出现败血病而至死亡的病例。100年后,广谱、高效的抗生素已使宫腔镜检查造成感染导致死亡的概率降至为零。但是,应用CO_2膨宫进行宫腔镜检查时,如CO_2流速过快(300 ml/min),短时间内的进入体内的气体过多(30～50L),亦可导致死亡。

(3)肺栓塞从理论上讲可能会发生,但如严格控制气流速度及气流量,一般不会出现。

第四节 经宫腔镜插管疏通术

输卵管疾病是导致不孕症的主要原因之一,占女性不孕因素的40%左右。据报道,输卵管近端的阻塞和闭合占输卵管因素的10%～25%,可能的原因包括炎症、局部肌肉痉挛、内膜碎片、黏液阻塞、宫角部的粘连、子宫内膜异位症以及结核等,其中炎症性因素占 50%以上。子宫、输卵管造影术是首选的用于评价输卵管通畅性的手段。但由于输卵管近端窄小的管腔以及局部肥厚的肌肉使输卵管近端局部易受内膜碎片或黏液阻塞或引起痉挛，导致子宫、输卵管造影术对输卵管间质部阻塞的诊断具有一定的误诊率。据报道子宫、输卵管造影术的假阴性率为 78.43%，假阳性率为 16.23%。此外，由于医疗器械的限制，对输卵管疾病进行诊断与治疗具有相当的难度。传统的剖腹或经腹腔镜输卵管矫治手术仅适用于输卵管远端阻塞或盆腔粘连，而对输卵管近端阻塞或管腔内部分粘连（通而不畅）往往效果不佳。

对输卵管性不孕患者选择性应用微创生殖手术，可提高自然妊娠率，减少辅助生殖的应用及其相应的不良反应。近年来，技术的改进使输卵管近端阻塞的治疗有了较大的发展，其中输卵管插管技术成为解除输卵管近端梗阻的有效治疗方法，术后妊娠率可达 37.1%。2004 年英国国家卫生质量标准署（National Institute for Health and Clinical Excellence，NICE）制定了关于在不孕妇女中选择性应用宫腔镜联合插管术或输卵管造影术联合插管术的指南。目前中国亦以宫腔镜联合插管术应用居多。

输卵管疏通可经输卵管伞或输卵管间质部两条途径进入，而经输卵管间质部置入导管的方法又有宫腔镜下输卵管插管术、放射数字剪影机下输卵管插管介入治疗及 B 超引导下的输卵管插管等方法。由于经阴道宫颈途径进入可避免腹部手术，创伤小、安全、经济、操作相对简单，已引起妇科临床医师的兴趣。

经宫腔镜插管疏通术可分为宫腔镜输卵管口插管加压注液术及输卵管间质部或输卵管腔插管疏通术。

一、宫腔镜输卵管口插管加压注液术

【适应证】

（1）子宫、输卵管造影术正常的高龄（>35 岁）不孕妇女或曾行两次或两次以上辅助生殖技术（ART）失败的妇女应进一步行宫腔镜检查明确输卵管开口和宫腔病变情况。

（2）子宫、输卵管造影显示输卵管通而不畅及输卵管迂曲细长而不孕的妇女。

【操作步骤】

（1）术前半小时肌内注射阿托品 0.5mg。

（2）膨宫介质为 5%葡萄糖溶液。

（3）在宫腔镜直视下找到输卵管口，将外径 1.4～1.6mm 的医用塑料导管插入输卵管口 2～3mm 深。

（4）先试用酚红或亚甲蓝注入，试推注之并观察有否染液向宫腔内回溢，以判断输卵管通畅度，然后注入抗生素、利多卡因、可的松等药物进行治疗。

（5）若发现近端有阻塞，将可弯曲得更细的内套管置入近端阻塞部位进行疏通，但需适当施力，避免穿孔。

（6）同步的超声或腹腔镜监视可提高诊断准确性和手术安全性。

【结果评定】

注入无阻力无反流，为通畅；初有阻力，反复多次加压推注后阻力下降，为通而不畅，可考虑下周期再重复治疗。在 B 超监护下通液可直接观察到输卵管有无异常膨胀，子宫直肠凹陷内有无积液。或注入 60%泛影葡胺，在 X 线荧光屏下观察输卵管充盈情况，并可摄片以备观察。

宫腔镜下可直视双侧输卵管开口情况，结合术中通液，可更准确诊断输卵管间质部病变原因以及通畅性，由于输卵管造影可同时评价输卵管远端通畅性，故宫腔镜与子宫、输卵管碘油造影可相辅相成，有利于提高不孕症的诊断准确性和指导下一步的治疗。荟萃分析发现，两种技术的输卵管复通率相似，但宫腔镜术后的妊娠率更高，可能与同步的腹腔镜手术能治疗引起不孕的其他盆腔病变以及直视下操作能减少组织损伤有关。

二、输卵管间质部或输卵管腔插管疏通术

近年来开发使用的输卵管近端插管疏通术，特别是在宫腔镜直视下的输卵管疏通技术已经取得一定疗效和进展。现常采用的是特制的长 8～10mm 的 1.4mm 医用塑料导管，前段外径为 0.5～0.8mm 或外径 1mm Teflon 导管（内含 0.48mm 的软金属导丝）。

【适应证】

同"一、宫腔镜输卵管口插管加压注液术"。

【操作步骤】

基本同前，在宫腔镜直视下向间质部插管，但插入输卵管口内深度不宜超过 1.5cm，此法有发生宫角穿插孔的危险，应在腹腔镜或 X 线荧光屏下监视为妥，至少应在 B 超监视下进行。

输卵管腔内插管疏通术，即通过间质部继续向输卵管管腔内插入，需在腹腔镜下操作为妥。在宫腔镜直视下，先将 1.4mm 的外导管插入输卵管口，然后经过该导管插入 0.8～1mm 内导管，通过间质部，如需要继续深入管腔时，在内导管内插入 0.45mm 外径的软金属导引丝，在腹腔镜监护下逐渐从输卵管峡部推进，直达壶腹、伞部；在推进过程中若遇到阻力可试换插入方向或取出导丝再注入染液试其通畅情况，如有管壁损伤或不全穿孔、穿孔征象即中止操作。在腹腔镜监护下宫腔镜直视下插管，不仅能查明子宫内病变，且可在直视下分侧输卵管插管，通过注射染液或含有抗生素的药液，借以判断输卵管的通畅情况。

【结果评定】

注入液体在输卵管内充盈并经伞部通畅流出，表示输卵管通畅；若注入液体压力较大，输卵管充盈，并呈现出局部膨胀，持续短时间不消失，或从伞端流出注液呈细珠状缓缓滚动示输卵管通而不畅。若注入液体压力加大输卵管不充盈，或充盈膨胀而无液体流出，提示输卵管阻塞，部位可根据输卵管膨胀部位，来判断阻塞部位。

经宫腔镜插管疏通输卵管的优点是：不需开腹手术，在宫腔镜直视下进行输卵管插管或注液，如应用弯管型宫腔镜更易于查找输卵管口，注射药液内含利多卡因可减少输卵管痉挛所致假梗死现象，能明确地分侧检查输卵管通畅度。根据插管注液时的阻力，宫腔内是否逆流，输卵管有无膨胀以及伞端是否有液体流出，流出的形态等，作全面分析评估，作为下一步治疗的依据。有研究分析表明，双侧输卵管近端阻塞者行插管术后 85% 的输卵管恢复通畅性，妊娠率约为 50%，输卵管穿孔率为 3%～11%，约 1/3 的输卵管日后发生再次阻塞。

对于输卵管性不孕患者选择微创生殖手术矫治病变还是 ART，需综合考虑患者的年龄、卵巢功能、输卵管病变程度、其他不孕因素、以往生育情况以及医疗机构的技术水平等因素。Novy 等根据宫腔镜联合插管术是否对输卵管近端阻塞有效，将病变分三类：①可能有效，肌肉痉挛、基质水肿、黏膜粘连过程、无定形碎屑、黏性分泌物；②有时有效，宫角息肉、EMs、宫腔粘连、慢性输卵管炎、输卵管峡部结节性输卵管炎；③极少有效，宫腔纤维化、平滑肌瘤、结核病。上述分类有助于选择性应用宫腔镜下输卵管插管术。宫腔镜下输卵管插管术一般适合于输卵管远端通畅、近端阻塞的年轻不孕患者。此外，宫腔镜下进行输卵管内配子移植或胚胎移植、人工授精的 ART 为不孕症的治疗提供了新的途径，但需进一步检验其有效性、必要性。

第五节　宫腔镜与其他子宫检查方法的比较

在宫腔镜尚未普及之前,超声波与子宫碘油造影(HSG)是妇产科应用最多的检查方法,为临床医师在诊断治疗中提供了很多有益的信息,在妇产科检查史上有不可磨灭的功绩。宫腔镜的问世,已如前述,具有一孔之见,一目了然的优点,为人类探索宫内奥秘又向前迈出了一大步。那么,宫腔镜与前两者相比又有哪些优越性?它能否取代 B 超和 HSG 对宫腔内疾病的检查?这三者之间有何联系?本节将对此进行讨论。

一、超 声 波

超声诊断应用于妇产科临床已有 30 年历史,它最初用于产科,目前超声检查已不仅仅限于围产期监护,还广泛用于妇科疾病的诊断与治疗。随着阴道超声、介入性超声、彩色多普勒超声的发展,超声诊断在妇产科的应用也越来越广,并且正从影像学向实观现景的方向发展。

【基本知识】

1. 定义　物理振动可产生"声",产生声的物体叫声源,声由声源以纵向形式在介质中向四周传播。物体每秒钟振动的次数叫频率,频率在每秒 2 万次以下的声波,人类耳朵可以感知,统称声波。振动频率在每秒 2 万次以上的声波,人耳不能感知,统称超声波。临床诊断上使用的超声波频率在 2.5～15MHz,因此超声波是高频率的声波。

2. 超声波的产生　超声波的声源由多个压电晶体组成,连接上高频交流电即临床上使用的探头或称扫描器,实际上是电、声的换能器。

3. 超声波的传播　虽然超声波的频率高,波长短,但其传播方式和光相似,具有反射、透射、吸收、衰减等特点。在传播时常集中于一个方向呈狭窄的圆柱状称超声束。超声束传播经两个不同界面反回,即反射;另一部分穿过界面称透射。此时声束方向可以改变,其角度大小依折射率而定。声能在界面处反射与透射之总值不变,与入射的能量相等。但反射的多少则随界面前后介质的声阻差异的大小而有所不同。反射率的多少与界面前后介质的声阻差异有关。另超声传播时由于"内摩擦""黏滞性"使声能逐渐减少,振幅逐渐减低,对介质而言这个过程叫"吸收",由强变弱的过程叫衰减。

4. 人体组织的声学类型　人体有各种组织、器官,其密度各异,超声传播对声速与声阻差异性很大,根据声阻相差的大小与组织结构内部的均匀程度,常把人体组织、器官分为四种声学类型。

(1)无反射型:血液、腹水、羊水、尿液、脓汁等液体物质,结构均匀,其内部没有声阻差异,反射系数为 0。故超声束穿过时,无反射的回波。加大增益时也探查不到反射的回波。这种反射类型是液体的特点,称为无回声暗区或液性暗区。由于反射少,吸收也少,声能传导、透射性很好,所以后壁处反射增强。

(2)少反射型:超声经过均匀的实质块时,反射较少,幅度较低,用低灵敏度检查时,相应区域为暗区,提高灵敏度时,原被抑制的弱反射即可显现出来,呈现密集的反射光点,即少反射型或低回声区。

(3)多反射型:超声经过结构复杂的实质块时,反射较多,反射也强,低灵敏度探查时即可呈现多个反射光点,提高灵敏度时,光点更为密集,回声强度也大,称多反射型,或高回声区。

(4)全反射型:在软组织与含气组织(如肺、胸腔等)的交界处,反射系数为 99.9%,即接近全部反射,不能透入第二介质,此声波在此界面与探头发射面间往返振荡,形成有一定间隔的多次反射,或为杂乱的强反射,因此,界面后的组织无法显示,故称为全反射型。

5. 探查方法与途径　妇科一般采用直接探查法,即将超声探头直接与检查部位紧密接触进行探查。根据探测对象的大小与部位,可分为两种途径:经腹壁直接探查(transabdominal sonography, TAS);经阴道内直接探查(transvaginal sonography, TVS)。

【检查方法】

1. 经腹壁扫描法(TAS)　较简单易行,适用于检查超出耻骨联合上的较大腹部肿块,具体操作如下。

(1)患者取平卧位,B 型显像法需膀胱充盈。

(2)在探测部位涂黏附剂,将探头置于所测部位作垂直探测或水平探测,并根据需要适当移动探头。

2. 经阴道扫描法(TVS)　阴道内超声是将特殊的阴道探头放入阴道内进行超声检查。目前已有多种超声仪器配备了专用的经阴道探头,其扫描角度为 $85° \sim 120°$,环阵探头可达 $240°$。由于 TVS 扫查时探头接近子宫、卵巢等盆腔内器官和组织,故可采用高频率($5 \sim 9$ MHz),其最大轴向和侧向分辨力可提高到 0.3mm 和 0.6mm,使超声图像质量得到明显改善,因而较经腹超声能获得更多的信息。TVS 检查一般先从子宫开始,然后依次为卵巢、输卵管和子宫直肠陷窝。探头置于宫颈或阴道穹隆的不同部位,利用倾斜、推拉、旋转等几种基本手法,对盆腔内器官和组织作矢状、冠状、横断等各种切面的扫描,即可获取不同深度和平面的超声图像。

3. TVS 与 TAS 的比较　TVS 无须患者充盈膀胱,不适感比腹部超声少。因其分辨率高,对肥胖患者尤其明显。除未婚者外,多数患者可选择和接受 TVS。但由于探头

频率高,其超声扫描深度较浅,一般为 $7 \sim 10cm$,因而对妇科较大的肿瘤,位置较高的病灶或卵巢,以及妊娠中、晚期的子宫则不能全面或良好地显示结构,此时则仍采用TAS。此外,月经期、盆腔广泛手术后和绝经后阴道萎缩较明显者也不适宜做 TVS。因此,必要时两者可配合应用以互补长短。通常可采用以下方法:待患者膀胱充盈后先行 TAS,如显像不满意或需进一步证实 TAS 中所见,则可排尿后再行 TVS;若患者不能耐受憋尿或有肥胖、子宫后位、下腹部有瘢痕或引流管、宫腔充气等情况不利于 TAS 检查时,则可直接作 TVS,如图像不满意,可再补行。

(1)TAS 的缺点:①肥胖患者影像差;②充盈膀胱改变子宫下段位置,影响结果正确性;③后壁及侧壁胎盘影像差;④胎头影像妨碍对低位胎盘的观察;⑤探头距宫颈远,影响结果。

(2)TVS 的缺点:①对中期妊娠以上的子宫及巨大的盆腔包块难以探查;②阴道超声探头的保护及医源性交叉感染问题;③阴道出血或未婚患者不宜行 TVS。

4. TVS 常见影像　因 TVS 较 TAS 能更清楚地显示女性生殖系统的疾病。

(1)子宫:可清楚地显示子宫形态、大小和子宫内膜的变化。子宫肌层和内膜有明显界限,内膜的厚度和形态随月经周期而变化。正常子宫内膜 $1 \sim 4$ mm,呈线状;增殖期 $4 \sim 8$ mm,中等度回声;增殖后期呈多层回声;分泌期内膜厚度 $>5 \sim 8$ mm。

(2)卵巢:TVS 容易发现较小的盆腔肿块,并能显示出肿块内部的细微结构和回声情况,如囊壁内面的结节和乳头、肿块内的分隔等。Sassone 等根据肿块内壁结构、外壁厚度、分隔厚度和肿块内部回声情况,建立了 TVS 盆腔肿块良恶性区别评分法,其敏感性达 100%,特异性达 83%。经阴道彩色多普勒超声还可获取盆腔肿块内部的血流信息,

两者结合,使其诊断恶性肿瘤的准确性明显高于血清 CA125 和磁共振,因而成为目前早期诊断卵巢恶性肿瘤的最有效的方法。

(3)子宫良性疾病:TVS 容易发现子宫黏膜下肌瘤、内膜息肉、子宫畸形和子宫腺肌病。黏膜下肌瘤较少见,因肌瘤向内生长突出于子宫腔内,致该处黏膜相应拉长变薄。声像图上可显示宫腔线部分分离(非肌瘤区),弯曲。宫腔内肌瘤呈低回声,如带蒂则可因重力关系向宫颈处乃至阴道内脱垂。黏膜下肌瘤过小时经腹超声不易发现,改用阴道内探头扫查,效果较好。

(4)子宫内膜癌:应用 TVS 判断子宫内膜癌肌层浸润深度也较简便、准确。内膜癌好发子宫底及宫角处,声像图主要表现为子宫内膜线的连续性受到破坏,并有局部内膜增厚或有不规则的块状回声向宫腔突起。在声像图上,该病与不典型的内膜增生、内膜增殖症、内膜息肉及黏膜下肌瘤等均较难鉴别。鉴于声像图仅仅是组织物理界面和声学性质的反映,不具备展示确切病理性质的功能,因此必须密切结合临床,慎下病理结论。

(5)妊娠:TVS 对早孕的诊断较 TAS 可提前 1 周左右,对流产、异位妊娠、胎儿畸形、前置胎盘和宫颈功能不全也能较早、较正确地发现和诊断。

总之,经阴道超声波检查是一种简单易行的非侵入性的诊断技术,它省时无痛苦,不需麻醉,敏感性高,已逐渐为医患人员所接受。作为诊断子宫异常出血的常规第一线检查方法,它可使侵入性检查技术的使用率降低约 50%。阴道超声检查对检测子宫内膜团块性病变具有高度敏感性,但无特异性,因其不能鉴别小的子宫内膜病灶或黏膜下团块。对于那些异常或不明确的超声波结果,可再进一步行宫腔镜检查及组织学检查。而对那些超声波检查正常、无论是否经过治疗症状仍持续存在的患者,则应进一步行组织学或其他检查以明确诊断。

二、子宫、输卵管造影

子宫、输卵管造影(hysterosalpingography,HSG)是利用一定的器械将造影剂从子宫颈口注入子宫、输卵管,通过 X 线片显示子宫及输卵管内部形态的方法。

HSG 可提供子宫颈管、子宫腔大小、形状和子宫腔轮廓的资料,在没有输卵管近端闭塞或痉挛情况下还能显示输卵管的长度、直径、形状、通畅度和输卵管伞端折叠等情况。对子宫、输卵管先天畸形、占位性病变、慢性炎症、子宫异常出血及输卵管通畅情况的检查中仍具有重要价值。特别是对女性不育症的诊断与治疗仍有很大帮助。正确施行和解释子宫、输卵管造影将为临床提供极有意义的信息。

【造影方法】

1. 造影时机选择　一般选择在月经干净 3～7d 后。

2. 体位　推注造影剂时患者取膀胱截石位或仰卧位。观察时,一般不改变体位。但有学者建议,如果从仰卧位转到俯卧位能更好地显示宫腔和输卵管,在仰卧位显示不满意的患者,改变体位后可见输卵管充盈良好,并能自由地弥散于腹腔内。

【操作步骤】

(1)将碘油充盈造影导管,排出管内空气。然后用子宫颈钳固定宫颈前唇,注意沿子宫颈至子宫底部的长轴充分牵引宫颈,将造影导管沿子宫方向伸入宫颈管,顶住橡皮塞,使注射碘油时不致外溢。在注入碘油之前先作透视,以观察盆腔内有无阴影。然后在透视下缓慢注入造影剂,压力不应过大,否则容易引起刺激胀痛。在透视下注意宫腔情况,如见有灌注缺损,立即停止注射,为了避免造影剂将缺损部位掩盖,应立即摄片一张,然后再继续注射,待子宫及输卵管都充盈后,摄片一张。如在注入碘油时见子宫收缩,子宫角部圆钝,输卵管不能显影,表示输卵管有痉挛。有人主张立即注射阿托品 0.5mg,保持原位,静待 20min 再透视,看输卵管是否放松,但多数不成功。故遇这种情况,可停止操作,待下次造影前先注射解痉剂后再次造影。

(2)亦可在放射介入中心通过数字剪影机的显影作用,将输卵管导管直接置入输卵管内,还可推注造影剂观察输卵管的通畅情况。

(3)凡输卵管显影者,24h 后摄盆腔平片,以观察造影剂有否进入腹腔,了解其通畅情况。

【常见图像】

1. 正常子宫、输卵管 完整的 HSG 应使子宫腔充分显示,即从子宫颈管到子宫腔底部,并包括两侧输卵管口。正常宫腔呈倒置三角形,双侧输卵管显影形态柔软,24h 复查摄片见造影剂散在或涂抹在盆腔内,表示输卵管通畅。

2. 子宫结核 在重复观察确实区别气泡后才能确定灌注是否缺损。子宫结核时,内膜呈锯齿状不平,宫腔粘连变形,失去原有倒三角形态,或仅存一盲腔。

3. 输卵管结核 输卵管形态不规则、僵硬或呈棍棒状,有些卵管因多发性狭窄而成串珠状形态。

4. 输卵管积水 输卵管远端扩张呈长形囊状,造影液呈珠状积聚于输卵管内,24h 复查片,盆腔内无造影液涂抹。

5. 子宫黏膜下肌瘤 可见宫腔内充盈缺损。

6. 子宫畸形 有双子宫、双角子宫、单角子宫、纵隔子宫等多种形态。

【不良反应】

1. 过敏反应 常见于碘之水剂。术中可出现短暂的胸闷或晕厥感,重者甚至可出现过敏性休克。故如用水溶性碘剂应常规做碘过敏试验,而碘油造影一般很少过敏。

2. 肉芽组织瘤(granuloma) 碘油不易被吸收,在体内停留时间较长,油皂化后形成甘油或脂肪酸,后者可刺激产生肉芽组织瘤(granuloma),堵塞输卵管或其伞端,造成输卵管闭锁。

3. 刺激性腹膜炎 碘油还可引起刺激性腹膜炎,导致局部组织粘连,尤其是过去有慢性炎症的患者,更易引起碘油吸收障碍。

4. 腹痛 子宫、输卵管造影所致的腹痛可能由多种因素造成。如造影剂膨胀宫腔所致的子宫痉挛痛、进入腹腔引起的腹膜刺激征、输卵管闭锁过度膨胀后引起的疼痛等,若于术前给患者应用解痉镇静药,可减轻甚至消除子宫、输卵管造影患者的腹痛。亦有作者建议在造影剂中加入适量麻醉药可缓解症状。另外,前列腺素拮抗药对防止术后疼痛可能有益。

5. 假阳性 可以说 HSG 在预测正常子宫和输卵管内部形态时比较精确,而在预测双侧输卵管闭塞时最不精确。大量资料表明,在 HSG 诊断为输卵管梗阻的病例中,相当一部分可能是因输卵管子宫角处痉挛所致。为了避免这种假阳性结果,一些作者曾使用过阿托品、亚硝酸异戊酯、双氢麦角碱、安定、硝酸甘油等,取得了不同程度的成功。最近,一些作者报道,在非机械性输卵管梗阻的病例中采用胰高血糖素,约 1/3 的病例可以解除宫角部痉挛。认为胰高血糖素是一种安全有效、禁忌证较少的药物。但患嗜铬细胞瘤及胰岛细胞瘤的患者对其有不良反应,偶可引起轻度恶心,故应慎用。

6. 辐射损伤 由于高能电离辐射可引起 DNA 损伤,染色体畸变,导致遗传基因突变。因此,人们对子宫、输卵管造影检查时患者卵巢受到的辐射剂量非常关注。常规子宫、输卵管造影卵巢所受到的高能电离辐射平均剂量为 3.657mGy。Kushner 等采用扫描光束数字 X 线成像设备行子宫、输卵管造影检查,卵巢所受到的高能电离辐射平均剂量仅为 0.007mrad,大大低于前者。

【研究进展】

早在 1909 年,Nemenow 医师即以 Lugol 液做子宫、输卵管造影术。随着工业科技及化学制剂的研制开发,在子宫、输卵管造影术的器械、造影剂、操作技术及介入性治疗等方面均取得了很大进展。

1. 造影器械装置 理想的子宫、输卵管造影器械应无痛、无创伤、操作简便而且能使宫颈口密闭,无造影剂漏出。器械本身不会掩盖宫腔及宫颈管内的诊断信息。近年在这方面的进展主要是以下述三种装置为基础而进行的改进。

(1)Jarcho 型导管:其管径为 9F,外套一透明尼龙鞘,顶端为一直径 3cm,外形像橡树果壳斗状的半圆形橡皮帽,以使宫颈口密闭。采用这种导管操作安全、容易、快捷。顶端为柔软的橡皮不会损伤子宫。该导管无金属结构或宫内气囊,使诊断征象清晰,对宫颈狭窄的病例也易插入。

(2)Malstrom 真空吸杯导管:吸杯顶端呈橡树果壳斗状,中央杆可滑动,利于更有效地进行输卵管插管和成形术。

(3)Foley 气囊导管:采用管径为 5F、长 40cm 聚乙烯钝头气囊导管,远端有侧孔,头部轻微弯曲。气囊为乳胶制成,容积约 2ml。这种导管比 Foley 导管稍硬,更容易操作。另有一种改良的气囊导管管径 6.8F,有一个端孔,顶端 1mm 处有一个能充气至 2.2ml 的气囊,并与一个顶端光滑的导管引入器配套。此导管由聚氯乙烯制成,能在水蒸气上加工弯成一定曲度后保持其形状。以适合各个特定病例的需要。

2. 造影剂 理想的子宫、输卵管造影剂应是完全无害,吸收迅速,黏稠度适当,可清楚勾画子宫、输卵管轮廓。目前应用的子宫、输卵管造影剂可分为油溶性和水溶性两大类。究竟是采用油溶性还是水溶性造影剂更好,仍有争论。最近对子宫、输卵管造影剂的研究主要集中在水溶性造影剂。如:Conray 60 引起腹痛的发生率较低;Dimerx 也较少

引起腹痛。应强调的是,影响影像质量的主要因素不是造影剂的黏度,而是含碘量。

近年来,又有一些新的非离子型造影剂问世。非离子型造影剂在心血管、脊髓造影等方面的优点已得到充分肯定。其不良反应小,患者的疼痛和热感轻微,对血脑屏障无损害,患者有较好的耐受性,过敏反应发生率低。这可能与其低渗性、在水中不离解有关。如 Iotrolan 无局部刺激,影像的对比度高。Omnipaque 350(商品名 Iohexol)弥散快,不会像用离子型造影剂那样使宫腔膨胀,因而能使黏膜和(或)子宫壁的病变显示得更好,能更清楚地证实输卵管的通畅性和腹腔弥散的情况。与离子型造影剂相比,非离子型造影剂仅有轻微不适,无任何不良反应。故建议在子宫、输卵管造影中常规应用非离子型造影剂。但由于目前价格还比较昂贵,尚难普遍应用,仍有待进一步发展。

三、宫腔镜、B 超与 HSG 检查的关系与比较

通过前面的介绍可以看出,宫腔镜、B 超及 HSG 在检查妇科疾病方面各有千秋,每一种方法都有其独到之处,三者之间不可能完全相互取代。在诊断宫腔内疾病方面,B 超和 HSG 虽然能发现腔内有占位性病变,但对病灶的详细情况,如体积、形状、数量、部位等却不能像宫腔镜那样一目了然,后者还可对其进行治疗;但是宫腔镜对判断子宫肌壁受损情况,如内膜癌的浸润深度及宫腔以外的妇科疾病却无能为力,B 超和 HSG 则显得游刃有余。因此,宫腔镜、B 超及 HSG 在妇科疾病的检查中,各自有其他方法无法取代的长处,三者之间可相互弥补、相互支持。临床医师则应根据各种检查提供的信息,进行综合判断,做出正确的诊断。

【单项检查】

宫腔镜与 B 超及 HSG 单项检查比较详见表 4-3,表 4-4。

表 4-3 宫腔镜、B 超与 HSG 三者的比较

比较指标	宫腔镜	HSG**	B 超
检查时机选择	月经干净 3～7d	月经干净 3～7d	任何时间
患者感受	腹胀或腹痛	腹胀或腹痛	憋尿感,阴道超声无
内膜厚度	无法测量	无法测量	可以测量
宫腔疾病	一目了然	粗略了解	粗略了解
宫壁异常	无法判断	粗略了解	可以判断
输卵管*	腔内异常	粗略了解	粗略了解
卵巢病变	无法判断	无法判断	可以判断
治疗作用	可以治疗宫内疾病	不可以治疗宫内疾病	超声介入性治疗

* 经输卵管镜检查; ** HSG 与组织病理学的不符合率为 55%,宫腔镜检查对息肉及子宫肌瘤的符合率为 75%。

表 4-4 宫腔镜、超声波与 HSG 检查宫腔异常检出率比较

比较指标	宫腔镜检查(%)	超声波诊断(%)	HSG(%)
特异性	93～60	4.5～90	23
敏感性	100～79	54～100	25～97
阳性预测值	96～35	71.4～90.9	44

【联合检查】

1987 年,Van 等报道在宫腔镜检查人为地扩张宫腔时,同时进行 B 超声像图研究,认为本法可为宫内异常回声精确定位。1988 年,Battaglia 试行建立动态超声宫腔镜(dynamic echohysteroscopy,DEHS)诊断法,在向宫腔注液时做 B 超检查 33 例不孕症患者,经与子宫、输卵管造影对照,认为可代替 HSG 了解宫内异常。由于宫内液体的参照作用,提高完善了超声诊断宫内病变的能力,弥补了单纯使宫腔镜或 B 超检查时存在的不足。如直径<1.0 cm 的子宫黏膜下肌瘤,直径>1.0 cm 及多发的子宫内膜息肉,以及子宫内膜增生样病变,超声检查通常仅提示子宫腔回声增强、增厚;宫腔镜检查可直接清晰地观察宫内形态与结构,发现宫内病变,为超声检查所不易区分的病变提供了直观的诊断依据。联合检查时,利用宫腔镜与 B 超的对照观察,在二维声像图上可以显示子宫内膜息肉呈现为多个或单个自内膜突入宫腔的息肉样结构,而子宫内膜增生样病变,则表现为子宫内膜的局限性或弥漫性增厚。联合检查不仅为临床医师多方位观察宫腔内病变提供了条件,同时也完善了宫内病变的超声诊断。

子宫纵隔畸形单纯用宫腔镜或 B 超检查诊断率均不高,联合检查时注入膨宫液后,B 超横切可显示两侧宫腔,并可测量中隔的长度、宽度,同时观察子宫底有无凹陷,鉴别鞍状子宫及双角子宫,提出子宫纵隔的准确诊断。宫腔粘连导致宫腔积血,宫腔镜检查仅能判断有无宫腔粘连,但见不到粘连水平以上子宫腔内的情况。联合检查可以同时观察到因粘连造成的宫内积血的部位、范围及单房或多房,同时引导宫腔镜进入宫腔并排出积血,弥补了宫腔镜检查的不足。

宫腔镜检查和取出宫内异物常需 B 超定位始能完成,B 超的导向作用提高了宫内操作的成功率。如当 IUD 段片嵌入宫壁被内膜覆盖时,宫腔镜检查难以窥见,而联合检

查可以准确定位并引导宫腔镜取出残留
IUD。另外,宫腔镜可检出胎骨残留,但残留
胎骨与宫腔的关系则不易判断,联合检查则
可准确提示残留胎骨长轴与宫腔长轴的关
系。弥补了宫腔镜检查的不足,可见联合检
查明显优于单项宫腔镜或 B 超检查。

宫腔镜与 B 超联合检查有以下优点。

(1)诊断准确率高。

(2)B 超的导向作用提高了宫腔内操作
的成功率。

(3)联合检查使妇科医师涉足超声领域,
掌握妇科辅助诊断的多种技能,有利于对病
情的全面了解和正确诊断。

四、诊断性刮宫

多年来,为了解宫腔内疾病性质,诊断性
刮宫一直被认为是明确诊断的最佳选择,是
寻找子宫异常出血病因最有效的检查方法。
尽管多数妇科医师坚持认为诊刮对发现宫腔
内病灶具有非常重要的作用,但其敏感性及
特异性究竟有多高却很难估计。因为除非子
宫被切除,否则将无法证实其结果正确与否。

【刮宫时机选择】

根据临床需要决定。如不孕症诊刮应在
月经前或月经来潮 12h 内进行;考虑卵巢黄
体功能是否异常应在月经期第 5~6 天时诊
刮;而子宫异常出血应在术前 3d 服用抗生素
后进行。

【操作步骤】

一般不需麻醉,对敏感者或宫颈内口较
紧者,可酌情应用镇静药、局麻或静脉麻醉。
首先刮取宫颈管组织一周,标本单独留送;然
后以刮匙刮取宫腔内组织,应特别注意双侧
宫角与宫底部。

【并发症】

出血、子宫穿孔及感染是诊刮最常见的
三大并发症。

【影响因素】

1. 取材过少 主要原因如下。

(1)宫颈狭窄,中号刮匙难以进入宫腔,
而小号刮匙刮取组织较少。

(2)术者经验不足,未能掌握运用刮匙的
力度。

(3)子宫长期出血,内膜组织剥脱不全。

(4)子宫内膜萎缩,多见于绝经后子宫
腔。

(5)Asherman 综合征,因子宫内膜基底
层已遭到严重破坏,内膜生长障碍。

(6)月经周期的增生早期内膜相对较薄。

(7)药物影响:长期服用避孕药,如 Gn-
RH 类似物、丹那唑、孕激素等使子宫内膜萎
缩变薄。

2. 取材过多 主要原因如下。

(1)月经周期的增生晚期和分泌期子宫
内膜。

(2)与妊娠相关的疾病:如宫外孕、早孕
等子宫内膜在激素作用下增生过长。

(3)药物影响:雌激素、他莫昔芬(三苯氧
胺)等可刺激子宫内膜增生过长。

(4)子宫内膜增殖症。

(5)子宫内膜癌及其他恶性肿瘤。

【注意事项】

1. 漏诊率高 经过大量的临床观察发
现,相当数量的子宫内膜息肉和黏膜下子宫
肌瘤在内膜活检和刮宫中被漏诊。Mack-
enzie 和 Bibby 等总结上千例的诊刮结果,发
现 21.25%(34/160)的病例刮宫时未能发现
病灶,而在随后的子宫切除中却证实其存在。
Stock 和 Kanbour 在诊刮后立即切除子宫,
发现 60%的病例中有一半的宫腔内壁没有
被刮到;16%的刮宫面积少于 1/4。Afsarr
A 医师声称:即使是最好的训练有素的医师
刮宫,最多也仅能刮取 70%~80%的子宫内
膜,20%~25%的宫腔表面未被探查。另有
文献报道刮宫的漏诊率为 10%~35%。由
此可见,常规诊刮遗漏内膜息肉、黏膜下肌瘤
或其他小病灶并非罕见。如果病灶恰好在被
漏刮区域,其结果可想而知。

2. 盲刮"感觉"常不可靠 妇科医师一直在盼望通过常规的诊刮能够发现黏膜下子宫肌瘤,因为在术中他们常常能"感觉到"肌瘤的存在。临床经常出现这样的现象:在反复的诊刮时"发现"有黏膜下肌瘤,而在切除子宫后却踪迹全无;而许多内膜息肉在诊刮时毫无感觉,但切除子宫后却发现其确实存在。这并非是由于刮宫术者的经验不足,实为诊刮术本身局限性所致。此外,诊刮术者的"感觉"仅是一种模糊的印象,它不可能准确地描述病灶存在的部位、性质及形态。

3. 刮宫易破坏病灶形状 子宫内膜息肉由于在刮宫时破碎,其诊断符合率常低于用息肉钳挟取内膜息肉的结果。尽管病理诊断具有权威性,但如向病理医师提供的标本不能准确全面地反映宫腔内真实情况,其病理诊断的准确性则受到质疑。

4. 无组织刮出时可能影响临床诊治 对绝经后出血的患者,常常因无组织刮出或刮出物极少,使病理无法诊断。这其中可能确系子宫内膜菲薄而取材困难,也可能系宫内存在病灶而刮宫时未"感觉"到。对无病理结果的绝经后出血患者,临床医师在诊治过程中常常感到很棘手。

五、组织病理学诊断

【影响因素】

满意的组织病理学诊断取决于三个因素:组织标本、妇科医生及病理学家。

1. 组织标本 组织病理取材,送检标本质量,直接关系到病理诊断的可靠性。在诊断性刮宫时,刮取子宫内膜的多少,送检标本是否确系病灶组织,均会影响病理诊断的可信度。

2. 妇科医师的作用 向病理科医师提供全面、准确的病史对做出最后诊断至关重要。病史应包括患者的年龄、月经史、子宫异常出血的类型、避孕方式及服药史等。如果在诊刮之前进行了宫腔镜检查,还应向病理科详细描述宫腔镜所见。包括内膜形态、肿物外观及取材部位等。只有给病理医师一个直观形象的描述,才能使其据此做出正确的判断。

3. 病理医师的作用 作为病理科医师,应尽可能客观地参考妇科医师提供的临床资料。在一些复杂的病例中,应与临床医师共同商讨对该病的诊断。有时这种讨论会直接影响对患者的后续治疗。例如,当妇科医师送检的刮宫组织过少,或他们自认为送检组织很多,但实际上只是一些凝血块或黏液时,病理与临床的沟通则显得更为重要。此外,在宫腔镜检查时,临床医师观察到了瘤组织的全貌,如子宫内膜息肉,但因取材困难,组织遭到破坏,送检的标本只是一些零碎的组织,此时,病理诊断应慎重。片面的报告仅能供临床参考。

【优点】

宫腔镜最主要的优点是:对子宫腔内任何外观异常的病灶均可以在直视下定位取材,从而避免了诊刮的盲目性。

宫腔镜检查具有一孔之见,一目了然的优点。Seeing is believing(眼见为实)。它除能准确地描述病灶存在部位及形态特征外,还能在直视下取材或定位后刮宫,大大提高了对宫腔内疾病诊断的准确性,弥补了因取材片面而造成的误诊和漏诊。临床资料显示,宫腔镜对发现子宫内膜息肉和黏膜下子宫肌瘤的比例均明显高于单纯诊刮。其对宫腔内疾病诊断的敏感性为 $79\% \sim 96.7\%$。应强调,宫腔镜检查虽然对诊断子宫内膜息肉和黏膜下子宫肌瘤具有较高的敏感性,但它并不能取代组织病理诊断,特别是对子宫内膜增生过长和早期高分化腺癌。尽管这些病变在宫腔镜下有一定的形态特征,但部分病例因肉眼外观无明显变化,易与正常晚分泌期子宫内膜相混淆,而导致误诊。文献报道,宫腔镜诊断子宫内膜增殖症的敏感性仅为 $52\% \sim 60.94\%$,对子宫内膜癌的敏感性为 60%,均明显低于对宫腔息肉和子宫肌瘤的诊断。因此,宫腔镜检查只有与定位活检相结合,才能提高其对宫腔内疾病诊断的准确性。

此外,尽管宫腔镜可将被视物体放大数倍,但它毕竟不能等于显微镜下对组织细胞形态学的观察,最后诊断还应以组织病理学为准。宫腔镜可以取代单纯性刮宫,却不能取代组织病理学检查。

总之,宫腔镜检查可多方面弥补单纯诊刮造成的不足,亦可为病理学家提供详细可靠的临床资料,目前在发达国家诊刮已有被宫腔镜检查术取代之势。作者认为,如有条件应尽量选择宫腔镜检查加定位活检,而非单纯诊刮,以此来提高对宫腔内疾病诊断的准确率。

第六节　宫腔镜手术

一、适应证、禁忌证与手术类型

【适应证】

除恶性肿瘤外,几乎所有的宫腔内异常病变均可在宫腔镜下进行治疗。

1. 子宫异常出血

(1)功能性子宫出血:因子宫内膜增殖肥厚,不规则剥脱而导致的子宫异常出血,可在宫腔镜直视下切除子宫内膜的基底层及部分浅肌层,以防止其再生而达到治疗目的。

(2)器质性子宫出血:最常见的病变为黏膜下子宫肌瘤、子宫内膜息肉等,可行相应的肌瘤或息肉切除术。

2. Asherman 综合征　在宫腔镜直视下对宫腔粘连进行分离,可避免因盲目操作而导致的子宫损伤及手术的不彻底。

3. 子宫畸形　因子宫畸形而导致的习惯性流产,如子宫纵隔等。

【禁忌证】

虽然宫腔镜手术不开腹、损伤小,但手术本身对机体仍有一定的创伤刺激,仍需在麻醉下进行,故对身体能否耐受手术仍有一定的要求。以下情况不宜进行宫腔镜手术操作。

(1)心、肝、肾等重要脏器功能的失代偿期,不能耐受手术的打击。

(2)血液病等凝血系统功能障碍。

(3)生殖系统感染的急性期。

(4)生殖器官恶性肿瘤。

(5)宫颈狭窄、瘢痕等,不能充分扩张者。

(6)手术当天体温超过 37.5℃,血常规检查不正常者,应暂停手术。

【手术类型】

我国著名的宫腔镜专家冯缵冲教授曾将宫腔镜手术分为三大类,即简单性、整复性及破坏性宫腔镜手术。简单性宫腔镜手术包括子宫内膜息肉摘除、宫内异物取出、输卵管插管术等;整复性宫腔镜手术意指通过切割、烧灼、剥离、分解等操作,使异常、变形、患病的子宫腔得以恢复到正常解剖状态和生理功能,如子宫内粘连分解术、子宫纵隔切开术和黏膜下子宫肌瘤切除术等;破坏性宫腔镜手术主要指子宫内膜去除术。

目前经宫腔镜较常做的手术有子宫内膜切除术(transcervical resection of the endometrium,TCRE)、黏膜下子宫肌瘤切除术(transcervical resection of the myoma,TCRM)、子宫内膜息肉切除术(transcervical resection of the polyps,TCRP)、子宫纵隔切除术(transcervical resection of the syptom,TCRS)、宫腔粘连分解术(transcervical resection of the adhesions,TCRA)、宫内胚物切除术(transcervical resection of the embryons,TCREm)、宫颈病变切除术(transcervical resection of the cervi,TCRC)。

二、子宫内膜预处理

宫腔镜手术需在膨宫状况良好，手术视野清楚的条件下进行。子宫的解剖学结构独特，宫腔的空间有限，子宫内膜过厚，瘤体过大，一方面干扰视野，影响操作；另一方面切割过厚的子宫内膜，常不能切至基底层和浅肌层，影响手术效果。而且子宫内膜越厚，肌层血管越丰富，手术中灌流液吸收量越增多。正常月经周期的子宫内膜厚度因内分泌影响而表现不同，行经后仅 1 mm 左右，至分泌晚期可厚达 10 mm。目前各种手术器械切割组织的深度平均 4 mm，为保证手术的成功，术时内膜厚度不应超过 4 mm。子宫内膜预处理的目的是在行子宫内膜切除（TCRE）或子宫内膜去除（EA）术前薄化子宫内膜，缩小子宫体积，减少血管再生。使子宫腔容积相对扩大，手术视野清晰，术中出血和灌流液吸收减少，手术时间缩短。此外，去除了肥厚子宫内膜的干扰，手术可在月经周期任何时期进行。

【处理方法】

子宫内膜预处理的方法有药物处理和机械性处理两种。药物处理是通过激素类药物（促性腺激素释放激素激动药，孕三烯酮，达那唑，黄体酮等）的应用，使体内形成低雌激素环境，抑制子宫内膜生长。自 20 世纪 90 年代中期起，为提高手术成功率，TCRE/EA 术前药物预处理即已成定论。机械性处理即负压吸宫薄化子宫内膜，使宫腔视野比较开阔，显露内膜下方病变，减少子宫内膜切割厚度，保证 TCRE/EA 手术效果，提高术后无月经率，减少手术失败和术后复发，是一种经济、有效、患者容易接受的子宫内膜预处理方法。因机械性预处理无减少血管再生的作用，故不减少术中出血。Shawki 等报道，机械性预处理 TCRE/EA 术后无月经率最低。

【常用药物】

月经干净后立即手术固然可以，但囿于患者月经期长短不一，经期长者，月经干净时子宫内膜可能已经较厚；而术前吸宫虽可去除大部分子宫内膜，但刮宫的不彻底性会使子宫内膜厚薄不均，切除深度无法准确掌握。因此，术前对子宫内膜及子宫肌瘤进行预处理，使内膜全面萎缩变薄、肌瘤瘤体缩小，有利于手术操作及预后。目前国内外对子宫内膜和肌瘤进行预处理多以药物为主。

1. 促性腺激素释放激素类似物（gonadotropinreleasing hormone analogur，GnRH-a）

（1）GnRH-a 的常用制剂和结构：GnRH-a 是天然十肽 GnRH 的衍生物，具有较强的性腺抑制作用。自 1972 年发明，经分离、鉴定和合成 GnRH 成功后，目前已合成了 2000 多个类似物。分为激动药，又称 GnRH 增效剂（agonist）和拮抗药（antagonist）两大类。两者均属于多肽类，对人体无毒，作用时间比天然 GnRH 长久。大多数 GnRH-a 是天然十肽 GnRH 在位置 6.9 或两者上的改变。其结果改变了受体的亲和力，延缓代谢清除率，因而半衰期延长，效价增强。D 氨基酸在位置 6 的替代可增强与 GnRH 受体的亲和力，降低肾清除和肽酶降解。位置 9 上脯氨酸的改变有助于减少裂解酶对其后肽腱的酶解。

（2）作用机制：通常情况下，下丘脑中的 LHRH 每间隔 60～120min 以脉冲方式释放。如单次应用 GnRH-a，可刺激 FSH 和 LH 分泌及性激素合成，一过性地释放大量的 LH 及 FSH。但反复应用或给予足量的 GnRH-a，因 GnRH-a 占据了垂体大部分 GnRH 受体，5～10d 后，GnRH-a 的持续作用使 GnRH-a 受体显著减少，导致垂体促性腺激素的减量调节（down regulation）和垂体脱敏作用（pituitary desensitization），于是对 GnRH-a 或天然 GnRH 失去反应。结果 FSH 和 LH 分泌迅速下降，卵巢甾体激素减少，性腺及副性腺重量减轻，出现药物去势作用。Taskin 等随机对比研究 EA 术前用 2 剂诺雷德组和生理盐水对照组的手术情况，结果显示，应用诺雷德减少了灌流液回吸收，可预防体液超负荷并发症。

血清雌二醇（E_2）浓度在治疗开始 1 个月降至绝经期水平，并在继续治疗期间保持抑制状态。长效制剂 Leuprolide 和 Goserelin 使 E_2 水平较低，约 15pg/ml，而喷鼻式 Nafarelin 400μg/d 和 Buserelin 300μg 3/d，血 E_2 水平大约 30pg/ml。低雌激素环境类似药物性卵巢切除，使子宫内膜明显退化萎缩，症状改善。

增效剂与拮抗药两种类似物的不同之处在于前者对于垂体和性腺具有短暂的刺激作用，然后为抑制作用，而后者则直接为抑制作用。

（3）临床应用：GnRH-a 能使妇女体内雌激素下降到绝经期水平。故对雌激素依赖性疾病，如子宫肌瘤、子宫内膜异位症、功能性子宫出血等，具有良好的治疗作用。一般用药 2～3 个月，即可使 2/3 妇女诱发闭经，1/3 妇女月经量减少或点滴出血，痛经症状消失，子宫内膜异位囊肿减小 52%。用药 3～6 个月，子宫肌瘤体积可缩小 40%～50%。由于长期使用 GnRH-A 可能出现不良反应，迄今为止，尚未见用药时间超过 6 个月的报道。而停药 3～6 个月，多数患者病情复发。另外，对于恶性肿瘤，尚有直接抑制瘤细胞增殖、加速其死亡的作用。例如，Triptorelin 3.75mg，首次用药在黄体晚期为好。肌内注射，每月 1 次，可抑制雌激素分泌，使子宫肌瘤体积缩小，子宫内膜萎缩，子宫肌瘤的血管和子宫内膜表面面积减少，有利于手术的顺利进行和提高患者满意率。

（4）不良反应：所有的 GnRH-a 产生的不良反应通常由低雌激素作用引起。潮热最常见，阴道干燥、性欲下降和情感易变次之，失眠和肌痛少见。在停止治疗 4～6 个月后可完全恢复。肝功能异常未见报道。用药后对电解质、脂肪代谢及凝血功能均无不良影响。然而，雌激素水平改变直接造成骨丢失、骨质减少和骨质疏松症日益受到重视。大多数研究报道 GnRH-a 治疗 6 个月后采用定量计算机 X 线断层照相术（CT）扫描脊椎骨密度（BMD）平均下降 4%～12%，用双光子吸收测定下降 2%～8%。至今尚无明显的证据说明治疗后骨丢失能完全恢复。

2. 黄体酮类

（1）作用机制：孕激素通过抑制下丘脑 GnRH 的释放，使 FSH 及 LH 分泌受到抑制，从而抑制卵巢排卵。另外，孕激素还可直接作用于子宫内膜，抑制其增生。长期高剂量的黄体酮类药物，可使子宫内膜发生萎缩性改变，内膜腺体发育不良。

（2）临床应用：常用的黄体酮类药物有甲羟孕酮，30～50mg，口服，每日 1 次。

狄波-普维拉，150mg 肌内注射，每月 1 次。

（3）不良反应：一般患者对黄体酮类药物耐受良好，个别出现体重增加、水钠潴留、乳腺痛等。

3. 丹那唑（Danazol）

（1）作用机制：丹那唑是 17α-炔孕酮衍生物，1971 年 Creenbatt 首次报道使用，至 20 世纪 80 年代已广泛应用。其作用机制：①抑制下丘脑性腺激素释放和（或）垂体促性腺激素；②直接与子宫内膜雌激素和孕激素受体结合；③直接抑制卵巢甾类激素的产生；④增加体内雌二醇和黄体酮的清除率。

通过以上几种作用造成体内低雌、孕激素环境，促使子宫内膜萎缩、退变。

比较丹那唑和 GnRH-a 对体内雌激素 E_2 浓度的抑制效果，丹那唑可使 E_2 降至卵泡早期水平，而 GnRH-a 可使其到达绝经期水平，即下降得更低。孕激素（P）水平两组均保持在卵泡期低水平。而雄激素（A）在丹那唑组显著升高。

（2）临床应用：治疗量为 400～800mg/d，

分 3～4 次口服,从经期第 1 天开始连续服用 3 个月。

(3)不良反应:①主要与雄激素有关,如痤疮、多毛、体重增加等;②因经肝脏代谢,GPT 可有不同程度升高,停药 2 周可降至正常。

4. 内美通(Gestrinone) 又名孕三烯酮、R_{2323},为去甲类固醇衍化物。20 世纪 70 年代曾被作为避孕药用于临床,1982 年起被用于治疗子宫内膜异位症。因其价格比较昂贵,目前在我国尚未作为首选药用于临床。

(1)作用机制:内美通可与孕激素受体(PR)、雄激素受体(AR)及雌激素受体(ER)等结合,尤其是与 PR 结合力很强,因此表现出强抗孕激素活性和弱雄激素活性。本药不能抑制垂体 FSH 和 LH 的合成,但可抑制其释放,并可使体内游离雄激素水平上升,用药后患者排卵受到抑制,体内雌激素水平降低,导致子宫内膜萎缩。

(2)临床应用:临床一般用于治疗子宫内膜异位症,亦可用于 TCRE 术前子宫内膜的预处理。口服该药 1～2 个月后可使子宫内膜变薄,利于手术切除。用法:2.5mg/次,每周 2 次,口服或阴道用药均可。

(3)不良反应:与丹那唑相似,如体重增加、痤疮、皮脂增多、潮热等,一过性腿痛或水肿较常见,但不良反应程度一般较轻,停药后两个月多可消失。部分患者可有不规则阴道出血,多发生于用药初期。

三、子宫颈预处理

(一)宫颈管扩张的意义

由于子宫电切镜外径较粗,多在 8～10mm,术中若强行扩张宫颈可致多种并发症。宫颈管能否顺利通过器械,直接关系到检查或手术治疗是否能够完成,宫口扩张不良不仅使宫腔镜检查不全面,手术治疗难度增加和病变切除不彻底,同时还可导致宫颈裂伤、子宫穿孔、因手术时间延长致体液超负荷、因宫内压力过高致静脉气体栓塞(venous air embolism,VAE)等手术并发症。因此,宫颈的预处理是宫腔镜手术成败的关键。

子宫腔为上宽下窄的倒置等边三角形,正常情况下,两侧输卵管开口间距 3.4 cm,如为中隔、双角子宫,其间距会增宽。生理情况下,育龄妇女宫颈内口宽度 3～4 mm。如果宫颈内口和宫颈管不能充分扩张,宫腔镜置入受阻,光学视管的视线难以达到宫角。宫腔镜的作用电极抵达不到宫角,可导致邻近宫角部病变漏切或切除不彻底。即使是看似简单的取出宫内节育器(intrauterine device,IUD)也不例外。曾有报道因宫颈过窄,阻力过大,导致用力取出 IUD 时取环钩的钩嵌顿,杆断裂的病例。如果术前对宫颈的扩张度有所估计,或取出遇阻时放弃操作,经宫颈预处理后再取 IUD,当可避免上述事件的发生。因此,为了优化手术效果,预防并发症的发生,宫颈预处理是宫腔镜技术不可或缺的步骤。

(二)宫颈管扩张的方法

1. 海藻棒(laminaria tent) 海藻棒有渗透性,通过吸收水分,扩张宫颈管,促进内源性前列腺素释放,海藻棒放置有疼痛,偶有子宫穿孔。国产海藻棒同类产品为宫颈扩张棒,临床使用中偶遇嵌顿,取出困难,碎片残留和感染,曾有发生败血症的报道。

2. 米索前列醇 是前列腺素 E_1 衍生物,刺激宫颈纤维组织释放多种弹性蛋白酶,从而降解胶原纤维,使宫颈富有弹性、软化,易于机械性扩张,作用已较肯定。目前临床大多使用米索前列醇置后穹隆软化宫颈。认为经阴道给予本药有效、方便、安全。但扩宫效果较海藻棒差,因非妊娠妇女对米索前列醇宫颈软化的作用有时不敏感,需多次重复放置。

3. 昆布条 又称宫颈扩张棒。将它放入宫颈管后因吸收颈管内液体而逐渐膨胀,柔和并缓慢地扩张宫颈,促宫颈成熟。经研究发现,放置昆布条 8～12h 后,宫颈黏液中

IL-1β、IL-8 和弹性蛋白酶活性明显升高。与放置前比较，IL-1β 浓度增加 5.75 倍，IL-8 浓度增加 3.8 倍，弹性蛋白酶活性增加 4.4 倍。宫颈黏液中 PGE_2 与 $PGF_{2\alpha}$ 浓度也分别增加 10 倍与 5 倍。已知前列腺素中 PGE_2 与 $PGF_{2\alpha}$ 主要控制人类宫颈成熟。使用昆布条后，宫颈黏液中 PGE_2 与 $PGF_{2\alpha}$ 浓度的明显增加有利于软化宫颈，使其容易扩张。因此，昆布条是促宫颈成熟的有效方法。机械性扩张并将子宫内组织暴露于阴道分泌物中可以引起细胞因子（IL-1β 与 IL-8）、PGs（PGE_2 与 $PGF_{2\alpha}$）的释放和弹性蛋白酶活性增加。这些因子对诱导宫颈成熟有重要作用。

4. 硅胶管　术前 12～24h 宫颈管内放置硅胶管，如 14～18 号导尿管，可机械性扩张宫颈。此法目前已逐渐被宫颈扩张棒取代。

四、术前准备与麻醉

【术前准备】

1. 查体

(1)常规进行全身及妇科检查、血尿常规及血生化化验。

(2)B超检查：了解子宫大小、形状，子宫内膜厚度，子宫肌瘤的存在与否及其大小、部位和数量等。

(3)通过诊刮或宫腔镜检查除外子宫恶性疾病。

2. 手术器械

(1)子宫电切镜及相关配套设备。

(2)激光切割器及相关配套设备。

3. 膨宫介质　分为液体和气体两种，以液体最常用。电动手术的膨宫剂不能含电解质，而激光手术则无该限制。目前临床常用的膨宫介质如下。

(1)5％甘氨酸：多用于电动手术，其优点是手术野清晰，但如吸收过量将导致液体超负荷并发肺水肿；低钠、低钾血症引起心功能异常；甘氨酸在体内的代谢产物氨，会引起意

识障碍昏迷，甚至死亡。甘氨酸进入患者血循环的量决不能超过 2000 ml，如果甘氨酸内吸收已超过 1500 ml，即使手术尚未完成，或未弄清具体的内吸收量，也必须立即中止手术。

(2)5％葡萄糖：内吸收过量可导致高血糖症，也会产生同甘氨酸相似的并发症，但不会降解为有毒物质。是目前国内最常用的膨宫液体。

(3)生理盐水：多用于激光手术。

4. 膨宫方法　良好的手术视野是手术能否顺利进行的必备条件，而膨宫压力则直接影响手术的成败。压力过小不能有效地膨胀宫腔，压迫止血，使术中的出血与膨宫剂混在一起，影响观察；压力过大，虽然术野清楚，但膨宫剂的内吸收过多，会诱发 TURP 综合征，一般灌注压控制在 40～100 mmHg。不论以何种方法膨宫，术中都要严密监测灌入和回收的液体量，每 5 分钟监测 1 次，对不含电解质的灌注液，如果注入和回收液体量相差 1500 ml 以上时，应中止手术，并静脉滴注呋塞米 10mg 脱水利尿，及时检查血钠含量。

【麻醉】

尽管宫腔镜手术一般时间较短，但因术中需要扩张宫颈管及切割子宫内膜或宫腔肿物，患者会有相当的痛苦，因此需在麻醉状态下进行。麻醉方法可选择全麻，区域或局部麻醉。

1. 全身麻醉　如果术者操作技巧熟练，手术时间一般不会超过 30min。所以，全麻应选用药效短、苏醒快、致吐少的药物，如异丙酚，一般不需要气管插管。若估计手术时间较长、操作比较困难者，应考虑气管插管，以保证气道通畅，供氧充足，可随时监控麻醉效果。

2. 连续硬膜外麻醉　特别适于有呼吸道和心脏疾病者，麻醉作用可靠，肌肉松弛满意，连续硬膜外麻醉时间可任意延长。若估计手术在 1h 内完成，单次硬膜外麻醉即可。

3. 局部麻醉　子宫疼痛的神经传入是

从宫颈经第 2、3、4 骶神经根进入脊髓。若在宫颈旁阻滞麻醉加宫内膜局部麻醉,对小手术亦可达到满意的止痛效果。

术中也可以将区域麻醉同静脉麻醉和局部浸润麻醉联合应用。但不管采取哪种麻醉方式,一定要有心电监护和心肺复苏设施。而且宫腔镜手术只有在能随时行剖腹手术的条件下才能进行。

五、主要术式与术中监护

【主要术式】

1. 电切术　特点是应用环状电极进行切割。对于电切手术,大部分术者选用直径 8mm 环状电极,其特点是重复少,手术速度快。直径 4mm 的环状电极,安全性大,很少导致子宫穿孔,但需要重复操作方能达到前者的切割深度及宽度。切割深度不仅与环状电极的直径有关,而且与电极同局部组织接触的时间长短和电流强度有关,环的移动速度越慢,电流越强,切割越深。组织的血供情况和血流速度也影响切割深度。

2. 电凝术　是应用球状或滚筒状电极对组织表面进行电凝烧灼。滚球或滚筒电极的应用也较普遍,应用直径 2mm 滚球电极的手术速度比用 4mm 的快,但子宫穿孔的危险性也较大。其手术原则是以最小的输出功率取得最佳手术效果。由于各机器的型号和各术者的操作技术不同,不可能定出统一的最佳手术输出功率。目前多采用混合电流,即切割电流 80～200W,电凝电流 40～120W。

3. Nd：YAG 激光烧灼术

(1)可穿透内膜深达 5～6mm,能足够的破坏子宫内膜。

(2)激光可穿过清亮的液体而能量不被衰减,故可选用液体作膨宫剂。

(3)激光经柔软的石英纤维传导,能直接照射在子宫内膜上。

因此,Nd：YAG 激光最适于子宫内膜去除术。石英纤维的直径不同,其功率密度不同,对子宫内膜作用的大小也不相同。在一定功率下,纤维的直径越大,功率密度越小,对内膜的破坏程度越小。因此,操作速度应适当放慢,以达到相同的治疗效果。目前多采用直径 600μm 的导光纤维,并以纤维在内膜上拖动的方法(接触式法)进行手术。同电动手术一样,激光的功率不同,手术速度也不同。功率越大,纤维末端的移动速度越快,手术时间越短,目前激光手术常用功率在 50～80W。

【术中监护】

为疑难宫腔镜操作提供安全监护和并发症的处理途径:子宫腔形态独特,肌壁薄而血供丰富,在狭小的子宫腔内实施恢复宫腔形态的整复性手术,如子宫纵隔切除、粘连分离及较大子宫肌瘤切除等,无疑将加大手术操作的难度,发生术中子宫穿孔、大出血及邻近脏器损伤已有报道。宫腔镜及腹腔镜联合手术,能够动态观察子宫浆膜面的变化,监测宫腔镜作用电极的热传导效应,及时拨开肠管,避免了对邻近脏器的损伤。通过腹腔镜监护宫腔内的操作,还能克服单纯 B 超监护时宫腔杂乱回声对超声声像图判断的影响,以及超声只能提示不能处理子宫穿孔的局限。即使子宫穿孔发生,也可以在镜下电凝止血与缝合修补,免除了开腹手术等处理。将并发症可能带来的危害降低到了最低点,体现了联合手术的优越性。

尽管宫腔镜、腹腔镜联合手术有诸多的优越性,但作为一项新的妇科内镜手术形式,依然需要在实践中不断发展与完善。需要强调的是,对宫腔镜、腹腔镜联合手术适应证的选择,首先要基于宫腔与盆腹腔并存的病理改变,而且这种病变必须能够分别在宫腔镜和腹腔镜下完成。此外,相应设备与器械的配置、手术医师的专业技能和临床综合处置能力的训练与提高,是保证联合手术成功的重要因素。

六、术后处理

患者术后恢复情况与手术操作有直接关系。特别是阴道出血,若病灶范围小(如子宫内膜息肉、带蒂黏膜下子宫肌瘤等),手术损伤少,患者多可在数天内恢复;如病灶范围大(如子宫内膜切除术、Ⅱ型以上黏膜下肌瘤挖除术等),手术损伤多,阴道出血时间相对延长,可持续数周甚至数月。此外,部分患者术后 24h 内可有一过性发热,但大多不超过 38℃,个别可达 39℃,一般认为是手术吸收热或灌流液内的致热源大量进入血循环所致。术后常规处理方法如下。

1. 抗感染治疗 因宫腔经宫颈、阴道与外界相通,在创面尚未愈合之前容易发生逆行性感染,严重者可导致急性盆腔炎,甚至盆腔脓肿,直接影响手术预后。故在术后应常规使用抗生素预防感染。药物应选择广谱、长效并能抵抗厌氧菌属,用药时间 5～7d。

2. 对症治疗

(1)止痛:部分患者手术当天可有下腹疼痛,一般认为与子宫反射性痉挛有关,可予解痉止痛处理。如索米痛片 0.5～1.0g 口服,双氢唉托啡 20mg 舌下含化等。

(2)降温:如患者体温低于 38℃,一般不需处理;如达 39℃,应积极寻找病因,进行血液培养,可用退热药或物理降温。

(3)保持外阴清洁:因术后阴道流血、流液时间较长,局部潮湿,容易合并外阴阴道炎。故术后应外阴清洗每日 2 次,直至阴道分泌物干净为止。

3. 休息 尽管宫腔镜手术创伤小、恢复快,但切口愈合仍需要时间。因此,术后适当休息有益于伤口愈合。

七、常见并发症及其处理

任何外科手术都不可能没有危险,宫腔镜检查和手术也不例外。尽管宫腔镜本身的并发症很少,但随着多种膨宫介质的使用,不同手术能源(如电能、激光等)的介入及手术趋于复杂和时间延长,一些严重并发症遂见报道。宫腔镜手术的并发症与宫腔镜检查术相比,因前者应用器械多、操作时间长、损伤范围大,明显高于单纯检查术。

并发症可出现在手术进程中或术后恢复期。术中并发症有出血、子宫穿孔合并周围脏器损伤、宫颈裂伤、TURP 综合征、输卵管破裂、静脉血栓及膨宫液过敏等;术后并发症包括阴道持续流血、流液、盆腔感染、腹痛、宫腔粘连合并宫腔积血、异位妊娠等。根据其发生率的高低,现分述如下。

(一)早期出血

包括术中及术后 24h 内的出血。

【常见原因】

1. 切割深度 正常子宫动脉分支在穿透子宫肌壁向内斜行至中 1/3 后分布成网,与内膜表面平行,称为弓形动脉,径向动脉从弓形动脉分出并形成子宫内膜螺旋动脉和基底动脉(图 4-2)。在电切子宫内膜基底层或 2～3mm 的浅肌层时,出血较少;若深及 5～6mm,伤及子宫肌层内的血管网即弓形动脉时则出血增多,而子宫血管床在双侧宫角处仅 2～3mm 深。

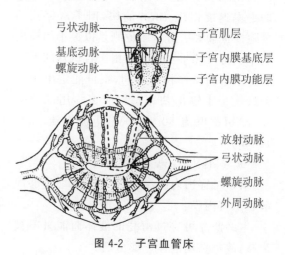

图 4-2 子宫血管床

2. 操作技术 宫腔镜下电切时,若切一刀电凝一次出血少,但手术时间长;如连切数刀再电凝,手术时间短,但失血稍多。此外,技术娴熟者切除速度快、止血准确彻底,出血自然减少;而初学者出血相对较多。

3. 手术创面 肿瘤越大,手术创面越大,则出血越多。

4. 手术器械 膨宫压力低对子宫肌壁的压迫作用小易出血、切割时电凝电流强度不足止血效果差。

【处理措施】

(1)有小动脉喷射状出血,可直接用针状电极电凝血管止血;若创面广泛浸血,可用球状或滚筒状电极在创面滚动,电凝止血。

(2)切除组织表面有粗大的血管时,应先电凝血管,再切割组织。

(3)若子宫肌肉收缩力差,术中可适当应用宫缩剂,促进子宫收缩,以达止血目的。

(4)黏膜下子宫肌瘤等挖除术后,创面较深、较大,术后可在宫腔内放置气囊导管,气囊内注入液体 $30\sim50$ ml,压迫止血。术后 $6\sim8$h 将气囊取出。亦可于宫腔内填塞无菌纱布压迫止血,$8\sim24$h 后取出。

(5)对于难以停止的大出血,必要时行子宫动脉栓塞术或子宫切除术。

(6)若出血通过以上方法处理仍无明显效果,可考虑切除子宫止血。

【预防措施】

(1)切割深度应掌握在血管层之上。

(2)如为肌瘤出血可在假包膜周边电凝血管止血。

(3)在撤出宫腔镜前仔细检查是否有静脉的渗血或小动脉的搏动性出血,如见出血,可予滚球电极电凝止血。

(二)晚期出血

【主要特点】

晚期出血指手术 24h 以后的阴道流血,时间长者可达数周乃至数月。临床可表现为阴道淋漓出血或突发性大量出血。

【常见原因】

1. 电凝焦痂 电凝使创面产生片状焦

痂,术后可能组织坏死脱落,暴露痂下小血管,引起继发性出血。

2. 局部感染 创面愈合过程中,局部感染导致子宫内膜炎或子宫肌炎,炎症累及小血管,造成血管破裂出血。

3. 宫腔积血 宫颈管内膜因手术创伤,导致术后前后壁相贴粘连,使宫腔内血液无法引流而至积血。

【处理措施】

(1)适量应用抗生素预防感染。

(2)因宫颈粘连导致的宫腔积血,可通过疏通宫颈管将腔内血液引出。

(3)根据患者的具体情况,术后 $1\sim3$ 个月行阴道B超或腹部B超检查。若发现确有宫腔积血,应在超声引导下再行宫腔镜手术清理腔内积血。

(三)宫腔粘连

【主要特点】

宫腔粘连指各种因素造成子宫内膜的破坏,导致子宫肌壁相互粘连而出现的一系列临床症状。据统计,宫腔粘连的患者中95%以上有子宫手术操作史。而在宫腔镜手术的患者中,宫腔粘连的发生率1%~5%。

【常见原因】

1. 手术方式及类型 宫腔粘连的发生率取决于宫腔镜手术的方式及类型:子宫内膜切除术需切除全部内膜及部分浅肌层,容易导致子宫前后壁相贴形成瘢痕粘连。黏膜下子宫肌瘤挖除术,若为单个小肌瘤的摘除一般不会造成粘连;如为多发性黏膜下肌瘤挖除,术后过多地裸露瘤床下的子宫肌层,易致宫腔粘连。子宫纵隔切开术术后粘连发生率较高。

2. 手术器械 经临床观察发现,环状电极切除子宫内膜术后宫腔粘连的发生率较低;而激光烧灼子宫内膜后粘连的发生率较高。具体发病机制尚需进一步研究探讨。此外,宫腔镜手术中若破坏了子宫颈管的内膜组织,容易造成宫颈管粘连。

【临床表现】

术后 3 个月左右出现周期性的下腹疼痛,可无阴道出血或伴有点滴出血。阴道出血主要取决于宫腔粘连的部位:若为宫角部分粘连,阴道可有少量出血;如颈管粘连则无出血。

【诊断与治疗】

根据患者的病史、症状及 B 超检查,临床医师多可做出初步判断。可先予探针试通子宫颈管,若遇阻力难以深入宫腔则提示有颈管粘连,此时可在 B 超监测下予 Hegar 扩张器扩张宫颈;若为宫腔粘连,可再行宫腔镜检查并在直视下切除粘连带。

【预防措施】

1. 术后放置宫内节育器 可有效地防止宫腔粘连。但应注意,选择节育器不可过大、过硬,为预防颈管粘连应选放纵臂较长的 T 形或 V 形节育器;放置时间不应少于 2～3 个月,但也不宜时间过长,以免节育器嵌入子宫肌层内造成取器困难。

2. 人工周期治疗 取决于手术目的。若为子宫纵隔切除或黏膜下肌瘤挖除术,可予人工周期治疗,促进子宫内膜的修复,尽快覆盖创面;若为子宫内膜切除术,则需根据具体情况进行处理。

(四)感染

【主要特点】

术后感染发生率约为 0.12%。正常情况下,一些需氧菌与厌氧菌寄居于阴道内形成正常阴道菌群。需氧菌包括:阴道杆菌(占优势)、棒状杆菌、非溶血性链球菌、肠球菌、表皮葡萄球菌、大肠埃希菌和加德纳尔菌。厌氧菌包括消化球菌、消化链球菌、类杆菌、梭杆菌和 mobibuncus 菌等。此外还有支原体及念珠菌。阴道与这些菌群形成一种平衡的状态。当机体免疫力低下,内分泌水平变化或外来某种因素(组织损伤等)破坏了这种生态平衡时,这些常住的菌群便会冲破阴道屏障而引起感染,成为致病菌。引起盆腔炎

的病原体主要为链球菌、葡萄球菌、大肠埃希菌及厌氧菌等。宫腔镜手术将宫颈管扩张到直径达 1cm 左右,可使颈管组织内的部分纤维断裂,颈口开放使宫腔与外界相通;术后子宫长期流血或流液,是良好的细菌培养基,另外持续流液破坏了正常阴道的内环境,均有利于细菌生长,故宫腔镜手术较易出现盆腔感染。

【常见原因】

1. 术前有阴道炎 手术操作过程中,病菌随液体进入宫腔、盆腔而引起子宫内膜炎或盆腔炎。

2. 手术污染 如手术器械消毒不合格,操作者无菌观念差。

3. 操作损伤 如宫颈管或子宫内膜损伤,导致术后阴道出血排液时间长,利于细菌的繁殖生长而导致感染。

【临床表现】

可表现为子宫内膜炎、子宫肌炎、宫旁结缔组织炎、宫腔积脓、宫旁脓肿、输卵管脓肿等,其发生概率与手术创面的深浅、手术范围的大小及术后护理有关。

1. 下腹疼痛 可表现为持续性或阵发性下腹隐痛或剧痛,严重者可出现腹膜刺激征,拒按。查体下腹可有压痛、反跳痛或肌紧张。

2. 阴道分泌物增多 可为血性或液性分泌物,并伴有腥臭等异味。

3. 体温升高 超过 37.5℃,持续不降。

【防治措施】

1. 抗生素 检查术后是否预防性应用抗生素,各方观点不一。但对检查或手术前出血时间长,或阴道分泌物较多,术中切除肌瘤较大,考虑有可能较长时间有阴道出血的患者可考虑预防性使用抗生素,以减少术后发生感染的概率。若宫颈管分泌物细菌培养阳性,应尽量选择敏感的药物,应用广谱、高效的抗生素,至少 5～7d。此外,在选用抗生素时还应注意要兼顾控制厌氧菌及真菌的感

染。

2. 保持外阴清洁　每天会阴冲洗至少 2 次,勤换会阴垫。应选择透气性强、经过高温消毒的会阴垫。

3. 一般支持疗法　已有盆腔感染迹象时,应注意休息,尽量选择半卧位有利于脓液聚积于直肠子宫陷窝而使炎症局限。给予充分营养及液体摄入,纠正电解质紊乱及酸碱平衡,高热时采用物理降温。避免不必要的妇科检查以免引起炎症扩散。

4. 其他

(1)宫腔积脓可予扩张宫颈管,腔内引流,抗生素低压灌洗宫腔等治疗。

(2)若已形成盆腔脓肿可考虑手术引流。

(五)早期腹痛

早期腹痛指手术后数天内出现的下腹隐痛或阵发性疼痛。

【常见原因】

1. 牵张反射刺激　术中扩张宫颈引起的牵张反射,刺激子宫平滑肌反射性痉挛导致疼痛。可持续数小时,多可不治自愈。

2. 宫腔内积血块及坏死组织刺激　子宫收缩试图将腔内异物排出,引起痉挛性疼痛。

【防治措施】

1. 解痉镇痛　子宫痉挛性疼痛多能自行缓解,亦可应用药物治疗。如解痉索米痛片、阿司匹林、二氢埃托非等。

2. 促进宫内异物排出　益母草膏具有较好的活血化瘀,促进子宫收缩,协助宫内异物排出的功效。

(六)远期腹痛

【常见原因】

1. 子宫或宫颈管粘连　可引起子宫积血,因引流不畅子宫膨胀,反射性收缩而引起腹痛。

2. 医源性子宫腺肌症　基底层子宫内膜被瘢痕覆盖或电切时所需的宫内压力将有活性的子宫内膜细胞挤入肌层内,而引起医源性子宫腺肌症。

3. 子宫内膜去除术致输卵管绝育综合征(postablation tubal sterilization syndrome,PTSS)　系指宫腔镜手术后出现的、进行性加重的周期性或无规律的腹痛。多见于术前曾作过双侧输卵管结扎手术的患者。

1993 年,Townsend 医师首次报道 PTSS 综合征。在对 6 例子宫内膜去除术后下腹周期性疼痛的患者进行宫腔镜复查时发现,该类患者都有明显的内膜瘢痕;腹腔镜显示一侧或双侧输卵管近端肿胀,可达正常输卵管的 2 倍,部分管腔内有积血;对切除的子宫进行病理检查发现宫腔均为瘢痕组织,但宫角部仍通畅,可见少量子宫内膜。因此,Townsend 认为,PTSS 综合征的病理生理改变可能为宫腔镜手术时,子宫底部或宫角内膜未完全破坏,残留的子宫内膜出现周期性月经,而宫腔其他部分却因瘢痕粘连而引起宫底部和(或)输卵管残端积血;导致经血倒流进入输卵管,使其近端被经血扩张,引起类似异位妊娠的症状。因目前观察病例较少,对此研究尚需进一步深入。

【临床表现】

1. 宫腔粘连　可表现为周期性下腹疼痛,而阴道无出血或出血极少。

2. PTSS 综合征　表现为进行性、周期性、难以忍受的、一侧或双侧下腹疼痛,可伴有阴道出血。

【防治措施】

1. 宫腔粘连分离术　因宫腔粘连导致的腹痛可在宫腔镜、B 超或腹腔镜监护下进行宫腔粘连分离术。

2. 子宫切除术　PTSS 可先在腹腔镜下切除病变的输卵管;若症状仍不缓解则需考虑子宫切除术。

(七)子宫穿孔

【主要特点】

子宫穿孔是最常见的宫腔镜并发症,其发生率各地报道不一,发生率 0.52%～5%。

因穿孔常继发消化道、泌尿道和大血管的损伤,而导致腹膜炎、瘘管或大出血等,甚至危及患者的生命,故对此应予以高度警惕。

【常见原因】

1. 子宫状况 如子宫过度屈曲、严重宫腔粘连致宫腔轴线不清、曾经手术史;宫颈管狭窄或有瘢痕,在扩张颈管时导致颈管破裂、穿孔。

2. 手术种类 如宫腔粘连分离术、子宫纵隔切除术较子宫肌瘤切除术、子宫内膜息肉切除术易于穿孔。

3. 工作电极 如针形电极较易致穿孔,激光或球状电极的功率过大,或在局部停留的时间过长,热损伤可穿过子宫肌层而波及膀胱、肠管等邻近脏器。

4. 术者经验和手术技巧 穿孔多因电切子宫肌层过深,特别是在两侧宫角肌壁最薄处,若切割深度与其他部位相同,则有可能穿孔。此外。术前未能确认前屈或后倾的子宫即放置操作器械,多见于缺乏经验的医师。

【临床表现】

(1)宫腔镜操作过程中宫腔突然塌陷,宫腔视野不清。

(2)宫腔镜见肠系膜、肠管、大网膜、腹膜,甚至电切时切除脂肪等。

(3)腹腔进行性膨胀。

(4)子宫异常出血。

(5)若宫腔镜操作时配有超声监测可在临床症状出现前发现穿孔:子宫浆膜层回声中断,子宫周围有游离液体,突然间灌流液大量进入腹腔。

(6)腹腔间室综合征(abdominal compartment syndrome,ACS):是腹腔压力出现稳定升高且>20 mmHg,伴或不伴有腹腔灌注压(abdominal perfusion pressure,APP)≤60 mmHg,同时合并有新的器官功能障碍和衰竭。其病因为急性腹内压升高,后果严重,可导致心血管、肺、肾、腹腔内脏、腹壁和颅脑等功能障碍或衰竭的综合征。由宫腔镜穿孔发生 ACS

时应马上停止操作,尽快减低腹内压,必要时行气管插管正压通气。对此严重并发症的预防是操作时需警惕子宫穿孔,一旦出现子宫穿孔需马上停止操作评估穿孔大小及患者的生命体征,及时抢救。

【治疗措施】

一旦发现穿孔,应立即停止宫腔操作。子宫穿孔的严重性与手术器械、穿孔来源、部位及是否及时发现、及时处理有关。

(1)若穿孔口较小,位于子宫底部,血管相对较少,患者生命体征稳定者,可给予促进宫缩、止血、预防感染等非手术治疗,流入腹腔的液体可经阴道后穹隆穿刺或切开引出。

(2)若考虑穿孔可能伤及血管,或为由电极所致穿孔可能不明电流损伤范围的,应行腹腔镜或开腹探查,穿孔处给予电凝或缝合止血。

(3)若伤及邻近脏器可有相应的临床症状:如伤及肠管,表现为进行性的腹痛、腹胀和发热;伤及膀胱、输尿管可有尿液的外渗。

(4)术后严密观察,注意有无其他脏器的潜在损伤。应注意腹腔镜检查可发现和确定脏器损伤情况,但并非完全可靠,尚不足以评估子宫穿孔可能出现的后果。如肠道灼伤后肠瘘可能是在术后 5d 左右出现,膀胱损伤漏尿多发生在术后一周左右,输尿管瘘一般在术后 11～14d 出现。因此,如术后出现血尿、腹泻、发热、疼痛等症状时,应进行全面检查,及时发现早期处理,防止出现进一步的并发症。

【预防措施】

1. 宫腔镜检查 应准确探查子宫位置,因多数穿孔发生在探查宫腔或扩张宫颈时。因此,操作者动作需轻柔,逐号缓慢扩张宫颈,切忌野蛮操作。对于曾因宫腔粘连行宫腔镜检查或宫腔镜手术的患者需特别注意,慎防前次操作已出现子宫穿孔或假道形成的再次穿孔,对外院转诊患者最好观察 2～3 个月后方可再次宫腔镜操作。

2. 宫腔镜手术 因手术镜管较粗,术前

需松弛扩张宫颈,便于操作时宫腔镜的出入。

(1)对于有高危因素者如重度宫腔粘连、子宫畸形、近期有宫腔操作史疑有子宫穿孔等可在超声或腹腔镜监视下手术。

(2)黏膜下子宫肌瘤较大者,可先用药物治疗缩小肌瘤体积后再行手术。

(3)手术视野不清晰时不通电,电极应在视野范围内。

(4)滚球电极通电时必须滚动,避免原地停留,因原地停留可造成电流长时间通过,电灼深度过深等。

(八)TURP 综合征

【主要特点】

TURP 即经尿道前列腺切除术(transurethral resection of prostate,TURP),是泌尿外科最常见手术,迄今已有 70 余年的历史。因 TURP 综合征(TURP syndrome)最初见于 TURP 手术,故而以此命名。自宫腔镜手术开展以来,此症时有报道,又被称为"过度水化综合征"(hyperhydration sydorme 或 flouid overload)、水中毒等,实际是一种病因复杂、病情凶险的并发症,其本质为稀释性低钠血症;发生率 0.4%～2%。如对此并发症早期认识不足,常可贻误治疗而导致死亡。

【主要病因】

发生率约 0.4%。引起 TURP 综合征的因素很多,最主要的原因是灌流液在短时间内快速、大量被吸收所致。据临床研究,TURP 患者冲洗液吸收量一般每分钟 10～30ml,平均吸收 600～2000ml,最多者可达 8000ml。当吸收的液体量不多时,通过机体的自身调节,可以不出现临床症状。如液体吸收量过大、过速则可引起以血容量过多和低血钠为主要特征的临床综合征。下列几种因素可显著增加灌流液的吸收量,促使 TURP 综合征的发生。

(1)子宫肌层内静脉窦被切开。

(2)子宫壁穿孔。

(3)液体灌注压过高,超过 5.89kPa($60cmH_2O$)。

(4)手术时间过长,如高压灌注超过 90min。

(5)低渗灌流液,如使用蒸馏水。

【发生机制】

1. 血容量过多 灌流液大量快速进入血循环,致使血容量猛增,心脏负荷超载,容易发生左心衰竭及肺水肿。

2. 低钠血症 因手术中常用的灌流液不含电解质,大量被机体吸收后,必然导致电解质稀释失衡,血钠降低;再加上手术损伤促使钠向细胞内转移,导致血钠水平进一步降低。血钠降低到一定水平时可影响神经冲动的传导、心肌的收缩力以及脑和腺体的分泌功能障碍。据报道,血钠降低到 125 mmol/L 时,病死率可达 50%。

3. 血浆渗透压降低 由于血液稀释,血钠浓度下降,使血浆和细胞外渗透压下降,为维持细胞外渗透压的平衡,水即向细胞内移动,结果引起细胞肿胀,临床出现脑、肾和肺等多器官水肿表现。血液稀释在血管内可引起溶血,溶血后产生大量的游离血红蛋白,在肾水肿的基础上可引起急性肾功能衰竭等严重后果。

4. 高钾血症 因灌流液破坏红细胞,加上手术创伤,使细胞内的钾离子大量释出,可引起血钾水平升高。但有些学者未观察到这种变化,目前尚不清楚血钾变化在 TURP 综合征中所起的作用。

【临床表现】

TURP 综合征的各种临床表现通常在手术接近完毕到术后数小时内出现。

(1)因血容量增加,初期血压升高,中心静脉压升高及心动过缓,后期血压下降。

(2)肺水肿时出现呼吸困难、呼吸急促、喘息和发绀缺氧表现。

(3)脑水肿时表现烦躁不安、恶心呕吐、头痛、视物模糊、意识障碍、呼吸表浅等。

（4）肾水肿则可引起少尿或无尿。

（5）血钠降低，血钠是一项重要的诊断指标。当出现上述任何临床表现时，应急查血钠。如血钠水平显著降低则有助于诊断。当血钠下降至 120mmol/L 时，表现为烦躁和神志恍惚；低于 110mmol/L 时可发生抽搐和知觉丧失、休克，甚至心搏骤停而死亡。

【治疗措施】

认识 TURP 综合征的早期症状，及时采取治疗措施，使患者转危为安是非常重要的。如术中或术后患者出现不明原因的烦躁不安、恶心呕吐、呼吸困难、血压升高、心搏徐缓等，尤其术中灌流液出入量不平衡，手术时间过长（超过 90min），应怀疑有出现 TURP 综合征的可能。应立即停止宫腔操作，密切监测患者的体温、脉搏、呼吸、心率、尿量、神志及血电解质，发生代谢性酸中毒时，监测血pH。还要立即采取下列治疗措施。

1. 静脉注射呋塞米　40～100mg 防治急性心衰，地塞米松稳定细胞膜，减少毛细血管通透性，减轻脑水肿。

2. 静脉滴注氯化钠　血钠过低时，应静脉滴注 3%～5%氯化钠溶液 250～500ml，缓慢输入，忌快速补钠、高浓度静脉补钠。根据血钠复查结果和肺水肿改善情况再调整用量；所需补钠量＝（血钠正常值－测得血钠值）×52%×体质量（52%为人的体液总量占体质量的比例），在低钠血症急性期血钠每小时提高 1～2 mmol/L 即可缓解症状，24 h内血浆渗透量浓度不可超过 12 mmol/L；通常不必使用高盐溶液纠正低钠血症，补充生理盐水极为有效，使血钠水平维持在 130 mmol/L 即可。

3. 改善呼吸功能　由于血液稀释，使红细胞携氧能力下降，肺水肿则影响气体交换量，故应加压给氧，吸入乙醇，改善肺水肿及缺氧状态；出现肺水肿时立即气管插管，呼吸机呼气末正压通气（PEEP）、清除呼吸道内渗出液，保持呼吸道通畅，减轻肺水肿。

4. 预防急性心衰　血容量增加引起心脏负荷过大，如发生充血性心衰，可酌情应用洋地黄类药物，增加心肌收缩力；持续硬膜外麻醉可以扩张血管减少急性心衰的发生。

5. 其他

（1）有脑水肿征象时，应进行脱水治疗并静脉滴注地塞米松，有助于降低颅内压及减轻脑水肿。

（2）应用对肾功能无明显损害的抗生素预防感染。

【预防措施】

（1）尽可能缩短膨宫时间，手术时间最好不超过 30 min。

（2）尽量使用 0.9%生理盐水溶液为膨宫液。

（3）灌流压力≤100 mmHg 或低于平均动脉压。

（4）切除肌层组织厚度小于 3～4mm。

（5）膨宫系统的出水管连接负压吸引。

（6）术中密切监测膨宫液入量及出量，当估计膨宫液吸收超过 1500ml 时可预防性应用利尿药。如膨宫液的灌注与排出液体的差量≥1000 ml、老年或患有心肺疾病的患者差量≥750 ml 时，应停止手术，并立即监测血清电解质的变化，防止液体超负荷的发生及术后电解质紊乱。

（九）静脉气栓

【主要特点】

宫腔镜手术中静脉空气栓塞（venous air embolism，VAE）是一种十分严重的手术并发症。因发病突然，处理极端困难，经常导致死亡或重度伤残。自广泛应用宫腔镜以来，在宫腔镜诊治过程中因气栓而致死亡的病例在欧美国家时有报道，我国亦有个例发生。此并发症虽属罕见，但仍应予高度重视。

【常见原因】

1. 手术产生气体　由于宫腔镜手术是在水下作业，膨宫液在电极通电的瞬间可被加热至 100℃，此时液体蒸发产生气泡。这些气泡在较高的膨宫压力下可经开放的小血管进入血循环。在进行宫、腹腔镜联合手术时,常可见宫旁小血管内有气泡存在。但据临床实验观察,0.51%的空气栓塞并无临床症状。有报道剖宫产术无症状的空气栓塞可多达 52%。由于有些气体栓塞无症状,未被发现,未诊断或未报道,故其确切发生率很难估计。

2. 过量摄入 CO_2　CO_2作为膨宫介质,当气流速度过快超过 70 ml/min,输入量在短时间内超过 1L 时,CO_2可经开放血管进入血管内。CO_2在血浆中溶解度高,吸收率为68%,易于清除,致命的剂量一般在 3～5ml/kg 体重,或约 70kg 的患者 300 ml 左右。二氧化碳的安全界值很宽,只有使用 CO_2并经过很长时间或很高流量才会发生气体栓塞。有学者指出,在压力<200 mmHg,标准温度和压力下,流量<100 ml/min 是安全的。有文献报道,在 CO_2宫腔镜检查手术前,排出供气管中的空气约 40 ml 后,未再发生过气体栓塞,说明 CO_2宫腔镜检查的气栓是空气,而不是 CO_2,故可以预防。

3. 子宫血管开放　宫腔镜手术时,因扩张宫颈困难,局部血管撕裂或子宫内膜电切时暴露了肌层内的小血管,空气可经破裂的血管进入血循环。当患者头低臀高位时,宫腔与中心循环间存在明显的压力差,使心脏低于子宫水平,致使静脉压降低,如果子宫肌壁深层大静脉窦开放,并与外界相通,外界的空气可被吸入静脉循环。在有压力地向子宫注入膨宫液,则可更加重这一过程,当宫腔内压超过静脉压时可出现无症状、有症状或致命的空气栓塞。

【临床表现】

因手术多为全身麻醉,故麻醉医师首先发现异常。呼气末 CO_2压力突然下降是静脉空气栓塞最重要的早期征象。心动过缓,血氧饱和度下降,心前区听诊闻及大水泡音,血压降低,呼吸急促,心搏停止。若为硬膜外麻醉,患者意识清醒,会主诉胸闷、气急、憋气,出现呛咳、发绀等症状。文献报道宫腔镜手术空气栓塞 13 例中,死亡 9 例,病死率 69%。

【诊断】

空气栓塞发病突然,发展快,在典型的临床表现中,发现空气栓塞最敏感的方法是心前区多普勒超声监测。当更多气体进入血流时,呼气末 CO_2压力下降,测定呼气末 CO_2分压诊断、空气栓塞高度敏感和特异。目前对采用全身麻醉的患者进行 CO_2水平监测,呼气末 CO_2压力下降已成为空气栓塞最重要的早期征象。如果在术前为高危患者,或在手术出现困难时放置中心静脉压导管,可检查和监测心内及肺动脉压上升。超声心动图是检查心脏内<0.5ml 气泡的最敏感技术,但因假阳性率高,未被广泛应用。

【治疗措施】

静脉空气栓塞发病十分突然和严重,以致处理极端困难,经常导致死亡与重度伤残。因此,术中应加强监测,包括连续心前区多普勒监测,呼气末 CO_2压力监测及血氧饱和度测定等。一旦出现空气栓塞的症状应立即采取以下措施。

(1)立即停止使用任何注入气体的方法,防止气体继续进入;吸氧,将患者转为左侧卧位。

(2)放置中心静脉压导管,尽可能将气体抽出。

(3)注入大量生理盐水促进血液循环。

(4)地塞米松 5～10mg 静脉注射,强心利尿治疗。

(5)如有条件可转入高压氧舱复苏。

【预防措施】

(1)避免头低臀高位。

(2)小心扩张宫颈管,避免损伤和(或)部分穿入肌壁。

(3)宫颈扩张后,应封闭阴道或用湿纱布堵住宫颈,防止宫颈暴露在空气之中。在放置宫腔镜前,最后一支扩宫棒要一直要留在宫颈管内以防气体进入宫腔。

（4）因空气栓塞时的气体可来源于入水管和组织气体所产生的气泡，入水管内存在的气体可在宫内压力下，经子宫创面断裂的静脉血管进入体循环。如管内空气在膨宫前未排出管道，手术早期便有气体进入循环系统，小到 20 ml 的空气即可出现反应。故操作时应注意排空入水管内的气体。应用液体膨宫时，宫腔镜在插入宫颈管前必须排尽镜管和连接膨宫液容器间导管中的所有空气气泡，务必防止任何空气逸入子宫腔内。

（十）术后妊娠

【主要特点】

随着子宫内膜切除或去除术应用的推广，术后宫内妊娠的病例报道逐年增多。虽然从理论上讲，TCRE 或 EA 术后宫腔瘢痕化，孕卵难以着床，但因手术本身及术者经验的局限性，很难达到术后真正避孕的目的。

【常见原因】

因子宫角部的解剖学形态内陷，组织学结构肌壁薄，手术操作难度大。为避免子宫穿孔，术者在切除此处内膜时常有遗漏。而子宫内膜有着惊人的再生能力，如有内膜残留或日后再生，则仍有宫内妊娠的可能。

【主要危害】

子宫内膜切除后，孕卵缺乏蜕膜支持，易引起早期妊娠流产。TCRE 术后宫腔的瘢痕狭窄，极类似 Asherman 综合征。到妊娠晚期由于胎盘供血障碍，可导致胎盘发育及植入异常，胎儿宫内发育迟缓和胎死宫内，第三产程异常等。更为严重的是宫腔镜电切术后有产科子宫破裂的危险。故此类孕妇应视为高危人群。

【治疗措施】

TCRE 术后妊娠的早期诊断有赖于医患双方对妊娠的警惕性和定期随访。一般接受 TCRE 术者均不再有生育要求，妊娠多以人工流产告终。因宫腔瘢痕挛缩，导致宫腔扭曲变形，即使有 B 超介入，探针或吸管也难顺利进入宫腔，故术前应仔细评估手术的难易程度，充分做好止血、输血及切除子宫的准备工作。在 B 超监视吸宫，如探针或吸管置入不顺利，可用宫腔镜检视宫颈管及宫腔情况，如有狭窄、粘连或扭曲，可在 B 超引导下切开，使宫腔贯通。术终不能确定胚物是否完全吸净时，可用宫腔镜检视。

（十一）输卵管破裂

输卵管妊娠破裂极为罕见，多见于输卵管绝育术后或原有输卵管阻塞的患者。因宫腔内灌注压力过高，膨宫介质流速过快而导致单侧或双侧原已闭塞的输卵管破裂，特别是原有输卵管积水者更易发生。其临床后果与输卵管破裂部位直接相关。若破裂口恰恰损伤了该处小血管，发生难以自凝的出血，常需手术止血处理。因此，术前高度怀疑输卵管阻塞或有输卵管绝育手术史，宫腔镜手术应在腹腔镜监视下进行。

综上所述，虽然宫腔镜操作并发症的总发生率很低（约为 0.84%），但随着宫腔镜临床应用的广泛普及，手术适应证的拓宽，手术并发症时有发生，若诊断与处理不及时可能导致严重后果，甚至危及患者生命。而且由于宫腔镜手术并非很复杂的"微创手术"，患者及家属甚至手术医师对手术预后的预期一般较好，一旦发生并发症甚至是导致患者死亡的并发症时，家属一般难以接受，医患沟通困难。所以应尽可能做到早发现、早预防、早处理，并且在手术之前需要明确告知患者并发症发生的风险及严重后果，与患者有良好的沟通及告知，只有完成了以上的术前告知、术前评估、术中小心操作及发生并发症时的及时恰当处理，方能成功完成宫腔镜手术。

第七节　宫腔镜手术训练及其技巧

宫腔镜诊治是集超声介入、膨宫灌流、麻醉监护、电工作站、视频效果和操作技巧为一体的综合性技术操作。因此，宫腔镜医师应具备与宫腔镜技术相关的多种专业知识，需要术者脑、眼、手、脚灵活配合。此外，术者还必须了解所使用各种设备的性能，以便遇有故障时能够及时排除。由于宫腔镜手术只有术者一人持镜操作，与传统开腹或腹腔镜手术截然不同，所以要求术者的应急能力、知识广度更高一筹。

一、手 术 训 练

【主要意义】

内镜技术的发展对于妇科临床意味着一场革命，近20年来腹腔镜及宫腔镜均已从单纯的诊断，发展为能够取代许多剖腹术治疗的微创外科手术。内镜手术的优点是住院时间缩短，术后并发率低，康复快，疼痛减轻，后遗症减少。但内镜手术使已习惯于直视下操作的妇科医师一下丧失了手指的直接感触，从立体视觉一下变成了平面视觉，在定向能力和手眼协调动作等方面均会感到无所适从。因此，进行必要的内镜手术操作训练势在必行。

由于内镜手术操作与直视下的开腹手术有着太多的区别，在注入膨胀介质的狭小宫腔内，进行切割或止血，其难度自然会大大增加，因此，必须有一逐渐熟练的过程。对初学者来说，原外科手术是在显露良好的术野中直视下进行，动作要求尽可能地细致、轻柔和准确，而麻醉技术、抗生素、输血、补液的发展，使手术在安全可靠的条件下愈做愈大。因此外科医师转向内镜下微小范围内精雕细琢的操作，除需要有一个思想观念上的转变之外，在技术操作上也有一个适应过程。由于内镜手术不单纯是其他外科方法的延伸，

所以，也不应当认为只要妇科医师能完成剖腹或阴道手术，就必然会自动掌握内镜技术。将手→器械→监视器→眼等协调一致需要一个适应过程。真正的现代妇科医师除了能在良好的显露下进行直视操作外，还应掌握在内镜视野内和在监视屏上能进行闭式操作。

美国外科医师理事会于1980年就决定"外科专业医师应熟悉各种内镜技术如支气管镜、食管镜、胃镜、结肠镜、胆道镜、腹腔镜和宫腔镜等"。德国外科学会也于1988年要求将内镜知识列入外科医师进修课程表内。而加拿大妇产科医师协会已制定了训练内镜手术者的三级准则，只有通过三级的医师才有资格进行内镜手术。

人类活体子宫腔狭小，在宫腔镜问世前始终是个盲区。因此，即便是训练有素的妇科医师，对宫腔内景的了解也远不如盆腔。宫腔镜手术的预后与手术质量的关系非常密切。子宫壁厚度有限，在进行子宫内膜切除术时深切容易穿孔，浅切可能复发。另外宫腔形状不规则，遇到刺激可能会收缩而导致漏切，术后会依旧出血。若电切、电凝速度不均匀，也会造成术后出血期延长。如子宫穿孔未及时发现或伤及邻近器官，则后果十分严重。因此，为了保证宫腔镜手术能安全开展，要求医师在实施临床手术前必须要经过培训和实习。

【基本要求】

宫腔镜手术操作者必须具备以下能力。

（1）具有良好的外科操作训练基础，熟知子宫的解剖学标志，并有丰富的开腹手术经验，能处理手术并发症和术中意外。

（2）具有丰富的宫腔镜诊断能力，独立进行宫腔镜检查500例以上。

（3）具有灵巧的双手操作技能，手、脚、眼、脑协调并用，熟练驾驭切割器，把握切割

深度。

(4)具有所使用器械的一般常识,了解手术器械性能,电路中断或电切发生器报警时能及时查找原因,并能及时排除一般故障。

(5)头脑清醒,应变迅速,能根据瞬间出现的各种情况酌情处理。

【训练方法】

由于宫腔镜手术需用特殊仪器,手术时医师仅能用单眼检视,或凭借电视屏幕的二维图像进行操作,不能进行三维空间观察,故手术有一定难度,是妇科领域中的一项专门技术。医师必须经过严格的技术训练才能安全进行。由于宫腔镜手术是在极为狭小的视野里进行,造成学习上的困难,故术前应先在手术模型上反复操作练习,直到非常熟练后方可进行人体操作。

一般来说,内镜手术的培训应包括理论知识、操作技能、观摩及专项进修四个方面。

1. 掌握扎实的理论知识 对于初学者,首先要系统学习有关子宫腔和宫腔镜原理及其操作的理论知识,熟悉宫腔镜检查和手术的各种器械、设备,及如何建立膨宫。掌握宫腔镜诊疗的适应证及禁忌证。

北京复兴医院夏恩兰总结临床教学经验,制定出一套对初学者行之有效的培训计划,认为初学者应循序渐进地从以下几方面进行训练。

(1)首先在实物上,如肉块、苹果、肥皂或离体子宫上进行一定时间的切除练习,以建立眼、手、足间联合协调动作的习惯,熟练应用电切镜及切割组织的操作方法。

(2)借助教学镜或电视录像,在教师电切时观察学习至少30例。

(3)开始时,可在教师利用教学镜或电视的监视下,初学者作短时间的电凝和(或)少量宫颈组织电切,通过内镜认识视野中的解剖学标志和病变性质,培养立体感。

(4)掌握基本操作后可在教师用教学镜或电视监视下,选择稍大些的子宫进行电切,

若半小时仅切除一小部分,则应与教师对调位置,以便争取在后半小时内完成手术。

(5)初学者开始单独进行电切时,应于手术完成后,由教师进行检查和整修。

(6)一般认为,独立操作50例为初步掌握;100例为基本掌握;200例以上比较熟练。再经过大量实践,则更加得心应手,运用自如,使这项高难度、高风险的手术取得良好预后。

2. 熟练掌握操作技能 为能识别正常和异常子宫腔,至少需有数十例宫腔镜检查的体会,在临床试用前宜先在离体子宫标本上练习和操作。手术应从小且简易的操作学起,然后逐渐开展较为复杂的宫腔镜手术。一般认为至少需有2～3年的宫腔镜检查和手术经验,才能胜任宫腔镜电切、电凝手术操作。除熟悉和掌握宫腔电切镜器械、设备性能及使用方法外,在临床应用前宜先在离体子宫标本、动物组织或肥皂上进行练习,包括切割、凝固深度、强度和范围,以确定所用功率、形式和时间,并练习切割手法,以便在人体手术操作时得心应手。若有条件也可在电视图像上训练。开展宫腔镜手术,特别是电切、电凝术的医师应有良好的妇科临床操作技能和经验,具有认识和处理手术时可能出现的并发症或意外的能力及丰富的宫腔镜诊疗经验。掌握手术技巧的熟练程度和所需时间与临床实践机会同各人悟性相关。

3. 观摩体验 宫腔镜手术的早期开拓者在无可借鉴的前提下,不得不艰难地自行探索和总结,今天的宫腔镜检查和手术已日趋成熟,原则上若有条件,在开展宫腔镜手术并不断深入过程中,以有经验者指导和辅助为好。观摩包括参观现场手术和观看手术录像带。学员除了观摩手术的具体操作外,也应同时观察手术室的布置,各种人员的职责,器械的摆放和术后器械的清洁保养。由于在一段特定的时间内不一定能观摩到一定数量和一定种类的现场手术,所以观看手术录像

带很有必要。

4. 专项进修　国外学者多主张首先应开办培训班,讲授理论课程和基本技术,进行离体子宫实习和临床见习。在此基础上指导者通过教学镜或电视屏幕监导初学者的手术操作,对于难度较大或存在潜在危险的宫腔镜手术,指导者应予复核结果或接替完成。总之,富有经验者应有责任和义务在开展宫腔镜检查和手术的进程中,担负起"传、帮、带"的指导作用,使此项高新妇科技术得以顺利、安全、有效地普及和推广。

目前,欧美国家对初学者有专门的训练器械,如用于检查各种不同类型疾病的子宫模型,及用于训练宫腔电切手术操作的宫腔电切术训练箱。电切术选用材料可为猪膀胱、离体子宫或动物肌肉等。

二、手术技巧

因宫腔镜手术与常规妇科开腹手术差别很大,在如何切割、止血及对一些具体病变组织的处理时要特别注意以下操作技巧。

(一)切割组织

【操作技巧】

1. 通用技巧

(1)将电切环置于需切除组织的远侧、被切除组织的表面,当移动电切环开始切割时,第一步先启动脚踏开关,并在手中感觉到有切割作用时,再移动切割器的手柄或弹簧,电切环按切除要求而切入组织,并顺势将组织按需要切除的深度切下,移动速度一般是 1cm/s。切记在一处固定的部位停留时间不能超过 1s,否则电能热辐射会导致子宫穿孔。

(2)在每刀切除结束时,应见到有组织从创面上切下,但只有在电切环移入镜鞘内,再放开脚踏开关,才有可能将组织完全切下来。

(3)切下的组织一般呈条状,两头略薄,中央较厚,状如小舟。组织片的厚度与电切环放置的深度呈正比,其长度则取决于电切环及镜鞘移动的距离而定。

(4)以宫颈内口为支点,调整切割组织的厚度。

(5)欲切的组织较厚时,应使电切镜鞘的头部略作前倾,使电切环能切入组织,然后即将电切环略向深处作弧形移动,至切割结束,再将镜鞘略抬高,使组织顺利切下。

2. 夏恩兰经验　北京复兴医院夏恩兰在进行了大量临床实践后,将运用电切环切割的刀法归纳如下。

(1)后拉法:是使用被动式切割器最常用的刀法。即看清远端的病变后,回拉扳机,切割环即向前伸出,抵达目的物处,如目的物为息肉则将息肉套入环内,松开扳机,扳机回弹时切割环由远端向近端移动,即向后拉,此时术者根据需切深度,以宫颈内口为支点,下压或上抬切割器,切割环经过之处将组织切割分离,切割环后拉至鞘口时,即将组织块切下,基底切割面因电凝作用而呈黄白色。

(2)前推法:将欲切除的目的物对向内镜前方,回拉扳机,向前伸出的切割环切入目的物。

(3)横扫法:适用于切除宫底病变组织,将切割器置于目的物的一侧,切割环对向目的物,回拉扳机使切割环抵达目的物处,握住扳机不放,横向移动切割器,将病变横行切下,切除宫腔内粘连及子宫中隔均用此法。

(4)边切法:用切割环侧方的边缘切割,可防止切入过深。

【注意事项】

1. 宫腔视野不清　一般见于以下两种情况。

(1)宫腔内白茫茫,如云雾状,见于宫腔内充水太少,子宫不能充分膨胀之故,如①子宫内膜肥厚、水肿,突向宫腔,不能充分扩张展开;②灌流液的注水压低于所需压力 13.3 kPa(100 mmHg),至宫腔膨胀不充分;③出水吸引压力大于所需压力 13.3 kPa(100 mmHg)，出水吸引压大可将下水管吸瘪，宫腔液体吸空。

（2）宫腔内血红一片，可见于下面情况：①宫腔内壁小血管广泛渗血，此时应将内镜取出几次，将血液冲出；②宫腔内的凝血块或宫颈黏液被吸，堵住了外鞘的下水孔，致使血液不能排出；③宫腔镜前端挂上了凝血块或组织块；④宫腔镜前端抵住了宫底或侧壁。

2. 某些病变切除的特殊要求

（1）黏膜下子宫肌瘤：因镜下视野狭窄，看不到肌瘤全貌，难以掌握方向，故应多看B超屏幕，了解切割范围及方向，防止切入宫壁。

（2）子宫内膜切除术：①有时宫腔深处视线不清，也可从子宫下段先切，待宫腔较大后，灌流液注入增多，视线会逐渐清晰，切子宫上段及底部不致困难；②下刀最好一次切得够深：如切得过浅，基底层子宫内膜仍然存在，日后再生，仍然出血，而不管深浅，只要切过一次，基底即呈黄白色，补第二刀时难以掌握部位和深浅；③因宫腔呈倒三角形，子宫下段有时向内突，电切后引起子宫收缩，此处内突更加明显，需切其上方的病变时，则可先将下段高出于上段病变的宫壁切去一层，再切上方当无困难；④子宫底比子宫下段宽，如切净后的宫腔呈锥状或底部偏向一侧，应寻找对侧有无未切的子宫角；⑤如切过的基底呈毛茸状，乃电灼过的内膜组织，未切到子宫肌层；⑥子宫受电切刺激后收缩，致两侧前后壁贴在一起，宫腔内膜切净后，应等待片刻，于子宫松弛时两侧壁又可见到条状内膜，需补切之；⑦宫角壁薄，容易穿孔，切割内膜时需特别注意。如能在B超引导下操作最好。切除宫角的子宫内膜时只能用后拉刀法，切勿前推；有的病例宫角深，切割环较大，进不去，则改用电凝滚球送入烧灼子宫内膜亦可。

（二）止血

对宫腔镜手术的初学者来说，止血是一项基本操作，可能比熟悉切割更为困难，但必须

逐渐熟练掌握。电切过程中，出血程度因病情及术者经验有很大差异，轻者仅为点滴出血，重者甚至需要输血。因此，手术中快速、准确止血是防止失血过多的关键。如何减少术中出血及彻底止血？应注意以下几点。

（1）尽量使子宫内膜变薄以利于切除，如术前药物处理或术中先行刮宫然后进行内膜切除。

（2）保证灌流液有足够的流速，使手术野保持清晰。

（3）切除子宫内膜深度应在内膜下 2~3mm 处。因子宫肌壁的血管层位于内膜下 5~6mm，如切除过深，损伤血管层可致大量出血，且不易控制。

（4）切除创面应光滑平整，有利于看清楚喷血的血管。对不易看到隐蔽在组织后或组织间的出血点，盲目电凝止血往往不理想，应将隆起的组织切除，显露清楚出血点后再止血才容易成功。

（5）顺序切割，每切除一个部位待止血完善后，再切割下一部位。避免创面太大，出血过多。多处出血，易造成手术野模糊，影响操作。

（6）较大动脉出血或直接喷向接物镜的出血，将电切镜稍稍向后撤，避开出血动脉，同时仔细观察，待看清出血点后及时伸出电切环或电滚球压迫创面，有助于看清出血点。有的小动脉出血时压力很大，喷向子宫侧壁再反弹回来，使真正出血点不易被发现，需将电切镜旋转 180°，在对侧寻找出血点。有时出血点恰巧在未切净组织的后面，此时将隆起的组织切除后，即可见到出血点。

（7）血凝块下方出血时，需用电切环刮掉血凝块才能看清出血点。

（8）如子宫肌层深部的血管被切开，电凝止血困难时可放置 Foley 导尿管，剪掉前端，仅留球囊，囊内注水。正常子宫腔的容积是 5~10 ml，对于较大子宫的严重出血可注入 15~30 ml。有子宫肌瘤的患者则需要 30~

60 ml。因球囊膨胀后与子宫壁紧密接触,子宫壁受力均匀,压迫止血,多能奏效。一般球囊放置 12～24h 即可充分止血。注意同时应给予抗生素预防感染。

(9)一般宫颈出血点不易止血,因宫颈收缩作用差,宫颈出血可采用浸有垂体后叶加压素稀释液(20U 垂体后叶素＋30 ml 生理盐水)的纱布填塞止血,兼有刺激宫缩作用,术后 8～12h 取出。

(10)宫颈注射浓度为 0.05U/ml 的垂体后叶素 20 ml 注射液,可促进局部血管收缩。此药对未孕子宫有兴奋作用,但对妊娠子宫作用较弱。对宫体或宫颈收缩作用无明显差别。

(11)如宫腔镜手术后各种止血方法无效,可行急诊子宫血管阻断或子宫切除术。子宫血管阻断主要有子宫动脉栓塞、经阴道或腹腔镜子宫动脉结扎术。

(12)各种止血方法均无效,则考虑行子宫切除术。

第八节　宫腔镜诊治应用现状与展望

一、应 用 现 状

随着内镜设备的发展和手术器械的完善,宫腔镜诊治在过去的 30 年里有了长足的发展。宫腔镜、腹腔镜在发达国家已成为妇科疾病微创诊治的首选方法。在我国,20 世纪 80 年代宫腔镜技术主要用于诊断和简单的治疗,且只局限于少数几家医院;至 90 年代,许多城市、医院都举办过各种类型的妇科内镜学习班、研讨会,宫腔镜的临床应用开始逐渐普及,基础研究也不断深入。为指导开展临床进行宫腔镜工作,中华妇产科杂志于 1997 年发表了"宫腔镜操作规范"。此后,各种疾病的诊治指南陆续出版。如今,宫腔镜及腹腔镜已经成为各级医院的必备器械,为妇科进行微创诊治奠定了物质基础。

(一)宫腔镜检查

经数十年的临床实践证明,宫腔镜对判断宫腔内病变的准确性明显高于阴道超声、单纯性刮宫及子宫碘油造影。宫腔镜直视下活检已成为诊断子宫异常出血、绝经后子宫出血、子宫内膜息肉、黏膜下子宫肌瘤的金标准。

宫腔镜的检查方法,目前已逐渐从微创向无创技术过渡。宫腔镜器械越来越微型化,镜杆外鞘可达 3～4mm 粗细,避免了放置镜体时的宫颈扩张。手术操作时不放置窥器、不挟持宫颈、不扩张颈管的"三不政策",使对患者的创伤减少到最低限度,基本达到无创、无痛的效果。

(二)宫腔镜手术
【手术效果】

1. 子宫内膜息肉切除术　临床资料报道,诊断性刮宫发现子宫内膜息肉的检出率仅为 35%～50%。宫腔镜不但是诊断此病的金标准,也是切除息肉的最佳方法。

2. 黏膜下子宫肌瘤切除术　手术对因黏膜下肌瘤引起的月经失调治疗有效,并可恢复生育能力。对 O 型、Ⅰ 型黏膜下肌瘤治疗效果满意,如术者经验丰富,手术成功率几乎可达 100%;但对肌瘤体积＞5cm,宫腔内肌瘤数目＞3 个,宫腔长度＞12cm,Ⅱ 型以上的肌瘤或融合的肌瘤手术成功率相对较低。

3. 宫腔异物取出术　宫腔镜对取出残留胎骨、断残宫内节育器、手术遗留线头等具有手到拈来之功效,成功率很高。

4. 子宫内膜切除术(TCRE)和子宫内膜去除术(EA)　对功能失调性子宫出血经药物非手术治疗无效或疗效欠佳的患者,施行 TCRE 或 EA 已成为首选的外科治疗方法,大大降低了因此而切除子宫的可能性。术后患者满意率可达 80%～90%。

5. 子宫纵隔切除术　宫腔镜下剪切或

电切子宫纵隔可恢复宫腔内形状,有利于改善妊娠流产的不良结局,使此类患者避免了开腹施行子宫畸形矫正术的痛苦。

6. 宫腔粘连分离术 宫腔镜是诊断宫腔粘连的金标准,也是治疗此病最佳工具。研究表明,经宫腔镜下粘连分解后80%～90%月经量增加,最终总的成功妊娠率为60%,活产率接近40%。宫腔镜不仅可通过分解宫腔粘连提高妊娠结局,还可通过局部子宫内膜损伤提高妊娠率。许多研究均证实,在重复性植入失败或IVF患者中,局部内膜损伤有助于提高胚胎种植及妊娠率。目前尚不清楚该现象的具体机制是什么,搔刮引起的蜕膜化可能与组胺,树突状细胞等免疫因子或细胞有关,容受性增加可能与参与植入的一些细胞因子及生长因子分泌增加有关。值得期待的是,随着子宫内膜容受性机制的进一步阐明,宫腔镜技术在治疗子宫内膜性不孕中的理念有望更加合理,方式更加规范,其临床价值也必将得到提高。

【应用研究】

1. 早期子宫内膜癌 据统计,近年来子宫内膜癌发病率逐年增高,且发病年龄呈年轻化趋势,约14%的患者发生于绝经前,3%～5%发现于40岁之前。在<40岁的子宫内膜癌患者中,约80%为Ⅰ期病变,部分患者强烈要求保留生育功能。因此,保留年轻的早期子宫内膜癌患者的生育功能及改善其生活质量等问题备受关注。宫腔镜手术切除病灶+孕激素等药物治疗目前已成为此类患者的一个选择。此方案一方面可以通过宫腔镜判断病灶分级、是否浸润子宫肌层及范围等,为确定治疗方案提供重要资讯;另一方面,即使不能完全将潜在病灶切除干净,亦可最大限度地缩小病灶,去除大部分的癌组织,从而有助于提高孕激素治疗的效果。在以往的少数研究中,已有一些子宫内膜癌患者采用宫腔镜切除+孕激素治疗并成功妊娠的报道。术后严密随访,每3个月复查宫腔镜,经

阴道B型超声及磁共振成像检查。如果检查结果正常,6个月可以妊娠。也有文献报道,在非手术治疗过程中约24%的患者对高效孕激素无反应,以致治疗失败;另有一些患者在治疗后复发,甚至进展。因此,必须严格掌握手术指征,非手术治疗期间必须严密监测子宫内膜病变进展情况,一旦病情恶化则立即转标准手术方案治疗。

2. 子宫内膜上皮内瘤样病变(endometrial intraepithelial neoplasia,EIN) 也称atipical endometrial hyperplasia(AEH),是子宫内膜增生过长的一种,属于子宫内膜癌癌前病变。临床上可引起子宫异常出血,如不治疗,20%～52%可以缓慢发展为癌。长期以来,AEH的诊断和治疗较为棘手,尤其是如何把握好治疗的"度"存在诸多争议。AEH主要依据组织学诊断,包括子宫内膜活检、刮宫术、负压吸宫术及宫腔镜引导下活检等。子宫内膜活检、刮宫术与全子宫切除术后的病理诊断结果相比,分别存在22.6%和13.2%的假阴性率。与刮宫术和内膜活检比较,宫腔镜手术可以将病灶及其浅肌层和周围组织一并切除送检,有助于AEH与子宫内膜癌的鉴别诊断,以及判定子宫内膜癌是否侵犯子宫肌层。宫腔镜下切除子宫内膜标本可以为临床医师提供更全面、详尽的病理组织学资讯。宫腔镜不但可被用于诊断AEH,更是治疗AEH的重要手段。目前AEH的治疗方法主要包括激素药物疗法、子宫切除术和子宫内膜切除术。TCRE是一种治疗AEH和子宫异常出血的微创方法,可保留子宫且不影响卵巢内分泌功能,但仍存在一定的癌变风险。Edfis等对3401例子宫异常出血患者行部分或全部子宫内膜切除。其中22例为AEH(包括17例复杂性AEH,5例单纯性AEH),其中6例切除子宫,余16例术后每4～6个月行阴道超声及宫腔镜复查并取活检。随访36～48个月,除5例因其他原因死亡或失访外,其余11例未

发现内膜异常改变。因此认为,将 TCRE 用于治疗 AEH 是可行的,但需要长期随访。此外,AEH 可以表现为散在及单个灶性病变,也可与子宫内膜腺癌并存。有数据表明,活检诊断为 AEH 的病例中,高达 42.6% 的患者同时存在子宫内膜癌。因此,对于术前诊刮或子宫内膜活检诊断为 AEH 的病例,如果不是选择全子宫切除术治疗,采用 TCRE 时必须取得整个宫腔表面的内膜组织并送病理检查,在确保诊断准确性的同时进行足够的治疗,而不宜采用部分 TCRE,甚至微波和滚球子宫内膜消除术等毁损性手术方式。

3. 并发症防治　大量文章就宫腔镜手术对机体的影响,特别是电热能、宫腔压力、膨宫液及手术切除技巧等对子宫肌壁的影响,进行了研究报道。通过临床及实验室观察,对子宫穿孔、出血、低钠综合征等宫腔镜手术并发症的防治提出了行之有效的对策。

二、展　望

(一)窄带成像宫腔镜技术

窄带成像宫腔镜技术(narrow-banding imaging,NBI),于 1999 年 5 月起由日本国家癌症中心医院和 Olympus 公司医学部联合开发。传统的电子内镜使用氙灯作为照明光,这种被称为"白光"的宽带光谱波长范围为 400～700nm,不同组织成分因不同的波长呈现不同的颜色。由于白光下血管和黏膜的色差较小,有时肉眼难以识别。NBI 系统采用窄带滤光器代替传统的宽带滤光器,对不同波长的光进行限制,仅留 540nm 和 415nm 波长的绿、蓝色两种窄带光波。由于血液中氧化血红蛋白对 415nm 和 540nm 的光波吸收最强,NBI 系统发射的蓝光大部分被血红蛋白所吸,使得血管呈现暗红色,其他组织由于散射呈亮色,从而增加黏膜上皮和黏膜下血管的对比度和清晰度。窄带光波穿透黏膜的深度是不同的,蓝色波段(415nm)

穿透较浅,绿色波段(540nm)则能较好地显示中间层的血管,从而实现最佳的可见度。因此,NBI 作为一项新的内镜成像技术,能极好地突出显示黏膜层和黏膜下层的微血管结构。2001 年首先在胃肠道内镜诊疗领域得到应用,显著地提高了胃肠道肿瘤病灶的早期发现和诊断准确性。目前对咽部、食管、胃部及大肠等器官疾病的诊断均有所应用。然而,NBI 在妇科领域的应用研究才刚刚起步,目前仅见极少数报道。直到 2007 年才由 Farrugia 等首次介绍 NBI 在妇科领域的应用。之后两年的应用研究主要包括用于腹腔镜下腹膜子宫内膜异位病灶的鉴别,以及子宫内膜异位病灶的血管密度评价。由于子宫内膜病变在癌前病变早期即可出现微血管的增生性改变,2009 年 Surico 等首次将 NBI 技术应用于宫腔镜诊断,结果表明,宫腔镜下 NBI 可以清晰显示微血管结构,并可根据异常微血管形态识别病变内膜。2010 年他们又进一步在 209 例子宫异常出血的患者中进行了关于 NBI 和白光在诊断子宫内膜癌及癌前病变的前瞻性对照研究,白光宫腔镜诊断子宫内膜癌的敏感度和特异度分别为 84.2% 和 99.5%,诊断子宫内膜增生过长的敏感度和特异度分别为 64.9% 和 98.8%;NBI 宫腔镜诊断子宫内膜癌的敏感度和特异度分别为 94.7% 和 97.9%,诊断子宫内膜增生过长的敏感度和特异度分别为 78.4% 和 97.7%,提示 NBI 具有较高的敏感度和相类似的特异度。Cicinelli 等同样在 395 例中前瞻性研究了 NBI 在子宫内膜病变中的诊断价值:NBI 和白光宫腔镜诊断增生性子宫内膜的敏感度分别为 81% 和 92%,诊断慢性子宫内膜炎的敏感度分别为 70% 和 88%,诊断低危型增生过长的敏感度分别为 70% 和 88%,诊断高危型增生过长的敏感度分别为 40% 和 60%。日本庆应义塾大学的 Kisu 等比较了目前宫腔镜传统的白光及白光＋NBI 在诊断子宫内膜病变中的价值。研究对象为

65例怀疑存在子宫内膜病变的患者,每位患者均采集了白光和白光＋NBI图,经计算机随机化处理,由4位有经验的医师在未知临床信息的前提下独立读片,病理学诊断作为金标准。白光＋NBI组和白光组对子宫内膜不典型增生(atypical endometrial hyperplasi,AEH)或子宫内膜癌的诊断平均敏感度分别为78.6%和63.7%,特异度分别为92.4%和93.5%,差异均无统计学意义。国内亦进行了相似的研究,结果显示,NBI及白光宫腔镜对子宫内膜癌及AEH诊断的准确率为93.7%及84.7%($P=0.000$),敏感度为95.3%及79.5%($P=0.000$),NBI模式均显著高于白光;两者诊断的特异度为92.8%及87.9%,差异无统计学意义($P=0.096$)。Tinelli等进行了首个多中心的研究,在801例门诊患者,NBI和白光宫腔镜筛查子宫内膜癌的敏感度是93%和81%,对低危型增生过长的敏感度分别是82%和56%,对高危型增生过长的敏感度分别是60%和20%。虽然以上研究的数据因设计不同而略有差异,但均证实NBI宫腔镜与常规的白光宫腔镜相比具有较高的敏感度和相类似的特异度,这意味着应用NBI可避免白光宫腔镜下一些不必要的活检创伤,减少错误取材带来的假阴性,并提高子宫内膜癌及癌前病变的检出率。尽管该技术目前尚处于实验研究阶段,还没有足够的多中心随机对照研究证实其能够改善临床结果,但NBI无疑为我们提供了一个更好的子宫内膜癌早期筛查工具。

(二)子宫内膜治疗新术式

在子宫内膜电切术及子宫内膜电滚球去除术的基础上,第2代宫腔镜手术开始逐渐在临床推广。如:①热水循环子宫内膜去除术(hydrothemal ablation,HTA);②微波子宫内膜去除术(mixrowave endometrial ablation,MEA);③冷冻子宫内膜去除术(cryogen endometrial ablation,CEA);④热控射频子宫内膜去除术(thermo-reguated radio-frequency endometrial ablation);⑤热球子宫内膜去除术(uterine balloon thermoablation,UBT);⑥Cavaterm子宫内膜去除术(Cavaterm endometrial ablation);⑦子宫内膜激光热疗(ELITT);⑧光动力子宫内膜去除术(photodynamic endometrial ablation,PEA);⑨高强度聚焦超声子宫内膜去除术(HIFU);⑩蒸汽子宫内膜去除术(vapor-based endometrial ablation)等。

由于子宫内膜去除术被临床接受并逐渐普及的历史不长,各种手术方法应在趋向于规范化后,进行严格、广泛、对照的临床比较性研究,通过长期随访和大样本的分析,以期对子宫内膜去除术的疗效、并发症及处理、存在问题进行客观评估。

(三)教学培训

近年开发的虚拟微创手术模拟器可使训练者处于计算机产生的三维虚拟手术环境中,使用虚拟的手术器械进行手术操作训练,使受训者在虚拟的现实环境中学习和提高手术技巧。

综上所述,随着设备、技术理念的不断创新,以及子宫内膜生理、病理机制的深入研究,宫腔镜技术在子宫内膜疾病中诊断、治疗的应用必将不断得到拓展。诊断性宫腔镜技术正呈现出更加敏感而精确的特点,而手术性宫腔镜技术也朝着微创化和人性化的趋势发展。

(关 铮)

参 考 文 献

曹泽毅,沈铿,马彦彦,等.2015.女性生殖道畸形//曹泽毅.中华妇产科学.3版.北京:人民卫生出版社.

陈勍,张微微,刘畅浩,等.2012.宫腔镜操作所致并发症的预防和处理原则.国际妇产科杂志,39(5):

440-443.

关铮.2001.现代宫腔镜诊断治疗学.北京:人民军医出版社.

郭奇桑,隋龙.2012.宫腔镜技术在子宫内膜疾病诊疗中的拓展应用.国际妇产科杂志,39(5):463-467.

李波袁,徐大宝,马敬.2011.应用宫腔镜诊治青少年阴道斜隔——附 9 例病例分析.中国医药指南,9(12):73-75.

林金芳,冯缵冲,丁爱华.2001.实用妇科内镜学.上海:复旦大学出版社.

夏恩兰.2012.做一位优秀的宫腔镜医师.国际妇产科杂志,39(5):409-412.

张颖袁,段华,袁孔亮,等.2012.窄带成像宫腔镜在诊断子宫内膜癌及内膜非典型增生中的价值.中国微创外科杂志,12(6):481-484.

Batukan C,Ozgun MT,Ozcelik B,et al.2008.Cervical ripening before operative hysteroscopy in premenopausal women,a randomized double-blind placebo-controlled comparison of vaginal and oral misoprostol.Fertil Steril,89(4):966-973.

Cicinelli E,Tinelli R,Colafiglio G,et al.2010.Reliability of narrow-band imaging(NBI)hysteroscopy,a comparative study. Fertil Steril, 94 (6): 2303-2307.

Farrugia M,Nair MS,Kotronis KV. 2007. Narrow band imaging in endometriosis. JMinim Invasive Gynecol,14(4):393-394.

Firouzabadi RD,Sekhavat L,Tabatabaii A,et al. 2012.Laminaria tent versus Misoprostol for cervical ripening before surgical process in missed abortion.Arch Gynecol Obstet,285(3):699-703.

Kisu I,Banno K,Kobayashi Y,et al.2011.Narrow band imaging hysteroscopy,a comparative study using randomized video images.Int Joncol,39(5):1057-1062.

Kisu I,Banno K,Tsuji K,et al.2012. Narrow band imaging in gynecology,a new diagnostic approach with improved visual identification. Review. Int J Oncol,40(2):350-356.

Kuroda K,Kitade M,Kikuchi I,et al.2009.Vascular density of peritoneal endometriosis using narrow-band imaging system and vascular analysis software.J Minim Invasive Gynecol,16(5):618-621.

Kuroda K,Kitade M,Kikuchi I,et al.2010.Peritoneal vascular density assessment using narrow-band imaging and vascular analysis software and cytokine analysis in women with andwithout endometriosis.J Minim Invasive Gynecol,17(1):21-25.

Leibowitz D,Benshalom N,Kaganov Y,et al.2010. The incidence of hemodynamic significance of gas emboli during operative hysteroscopy,a prospective echocardiographic study.Eur J Echocardiogr,11(5):429-431.

Surico D,Vigone A,Bonvini D,et al.2010.Narrow-band imaging in diagnosis of endometrial cancer and hyperplasia,a new option? J Minim Invasive Gynecol,17(5):620-625.

Surico D,Vigone A,Leo L.2009.Narrow band imaging in endometrial lesions.J Minim Invasive Gynecol,16(1):9-10.

Tinelli R,Surico D,Leo L,et al.2011.Accuracy and efficacy of narrowband imaging versus white light hysteroscopy for the diagnosis of endometrial cancer and hyperplasia,a multicenter controlled study.Menopause,18(9):1026-1029.

第5章 输卵管镜

第一节 概　述

输卵管镜是用于检查输卵管腔内变化的显微内镜,它可经宫腔镜、腹腔镜引导,或自行进入输卵管腔,观察输卵管腔各段内膜形态,并能同时去除管腔内的碎片或粘连,对诊断治疗输卵管腔内的疾病具有独到之处。

【发展简史】

早期的输卵管内镜只能在剖腹手术或腹腔镜检查时,用小的腹腔镜、支气管镜、输尿管镜或直的望远镜来观察输卵管伞端和壶腹部的黏膜形态。1970 年,日本的 Mohri 首次通过宫腔镜放置了输卵管镜。他试图用直径 1mm 的纤维镜检查输卵管腔,并拍摄了一张位于输卵管腔内的卵子的照片。但由于照明不足和技术原因,未能达到探查输卵管腔的目的。

20 世纪 80 年代,各大内镜的制造公司分别研制了专门用于输卵管检查的导光显微内镜。1990 年,Kerin 等在宫腔镜辅助下,采用同轴技术自宫腔内输卵管开口向输卵管内置入一条可弯曲导丝,通过其内有阻力部位后,将 Teflon 套管通过导丝置入输卵管内,取出导丝后,再将输卵管镜放入套管内进行检查,此为输卵管镜发展史中里程碑式的发明。用于引导输卵管镜的宫腔镜远端长 5cm 可以弯曲,操作孔直径 1.5～2.0mm。1992 年,Kerin 又发明了线性翻转导管,使输卵管镜不需宫腔镜辅助即可置入输卵管内套管,进行非宫腔镜下的输卵管镜检查术。输卵管导管经前端弯曲的子宫导管进入输卵管口,输卵管镜经 Y 形连接器接在输卵管导管内,并利用该镜证实了配子或孕卵经输卵管导管放入输卵管内的确切位置。

尽管内镜技术在近十年有了长足的发展,但输卵管镜的改进似乎进展不快。目前,输卵管镜有两种类型:一种为经腹输卵管镜(Salpingoscope),通过输卵管伞端进入,可对伞端至壶腹-峡部结合处之间的输卵管腔内膜进行检查,因无法观察峡部和间质部的病变,其应用具有一定的局限性;另一种为经阴道宫颈途径进入的经阴道输卵管镜(falloposcope),可检查输卵管从宫腔开口至伞端全段管腔的内部状况,临床应用价值较高,其结构仍在不断改进和发展。

【主要构造】

以经阴道置入的输卵管镜结构为例介绍。

1. 镜体　输卵管镜长 1.0～1.5m,外径 0.5～2.8mm,有无创伤性的头端和足够的柔韧性以减少对输卵管内膜损害和穿通输卵管肌层的危险(图 5-1)。放大倍数为 1～80 倍。有 8～12 束导光纤维,每束的直径为 100～300μm,其中心是很细的摄影导像纤维束,内含 1800～2200 根导像光纤。

2. 输卵管引导管

(1)线性翻转导管:特点是摩擦力小、头端光滑、有适度的可弯曲性,直径<1.2mm。

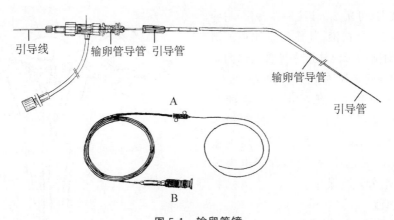

图 5-1　输卵管镜

A. 输卵管镜；B. 输卵管镜引导管

由内、外层导管和末端可膨胀滑动的球囊（膜）组成（图 5-2）。此球囊膜由可弯曲的材料制成，当内外层导管间注入液体时，球囊膨胀并能保持一定的压力维持输卵管内腔的开放。外管有一压力接口连接注射器，可通过液体注入速度控制球囊内的压力。内管有一灌注接口，连灌注系统后用一定的速度（10～15ml/min）灌注液体进入输卵管腔内，为输卵管镜创造清晰的可视空间；另有一放输卵管镜的接口，管壁上有 10cm 长的刻度以了解内导管进入输卵管的深度。当球囊受液体压力作用扩张外翻时，其外径为 1.25mm，内径为 0.7mm，是输卵管镜或其他导管及灌注液体的通道。此导管的优点是：①消除了球囊与输卵管内壁的切力，避免了导管对输卵管内膜及管壁的损伤；②当球囊外翻前行时，管内的输卵管镜可自动地随内管前进，也可独立地移动，以更好地观察及防止输卵管镜对上皮损伤；③该系统前进的推动力集中于头部，在其前行时能自我引导，以适应输卵管结构的变化。

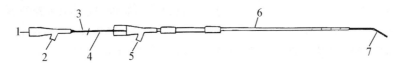

图 5-2　线性外翻导管系统的构成

1. 输卵管镜入口；2. 灌注接口；3. 内导管；4. 内翻长度；5. 压力接口；6. 外导管；7. 导管头

（2）Teflon 导管：是另一种引导输卵管镜进入管腔的导管。外径＜1.2mm，长40cm，一端有 Y 形连接器，一边为输卵管镜入口，另一边为冲洗接口。除保护输卵管镜不受损伤外，导管与输卵管镜间有一定的缝隙，为灌注液体的通道，通过适当速度地灌注液体，使输卵管腔轻度膨胀，其作用在于使镜面与输卵管上皮保持一定的距离，一方面能看清输卵管上皮，另一方面可防止输卵管镜前进时对输卵管上皮的损伤。其轴心中的导丝直径为 0.3～0.8mm，头端有一逐渐变细的铂金丝头，具有一定的顺应性，可以适应输卵管的自然弯曲。

3. **冲洗器**　为避免输卵管镜直接接触输卵管壁造成损伤及穿孔，同时使摄像系统获得清晰的图像，需在镜体与管壁之间形成液体垫。冲洗器(可用 20ml 注射器替代)与导管相连,冲洗液为林格液,其作用是使视野清晰,另外还可对输卵管镜体进入导管内起润滑作用。冲洗液流速控制为 10～15ml/min。

4. 监视器和照相系统　可显示输卵管腔内的各种生理和病理改变,镜检的图像经与输卵管镜连接的微型电视摄像机,展现在具有高分辨力的彩色监视器上,并用电视录像带记录,可作永久性保存。

【主要类型】

目前常见的输卵管镜有同轴型和线性外展导管型两种。

1. 同轴型(coaxial method)　类似传统的心血管导管。同轴型输卵管镜系统主件包括输卵管镜和柔性宫腔镜(图 5-3),输卵管镜前导端具有防损伤作用,可减少穿孔损伤。

应用同轴型输卵管镜一般有以下几个步骤。

(1)应用柔性宫腔镜显示输卵管在宫腔内的开口。

(2)引导线经子宫、输卵管开口插入输卵管直至遇到阻力或已插入 15cm。

(3)包绕着引导线的 Teflon 导管沿着引导线插入输卵管,其插入深度与引导线相同。

(4)撤出引导线。

(5)经导管插入输卵管镜。

(6)后撤输卵管镜并逆行观察输卵管管腔图像。

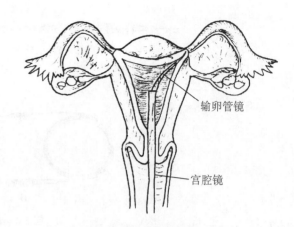

图 5-3　同轴型输卵管镜(输卵管镜通过宫腔镜手术通道插入输卵管)

2. 线性外展导管型(linear everting catheter system)　被认为是同轴型的改进型。检查系统含内外两根导管体,在远端头部内外两根导管体与一柔曲的可扩张膜相连。内外两根导管体之间的间隙内液压增大时,可使扩张膜膨胀成气球,在膜内加压的情况下不断往前推进内导管,牵拉相连膜使其外翻展开,使膜从子宫、输卵管开口处像铺地毯式慢慢在整个输卵管腔铺开(图 5-4);输卵管开口可通过在内导管内导入的输卵管镜显示,输卵管镜随着膜的推进而相应推进达整个输卵管腔,同样也可逆行观察管内情况。此系统的优点是能减少输卵管的损伤,不必扩张宫颈,不用麻醉,不用宫腔镜,在门诊就可进行。

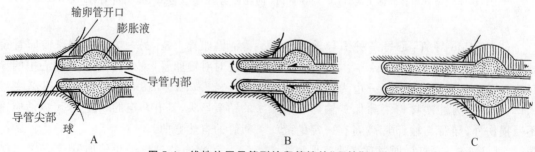

图 5-4　线性外展导管型输卵管镜的"翻转"机制

A. 将线性翻转导管放置在宫腔一侧的输卵管开口处;B. 向翻转导管内注入生理盐水,将导管推向输卵管腔;C. 输卵管镜可随翻转导管进入管腔

【检查方法】

输卵管镜插管法分为经伞端进入和经间质部进入两种途径。前者可经腹腔镜进入；亦可行开腹手术从输卵管伞端进入。经间质部进入输卵管可通过宫腔镜直视下将输卵管镜插入输卵管的宫腔内开口；也可经宫颈徒手插入输卵管镜。下面重点介绍经宫腔镜插入输卵管镜及独立进行输卵管镜检查的方法。

【检查时机】

月经干净 2～7d，此时子宫内膜最薄，容易膨宫，输卵管开口（uterotubal ostium）的可视率高。但为观察排卵期输卵管伞端与卵巢之间的关系，在月经中期（排卵期）亦可进行输卵管镜检查。

【体位】 患者取膀胱截石位。术前应明确子宫的倾斜位及屈度。

【操作步骤】

1. 同轴型输卵管镜 即经宫腔镜置入输卵管镜方法。

（1）放置宫腔镜：探测宫腔后，酌情扩张宫颈，在电视监视下放入宫腔镜并找到输卵管开口。宫腔镜可为软管型，亦可为硬管型。若为软管型，可将物镜端插入一侧输卵管开口内 1～3mm，以便能直视间质部的管腔。

（2）放置输卵管镜

第 1 步：在电视监视下从宫腔镜操作孔置入外径 0.3～0.8mm 的导丝，导丝尖端为铂包裹，能无创伤地通过输卵管腔的自然弯曲处。

第 2 步：当导丝遇到阻力或进入深度已距子宫、输卵管开口 15cm 时，在宫腔镜直视下，将外径 1.2～1.3mm、内径 0.3～0.8mm、可弯曲的特氟隆导管沿导丝插入输卵管腔。

第 3 步：抽出导丝保留导管，将输卵管镜插入特氟隆导管内。导管为输卵管镜的全长提供保护，并作为灌洗液到达输卵管远端的通道，同时也能轻度地扩张输卵管。

第 4 步：将输卵管镜从伞端逆行性退回

到子宫、输卵管开口处，在运行过程中可以观察到输卵管上皮的情况。

若双重电视监测系统同时使用，可以连续记录宫腔镜和输卵管镜检查的图像。检查一侧输卵管后可使套管旋转 180° 检查对侧输卵管，操作步骤同前。当输卵管镜伸出超过伞端时，可观察到腹腔内情况。平均手术时间为 30min 左右。

2. 线性外展型输卵管镜 即独立进行输卵管镜检查方法。

（1）检查线性翻转导管，确定各部位完好无损并将其设置于初始状态。

（2）向线性翻转导管内推注生理盐水并排出各连接管内空气，然后与冲洗器相连。

（3）连接输卵管镜与显示器。

（4）检测线性翻转导管系统，将输卵管镜体放入线性翻转导管内，使其尖端不突出于该导管。翻转导管可使输卵管镜不与输卵管内膜接触，避免损伤，翻转导管的气囊对输卵管上皮不产生"剪切力"，且可顺应输卵管屈曲度及狭窄部位解剖特点，选择最佳前进路径，可减少对输卵管的损伤。

（5）将导光纤维与光源及显示器相连后，接通电源，打开冲洗器，检查导管内液体流速。将导管和所有的光缆线与监视器和照相系统连接，首先检测各项功能，如聚焦的清晰度、白平衡等。

（6）常规消毒后，将线性翻转导管经宫颈置入宫腔内，观察到输卵管开口后，向导管囊内加压，当囊内压力达到 6～9 个大气压时球囊外翻慢慢展开，内导管缓慢地以 1～2cm/min 的速度进入输卵管腔内，可先到达伞端，然后逆行回缩检查。

（7）放置输卵管镜使尖端达球囊顶端，降低囊内压力（维持在 2 个大气压），打开冲洗器，后退输卵管镜，从而在显示屏上显示出输卵管腔内图像。

此过程为渐进性，重复上述步骤，可显示出整个输卵管内膜图像。手术时间 5～

45min,平均 19min。随手术数量增加,熟练程度提高,手术操作时间将逐渐缩短。

手术可在腹腔镜监护下进行。

术后预防性应用抗生素 5d。

输卵管镜插管成功率较高(86%～96%)。一般认为,在无梗阻情况下插管失败为手术失败,失败率为 10%左右。1993 年,Pennehount 报道失败率最高为 15.4%。插管失败原因为子宫过度倾曲或子宫变形,可由于壁间、黏膜下肌瘤、息肉、宫腔粘连,或其他病理改变所致。

【适应证】

(1)不孕症是进行输卵管镜检查的主要适应证。据统计,因输卵管异常引起的不孕占不孕症患者总数的 25%～40%,而输卵管近端阻塞(PTO)又占输卵管性不孕因素的 10%～25%。既往仅能依靠 HSG、腹腔镜及超声下输卵管通液术等方法对输卵管通畅性进行检查,但仅能对输卵管腔内病变提供间接检测结果,不能对输卵管充盈不足、痉挛及机械性阻塞进行诊断及鉴别诊断,而输卵管镜可对输卵管内膜病变及程度进行直接评价。

(2)评估配子或孕卵经输卵管导管放入输卵管内的确切位置。

(3)评估输卵管成形术或输卵管绝育术后复通术的手术效果。

(4)纠正输卵管碘油造影(HSG)和腹腔镜检查诊断的输卵管假性阻塞。

(5)用于对输卵管异位妊娠的诊断及指导处理,检查经非手术治疗后病变输卵管的通畅情况及探查健侧输卵管,评估异位妊娠再发的可能性。

【禁忌证】

(1)活动性盆腔感染。

(2)子宫活动性出血。

(3)宫腔内膜病变如息肉、黏膜下子宫肌瘤或宫腔粘连,不能暴露或接近子宫腔内输卵管开口。

(4)对局麻药物过敏或不能耐受输卵管镜检查。

(5)存在未经矫治的不孕原因,如盆腹腔粘连、已确诊的输卵管结核等。

(6)宫内妊娠。

【并发症】

因进行输卵管镜检查是在双重电视监视系统下操作,加之输卵管镜纤细柔软,一般不会引起严重并发症,偶可见输卵管穿孔、出血或黏膜损伤,但不会留有后遗症。

输卵管镜检查术并发症发生率为 2%～10%。目前为止报道的并发症仅为输卵管穿孔,常出现于输卵管纤维化狭窄、粘连或阻塞部位。在腹腔镜下观察,部分以完全性输卵管穿孔发生于阻塞性病变的近端,这些穿孔较小或与扩张导管或气囊等大(直径＜1mm),未见输卵管外渗血。在输卵管镜下观察,可见到较小的输卵管内膜出血,此种出血可自然消退,不需特殊处理,无远期并发症且可自然妊娠。如果输卵管出现严重纤维化,正常血管上皮消失,穿孔时出血很少发生,因此完全无出血被认为是不良预后的表现。尚无术后感染、大出血及宫外孕发生的报道。1997 年,Wenzl 报道一例穿孔患者在 6 个月后行腹腔镜检查无粘连及炎症发现,2 个月后自然受孕,无远期影响。

【优点】

输卵管病变占女性不孕因素的 25%～40%,为女性不孕症的第一病因。目前诊断输卵管性不孕的方法有:①经阴道输卵管通液术;②子宫、输卵管造影术(HSG);③子宫、输卵管超声造影(hysterocontrastsonography);④腹腔镜联合宫腔镜输卵管通液;⑤生育镜(fertiloscopy);⑥衣原体血清学检查等。这些方法只能了解输卵管的通畅性而不能掌握输卵管内腔及上皮的病变,更难区分器质性与功能性损害。大部分临床医师目前对输卵管的认识只是停留在最简单最基本的认识层面,如输卵管解剖、形态方面,认为输卵管通畅就可以排除输卵管因素导致的不孕，忽略了输卵管虽然通畅却因输卵管自身原因导致的不孕，错误的诊治增加了患者的不孕年限和经济负担。在对输卵管成形术后进行追访调查时发现，术后输卵管疏通性的恢复约占 70%，但妊娠率却只有 10%～30%。说明输卵管不仅仅是精子、卵子及受精卵的运送通道，可能还有其特殊的功能。手术前后输卵管内腔结构与功能的变化对受孕的影响相当重要，而输卵管镜则提供了在直视下观察输卵管疏通性与上皮状态的可能性。

输卵管镜作为微创技术，因能直接检查输卵管腔内情况，在诊治女性输卵管性不孕方面有一定作用。输卵管的通畅与否虽然很重要，但更重要的是黏膜条件，因为即使输卵管通畅，其运输卵子的功能还是要靠纤毛来实现，若黏膜受到较大的破坏，输卵管的功能仍然是异常的。有研究指出输卵管黏膜正常的粘连分解术和输卵管造口术组其累积妊娠率分别为 71% 和 64%，而输卵管黏膜损伤者无一例妊娠。1993 年，Venezia 等对输卵管镜和 HSG 进行比较，发现有近 40% 患者输卵管镜和 HSG 结果不同，输卵管镜能提供更多的信息；Surrey 等对原发性不育且 HSG 无异常发现的患者行腹腔镜检查，发现 40% 输卵管异常，治疗后 52.4% 患者经输卵管镜检查证实病变减轻。1994 年，Scudamore 比较经阴道输卵管镜和经腹输卵管镜，检查输卵管壶腹部情况两者效果相似，但后者不能检视到输卵管峡部及间质部；1996 年，Rimbach 等对输卵管镜诊断与病理组织诊断比较，发现输卵管镜检查能反映和成功区分病理或正常。因此，经阴道输卵管镜比子宫、输卵管碘油造影术、腹腔镜输卵管通液染色、超声下子宫、输卵管造影术、经腹输卵管镜等技术更能精确地检查整条输卵管，且能评估拾卵、运送受精卵的功能。输卵管镜在如下方面有其独到的优点。

1. 直接评价输卵管内病变及程度　输卵管镜是唯一的方法。

(1) 可以观察到输卵管腔内各种病理改变，在输卵管远端可以观察到炎性血管管型、黏膜萎缩、原发上皮皱襞消失等输卵管积水的特征性改变。

(2) 在输卵管近端可以观察到输卵管腔不同程度的狭窄，非梗阻性输卵管腔内粘连、息肉、黏液栓及内膜憩室等病变。

(3) 有助于诊断亚临床卵管上皮或血管损害。

(4) 可对输卵管腔内的疾病进行评分和分类，为原因不明性不孕症诊断及输卵管妊娠病因提供线索。

(5) 有利于不孕患者选用适当的受孕方法，显著改善输卵管性不孕患者的预后。

2. 明确输卵管阻塞原因并确定治疗方案　因输卵管口的息肉、管口本身的痉挛或输卵管近端的黏液碎片都可能引起输卵管碘油造影（HSG）和腹腔镜下通液术出现假性阻塞，应用这两种诊断技术，不能区别各种输卵管的病理情况。特别是输卵管近端发生痉挛（proximal tubal occlusion，PTO）时无法对输卵管中段和远端予以估价，而输卵管镜则可鉴别上述各种情况，纠正 HSG 和腹腔镜检查诊断的输卵管假性阻塞。经过输卵管镜证实，输卵管阻塞是可逆性阻塞，则可以避免不必要的介入治疗，如输卵管显微外科吻合术、输卵管再植术等。输卵管镜检查后，可使输卵管内栓子或渗出物组织移动，甚至排出输卵管，达到疏通输卵管的效果，从而提高患者妊娠率。如输卵管镜明确输卵管阻塞为不可逆性阻塞，可避免不必要的检查，缩短不孕患者不孕治疗时间，直接行体外受精-胚胎移植术（IVF-ET）。

3. 与其他输卵管检查方法相比　创伤小、耗费少、成功率高、并发症少，更为直观准确，不需采用全身麻醉，可在门诊患者中进行。可快速决定是否行 IVF，缩短了从就诊到妊娠的时间。

4．宫颈配子移植（GIFT） 可避免复杂的细胞培养，明确配子的放置位置是否正确，提高妊娠成功率。与常规经腹壁途径相比，不需手术，创伤性小。

总之，输卵管镜诊断输卵管内膜病变更为准确。与 HSG 等检查方法相比，输卵管镜对于输卵管内病变可提供更为准确详细的检查结果。

【缺点】

尽管输卵管镜有如上所述的各种优点，但目前仍有许多不尽如人意之处。

1．由于技术限制，对输卵管检视无法作全景式观察，有时镜下所见的正常与否尚难甄别。在以下情况下易产生苍白图像（发生率约 7％）：冲洗不充分，镜头与腔内阻塞物

或粘连接触，镜头探出导管鞘 1mm 以上及将输卵管镜往前推进观察时。未来在图像处理系统上的进步可望解决此问题。

2．临床上发现的大量轻微病变如微小腔内粘连、息肉，尚未得到组织学证实。

3．目前助孕技术的改进和成功率在不断提高，而行输卵管整形术后自然受孕率仍较低，仅能在一些选择性病例中应用，故其重要性受到 IVF/ET 技术的挑战。

但无论如何，输卵管镜毕竟代表了一种可以提供输卵管腔内情况研究的微创技术，而且其准确性比传统技术高，在诊断指导治疗和研究输卵管病变方面具有重要作用，随着相关技术的发展，输卵管镜在生殖领域中的作用必将完善和扩大。

第二节　输卵管影像

一、正常输卵管腔内形态

（一）子宫、输卵管开口(UTO)

在子宫松弛时呈圆形或卵圆形（图 5-5），直径为 1.0～1.5mm，每 8～15 秒收缩 1 次，持续 2s。若在收缩期插管则可引起开口处痉挛，持续约 8s。增生晚期和黄体期观察则因内膜较肥厚使开口不易显示。此处可见放射状原始皱襞，长约 4mm，数目逐渐增多。

（二）正常输卵管间质部

长 1.5～2.5cm，在子宫、输卵管连接处最狭窄，直径 0.8～1mm。上皮呈粉色，可见 4～6 个扁平纵形皱褶。黏膜皱襞内可见轮廓规则、分布规整、环绕输卵管管腔直径的拱形血管。

（三）输卵管峡部

长 2～3cm，直径 1～2mm。在输卵管镜下可见 4～6 个含有较多血管的纵向走行的带状皱襞，峡部皱襞隆起最明显（图 5-6），

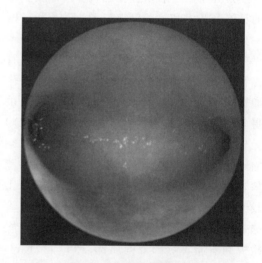

图 5-5　子宫输卵管开口

在有灌流液的条件下可见皱襞呈不规则的波浪状运动，呈 40°～60°弯曲。壶腹—峡部结合部的范围不易确定，一般约有 0.5cm长，输卵管镜下其与壶腹部黏膜分界明显。部分病例可见腺样开口自峡部伸向间质部。部分输卵管可见间质部与峡部的节律性收

缩。但输卵管镜未证实输卵管某处有器官性括约肌功能,仅见输卵管开口处有括约肌样活动。

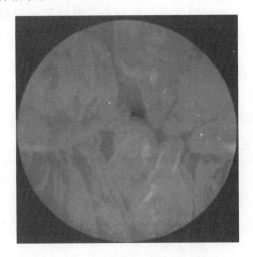

图 5-6 输卵管腔内黏膜皱襞

(四)输卵管壶腹部

长 5～10cm,近端直径 1.5～4mm,远端最大为 8～12mm。峡部与壶腹部交界处约 0.5cm 长,管腔突然增大,并出现壶腹型上皮(图 5-7)。越往远端可见越多的高度在 4mm 左右的初级皱襞,此处皱襞较低平,上皮转为红色,可见小血管走行在上皮皱褶中。当观察到壶腹部更远端时则见含血管的次级皱襞,输卵管镜下呈浅红色至深红色改变,此可能与伞部拾卵有关。

(五)输卵管伞端

此处皱襞亦较低平,当见到血管丰富的上皮在背景暗黑的腹腔液中浮游时表明已达伞端。此处可观察到细软的黏液细丝与卵巢表面形成连接,尤其是在月经周期的围排卵期更为明显,这些细的伞端与卵巢间的黏液连接可能在输卵管伞拾卵过程中发挥作用。另外还可见到部分卵巢、小肠、肠系膜和大网膜等。

二、输卵管病理变化

输卵管镜可以观察到输卵管腔内的各种

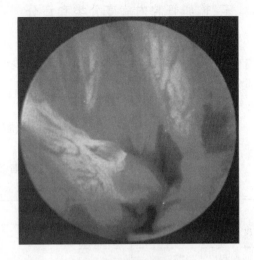

图 5-7 输卵管壶腹

病理改变。在输卵管远端可观察到炎性血管管型,黏膜萎缩,原发上皮皱襞消失等输卵管积水的特征性表现。在输卵管近端可以观察到输卵管腔不同程度的狭窄,非梗阻性输卵管腔内粘连、息肉、黏液栓及内膜憩室等病变。

在输卵管镜观察到的输卵管内病变中,最常见的为厚薄不一的腔内非阻塞性粘连,其次为不同程度的狭窄、梗阻、息肉、黏液栓等病变。

在输卵管镜下管腔内异常大致可分为:①稀疏的非梗阻性腔内粘连;②厚的非梗阻性腔内粘连;③息肉样结构;④管腔狭窄;⑤管腔扩张;⑥管腔梗阻;⑦伞端闭锁。

病变最常见部位为峡部,其次为间质部、壶腹部、伞部。

输卵管镜检结果与组织学检查有很好的相关性。Grow 等对良性病变经腹子宫、输卵管切除标本行输卵管镜检查,发现其病变程度与组织学检查结果间明显相关。输卵管镜论断的病变与组织学检查结果间明显相关。输卵管镜诊断的病变如输卵管子宫内膜异位症、上皮扁平及输卵管内粘连均经组织学检查证实。

三、输卵管腔内病变分类和评分

1992 年,Kerin 和其同事制定了一个分类和评分表,该表分别对左右输卵管的四个部分按以下六个参数进行评分,试图对输卵管镜的检查结果标准化。

输卵管镜下分类和评分系统依据管腔内病变的部位、性质及其范围而定。目的是通过内镜检查进行客观的估价。评分标准依据输卵管通畅程度、上皮及血管异常、粘连及扩张程度和异常的腔内容物等一系列参数,将左右输卵管各分为 4 段进行评分(表 5-1)。1 为正常,2 为轻到中度病变,3 为严重病变。

表 5-1 输卵管腔内病变分类和评分表

(根据检查所见在对应空格内打"√",并读取分值)

评分依据及分值(分)		间质部		峡部		壶腹部		伞部	
		左	右	左	右	左	右	左	右
通畅程度	通畅　1								
	狭窄　2								
	阻塞　3								
上皮情况	正常　1								
	苍白　2								
	扁平　3								
血管情况	正常　1								
	欠佳　2								
	苍白　3								
粘连情况	无　1								
	薄、网状　2								
	致密　3								
扩张程度	无　1								
	轻度　2								
	积液　3								
其他	2～3								

根据评分可判断输卵管损伤的严重程度。该评分系统可以对输卵管成形术和预测妊娠的可能性进行前瞻性评价。每条输卵管评分 20 分以下为正常,若每条输卵管总分等于 20～30 分时为轻到中度病变,>30 分为重度病变。黏液塞或管腔内碎片、管腔内息肉、子宫内膜异位灶、峡部结节性炎、感染、炎症、新生物形成和输卵管段的缺损等,依其病损情况评 2～3 分。另外,上皮苍白扁平提示血行阻断及萎缩性变化。左右输卵管对液体阻力有显著差异时,可能与输卵管口径和扭曲程度不同有关。

表 5-1 还可指导输卵管整形术的方案,如输卵管为正常(<20 分),则无须任何处

理,如管内含有碎屑,栓子或轻微粘连,则可行简单的液压疏通术;如发现有严重粘连、息肉或阻塞,可采用气球扩张术治疗或引导线切割。该评分标准对指导治疗及预后有临床意义。1992 年,Kerin 发现至少有一条输卵管正常者其 1 年后自然受孕率为 21%,轻到中度病变者为 9%,而重度病变者则无一例自然受孕。其他专家也观察到类似的结果,一般认为重度病变者输卵管成形术自然受孕率低,宜采用 IVF/ET 治疗。

输卵管异常分类评分表的有效性尚需得到更多的临床证据的支持。

总之,在进行输卵管镜检查时,对输卵管上皮形态及其功能进行详细的评价,取得系统完整的输卵管形态学资料,对诊断及确定治疗方案具有重要意义。

四、输卵管腔常见疾病

根据输卵管解剖位置的不同可将输卵管病变分为:①近端病变:闭锁性纤维症、结节性输卵管炎、输卵管息肉、角部纤维化等;②中部病变:输卵管异位妊娠、输卵管绝育造成的部分缺失、先天性缺失等;③远端病变:非闭锁性远端病变(输卵管周围粘连、伞端内聚、微小病变等),闭锁性远端病变(输卵管薄壁积水、输卵管厚壁水等)。应用输卵管镜可以发现的病变如下。

1. 输卵管积水　镜下可见输卵管黏膜皱襞被拉平,血管丧失其典型形态,有轻微的粘连。壶腹部黏膜有多数凹凸不整的红色斑点,皱襞数少而低矮,注入灌流液时其运动也较正常卵管迟钝,细胞核常被亚甲蓝所染。峡部黏膜尚接近正常。

2. 输卵管严重粘连　卵管镜显示壶腹部扩张、大小黏膜皱襞萎缩变平甚至消失,表面凹凸不平,内腔呈光滑的圆筒状,可见炎症所致的红色斑点,局部因缺血所致的苍白色或因上皮细胞脱落而显露血管网的现象,峡部内腔也扩张、凹凸不平、散在红色斑点及血

管像或可见皱襞粘连的镜像。

3. 输卵管子宫内膜异位症　子宫内膜异位症患者有 30%～40% 不育,这可能与输卵管间质部被机械性扩张,或输卵管腔内黏液栓、微小粘连及经血倒流引起的输卵管异常有关。文献报道在对此类患者进行输卵管镜检查时发现,输卵管上皮正常者占 25%,炎性上皮占 62.5%,输卵管内腔粘连占 12.5%。提示子宫内膜异位症患者约 3/4 的病例可见卵管上皮异常,伴有卵管内膜红色斑点状的炎性上皮或黏膜粘连。因此,即使是轻型的子宫内膜异位症,输卵管外观虽然正常,也不能排除其内在结构与功能的异常,如有条件还应使用输卵管镜观察卵管内腔,以明确有无卵管病变。子宫内膜异位症输卵管异常的特异性表现较少,可为皱襞排列紊乱或不规整,上皮容易出血,个别病例输卵管内可见凝血块,呈非特异性炎症样改变。

五、输卵管镜下治疗方法

输卵管镜检查术是诊断和治疗输卵管性不育的重要进展。对于经输卵管镜检查证实存在病变患者,可根据输卵管镜下的评分系统评估输卵管镜的诊断价值、输卵管病变类型及程度,决定进一步治疗方案。如果镜检发现输卵管各段均正常,则不需处理(表 5-2)。

(一)可逆性输卵管阻塞

通过输卵管镜检查证实,由内膜基质或系膜来源的组织细胞积聚而成的输卵管内黏液或渗出物栓子、输卵管痉挛、腔内息肉形成是可逆性输卵管阻塞的主要原因。对此类可逆性阻塞应避免不必要的介入治疗,如输卵管显微外科吻合术、输卵管成形术、输卵管再植术等。输卵管腔内存在黏液栓或碎片者的处理方法是采用水分离技术。通过输卵管镜检查,可使部分输卵管内栓子或碎片移动、排出,细小的输卵管内粘连松解,达到疏通输卵管的效果,从而可以导致妊娠。

表 5-2　输卵管镜检查后处理方案

输卵管状况	处理方案
管腔正常	(1)按照不明原因不育处理； (2)如果存在指征,行腹腔镜检查
近端阻塞	(1)黏液栓、碎片:水分离术； (2)子宫内膜异位症、输卵管内膜炎:药物抑制； (3)非梗阻性粘连:导丝分离； (4)中度粘连、狭窄:导丝分离或直接行气囊输卵管再通术； (5)严重阻塞:IVF-ET 或输卵管局部切除后行显微外科手术吻合
远端阻塞	(1)病变严重:IVF-ET； (2)轻-中度病变:根据年龄和输卵管周围病变程度决定行腹腔镜输卵管再通术或 IVF-ET

(二)输卵管粘连

轻微输卵管腔内粘连的处理方法是采用细小导丝分离。较为严重的粘连或轻度输卵管腔狭窄亦可采用球囊扩张技术处理。

若在腹腔镜监视下行输卵管镜检查,通过透光的输卵管头端可看到输卵管镜沿管腔前进,以此确定其在管腔内的位置。如管腔内有碎片或薄的粘连,可行简单的导管插入术处理;如管腔内含息肉样结构,致密的交叉粘连或短段狭窄,可用外径 0.8mm 的扩张导线扩张狭窄处或分离粘连;当管腔内有致密的粘连使输卵管僵硬、狭窄以至阻塞时,可用外径 1.0mm 的气囊导管进行扩张,此种气囊充气状态可达 2.5mm。

此类输卵管手术应在腹腔镜监视下进行,以便观察气囊成形技术是否会导致输卵管过度变形,引起部分或全部穿孔而致出血。在输卵管成形术完毕后立即用输卵管镜再行估价,了解病损变化或输卵管有无损伤。

输卵管腔子宫内膜异位症的最佳处理方案是采用促性腺激素释放激素激动药(Gn-RHa)或孕三烯酮等药物治疗。

手术后预防性地给予抗生素 3～5d。

(三)不可逆性输卵管阻塞

1. 输卵管严重阻塞　患者需行 IVF 或行阻塞部位输卵管局部切除后显微吻合术。

2. 输卵管积水　若输卵管内膜仅有轻度受累,可在腹腔镜下行输卵管造口术。

3. 不可逆性输卵管病变确诊者　应避免再行不必要的检查,可直接进行体外受精-胚胎移植(IVF-ET)。

4. 输卵管扩张　检查发现内膜无功能或者存在严重管腔内粘连,外科治疗一般不会有明显效果,患者应直接行 IVF。

5. 输卵管周围严重病变或年龄较大患者　亦应直接行 IVF。

总之,输卵管镜是新兴的内镜检查技术,对其研究尚存许多争议。由于输卵管镜精细易损(据统计平均每根输卵管镜可使用 20次)且价格昂贵,目前尚不能普及推广,因此限制了对输卵管病变进行大样本的统计分析,对输卵管腔内生理及病理变化的准确评价及其临床意义仍需进一步研究。输卵管病变的分类及评分系统尚需根据大样本的临床试验进一步修正。随着临床试验的进行,输卵管镜图像技术、设备的改进,相信输卵管镜在输卵管性不育的诊断和治疗方面将会发挥更重要作用。

（关　铮）

参 考 文 献

包成,柯荔宁.2014.输卵管结构病变引发不孕的诊疗研究进展.中国临床解剖学杂志,32(1):115.

蔡蕾,焦海宁,喇端端.2006.经宫颈输卵管镜在输卵管疾病诊治中的进展.中国妇幼健康研究,17(4):336-338.

樊庆泊,郎景和,沈铿.2002.输卵管病变诊断和治疗的新方法.国外医学妇产科分册,29(2):90-92.

关铮.2001.现代宫腔镜诊断治疗学.北京:人民军医出版社.

柯伊玲,邹世恩,朱瑾.2014.输卵管评分在输卵管性不孕症的应用.生殖与避孕,34(8):657.

李国光.1998.经阴道使用带线形外翻导管输卵管镜在输卵管疾病的诊断和治疗中的价值.中华医学杂志(台湾),61(12):721-725.

唐移忠,蒙俊,曾定元.2007.输卵管堵塞性不孕症的治疗现状.华夏医学,20(6):423-425.

夏恩兰.2009.生育镜应用进展与发展前景.中国实用妇科与产科杂志,25(1):5-7.

谢晖亮,汪玉宝,冯缵冲.2001.输卵管镜应用现状与进展.生殖与避孕,1(6):371-375.

杨银芝.1999.输卵管镜下双侧输卵管梗阻修复术:替代体外受精治疗不孕症的一种新方法.国外医学·计划生育分册,18(1):60-61.

张若鹏,王绍娟.2008.生育镜技术在不孕症中的应用.中国微创外科杂志,8(6):559-561.

朱晓芳,闻安民.2010.输卵管镜在不孕症诊治中的价值.广东医学,31(2):260-261.

Ahmad G,Watson AJ,Metwally M.2007.Laparoscopy or laparotomy for distal tubal surgery A meta-analysis.Hum Fertil(Camb),10(1):43-47.

Alina B,Jennifer W,Keith A.2007.In fertility.Am Fam Physician,75(6):849.

Allahbadia GN,Merchant R.2010.Fallopian tube recanalization:lessons learnt and future challenges.Womens Health,6(4):531-548.

Anker B,Brandstätter M,Sliutz G,et al.2014.Computerized in vivo classification of methylene blue stained fallopian tube mucosal damage:preliminary results.Clin Exp Obstet Gynecol,41(4):389-393.

Catenacci M,Goldberg JM.2011.Transvaginal hydro-laparoscopy.Semin Reproductive Med,29(2):95-100.

Danphy BC,Greene CA.1995.Falloposcopic cannulation oviductal appearances and prediction of treatment independed intrauterine pregnancy.Hum Reprod,10(12):3313.

Dechaud H,Daures JP,Hedon B.1999.Prospective evaluation of falloposcopy.Hum Reprod,13(7):1815.

Diamond MP,Leach RE,Ginsburg KA,et al.2005.Effects of cornual catheterization on uterotubal histology and function.Fertil Steril,84(1):212-216.

Elstein M.2008.Tubal disease and fertility outcome.Reprod Biomedi online,16(2):167-169.

Grow DR,Coddington CC,Flood JF,et al.1993.Proximal tubal occlusion by hysterosalpingogram:A role for falloposcopy.Fertil Steril,60:170-174.

Hayashi M,Iwasaki N,Kuramae S,et al.1998.Transcervical fallopian tube recanalization under fluoroscopic guidance.The Iwasaki-Hayashi catheter.Gynecol Obstet Invest,45(3):194-198.

Kerin JF,Williams DB,San Roman GA,et al.1992.Falloposcopic classification and treatment of fallopian tube lumen disease.Fertil Steril,57:731-741.

Kitilla T.2006.Tubo-peritoneal infertility:comparision of preoperative hysterosalpingography and laparotomy findings(Tikur Anbessa Hospital,1995-2002).Ethiop Med J,44(2):167-174.

Lundberg S,Rasmussen C,Berg AA,et al.1998.Falloposcopy in conjunction with laparoscopy:possibilities and limitations.Hum Reprod,13(6):1490.

Muzii L,Angioli R,Tambone V,et al.2010.Salpingoscopy during laparoscopy using a small-caliber hysteroscope introduced through an accessory trocar.J Laparoendosc Adv Surg Tech A,20(7):619-621.

Nakagawa K,Inoue M,Nishi Y,et al.2010.A new e-valuation score that uses salpingoscopy to reflect fallopian tube function in infertile women.Ferti,94 (7):2753-2757.

Nakagawa K,Nishi Y,Sugiyama R,et al.2013.Role of salpingoscopy in assessing the inner fallopian tubes of infertility patients with ovarian endom-etriomas.J Obstet Gynaecol Res,39(5):979-984.

Natale A,Austoni V,Vignali M.2013.Salpingoscopy after a single dose of methotrexate for treatment of tubal pregnancy.Int J Gynaecol Obstet,123(3): 251.

Osada H,Kiyoshi FT,TsunodaI,et al.2000.Outpa-tient evaluation and treatment of tubal obstruction with selective salpingography and balloon tubo-plasty.Fertil Steril,73(5):1032-1036.

Rimbach S,Bastert G,Wallwiener D.2001.Technical results of falloposcopy for infertility diagnosis in a large multicentre study.Hum Reprod,16(5):925-930.

Schill T,Bauer O,Felberbaum R,et al.1999.Trans-cervical falloscopic dilatation of proximal tubal oc-clusion.Is there an indication? Hum Reprod,14 (1):137-144.

Surrey ES.1999.Microendosopy of the human fallo-pian tube.J Am Assoc Gynecol Laparosc,6(4): 383-389.

Tanaka Y,Tajima H,Sakuraba S,et al.2011.Renais-sance of surgical recanalization for proximal fallo-pian tubal occlusion:falloposcopic tuboplasty as a promising therapeutic option in tubal infertility.J Minim Invasive Gynecol,18(5):651-659.

Venezia R,Zangara C,Knight C,et al.1993.Initial experience of a new linear everting falloposcopy system in comparison with hysterosalpingogra-phy.Fertil Steril,60(5):771.

Watrelot A.2007.Place of transvaginal fertiloscopy in the management of tubal factor disease.Reprod Bi-omed online,15(4):389-395.

第6章 妇产科疾病放射介入治疗

介入放射学(interventional radiology)一词由 Margolis 在 1967 年提出,到 1976 年由 Wallace 首先系统地解释并使用。它主要由介入方法学(包括器材)、介入治疗学和介入诊断学三部分组成,其临床涉及范围可分为:①肿瘤介入诊疗学;②非肿瘤病变介入诊疗学;③神经系统疾病介入诊疗学;④心脏及大血管疾病介入诊疗学。

平常人们所说的介入治疗,就是指介入放射学三大部分之一的介入治疗学。妇产科介入治疗学是介入治疗学的重要分支,它指在医学影像设备的指导下,结合临床治疗学原理,借助导管等器材对妇产科疾病进行一系列诊疗的技术。根据介入治疗实施的途径,分为血管性介入治疗和非血管性介入治疗。前者主要应用于妇科恶性肿瘤、产后出血、子宫肌瘤、子宫腺肌瘤、异位妊娠及妇科出血性疾病等;后者主要用于输卵管梗阻、输卵管妊娠等。

国外开展此项技术有近 50 年的历史。首先应用于外科疾病的治疗。20 世纪 60 年代将介入治疗应用于宫颈癌等妇科恶性肿瘤的治疗;到 70 年代末应用于产后出血及各种妇产科疾病出血的治疗。1988 年,由 Rosch 等首次报道宫颈选择性输卵管造影(selective salpingography, SSG)和输卵管再通术(fallopian tube recanalization)治疗输卵管梗阻的患者,取得较好的疗效;Ravina JH 于 1993 年开始研究子宫肌瘤的介入治疗。1994 年,将子宫动脉栓塞术(uterine artery embolization, UAE)应用于子宫肌瘤的术前辅助治疗。目的在于减少子宫肌瘤手术的术中出血,却意外地发现 UAE 治疗后子宫肌瘤体积明显缩小从而导致患者拒绝手术,引起术者的高度重视并逐渐将其用于不适宜手术的症状性子宫肌瘤患者。经过进一步研究,1995 年,他将这一技术直接用于子宫肌瘤的治疗中,将其作为除手术和药物治疗之外的一种新的治疗手段。到 1999 年,这种治疗法在法国、美国、英国及日本等都得以临床应用并展开一系列研究。

在国内,介入治疗开展的较晚。20 世纪 70 年代才有关于介入放射学的报道,主要应用于外科疾病如肝癌的治疗。妇产科疾病的介入治疗起步于 20 世纪 80 年代末 90 年代初。主要用于无法手术的中晚期妇科恶性肿瘤的术前治疗和术后复发病例的姑息治疗,病例数较少。手术操作主要由放射科医师完成。由于妇产科医师对此认识不足,无论在病例的收集、治疗方案的制定、疗效观察、术后随访等方面均存在着困难。90 年代初,由于妇产科医师的介入,使这一状况得到一定的改观。1988 年,邓建林将介入治疗应用于产后出血获得成功。1991 年,陈春林等系统地将介入治疗应用于中晚期宫颈癌的术前辅助治疗,取得较好的疗效,使部分无法手术的中晚期患者获得手术机会;部分宫颈癌患者经 1 或 2 次高浓度的动脉栓塞化疗后 3 周行宫颈癌根治术,术后标本病理切片未见癌细胞,达到临床治愈的标准;此后陈春林将其应用于中晚期卵巢癌、子宫内膜癌、侵蚀性葡萄胎、绒癌的治疗,同样取得较好的疗效。1995

年,陈春林等成功地对晚期产后出血患者实施介入治疗;1998 年,牛惠敏等子宫肌瘤介入治疗获得成功;1999 年,刘萍等应用介入疗法治疗子宫腺肌病获得满意的疗效;2000

年,陈春林等将介入治疗应用于宫颈癌合并早孕的术前治疗中获得成功,虽然介入治疗已深入到妇产科疾病治疗的各个方面,但由于各种原因仍仅在少数医院开展。

第一节 概 述

妇产科疾病的血管性介入治疗是指应用导管等器材在血管内实施一系列的治疗措施(如药物灌注、血管栓塞等),从而对妇产科疾病进行治疗的一种方法。将导管等器材置入血管内是该技术的关键。Seldinger 于1953 年所创立的经皮血管穿刺技术是现代血管性介入诊疗技术的基石,它是利用穿刺针、导丝和导管的置换来完成过去烦琐的血管内置管操作,使过去需由专业外科医师来完成的工作变得更简单和更安全,几乎所有的血管性诊疗技术的实施均源于此,并被称为 Seldinger 技术。

将血管性介入技术应用于妇产科疾病的治疗是现代妇产科的新进展,有着极大的优势,但并不是所有的妇产科疾病均适合于介入治疗,有一定的适应证和禁忌证,对设备、技术的要求较高,下面分几个方面进行讨论。

【应用解剖】

女性生殖器官主要由双侧髂内动脉及卵巢动脉参与供血,而髂内动脉为终末支。这为妇产科介入治疗的实施提供了较为理想的血管解剖学基础。

1. 腹盆腔血管 腹主动脉于 L_{4-5} 平面分出左、右髂总动脉,极少数人分叉部可高达 L_2 平面。髂总动脉的长度左侧平均为(45.6 ±15.6)mm,右侧平均为(43.3±15.4)mm,两侧髂总动脉的夹角为 49.1°±12.4°。在骶髂关节前方髂总动脉分为髂外、髂内动脉。髂外动脉沿腰大肌内缘下行至腹股沟,出腹股沟环则成为股动脉。髂内动脉则紧贴骶髂关节向下向内,成为盆腔内器官和臀部肌肉血供的主要来源。左侧髂内动脉长度均值为

(49.61±16.27)mm,右侧髂内动脉长度均值为(50.71±15.24)mm,进入小骨盆后在坐骨大孔上缘处分为前后 2 支。后支穿过坐骨大孔成为臀上动脉,它在离开盆腔之前发出髂腰动脉和骶外侧动脉,前支发出壁支和脏支,壁支包括闭孔动脉、阴部内动脉、臀下动脉,供血于股部、臀部和会阴部;脏支包括子宫动脉、膀胱上及下动脉、直肠下动脉、阴道动脉,供血盆腔脏器。基于腹盆腔 CTA数据集,构建腹盆腔血管数字化三维模型,利用该模型可以 360°清晰观察盆腔血管的走行,学习盆腔血管的解剖,可清晰显示各级盆腔动脉开口和起源(图 6-1)。

2. 子宫动脉 于髂内动脉分出后,沿盆腔侧壁向下,然后向前,在子宫颈平面附近分出子宫动脉上行支和下行支,上行支曲折向上,沿子宫体缘分出 8～10 支弓状动脉;在子宫体底部,子宫动脉卵巢支与卵巢动脉的末梢吻合共同供血于卵巢,其中前者占供血的 50%～70%。子宫动脉呈明显的单侧供血性,即在对侧子宫动脉通畅的情况下,一侧的子宫动脉只向同侧的子宫体供血,向对侧供血较少。但在子宫体的中部有大量的交通支,平时处于关闭状态,当一侧子宫动脉不能供血时,交通支开放,由对侧供血。本研究团队利用血管铸型技术,灌注立体子宫标本,从而获得精细的子宫动脉血管网的结构(图 6-2)。

3. 卵巢动脉 起于腹主动脉之前侧壁,相当于 L_2 水平。异位的卵巢动脉可起于左侧肾动脉,沿腰大肌下行,跨过输尿管及髂总动脉后至盆腔,横行于卵巢系膜内到卵巢,末

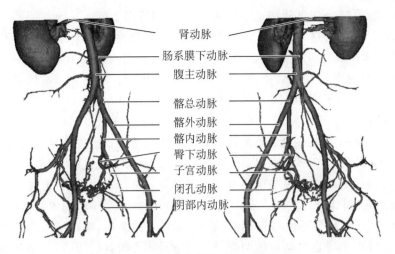

图 6-1 腹盆腔血管数字化三维模型

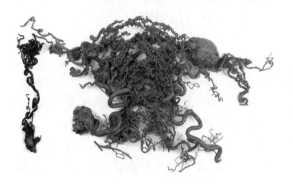

图 6-2 子宫动脉血管网铸型标本

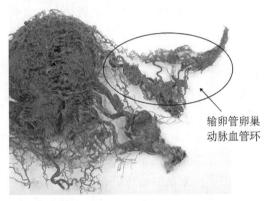

图 6-3 离体子宫动脉血管网铸型标本(输卵管卵巢动脉血管网)

梢与子宫动脉的卵巢支汇合,另有一些分支到输卵管。同样利用血管铸型技术,可以获得清晰的输卵管卵巢动脉血管环,了解两者之间血管吻合情况(图 6-3)。

经动脉导管注入造影剂后(导管头端置于腹主动脉末端)0.5s,盆腔动脉开始显影,1～2s 子宫动脉显影,3～5s 子宫动脉肌层血管网显影,为动脉期;7s 后静脉出现为静脉期。

【治疗机制】

妇产科疾病介入治疗的方式有动脉灌注化疗术和动脉栓塞术两种,在恶性肿瘤的治疗中常常将两种结合起来形成灌注化疗栓塞术,有着不同的机制。

1. 动脉化疗 根本目的是为了提高癌组织局部的抗癌药物浓度,但不同的动脉灌注途径及方式组织内抗癌药物的浓度不同。单纯动脉灌注治疗与静脉化疗相比可使局部组织抗癌药物浓度提高 2.8 倍,但仅能持续 30min,AUC0～20min(药时曲线下面积)值高 1.7 倍;虽然双髂内动脉灌注化疗后组织内的抗癌药物峰值与腹壁下动脉插管化疗无鉴别,但前者 AUC0～240min 值明显高于后者;动脉栓塞化疗比单纯动脉灌注化疗局部组织内 AUC0～240min 高 2.36 倍,组织药物浓度-时间曲线下降速度明显慢于单纯灌注治疗,说明动脉栓塞治疗可使局部组织内保持长时间的高浓度,它克服了单纯灌注化疗药物在肿瘤组织内保持时间短、清除快、药物与肿瘤细胞不能充分接触的缺点,但我们的基础研究亦发现栓塞化疗组织内药物峰值稍低于灌注化疗,故在临床实际应用时,多在超选择性插管后先将部分抗癌药物作灌注冲击化疗,再将余下药物以栓塞剂吸附后栓塞血管,这样既可以保证药物在癌组织内首次较高的冲击浓度,又可保持持续高浓度。

2. 动脉栓塞 栓塞剂不但可以闭塞出血动脉,而且导致出血器官内动脉压明显减低、血流减少有利于血栓的形成,如妇科疾病的出血、产后出血等;对于产后出血的患者栓塞后由于缺氧导致子宫平滑肌收缩而更有利于止血。供血动脉的栓塞致使对血氧敏感的细胞出现变性坏死吸收,从而导致病灶的缩小或消失,如妇科恶性肿瘤、子宫肌瘤、子宫腺肌病等。

【适应证】

1. 妇科恶性肿瘤

(1)术前辅助化疗。

(2)术后复发的姑息治疗。

(3)所致出血及放疗后并发出血的止血。

(4)动静脉瘘。

2. 妇产科良性疾病

(1)各种经非手术治疗无效的产后出血。

(2)子宫肌瘤。

(3)子宫腺肌病。

(4)异位妊娠:包括输卵管妊娠、宫颈妊娠等。

(5)妇科出血:经非手术治疗无效的妇科手术后出血、外伤出血、更年期出血等。

【禁忌证】

(1)穿刺部位感染。

(2)严重凝血机制异常。

(3)妇科急、慢性炎症未能控制。

(4)心、肝、肾等重要器官严重功能障碍。

(5)恶性肿瘤全身转移等。

【设备】

血管性介入治疗技术的基础是血管造影,所有的治疗必须在完成基本的血管造影后才能进行;在无数字减影血管造影 X 线机(digital subtraction angiography,DSA)设备的医院 500mA 以上的 X 线机是必需的,同时影像增强器电视透视及快速连续换片装置也是必备的;先进的 DSA 造影机可保证血管性介入治疗迅速、高质量地完成,而高压注射器可以保证在短时间内将造影剂集中注入患者的心血管内,高浓度地充盈受检部位,以摄取对比度较好的影像,同时还能使造影剂注射、主机曝光及换片机三者协调配合,从而提高摄影的准确性和造影的成功率。

【造影器材】

采用经皮穿刺血管插管技术,做选择性或超选择性血管造影,基本的插管器械为穿刺针、导引钢丝、导管鞘和导管等。应了解它们的性能及不同情况下的选择,需互相匹配。否则,插管不易成功,甚至导致并发症。

1. 血管鞘组 内有穿刺针、血管扩张器和短导丝。穿刺针为一套管针由金属针芯和套针构成,穿刺时,为明确套针是否在动脉腔内,需拔出针芯观察喷血情况;短导丝 20～30cm,一端较柔软,另一端较硬,其作用是辅助扩张器进入血管内;扩张器是由质地坚硬的聚四氟乙烯制成,前端光滑而细小成锥状,末端类似针头尾部的接头,当导丝经穿刺针进入血管后,拔出穿刺针,沿导丝插入扩张器,进入血管穿刺口,目的是扩大导管进入血管的入路,使动脉壁的上穿刺口略大些,以利于导管头端通过较为坚韧的动脉壁而不被损坏,同时减轻血管的损伤。

2. 导丝 Seldinger 技术插管,据需要用导丝,其材料为一种特殊的不锈钢。常用导丝由芯轴和外套组成。为了避免损伤血管内膜,导丝前部相对较柔软,柔软段一般长 3～5cm,特殊用途者柔软段可长达 10～20cm,还有一种带活动芯的导丝,随要求不同而改变其柔软段的长度。导丝的直径以 0.889mm(0.035 英寸)和 0.965mm(0.038 英寸)两种较为常用。选用导丝,其直径应与穿刺针和导管内径相匹配,其长度应长于导管 20～30cm,便于操作。

3. 导管　是选择性血管造影的主要器械,其品种繁多,制作材料不同,导管头端开孔(如端孔、侧孔、端侧孔)和形态不一(直形、C 形、盘曲形、猪尾形及 RH 导管等)。导管质量和选用是否得当,往往是血管造影成功与否的重要因素。所以,手术者必须了解各种导管的性能,选择最合适的导管。一根好的导管应具备以下特点:①适当的硬度;②具有相当的弹性和阻力;③可塑性(记忆性),能即刻恢复原来形状;④能耐高温或剧毒液的

腐蚀;⑤表面摩擦系数小。

目前最常用的为聚乙烯导管。妇产科无专用导管,根据个人爱好各有选择,常用的有 C 形单弯导管及 Cobra 导管、RH、RS、Smons 等。

妇产科常用型号为 4.0～5.0F 的标准鞘组,4.0～5.0F 的导管,0.025,0.035,0.038 的导丝(135～180cm),在选择困难时 3.0F 的微导管可较顺利地完成插管。

【术式选择】

根据女性生殖器官的血供特点,常用的术式有:①经皮双髂内动脉造影、灌注化疗或栓塞术;②经皮双子宫动脉造影、灌注化疗或栓塞术;③经皮双卵巢动脉造影、灌注化疗或栓塞术。

第二节　恶　性　肿　瘤

随着人类寿命的延长及自然界致癌因素的不断增加,妇科恶性肿瘤的发病率呈逐年上升的趋势,成为严重威胁妇女生命健康的主要杀手。而近年肿瘤治疗学的发展,包括放疗、手术技术的提高,化疗药物的规范使用及新的抗癌药物的发展,有力地改善了妇科癌症的治疗局面。但对于中、晚期妇科恶性肿瘤,因肿瘤细胞对周围器官的浸润导致无法手术或手术困难,常规的静脉化疗由于癌组织局部药物浓度低而不能有效杀灭癌细胞,故传统的治疗手段有时难以取得令人满意的效果。针对这一问题,国外学者最早在 20 世纪 60 年代起就将血管性介入治疗应用于中晚期妇科恶性肿瘤并取得一定疗效,其后通过近 40 多年深入的基础及临床研究,肯定了其对于妇科癌症的治疗效果,并已将血管性介入治疗深入应用于妇科恶性肿瘤的各个病种,成为传统治疗手段的有效补充。

【影像学特征】

1. 宫颈癌　早期宫颈癌病例仅见宫颈部位局部造影剂浓染,范围较为局限,子宫动

脉增粗不明显;中晚期宫颈癌在临床上表现为宫颈部位局灶性肿物增生,向外生长呈菜花状,向内生长呈桶状。可形成较大的菜花状及宫颈内空洞性病灶。在 DSA 影像学上,双侧子宫动脉明显增粗、扭曲,肿瘤内新生血管极度弯曲成不同角度,毛细血管内丰富,部分形成造影剂浓染,部分充盈缺损,并出现造影剂延迟及潴留现象,可较清楚地显示肿瘤的大小及浸润范围。肿瘤血供以子宫动脉为主,若肿瘤侵犯周围组织时,可见相应部分出现造影剂染色并表现为毛刺现象,此时髂内动脉其他分支如阴部内动脉、膀胱上动脉等亦参与供血(图 6-4)。基于 CTA 影像数据集,通过数字化三维重建技术,可以在术前即可了解宫颈癌的血管解剖,将宫颈癌供血类型分为双侧供血均衡型、一侧供血为主型、单独一侧供血型(图 6-5)。根据血流丰富程度,又可分为富血流型、一般血流型和乏血流型(图 6-6)。

2. 卵巢癌　从形态上有实性和囊实性两种。在 DSA 影像学上有所区别。其血供

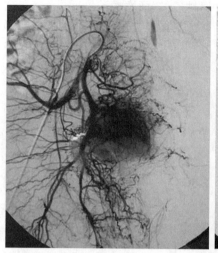
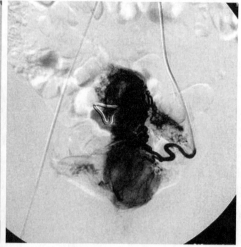

图 6-4 宫颈癌 DSA 图像

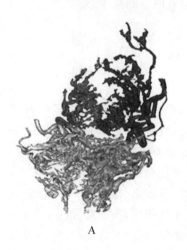
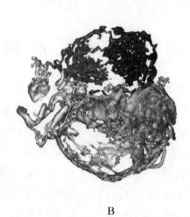
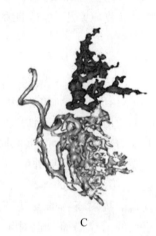

A   B   C

图 6-5 宫颈癌血管网数字化三维模型

A. 双侧供血均衡型;B. 一侧供血为主型;C. 单独一侧供血型

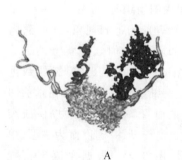
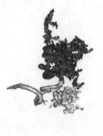
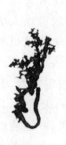
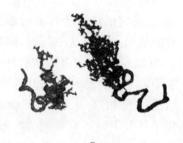

A   B   C

图 6-6 宫颈癌血管网血流丰富程度

A. 富血流型;B. 一般血流型;C. 乏血流型

呈双重供血,一为患侧卵巢动脉,一为患侧子宫动脉卵巢。从目前所获资料来看,卵巢癌的血供以患侧卵巢动脉为主,子宫动脉为辅,这与我们在动物实验所获有关子宫体和卵巢的临床药代动力学资料相符。在 DSA 影像学上,实性肿瘤可见供血侧子宫动脉及卵巢动脉增粗,癌体内血管丰富。并见明显新生血管网,排列紊乱,造影剂浓染,部分呈充盈缺损现象。造影剂染色范围与肿瘤实体相符。囊实性肿瘤 DSA 影像学表现为供血动脉增粗不如实体癌明显,可见多条血管环绕瘤体。瘤体内实性部分见明显肿瘤血管网,排列紊乱、不规则,造影剂浓染,边缘呈毛刺状。出现造影剂延迟现象,DSA 影像显示范围与瘤体不相符(图 6-7)。如肿瘤侵犯直肠则可见肠系膜下动脉参与供血(图 6-8)。

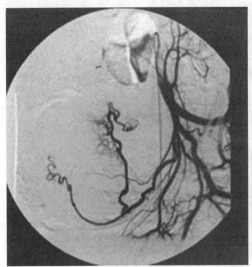 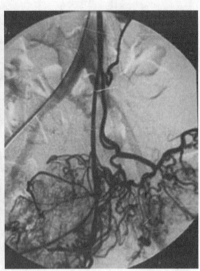

图 6-7 卵巢癌 DSA 图像

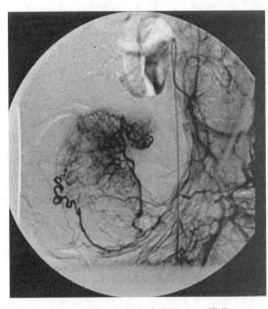

图 6-8 卵巢癌直肠转移的 DSA 图像

3. 子宫内膜癌 子宫内膜生长较为缓慢,供血以双侧子宫动脉为主,卵巢动脉亦参与少量供血。早期病例 DSA 影像学上无明显特征,晚期病例因肿瘤侵犯肌层可在 DSA 影像上明显显示。主要表现为子宫肌瘤增粗、扭曲、造影剂浓染,周边毛糙等(图 6-9)。

4. 侵蚀性葡萄胎及绒癌 在病理上表现为葡萄胎组织或侵犯子宫肌层,形成单个或多个病灶,病灶中心为坏死物质,充满血液,称为"血池"。故在 DSA 影像学上表现为整个子宫轮廓清楚,部分区域造影剂浓染,部分区域呈充盈缺损(图 6-10)。

【适应证】

血管性介入治疗可应用于各种分期各类妇科恶性肿瘤,根据其目的可分为以下几种

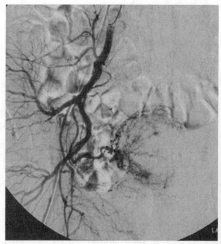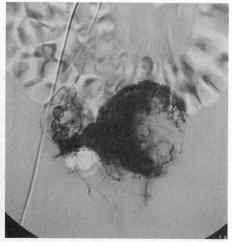

图 6-9 子宫内膜癌 DSA 图像

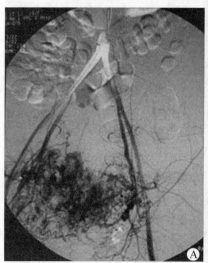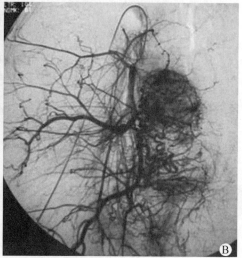

图 6-10 侵蚀性葡萄胎和绒癌图像

A. 侵蚀性葡萄胎；B. 绒癌

适应证。

（1）术前新辅助化疗：主要用于外阴阴道癌、宫颈癌、卵巢癌、子宫内膜癌。

（2）手术或放疗后复发的姑息性治疗：主要用于外阴癌、阴道癌、宫颈癌、卵巢癌、输卵管癌，子宫内膜癌。

（3）根治性治疗：主要用于恶性滋养细胞肿瘤。

（4）妇科恶性肿瘤所致出血及放疗后出血的治疗。

（5）妇科恶性肿瘤所致动静脉瘘。

【术式选择】

1. 一次性介入治疗

（1）髂内动脉灌注化疗或栓塞术。

（2）子宫动脉灌注化疗或栓塞术。

（3）卵巢动脉灌注化疗或栓塞术。

无论何种介入治疗术，均需首先取单侧股动脉穿刺，在腹股沟韧带中点下 0.5cm 股动脉搏动最强点穿刺，以 Seldinger 技术完成股动脉穿刺。选择 4～6F 的血管鞘组，并选择与之相匹配的导管、导丝进行相应的血管置管，然后进行灌注化疗或栓塞。单纯的一次性动脉灌注化疗现在已很少应用，一般是采用动脉灌注化疗栓塞术，将 2/3 量的抗癌药物先行灌注，然后将剩余 1/3 量加在栓塞剂中进行栓塞。这样可以使癌组织首先获得一较高的冲击浓度，其后栓塞剂中药物的缓慢释放又可对癌细胞起持续杀伤作用。同时，栓塞肿瘤的供血动脉可使对血供敏感的癌细胞缺血缺氧，从而导致其坏死。两者相辅相成，达到良好的抗癌效果。介入法行动脉灌注化疗优于静脉化疗的其中一方面是起较大地增加了肿瘤局部组织内的抗癌药物。同时减少了进入外周血的药物，从而提高了抗癌药物的疗效并减少不良反应。为进一步增加灌注时肿瘤部位的药物浓度，可通过升压疗法及动脉阻断疗法，升压疗法是通过动脉导管向靶器官血管内滴注血管紧张素-Ⅱ（angiotensin-Ⅱ），使正常血管收缩，而肿瘤血管因缺乏成熟平滑肌故对其不敏感。处于相对扩张状态，因此进入肿瘤内的血流增加，进入的抗癌药物亦相应增加，动脉阻断法则是在靶血管内置入双腔球囊导管，灌注药物前先用球囊将动脉暂时堵塞，经导管注入的药物无血流将其带走，在肿瘤部位停留的时间延长、浓度增加、作用增强。

2. 经皮血管内导管药盒系统植入术（percutaneos intravascular port-catheter system irnplantation，PIPSI）　是将介入导管插入到靶器官的供血动脉，并将药泵埋于皮下，进行持续性或重复间断化疗的介入治疗方法，有利于抗癌药物和癌细胞充分接触发挥作用。但由于妇科癌瘤供血为双侧性，因此进行持续化疗应行双侧插管，花费大且操作较困难、并发症多。根据其不同的入路

又分为：①经皮髂内动脉导管药盒系统植入术；②经皮左锁骨下动脉导管药盒植入术。

【化疗方法选择】

1. 途径与药物浓度的选择　单纯动脉灌注化疗与静脉化疗相比可使局部抗癌药物浓度提高 2.8 倍，但仅能持续 30min，AUC 0～20min 高 1.7 倍；而动脉栓塞化疗比单纯化疗局部组织 AUC 0～4h 高 2.36 倍，局部（子宫）组织平均药物浓度-时间曲线下降速度明显慢于单纯灌注化疗，说明动脉栓塞化疗可使局部组织内药物保持长时间的高浓度。它克服了单纯灌注化疗药物在肿瘤组织内保留时间短、清除快、药物与肿瘤细胞不能充分接触的缺点，提高了疗效。我们在临床上从宫颈癌的术前化疗病例中亦发现此点，单纯灌注化疗癌灶缩小只能持续 2～3 周而栓塞化疗可持续 4 周以上，因此对于单纯灌注化疗患者第 2 次治疗应在首次治疗后 3 周内。而栓塞化疗患者可选择在 4～5 周。但从我们基础研究中发现栓塞化疗的药物峰值稍低于灌注化疗。故我们在临床实际应用时，多在超选择插管后先将部分抗癌药物作灌注冲击化疗，再将余下药物以吸收性明胶海绵颗粒吸附后栓塞血管。这样既可保证癌组织内首次较高的药物冲击浓度，又可保持长时间的高浓度。

2. 单次化疗为持续化疗的选择　所谓持续化疗是指将介入导管插到靶器官的供血动脉，然后将药泵埋于皮下进行长时间/间断持续化疗。这有利于抗癌药物与癌细胞充分接触发挥作用。但由于妇科癌瘤供血不同于其他恶性肿瘤如肝癌。其供血为双侧性或多重性，因此在对妇科癌瘤进行持续化疗时至少应行双侧插管，这在经济上及具体操作上均有一定困难，而且并发症较多。因此，在妇科癌瘤中栓塞化疗优于单纯灌注化疗，单纯灌注化疗优于静脉化疗，在某种程度上单纯灌注化疗优于持续化疗。

3. 血管选择　发生于子宫的恶性肿瘤

如宫颈癌、宫体癌、侵蚀性葡萄胎、绒癌主要供血来源于双侧子宫动脉。卵巢动脉亦参与少量供血,当病情较晚期,癌灶侵犯宫旁组织时,髂内动脉前干的其他分支亦参与供血,因此对于中晚期病例应选择双髂内动脉前干插管进行相应的治疗。此时若过于超选进入子宫动脉侧难以消灭周边呈树根状的浸润灶,反而不利于治疗;但对于早期病例,癌灶较为局限,进行子宫动脉灌注化疗栓塞,将达到理想的效果。对于卵巢癌患者,因同侧子宫动脉卵巢支和卵巢动脉双重供血,应同时栓塞。阴道癌及外阴癌以选择双髂内动脉前干为好。由于子宫、阴道、外阴由双侧髂内动脉的分支供血,因此选择盆腔介入治疗时应同时行双髂内动脉或子宫动脉插管,仅行一侧插管治疗因交通支的存在往往达不到理想的效果。

4. 抗癌药物的选择　静脉化疗经过数十年的经验积累及实验研究,有一套完善的用药原则,其用药依赖于药物的临床药代动力学资料,有的放矢。而动脉灌注化疗是一种明显有别于传统静脉化疗的局部化疗,其最大的优势在于药物对组织的首过效应,但长期以来动脉灌注化疗的用药依赖于静脉化疗所获药代动力学资料,而有些药物并不适用于动脉化疗,如环磷酰胺(CTX)。其成药为运输型,无活性,必须在肝脏中经 CTX 酶代谢转化为有活性的 CTX 才能起到抗肿瘤作用。又如氟尿嘧啶在动脉化疗中组织的利用度仅为 20%。因此为使动脉灌注化疗达到最好的效果,必须根据动脉化疗自身的临床药代动力学资料来指导动脉用药。陈春林等根据实验所获资料并综合国外文献,在选择动脉化疗所用抗癌药物时应遵守以下原则。

(1)抗癌药物必须对该肿瘤具有确切的疗效。

(2)该药物对癌细胞的杀伤是以原型起作用的。

(3)该药物的抗癌效果是浓度依赖型。

(4)抗癌作用快而强,能迅速杀死癌细胞。抗癌药物根据其对细胞周期作用时相的不同分为:细胞周期特异性药物(CCSA)和细胞周期非特异性药物(CCNSA)。前者为时间依赖型(即效果主要与组织内药物浓度的高低有关),适合短时间高浓度的推注用药,其作用特点是快而强。根据以上原则,我们选择卡铂(Carboplatin),表柔比星(EADM)、阿霉素(ADM)、NH2 等作为动脉化疗的基本用药。必须强调的是,并不是所有的适合静脉应用的抗癌药物均适合于动脉用药。

【并发症】

妇科恶性肿瘤的介入治疗虽然具有创伤小、疗效高、不良反应少的优点,但必须指出,这项技术并非毫无风险,除插管及造影剂所致常见并发症外,尚有因使用栓塞剂而引起的并发症,有些并发症甚至是严重的,致残的。其主要表现为以下几个方面。

1. 组织缺血缺氧坏死　如果吸收性明胶海绵粉作双侧髂内动脉前后支广泛栓塞,可能发生膀胱壁、皮肤、臀肌坏死。

2. 神经损伤　是更严重的并发症,髂内动脉后支完全闭塞,可危及骨髓、坐骨神经根和骨神经营养血管的完整性,前支完全闭塞可引起坐骨神经的缺血性损害。所以双侧髂内动脉前干全部栓塞有产生下肢麻痹、瘫痪及 Brown-Sequard 综合征等危险。因此前毛细血管小动脉丛的血流通畅必须得到保证。半持久性材料如吸收性明胶海绵颗粒或永久性材料如不锈钢圈、二氰基丙烯酸异丁酯等均可保证前毛细血管小动脉平面侧支循环的通畅。某些可消灭血管床的极细的材料如吸收性明胶海绵粉及液性材料如乙醇等,对肾肿瘤的术前栓塞极为有效。但对髂内动脉栓塞却是不适宜或禁忌的。

对于中晚期妇科恶性肿瘤来讲,根据我们的经验,栓塞剂以新鲜吸收性明胶海绵颗粒(直径 1～3mm)为好,理由如下:①颗粒大小可随机控制,可有效地保证前毛细血管小动脉平面侧支循环的通畅;②可将髂内动脉前干完全栓塞(不一定需超选择至子宫动脉)而不致出现严重并发症;③极易吸附抗癌药物行栓塞化疗;④属中效栓塞剂,2～3 周后血管可复通,有利于后续治疗;⑤取材方便、价廉、制作简单。而外科常用的钢管由于仅能栓塞血管主干,不能有效地封闭血管腔,且髂内动脉有 6 条较大的交通支,血液极易经此途径进入子宫体。

【点评】

可从临床、病理学、细胞凋亡和细胞增殖等方面进行评价。

1. 临床疗效 陈春林等对 69 例中晚期妇科癌症患者进行术前介入治疗,其中 20 例Ⅱb 期、9 例Ⅲa 期、2 例Ⅲb 期患者 1～2 次介入治疗后可顺利手术切除,15 例Ⅱb 期宫体癌、18 例卵巢癌介入治疗后盆腔肿块明显缩小,3 周后行肿瘤根治术,1 例侵蚀性葡萄胎(Ⅲb 期)并大出血患者经介入治疗痊愈。成文彩等报道 3 例绒毛膜癌、2 例恶性葡萄胎经介入后均完全缓解。

2. 病理学评价 陈春林等报道宫颈癌 35 例经介入治疗后病例分级明显好转,表现为介入治疗能使低分化为主者介入后呈高分化为主,同时切片可见大量坏死组织和淋巴细胞侵蚀;Ⅱb 期 3 例介入治疗术 3 周后手术标本中未发现癌细胞,达到组织学治愈(HCR)。子宫内膜癌 15 例介入治疗后行手术治疗。部分患者病理切片中见肿瘤组织大面积坏死。刘履光报道对 5 例晚期宫颈癌以 CDDP 行髂内动脉灌注化疗后,几乎所有癌细胞的细胞核和细胞器均有严重退变。

3. 细胞凋亡和细胞增殖评价 动物实验表明动脉灌注化疗或栓塞后肿瘤细胞凋亡指数明显上升。吕卫国等报道对宫颈癌以介入疗法行新辅助化疗后宫颈癌组织中增殖细胞核抗原(PCNA)表达明显减弱,反映肿瘤增殖能力的嗜银核仁组成区颗粒技术明显下降。均表明介入治疗后宫颈癌肿瘤细胞增殖活性明显下降。

妇科恶性肿瘤血管性介入治疗尚有许多问题值得讨论,如血管选择的问题、并发症等,本文作者已有多篇论文加以论述,不再赘述。值得一提的是,妇科恶性肿瘤血管性介入治疗虽然有着良好的疗效,但不是所有的医院均能开展,因其对设备及技术的要求较高,故只能在有条件的医院选择性开展。

第三节 难治性产后出血

将血管性介入治疗应用于妇产科良性疾病的治疗,是介入治疗学上的一件大事,也是妇产科学上的一个里程碑,为部分妇产科疾病的治疗提供了一个全新的治疗方法和治疗理念,同时也开阔了血管性介入治疗在妇产科领域中的范围,对于需要保留生育功能、保留生殖器官的患者提供了全新的手术性非手术治疗方法。目前主要应用于产后出血、子宫肌瘤、子宫腺肌病及异位妊娠等疾病的治疗。

胎儿娩出后 24h 内阴道流血量超过 500 ml 以上,称为产后出血;分娩 24h 后,产褥期内发生的子宫大量出血称为晚期产后出血。产后出血为产妇重要死亡原因之一,在我国仍居首位。产妇一旦发生产后出血,预后不良,休克重且持续时间长者,及时获救仍有可能发生严重的继发性垂体前叶功能减退后遗症。大部分的产后出血经非手术治疗可治愈,但少数难治性产后出血患者,为挽救生命需行子宫切除术,切除子宫不但意味着生殖功能的永久丧失,而且会导致严重的并发症。自从 1979 年介入治疗成功地应用于产后出血的治疗后,这种情况得到彻底改善,以往部分需切除子宫才能挽救生命的产后出血患者,通过此技术而获益,这是现代科学上的一场革命。但由于该技术所需设备及技术较为复杂,并不是所有医院均能开展此项业务。即使具备条件的医院,由于妇产科医师对此缺乏足够的认识,使部分产后出血患者未得到恰当的治疗,或部分患者由于该技术的使用不当而产生严重的后果。

【影像学特征】

不同类型的产后出血 DSA 影像不尽相同,但总的来讲表现为出血征象(图 6-11)。

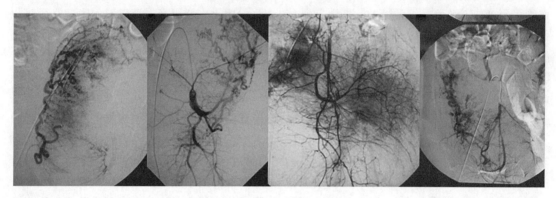

图 6-11　产后出血 DSA 图像

1. 宫缩乏力性产后出血　DSA 造影可见宫腔内弥漫性或局灶性造影剂外溢,双侧子宫动脉上行支增粗、扭曲,未见明显血管破裂征。

2. 胎盘植入性产后出血　DSA 影像表现为双侧子宫动脉明显增粗外移,子宫内相当于胎盘植入处见局灶性造影剂浓染、外溢。

3. 剖宫产术后切口裂开出血　多见于中下段横切口剖宫产,常为切口两侧血管损伤当时未予处理所致。DSA 造影表现为一侧子宫动脉上行支或下行支出血,在子宫下段切口处,可见明显的造影剂外溢,造影剂在静脉期仍有滞留。

4. 晚期产后出血

(1)剖宫产术后切口裂开出血:多见于子宫下段的横切口剖宫产,常为切口两侧血管损伤或切口过低继发感染,切口愈合不良所致。DSA 造影表现为一侧子宫动脉上行支或下行支出血,在子宫下段切口处,可见明显的造影剂外溢,造影剂在静脉期仍有滞留。

(2)其他原因引起出血:DSA 造影发现宫腔内弥漫性造影剂外溢,无明显的血管破裂征。

总的来说,典型的出血,在动脉期就可见造影剂的外溢与聚集。在连续造影上可见外溢更趋明显。在造影末期当血管内造影剂完全被血流冲走后,造影剂渗出更清晰。更为多见的出血是持续少量的血液外溢。应用数字减影技术能更清楚地发现小血管出血及出血部位,但肠道伪影往往干扰 DSA 图像的质量。造影剂外溢的 X 线征象取决于不同的出血速度及渗出血液在组织间隙的聚集情况。非常活跃的连续不断的出血,则见造影剂聚集的范围广而易见;少量的造影剂外渗,常表现为不规则的局限性聚集。如果出血部位周围有凝块,那么,随着继续出血可能在邻近的血凝块之间冲出一条管道。外渗的造影剂流至其内,则产生酷似静脉的管状阴影。此种管状影消失慢,不似静脉血管显影后很快消失征象。盆腔外伤后的血液外渗,血液停留在盆腔较低的腔隙之间,如直肠后间隙、子宫直肠间隙、子宫膀胱间隙和膀胱前间隙,停留时间较长。

值得特别注意的是，由于妊娠子宫的增大，子宫动脉的走行亦发生变化，由原来的自髂内动脉发出后先沿盆壁下行后向内行走，而改变为先沿盆壁下行后向外行走再转而向上。此点在产后出血的 DSA 造影图像中应特别注意。

【治疗机制】

IIAE 或 UAE 有选择性地栓塞出血动脉，栓塞剂不但可闭塞出血动脉，而且导致出血器官——子宫内的动脉压明显降低，血流减慢，有利于血栓形成；同时由于子宫血供减少，子宫平滑肌纤维缺血缺氧而导致收缩加强，从另一方面控制了出血。

【适应证】

(1)因各种原因所致的产后出血经系统的非手术治疗无效均可考虑实施该手术，包括宫缩乏力性产后出血、胎盘植入性产后出血、严重的软产道损伤、凝血功能障碍所致产后出血。

(2)产后出血已达 1000 ml，经积极的非手术治疗仍有出血倾向者。

(3)晚期产后出血 1 次出血达 500 ml，经积极的非手术治疗仍有出血倾向者。

【禁忌证】

(1)合并有其他脏器出血的 DIC 患者。

(2)生命体征极度不稳定，不宜搬动的患者。

【术式选择】

采用 Seldinger 技术完成插管，休克患者经血管鞘快速推注 400～800ml 全血或羧甲淀粉，补充血容量纠正休克。产后出血的介入治疗有两种术式可供选择，一为经皮双髂内动脉栓塞术(internal iliac artery embolization，IIAE)，一为子宫动脉栓塞术(uterial artery embolization，UAE)，两者均属经导管动脉栓塞术(transcatheter artery embolization，TAE)的范畴。因目前我国选择介入治疗的产后出血患者多为病情危重，因此，首选 IIAE，对于部分情况较好的产后出血患者可

选用 UAE 以减少并发症的发生。由于子宫供血呈明显的单侧性，即在正常情况下一侧子宫动脉供应同侧子宫体，且平时宫体中部的丰富交通支大部分关闭，只有在对侧子宫动脉无法供血情况下交通支才开放，供应对侧子宫体，因此仅栓塞一侧子宫动脉或髂内动脉前干易导致失败。

【栓塞剂选择】

产后出血的介入治疗在栓塞剂的选择上应注意两个问题：①产后出血的患者尽快止血是首要问题，在术式上首选 IIAE 决定了术中栓塞剂的选择以中效为主；②在栓塞剂的选择上要注意盆腔供血的特点。髂内动脉在分出子宫动脉供血子宫的同时亦有膀胱上、下动脉，直肠下动脉等分别为膀胱、直肠供血，因此在选择栓塞剂时要同时兼顾以上问题。新鲜的吸收性明胶海绵颗粒是可吸收的中效栓塞剂，在栓塞后 2～3 周后即可被血管吸收，血液复通；且它只能栓塞至末梢动脉，不栓塞毛细血管前动脉及毛细血管床，保证了毛细血管小动脉平面侧支循环的通畅，使子宫、膀胱、直肠等盆腔脏器可获得少量血供，不致出现盆腔器官坏死。某些可消灭毛细血管床的极细材料如吸收性明胶海绵粉末及液性材料如无水乙醇等，对肾肿瘤的术前栓塞极为有效，但对产后出血的止血栓塞却不适宜或是禁忌的，否则会引起盆腔脏器的缺血坏死。新鲜吸收性明胶海绵颗粒以造影剂和抗生素溶成糊状经导管栓塞髂内动脉，造影可明确观察到血管栓塞的部位，以防误栓或反流。

对于一般情况较好的产后出血患者，手术方式亦可选择 UAE，由于超选择进入子宫动脉，在栓塞剂的选择范围上相应较为宽松，既可选择中效栓塞剂——新鲜吸收性明胶海绵颗粒，又可选择部分永久栓塞剂，如 PVA、白及粉、真丝线段等。

【并发症】

产后出血，由于出血量多，身体虚弱，机

体抵抗力低下,极易导致病原菌的入侵,因此术中在动脉插管到位后推注广谱高效抗生素预防产后感染等并发症是必需的,在栓塞剂中亦应加用一定量的抗生素,以便在较长时间内有高浓度的强效抗生素作用于局部组织。晚期产后出血患者一般都合并感染,且感染因素的存在是导致晚期产后出血患者反复出血的重要原因。介入治疗时由于栓塞了子宫的主要供血动脉,一方面切断了子宫的血供阻止了出血有利于治疗,但另一方面由于局部血液循环的障碍使细菌得以进一步繁殖使复发的因素存在,如何解决这一问题是介入治疗能否成功的关键。根据陈春林等对5例晚期产后出血介入治疗的经验,在栓塞前灌注2/3量的广谱抗生素,然后将余下的1/3量抗生素加入栓塞剂中进行栓塞可取得较好的疗效。

【注意事项】

(1)因产后出血为危急重症,在抢救时必须争分夺秒,产后出血患者行 TAE 治疗所需时间短,与传统的子宫切除术相比在时间上具有极大的优越性。但必须注意的是,手术者必须具有丰富的插管经验和娴熟的技能,必须能在股动脉极弱情况下准确无误地行股动脉穿刺术,必要时需解剖出股动脉完成插管是抢救的先决条件。同时术中必须严密监测患者生命体征,备好手术器械以防不测。

(2)必须组建一支具有快速反应能力的抢救队伍,从 DSA 室技术人员到手术医师、护士等必须有一套完整的操作规范,各司其职,有条不紊地开展抢救工作,才能在最短的时间内完成手术,将术中危险降到最低限度。

(3)介入治疗并发症较少,只要仔细操作,大部分可以避免。与子宫次全切除、全子宫切除术或髂内动脉结扎术相比,具有手术时间短、疗效确切、损伤小、恢复快、不良反应少、可保留子宫等优点。只要妇产科医护人员及 DSA 室技术人员熟练配合,均可顺利完成,所以我们认为对经非手术治疗无效的产后出血患者,在有条件的医院应首先行介入治疗以保存患者子宫,此点对产后出血患者以后的生活质量具有重要意义。

总之,血管性介入技术治疗产后出血,因具有创伤小、止血迅速、彻底、可重复、不良反应小、恢复快、可保留子宫等优点而易被患者所接受,无疑是目前治疗难治性产后出血最好的治疗方法。但不可否认,由于该技术用于治疗产后出血的历史不长,在产科领域中尚未被广泛接受和应用,还有许多问题需要我们去探索和研究,如:介入治疗产后出血确切的适应证和禁忌证、当产后出血量达到多少毫升时就应该采取介入治疗、栓塞剂的选择与新型栓塞剂的筛选、栓塞技术的改进、子宫内膜修复的时间和对卵巢功能的影响等。我们认为,当产后出血量达到 1000 ml、晚期产后出血一次出血达 500 ml 经非手术治疗无效且有继续出血趋势,使用宫缩剂效果不好,排除胎盘残留时应考虑介入治疗止血。

第四节 子宫肌瘤

子宫肌瘤是女性生殖器中最常见的一种良性肿瘤,以盆腔包块、月经过多和继发性贫血为主要症状。多见于 30—50 岁的妇女,以 40—50 岁最多见,20 岁以下少见。因很多患者无症状或肌瘤很小,临床不易发现,故其发病率较难统计,据大量尸体解剖检查发现,35 岁以上的妇女有 20%～25% 子宫内有肌瘤存在。

子宫肌瘤的传统治疗方法是以手术为主,辅以药物治疗。子宫切除术不易被未生育或较年轻的妇女所接受,而肌瘤剔除术复发率高达 20%～25%;药物治疗子宫肌瘤的疗效不理想且不良反应多,故对有症状性子宫肌瘤,经非手术治疗失败又需保留生育能力或较年轻的患者的处理,是妇科医师面前的难题。近年来,国内外学者采用血管性介入治疗技术,治疗子宫肌瘤引起的月经过多、贫血和缩小瘤体,疗效显著,为子宫肌瘤患者的治疗提供了一个有效的手段。

经导管动脉栓塞术(transcatheter artery embolization,TAE)是血管性介入治疗的一种,是指在医学影像设备的引导下,通过导管等器材,经皮穿刺把导管插入髂内动脉前干或子宫动脉,进行药物灌注及栓塞,达到治疗子宫肌瘤的一系列技术。根据栓塞血管的不同,主要有三种术式:子宫动脉栓塞术(uterial artery embolization,UAE)、髂内动脉栓塞术(internal iliac artery embolization,IIAE)及卵巢动脉栓塞术(ovarine artery embolization,OAE)三种术式,较常用的是UAE。

1993 年,法国医学家 Ravina 首先开始研究 UAE 对子宫肌瘤的治疗作用,1994 年UAE 第 1 次作为子宫肌瘤手术治疗的辅助手段被引入子宫肌瘤的治疗中,以达到肌瘤去血管化、减少术中出血的目的,却意外地发现 UAE 治疗后子宫肌瘤明显缩小,引起各国医学家的广泛兴趣。1995 年 UAE 首次被认为是可以替代子宫切除的子宫肌瘤治疗方法,它可减少子宫肌瘤引起的月经过多、缓解贫血症状,缩小子宫及肌瘤体积,达到代替外科手术的目的。1997 年及 1998 年 Ravian组有较大宗病例报道,对有症状性子宫肌瘤患者及肌瘤切除术后复发者,进行子宫动脉栓塞治疗获得成功。前后相继有法国、美国、加拿大、日本等国的放射科,以及妇产科医师的文献报道,进一步证实了这一治疗的可行性和实用性。

【影像学特征】

子宫肌瘤主要由双侧子宫动脉供血,部分患者卵巢动脉也参与供血,在肌瘤处形成两组大小不同的血管网,分别称为外层血管网和内层血管网。外层血管网又称大血管网,位于子宫肌瘤的表面,即子宫肌瘤的假包膜层内,它是由子宫动脉的分支血管构成,肌瘤越大、血流越丰富,则血管越粗大,在 DSA 影像上表现为纵横交错的血管网络,血管之间有交通支存在(图 6-12);内层血管网又称小血管网,位于肌瘤的内部,是从外血管网上新生的细小动脉、向肌瘤的深部生长,为肌瘤提供血液,在DSA 影像上表现为细小的弥漫的血管网(图 6-13)。在 DSA 动态造影中,在动脉期,首先是外层血管网的显影,然后在实质期是内层血管网的显影,勾画出子宫肌瘤的轮廓,越大的子宫肌瘤越容易观察到此种现象。

1. 分型 笔者 2002 年对 156 例的 DSA图像进行观察,将子宫肌瘤的血供类型分为以下三型。

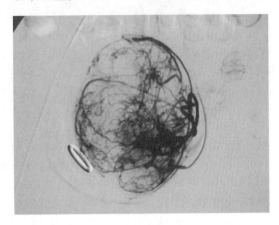

图 6-12 肌壁间子宫肌瘤血管网 DSA 图像

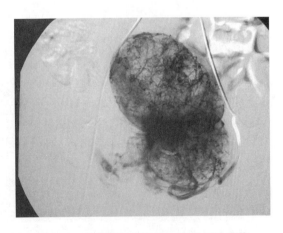

图 6-13 黏膜下子宫肌瘤血管网 DSA 图像

（1）一侧子宫动脉供血为主型（Ⅰ型）：子宫肌瘤由双侧子宫动脉供血，但一侧子宫动脉的供血量超过子宫肌瘤瘤体的1/2，另一侧子宫动脉供血量少于1/2。

（2）双子宫动脉供血为主型（Ⅱ型）：子宫肌瘤由双侧子宫动脉供血，而且双侧子宫动脉的供血量均超过子宫肌瘤瘤体的1/2。

（3）单纯一侧子宫动脉供血为主型（Ⅲ型）：子宫肌瘤的血供全部源自一侧子宫动脉，另一侧子宫动脉不参与供血。

2. 血供特点　对156例子宫肌瘤血供进行分析发现各型具有以下特点。

（1）Ⅰ型：83例，占53.2％。在DSA影像学上表现为供血侧子宫动脉明显增粗，供血范围达到或超过肌瘤染色的1/2，甚至2/3，可勾画出子宫肌瘤的大体轮廓，当该侧子宫动脉被栓塞后，另一侧子宫动脉供血范围未达到肌瘤染色的1/2，甚至更少，子宫动脉增粗不明显（图6-14）。该型多见于肌瘤未育子宫体中间偏一侧的病例。

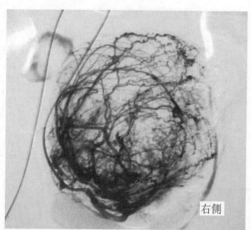
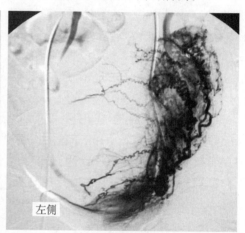

图 6-14　一侧供血动脉为主型（Ⅰ型）：以右侧供血肌瘤为主

（2）Ⅱ型：54例，占34.6％。在DSA影像学上表现为：双侧子宫动脉明显增粗，供血范围均达到或超过肌瘤染色的1/2，甚至

2/3，均可勾画出子宫肌瘤的大体轮廓（图6-15）。该型主要见于肌瘤位于宫体的中部或宫底部的病例。

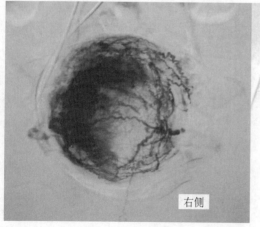
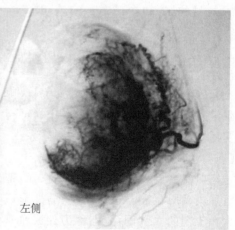

图 6-15　双侧供血均衡型（Ⅱ型）

（3）Ⅲ型：19 例，占 12.2%。在 DSA 影像学上表现为：子宫肌瘤的血供全部源自一侧子宫动脉，该侧子宫动脉明显增粗，勾画出肌瘤的完整轮廓，在该侧被栓塞后，另一侧子宫动脉造影仅显示正常的子宫肌层（图 6-16）。该型常见于肌瘤未育子宫体一侧的病例。

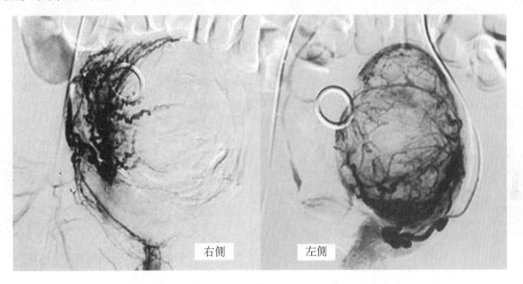

图 6-16　单独一侧供血型（Ⅲ型）：左侧子宫动脉供血肌瘤

在Ⅰ型和Ⅱ型中子宫肌瘤的血供均来源于双子宫动脉，只不过双侧子宫动脉供血的程度不同，占病例总数的 87.8%；Ⅲ型与前两种明显不同，肌瘤的血供只来源于一侧子宫动脉，而另一侧子宫动脉不参加供血，占病例总数的 12.2%。王杰等统计 50 例子宫肌瘤患者的血供，Ⅰ型、Ⅱ型、Ⅲ型的比例分别为 84%（42 例，左右各 21 例）、10%（5 例）和 6%（3 例，1 例右侧 2 例左侧），其中一侧优势型为绝大多数；双侧子宫动脉间存在明显吻合者 5 例、发现子宫副动脉者 2 例；有 15 例可见子宫动脉的卵巢支显影及卵巢实质染色，而通过卵巢血管吻合逆行显影同侧卵巢动脉者为 5 例，占 10%。蒋国民等统计 36 例子宫肌瘤的 DSA 影像学资料发现子宫肌瘤供血丰富，双侧供血者 32 例，占 88.9%，其中一侧优势型 22 例占 68.8%（Ⅰ型）；左右供血均衡型 10 例，占 31.2%（Ⅱ型）；单侧供血者 4 例，占 11.1%（Ⅲ型）。

3. **血供类型**　随着样本量的扩大，在前期研究的基础上，2012 年笔者根据 368 例 DSA 造影显示子宫动脉和卵巢动脉对子宫肌瘤的血供情况将子宫肌瘤（uterine myoma，UM）的血供类型重新分为四型（图 6-17）。

（1）Ⅰ型（一侧动脉供血为主型）：一侧子宫动脉伴或不伴同侧卵巢动脉的供血量显著超过 UM 瘤体的 1/2。

（2）Ⅱ型（双侧动脉供血均衡型）：双侧子宫动脉伴或不伴同侧卵巢动脉的供血量分别约为 UM 瘤体的 1/2。

（3）Ⅲ型（单纯一侧子宫动脉供血型）：UM 的血供全部或几乎全部源自一侧子宫动脉，且卵巢动脉不参与供血。

（4）Ⅳ型（卵巢动脉供血型）：UM 主要由双侧或单侧卵巢动脉供血，子宫动脉参与或不参与肌瘤的血供。

本研究的 368 例 UM 的血供来源全部来源于子宫动脉和卵巢动脉，无肠系膜下动脉、膀胱动脉等其他异常血管供血。根据肌瘤的血供来源和双侧血管对肌瘤的供血比例

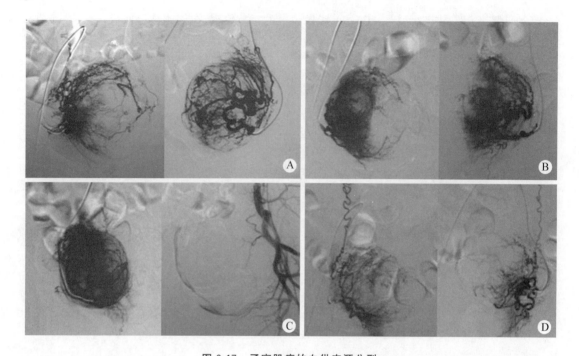

图 6-17 子宫肌瘤的血供来源分型
A. 一侧动脉供血为主型；B. 双侧动脉供血均衡型；C. 单纯一侧子宫动脉供血型；D. 卵巢动脉供血型

将血供情况分为以上 4 型。除Ⅳ型是完全由卵巢动脉供血外，其他 3 型都以子宫动脉供血为主。我们研究发现Ⅱ型（双侧血管供血均衡型）为最多，占 46.71%（172/368）；其次是Ⅰ型（一侧动脉供血为主型），占 37.77%（139/368）；子宫肌瘤单纯由一侧子宫动脉供血的有 42 例，占 11.41%。有 3 例（0.82%）患者髂内动脉造影和子宫动脉造影并未发现子宫肌瘤显像或略有显影，而腹主动脉造影却可发现螺旋下行的卵巢动脉到达子宫后发出较多分支包绕肌瘤的血管网向其供血。另外有 12 例（3.26%）患者根据 DSA 造影无法对子宫肌瘤的血供情况进行分型。3 例仅由卵巢动脉供血的患者中，有 1 例于 6 年前曾行 UAE，术后复发再次行 UAE，其 DSA 造影可见患者复发肌瘤主要由双侧卵巢动脉供血，右侧子宫动脉未显影，左侧子宫动脉参与少量肌瘤供血（图 6-18）。

通过对该 368 例子宫动脉 DSA 造影实质期的影像学表现，血流越丰富的肌瘤外层

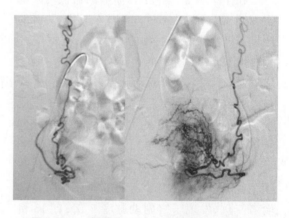

图 6-18 一例曾行 UAE 治疗患者的 DSA 图像

血管网越明显，且能够看到向肌瘤内部延伸的内层血管网，而血流量较不丰富的肌瘤无明显的外层血管网。根据子宫肌瘤 DSA 下肌瘤血管的染色程度将肌瘤分为 4 型（图 6-19），其中可见明显外层血管网和内层血管网的富血流型的患者占多数，为 46.74%（172/368）；然后肌瘤血流量略丰富于普通肌层的一般血流型为 31.52%（116/368），其次为有

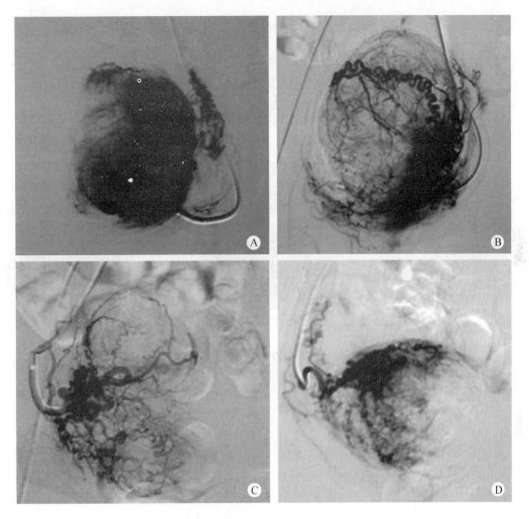

图 6-19　子宫肌瘤的血流量分型

A. 极富血流型；B. 富血流型；C. 一般血流型；D. 非富血流型

粗大外层血管网和团状内层血管网的极富血流型（12.77%，47/368），比例最少的为无明显血流的非富血流型（8.97%，33/368）。

4. 动脉血管网与子宫血管网间的形态关系　近年来，在前期研究的基础上，笔者所带领的团队利用数字化三维重建技术，通过术前 CTA 成像数据集构建肌瘤血管网数字化三维模型。根据子宫肌瘤的位置不同，其动脉血管网与子宫血管网之间形态关系不同（图 6-20）。

（1）肌壁间子宫肌瘤：子宫肌瘤血管网多呈半球形凸出于子宫血管网，肌瘤的轮廓较清晰，但并未游离于子宫血管网之外（图 6-20A）。部分直径＞10cm，血流较丰富的肌壁间肌瘤将正常的子宫肌层血管压向周围成为附属品，而肌瘤血管占据主要位置，出现血流虹吸现象（图 6-20B）。

（2）浆膜下子宫肌瘤：由肌瘤供血动脉主干与子宫血管网相连，而游离于子宫血管网之外形成肌瘤血管网，可清楚地显示肌瘤的轮廓及大小（图 6-20C）。在浆膜下肌瘤血管网模型中，发现 1 例肌瘤直径＞10cm 的特殊

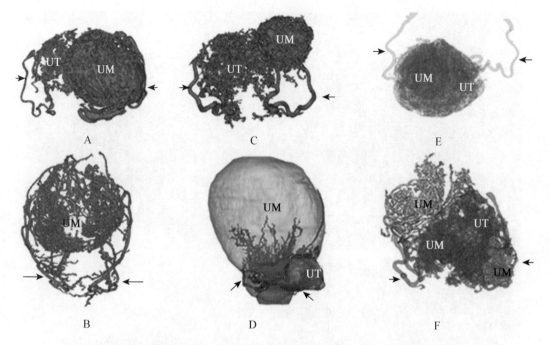

图 6-20 不同类型子宫肌瘤的动脉血管网数字化三维模型

A. 常见肌壁间肌瘤;B. 直径>10cm 的肌壁间肌瘤使子宫肌层血管受压,大部分血流供应肌瘤,出现血液虹吸现象;C. 常见浆膜下肌瘤;D. 直径>10cm 的浆膜下肌瘤;E. 黏膜下肌瘤;F. 多发性子宫肌瘤; UT:子宫肌层血管网;UM:子宫肌瘤血管网。箭头示子宫动脉

类型子宫肌瘤血管网,供血动脉呈辐射状伸入肌瘤内部,血管于肌瘤供血动脉发出近端十分密集,而远端血管极为稀疏(图 6-20D,图 6-21)。

(3)黏膜下子宫肌瘤:肌瘤血管网凸向宫腔内,被子宫血管网包绕其中,且肌瘤血供通常较丰富,大部分只能观察到增大的子宫血管网轮廓,子宫肌瘤轮廓显示不清(图 6-20E)。

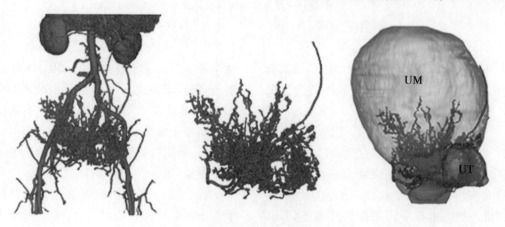

图 6-21 特殊类型浆膜下肌瘤动脉血管网

巨大的肌瘤将宫体压向一侧,肌瘤血管呈辐射状营养肌瘤,血管于肌瘤供血动脉发出近端十分密集,而远端血管极为稀疏

（4）多发性子宫肌瘤：肌瘤血管网根据肌瘤的位置不同显示相应的形态表现。

5. 肌瘤供血分型　参考 DSA 下子宫肌瘤血供来源分型标准，通过数字化三维模型，分析双侧子宫肌瘤动脉血管网的子宫动脉和卵巢动脉对子宫肌瘤的血供情况，亦可以将子宫肌瘤的血供来源分为以下四型，相较于 DSA，CTA 可以在术前获得，在术前建立子宫肌瘤血管网数字化三维模型可以协助我们了解肌瘤的供血情况，子宫肌瘤血流丰富程度，为介入栓塞方式和栓塞剂量的配比提供参考。主要分型情况如下。

（1）一侧动脉供血为主型（Ⅰ型）：一侧子宫动脉伴/不伴同侧卵巢动脉的供血量显著超过子宫肌瘤瘤体的1/2。

（2）双侧动脉供血均衡型（Ⅱ型）：双侧子宫动脉伴/不伴同侧卵巢动脉的供血量分别约为子宫肌瘤瘤体的1/2。

（3）单纯一侧子宫动脉供血型（Ⅲ型）：子宫肌瘤的血供全部或几乎全部源自一侧子宫动脉，且卵巢动脉不参与供血。

（4）卵巢动脉供血型（Ⅳ型）：子宫肌瘤的主要由双侧或单侧卵巢动脉供血，子宫动脉不参与肌瘤的血供。

本研究团队共分析 107 个可辨认供血类型的数字化三维模型，发现其中以Ⅰ型（一侧动脉供血为主型）占最多，49 例（45.79%），其次是Ⅱ型（双侧动脉供血均衡型）47 例（43.93%），Ⅲ型（单纯一侧子宫动脉供血型）和Ⅳ型（卵巢动脉供血型）分别为 7 例（6.54%）和 4 例（3.74%）。

6. 肌瘤血流量分型　除此，利用数字化三维模型不仅可以分析子宫肌瘤血管网的供血类型，同时还可以计算血管容积，根据数字化三维重建后肌瘤血管相对正常子宫肌层的密度，将肌瘤的血流量分为四型。

（1）极富血流型：肌瘤外层血管网粗大呈网织状、内层血管网丰富，致密，密度明显高于宫体。

（2）富血流型：肌瘤外层血管网粗大，内层血管网呈片絮状，密度较宫体稍大或相近。

（3）一般血流型：外层血管网清晰，内层血管网深浅不一，密度较宫体稍小。

（4）非富血流型：肌瘤血管模糊不清，外层血管网细小，内层血管网呈点雾状，密度明显较宫体小。

分析 121 例子宫肌瘤血管网数字化三维模型，发现其中富血流型占比最多，47 例，占 38.84%；其次是极富血流型，35 例，占 28.93%；非富血流型和一般血流型分别为 21 例和 18 例，分别占比 17.36% 和 14.88%。

【治疗机制】

栓塞子宫动脉可阻断肌瘤的供血血管，达到肌瘤去血管化，使肌瘤缺血缺氧，导致子宫体及肌瘤平滑肌细胞变性坏死。由于肌瘤细胞分裂程度相对活跃，对缺血缺氧的耐受力较差，因此首先出现变性坏死，而且变性坏死的程度明显强于子宫体正常平滑肌细胞。此点可从栓塞后肌瘤体积缩小率明显高于宫体缩小率的临床表现及介入治疗后子宫记录的病理切片上明显见到大片肌瘤细胞变性坏死、细胞崩解而宫体肌层仅浅肌层部分坏死所证实。因此我们认为 UAE 治疗子宫肌瘤的机制是因栓塞肌瘤的供血动脉，引起肌瘤的缺血缺氧坏死吸收，导致肌瘤细胞总数的明显减少，致瘤体萎缩，从而能缓解或消除其伴有的一系列临床症状。此点与药物仅能抑制肌瘤细胞的体积而不能减少细胞数据常易导致停药后复发有明显的区别，因而其疗效更确切，不易复发。

国外有学者认为 UAE 治疗后不引起子宫壁的坏死，因而认为 UAE 治疗子宫肌瘤的机制是对肌瘤的直接作用。对此我们有不同的看法，陈春林等在对子宫颈癌患者行术前子宫动脉灌注化疗栓塞术后 3 周行宫颈癌根治术送检的子宫体肌层标本病例切片中发现：浅肌层出现部分凝固性坏死，而中肌层及深肌层未见改变,说明 UAE 不仅导致肌瘤细胞的变性坏死而且影响到子宫肌层,但程度较轻。

盆腔内有丰富的侧支循环,女性生殖器官有着丰富的血液供应,子宫的血供以子宫动脉为主,也有少量血供来源于卵巢动脉、阴道动脉、髂腰动脉及骶部动脉的交通支,故选择性栓塞双侧子宫动脉后,不至于引起子宫体的大面积坏死。

【适应证】

(1)育龄期女性,绝经期之前。

(2)子宫肌瘤诊断明确且因之引起的经血过多及占位压迫性症状明显。

(3)非手术治疗(包括药物治疗及肌瘤剔除术)无效或复发者,有子宫切除适应证。

(4)拒绝手术,要求保留子宫及生育能力者。

(5)有特殊宗教信仰不能输血及手术者。

(6)经患者本人同意并愿意选择栓塞治疗者。

(7)无症状性子宫肌瘤,肌瘤直径≥4cm,但患者心理负担重要求治疗者。

(8)体弱或合并严重内科疾病如糖尿病等不能耐受手术者。

【禁忌证】

(1)穿刺部位感染。

(2)急性炎症期或体温在 37.5℃ 以上者。

(3)盆腔炎或阴道炎未治愈者。

(4)心、肝、肾等重要器官严重功能障碍。

(5)妊娠或可以妊娠者。

(6)多种造影剂过敏史。

(7)严重凝血机制异常。

(8)带蒂浆膜下子宫肌瘤、阔韧带肌瘤及游离的子宫肌瘤。

(9)子宫肌瘤生长迅速及怀疑平滑肌肉瘤者。

【术前准备】

子宫肌瘤的患者在选择动脉栓塞治疗时应进行一定的术前准备,除了常规的术前检查和准备外,还有其本身的要求。

1. 超声检查 目的是对患者的盆腔情况进行较详细的检查,包括子宫的大小、体积,肌瘤的数量、大小、体积、位置,双侧卵巢、输卵管有无异常,特别需要注意的是在子宫体以外有无其他盆腔肿块,如卵巢肿块等。如果患者同时合并卵巢肿块,在选择介入治疗时需慎重。除此,还可以测量动脉平均血流速度(Vm)、血流量(blood flow volume,BFV)、搏动指数(pulsatility index,PI)、阻力指数(resistance index,RI)等(图 6-22)。

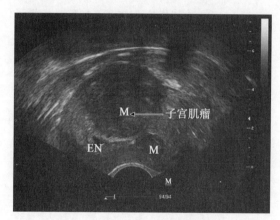

图 6-22 子宫肌瘤超声图像

2. CT 血管成像检查 主要目的是检查子宫肌瘤的血供情况,初步判断肌瘤的供血动脉是一侧子宫动脉还是双侧子宫动脉,并监测其他动脉如卵巢动脉是否也是肌瘤的主要供血动脉,并对子宫及肌瘤的血流丰富程度进行评估,综合以上资料判断是否可行介入治疗(图 6-23)。

3. 诊断性刮宫 对于有症状性子宫肌瘤的患者,在术前进行常规的诊断性刮宫是十分必要的。诊断性刮宫的目的一方面是对子宫内膜的了解,排除子宫内膜癌及子宫肉瘤等,另一方面通过探测宫腔了解子宫肌瘤与子宫腔的关系。

4. 磁共振检查 绝大部分的子宫肌瘤

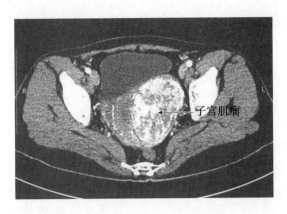

图 6-23　子宫肌瘤 CTA 二维图像

经上述的检查后,已可以判断是否适合行介入治疗。但对于部分患者,由于其他的原因,还需进行进一步的检查。目前的检查手段中,MRI 对软组织具有较好的分辨率,因此对妇科疾病具有较高的诊断价值。对于近期内增大较快的子宫肌瘤、接近绝经期的子宫肌瘤或在临床上有恶变倾向的子宫肌瘤患者,进行 MRI 检查具有较高的价值。MRI检查除了能进一步明确子宫肌瘤的数量、大小、体积、位置等情况外,还可以根据其影像学判断有无恶变倾向(图 6-24)。

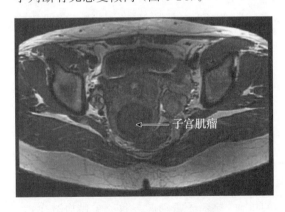

图 6-24　子宫肌瘤 MRI 图像

5. 穿刺活检　在高度怀疑为子宫肉瘤或子宫肌瘤恶性变的患者,还可以应用于活检穿刺针在超声的引导下经腹或经阴道行穿刺活检,取出肌瘤组织进行病理学检查。

6. 宫腔镜检查　对于怀疑黏膜下子宫肌瘤的患者,宫腔镜可清楚地观察到子宫肌瘤的大小、位置,并能对子宫内膜进行全面的了解。

【栓塞方法】

1. 栓塞步骤　持续硬膜外麻醉后,患者平卧 DSA 床上,采用患者自控镇痛(PCA)。常规消毒,取一侧腹股沟下方 0.5cm 股动脉搏动最明显处,采用 Seldinger 方法经皮穿刺股动脉,留置 5～6F 血管鞘,用 4～5F 导管经同侧髂外动脉、腹主动脉插入对侧髂内动脉,用优维显行血管造影确定子宫动脉开口的位置及观察肌瘤染色。使用 3F 导管超选择进入对侧子宫动脉,到位后经导管 Forton(复达因)1g 预防感染,然后监视下缓慢注入吸收性明胶海绵微粒栓塞子宫动脉,再次血管造影,证明该侧子宫动脉血流阻断。把 5F 导管退到腹主动脉,插入同侧髂内动脉,同法处理及栓侧同侧子宫动脉。确定双侧子宫动脉血流完全阻断、拔管,局部加压包扎,穿刺侧下肢制动 6h,患者平卧位 24h。

2. 栓塞血管的选择　子宫肌瘤行动脉栓塞治疗可选择栓塞子宫动脉或髂内动脉前干。子宫动脉栓塞技术要求高,手术时间长,但不良反应轻,治疗效果好;髂内动脉前干栓塞操作简单,手术时间缩短,但治疗效果不及子宫动脉栓塞,因栓塞了髂内动脉的其他分支如臀上、下动脉、闭孔动脉等,导致出现术后臀部、腰骶部疼痛及下肢乏力、麻木等神经症状,严重者髂内动脉后支完全闭塞,可危及脊髓、坐骨神经根和股神经营养血管的完整性,前支完全闭塞可引起坐骨神经的缺血性损害,所以双侧髂内动脉全部栓塞有产生下肢麻痹、瘫痪及 Brown-Sequard 综合征等危险。

3. 栓塞剂的选择　经导管动脉栓塞术治疗子宫肌瘤根据采用的术式不同选用的栓塞剂范围亦有所不同。行 UAE 时选择的范围较宽如:中效栓塞剂——新鲜吸收性明胶海绵颗粒,永久性栓塞剂——聚乙烯醇(polyvinylalcohol,PVA)颗粒,真丝线段和白及微粒等。行 IIAE 时以中效栓塞剂——新鲜吸收性明胶海绵颗粒为好。某些可消灭血管床的极细的材料如吸收性明胶海绵粉及液性材料如乙醇等,对肾肿瘤的术前栓塞极为有效,但对髂内动脉栓塞却是不适宜或禁忌的。

根据国外文献报道,子宫肌瘤栓塞治疗中常用的栓塞剂为 $500\sim700\mu m$ 的 PVA 颗粒,认为吸收性明胶海绵即螺圈栓塞子宫动脉对子宫肌瘤的治疗无效,但 PVA 具有易栓塞导管的缺点,且价格昂贵不易在国内普及。根据我们的资料,子宫肌瘤行动脉栓塞术时选用新鲜吸收性明胶海绵颗粒作为栓塞剂仍可达到理想的效果,而且栓塞后 2～4 周被溶解、吸收,动脉可以再复通,为以后的治疗留有余地;实际上应用新鲜吸收性明胶海绵颗粒作为栓塞剂能否达到疗效,关键在于颗粒的大小,在应用时将细小的颗粒与造影剂及抗生素尽量搅拌成糊状,以利栓塞到更小的动脉血管。而螺圈的确只能栓塞到子宫动脉主干,无法有效地阻断肌瘤的血供,不适用于子宫肌瘤的介入治疗。

【注意事项】

栓塞剂微粒越小,肌瘤的去血管化越大;子宫肌瘤大多呈双侧子宫动脉血供,要求双侧栓塞,栓塞时不必行肿瘤供血动脉超选择栓塞。

【并发症】

1. 疼痛 同大多数实质性器官的栓塞一样,疼痛是最常见的不良反应。常在栓塞后 1h 甚至栓塞中出现,持续 6～12h,长者可持续数天到数月,疼痛原因可能与栓塞后组织缺血水肿造成被膜紧张有关。栓塞术后患者的疼痛程度不同,有研究发现,疼痛的程度与肌瘤的大小及数目,手术时间长短及栓塞剂的多少似乎无关,而可能与栓塞剂的颗粒大小有关。因为栓塞剂的颗粒越小,栓塞的

范围越大。

2. 发热 部分患者术后出现发热,多在 37.5℃,用 1 个疗程抗生素后好转。

3. 恶心呕吐 Bradley EA. 组有一半(4/8)患者出现恶心呕吐;Robert L. 组有 1 例出现严重呕吐并且一过性呕血,估计是吗啡诱引的剧烈呕吐导致贲门口撕裂(mellory Weiss syndrome)而引起的。

有报道称平均在栓塞术后 13d 后,栓塞综合征可全部消失,约 90% 患者在术后 10d 内可恢复正常活动,最长者在术后 60d 左右症状也可完全消失。陈春林等 42 例子宫肌瘤动脉栓塞的患者有 30.9% 出现栓塞后综合征,47.6% 出现发热,42.9% 出现恶心呕吐。

4. 黏膜下或带蒂肌瘤腹痛或子宫出血 栓塞后无血管的黏膜下或带蒂肌瘤可脱落并经阴道排出或堵塞于宫颈口处,Bradley EA. 组 1 例,Ravina JH. 组 2 例,陈春林组 3 例,后来均经手术治疗取出。

5. 闭经 Bradley EA. 报道 1 例,Ravina JH 也曾提到过在其研究组中约 5% 的发生率,接受栓塞的患者年龄多在 40－50 岁,处于更年期或接近自然绝经期。目前还很难确定闭经与子宫动脉栓塞有无直接关系,在解剖上如果不存在异常的动静脉畸形时栓塞物质不可能到达卵巢血管床。有以下三种解释。

(1)认为双侧子宫动脉栓塞后,卵巢动脉为维持子宫营养通过吻合支转供一部分血液给予子宫而导致卵巢的低灌注缺血状态。

(2)卵巢的血供由卵巢动脉和子宫动脉卵巢支同时供血,其中后者提供 50%～70% 的供血,栓塞子宫动脉导致卵巢供血减少。

(3)还有研究证实保留卵巢的子宫切除患者绝经年龄提前,提示子宫动脉阻塞与卵巢功能之间有一定关系。Bradley EA. 组中多于术前检测血液激素水平并在术后常规给予卵泡期激素治疗,如 LHRH 及 GhRH 等。

6. 感染 Scotl Goodwin 报道 12 例有 1

例在术后 3 周时出现高热、腹痛、子宫内炎及子宫积脓,不得不行手术切除。Goodwin 也认为这不是常见的并发症。陈春林组 42 例除 2 例黏膜下子宫肌瘤出现感染脱出子宫颈外,其余病例无感染现象,认为主要与两点有关:①手术时机的选择;②术中先灌注 2/3 量的广谱抗生素,再将余下的 1/3 量抗生素溶于栓塞剂中进行栓塞达到持续释放的目的。

7. 其他　如阴道排液,间断性阴道排出血色物或黄白色组织样物,无脓液,被认为是坏死变性的肌瘤组织,在术后 2 个月左右多可消失。Bradley 报道急性尿潴留 1 例,在术后立即出现并行 24h 尿治疗后好转。

【点评】

1. 评估标准

(1)临床评估标准:①UAE 治疗后,月经量明显减少,肌瘤体积缩小≥50%,为显效;②UAE 治疗后,月经量明显减少,但肌瘤体积缩小 20%~50%,为有效;③UAE 治疗后,月经量减少不明显,肌瘤体积缩小<20%,为无效。

计算子宫及其肌瘤的体积公式为椭球形体积公式:(ABCπ/6)cm³(A、B、C 分别为子宫或肌瘤的三维径线直径),或(abcπ3/4)cm³(a、b、c 分别为子宫或肌瘤的三维径线半径),多发性子宫肌瘤的体积为各肌瘤体积之和。

(2)病理评估标准:肌瘤组织在光学显微镜下可见明显的坏死表现。

2. 评估方法

(1)临床症状的改善:通过对治疗前后临床症状的对比观察,确定临床症状改善的情况。如:对月经的观察包括月经周期、经期及经量。

(2)超声检查:主要是评估治疗前后肌瘤体积及子宫体积的变化,是一个简单实用的方法。

(3)MRI 检查:主要应用于对临床疗效有疑问病例的检查。在临床极少数的病例在介入治疗后经多次 B 超检查未见肌瘤明显缩小甚至有所增大,此时应用 B 超评估疗效较为困难,应用 MRI 可清楚地观察到肌瘤有无坏死及坏死的程度,子宫肌层有无坏死变化,同时也可以观察到子宫内膜的情况(图6-25)。

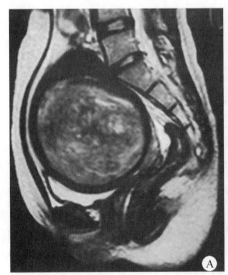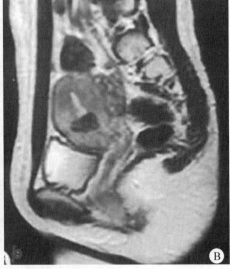

图 6-25　子宫肌瘤治疗前后 MRI 图像

A. 子宫肌瘤介入术前;B. 子宫肌瘤 UAE 治疗后 3 个月

(4)病理检查:子宫肌瘤介入治疗术后进行病理观察,主要应用于对介入治疗后病理变化的研究,不作为常规的检查方法在临床中应用。目前在临床中应用主要有三种原因:①在术前未考虑子宫肌瘤恶变而在术中发现子宫肌瘤的血供十分丰富怀疑为恶性肿瘤者,在术后即时穿刺活检;②少数病例介入治疗后较长时间内未见明显缩小,而行穿刺活检可确定肌瘤是否坏死;③应患者的要求在术后实施活检以证实疗效。

3.临床疗效 评价动脉栓塞治疗结果的成功与否,主要在于肌瘤体积的缩小、子宫异常出血及占位压迫症状的改变。

(1)肌瘤大小及占位压迫症状的变化:栓塞疗法在肌瘤体积缩小上取得了明显效果。临床上通常以 B 超或 MRI 作为监测肌瘤大小变化的客观指标,一般在治疗后 3 个月,可见到肌瘤体积明显缩小,可缩小 20% ~84%,但也有肌瘤不见缩小或轻微增大者。随肌瘤缩小,相应尿频、尿急、尿潴留及便秘等压迫症状都明显改善。不同的研究组获得的临床疗效的改善不尽相同,但总的来说,子宫动脉栓塞术对子宫肌瘤还是有较为确切的效果。

国内陈春林研究的 368 例,术前肌瘤和子宫的总体积分别为 163.07cm³ 和 382.63cm³,术后的肌瘤和子宫体积都明显缩小,最高可缩小至原肌瘤的 54.92%。子宫和肌瘤体积变化情况见表 6-1,肌瘤体积缩小率则反映的肌瘤的缩小速度。肌瘤和子宫体积同临床症状相同,亦在术后 1 年缩小程度最大,肌瘤和子宫体积仅为 56.14cm³ 和 178.17cm³,然后体积逐步上升,但直到术后 5 年仍有原肌瘤的 40.01%。

表 6-1 子宫和肌瘤体积变化情况

时间	子宫体积(cm³)	肌瘤体积(cm³)	肌瘤体积缩小率(%)
术前	382.63	163.07	
术后 3 个月	237.90	79.19	38.16
6 个月	194.36	64.61	54.92
1 年	178.17	56.14	54.15
2 年	179.51	70.31	50.18
3 年	191.11	69.51	49.55
4 年	165.55	54.62	40.83
5 年	152.13	53.48	40.01

根据 UM 体积在术后的变化情况绘制出 UM-UAE 术后疗效曲线(图 6-26),然后根据将该曲线和肌瘤体积缩小速度将 UM-UAE 的疗效分为 4 期:术后 6 个月内 UM 体积下降最明显,肿瘤缩小率为 54.92%,可达总体缩小率的 70%,称为快速缩小期;术后 6 个月至 1 年 UM 体积仍有缩小,但较之前缩小速度略有缓慢,约为总体缩小率的 30%,称为缓慢缩小期;术后 1~3 年 UM 体积缩小率维持 50% 左右略有上升或无明显变化,称为平台期;术后 3~5 年,肌瘤体积无继续缩小,有部分患者发现新肌瘤或原肌瘤体积增大,直到术后 5 年缩小率为 40.01%,将此阶段称为复发期。

患者 UM-UAE 术后显效较快,在术后 3 个月有 84.67% 的患者即显示有效。临床症状的总体有效率最高为术后 1 年,有效率高达 93.48%,90% 以上患者的月经增多、月经不调、痛经和压迫等症状均在术后有明显改善。术后 1 年之后临床症状的有效率略有下降,术后 5 年降至 78.81%。总体复发率也在术后逐渐上升,复发率在术后 3 个月为 0.33%,术后 5 年上升至 6.62%,无效率为 14.57%(表6-2)。共35例因原肌瘤增大或

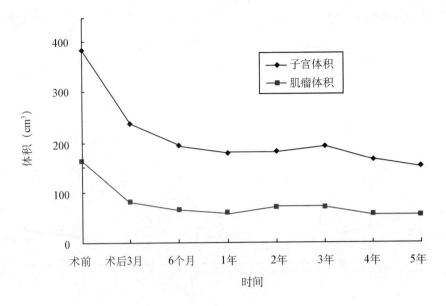

图 6-26　子宫和肌瘤体积变化曲线

新发肌瘤而在术后复发,其中 12 例行全子宫切除术,14 例行肌瘤剔除术,1 例再次行介入治疗,8 例继续观察。从图 6-27 中可以看出有效率在术后呈先上升后下降趋势,到术后1 年达到最高点后逐步下降。无效率在术后3 个月约为 15%,之后逐步下降,到术后 1 年仅为 4.35%,之后又逐步上升。而临床疗效的复发率呈逐步上升趋势。

表 6-2　UM-UAE 总体临床症状疗效

术后时间	有效率(%)	无效率(%)	复发率(%)
3 个月	84.67	15.00	0.33
6 个月	89.18	9.79	1.03
1 年	93.48	4.35	2.17
2 年	92.00	4.00	4.00
3 年	88.67	2.67	8.67
4 年	82.26	11.29	6.45
5 年	78.81	14.57	6.62

笔者研究发现,UM-UAE 具有较好的中远期疗效,直到术后 5 年临床疗效有效率为 78.81%,仅有 6.62% 的患者复发,复发患者仍可选择肌瘤剔除术、全子宫切除术和 UAE 再次治疗。最高的肌瘤体积缩小率为 54.92%,即使在术后 5 年仍有 40.01%,因此可见 UM-UAE 可以使肌瘤体积显著缩小。

(2)经量过多的变化:子宫肌瘤栓塞后,一方面自身血供受阻,内部发生缺血坏死,瘤体及宫体缩小,宫腔面积相应缩小;另一方面子宫内膜亦出现部分坏死。从而经血过多的症状也随之改变,多血管肌瘤治疗效果尤其明显。Ravinn组中14例经血多的患者在栓

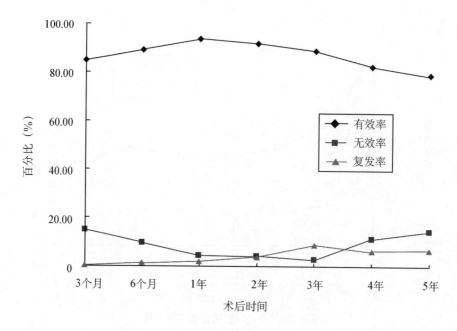

图 6-27　UM-UAE 总体临床症状疗效趋势

塞后第 1 个周期经血明显减少,没有患者症状加重。

（3）病理学变化:子宫肌瘤在大体上肌瘤体切面观呈旋涡状或编织状结构,镜下见子宫肌瘤由平滑肌和纤维组织构成,平滑肌以肌束状向不同方向排列、交织成特殊的旋涡状。肌细胞及核的大小和形态十分一致。肌细胞呈梭形、内含丰富的嗜伊红纤丝性肌浆,肌细胞核为短粗杆状,两端钝圆,核内染色质细小分散,并有小的核仁。

（4）对子宫卵巢及生育的影响:接受栓塞治疗的患者都有保留生育功能及子宫的强烈愿望。经导管动脉栓塞在明显减轻其症状后短期随访（3～20 个月）证明其对子宫生理功能及受孕几乎没有影响。栓塞后随肌瘤减小及临床症状的减轻。3 个月甚至更短时间可恢复正常月经周期。症状性子宫肌瘤对患者的受孕有一定影响,因为肌瘤导致的宫腔内膜的扭曲变形减少了精卵结合受孕的机会,而栓塞后肌瘤的缩小使这种机会大大增加。有报道栓塞可能导致卵巢功能早衰,但在术

前及术后及时补充卵泡期激素可减少其发生。这方面还需要长期临床观察,但从目前报道看似乎对受孕及正常分娩没有影响。

【优点】

子宫动脉的栓塞治疗最初应用于子宫肌瘤经血过多的姑息性治疗,到目前成为与手术、药物治疗相并列的新的治疗手段,其优点如下。

1. 能完好地保留子宫功能　如正常月经,妊娠及分娩,并且不影响受孕,避免了手术的创伤打击及手术后的一系列并发症,在治疗改善上的效果可以同手术相媲美。

2. 疗效确切　除个别类型的子宫肌瘤外,对各种类型的子宫肌瘤、各种大小（直径 0.2～16.4cm）的子宫肌瘤均有较好的疗效,栓塞后肌瘤缩小明显,且保持稳定,复发率低,对于以出血症状为主者临床症状消除明显。

3. 其他

（1）如创伤小、术后并发症发生率低。

（2）住院时间短,恢复快,患者的满意度高。

（3）不影响其他治疗,即使栓塞失败,患者还可以接受其他治疗。

总之,子宫动脉栓塞治疗虽然在症状性子宫肌瘤的治疗上表现出极大的潜力和独特的优势,但在适应证的选择,栓塞剂的确定,以及栓塞治疗的远期疗效及症状再发生率等方面都有待进一步的长期观察;目前对近期临床不良反应和并发症有较明确的观察和处理,但对远期不良反应及并发症尚有待进一步的观察,尤其是子宫动脉栓塞后对卵巢有无影响及影响的程度,另外栓塞治疗作为透视监视下的治疗手段,治疗期间的 X 线照射对生育期妇女卵巢及卵细胞的影响也值得注意;子宫动脉栓塞术对无症状性子宫肌瘤的

应用价值等一系列问题仍需要我们去探讨。但毫无疑问的是子宫动脉栓塞术应用于子宫肌瘤的治疗已取得极大的突破和成功;首先对消除子宫肌瘤造成的月经多、继发性贫血临床效果肯定,部分病例经过 5 年的追踪观察,无肌瘤缩小后有再次增大的现象;其次使不开腹治疗子宫肌瘤成为现实,达到真正的微创治疗。子宫动脉栓塞术可望代替传统的子宫肌瘤手术治疗方法,其具有创伤小,不良反应轻、恢复快、治疗留有余地及易被患者接受的优点。

第五节　子宫腺肌病

子宫腺肌病(adenomyosis)是由于子宫内膜基底层侵入子宫肌层引起的一种良性病变,临床表现为痛经、月经过多、子宫增大和不孕。发病年龄一般在 30－50 岁,也有报道称 35－45 岁患者占 55%。由于子宫腺肌病的确诊需根据病理证实,所以文献报道的发病率实际上是指在子宫切除标本中所占的比例,即医院的构成比。各国所报不尽相同,根据报道我国为 13.4%,近年来有上升的趋势。一直以来该病的治疗较为困难,传统以手术治疗为辅。但药物治疗效果欠佳,易复发且不良反应大;手术切除子宫不易被患者,特别是要求生育的患者所接受。将经导管动脉栓塞术应用于该病的治疗是目前最新的治疗方法,效果满意,有望成为代替子宫切除治疗子宫腺肌病的理想方法。

【影像学特征】

子宫腺肌病的确诊要根据病理诊断,传统的方法术前诊断率不高。近年来随着影像诊断技术的发展,其诊断率已大大提高,有报道准确率可达 95%～98%。

1. **超声检查**　包括经腹部、经阴道黑白 B 超及经腹部、经阴道彩色多普勒超声(TVUS)和能量图(CDE)。其典型声像图特

征如下。

(1)子宫均匀增大呈球形,周边毛糙,子宫肌层呈不同程度增厚尤以后壁增厚显著,典型的子宫腺肌病后壁的厚度是前壁的 3～4 倍。

(2)子宫内膜厚度变化不大,多数内膜线前移。

(3)子宫切面多呈不均质低回声暗区或小结节,局灶型的表现为不均质强回声,边界模糊不清无包膜。

(4)肌层内可见多发散在的小积血囊。

(5)月经前后子宫大小和内部回声有变化。

(6)彩超声像图示子宫内血流明显增多,病灶内出现星点状、条状散在分布的彩色血流信号,可探及低流速的动静脉血流,CDE 显示基底层血管纹理紊乱和管径增粗。

(7)普通黑白 B 超的诊断率不高,为 50% 左右,并与医师的经验有关,彩色超声可把诊断率提高到 70%～90%。

2. **磁共振成像(MRI)**

(1)子宫增大,外缘尚光滑。

(2)T_2WI 显示子宫的正常解剖形态扭曲或消失。

(3)子宫后壁明显增厚,结合带厚度＞8mm(国外有学者认为结合带厚度须＞12mm)。

(4)T_2WI 显示子宫壁(前壁或后壁)内可见一类似结合带的低信号肿物,与稍高信号的子宫肌层边界不清,类似于结合带的局灶性或广泛性增宽,该低信号区常波及全层,其中可见局灶性的大小不等斑点状高信号区(图 6-28),即为异位的陈旧性出血灶或未出血的内膜岛,与子宫肌瘤的区别主要在于病灶的边界及病灶内的信号。据报道与病理诊断的符合率达 90% 以上,被认为是目前临床诊断子宫腺肌病的最佳方法。

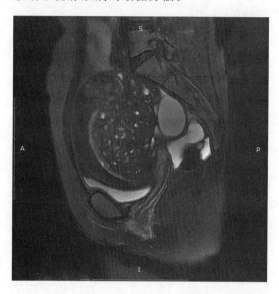

图 6-28 子宫腺肌病 MRI 图像

3. DSA 表现 一侧或双侧子宫动脉增粗,扭曲状,无明显血管网形成;子宫体明显增大,呈均匀性增大或局灶性增大;造影剂染色不均匀或局灶性不规则性染区,染色深浅不一,形态不规则,无明显包膜,边界不清,周边呈毛刺状,内有散在性的微小充盈缺损小区,为出血大小囊腔(图 6-29)。根据子宫动脉 DSA 造影实质期的影像学表现,我们发现子宫腺肌病的血管网可分为内外两层。外层血管网主要存在于子宫肌层及子宫腺肌病病

灶的表面,子宫肌层与子宫腺肌病病灶的血管网分界不清,外层血管网细小,无粗大的血管网架;内层血管网存在于子宫腺肌病病灶的内部,内层血管网细小、致密、分布弥散,呈絮状、片状或网状分布,为子宫腺肌病病灶的新生血管。该特点根据血流量的不同而不同,血流越丰富的子宫腺肌病外层血管网越明显,而血流量较不丰富的子宫腺肌病无明显的外层血管网。

DSA 可以清晰地显示子宫腺肌病病灶的位置、大小和形状,并且通过腹主动脉造影可以观察子宫腺肌病的血供来源和分配情况,有卵巢动脉供血者可以清晰地看到由肾动脉水平发出的螺旋下行的卵巢动脉。

(1)根据血供分型:根据子宫腺肌病的血供来源和双侧血管对子宫腺肌病病灶的供血比例将血供情况分为以下三型。①双侧子宫动脉供血为主型(Ⅰ型):双侧子宫动脉的供血量超过子宫体的 2/3(图 6-30A);②双侧子宫动脉供血均衡型(Ⅱ型):双侧子宫动脉的供血量达到或超过子宫体的 1/2 但未达到 2/3(图6-30B);③一侧子宫动脉供血为主型(Ⅲ型):一侧子宫动脉的供血量达到或超过子宫体的 1/2,另一侧未达到 1/2(图 6-30C)。

2013 年,笔者研究的 161 例子宫腺肌病患者的血供主要来源于子宫动脉,共有 10 例卵巢动脉参与供血,其中 2 例双侧卵巢动脉均参与供血,其余 8 例均为单侧卵巢动脉参与供血,无肠系膜下动脉、膀胱动脉等其他异常血管供血。我们根据子宫腺肌病的血供来源和双侧血管对子宫腺肌病病灶的供血比例将血供情况分为上述三型。研究发现Ⅱ型最多,所占比例为 37.80%(62/161),其中卵巢动脉参与供血的有 2.48%(4/161);其次是Ⅰ型,所占比例为 32.30%(52/161),其中卵巢动脉参与供血的有 3.11%(5/161);Ⅲ型有 47 例,占 29.19%,其中卵巢动脉参与供血的有 0.62%(1/161)。

(2)根据血流量分型:根据子宫腺肌病

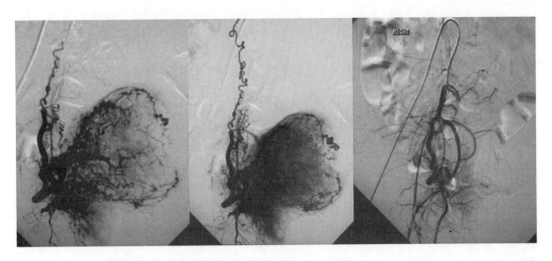

图 6-29　子宫腺肌病 DSA 图像

DSA 造影实质期病灶的内外层血管网显影情况及血管网的染色程度将子宫腺肌病的血流量分为以下三型（图 6-31）。①富血流型：病灶的外层血管网丰富、内层血管网致密，实质期病灶均匀浓染；②一般血流型：病灶的外层血管网明显、内层血管网稀疏，实质期病灶染色淡、有小片不均匀缺损；③乏血流型：病灶的外层血管网稀疏、内层血管网较少显影，实质期病灶部分染色、有较大片缺损。

笔者研究的 161 例中，富血流型的患者占大多数，103 例，占比 63.98%；其次为一般血流型，45 例，占比 27.95%；而乏血流型仅13 例，占比最小，为 8.07%。

4. 数字化三维模型　基于术前子宫腺肌病患者 CTA 图像数据集，利用数字化三维重建技术可以在术前构建患者病灶血管网数字化三维模型（图 6-32），可进行 360°旋转观察，明确病灶血管网的供血类型和血流丰富程度，为后期进行子宫动脉栓塞术提供血管解剖模型参考，也为将来栓塞剂配比提供指导。

【治疗机制】

子宫腺肌病患者的异位内膜全部位于子宫肌层，通过子宫动脉获得血供，为 UAE 治疗提供了血管解剖学基础。异位于子宫肌层的内膜源自子宫内膜基底层，处于增生期对缺血缺氧敏感，为 UAE 治疗提供了病理学基础。子宫腺肌病的病因之一是由于诸如分娩、人流等创伤导致肌壁间出现微小通道，基底层内膜沿此通道进入子宫肌层，UAE 治疗后由于子宫动脉栓塞导致异位内膜和肌层部分坏死使子宫体积缩小通道关闭，正常子宫内膜基底层不能再由此进入肌层；另一方面异位的内膜有合成雌激素的功能，进而使局部雌激素水平升高，进一步促进异位内膜的生长，前面提到 UAE 治疗后异位内膜坏死，使局部雌激素减少，UAE 治疗后消除了子宫腺肌病的发病原因。UAE 治疗后子宫肌层缺血、缺氧使侵入肌层的内膜坏死，增生的肌细胞和结缔组织也相应发生坏死、溶解、吸收，使肌层病灶缩小甚至消失，痛经症状得到缓解或消失；子宫体积及宫腔面积缩小有效地减少了月经量。正常内膜组织在血管复通或侧支循环建立后可由基底层逐渐移行生长恢复正常功能，而异位内膜坏死后由于缺乏基底层的支持，这种坏死是不可逆的，所以当栓塞的血管复通或侧支循环建立，缺血、缺氧状态改善后，已坏死的病灶不能重新生长，这就保证了治疗后效果的稳定性。

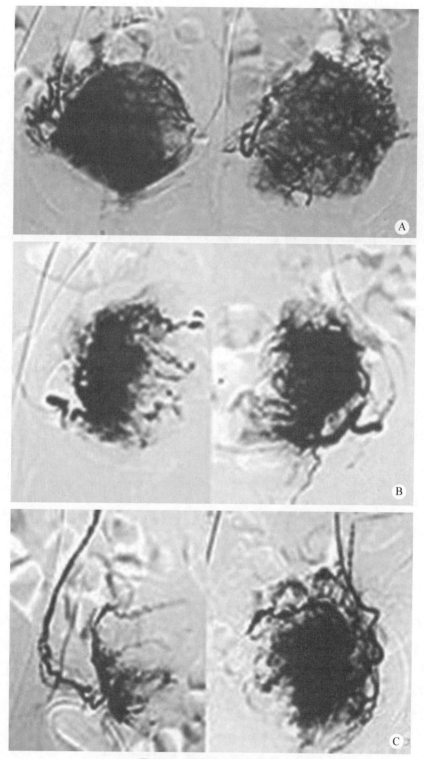

图 6-30　子宫腺肌病的血供
A. 双侧子宫动脉供血为主型（Ⅰ型）；B. 双侧子宫动脉供血均衡型（Ⅱ型）；
C. 一侧子宫动脉供血为主型（Ⅲ型）

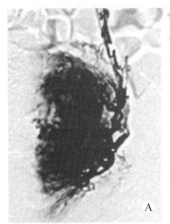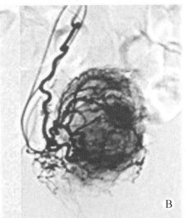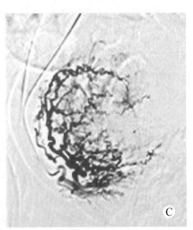

图 6-31　子宫腺肌病血流量分型(DSA)

A. 富血流型；B. 一般血流型；C. 乏血流型

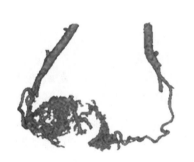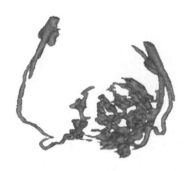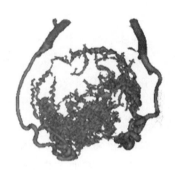

图 6-32　子宫腺肌病血管网数字化三维模型

【适应证】

(1)有典型的临床症状和体征、超声、MR 等临床诊断明确的患者。

(2)各年龄段的妇女,排除恶性肿瘤,对手术顾虑多或有生育要求不愿切除子宫的患者。

(3)有一次以上盆腔手术史,或盆腔粘连,估计再次手术困难者。

(4)患有严重的心肺疾病、甲亢、糖尿病、精神病、血液病等不适宜开腹手术的疾病。

(5)药物治疗无效或不良反应大,无法继续药物治疗的患者。

(6)合并子宫肌瘤者等。

【相对禁忌证】

(1)穿刺部位有感染。

(2)急性炎症期或体温在 37.5℃以上。

(3)盆腔炎或阴道炎未治愈者。

(4)心、肝、肾等重要器官严重功能障碍。

(5)妊娠或可以妊娠者。

(6)多种造影剂过敏史。

(7)严重凝血机制异常。

【栓塞步骤】

同子宫肌瘤的介入治疗。

【术式选择】

子宫腺肌病的介入治疗有两种术式可供选择,一为经皮双髂内动脉栓塞术(HAE),一为双子宫动脉栓塞术(UAE),两者均属导管动脉栓塞术（TAE）的范畴。从临床疗效上讲，UAE要优于HAE，但无论技术难度及所需费用都高于HAE；由于HAE栓塞了髂内动脉的所有分支，导致一系列的并发症，尤其优于栓塞了闭孔神经的供血动脉——闭孔动脉而出现的下肢乏力、麻木、疼痛、水肿等恢复较慢，需2～4周甚至更长时间，UAE是超选择栓塞子宫动脉，避免了HAE所致并发症并且临床疗效更好。必须指出的是当子宫动脉变异、细小、痉挛等情况出现时，UAE往往失败。此时可将导管插到髂内动脉前干避开髂内动脉后干时，可先用钢圈或较大块的吸收性明胶海绵颗粒栓塞后干，然后再栓塞前干。尽量避免用较细的栓塞剂将前后干同时栓塞。

【栓塞剂选择】

选择恰当的栓塞剂对保证疗效至关重要。妇产科疾病的介入治疗国内较常用的栓塞剂有几种：①中效栓塞剂：新鲜吸收性明胶海绵颗粒，在术后2～3周血管即可复通；②长效栓塞剂，如PVA（聚乙烯醇）、白及粉等，实施UAE术式多选择中长效栓塞剂，而HAE由于栓塞的范围较广，最好选择中效栓塞剂而不能选择长效栓塞剂。为防止子宫坏死等严重的并发症的发生，前毛细血管小动脉丛的血流通畅性必须得到保证，某些能破坏毛细血管床的极细材料如吸收性明胶海绵粉及液体材料如乙醇等，对子宫动脉的栓塞是危险的。在常用的栓塞剂中，国外学者多主张应用PVA（聚乙烯醇），而根据我们在妇科恶性肿瘤、子宫肌瘤所取得的经验，妇产科疾病UAE治疗与脑血管疾病的介入治疗不同，不需要对血管进行永久性栓塞，且永久性栓塞反而不利于妇产科疾病的后续治疗，因此廉价的中效可吸收新鲜吸收性明胶海绵颗粒更适合于子宫腺肌病的治疗，它具有安全、廉价、取材方便、可吸收的优点。但吸收性明胶海绵颗粒的大小至关重要。颗粒越小去血管化越强，效果越好，当然，其他如

PVA、白及粉等亦在可选范围之内。如患者有生育要求，宜选择中效栓塞剂。

【并发症】

同"子宫肌瘤的介入治疗"。

【点评】

子宫腺肌病介入治疗的疗效评估主要从临床症状的改善、子宫体积及病灶形态的变化来进行。在临床症状方面，痛经和月经量多是两个最主要的症状。月经量的评估可与患者手术前相对照；痛经的评估较为困难，受到许多因素的影响，找到一个客观准确的指标是评估疗效的关键，采取国际通用的慢性疼痛评估表可有效地解决这一问题，避免主、客观因素的影响；子宫体积及病灶形态的变化可用彩色多普勒或普通B超进行观察。

【疗效评估】

1. 评估标准 对痛经的评估采用国际通用的慢性疼痛评估量表，由患者在术前及术后自行评估，量表包括疼痛强度、影响活动程度、能力丧失评分，由以上3项的评分来做出慢性疼痛的分级。0级：疼痛强度＝0，临床能力丧失＝0；1级：疼痛强度＜50，活动能力丧失＜3；2级：疼痛强度≥50，活动能力丧失＜3；3级：活动能力丧失＝3，不论疼痛强度；4级：活动能力丧失＝5或6，不论疼痛强度。

2. 评估方法

（1）痛经缓解情况。①完全缓解：术后痛经完全消失；②明显缓解：术后疼痛评级降低2个级别及以上，但痛经未完全消失；③部分缓解：术后疼痛评级降低1个级别，但痛经未消失；④无缓解：术后疼痛评级无降低；⑤复发：术后达到完全缓解或明显缓解，但此后痛经又出现且呈进行性加剧，并有彩色超声或MRI检查的具有子宫腺肌病特征的影像学证据。将完全缓解和明显缓解确定为有效，将部分缓解和无缓解确定为无效。

（2）月经量变化：记录患者每个月经周期所使用的卫生巾数量来评估月经量变化。将

月经量分为以下几种情况:①月经量过多:每个月经周期所用卫生巾>20片(月经量>80ml);②月经量正常:每个月经周期所用卫生巾在10~20片(月经量在30~80 ml);③月经量过少:每个月经周期所用卫生巾少于10片(月经量<20ml)。术前月经量过多者术后恢复正常或过少称为有效;术后月经量仍过多者为无效;术后月经量先恢复正常或过少,一段时间后月经量又增多成月经过多状态为复发。

(3)子宫体积:采用B超检查确定患者手术前后子宫的三条径线(长、宽、厚),计算子宫体积(cm³)=长×宽×厚×0.523。

(4)临床症状:①月经量减少50%~70%,血块明显减少或消失;②轻度至重度贫血均能在术后3~6个月纠正,贫血症状完全消失;③痛经症状明显改善,约30%的患者术后第1个月经周期疼痛完全消失,约60%的患者术后第2~3个周期痛经完全消失,10%的患者痛经症状呈逐渐进行性的缓解,6~12个月后痛经明显减轻或消失。

(5)月经周期、经期无明显改变或恢复正常,术后1年月经规则,部分患者由于患病产生性交痛影响性生活,术后3个月内均能恢复正常性生活。

(6)内分泌功能检测:术前及术后连续6个月行卵巢内分泌测定和排卵测定,据初步研究,各种激素水平保持原来的正常水平或恢复正常,特别是PRL,一般术前测定大多数患者有不同程度的升高,术后13个月内下降至正常范围,排卵功能测定根据患者的具体情况予以B超监测排卵、试纸测排卵或宫颈黏液检查,有关这方面的研究正在进行当中。

(7)子宫及病灶改变:B超或彩超定期测量子宫体积及病灶的变化。术后6个月子宫体积缩小50%~80%,B超显示子宫腺肌病的典型图像消失。这种变化一般在术后1~2个月即可观察到,子宫体积呈现进行性缩小,部分病例在术后1年仍呈缩小趋势。

【临床疗效】

1. 子宫动脉栓塞术后痛经 笔者研究155例术前有痛经症状,采用慢性疼痛分级量表评估这部分患者术后6个月、1至5年的每年痛经疗效。术后6个月、1至5年的在访人数分别为142、138、125、112、100、93例。子宫腺肌病患者UAE术后显效较快,在术后6个月即有79.58%的患者显示有效。术后1年之后临床症状的有效率逐年下降,术后5年降至51.61%。而术后总体复发率逐渐上升,术后5年上升至33.33%,术后的无效率则呈逐年下降趋势,术后6个月为20.42%,术后5年下降至15.05%,总体下降5.37%(表6-3)。共31例因痛经复发或子宫体积增大在术后复发,其中21人行全子宫切除术,1人行子宫腺肌病病灶切除术,1人再次行介入治疗,8人继续观察。图6-33显示了各随访时间的痛经症状有效率、无效率和复发率趋势。从图中可以看出有效率在术后6个月达到最高点后呈逐渐下降趋势,术后1~3年有效率下降明显,术后3~5年处于相对稳定的状态。痛经无效率总体趋势平坦,术后5年内处于降低状态,在术后6个月为20.42%,到术后2年无效率为16.00%,术后5年降至15.05%。而痛经疗效的复发率呈逐步上升趋势,术后1年复发率低,术后1~3年复发率明显升高,术后3~5年复发率上升缓慢,5年总复发率为33.33%。根据疗效曲线特点将其分为3期:术后1年内有效率稳定在较高水平,复发率低,称为疗效稳定期;术后1~3年有效率明显下降,复发率明显升高,称为复发期;术后3~5年有效率及复发率均处于稳定水平,称为平台期。

表 6-3　AM-UAE 总体痛经症状疗效

治疗后时间	有效率(%)	无效率(%)	复发率(%)
6 个月	79.58	20.42	
1 年	76.09	18.84	5.07
2 年	64.80	16.00	19.20
3 年	57.14	15.18	27.68
4 年	54.00	15.00	31.00
5 年	51.61	15.05	33.33

2. 子宫动脉栓塞术后月经过多　笔者研究中 106 例术前有月经过多症状,采用所使用的卫生巾数量对患者术后 3 个月、6 个月、1 至 5 年的月经量进行评估。术后患者月经量情况所占比率如表 6-4 所示,术后 3 个月即有 75% 的患者月经量恢复正常,术后 3 个月月经过多患者仅占 18.48%,月经正常及月经过多患者所占比率逐年下降,月经过少及闭经患者比率逐年增加。根据患者术后月经量变化情况得出有效率、无效率及复发率如表 6-5 所示,并绘制出术后月经过多疗效变化曲线(图 6-34),术后 3 个月患者月经过多有效率即达到 80.43%,之后逐渐升高至术后 5 年月经过多有效率达 94.87%;术后 3 个月患者月经过多无效率达 19.57,之后逐渐降低至术后 5 年无效率达 2.56%;术后患者月经过多复发率一直处于较低水平,术后 5 年仅达 2.56%。

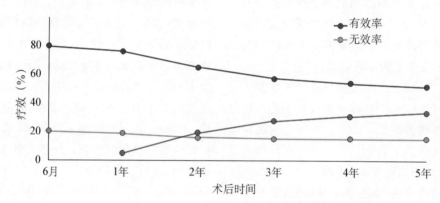

图 6-33　子宫腺肌病子宫动脉栓塞术总体痛经症状疗效趋势

表 6-4　AM-UAE 术后总体月经情况变化(%)

治疗后时间	月经过多	月经正常	月经过少	闭经
3 个月	18.48	75.00	4.34	2.17
6 个月	15.29	76.47	4.70	3.53
1 年	11.25	75.00	5.00	8.75
2 年	11.11	69.44	8.33	11.11
3 年	7.46	62.68	10.44	19.40
4 年	4.84	54.84	9.70	30.64
5 年	3.70	50.00	9.26	37.04

表 6-5　AM-UAE 术后月经过多疗效变化

治疗后时间	无效率(%)	有效率(%)	复发率(%)
3 个月	19.57	80.43	0.00
6 个月	15.66	84.34	0.00
1 年	13.33	86.67	0.00
2 年	12.70	90.48	0.00
3 年	9.09	89.09	1.82
4 年	4.35	93.48	2.17
5 年	2.56	94.87	2.56

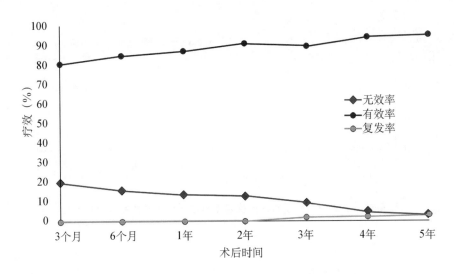

图 6-34　子宫腺肌病子宫动脉栓塞术总体术后月经过多疗效趋势

3. 子宫动脉栓塞术后子宫体积改变
术前子宫腺肌病患者平均子宫体积为
234.28cm³，术后的子宫体积明显缩小，最高
可缩小至原来的 33.37%。子宫腺肌病患者
子宫体积变化情况见表 6-6，子宫体积缩小
率可反映子宫腺肌病病灶的缩小速度。子宫
体积变化与临床症状变化相似，在术后 1 年
子宫体积缩小程度最大，子宫体积仅为
168.19cm³，术后 1～3 年子宫体积逐步上
升，术后 3～5 年子宫体积反而下降，术后 5
年子宫体积总缩小率为 33.37%。通过分析

子宫体积曲线的变化特征(图 6-35)，将子宫
腺肌病患者 UAE 的疗效分为 4 期：①快速
缩小期：术后 3 个月内子宫体积下降最明显，
子宫体积缩小率为 21.09%，可达总体缩小
率的 63.20%；②缓慢缩小期：术后 3 个月至
1 年子宫体积仍有缩小，但较之前缩小速度
略为缓慢，约为总缩小率的 21.33%；③复
发期：术后 1～3 年子宫体积无继续缩小，有
部分患者发现子宫体积增大；④平台期：术后
3～5 年，子宫体积总缩小率维持 33.37% 左
右略有上升或无明显变化。

表 6-6　子宫体积变化情况

治疗时间	子宫体积(cm^3)	子宫体积缩小率(%)
术前	234.28	
术后 3 个月	184.88	21.09
6 个月	171.34	26.87
1 年	168.19	28.21
2 年	182.95	21.91
3 年	193.03	17.61
4 年	164.01	29.99
5 年	156.09	33.37

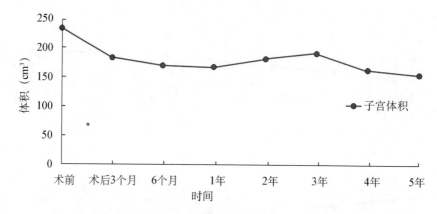

图 6-35　子宫腺肌病子宫动脉栓塞术总体术后子宫体积变化趋势

　　子宫腺肌病的治疗除子宫切除外目前尚无理想方法,该方法不但使患者丧失生育功能、导致内分泌失调,而且在心理上给患者造成巨大压力。虽然介入治疗已成功地应用于妇科恶性肿瘤、产后出血、子宫肌瘤的治疗,但将其应用于子宫腺肌病的治疗在国内也是近几年才开始推广应用和报道,作为国内首个将该技术应用于子宫腺肌病治疗的团队,我们发现子宫腺肌病的介入治疗可有效地消除或明显缓解痛经症状,减少月经量,对轻、中度患者均有效。

　　困扰子宫腺肌病患者的症状主要有痛经和月经过多,尤其是周而复始的进行性无法控制的痛经是患者需要解决的首要问题。2000 年刘萍等首次报道了 UAE 治疗子宫腺肌病的疗效,认为 UAE 治疗子宫腺肌病近期疗效满意。2006 年陈春林等报道了 UAE 治疗子宫腺肌病的中远期疗效,研究结果显示 82.4% 的患者月经过多及痛经症状明显改善,17.6% 的患者症状无改善,5.0% 的患者症状复发。根据我们的资料统计,介入治疗后痛经完全消失者占 89.7%,缓解率占 100%;月经过多处于第 2 位,主要表现为经期的延长和月经量的增多,介入治疗后月经量平均减少 52.9%;所有患者均可见到子宫体积的明显缩小及宫体内异位病灶的缩小或消失,表现在彩色超声显示典型子宫腺肌病病灶内出现星点状彩色血流信号减少或消失,CDE 显示基底层血管纹理紊乱和管径增粗图像消失。介入治疗子宫腺肌病不但解决了药物所致严重不良反应的问题,而且不需开刀,满足了患者保留子宫的心理要求,可有效地保证患者的生活质量,为子宫腺肌病的微创治疗开辟了一个新方法。

总之,介入治疗子宫腺肌病是一个全新的方法,在应用中有许多问题尚待解决。如:目前子宫腺肌病的介入治疗最长追踪观察的时间仅为术后 2 年,对于中、远期疗效仍在观察之中;由于患者不须切除子宫,缺乏术后病理,对腺肌病的栓塞治疗后病理变化仍不十分明确;因子宫腺肌病导致不孕的患者介入治疗术后能否生育的问题;栓塞剂的选择问题及栓塞的机制仍不十分明确,有待进一步研究。尽管如此,根据目前的研究资料表明血管性介入治疗方法在子宫腺肌病的治疗上取得重大的突破,具有微创、疗效高、并发症少、可重复的优点,应用前景广阔。

第六节　异 位 妊 娠

异位妊娠(ectopic pregnancy)是指受精卵种植在子宫体腔以外部位的妊娠,又称宫外孕(extrauterine pregnancy),但两者含义有所差别。异位妊娠包括输卵管妊娠(tubal pregnancy)、卵巢妊娠(ovarian pregnancy)、腹腔妊娠(abdominal pregnancy)及宫颈妊娠(cervical pregnancy)等。其中以输卵管妊娠最常见。近年来异位妊娠的发生率有明显上升的趋势,国外(以美国为例)异位妊娠与正常妊娠之比由 1970 年的 1:222 上升至 1980 的 1:71;国内由 1:162 上升至 1:5～93。随着高敏感度放免测定 β-hCG、高分辨率 B 超和腹腔镜的开展,异位妊娠早期诊断率显著提高,非手术治疗应用越来越广泛,Fanaka T.1992 年首次报道选用药物 MTX 治疗输卵管妊娠获得成功,使非手术治疗异位妊娠成为现实。1998 年笪坚等首次报道了血管性介入治疗输卵管妊娠,取得较好的效果。1999 年李强等也提出非血管性介入治疗输卵管妊娠。药物治疗,内镜手术已被接受,尤其是血管造影栓塞技术的发展,使异位妊娠非手术治疗成功率明显提高。下面主要讨论输卵管妊娠及宫颈妊娠的介入治疗。

一、输卵管妊娠

输卵管妊娠的介入治疗是近年来开展的一种新的非手术治疗方法,安全、有效、不良反应小、可保留输卵管是其优势。但必须明确的是并不是所有的输卵管妊娠都适合用介入治疗,若应用不当也会导致不良后果。

【影像学特征】

输卵管妊娠时,由于受精卵在输卵管管腔内着床,滋养层增生,绒毛内血管形成,建立了胎儿胎盘的血液循环。当进行子宫动脉造影时,可见绝大部分情况下子宫动脉的输卵管支是输卵管妊娠时的主供血管。造影剂通过子宫动脉输卵管支,进入绒毛血管,根据孕囊血供情况及绒毛内血管丰富程度的不同,出现不同形态的异常血管染色,从而显示出输卵管妊娠在动脉造影下特有的血管征象。DSA 显示子宫动脉输卵管支明显增粗迂曲,动脉期可见不规则绒毛血管染色,血管丰富,呈网状,边缘不整齐,在实质期呈片状或类圆形异常绒毛血管染色征象(图 6-36)。

【治疗机制】

通过动脉药物灌注术对靶器官的主要供应血管给药,使靶器官的药物分布量不受血流分布的影响,使局部药物分布最大。输卵管组织的血管供应,主要来自同侧子宫动脉的子宫体支的宫角分出的输卵管支。因此,超选择性插管至同侧子宫动脉灌注药物,能使药物迅速到达输卵管支,产生首过效应,达到提高疗效的效果,迅速杀死胚胎。

【适应证】

(1)输卵管妊娠未破裂,生命体征稳定、血流动力学稳定。

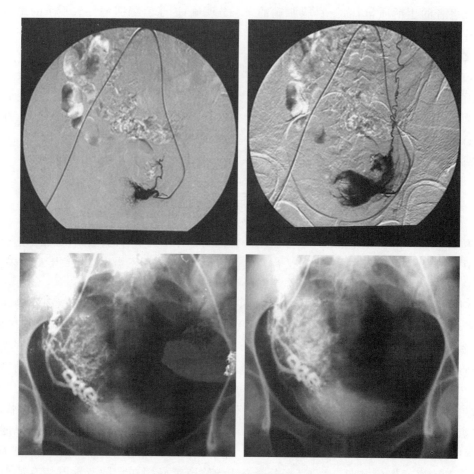

图 6-36　输卵管妊娠 DSA 图像

（2）经 B 超检查附件混合性包块少于或等于 5cm，未见胚芽搏动，Dougla 窝积液少于 3cm。

（3）血 β-hCG 少于 5000U/L，肝肾功能正常，血常规正常。

【禁忌证】

（1）输卵管妊娠已破裂，有大量腹腔内出血。

（2）心肝肾等重要器官有严重功能障碍。

（3）严重凝血机制异常。

【治疗方法】

1. 栓塞步骤　对临床确证输卵管妊娠的患者，采用 Seldinger 技术，使用 5F Cobra 导管，超选择性行患侧子宫动脉插管，经造影证实后，从导管灌注 MTX 100mg 后，用吸收性明胶海绵颗粒栓塞子宫动脉，拔出导管后，伸腿平卧 24h，穿刺点局部加压包扎 6h。

2. 手术时机选择　理论上发生在输卵管任一部位的异位妊娠均可通过介入途径得到治疗，有不同的选择。一般而言，越早期明确诊断越适合做介入治疗。孕周不超过 8 周，局部药物灌注疗法是较好的时机；孕周＞8 周，适宜行子宫动脉介入治疗。其原因是：从子宫动脉栓塞术上可知子宫动脉的血供是供应同侧组织的，而对侧组织的血供由对侧的子宫动脉提供，而来自于子宫动脉的输卵管支承担了输卵管 85％ 以上的供血量，因此，发生于输卵管部位的异位胚胎主要接受同侧子宫动脉的滋养,这是经子宫动脉途径灌注治疗的基础。另外,栓塞或预防性栓塞出血的动脉,手术操作的安全性随之提高。

3. 介入治疗药物　最常用的灌注药物是甲氨蝶呤(MTX)和氟尿嘧啶,其次是顺铂、前列腺素、氯化钾、高渗糖、天花粉等。MTX 是一种叶酸拮抗药,抑制二氢叶酸还原酶,而氟尿嘧啶是抗代谢药物,抑制腺苷酸合成酶,两者均对滋养细胞有高敏感性。

4. 栓塞剂选择　临床应用的栓塞剂有短效、中效、长效三大类。在输卵管妊娠的介入治疗中,一般选用中效栓塞剂。目前最常用的是吸收性明胶海绵,一般在术后 10～14d 可完全吸收,这既可达到治疗的目的,又可以不影响输卵管的血液供应。

【注意事项】

1. 注意患者的血压、腹痛及阴道流血情况。

2. 动态观察血 β-hCG、血常规的情况。

3. 追踪复查 B 超,了解盆腔包块的情况。

【并发症】

1. 术时盆腔疼痛　与血管介入治疗有关,主要是组织缺血引起。术前采用硬膜外麻醉或自控镇痛可减轻。

2. 栓塞后综合征　表现为重度发热,占37%～70%;血中白细胞中度增高;弥漫性腹痛,一般不用特殊处理,可自行缓解。

3. 卵巢功能减退　偶有报道子宫动脉栓塞术后出现闭经。主要是 MTX 用量大,影响卵巢内卵泡发育所致,应严格控制MTX 用量。

4. 化疗药物不良反应　使用 MTX 后,可出现恶心、口腔黏膜炎、胃炎、咽喉痛,也可有谷丙转氨酶升高及骨髓抑制等不良反应,经对症处理,停药后不良反应消失。

【点评】

1. 治愈　临床症状消失,血 β-hCG 降至正常,盆腔包块缩小或消失。

2. 无效　血 β-hCG 不下降或上升,盆腔包块增大,腹痛症状加重,腹腔内出血增多,需开腹手术。

3. 治疗后监测　超声检查与血 β-hCG 值测定是目前最敏感的监测手段。宫旁包块、输卵管环、盆腔积液是最常见的声像图。经阴道超声和彩色多普勒结合检查,可进一步提高早期明确诊率。受精卵着床后,由合体滋养细胞分泌的人绒毛膜促性腺激素(hCG)是一种由两条多肽链组成的糖蛋白激素,两条肽链分别命名为 α、β 亚基,其中 β 亚基上 C 终端的 30 个氨基酸具有特异性,因此临床上通过酶联或放射免疫法测定孕妇的尿液或血清中 β-hCG 具有高特异性和高敏感性,在受精后的第 8-10 天即可检测到。在输卵管妊娠患者中,早期由于滋养细胞发育不良,血中所测得的 β-hCG 水平较宫内妊娠正常孕周明显偏低。血循环中 hCG 主要经肾滤过,由尿排出,目前多数医院采用放射免疫法测定 β-hCG 值,放射免疫法所测得的 β-hCG 值>250U/L 时,具有临床意义,动态 β-hCG 值的变化可直接反映治疗效果。

总之,输卵管妊娠的介入治疗,能保留输卵管,保存生育功能,对于需要再次妊娠的妇女多了一个选择,应用于临床有很好的发展前景,目前国内外报道的例数并不多,以上介绍的两种介入治疗方法是目前较多采用的方法,尚无足够的资料比较两者疗效的优劣。须强调输卵管妊娠的血管性介入治疗虽然能保留输卵管,但手术费用较为昂贵,而且术中放射线对卵巢功能的近、中、远期影响不清,输卵管妊娠介入治疗后坏死的组织能否被输卵管完全吸收从而保持输卵管的通畅,介入治疗对患者再次妊娠后对下一代有否影响等还需进行深入的探讨。

二、宫颈妊娠

宫颈妊娠是指受精卵着床和发育在宫颈管内者,是一种非常少见的异位妊娠,其发病率不到异位妊娠的 1%。因宫颈含弹力纤维及平滑肌组织少,收缩力差,妊娠后常发生难以控制的大出血。过去宫颈妊娠多采用子宫切除术,近 10 年来,由于 B 超的使用及血、尿 β-hCG 的定量测定使宫颈妊娠的诊断率提高,而血管性介入治疗技术的应用使宫颈妊娠的非手术治疗取得质的突破。

【影像学特征】

1. 未流产宫颈妊娠　未流产的宫颈妊娠患者在行 DSA 造影时发现,在动脉期双侧子宫动脉明显增粗弯曲,在正常情况下显示不清或不明显的子宫动脉下行支可清楚地显示,而且明显地增粗;在毛细血管期可见妊娠囊。

2. 已流产或不全流产宫颈妊娠　其 DSA 表现与未流产宫颈妊娠相似,主要区别在于阴道不等量的出血,因此在 DSA 影像学的表现为出血灶的存在。

3. 抗癌药物治疗后　宫颈妊娠在应用保守的药物治疗后,胚胎坏死,宫颈呈不同程度的缩小,血管封闭,血流减少。在个别的病例,坏死的胚胎组织血供仍然丰富,与未流产的表现相似,但无妊娠囊存在。

【适应证】

1. 经临床确诊尚未流产的宫颈妊娠。

2. 宫颈妊娠搔刮术后大出血的患者。

【禁忌证】

1. 生命体征严重不稳定、无法搬动的患者。

2. 有凝血功能障碍的患者。

【术式选择】

1. 主要术式　根据宫颈妊娠的血供情况,介入治疗手术方式的选择主要有三种:

(1)经皮双髂内动脉灌注化疗栓塞术。

(2)经皮双子宫动脉灌注化疗栓塞术。

(3)经皮双子宫动脉下行支灌注化疗栓塞术。

手术方式的选择应根据患者的具体情况而定,不能一概而论。在一般情况下,前两种术式较为常用,而后一种术式由于具有较高的失败率,应用较少。

2. 选择依据　在选择手术方式时应考虑以下问题:①患者当时的情况。如有无出血、出血的多少、生命体征是否稳定;②有无治疗史,如是否已行人工流产术、有无应用抗癌药物进行非手术治疗;③宫颈妊娠灶的血供情况,是否由子宫动脉单纯提供,髂内动脉的其他分支有无参加供血等。最主要的任务是止血。在实施手术时以抢救为第一位,此时应用经皮双髂内动脉灌注化疗栓塞术最为有效。在允许的情况下选择经皮双子宫动脉灌注化疗栓塞术可减少并发症的发生。对于宫颈妊娠病灶有髂内动脉其他分支供血的患者单纯栓塞子宫动脉后尚有髂内动脉的其他分支向病灶供血,达不到理想的治疗效果,此时应选择经皮双髂内动脉栓塞术。

对于经临床确诊尚未流产的宫颈妊娠,先选择经皮双子宫动脉灌注化疗栓塞术,再行宫颈胚胎清除术是较好的选择。虽然子宫颈的血供主要来源于子宫动脉下行支,由于交通支的存在,子宫动脉上行支也向子宫颈供血,因此单纯栓塞子宫动脉下行支部分患者难以达到治疗效果,在临床上已经有失败的病例报道。

在宫颈妊娠的术式选择中,是选择单纯的栓塞治疗还是灌注化疗＋栓塞治疗是目前尚不能完全确定的问题。由于病例数较少,尚无法对此进行进一步的判断。但根据我们的临床经验,对尚未流产的宫颈妊娠以灌注化疗栓塞术为首选。主要原因在于对异位妊娠病灶的处理程度上,单纯的栓塞能否完全杀死异位妊娠灶还难以确定,在小剂量化疗的基础上对异位妊娠的杀伤是强有力的,而且是安全的。而对宫颈妊娠搔刮术后大出血或经药物治疗胚胎已经死亡的病例,单纯栓塞即可达到疗效。

【并发症】

与"输卵管妊娠介入治疗"章节相同。

【点评】

目前,宫颈妊娠介入治疗的病例极少。但从陈春林等所报道的宫颈妊娠介入治疗成功病例及介入治疗应用于输卵管妊娠、产后出血等妇科疾病的治疗效果来看,该疗法极有前途。在以往宫颈妊娠一旦确诊,绝大部分病例非手术治疗无效以切除子宫为最后结局。介入治疗的出现使这种情况得以彻底改善。但必须指出的是宫颈妊娠介入治疗必须尽早实施,宫颈妊娠一旦确诊最好实施介入治疗,那种幻想非手术治疗无效后采用介入治疗的想法是危险的,而且会导致严重的后果。

总之,动脉栓塞技术,可有效控制大出血,从而为非手术治疗提供了必要条件,可避免行全子宫切除术,保留患者的生育功能。目前国内外报道的病例较少,而且为宫颈妊娠刮宫术后出血无法控制时才考虑应用介入治疗再行刮宫术,若能在确诊宫颈妊娠后先行介入治疗再行刮宫术,则能避免不必要的出血。单独应用动脉药物灌注栓塞术治疗宫颈妊娠目前国内外未见报道,在此方面有待今后进一步的探讨。

第七节　输卵管阻塞

输卵管阻塞是不孕症的常见原因,占不孕患者的 1/3 左右,是不孕症的诊治难题。以往所采用的子宫、输卵管造影（hyserosalpingography,HSG）的诊断方法及输卵管输液注药、腹腔镜手术、剖腹探查术等治疗方法均有一定的局限性和缺点。经宫颈选择性输卵管造影（selective salpingography,SSG）和输卵管再通术（selective transcervical fallopian tube catheterization）是在 X 线透视、B 超、宫腔镜的监视下,通过同轴导管配合导丝技术经宫颈将导管、导丝送至子宫角,并借助导丝、导管的扩张作用和药液的冲胀作用,达到使阻塞的输卵管再通的目的。本节着重介绍在 X 线下进行的导管介入技术,该技术是将放射诊断与放射介入治疗合二为一的非手术性输卵管再通术,1988 年由 Rosch 等首次报道,我国部分医院自 20 世纪 90 年代开始开展此项技术并有报道,效果满意。

【治疗机制】

输卵管阻塞的原因包括慢性输卵管炎、输卵管结核、输卵管子宫内膜异位症。其中慢性输卵管炎约占一半以上,组织学上可见各种不同程度的炎症表现,伴有或不伴有粘连。导致粘连扭曲,输卵管内炎症碎片、浓缩稠厚的黏液,细小的纤维均可引起输卵管阻塞。在行输卵管造影时,部分病例可以因造影时的冲洗作用而使阻塞输卵管得以疏通。但因其横断面积很小,虽然施加于宫腔的流体静压可能相当大,但真正传导到输卵管间质部的净力仍相当微弱,即使这种阻塞比较脆弱,也几乎不能冲破。因而大部分病例单靠子宫、输卵管造影的冲洗作用是不能使阻塞的输卵管疏通。若采用一根纤小的导丝,直接作用于阻塞点,则可能会成功。基于这一理论,Platia 首先采用微细导丝成功地实行了输卵管阻塞放射介入治疗的再通术。Thurmond 研究发现输卵管疾病是不孕症的一个主要原因,在 10%～20% 的子宫、输卵管造影中显示输卵管近端阻塞,其中伴有不定型组织形成的较小的、分散的栓子的发生率可达 77%。所以,实行导管放射介入治疗有一定的疗效。

【适应证】

（1）经妇科和影像学等辅助检查,排除生殖系统发育异常,证实为输卵管阻塞所致不孕的患者。

（2）因宫颈松弛而致常规子宫、输卵管造影失败者。

【禁忌证】

(1)碘过敏者。

(2)生殖器官急性炎症。

(3)月经期或有子宫出血。

(4)发热(37.5℃以上)或严重的全身性疾病(如心衰、活动性肺结核等)。

(5)子宫角部严重闭塞者、结核性输卵管阻塞者及结扎输卵管吻合再通术后再阻塞者行导丝复通术易因管壁顺应性差而致穿孔,故不适用于此术。

(6)输卵管远端阻塞(壶腹远端、伞部),行导丝再通术宜采取慎重态度。因其成功率低,且易致输卵管穿孔并有穿破伞端损伤卵巢致出血的危险。

【术前准备】

1. 常规准备

(1)手术时机选择:月经干净后 3~5d。

(2)宫腔通液或常规子宫、输卵管造影初步了解有无输卵管阻塞。

(3)查血常规、凝血功能,行胸腹部 X 线摄片排除结核病灶。

(4)妇科检查排除急性生殖器官炎症,如阴道炎等。

(5)术前 3d 起口服抗生素。

(6)碘过敏试验,术前 30min 肌内注射阿托品 0.5mg。

2. 器械准备 国外多采用 Rosch 等和 Cook 公司共同研制生产的真空同轴导管选择性输卵管造影和再通装置。国内多家医院则在此基础上结合临床设计开发了多种改良装置,运用于临床取得良好效果。在此主要介绍同济医科大学附属协和医院放射科设计的改良简易同轴导管输卵管选择性造影及再通装置。

(1)真空同轴导管输卵管选择性造影和再通装置:该装置由三种直径分别为 9F、5.5F、3.0F 的同轴导管组成。9F 不透 X 线导管长 32cm,有一活瓣在导管的尾部。5.5F 导管长 50cm,由聚乙烯合成,前端有一

3cm 长、弯曲成 45°。3.0F 导管长 65cm,有两种类型,一种不透 X 线,一种是由尼龙制成、距其尖端 1cm 处有一透视下可见的金属环。另外,还包括 3 根长 90cm 的导丝。其中 0.085cm(0.035 英寸)尖端有 1.5cm J 形头的导丝用于宫颈插管;0.038cm(0.015 英寸)软头导丝用于探查输卵管的近侧端;如需探查输卵管壶腹部,则需选用 0.038cm(0.015 英寸)头部有铂金帽的超软导丝。全部导管装置可被引入一真空吸杯子宫、输卵管造影装置内:①真空吸引杯子宫、输卵管造影装置;②9F 不透 X 线导管;③5.5F 聚乙烯导管;④3.0F 不透 X 线导管;⑤0.038cm(0.015 英寸)软头导丝。

(2)改良简易同轴导管输卵管选择性造影及再通装置:该装置包括 6 支 20cm 长的 8-9F 外导管或扩张器,其尖端均已被剪去,剩余断端用细砂纸磨光滑,距尖端 3cm 处分别完成一偏离长轴 25°、50°、70°的角,各 2 支。每一种导管(2 支)再在 3cm 处以与前一弯曲垂直的方向弯一偏离长轴约 15°的角,其中这两只导管的后一弯曲方向完全相反,以适合子宫前倾或后屈和左右插管的需要,另外还包括 2 支长约 40cm 的 4.0F 直的细导管,三根导丝,直径为 0.046cm(0.018 英寸)、0.064cm(0.025 英寸)直导丝各一根,0.081cm(0.032 英寸)J 形导丝一根,长度超过 60cm。

【操作步骤】

1. 真空同轴导管选择性输卵管造影及再通装置法

(1)患者取膀胱截石位,常规妇科检查了解子宫位置,消毒、铺巾。用窥器暴露宫颈,用宫颈钳夹持宫颈,将 Sovak 真空吸杯子宫、输卵管造影器送至宫颈,将其中央套管插入宫颈外口,然后将杯压抽至 10mmHg,使其密封子宫颈。经造影器向宫腔内注入造影剂行常规子宫、输卵管造影,造影时拍片和(或)录像记录,结合透视观察输卵管阻塞的部位、

程度、子宫体颈部和子宫角相交的角度和体表定位大致标志。

（2）在 X 线透视下依次向子宫内送入 9F、5.5F 导管，9F 导管尖端置于宫腔的下 1/3 处，以便固定同轴导管系统；将 5.5F 导管在 J 形导丝引导下送至子宫角部，换上 0.035 英寸软头直导丝，在其引导下将 5.5F 导管送至输卵管口部；撤出导丝，将 2～5ml 造影剂直接注入输卵管口部，开始时用小压力推注，如输卵管不显影可逐渐加压推注；如见有造影剂进入静脉、淋巴管、反流入宫腔或患者诉有疼痛时，停止推注造影剂。然后以同样技术进行对侧输卵管造影。

（3）输卵管开口部造影显示阻塞部位后，可经 5.5F 导管注入 2％利多卡因 2～3ml 以减少疼痛和防止输卵管痉挛；然后将 3.0F 导管和 0.015 英寸超软导丝一起送至输卵管开口处，随之将 0.015 英寸超软导丝送向输卵管末端，在此过程中可调整导丝方向并不断将 3.0F 导管沿导丝向输卵管远端送入。同法处理对侧输卵管阻塞。

（4）输卵管扩增后再造影观察其形态、通畅度和造影剂在盆腔的弥散情况。然后经导管向输卵管推注药液（庆大霉素 8 万 U、地塞米松 5mg、透明质酸酶 1500U、生理盐水 20ml）。术毕，撤出器械及导管，患者平卧，观察 1～2h。

2. 改良简易同轴导管选择性输卵管造影及再通装置法

（1）患者取截石位，常规妇科检查了解子宫位置，消毒、铺巾。用窥器暴露宫颈，用宫颈钳夹持宫颈，经宫颈送入双腔气囊导管（Foley 管）行常规子宫、输卵管造影。

（2）选择性输卵管口插管：包括①外导管导向法：术者左手固定 8～9F 的外导管尾部，保证外导管尖端在子宫颈内口上 1～2cm 处，尖端指向欲再通的输卵管侧，右手送入 4.0F 导管，因 4.0F 导管很软，能适应子宫的弯曲，多数能直抵子宫角输卵管内口，当然有

时送入的 4.0F 导管只能抵达子宫底壁上，不能滑向子宫角，这时应回抽外导管，再推进 4.0F 导管，多能成功。②导丝-外导管引导法：在 J 形导丝引导外导管抵达子宫角部后，再顺外导管送入 4.0F 导管。

（3）当 4.0F 导管抵达子宫角且不能继续前行时，可经 4.0F 导管试验性注射 2～3ml 造影剂。开始时用小压力推注，如输卵管不显影可逐渐加压推注；如见有造影剂进入静脉、淋巴管，反流入宫腔或患者诉有疼痛时，停止推注造影剂。

（4）术者固定好同轴导管，助手经 4.0F 导管送入导丝，近段（间质部或峡部近段）阻塞用 0.064cm（0.025 英寸）导丝再通，中远段阻塞用 0.046cm（0.018 英寸）导丝，因其柔软容易顺应扭曲的输卵管进入远段。导丝通过阻塞段时常有阻力感，可通过轻柔的往返运动来克服阻力，逐渐推进。

（5）再通后再造影，输卵管通液注药方法同前。

【术后处理】

1. 青霉素 8 万 U 肌内注射，每天 2 次，共 3d。

2. 术后 3d 行输卵管通液注药。

3. 术后第 2、3 个月经周期，月经干净 3～7d 行输卵管通液注药。

4. 导管术后第 2 个月经周期开始择期同房，争取怀孕。

5. 术后 6 个月未怀孕则应考虑为输卵管再阻塞或其他疾病所致不孕。

【并发症】

1. 疼痛　由操作手法引起，采用不同类型的导管所引起疼痛感不同。轻度盆腔疼痛与宫颈操作和注射造影剂后的子宫与输卵管扩张有关。一般认为用球囊导管导向法，球囊扩张后可使子宫内膜轻度分离，造成术后延迟性疼痛；用铁钩套管装置时可增加操作疼痛；用真空子宫吸杯通常不发生疼痛，比常规子宫、输卵管造影的疼痛感轻。

2. 炎症 输卵管阻塞的放射介入治疗时炎症并发症少见。Thurmond 报道在 366 例中仅出现 1 例（0.3%）。表现为盆区疼痛和发热。感染的发生是原有病变的再活动。近端阻塞输卵管的再通，可能会使一个有潜在感染的输卵管段得到开放。因此，做放射介入治疗前应常规检查与治疗盆腔感染。

3. 化学造影剂刺激 可能对子宫、输卵管黏膜刺激引起炎症性黏膜水肿。另外，还应注意碘过敏反应。

4. 放射损伤 输卵管放射介入治疗时医师与患者均在 X 线辐射场内，接受一定剂量照射。袁志强报道，正常操作下，每位患者接受入射剂量平均在 0.014mSv，均符合国际放射防护委员会规定的剂量。但放射介入治疗时一定要规范，有报道不规范的输卵管阻塞放射介入治疗时患者接受剂量为 32.144mSv，明显超过正常操作的剂量。

5. 输卵管妊娠 Thurmond 报道，200 例输卵管阻塞再通术后异位妊娠率接近 10%。统计输卵管阻塞显微外科术后发生异位妊娠的危险性变化很大，波动在 3%～20%。Thurmond 报道再通术成功后的 31 次妊娠中，5 次为异位妊娠，均位于输卵管壶腹部，远离插管的部位，系因输卵管远端病变，而不是近端插管部位损伤的结果。

6. 输卵管穿孔 发生率在 10% 以下，主要与输卵管原有病变和操作损伤有关。Kumpe 报道 41 根输卵管成形术中 4 根发生穿孔，但均未见不良后果。为了避免此种并发症，应选用白金软头导丝，操作应轻柔。

【点评】

1. 诊断 选择性输卵管造影术（SSG）明显优于以往的常规子宫、输卵管造影（HSG）。常规子宫、输卵管造影由于宫腔造影剂压力不足，各种原因引起的输卵管痉挛及组织碎屑、黏液栓等造成近段输卵管的假性阻塞使输卵管显示降低，病变的诊断率下降，文献报道假阳性率为 6%～24%，假阴性率为 8%～24%。而选择输卵管造影直接将造影剂注入输卵管，增加了输卵管内的流体静压力，克服了 HSG 的缺点，提高了诊断的准确度并能清楚地显示输卵管阻塞的部位、程度、有无积水、溃疡、瘘管及输卵管走向是否僵硬等以协助判断阻塞病因，同时避免了 HSG 所致的输卵管括约肌的痉挛和宫腔的扩张性疼痛。另外，HSG 在个别患者可因宫口过松而失败，Cook 公司的再通装置中的真空吸杯则可克服这一缺点而成功造影。

2. 治疗 输卵管阻塞以往多采用以下几种治疗方法。

（1）输卵管通液：缺乏影像学监视，具一定盲目性，有时可导致输卵管积液，增加了不孕的可能。

（2）腹腔镜手术：可以明确输卵管是否畅通并可解除如输卵管周围粘连所致输卵管阻塞，但手术技术复杂、费用高。

（3）剖腹探查术：对患者损伤大，且有手术后输卵管再粘连阻塞的可能，与以上方法相比较，选择性输卵管造影及再通术在影像设备监控下进行的，定位明确；设备、操作简单，患者损伤小、花费少；直接注药至输卵管，提高了局部药液浓度，增强了抗炎效果。

通过选择性造影、通液和再通术有助于鉴别输卵管阻塞的原因（输卵管痉挛、膜性粘连、黏液栓阻塞或纤维性粘连）并能使膜性粘连、黏液栓阻塞等所致输卵管阻塞获得复通，而免除进行创伤性手术。文献报道，选择性输卵管再通术有 92%～98% 的插管成功率，总的看来近段输卵管阻塞的再通率明显比远段阻塞的高，而在再通术后获正常妊娠的亦有较多例数报道。选择性输卵管造影及再通术有助于今后进行输卵管腔内成形术和选择性输卵管内人工授精及非手术输卵管绝育。

总之，输卵管阻塞放射介入治疗的再通率随着设备与插管技术的改进而逐步提高，国内有文献报道患者术后再通率为 91.07%，术后半年时间以上妊娠率为 30.69%，均为正常宫内妊娠。而输卵管显微外科手术重建或子宫、输卵管再植入术后患者的妊娠率为 35.9%~50.6%。由此可见,输卵管阻塞的放射介入治疗与显微外科术后的妊娠率相仿。故可认为对于大多数患者,输卵管阻塞的放射介入治疗不亚于甚至优于腹腔镜及显微外科。但选择性输卵管造影和再通术对于远侧段的输卵管阻塞效果较差,术后再通率低,而且介入术后异位妊娠率偏高,Thurmond 报道输卵管再通术后异位妊娠率接近 10%。另外,术中所接受放射性因素对于卵巢功能、卵子发育是否有影响,放射介入治疗手术后何时妊娠对胎儿影响较小等问题尚待进一步探讨。

（陈春林 刘 萍）

参 考 文 献

陈春林,李小毛,李国梁,等.2001.介入治疗在重度产后出血中的应用.中国实用妇科与产科杂志,(2):22-24.

陈春林,梁立治,刘佩鸣,等.2000.介入治疗在中晚期妇科恶性肿瘤中应用的临床研究.中国实用妇科与产科杂志,16(11):667-669.

陈春林,刘佩鸣,梁立治,等.1996.介入治疗在妇科恶性肿瘤中应用的初步探讨.使用妇产科杂志,(增刊):6.

陈春林,刘佩鸣,孙明晖.1998.不同途径盆腔动脉灌注化疗组织血浆中铂浓度的研究.中国实用妇科与产科杂志,(6):37-38.

陈春林,刘佩鸣,曾北蓝,等.1995.经皮髂内动脉栓塞术治疗休克状态下的产后大出血 7 例观察.中国实用妇科与产科杂志,15(8):485.

陈春林,刘萍,曾北蓝,等.2006.子宫动脉栓塞术治疗子宫腺肌病的中远期临床疗效观察.中华妇产科杂志,41(10):660-663.

陈春林,马奔,方艺川,等.2001.经导管动脉栓塞术在难治性产后出血中的应用,中华妇产科杂志,36(3):133.

陈春林,麦永嫣,郑淑蓉.1995.子宫腺肌症的发病原因和诊治研究进展.中华妇产科杂志,8:502.

陈春林,谭道彩,梁立治.1995.动、静脉灌注化疗子宫颈癌组织药物浓度的比较.中华妇产科杂志,(5):298.

陈春林.2000.介入治疗在妇产科中的应用及前景.中国实用妇科与产科杂志,(12):57-58.

陈春林.2001.介入治疗在产后出血中的应用.中国实用妇科与产科杂志,(2):16-18.

陈星荣,林贵,夏宝枢,等.1989.介入放射学.上海:上海医科大学出版社.

单鸿,罗鹏飞,李彦豪.1997.临床介入诊疗学.广州:广东科技出版社,48-50.

单鸿,马壮,姜在波,等.2000.未破裂期输卵管妊娠的介入治疗.中华放射学杂志,34(2):78.

邓建林.1988.髂内动脉栓塞术治疗产后大出血:附 3 例报告.中华医学会湖北分会放射学术会议,3(1):1.

傅庆诏,陈昭日,傅艺冰,等.1998.彩色超声及经阴道多普勒超声对子宫腺肌病及与子宫肌瘤的对比观察.山东医科大学学报,(2):74-77.

韩永坚,刘牧之.1992.临床解剖学丛书(腹盆腔部分册).北京:人民卫生出版社,585-586.

胡裕桓.1999.疼痛心理学.乌鲁木齐:新疆科技卫生出版社,44.

柯要早,姜陵,等.1998.输卵管妊娠的介入治疗,放射学实践,13(4):142.

乐杰.1996.妇产科学.北京:人民卫生出版社,106.

李麟荪.1990.临床介入放射学.南京:江苏科学技术出版社,185.

李强.1998.介入间轴导管经宫颈治疗输卵管阻塞不孕症 85 例临床观察.中国实用妇科与产科杂志,14(2):103.

李强.1999.输卵管妊娠的非血管介入治疗.放射学实践.14(4):253.

刘佩鸣,陈春林.1996.妇科介入疗法致髂外动脉血栓形成的诊断和处理.中国实用妇科与产科杂志,12(专刊):130.

刘萍,陈春林,吕军,等.2000.经导管动脉栓塞术治疗子宫腺肌病的临床观察.中国实用妇科与产科杂志,16(12):737-738.

刘萍,陈春林,吕军,等.2000.经导管动脉栓塞术治疗子宫腺肌病的临床观察.中国实用妇科与产科杂志,16(12):737-738.

刘萍,陈春林,朱秋云.2000.经导管动脉栓塞术治疗宫颈妊娠刮宫术后出血一例.中华妇产科杂志,35(8):510.

牛惠敏,王治全,陈强,等.1998.子宫肌瘤的介入治疗.现代医用影像学,7(3):126.

宋岩峰,乐杰.1996.hCG 在诊治输卵管妊娠时的价值.实用妇产科杂志,(4):171-173.

徐治宽,刘红光,张付民.1999.介入治疗子宫肌瘤的临床应用研究.中国医学影像技术,15(10):799.

袁志强,林秀华,刘晓红,等.1998.X线导视下输卵管造影再通术的辐射监测与评价.介入放射学杂志,(2):113-114.

周应芳,麦永嫣,郑淑蓉.1995.子宫腺肌症的发病原因和诊治研究进展.中华妇产科杂志,(8):502-505.

A Cook Group Conpany. 1998. Cook OB/GYNIVF products. USA:Copyright Cook Urological incorporated.

Abulafia O,Sherer DM. 1999. Transcatheter uterine artery embolization for the management of symptomatic uterine leiomyomas.Obstet Gynecol Surv,54(12):745-753.

Bradley EA,Reidy JF,Forman RG,et al.1998.Transcatheter uterine artery embolisation to treat large uterine fibroids. Br J Obstet Gynaecol,105(2):235-240.

Collins CD,Jackson J E.1995.Pelvic arterial embolization following hysterectomy and bilateral internal iliac artery ligation for intractable primary post partum haemorrhage. Clin Radiol,50(10):710-714.

Delois JA,Stewart-AKers AM,Creinia MD. 1998. Effects of methotrxate on trophoblast proliferation and local immune responses,Hum Reprod,13:1063.

Farrer-Brown G,Beilby JO,Tarbit MH. 1970. The vascular patterns in myomatous uteri. J Obstet Gynaecol Br Commonw,77(11):967-975.

Goodwin SC,Walker WJ.1998.Uterine artery embolization for the treatment of uterine fibroids.Curr Opin Obstet Gynecol,10(4):315-320.

Goodwin SC.,Vedantham S,Mclucas B,et al. 1997.

Uterine artery embolization for uterine fibroids. JVIR,8:517.

Hansch E,Chitkara U,Mcalpine J,et al.1999.Pelvic arterial embolization for control of obstetric hemorrhage:a five-year experience. Am J Obstet Gynecol,180(6 Pt 1):1454-1460.

Harima Y,Harima K,Hasegawa T,et al.1996.Histopathological changes in rabbit uterus carcinoma after transcatheter arterial embolization using cisplatin.Cancer Chemother Pharmacol,38(4):317-322.

Heaston DK,Mineau DE,Brown BJ,et al. 1979. Transcatheter arterial embolization for control of persistent massive puerperal hemorrhage after bilateral surgical hypogastric artery ligation. AJR Am J Roentgenol,133(1):152-154.

Herbreteau D,Reizine D,Poitin M,et al.1993.Embolisation D heas stage des hemorragies retro ou sous peritoneales,Actralite de is Reanimation et Urgences editeurs,Armette,17.

Iwanari O,Date Y,Nakayama S,et al.1988.Studies of intra-arterial hypertensive chemotherapy with cisplatin and peplomycin in advanced cancer of the uterine cervix--suitable dose of angiotensin II determined by intra-arterial digital subtraction angiography. Nihon Sanka Fujinka Gakkai Zasshi,40(7):835-840.

Kumpe D A,Zwerdlinger SC,Rothbarth LJ,et al. 1990.Proximal fallopian tube occlusion:diagnosis and treatment with transcervical fallopian tube catheterization.Radiology,177(1):183-187.

Mcivor J,Cameron EW.1996.Pregnancy after uterine artery embolization to control haemorrhage from gestational trophoblastic tumour. Br J Radiol,69(823):624-629.

Palacions Jaraquemada JM.2000.Surgical training in selectivepelvic arterial ligation or use of embolisions only.AM J Obstet Gynecol,182:252.

Pelage JP,Soyer P,Repiquet D,et al.1999.Secondary postpartum hemorrhage:treatment with selective arterial embolization.Radiology,212(2):385-389.

Platia MP,Krudy AG.1985.Transvaginal fluoroscopic recanalization of a proximally occluded oviduct.

Fertil Steril,44(5):704-706.

Ravina JH, Bouret JM, Ciraru-Vigneron N, et al. 1997. Recourse to particular arterial embolization in the treatment of some uterine leiomyoma. Bull Acad Natl Med,181(2):233-243,244-246.

Ravina JH, Herbreteau D, Ciraru-Vigneron N, et al. 1995. Arterial embolisation to treat uterine myomata. Lancet,346(8976):671-672.

Ravina JH, Herbreteau D, Ciraru-Vigneron N, et al. 1995. Arterial embolisation to treat uterine myomata. Lancet,346(8976):671-672.

Ravina JH, Merland JJ, Herbreteau D, et al. 1994. Preoperative embolization of uterine fibroma. Preliminary results(10 cases). Presse Med,23(33): 1540.

Rosch J, Thurmond AS, Uchida BT, et al. 1988. Selective transcervical fallopian tube catheterization: technique update. Radiology,168(1):1-5.

Sawada T, Ebihara T, Maruyama K, et al. 1989. Balloon occluded arterial infusion(BOAI) therapy in patients with progressive cervical carcinoma. Nihon Sanka Fujinka Gakkai Zasshi,41(3):293-300.

Shalev E, Peleg D, Bustan M, et al. 1995. Limited role for intratubal methotrexate treatment of ectopic pregnancy. Fertil Steril,63(1):20-24.

Thurmond AS, Rosch J. 1990. Nonsurgical fallopian tube recanalization for treatment of infertility. Radiology,174(2):371-374.

Thurmond AS. 1991. Selective salpingography and fallopian tube recanalization. AJR Am J Roentgenol,156(1):33-38.

Vedantham S, Goodwin SC, Mclucas B, et al. 1999. Uterine artery embolization for fibroids: considerations in patient selection and clinical follow-up. Medscape Womens Health,4(5):2.

Vennin P, Hecquet B, Poissonnier B, et al. 1989. Comparative study of intravenous and intraarterial cisplatinum on intratumoral platinum concentration in carcinoma of the cervix. Gynecol Oncol,32(2): 180-183.

Wellbery C. 1999. Diagnosis and treatment of endometriosis. Am Fam Physician,60(6):1753-1762, 1767-1768.

Winkel CA. 1999. Combined medical and surgical treatment of women with endometriosis. Clin Obstet Gynecol,42(3):645-663.

Yamashita Y, Takahashi M, Ito M, et al. 1991. Transcatheter arterial embolization in the management of postpartum hemorrhage due to genital tract injury. Obstet Gynecol,77(1):160-163.

Yeko TR, Mayer JC, Parsons AK, et al. 1995. A prospective series of unruptured ectopic pregnancies treated by tubal injection with hyperosmolar glucose. Obstet Gynecol,85(2):265-268.

第7章　介入超声在妇科的应用

第一节　超声诊断

【主要特点】

超声引导下穿刺活检技术已成为介入性超声的重要组成部分。最初采用盲目的粗针经皮活检，并发症发生率较高，1921年Guthrie首先提出细针穿刺细胞学检查，采用细针穿刺肿块，负压吸出细胞后涂片做细胞学检查。后随着科学的发展，20世纪80年代自动活检枪装置问世，为医师准确进行穿刺组织活检提供了有效的工具。此后，超声引导下穿刺活检广泛应用于全身超声显像可清晰显示组织结构的各脏器实性病灶的组织学诊断取材。女性盆腔肿物穿刺组织活检的临床应用是随着妇科微创治疗技术如腹腔镜、阴式盆腔肿物切除等及临床治疗新技术的发展而发展起来的。过去，盆腔肿物的治疗以手术切除为主，切除的组织送病理检查。微创治疗技术的发展使得盆腔良性病变大多数可以经腹腔镜等微创、少创治疗方式进行有效的治疗，但在医师制订治疗方案前要对病灶的组织学诊断有较清晰的了解，以选择适宜患者个体的精准治疗方法或手术方式。卵巢恶性肿瘤的术前先期化疗也对治疗前的病变组织学诊断提出要求，上述诸因素促进了超声引导女性盆腔肿物穿刺组织活检临床应用的发展。与超声引导其他脏器穿刺组织活检不同的是，女性盆腔肿物超声引导穿刺活检的路径较多，需要根据病灶的位置、大小进行选择，而且穿刺前的检查项目随穿刺路径不同而不同，不能照搬腹部等器官穿刺活检的术前准备。

【适应证】

（1）经常规影像技术手段不能明确良、恶性质的盆腔肿块。

（2）临床各项检查均支持卵巢癌，但因临床分期较高，暂无手术适应证，需行先期化疗，化疗前需明确肿瘤组织类型或需要做肿瘤细胞药敏实验者。

（3）先前有盆腔手术病史，盆腔内或引导残端发现新的肿物，经常规检查方法不能明确肿物性质者。

【禁忌证】

（1）严重的出凝血功能障碍。

（2）月经期。

（3）穿刺路径无法避开大血管及重要脏器如肠道、膀胱者。

（4）常规影像学技术检查方法能够明确肿物来源及性质者。

（5）已有明确手术指征的妇科肿物。

【术前准备】

1. 患者准备　穿刺前查血、尿常规，血型，出、凝血时间，乙肝及HIV抗原，必要时查超声心动图，经阴道穿刺需要检查阴道洁净度，确认患者上述各项指标在可允许穿刺范围内。若患者服用阿司匹林等抗凝药物需要停用1周后再行穿刺。患者本人、家属或授权人在穿刺活检知情同意书上签字。

2. 仪器 实时超声诊断仪经腹壁穿刺用频率 3.5～4.5MHz 探头,经阴道穿刺用 5～10 MHz 阴道探头。

3. 穿刺器械用品

(1)无菌探头套。

(2)消毒耦合剂。

(3)无菌穿刺引导架、穿刺活检枪及活检针。常用 18G 活检针。

【操作步骤】

1. 经腹壁穿刺

(1)依据病变位置,患者平卧位或侧卧位,充分暴露拟穿刺进针部位。

(2)超声扫查,确定穿刺点,原则上选择皮肤距病灶最近途径为穿刺部位。穿刺路径上避开肠道、膀胱、大血管及大网膜。

(3)常规皮肤消毒铺巾。套无菌探头套重复扫查,再次确定进针路径。

皮肤穿刺点局部麻醉。超声实时监控、引导下将穿刺针尖经穿刺引导器刺入腹壁至腹膜前并快速进至拟穿刺靶目标前缘,扣动扳机切割组织(图 7-1A),10%甲醛溶液固定,送组织学检查。若采用细针穿刺细胞学检查时,将穿刺针经引导器刺入病灶内预定部位,拔出针芯,于穿刺针尾端接 5ml 或 10ml 针筒抽吸,拔出针后将抽吸物推至载玻片上,推片,10%甲醛溶液固定,送细胞学检查。

上述步骤也可在超声引导下徒手穿刺,尤其是细针穿刺抽吸细胞学检查,徒手穿刺可较好控制进针角度和抽吸位置。当盆腔肿物以囊性为主但有增厚的大网膜饼时,可经腹壁大网膜穿刺。

2. 经阴道穿刺 患者取膀胱截石位,消毒外阴、阴道。铺无菌巾。将穿刺引导架固定于阴道探头上,活检针穿过引导架,将活检针针尖斜面调整至探头斜面最上缘,不可超出探头斜面,以防进针或调整探头角度时刮伤穹隆部黏膜或组织。于超声显示屏上调出穿刺引导线,调整探头角度使引导线通过拟穿刺部位,扣动扳机切割组织(图 7-1B),出针,完成穿刺取材过程。其他针型的穿刺与取材步骤同经腹壁穿刺。

3. 经会阴穿刺组织活检 对于会阴部的肿物,经阴道或经腹壁途径均无适合的穿刺路径时,可采取经会阴皮肤穿刺组织活检。探头采用高频浅表器官探头,若肿物位置较表浅,通常可在超声引导下徒手操作,若肿物位置较深,经穿刺引导架穿刺准确性更佳。

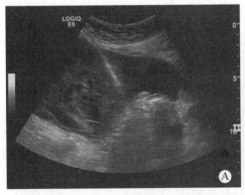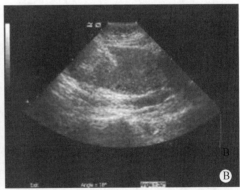

图 7-1 超声引导下附件区肿物组织活检

A. 经腹壁穿刺组织活检,肿物内条状高回声为穿刺针;B. 经腹壁大网膜穿刺组织活检,肿物内条状高回声为穿刺针

【注意事项】

(1)穿刺前详细询问患者病史,如有无血液病史,有无服用抗凝药物史,若在服用抗凝药物期间,需要停用抗凝药物 1~2 周(依据所服用的抗凝药物类型而定)。

(2)向患者解释穿刺活检的方法、可能的并发症及穿刺活检的满意率等事项并请患者本人或授权人签字。

(3)嘱患者在穿刺活检过程中不要做大幅度的腹式呼吸。

(4)当穿刺针尖进入腹壁或病灶内而显示不清时,应适当调整探头角度,使针尖显示清晰,并在预定部位后再行内容物抽吸或组织取材。应防止进针过深伤及肿物后方正常组织。

(5)进针路径应选在肿物与皮肤或阴道穹隆黏膜最贴近处,如肿物与腹壁或阴道穹隆间有距离,可用探头适当加压、推挤肿物前方肠管或网膜,使肿物与探头尽可能贴近。若经阴道穿刺时肿物与穹隆黏膜间经推挤仍有距离,可由助手用手于腹壁上向下方轻推肿物至贴近探头处,以利于安全穿刺。

(6)取材处应选在肿物血流较丰富处,以防因取出的组织坏死,不能得到满意的病理诊断。但应注意避开可见到的动脉血管,以防穿刺后严重出血。取材后应立即肉眼观察取出的组织是否成形或坏死,如取材不满意应调整进针入路后再次取材。

【应用价值】

超声引导下盆腔肿物穿刺活检能明确肿物的组织学性质,如部分卵巢结核,影像学检查表现、临床症状及有些实验室检查项目结果均类似于卵巢癌,临床鉴别诊断很困难,穿刺组织活检可明确肿物组织学诊断,对治疗起到积极的指导作用。对恶性肿物能够明确组织类型及肿瘤细胞的分化程度,取出的组织除做常规组织病理检查外,还可用于免疫组织化学等特殊检查及肿瘤细胞药物敏感试验,对临床诊断、确定正确的诊疗方案及科研均有重要价值。

第二节　静脉超声造影

【主要特点】

静脉超声造影是将造影剂经静脉注入体内,随血流到达病灶内,增强病灶内血流的散射信号强度,借以增强病灶、组织器官超声回声强度及多普勒信号强度,提高了超声对组织器官及病灶的细微结构分辨能力和血流信号显示的敏感性,并能反映组织血流灌注状况。现经静脉声学造影已在腹部和心脏超声检查中得到常规应用,如用于显示肝脏或肾脏毫米级微小病灶,辨别肿物性质,评价肿瘤介入治疗后效果等,但在妇科尚未得到广泛应用,主要原因在于,应用声学造影剂的目的是为了使经常规超声扫查不能显示或显示不清的病灶(过小或等回声,与周围组织分界不清)能清晰显示,或用以评价器官或肿物的血流灌注状况,而女性盆腔肿物尤其是卵巢肿物发现时通常已较大,在肿物较小时不是超声不能分辨出来,而是由于没有症状,患者未能及时就诊。但对常规超声已发现的盆腔肿物,有时囊实性,或良恶性的准确鉴别诊断仍有困难,经静脉声学造影很有帮助。

【临床应用】

1. 鉴别良恶性肿瘤　Meija－Riittarden 等研究了 72 例卵巢肿瘤患者经静脉注射微泡造影剂前后肿物彩色多普勒血流显像的表现并同手术结果相比较。结果显示:同良性肿瘤相比,注射造影剂后,恶性肿瘤的能量多普勒密度明显增加($P<0.01$),造影剂灌注时间明显缩短(恶性肿瘤 17.5s,良性肿瘤 22.5s,$P<0.05$),造影剂洗脱时间明显延长(恶性肿瘤 190.4s,良性肿瘤 103.6s,$P<0.01$),时间强度曲线下面积明显增大($P<$

0.01),认为彩色多普勒血流显像结合静脉注射微泡声学造影剂,可提高附件肿物超声定性诊断的准确性。其他研究者也有类似的报道。

2. 鉴别肿物性质及结构　由于卵巢肿物结构的复杂多样性,常规超声有时难以区别壁上有乳头样或结节样结构的囊性肿物是囊腺瘤还是子宫内膜异位囊肿,因后者壁上的凝血块在常规超声显像可形似结节或乳头。注射造影剂后,真性乳头由于其内有血液供应,回声明显增强;而凝血块回声无变化。有些囊性肿物常规声像图酷似实性肿物,因为有少数较小的实性肿物内血管很细,血流速度很慢,即使用彩色多普勒血流显像仍难于辨别其为实性或囊性。经静脉造影后实性肿物回声较前增强,囊性肿物边界清晰,内部回声无变化。

3. 确定肿物浸润范围　晚期卵巢癌或盆腔恶性肿瘤浸润周围组织,边界常不清。作者研究了经静脉造影在评价盆腔肿物浸润范围中的作用,发现用常规超声检查对肿物边界显示不清者,注射造影剂后肿物与周围组织及器官的边界显示清晰,可较正确判断肿物浸润范围与深度,有助于确定手术范围及方式。

【适应证】

(1)常规超声无法判断附件区囊实性肿块内部有回声部分血流情况时,可借助超声造影明确其内有无血流灌注,鉴别其是否为有活性组织。

(2)在常规超声基础上,需进一步了解附件区囊实性肿块的良恶性,以及附件区实性肿块的组织来源。

(3)子宫肌瘤或腺肌病非手术治疗,如病灶原位消融治疗、动脉栓塞治疗后评估消融或栓塞效果。

【观察内容】

1. 造影时相的划分　将造影时相划分为增强早期和增强晚期。增强早期指子宫动脉开始灌注至子宫肌层灌注,回声逐渐增强达到峰值的过程;增强晚期指自子宫肌层造影剂灌注(回声)开始减低至造影前水平的过程。

2. 观察指标　观察及记录病灶增强时间、增强水平及增强形态。病灶增强时间以子宫肌层为参照,分为早增强、同步增强及迟增强;增强形态可分为均匀及不均匀增强;增强水平以子宫肌层为参照,分为高、等、低及无增强。

【术前准备】

(1)询问患者有无过敏史,尤其是蛋白类如牛奶、鸡蛋过敏史。

(2)经腹部实时超声造影(CEUS)需适度充盈膀胱。

(3)经阴道 CEUS 无须特殊准备。

(4)患者本人或授权亲属签署检查知情同意书。

(5)造影剂:现临床使用的声学造影剂多为微泡造影剂,这类造影剂能通过肺循环,到达靶器官,得到良好的造影效果。

【操作步骤】

根据病灶位置选择经腹部或经阴道探头,经腹部探头频率:2.5～4.0MHz,经阴道探头频率:5.0～9.0MHz。

1. 造影前常规超声检查　采用经腹部及经阴道或经直肠联合方式检查,了解子宫及附件区情况,观察拟造影靶目标位置、大小、血液供应状态及靶目标与周围组织之间的关系。

2. CEUS 检查

(1)造影剂及造影条件设置:造影剂使用及造影条件设置参见总则。经腹部检查造影剂剂量:1.5～2.4ml;经阴道检查建议使用造影剂 2.4～4.8ml。条件设置要求图像达到最优化,能够获得充分的组织抑制并保持足够的深度穿透力,增益调节以二维灰阶超声背景回声恰好消失、膀胱后壁界面隐约可见为准。取样框内除包含靶目标外最好包含参照物。

（2）探头切面固定于目标区域，先切换到造影成像模式，调节 CEUS 成像条件。

（3）注射超声造影剂同时开始计时，当造影剂微泡接近目标时，缓慢扇形扫查整个靶目标区，观察造影剂灌注情况。

（4）连续存贮 CEUS 120s 内的图像，如有必要也可连续存贮 3min 之内的图像。

【注意事项】

1. 扫查途径选择　根据目标病灶大小及位置选择扫查途径，推荐尽量采取经腹部超声扫查。如果肿块位于子宫后方且位置较深，肿块后缘距离体表超过 10cm，或需观察囊性肿块后壁小乳头或结节结构时，可采取经阴道超声扫查获取图像。

2. 目标区域选择　对于附件区实性或多房囊性肿块，若肿物较大，不能全部放入取样框内时，应选择彩超显示血流最丰富的区域为靶目标；对于附件区囊实性肿块，则应选择病灶的实性部分为靶目标。除病灶外，建

议显示部分子宫肌层或卵巢组织作为参照。如不能同时显示病灶及参照目标，建议采取 2 次注射，先观察病灶造影剂灌注时间、消退时间及灌注模式，而后观察子宫或卵巢组织等参照物造影剂灌注时间、消退时间及灌注模式，再进行对比分析。

3. 造影剂注射

（1）针头直径不应<20G，以避免注射时因机械冲击产生微泡大量破裂，影响造影效果。

（2）对于需要采取 2 次注射的患者，两次造影剂注射时间间隔至少 10min，以保证循环中的微泡被较彻底清除。

【常见表现】

1. 子宫肌瘤　典型的子宫肌瘤表现为周边环状早增强，而后内部均匀性增强，与子宫肌层增强水平一致或稍高；向外逐渐消退，中心部造影剂消退较快，周边消退较慢，有明确包膜感（图 7-2，图 7-3）。该表现可为浆膜下子宫肌瘤与卵巢来源的乏血供实性肿块的鉴别提供参考。

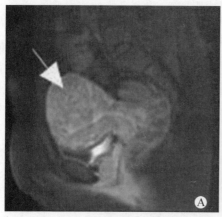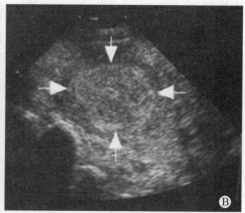

图 7-2　子宫肌瘤（箭头）

A. 盆腔 MRI 显示后壁肌壁间肌瘤；B. 超声造影早期见肌瘤环状增强

2. 子宫腺肌瘤　表现为增强早期多支粗大的线状增强进入病灶内，继而整个病灶区域迅速不均匀增强，常可见到不规则的无造影剂灌注区或低灌注区，瘤体的整体血流灌注强度与周边肌层基本一致，周边无环状

增强，使病灶无明显边界感，廓清期瘤体内造影剂的消退亦与周边肌层无明显差异（图 7-4）。弥漫性子宫腺肌病超声造影表现（图 7-5）与子宫腺肌瘤相似。

3. 子宫内膜癌　超声造影时在病灶显

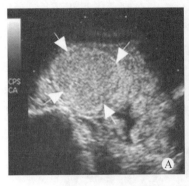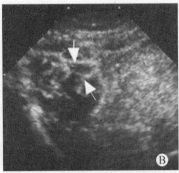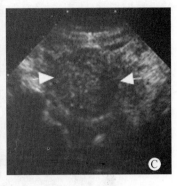

图 7-3　子宫肌瘤造影表现

A. 造影剂进入后子宫肌瘤呈周边强化方式(箭头);B. 造影示肌瘤边界清晰,可见树枝状滋养血管(箭头)由周边深入中心;C. 肌瘤造影剂的廓清早于正常子宫肌层组织,呈周边强化状(箭头)

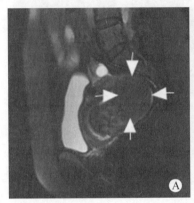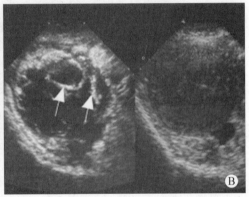

图 7-4　子宫腺肌瘤

A. 盆腔 MRI 显示宫底部局限性病灶(箭头);B. 超声造影增强早期可见散在、线状增强(箭头)

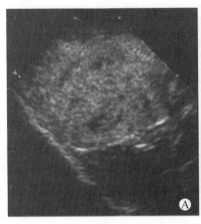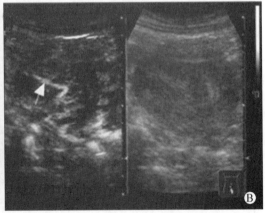

图 7-5　子宫腺肌病

A. 造影显示子宫腺肌病病灶快速高增强,峰值时病灶与周围肌层分界不清晰;B. 整个腺肌病病灶可见主要的灌注血流直接源于子宫内动脉,没有"包膜血管"

示为早期增强,尤其滋养血管首先出现强化,随即整个病灶与肌层同步强化达到峰值,病灶与周围肌层分界欠清。增强晚期病灶造影剂消退较肌层稍快,呈相对低增强,与周围正常组织界线较清晰,从而可显示内膜癌浸润肌层的深度及范围。术前应用超声造影辅助诊断内膜癌的肌层浸润深度有一定意义。

4. 子宫颈癌　宫颈癌超声造影表现为早期高增强,呈均匀或不均匀增强,增强晚期病灶内部造影剂消退早于肌层呈低增强,周边部消退较慢,呈稍高增强(图 7-6),因而可清晰显示病灶范围及其周围组织浸润情况,有助于宫颈癌的诊断及其周围组织浸润范围的评价,可为临床分期及制订治疗方案提供有用信息。

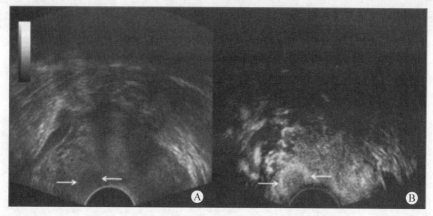

图 7-6　子宫颈癌
A. 二维超声显示宫颈前唇低回声病灶(箭头);B. 超声造影显示增强早期病灶周边呈高增强(箭头)

5. 卵巢子宫内膜异位囊肿　卵巢子宫内膜异位囊肿的常规超声表现较具特征性,通常诊断不困难,但有些病史较长的病例病灶内的回声较高,与实性乳头样结构或实性肿物的判别困难,超声造影可通过观察造影后囊肿内"似实性"回声部分是否有造影剂灌注以判别其囊实性性质,子宫内膜异位囊肿囊内超声造影表现为增强早期和增强晚期全程无增强(图 7-7)。

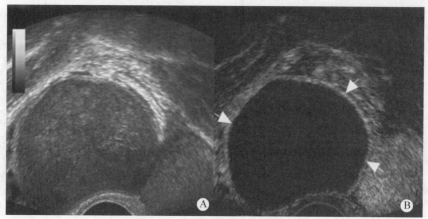

图 7-7　子宫内膜异位囊肿
A. 二维超声显示包块内可见细密点状回声和不规则的等回声;B. 超声造影显示囊内无增强,仅被膜呈环状等增强(箭头)

6. 卵巢出血囊肿　卵巢出血囊肿如黄体出血囊肿等囊内常有高回声血凝块,尤其围绝经期妇女的卵巢出血囊肿(图 7-8),需要同卵巢实性肿物相鉴别。黄体出血囊肿静脉超声造影表现为囊壁呈典型的环状增强,囊内有回声部分呈全程无增强(图 7-9)。

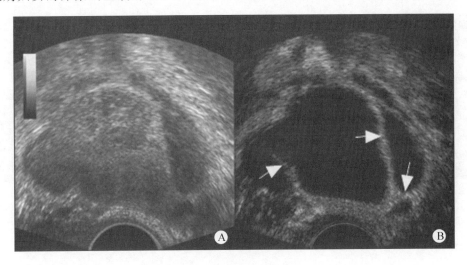

图 7-8　卵巢出血囊肿

A. 二维超声显示左卵巢内多房囊性肿物;B. 超声造影呈周边环状增强,囊内多分隔,隔上见造影剂充盈(箭头),内部无增强,考虑卵巢出血囊肿

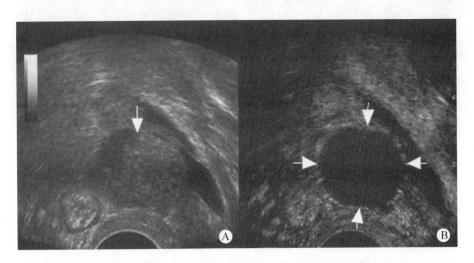

图 7-9　黄体出血囊肿:患者突发下腹痛

A. 二维超声显示左卵巢内肿物(箭头);B. 超声造影显示肿物周边呈环状增强(箭头)、内部无增强,考虑出血囊肿

7. 卵巢性索间质来源的实性肿瘤　静脉造影时主要表现为增强晚期瘤体呈整体等增强或低增强,与浆膜下肌瘤增强晚期呈由外向内逐渐低增强的增强模式不同,有助于卵巢肿瘤和浆膜下子宫肌瘤来源的鉴别。泡膜细胞瘤血管呈树枝状分布,由粗至细较规

律整个肿物逐渐缓慢充盈；纤维瘤则表现增强晚期肿物低增强(图7-10)。

8. 卵巢癌　呈造影增强早期较均匀高增强，血管粗大，分支、走向无规律，肿物实性部分快速全部增强，肿物有坏死时造影剂分布不均匀(图7-11)。

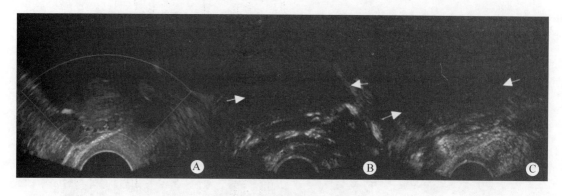

图 7-10　卵巢性索间质肿瘤

A. 肿物后方回声明显衰减，CDFI内可见血流信号；B. 早期由周边向内部呈缓慢增强(箭头)；C. 晚期造影剂消退呈低增强(箭头)

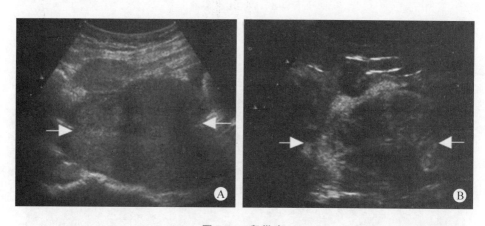

图 7-11　卵巢癌

A. 二维超声显示附件区低回声包块(箭头)；B. 超声造影显示包块快速充盈(箭头)，造影剂分布不均匀，病理结果为卵巢癌

9. 卵巢转移瘤　卵巢转移瘤造影表现具有多样性，但来源于胃肠道的转移瘤常有如下表现：注入造影剂后肿瘤内部较大的供血动脉首先增强，而后向周边部分支，肿瘤灌注血管呈"树枝状"(图7-12)。

10. 附件区脓肿　造影时常表现为较典型的不均匀多房环状增强，环内呈无增强(图7-13)。

【优点】

1. 鉴别活性组织、脂质或凝血块　有回声的类实性成分如有造影剂灌注增强，则提示是有活性的组织(图7-14，图7-15)；反之则提示该部分为无活性组织(图7-16)。

2. 可评价子宫病变消融治疗效果　消融治疗后超声造影检查可较准确判断治疗后消融灶坏死范围。造影全程无增强的区域为组织凝固坏死区(图7-17，图7-18)。

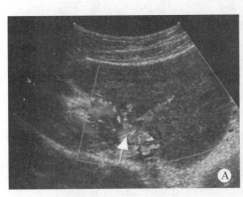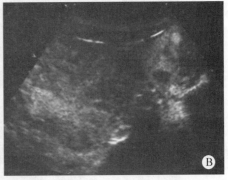

图 7-12　卵巢转移癌(附件区实性包块)

A. CDFI 可见树枝样血管走行(箭头);B. 超声造影可见树枝样血管分布,提示卵巢转移癌

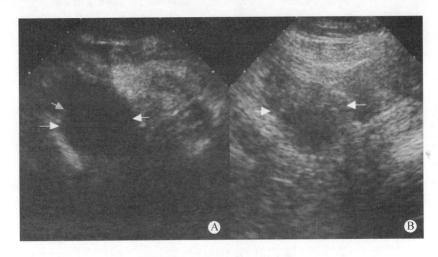

图 7-13　卵巢结核性冷脓肿

A. 造影示不均匀多房环状增强(白箭头,红箭头为分隔);B. 二维超声示右附件区肿物

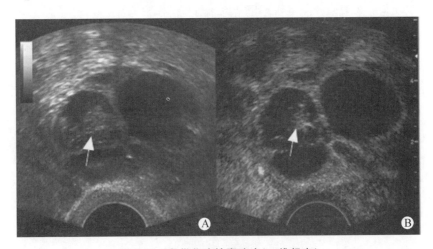

图 7-14　卵巢浆液性囊腺癌(二维超声)

A. 囊内可见"实性结构"(箭头),超声造影见该区域快速,增强(箭头);B. 提示为有活性组织成分

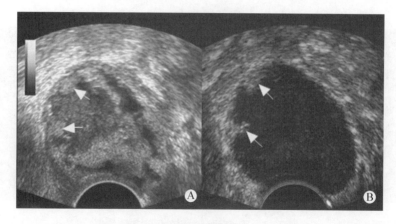

图 7-15　卵巢浆液性囊腺癌(二维超声)

A. 卵巢包块内见多发乳头样结构(箭头);B. 超声造影见该区域有造影剂增强(箭头),提示为真性乳头组织

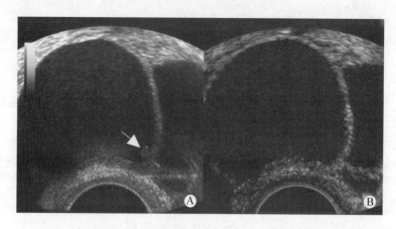

图 7-16　卵巢浆液性囊腺瘤(二维超声)

A. 囊壁上可见一"实性乳头样"结构(箭头);B. 超声造影显示该区域未见增强,提示为非"真性乳头"结构,符合良性肿瘤

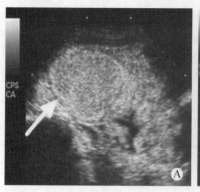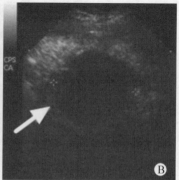

图 7-17　子宫肌瘤

A. 子宫肌瘤微波消融治疗前肌瘤呈均匀等增强(箭头);B. 微波消融治疗后,消融灶显示为边界较锐利、均匀一致无增强(箭头)

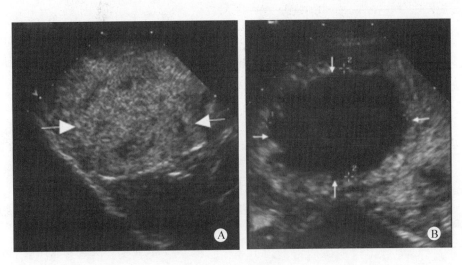

图 7-18　子宫腺肌瘤

A. 腺肌瘤微波消融治疗前(箭头);B. 微波消融术后 12h 消融区持续无增强(箭头)

第三节　子宫肌瘤微波消融治疗

【主要特点】

子宫肌瘤是育龄期女性发病率最高的良性病变,发病率高达 20%。随着女性婚育年龄的推迟,未婚育女性发病率也在增高,症状性子宫肌瘤传统子宫切除的治疗方法已不再能够较好满足临床治疗需求,越来越多的患者希望在保留子宫的基础上得到有效的非手术治疗。患者的求医需求催生了子宫肌瘤无创及微创治疗技术的快速发展。超声引导下经皮微波原位消融治疗子宫肌瘤技术自 2007 年应用于临床,经近 1000 例的治疗、随访观察,证实此项技术创伤微小、保留子宫、不改变盆底结构,治疗后患者子宫肌瘤有效缩小或消失,临床症状得到有效减轻或消除,得到受治患者的普遍认同。目前此项技术已成熟并被广泛普及,成为保留子宫基础上子宫肌瘤微创治疗新技术。

子宫肌瘤主要临床症状可概括为三大类:月经异常相关症状(包括月经量过多、月经期延长、月经周期缩短等)、盆腔压迫及疼痛相关症状(小腹坠胀、痛经、尿急尿频、腰骶部坠胀、便秘及大便干燥等)和生育功能异常(不孕、早孕流产、晚育期子宫破裂等)。根据肌瘤与子宫肌壁关系主要可分为黏膜下、肌壁间和浆膜下三大类,分别占 10%~20%,70%,20%~30%。每种类型肌瘤的主要症状也有所不同。2011 年国际妇产联合协会(International Federation of Gynecology and Obstetrics)对肌瘤进行更为具体的亚型分类,临床上称为肌瘤 FIGO 分型(表 7-1)。

根据肌瘤生长部位将肌瘤分为前壁、后壁、宫底、侧壁及宫颈部位肌瘤五类。根据欧洲妇产协会在子宫肌瘤治疗指南中依据肌瘤体积大小可分为小肌瘤:3cm≤d<5cm;中等大小肌瘤:5cm≤d<8cm;大肌瘤:d≥8cm。

表 7-1　子宫肌瘤 FIGO 分型（2011）

分型	主要特点
0 型	黏膜下肌瘤，带蒂，完全突入宫腔内
1 型	黏膜下肌瘤，嵌入肌层部分<50%
2 型	黏膜下肌瘤，嵌入肌层部分≥50%
3 型	瘤体都在肌层，但肌瘤假包膜紧贴子宫内膜
4 型	完全在肌层内
5 型	浆膜下肌瘤，嵌入肌层部分≥50%
6 型	浆膜下肌瘤，嵌入肌层部分<50%
7 型	完全突入浆膜，与子宫仅一蒂相连
8 型	其他类型（特殊位置，如宫颈、阔韧带等位置）

示意图 *

* 摘引自 Fertility and Sterility，2011，95（7）。

【治疗原理】

超声引导经皮微波消融治疗是病灶原位灭活技术，是借助超声影像实时引导、监控对子宫肌瘤进行靶向定位，并将针型微波辐射器经皮穿刺植入至病灶内，利用微波的生物体"离子加热"和"偶极子加热"的致热效应，在短时间内使微波天线周围的组织温度升高致使组织细胞蛋白质发生凝固性坏死的温度，造成组织细胞的不可逆性凝固坏死，并可使组织内血管壁发生透壁性损伤，进而达到保留子宫基础上，使子宫肌瘤细胞原位失活，子宫肌瘤缩小或经自然腔道排出体外完全消失的治疗目的。

【适应证】

经磁共振（magnetic resonance imaging，MRI）或超声检查明确诊断的子宫肌瘤，伴有腹痛、月经过多、继发性贫血、压迫等症状，未生育或已婚已育但强烈希望保留子宫者，经其他非手术治疗方法治疗无效，有安全的经腹壁穿刺路径，并符合以下条件者。

（1）患者无围绝经期征象。

（2）子宫肌瘤分级符合国际妇产学会（FIGO）分级标准 0～6 级（表 7-1），肌壁间子宫肌瘤直径为 5～10cm，黏膜下子宫肌瘤直径>2 cm，宽蒂的浆膜下子宫肌瘤蒂部宽>3 cm。

【禁忌证】

1. 绝对禁忌证

（1）月经期、怀孕期或哺乳期。

（2）FIGO 分级为 7 级的浆膜下子宫肌瘤。

（3）无安全的经皮穿刺入路者（病灶紧邻肠管、膀胱、大血管等重要器官，且无法分开）。

（4）子宫颈 CIN 3 级以上。

（5）伴发子宫内膜重度不典型增生。

（6）子宫肌瘤短期内迅速增大，不能排除肉瘤样变者。

（7）有未被控制的急性盆腔炎症。

（8）肝、肾等重要器官功能障碍。

（9）严重的出凝血功能障碍，血小板<50×10^9/L，凝血酶原时间>25 s，凝血酶原活动度<40%。

2. 相对禁忌证　子宫肌瘤>10 cm，预计治疗后子宫肌瘤缩小 50% 后子宫肌瘤均径（长+宽+高）/3 仍>6 cm，压迫或贫血症状不能有效改善者。

【术前准备】

1. 了解病史　包括有无出血史、盆腔手术史、感染史、糖尿病、高血压、服用抗凝药物、心脏起搏器、患恶性肿瘤等；向患者详细告知经皮微波消融治疗方法、优势与不足；预期疗效、潜在的并发症及不良反应；同时与患者交流，进一步了解患者求治诉求。

2. 完善常规检查　血常规、生化检查、凝血功能、心电图、超声检查、血 CA125、CA199、胸片、盆腔平扫+增强 MRI、宫颈 TCT。

3. 取出宫内有节育器　有宫内节育器

者需取出,并消炎止血后方可进行治疗。

4. 胃肠道准备　术前禁食水 6 h,有严重便秘者可服缓泻剂导泻以减少肠气干扰,对有盆腔手术史后肠道粘连严重者可在治疗当日清晨清洁肠道,以减少肠气干扰并预防消融后肠道热损伤因肠内容物渗出造成盆腔严重感染。

5. 插导尿管　术前半小时插导尿管(夹闭),以备治疗中根据进针部位调整膀胱充盈程度。

6. 签署相关文书　如由患者本人或授权人签署相关知情同意书(微波消融治疗同意书,超声造影同意书,授权同意书,组织活检知情同意书)。

7. 填写症状及与健康相关生活质量问卷调查表及痛经评分表　以评价患者临床症状的严重程度和疾病对生活质量的影响。

8. 其他　如避开月经期。对病变范围较大或肌瘤部分突入子宫腔的患者,可于术前 5 min 向患者阴道内填塞浸泡冰盐水的大纱球 2～3 枚,以预防消融中微波热气泡经阴道流出烫伤阴道黏膜,也便于治疗后即刻观察阴道有无出血。

【操作步骤】

1. 择点、定位,确定穿刺点　常规超声下腹部扫查择点、定位、确定穿刺点,原则上选择皮肤距病灶最近途径并在病灶中心处为进针路径。穿刺入路上须绝对避开膀胱、肠道、网膜、大血管并尽可能避开子宫内膜。静脉超声造影,评价病灶血供状态,并留图像备消融后再次静脉造影评价消融效果。

2. 无菌操作　常规皮肤消毒、铺无菌巾。探头表面涂适量耦合剂,套无菌探头套,安装穿刺引导架。

3. 麻醉　静脉麻醉或硬脊膜外腔麻醉(用于腹壁厚呼吸幅度大的患者)辅助穿刺点局部皮下 0.1% 利多卡因局部麻醉。

4. 确定输出功率　在二维灰阶超声实时引导下经皮穿刺向病灶内植入针式微波天线(图 7-19A)依据病灶大小决定植入的微波天线数量及天线长度(<5 cm 或乏血供子宫肌瘤植入 1 根天线,>5 cm 富血供子宫肌瘤植入 2 根天线),设置微波输出能量 50 W 或 60 W(依据子宫肌瘤大小和病灶血供状况而定)进行消融(图 7-19B、C)。消融过程中超声实时监测消融区内回声变化,当高回声到达预定消融区边缘约 0.3 cm 时停止微波辐射(图 7-19D)。消融过程中超声实时监测子宫腔回声变化,当宫腔内出现流动高回声时停止微波辐射,以预防子宫内膜热损伤。治疗过程中监护患者的血压、脉搏、心率,血氧饱和度等生命指征。

5. 消融效果评价　微波辐射停止后行彩色超声成像,消融区无彩色血流信号后行静脉超声造影,若拟定消融的靶目标内仍有血流信号时应补充消融后再行静脉超声造影检查。超声造影观察消融区有无造影剂灌注并测量无灌注区范围,作为判定消融后组织坏死范围(图 7-19E)。

6. 消融结束处理　确认微波辐射停止,拔出微波天线,清理穿刺点皮肤,局部加压包扎(图 7-19F)消融后微波天线植入处穿刺孔。取出阴道内填塞的纱球,观察有无出血;观察导尿管流出的尿液颜色,观察患者生命体征是否平稳,麻醉清醒后无异常可拔出导尿管。无特殊治疗后 6 h 可进流食并下床活动。

【注意事项】

(1)选择最佳穿刺入路,绝对避开膀胱、肠管、大血管,尽量避免穿过大网膜和子宫内膜。

(2)对于治疗前诊断怀疑子宫肌瘤变性或子宫肌瘤内血供异常丰富者建议消融前经皮穿刺肌瘤组织活检送病理检查,而后沿穿刺活检针道向肌瘤内植入微波天线进行消融治疗。活检时应尽量减少穿刺次数,通常采用 16G 组织切割活检针穿刺 1 针取出的组

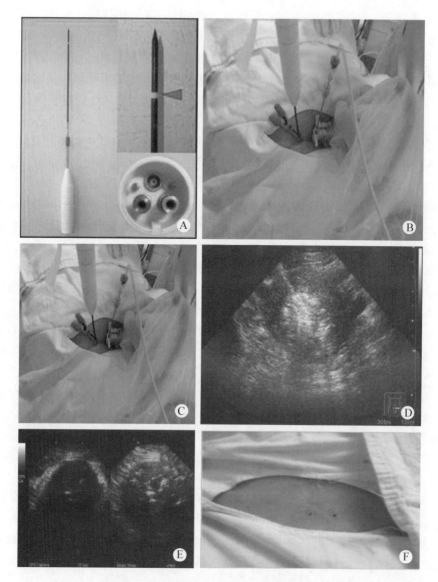

图 7-19　A. 针式微波天线(箭头指处为微波辐射裂隙);B. 超声引导经皮穿刺;
C. 超声引导经皮穿刺灰阶;D. 超声引导经皮微波消融中二维灰阶(高
回声为热场范围);E. 微波消融后静脉超声造影(左为黑色无造影剂灌
注部分为消融组织坏死区);F. 经皮微波消融后微波天线穿刺孔

织标本量可满足常规病理诊断需求。

　　(3)严格掌握适应证,若有子宫周围脏器热损伤征象及时发现并处理。

　　(4)穿刺天线未达到预定部位或穿刺天线偏离预定部位时,可先采用 40W 能量短时

间辐射后再拔出天线重新择点穿刺,以预防有活性的异位子宫内膜组织沿穿刺针道种植。

　　(5)穿刺活检或微波天线置入过程中,当针尖进入腹壁或病灶内显示不清时,应适当

调整探头角度使针尖显示清晰并在预定位置后再行活检或开始微波辐射。微波辐射前确保微波天线尖端距离子宫浆膜层>0.5 cm。

（6）治疗结束后，超声全面扫查盆腔，了解有无内出血或较治疗前增加的盆腔积液。

（7）治疗后注意患者体温变化，在37.5～38℃为治疗后吸收热，无须特殊处理，超过38.5℃应注意有无感染征象及腹膜刺激征象，若有盆腔感染或肠道损伤征象及时给予对症处理。

【并发症】

1. 潜在的严重并发症　如肠道、膀胱等脏器热损伤。严格掌握适应证，消融中注意掌握消融安全边界，对于良性病变在不安全的情况下不追求子宫肌瘤的彻底消融，以减轻或消除患者临床症状为治疗目的。治疗后密切观察，若有发生严重并发症征象及时外科处理。

2. 疼痛　约10%患者在治疗后8 h内可出现穿刺点或消融部位疼痛，大部分患者可耐受，8 h内可自行缓解，无须用药，个别患者需对症治疗。

3. 出血及盆腔积液　按规程正确操作可完全避免此类不良反应发生。少量盆腔积液无须处理可自行吸收。

4. 阴道排液　黏膜下子宫肌瘤患者消融后可出现阴道排液，呈淡粉色或洗肉水样，多在1～2周内自行消失。预防：穿刺及消融中尽量不损伤子宫内膜。

5. 阴道黏膜烫伤　发生率极低，<0.1%。是由于在消融治疗中热气泡沿子宫腔流动至阴道内所致。预防：消融前在阴道内填塞浸泡冰盐水的无菌大纱球数枚，可完全消除消融中的阴道黏膜烫伤。

6. 恶心　麻醉后极少数患者可出现恶心，极个别患者可出现呕吐，可对症处理。预防：尽量缩短麻醉时间，治疗前准备工作充

分，开始微波辐射时再麻醉给药。

7. 盆腔感染　与治疗中未严格消毒情况下使用宫内器械或治疗后阴道局部卫生状况不佳有关。预防：严格无菌操作，消融后可应用抗生素预防感染。治疗后嘱患者2周内避免性交和盆浴。

8. 坏死子宫肌瘤组织经宫颈排出不全腹痛　对于较大的黏膜下或肌壁间肌瘤治疗后坏死瘤组织经阴道排出者，可发生瘤组织堵塞宫颈口造成分娩样剧烈腹痛。处理办法：可经阴道直视下钳出坏死组织。有大量坏死组织排出期间应用抗生素预防感染。

9. 子宫破裂　目前未见有此类并发症。严格掌握适应证，可避免此类事件发生。

10. 子宫内膜大面积热损伤　对于有生育要求的患者应该尽量避免大面积子宫内膜热损伤，尤其是近子宫底部的内膜。预防方法：治疗前宫腔内置子宫腔造影导管，可于管腔内灌注冷无菌耦合剂。

【术后护理】

消融后部分患者治疗区疼痛，无须特殊处理，个别痛觉敏感者对症治疗。部分患者麻醉后血压升高，可观察，持续升高者可对症治疗。

【点评】

1. 消融效果评价　采用静脉超声造影和增强 MRI 评价消融范围。以造影剂无灌注区为组织消融后坏死区，以坏死区占子宫肌瘤百分比评价消融率（表7-2）。

2. 临床效果评价　评价指标：子宫肌瘤体积缩小率，子宫肌瘤相关症状与健康相关生活质量调查问卷评分，血红蛋白定量。

（1）治疗效果非常显著。需符合下列条件之一：消融后 3 个月子宫肌瘤体积缩小率>50%，贫血患者非月经期血红蛋白定量在正常人水平，子宫肌瘤相关症状评分下降>治疗前分值 50%，与健康相关生活质量评分升高>治疗前分值 50%。

表 7-2　子宫肌瘤超声引导经皮微波消融效果评价

消融效果	评价指标
完全消融	(1)消融后 1d 内无灌注区体积占子宫肌瘤总体积＞80％； (2)彩色多普勒血流成像：0 级，瘤内和瘤周血流信号消失，超声造影子宫肌瘤内完全无增强呈"空洞征"(图 7-20)。消融后 3 个月子宫肌瘤体积缩小率＞50％
大部分消融	(1)消融后无灌注区体积占子宫肌瘤总体积 60％～79％； (2)彩色多普勒血流成像：0～Ⅰ级，子宫肌瘤内绝大部分区域无增强，但仍有部分增强区
部分消融	(1)消融后无灌注区体积占子宫肌瘤总体积＜59％； (2)彩色多普勒血流成像：Ⅰ级，超声造影子宫肌瘤内大部分区域有造影剂灌注，仅小部分区域无增强

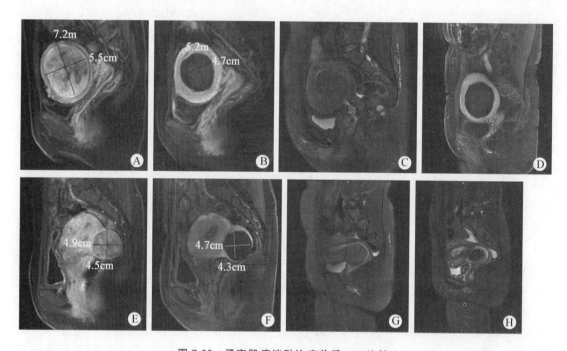

图 7-20　子宫肌瘤消融治疗前后 MRI 比较

　　A、B. 肌壁间肌瘤消融治疗前(A)，消融后肌瘤完全坏死(B)；C、D. 黏膜下肌瘤消融前(C)，消融后肌瘤完全无血流灌注，提示肌瘤完全坏死(D)；E、F. 浆膜下肌瘤消融前(E)，消融后肌瘤完全无血液供应(F)；G、H. 黏膜下肌瘤消融前(G)，消融后肌瘤完全无血液供应(H)

　　(2)治疗效果显著：消融后 3 个月子宫肌瘤体积缩小率为 20％～49％；贫血患者非月经期血红蛋白定量较治疗前升高＞3g/L；子宫肌瘤相关症状评分下降，下降了治疗前分值 30％～49％，与健康相关生活质量评分升高，升高了治疗前分值 30％～50％。

　　(3)治疗有效：消融后 3 个月子宫肌瘤体积缩小率为 10％～20％；贫血患者非月经期血红蛋白定量较治疗前升高 2g/L；子宫肌瘤相关症状评分下降，下降了治疗前分值 10％～29％，与健康相关生活质量评分升高，升高了治疗前分值 10％～29％。

　　(4)治疗无效：消融后 3 个月子宫肌瘤体积缩小率＜10％；贫血患者非月经期血红蛋

白定量较治疗前无变化；子宫肌瘤相关症状评分及与健康相关生活质量评分较治疗前无变化。

【临床效果】

根据单中心 660 例及多中心 800 例临床治疗效果分析研究结果显示，FIGO 分型Ⅰ级（突入宫腔内的黏膜下肌瘤）的肌瘤消融治疗后 93% 患者肌瘤可经阴道完全排出体外，治疗后患者的月经过多、贫血症状消失率100%。

1. 肌瘤体积缩小率　不同类型肌瘤消融治疗后缩小率比较，黏膜下肌瘤体积缩小率＞肌壁间肌瘤体积缩小率＞浆膜下肌瘤体积缩小率。肌瘤在治疗后 3～6 个月时体积缩小最显著，6 个月以后肌瘤体积变化不再明显。不同位置肌瘤体积缩小率无明显差异。不同大小肌瘤相比，小肌瘤体积缩小率＞中等及大肌瘤，后两者之间无差异（表7-3）。

表 7-3　子宫肌瘤超声引导经皮微波消融后不同部位、不同时间肌瘤体积缩小率比较（%，$x \pm s$）

比较项目	消融前肌瘤体积（cm³）	消融后			
		3 个月	6 个月	12 个月	24 个月
黏膜下	52.8±50.7	82.4±21.0	96.6±6.2	97.0±6.1	98.9±4.1
肌壁间	189.6±163.9	66.4±16.0	78.6±10.7	84.3±8.3	89.0±7.4
浆膜下	150.7±172.9	61.5±17.2	78.4±11.3	85.3±7.3	84.7±10.6
前壁	156.2±133.2	69.1±20.9	88.3±8.6	88.3±12.7	90.6±12.1
后壁	165.1±212.4	70.5±18.6	87.9±10.2	80.1±12.1	90.2±8.1
宫底	137.3±132.2	62.7±16.1	85.6±9.3	80.7±12.5	91.2±9.1
侧壁	105.2±92.4	70.0±20.1	90.8±9.4	84.2±14.3	93.2±8.3
宫颈	65.5±62.8	—	91.9±11.4	—	—
小肌瘤	35.6±13.1	78.1±21.2	92.0±9.7	91.8±11.4	96.2±7.0
中等肌瘤	136.8±52.2	64.8±16.9	86.9±8.1	80.1±10.7	89.7±7.6
大肌瘤	468.1±218.7	63.9±17.0	80.4±6.7	75.1±11.3	80.8±14.5
总体	147.5±157.9	69.0±19.3	82.9±12.6	88.0±9.2	91.1±9.6

注：①消融后 3 个月，不同类型肌瘤，$P<0.05$；不同位置肌瘤，$P>0.05$；不同大小肌瘤，$P<0.05$。②消融后 6 个月，不同类型肌瘤，$P<0.05$；不同位置肌瘤，$P>0.05$；不同大小肌瘤，$P<0.05$。③消融后 12 个月，不同类型肌瘤，$P<0.05$；不同位置肌瘤，$P>0.05$；不同大小肌瘤，$P<0.05$。④消融后 24 个月，不同类型肌瘤，$P<0.05$；不同位置肌瘤，$P>0.05$；不同大小肌瘤，$P<0.05$。⑤治疗前贫血的患者，治疗后 6 个月内，血红蛋白定量值均≥110g/L。

2. 临床症状改善及生活质量变化　不同类型肌瘤相比，治疗后 3 个月，黏膜下肌瘤 SSS 改善情况优于肌壁间及浆膜下肌瘤治疗前，治疗后 6、12、24 个月，无明显差异。不同位置肌瘤相比，无明显差异。不同大小肌瘤相比，治疗后 3 个月，小肌瘤 SSS 改善情况优于中等肌瘤和大肌瘤，治疗后 6、12、24 个月，无明显差异（表7-4）。

表 7-4 超声引导经皮微波消融前后患者 SSS 评分($\%$,$x\pm s$)

SSS	消融前	消融后			
		3 个月	6 个月	12 个月	24 个月
黏膜下	57.1±17.1	26.3±9.4	18.0±12.9	15.3±7.2	12.9±8.3
肌壁间	54.9±11.9	21.5±10.0	16.7±10.6	12.9±7.7	10.7±7.3
浆膜下	57.9±15.0	18.1±11.2	15.0±6.8	12.7±5.9	11.7±4.5
前壁	60.6±15.1	24.0±10.2	16.3±7.7	13.5±5.2	11.7±7.2
后壁	54.0±13.2	20.7±9.2	17.9±13.5	14.1±9.7	12.1±8.0
宫底	52.6±10.9	20.2±11.6	15.6±9.9	12.9±6.5	9.8±4.9
侧壁	54.0±12.2	19.7±12.9	16.3±7.9	12.5±7.0	14.3±5.9
宫颈	70.0±35.4	—	15.6±9.9	—	—
小肌瘤	58.5±17.9	22.2±10.8	17.4±10.1	13.4±7.3	11.7±8.2
中等肌瘤	56.4±12.5	21.5±9.9	16.4±7.7	13.8±6.9	11.8±6.1
大肌瘤	50.3±6.9	15.1±12.0	16.5±10.3	11.8±8.2	11.4±6.4
总体	56.3±19.3	21.8±10.6	16.5±10.3	13.4±7.1	11.8±6.9

注:①消融后 3 个月,不同类型肌瘤,不同位置肌瘤,P 均>0.05;不同大小肌瘤,P<0.05。②消融后 6 个月,消融后 12 个月,消融后 24 个月,不同类型肌瘤,不同位置肌瘤,P 均>0.05。

3. HRQL 不同类型、不同位置、不同大小肌瘤相比,治疗前及治疗后 3、6、12 及 24 个月,HRQL 均无明显差异。治疗后 3 个月及 6 个月均较治疗前显著改善且恢复至正常人水平。随着时间延长,2 分数均在正常水平波动,不再有显著变化。三种类型肌瘤相比 SSS 及 HRQL(表 7-5)变化情况无显著差异。

表 7-5 超声引导经皮微波消融治疗前后患者 HRQL 评分比较($x\pm s$)

比较项目	消融前	消融后			
		3 个月	6 个月	12 个月	24 个月
黏膜下	50.0±11.7	71.5±19.0	84.1±15.3	84.4±12.6	88.6±10.7
肌壁间	47.5±10.4	73.3±18.9	83.6±12.7	89.5±9.7	85.2±12.3
浆膜下	53.7±10.1	84.3±12.0	87.4±10.4	87.2±12.7	84.1±14.1
前壁	46.8±11.0	73.7±19.2	84.7±11.5	86.2±11.2	83.7±12.8
后壁	48.7±10.0	80.9±15.0	85.7±10.2	90.3±11.4	86.9±12.3
宫底	52.2±11.4	71.2±20.4	82.2±16.8	85.7±11.1	91.1±5.5
侧壁	58.8±6.5	80.0±14.3	85.3±14.1	84.3±13.1	82.3±16.1
宫颈	49.6±12.8	—	99.6±0.7	—	—
小肌瘤	50.1±11.7	87.7±12.7	87.7±12.7	89.7±9.9	90.6±9.0
中等肌瘤	74.2±18.4	83.3±12.5	83.3±12.5	85.6±12.6	82.9±13.3
大肌瘤	77.0±17.4	83.6±13.9	83.6±13.9	89.3±9.5	84.3±14.3
总体	50.0±10.8	76.0±17.8	84.7±12.8	87.7±11.4	86.0±12.3

注:消融后 3 个月,6 个月,12 个月,24 个月不同类型、不同位置、不同大小的肌瘤,P 均>0.05。

4. 经皮微波消融治疗技术有效性　以本团队研究拟定的 PMWA 治疗子宫肌瘤的疗效评价标准，对随访的患者进行有效与无效分类评价（表 7-6～表 7-8），随访至 2 年时不同类型、不同位置及不同大小的肌瘤治疗的总有效率为 99%～100%。

表 7-6　不同类型子宫肌瘤经皮微波消融治疗后不同时间有效性分析与比较

比较项目	3 个月			6 个月			12 个月			24 个月		
	有效（例）	无效（例）	有效率（%）	有效（例）	无效（例）	有效率（%）	有效（例）	无效（例）	有效率（%）	有效（例）	无效（例）	有效率（%）
黏膜下	26	0	100.00	24	0	100.00	22	1**	95.65	20	0	100.00
肌壁间	61	1*	98.39	60	1*	98.36	58	1*	98.31	35	0	100.00
浆膜下	43	0	100.00	40	0	100.00	39	0	100.00	27	0	100.00
总体	130	1	99.24	124	1	99.20	119	2	98.35	82	0	100.00%

注：不同时间有效性相比，* $P>0.05$；不同类型肌瘤，有效性相比，** $P>0.05$。

表 7-7　不同位置子宫肌瘤消融治疗后不同时间有效性分析与比较

比较项目	3 个月			6 个月			12 个月			24 个月		
	有效（例）	无效（例）	有效率（%）	有效（例）	无效（例）	有效率（%）	有效（例）	无效（例）	有效率（%）	有效（例）	无效（例）	有效率（%）
前壁	43	1*	97.72	41	1*	97.62	42	1*	97.67	27	0	100.00
后壁	42	0	100.00	41	0	100.00	39	0	100.00	25	0	100.00
宫底	30	0	100.00	28	0	100.00	29	1**	96.67	19	0	100.00
侧壁	15	0	100.00	12	0	100.00	9	0	100.00	11	0	100.00
宫颈	4	0	100.00	4	0	100.00	4	0	100.00	4	4	100.00
总体	134	0	100.00	126	1	99.20	123	2	98.35	86	0	100.00%

注：不同时间有效性相比，* $P>0.05$；不同位置肌瘤有效性相比，** $P>0.05$。

表 7-8　不同大小子宫肌瘤消融治疗后不同时间有效性分析与比较

比较项目	3 个月			6 个月			12 个月			24 个月		
	有效（例）	无效（例）	有效率（%）	有效（例）	无效（例）	有效率（%）	有效（例）	无效（例）	有效率（%）	有效（例）	无效（例）	有效率（%）
小肌瘤	42	0	100.00	41	0	100.00	40	0	100.00	26	0	100.00
中等肌瘤	73	0	100.00	70	0	100.00	70	1**	98.59	46	0	100.00
大肌瘤	16	1*	94.11	14	1*	93.33	9	1*	90.00	10	0	100.00%
总体	130	1	99.24	124	1	99.20	119	2	98.35	82	0	98.78

注：不同时间有效性相比，* $P>0.05$；不同大小肌瘤有效性相比，** $P>0.05$。

5. 治疗后肌瘤转归　治疗后肌瘤以坏死组织形式完整排出或部分排出（图 7-21）不能排出者以坏死区局部液化逐渐吸收使肌瘤逐步缩小。黏膜下肌瘤的排出率为 93%，肌壁间为 20%，浆膜下肌瘤无坏死组织排出，坏死的肌瘤以液化形式逐渐吸收（表 7-9）。

表 7-9　子宫肌瘤微波消融治疗后坏死肌瘤组织排出情况

肌瘤类型	例数			排出率(%)
	排出组织	未排出组织	合计	
黏膜下	26	2	28	92.9
肌壁间	14	58	72	19.4
浆膜下	0	50	50	0
合计	40	110	150	26.7

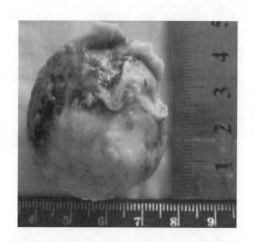

图 7-21　子宫肌瘤消融治疗后完全排出瘤体标本

6. 复发率　若肌瘤消融治疗时消融完全在随访的 2 年内无肌瘤复发。消融不完全未消融区的肌瘤组织可逐渐生长,故治疗时在安全的前提下应尽可能彻底消融肌瘤组织。

7. 消融治疗对生育功能的影响　笔者研究了本治疗中心超声引导经皮微波消融治疗后有 2 年完整随访记录的子宫肌瘤患者 227 例,因所有患者治疗前均已完成生育或无生育要求,故随访的自然妊娠情况为治疗后以外自然妊娠结果。227 例治疗后共 11 例自然受孕 13 次,12 次宫内孕,1 次宫颈妊娠,因患者治疗前无生育要求,故 9 例选择人工流产终止妊娠,希望完成完整妊娠者 3 例,顺利孕至晚育,经剖宫产产下健康婴儿,1 例孕 28 周时失随访。结果提示治疗本身对自然受孕和持续妊娠没有影响,但对于有生育要求的患者因肌瘤造成的不孕或持续受孕率减低而进行的针对提高受孕率的治疗对后续自然妊娠和妊娠结局的影响尚待前瞻性、大样本的研究加以证实。

第四节　子宫腺肌病微波消融治疗

【主要特点】

子宫腺肌病是子宫内膜腺体和间质异位至子宫肌层内,在激素的影响下发生周期性出血,肌纤维结缔组织增生,形成的弥漫性或局限性病变。以 30－50 岁经产妇多见,据报道发病率高达 10%～65%,近年随着女性生育年龄推迟,未育女性发病率有增高趋势。子宫腺肌病的主要临床症状为进行性加重的痛经、月经量大、贫血,症状严重者严重影响生活与工作,上述症状分别占患者人群数的 50% 及 30%,使患者生活质量明显下降,需

要治疗。

传统的治疗方法为手术子宫切除。虽然子宫切除后可消除疾病症状,但治疗创伤大,使患者失去生育能力,不适用于未育的年轻女性。由于绝大部分患者的子宫动脉分出卵巢支供应卵巢的部分血液,所以子宫切除还可导致这部分患者卵巢功能早衰,使患者生理和心理状态均受到不良影响。故近年保留子宫的非手术治疗方法得到广泛研究,如手术病灶剔除,适用于子宫腺肌瘤,不宜用于弥漫性子宫腺肌病;激素类药物或宫内缓释激

素类药物的节育器治疗适用于部分患者,可使病灶缩小,症状缓解,但往往停药后症状复发,药物或节育器的不良反应也使部分患者无法坚持治疗。子宫动脉栓塞仅适用于子宫腺肌瘤,对弥漫性子宫腺肌病疗效欠佳,故国外学者称子宫腺肌病为难于诊断、难于治疗的疾病。近年病灶原位消融治疗得到较广泛的研究应用,为子宫腺肌病的非手术治疗提供了又一有效的治疗手段。经皮微波消融治疗子宫腺肌病是近年来应用于临床的微创局部治疗技术,经过临床验证了其操作方便、创伤微小、治疗省时、安全、临床疗效好,不良反应小,已成为临床治疗症状性子宫腺肌病可供选择的有效方法。

【治疗原理】

该治疗是在超声影像实时引导、监控下将针型微波天线经皮穿刺植入至病灶内,利用微波辐射形成的热能,瞬间造成热场内病灶组织的凝固性坏死,使病灶组织在月经期内不再发生出血,痛经症状得到明显改善或完全消除,同时消融后病灶组织明显缩小,月经过多的症状得到明显改善或消除,贫血状况得到有效缓解。张晶等报道治疗后痛经消失及缓解率为 95.5%,血清 CA125 值明显降低,贫血患者治疗后 3 个月血红蛋白明显升高,对卵巢功能无明显影响,无严重并发症发生,证实该项技术是一项创伤非常微小而有效的非手术治疗方法。

【安全性】

笔者系统研究了超声引导经皮微波消融治疗子宫腺肌病的技术安全性。消融后不良反应及并发症评估参数包括阴道流液、发热时间(微波消融后每 4 小时测量 1 次体温)、最高体温及治疗区有无疼痛/疼痛的程度、子宫穿孔、弥漫性腹膜炎及膀胱、肠道及尿道损伤等。依据国际心血管介入放射治疗协会制定的介入治疗安全性评估分类法,将技术安全性分为 A~F 级。

A:无须治疗,无不良后果

B:有简单的治疗,观察,无不良后果

C:有必要的住院治疗,住院时间不长(<48h)

D:有重要的治疗,护理等级增加,住院时间延长(>48h)

E:永久性后遗症

F:死亡

对于卵巢功能评价采用于治疗前及治疗后 3、6、9、12 个月记录患者月经周期、月经量,化验查血清雌二醇(Estradiol,E_2)及尿促卵泡素(follicle-stimulating hormone,FSH)水平;记录患者可能出现的更年期相关表现,如潮热、情绪失常及阴道干涩等。317 例子宫腺肌病患者治疗结果研究显示:不良反应及并发症情况很少,技术安全性评级 98.8% 在 A~B 级,1.2% 在 C 级,表明技术用于临床安全(表 7-10)。

表 7-10　317 例经皮微波消融治疗不良反应的技术分类

不良反应种类	例次	发生时间	A	B	C	D	E	F
阴道流液	147	2~3 年	120	26	1	0	0	0
治疗区疼痛	185	1~12h	63	92	0	0	0	0
发热	14	4h 至 6d	13	1	0	0	0	0
宫腔粘连	1	2 个月	0	1	0	0	0	0
合计	317		196	120	1			

治疗后 99.4% 患者当月月经来潮,量较治疗前无异常。0.6% 患者治疗后 2~3 个月正常月经来潮。全部患者治疗后 1 年内血清 E_2 及 FSH 值较治疗前无明显变化。提示该

项治疗对于卵巢功能无明显影响。

【治疗目的】

在完整保留子宫基础上,使病变组织被原位热凝固灭活,病变范围缩小或消失,病灶组织不再随月经周期发生出血,达到减轻或消除痛经、贫血、压迫等临床症状,提高患者生活质量的治疗目的。

【治疗原则】

在完整保留子宫形态和功能的基础上治疗症状性子宫腺肌病,对无症状或症状不影响正常生活与工作的患者可观察不予以积极治疗。治疗中坚持安全第一的前提下,尽可能彻底的歼灭病灶组织活性,以保证远期临床治疗效果。

【适应证】

经 MRI 明确诊断的子宫腺肌病(子宫结合带宽度>13mm),伴有进行性加重的痛经或月经过多、贫血或压迫症状,患者未生育或已生育但要求保留子宫,无围绝经期迹象,有安全的经腹壁穿刺路径,并符合以下条件者。

(1)病灶厚度>30mm。

(2)痛经症状评分>4(10 分评分法)或血红蛋白值≤10g,痛经或贫血症状持续 1 年以上并继续加重。

(3)拒绝手术子宫切除或其他微创治疗方法治疗或药物治疗失败,自愿选择经皮微波消融治疗。

【禁忌证】

(1)月经期、怀孕期或哺乳期。

(2)子宫颈 CIN 3 级以上。

(3)伴发子宫内膜重度不典型增生。

(4)有未被控制的急性盆腔炎症。

(5)有严重的出凝血功能障碍。

【麻醉】

静脉清醒镇静麻醉+局部麻醉。

【术前准备】

1. 了解病史　包括有无阴道不规则出血史、盆腔手术史、感染史、服用抗凝药物史、药物或食物过敏史、心脏起搏器、患恶性肿瘤史等。

2. 术前交谈　向患者详细告知经皮微波消融治疗的操作方法、预期疗效、潜在的并发症及可能的不良反应,同时与患者充分交流,进一步了解患者求治述求。同时,由患者本人或授权人签订知情同意书(包括超声造影同意书,微波消融治疗同意书,如需要组织活检者需签署组织活检知情同意书)。

3. 完善相关检查　包括盆腔超声、盆腔平扫加增强 MRI、血、尿、便常规、生化、凝血功能、血 CA125 及 CA199. 心电图、胸片、宫颈 TCT。有宫内节育器者需取出,并消炎止血后再进行治疗。

4. 确定治疗时机　避开月经期及排卵期。

5. 评估症状严重程度　增强 MRI 或超声测量子宫体大小及病灶厚度并记录。采用视觉模拟评分法(10 分法)评估痛经程度,子宫肌瘤相关症状及生活质量评分表评价子宫腺肌病相关症状严重程度;血红蛋白定量。

6. 制定治疗预案　超声检查评估病灶位置及范围,选择穿刺路径及穿刺深度,评估穿刺的安全性及准确性。根据子宫位置、病灶位置及范围,拟定植入的消融电极数量及电极大小(常规应用 T 1.1 型电极,病灶厚度<3cm 者采用 T0.5 型电极)。病灶厚度<3cm 植入 1 根 T 0.5 型电极,病灶厚度>3cm、长度>5 cm,血液供应较丰富者,建议并排植入 2 根电极,消融量效关系见参考文献。

7. 治疗室及仪器准备　治疗室层流或紫外线连续照射12h 消毒。超声仪器及微波治疗仪在正常工作状态。微波消融治疗手术包、超声探头穿刺引导装置、无菌探头套、微波消融电极固定夹。备抢救设施(氧气、负压吸引器等)及急救药品。

8. 其他

(1)术前禁食水 6h,有严重便秘者可服缓泻剂导泻以减少肠道气体干扰。术前半小时插导尿管(夹闭),以用来调整膀胱充盈度,并便于观察尿液颜色,以警示膀胱可能的热损伤。

(2)对病变范围较大、预计消融时间较长

的患者,可于消融治疗前 5min 向阴道腔内填塞浸泡冰盐水的纱球 2～3 枚,以预防消融过程中微波热气泡经宫腔流出至阴道内烫伤阴道黏膜,也便于治疗后即刻观察阴道有无出血及量。

【操作步骤】

(1)患者平卧位,暴露下腹部。常规超声扫查选择微波天线电极植入点及穿刺路径。原则上选择皮肤距病灶最近途径并在病灶中心处为进针点。穿刺入路上绝对避开膀胱、肠道、网膜、大血管并尽可能避开子宫内膜。

(2)静脉超声造影,评价病灶血供状态。

(3)常规皮肤消毒、铺无菌巾。探头表面涂适量耦合剂,套无菌探头套,安装穿刺引导架。穿刺点局部皮下 0.1% 利多卡因局部麻醉。

(4)在二维灰阶超声实时引导下经穿刺引导槽向病灶内植入针式微波天线。

(5)设置微波输出能量 50W 或 60W(依据病灶大小和病变血供而定),进行消融。消融过程中超声在三维空间各角度实时监测消融区内回声变化及热场扩散情况(热场扩散在二维灰阶声像图上表达为动态由天线辐射裂隙为中心向外扩散的高回声)。当高回声到达预定消融区边缘约 0.3cm 时停止消融。消融过程中注意监测子宫内膜及宫腔内回声变化,当内膜或宫腔内出现流动的高回声时停止微波辐射,以预防子宫内膜不可逆性热损伤。

(6)术中监护患者的血压、脉搏、心率、血氧饱和度等生命指征。

【术后处理】

1. 消融结束

(1)待热场微气泡消散后行静脉超声造影,消融区内无造影剂灌注区为消融后组织凝固坏死区,若拟定消融的靶目标内仍有血流信号或大范围造影剂充盈区,应即刻进行补充消融。

(2)清理穿刺点皮肤,局部加压包扎。取出阴道内填塞的纱布球。观察导尿管流出的尿液颜色,无异常可拔出导尿管。

2. 观察室观察

(1)将患者送至恢复室观察 30min,心电监护各项生命指征平稳,无特殊情况,返回病房,嘱患者去枕平卧 2h,无特殊,消融后 6h可开始进流食并下床活动。

(2)观察指标:消融后 24h 内观察指标:①消融后即刻观察阴道有无血性分泌物、尿袋及导尿管内尿液颜色有无变化,尿液量有无异常;②有无恶心呕吐症状(多为麻药所致,视情况可给予对症处理);③有无疼痛感(疼痛部位,性质,持续时间,是否能够耐受);④有无发热。发热 38C° 以下物理降温,38C°以上对症处理。

3. 坏死组织排出　笔者团队的研究显示,185 例治疗后 23 例有坏死组织经阴道自然排出(排出率 24%),排出时间为治疗后1～12 个月,部分患者在组织排出前出现短时腹痛。在组织形态上,6 例描述其所排坏死组织为碎渣样物,另 17 例为成形块状组织(图 7-22),除 2 例所排组织较其他特别巨大外(分别约 8.0cm × 7.0cm × 6.0cm 及5.0cm×5.0cm×5.0cm),其余平均体积约为 $8.1 \pm 7.2 cm^3$。

【注意事项】

(1)穿刺路径选择时应绝对避开膀胱、肠道、大血管,尽量避免穿过大网膜和子宫内膜。

(2)严格掌握适应证,对于治疗前影像学手段、实验室检查及临床症状不能排除子宫恶性病变者应建议患者接受妇科手术治疗。

(3)治疗中超声实时密切观察治疗区,治疗后密切观察患者反应,若怀疑有子宫周围脏器热损伤征象及时发现并处理。

(4)穿刺天线未达到预定部位或穿刺天线偏离预定部位时,应先采用低能量(30～40W)短时间辐射后再拔出天线重新穿刺,或将天线上移至子宫浆膜下不出至浆膜外在病灶内调整角度徒手再穿刺,并在局部消融结束后退出电极时消融针道,以预防有活性的子宫内膜细胞沿穿刺针道种植。

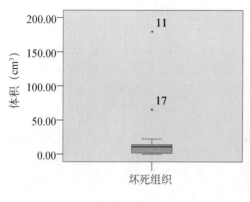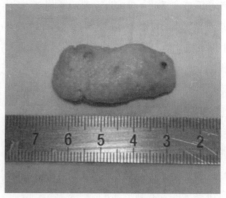

图 7-22　PMWA 治疗后排出的坏死组织
A. 排出的坏死组织体积分布；B. 坏死组织大体标本

（5）微波天线置入过程中，当天线进入腹壁或病灶内显示不清时，应适当调整探头角度使电极显示清晰，并确认电极尖端在预定位置后再开始微波辐射。

（6）治疗结束后，超声全方位扫查盆腔，了解有无内出血或较治疗前增加的盆腔积液。

【并发症】

1. 潜在的严重并发症　消融中因微波天线经过腹腔，有损伤肠道、膀胱等脏器的风险；因子宫前方紧邻膀胱。后方紧邻直肠，消融中有热损伤子宫周围脏器的潜在风险，但严格掌握适应证，消融中全方位实时动态观察，注意掌握消融安全边界，对于良性病变在不安全的情况下不追求病灶的彻底消融，以减轻或消除患者临床症状，提高其生活质量为治疗目的，完全可以将严重并发症的发生率降至最低。治疗后 1 周内应密切观察，若有发生严重并发症征象及时外科处理。

2. 疼痛　约 80% 患者，尤其是弥漫性子宫腺肌病患者在治疗后 8 h 内可出现穿刺点或消融部位疼痛，疼痛程度相当于患者本人的痛经程度，需要止痛药物处理，可采用吲哚美辛栓剂纳肛或口服常规用止痛药 1 次，8 h 内疼痛可自行缓解。对于能够耐受治疗后疼痛的患者无须特殊处理。

3. 出血及盆腔积液　按规程正确操作可完全避免此类不良反应发生。少量盆腔积液无须处理可自行吸收。

4. 阴道排液　严重的弥漫性子宫腺肌病患者消融范围较大，消融后可出现阴道排液，呈淡粉色或洗肉水样，持续 3～10d 自行消失，个别患者可持续 30d 甚至以上，0.5% 患者可持续 1 年。对于阴道排液持续时间长者需要在月经期口服常规广谱抗生素预防感染。阴道排液的预防：穿刺及消融中尽量不损伤子宫内膜。

5. 阴道黏膜烫伤　消融前在阴道内填塞浸泡冰盐水的无菌大纱球数枚，可完全消除消融中的阴道黏膜烫伤。

6. 恶心　麻醉后极少数患者可出现恶心，极个别患者可出现呕吐，可对症处理。

尽量缩短麻醉时间，治疗前准备工作充分，开始微波辐射时再给予麻醉药物。

7. 盆腔感染　发生率约为 0.1%。与治疗中未严格消毒情况下使用宫内举宫器或治疗后阴道局部卫生状况不良有关。应严格无菌操作，消融后可口服抗生素 3d 预防感染。治疗后嘱患者 2 周内避免性交、盆浴及游泳。不建议消融过程中使用宫内植入式举宫器。

8. 子宫破裂　目前未见有此类并发症发生。严格掌握适应证，可减少或避免此类事件发生。

9. 子宫内膜大面积热损伤　对于无生育要求且有大量出血造成严重贫血的患者可适当消融部分子宫内膜,但对于有生育要求的患者应该避免子宫内膜损伤尤其是子宫体上段的内膜损伤。预防方法:对于严重的弥漫性子宫腺肌病子宫巨大内膜声像图显示不清者,可在治疗前向宫腔内置子宫腔造影导管,以清晰指示子宫内膜所在,并可经导管腔向宫内注入冷无菌耦合剂,以起到局部冷却作用。

10. 血尿　多为膀胱腔内插尿管所致。对于有新鲜血尿者,排除膀胱损伤后可采用冷生理盐水灌洗膀胱处理。出血量大可静脉用止血药。

【术后护理】

消融后局部粘贴无菌敷料。观察导尿管内尿液无异常,患者麻醉清醒后即可拔出导尿管。消融范围较大者禁食 12~24h。出现较严重下腹部疼痛且用止痛药未有效缓解,并伴有体温明显升高者应严格禁食,并及时进行相关检查以除外肠道热损伤。

【点评】

1. 消融效果　采用静脉超声造影和(或)增强 MRI 评价消融范围。以无造影剂灌注区为组织消融后坏死区,以坏死区占病灶总面积百分比评价病灶消融率。原则上应做到消融率>70%(图 7-23,图 7-24)。

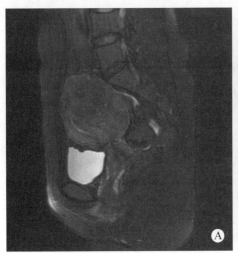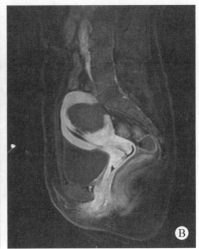

图 7-23　局灶性子宫肌腺病微波消融治疗前后(MRI)

A. 治疗前子宫后壁病灶;B. 治疗后病灶消融率约 90%

2. 临床效果

(1)评价指标:治疗前后子宫体积缩小率、血红蛋白定量、痛经程度评价、血 CA125 定量、疾病相关症状与健康相关生活质量评价。①子宫体积测量方法:在子宫纵切面测量子宫底浆膜层至子宫颈内口的距离;前后径:在测量长径的同一切面上与长径相垂直的最大径(两个测量标尺分别置于前后壁浆膜面),横径:在子宫横切面测量子宫底输卵管开口下方两侧浆膜间的距离。②子宫体积

缩小率计算公式:建议采用治疗后子宫体积/治疗前子宫体体积×100%。③痛经程度评价:采用 10 分或 5 分评分法。④疾病相关症状与健康相关生活质量评价:采用疾病相关症状和生活质量主观评价法(患者本人回答疾病相关问卷调查问题)。

(2)疗效:①效果非常显著:符合下列条件之一:弥漫性子宫腺肌病消融后 3 个月子宫体积缩小率>50%,局灶性子宫腺肌病或子宫腺肌瘤治疗后病灶缩小>50%;痛经评

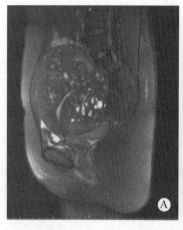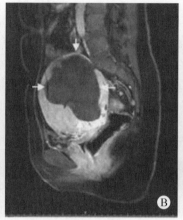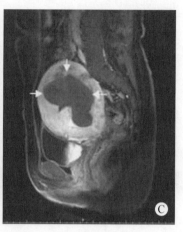

图 7-24 弥漫性子宫腺肌病微波消融治疗前后 MRI

A. 消融前子宫前后壁弥漫性病变；B 消融后 3d 病灶明显缩小；C. 消融后 3 个月，病灶进一步缩小

分较治疗前下降＞4 分；贫血患者非月经期血红蛋白定量达正常人水平或较治疗前上升＞3g/L；子宫肌瘤相关症状评分下降＞治疗前分值 50%，与健康相关生活质量评分升高＞治疗前分值 50%。②效果显著：治疗后 3 个月子宫体积缩小率为 20%～49%；贫血患者非月经期血红蛋白定量较治疗前升高＞2g/L；子宫肌瘤相关症状评分较治疗前下降，下降了 30%～49% 分值，与健康相关生活质量评分升高，升高了治疗前分值 30%～49%。③有效：治疗后 3 个月子宫体积缩小率为 10%～20%；贫血患者非月经期血红蛋白定量较治疗前升高 1g/L；子宫肌瘤相关症状评分下降，下降了治疗前分值 10%～29%，与健康相关生活质量评分升高，升高了治疗前分值 10%～29%。④治疗无效：消融后 3 个月子宫体积缩小率＜10%；贫血患者非月经期血红蛋白定量较治疗前无明显变化；子宫肌瘤相关症状评分及与健康相关生活质量评分较治疗前无明显变化。

(3)痛经改善情况：笔者团队统计 185 例子宫腺肌病患者，治疗前有 182 例存在不同程度痛经，VAS 评分第 25、50、75 百分位数 (P25、M、P75)分别为 6.8 及 10 分。治疗后复查各阶段疼痛完全缓解率为：29.03%（36/124）、40.38%（21/52）、37.50%（15/40）及 35.59%（15/41）；明显缓解率为：34.68%（43/124）、19.23%（10/52）、12.50%（5/40）及 24.39%（10/41）；部分缓解率为：23.39%（29/124）、25.00%（13/52）、27.50%（11/41）及 26.83%（11/41）。各阶段痛经症状缓解临床有效率为：87.10%（108/124）、84.62%（44/52）、77.50%（31/40）及 87.80%（36/41）。

(4)贫血改善情况：贫血为子宫腺肌病的另一主要临床症状。笔者统计 90 例术前 hb＜110g/L 患者，其平均血红蛋白为 90.4±13.53g/L。治疗后 3 个月复查贫血消失率 100%。

(5)子宫体积变化：185 例的统计表明治疗前子宫平均体积：$288.45\pm170.52cm^3$，治疗后 3、6、9、12 个月子宫缩小率分别为 45.17±21.68、48.41±18.81、51.67±15.00、50.12±27.47。统计结果表明治疗后子宫体积明显缩小（$F=46.814, P<0.001$）。

(6)疾病相关症状及生活质量改善情况：患者治疗后子宫肌瘤相关症状明显减轻，健康相关生活质量评分明显提高，具体评分结果见表 7-11。

表 7-11 105 例子宫腺肌病患者随访治疗前后 UFS-QOL 评分变化

复查阶段	症状总分	生活质量总分	忧虑	活动能力	情绪	控制力	自我意识	性功能
0(n=105)	39.64±15.49	46.97±22.87	44.84±26.98	42.63±24.53	46.85±26.49	45.91±27.68	64.61±23.78	44.09±30.32
Ⅰ	23.82±15.22#	71.49±21.56#	67.47±25.89#	67.86±23.58#	75.19±21.82#	72.85±23.96#	82.35±21.38#	61.56±30.18#
0(n=35)	42.41±19.56	46.31±25.11	47.29±28.83	43.06±27.46	46.22±27.05	43.43±29.15	61.19±25.64	40.36±30.63
Ⅱ	23.48±17.85#	68.05±25.20#	67.43±27.48#	64.90±27.25#	68.88±26.94#	68.00±27.53#	77.38±27.68#	63.93±29.20#
0(n=24)	44.14±20.11	38.75±19.78	41.46±26.48	36.61±21.62	38.69±21.29	33.33±23.99	51.04±20.16	34.90±29.71
Ⅲ	23.43±17.77#	60.81±28.24#	60.42±32.23*	56.10±31.52#	62.05±28.22#	63.33±31.40#	69.79±27.67*	54.17±33.72*
0(n=21)	41.51±18.31	52.05±26.43	50.48±30.94	49.83±28.13	52.72±30.30	51.90±33.30	67.86±22.09	38.10±32.23
Ⅳ	24.70±21.83#	71.59±23.09#	68.57±24.45*	68.71±25.23*	73.47±23.27#	73.57±28.34#	84.13±15.57#	58.93±31.90*

#P<0.01,*P<0.05。

（7）不同类型子宫腺肌病治疗后症状改善情况：①局限性与弥漫性腺肌病相比，治疗后子宫体积缩小率未见明显统计学差异；②贫血改善率：局限性与弥漫性腺肌病相比无明显统计学差异；③痛经：比较各阶段痛经评分及 3、6 个月痛经完全缓解率及临床有效率，局限性腺肌病组与弥漫性腺肌病组相比亦无明显统计学差异；④UFS-QOL：两种类型的子宫腺肌病治疗后随访结果显示未见显著统计学差异。

（8）CA125 及血清泌乳素定量：分析有完整随访结果的育龄期患者 109 例资料［患者年龄 26－45 岁，平均（38.42±4.07）岁］，消融治疗前血清 CA125＞35U/ml 者 105 例，治疗前 CA125 的 P25、M、P75 分别为：43.06U/ml，85.53U/ml 及 167.90U/ml，治疗后 3、6、9 及 12 个月复查结果见表 7-12，各阶段 CA125 值较治疗前相比均明显降低。

表 7-12　血清 CA125 治疗前后变化 （U/ml）[M(P25,P75)]

复查阶段（月）	例数*	治疗前	治疗后	Z	P
3	58	90.45(45.68,164.05)	61.02(31.45,121.43)	−2.838[b]	0.005
6	18	104.85(53.17,178.00)	69.25(34.31,133.125)	−2.025[a]	0.043
9	12	132.70(40.47,245.40)	67.60(43.43,137.83)	−2.589[a]	0.010
12	20	91.82(36.04,210.10)	60.55(40.96,106.25)	−2.053[a]	0.040

a＝基于正秩；b＝基于负秩；* 为实际随访例数。

（9）血清泌乳素变化：治疗前患者血清泌乳素的 P25、M、P75 分别为：16.14U/ml，22.44U/ml 及 32.67U/ml，治疗后血清泌乳素呈下降状态。

第五节　子宫肌瘤其他消融治疗

一、无水乙醇或聚桂醇

子宫肌瘤内注射无水乙醇或聚桂醇治疗于超声引导下依据子宫肌瘤的位置，经皮或经阴道向肌瘤内置入带有针芯的 PTC 穿刺针，拔出针芯后向肌瘤内直接注入无水乙醇或聚桂醇，将肌瘤组织凝固，造成肌瘤组织的坏死。无水乙醇注入至子宫肌瘤瘤体内后，除能直接凝固肿瘤细胞外还能凝固与栓塞剂瘤的供血血管，造成肌瘤的缺血缺氧，有助于促进肿瘤细胞的坏死。该方法的优点是无须特殊仪器设备，操作方便，无水乙醇或聚桂醇来源方便，价廉，在超声引导下经腹或经阴道肌瘤直接穿刺，损伤小，可重复。缺点是乙醇或聚桂醇在肌瘤内的弥散受肌瘤组织中平滑肌与间质间比例、瘤内的压力、瘤内纤维分隔

的多少等因素影响，通常弥散不均匀。且有乙醇随血管被带至瘤外等因素，使局部乙醇或聚桂醇浓度下降，影响肌瘤组织的凝固（图 7-25）。此外，肌瘤体积大时乙醇或聚桂醇弥散不完全，影响治疗效果，肌瘤小时穿刺难度大，不易操作，因而，治疗肌瘤的直径多限于 2～5cm。对于大肌瘤也可采取分多次治疗的方法，每次根据患者情况及肌瘤内注入药物时的压力注入适量的化学消融剂，剩余的有活性的肌瘤组织逐渐分次消融完全，临床也可得到使肌瘤彻底坏死的效果。

二、聚焦超声

聚焦超声是近年发展并得到广泛应用的无创治疗肿瘤技术。其作用机制是将超声波聚焦于预定的治疗区内，通过焦点区高能量

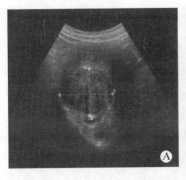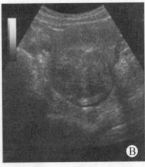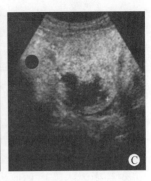

图 7-25　子宫后壁肌壁间肌瘤聚桂醇消融治疗

A. 治疗前后壁肌瘤低回声；B、C. 注入聚桂醇后 24h 静脉超声造影显示肌瘤组织部分坏死

的超声产生的局部高热、空化效应和机械效应将肿瘤细胞破坏、杀死。其特点是治疗经腹壁进行，无须肿瘤内置入针具或天线/电极，因而治疗无侵入性。但因聚焦区的单次治疗范围为 0.5～1.0cm，故治疗需要在肿瘤病灶各个声学截面上由点到线，由线到面逐步实现，因而治疗所需时间较长，适用于乏血供或血液供应不丰富的肌壁间肌瘤和浆膜下肌瘤及局灶性子宫腺肌病（图 7-26）。治疗后肌瘤明显缩小，临床症状得到有效改善。

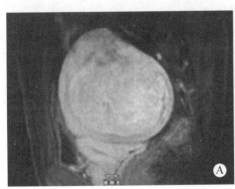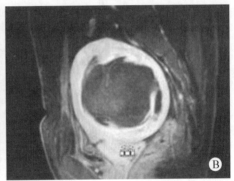

图 7-26　肌壁间肌瘤 HIFU 治疗前后

A. 治疗前增强 MRI 肌瘤有强化；B. 治疗后增强 MRI 肌瘤绝大部分无强化

第六节　盆腔囊性肿物穿刺抽吸治疗

【适应证】

(1) 卵巢单纯性囊肿。

(2) 卵巢冠囊肿。

(3) 较大的黄素囊肿。

(4) 部分子宫内膜异位囊肿。

(5) 经抗感染治疗后仍未消失的输卵管积水。

(6) 妇科手术后的包裹性积液。

(7) 液化完全的盆腔脓肿。

(8) 残余卵巢综合征。

【术前准备】

1. 仪器　实时超声诊断仪经腹壁穿刺

用频率 3.5～4.5MHz 扇扫探头,经阴道用 5～7.5MHz 阴道探头。探头表面用纸巾擦拭干净后涂少许耦合剂。

2. 器械用品

(1)甲醛溶液熏蒸消毒的薄塑料袋(可用市售的保鲜袋)。

(2)消毒的耦合剂。

(3)穿刺引导架、PTC 针及延长管:子宫内膜异位囊肿中囊内液体稠厚者及盆腔脓肿用 16G 或 17G 针。卵巢单纯囊肿等囊内液体透声好者常用 18～20G 细针。

(4)局部麻醉药品,可用 1%普鲁卡因溶液或利多卡因。

(5)皮肤及黏膜消毒液。现常用碘附。

(6)常用消毒器械及放置抽出物的容器。

(7)生理盐水和无水乙醇。

3. 患者准备 穿刺前查血小板,有条件可查出、凝血时间,除外凝血障碍。患者家属或本人在治疗协议书上签字。经腹壁穿刺当肿物较大时完全排空膀胱,肿物<5cm 可适当充盈膀胱,以对肿物起到部分固定作用。经阴道穿刺术前完全排空膀胱。

4. 常规超声检查 选择穿刺针进针路径。如肿块离腹壁近,取经腹壁穿刺途径。若肿块在膀胱后或紧贴后穹隆,则取阴道途径穿刺。总之,穿刺途径以最短为佳。

【操作步骤】

1. 经腹壁穿刺 患者平卧位或侧卧位。常规皮肤消毒,铺无菌巾。在皮肤穿刺点进行局部麻醉。换用消毒的穿刺探头重复扫查,将引导线对准拟定穿刺的肿物,调整进针入路。将穿刺针插入引导架的针槽内,适当用力快速将穿刺针刺入肿物内。通过显示器监视穿刺针沿着穿刺引导线通过皮肤、腹壁各层,突破肿物囊壁,并尽可能将穿刺针置于肿物中央,对较大的囊肿也可徒手穿刺入囊肿中心(图 7-27)。

取出穿刺针芯,将延长管接在穿刺针尾端,并在延长管尾端接注射器,然后进行抽

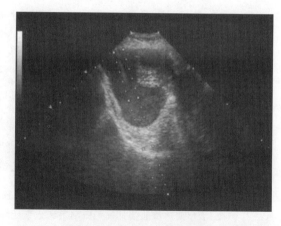

图 7-27 卵巢子宫内膜异位囊肿经腹壁穿刺,囊内高回声为穿刺针

液。一般用 30～50ml 针筒抽吸囊液。如果液体稠厚,如子宫内膜异位囊肿或脓肿,可先尽可能抽出内容物,然后注入与抽出液体量相等或稍少于抽出液体量的生理盐水稀释后再抽吸,可反复稀释、冲洗,尽可能将内容物抽吸干净。应注意,每次冲洗时,注入的生理盐水量不能多于抽出的液体量,以防囊内容物沿针眼外渗。囊内容物抽吸干净后,注入95%乙醇或无水乙醇凝固囊肿壁。若囊肿较大,注入的乙醇量可为抽出物的 1/3,如囊肿较小,注入的乙醇量可为抽出物的 1/3～1/2。若乙醇凝固后抽出的乙醇量多于注入量的 10%或内含大量的沉积物,应进行再次凝固。一般凝固 2 次即可,少数囊肿需凝固 3 次。若为多房囊肿,可将穿刺针退至腹壁再穿刺另一个囊腔。抽出的囊内液应送细胞学检查。如为脓液,送细菌培养加药物敏感试验。如子宫内膜异位囊肿囊内容物含血凝块多或液体稠厚,抽吸非常困难,可将洛欣用生理盐水稀释至每毫升 1000 单位,代替单纯生理盐水冲洗,洛欣生理盐水注入囊腔后,可停留 10～20s 再抽出,可明显减低抽吸难度,并可使囊壁上黏附的血凝块被溶解并抽吸干净。也可用糜蛋白酶稀释后冲洗,能适当减轻抽吸难度。乙醇凝固并完全抽出后,可先

注入少量局部麻醉药后再拔针,能减少或减轻拔针时出现疼痛的概率或程度。如为脓肿,将脓液尽可能抽吸干净后,向囊腔内注入用生理盐水稀释的抗生素,反复冲洗,最后可在脓腔内留置少量抗生素稀释液。

2. 经阴道穿刺　患者取膀胱截石位,常规消毒外阴、阴道。将阴道探头置于后穹隆或前穹隆内,调整进针入路,用快速手法将穿刺针经引导架或徒手穿刺直入囊肿中心(图7-28)。

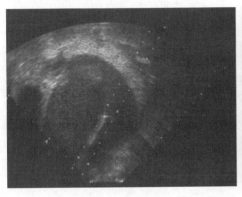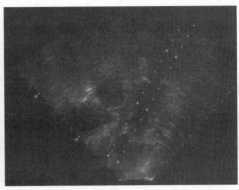

图 7-28　经阴道穿刺治疗子宫内膜异位囊肿
A. 穿刺中,条状高回声为穿刺针;B. 治疗后囊肿消失

其余步骤同经腹穿刺。治疗结束拔针时,如有出血,可用干纱球置于穹隆部穿刺点压迫片刻。

【注意事项】

(1)囊性恶性病变为绝对禁忌证,术前应注意鉴别诊断。如不能完全排除恶性可能,应建议患者接受开腹或腹腔镜手术治疗。黏液性囊腺瘤如在穿刺过程中有囊液外漏,有种植可能,为相对禁忌证。

(2)黏液性囊腺瘤等非单纯囊肿误穿后的处理:对囊内液体稀薄,术前未能准确诊断而行穿刺的黏液性囊腺瘤,只要注意在囊内液体未抽吸干净前不要拔针并保持针尖位置不动,囊内液体抽吸干净后立即用生理盐水反复冲洗,冲洗完毕将生理盐水完全抽出后用无水乙醇凝固 2 次。对囊内液体呈胶冻状的黏液性囊腺瘤,穿刺后液体抽吸不出者,不要拔针,请助手固定穿刺针,选另一稍粗的穿刺针于原穿刺针隔开的位置再穿刺,将内容物稍抽出后用生理盐水反复稀释、冲洗即可将黏液逐渐抽出,而后乙醇凝固 2~3 次。我

们曾有 2 例穿刺前诊断卵巢囊肿,穿刺过程中发现囊内液体略黏稠,抽出液离心沉渣的图片查到黏液细胞,但按上述方法处理后随访最长的病例已 1 年余,未见种植。对囊内液为稠厚脂质的畸胎瘤也可同法处理。

(3)穿刺前,仔细调整进针入路,选择腹壁或前后穹隆距肿物的最近距离。在经阴道穹隆部穿刺时,穿刺针要足够长,通常需23cm 长。经腹穿刺一般 15cm 长针即可。一截短的延长管(内径 0.5cm)有助于抽出液体时操作方便,并防止气体进入囊腔内致使囊壁凝固不完全。

(4)穿刺时应用探头对腹壁或阴道穹隆适当施加压力,使肿块紧贴腹壁或穹隆,尽量避开肠管。

(5)若囊内液体透声良好,表明内容物稀薄,可选用口径较小的穿刺针,能减少疼痛。

(6)第 1 次注入乙醇时应缓慢、少量,使患者有适当的适应时间,以减少疼痛。第 2次凝固时注入的乙醇量以不超出抽出量的60% 为宜,以防乙醇外渗。

（7）经阴道穿刺前，应详细询问病史，如患者患有真菌或滴虫性阴道炎，应建议患者治疗后再接受超声引导囊肿穿刺抽吸治疗。

（8）经阴道穿刺后，应嘱患者注意穿刺局部卫生。

【并发症】

并发症很少，主要为疼痛。疼痛多发生在穿刺时、囊内液抽吸干净、注入乙醇开始凝固时及治疗结束拔针时，多能忍受。个别患者疼痛剧烈致短时间虚脱，休息后可缓解。治疗结束拔针时注入少量局部麻醉药可减少疼痛的发生率。偶有患者治疗后合并盆腔感染，保守抗感染治疗可痊愈。如形成盆腔脓肿并液化时，可按超声引导盆腔脓肿抽吸方法治疗。本组治疗210例仅一例合并盆腔感染，非手术治疗后痊愈。在卵巢囊肿抽吸治疗中最应密切注意的问题是恶性肿瘤细胞沿针道溢出至腹腔内。因而，术前超声的正确诊断尤为重要。二维灰阶超声观察囊肿的形态，结合彩色多普勒观察肿物的血流状态对确定肿物的良恶性很有帮助。如疑有恶性的可能，则为绝对的禁忌证。据报道，肿物为单房，囊壁薄，囊内液体透声好，囊壁无多普勒血流信号者，良性肿瘤的概率为90％～95％。因此，理论上讲，即使用严格的临床和超声标准做筛选条件，仍有可能进行恶性肿瘤抽吸。但我们经超声引导下穿刺卵巢囊性肿物210例，经抽出液离心沉渣查找瘤细胞无一例阳性，随访2～24个月无一例出现恶性肿瘤迹象。笔者认为，掌握严格的超声诊断标准，结合临床肿瘤标志物检测，在治疗前动态观察3个月，排除恶性肿瘤的可能后再行囊肿抽吸治疗是安全的。

少数患者经阴道穿刺后出血。术前应注意给患者查血小板，并询问有无不正常出血史。对穿刺后局部出血量少者局部纱球压迫即可，出血量大者肌内注射止血药后均能止血。

【复发率】

现有报道，卵巢囊肿抽吸治疗后的复发率从11％～67％。绝经后卵巢囊肿的复发率有增高倾向。囊肿抽吸不完全及乙醇凝固不彻底是复发的主要原因。对绝经后的妇女，直径<5cm的囊肿，囊内液体透声好者大部分会自行吸收。因此，治疗前应超声随访2～6个月，然后再决定是切除还是进行囊肿穿刺抽吸治疗。决策取决于囊肿的大小、有无症状、患者的年龄和她可能患卵巢癌的概率及一般状况。对于绝经后的妇女，有高危手术危险者，囊性肿物的超声引导下抽吸是最佳适应证。最重要的一点是超声能排除卵巢癌的可能。

（张　晶　张冰松）

参 考 文 献

超声引导经皮微波消融治疗子宫肌瘤多中心协作组.2015.超声引导经皮微波消融治疗子宫肌瘤临床应用的指南建议.中华医学超声杂志:电子版，12（4）:343-346.

郝艳丽,张晶,韩治宇,等.2014.经皮微波消融治疗无蒂浆膜下子宫肌瘤37例.中国生育健康杂志,25（2）:123-125.

郝艳丽,张晶,韩治宇,等.2014.子宫肌壁间子宫肌瘤经皮微波消融后中远期疗效研究.中华医学杂志，94（9）:664-666.

胡蓉,冯玉玲,向红,等.2014.卵泡膜细胞瘤-纤维瘤组肿瘤超声造影特征.中国介入影像与治疗学,11（10）:664-667.

胡鸣,洪莉,陈璐,等.2014.超声造影结合参数图像处理在诊断卵巢恶性肿瘤中的应用价值.临床超声医学杂志,16（12）:800-802.

李鑫,梁萍,于晓玲,等.2014.实时超声造影技术诊断肾脏实性占位病变的价值.南方医科大学学报,34（6）:890-895.

毛永江,张新玲,郑志娟,等.2013.超声造影诊断卵巢纤维瘤.中国医学影像技术,29(11):1875-1877.

牛建梅,孙立群,张娟,等.2013.超声造影定量分析鉴别诊断卵巢良恶性肿瘤.中国医学影像技术,29(6):994-997.

王芳,张晶,韩治宇,等.2012.超声造影在经皮微波消融子宫肌层良性病变围术期中的作用.中华医学超声杂志:电子版,9(1):52-56.

王芳,张晶,韩治宇,等.2013.经皮微波消融子宫肌层良性病变围消融期灰阶声像图表现及其临床意义.中国医学影像技术,(2):251-255.

王芳,张晶.2011.子宫腺肌症无创及微创治疗现状.中华医学杂志,91(19):1360-1362.

王军燕,刘爱军,崔秋丽.2011.卵巢肿瘤超声造影与微血管密度的相关性研究.中华医学超声杂志:电子版,8(1):104-110.

王文平,齐青,季正标,等.2000.经周围静脉超声造影在肝内占位病变中的初步应用.上海医学,23(9):522-524.

杨宇,张晶,韩治宇,等.2013.超声引导经皮微波消融治疗子宫黏膜下肌瘤临床疗效观察.中华超声影像学杂志,22(6):518-521.

杨宇,张晶,韩治宇,等.2014.超声引导经皮微波消融对子宫腺肌症患者卵巢功能影响.中国生育健康杂志,25(2):133-135.

张冰松,张晶,冯蕾,等.2009.连续与间歇作用微波消融离体肌组织的对比研究.中华超声影像学杂志,18(7):628-631.

张冰松,张晶,冯蕾,等.2009.微波消融人离体子宫肌瘤与猪离体肌组织的对比观察.中国医学影像技术,25(6):956-959.

张冰松,张晶.2008.子宫肌瘤微创治疗及研究进展.中国超声医学杂志,24(7):668-671.

张冰松、张晶、韩治宇,等.2015.超声引导经皮微波消融治疗子宫良性病变后自然妊娠情况。中国生育健康杂志,26(3),202-206.

张晶,董宝玮,冯蕾,等.2008.超声引导经皮穿刺微波消融治疗子宫肌瘤1例.中华超声影像学杂志,17(4):326.

张晶,冯蕾,张冰松,等.2011.超声引导经皮子宫肌瘤微波消融后随访研究.中华医学杂志,91(1):48-50.

张晶,冯蕾,张冰松,等.2011.经皮微波凝固子宫肌瘤效果研究.中华医学超声杂志(电子版),8(1):84-

92.

张晶,韩治宇,冯蕾,等.2011.经皮穿刺微波消融治疗弥漫性子宫腺肌病研究.中华医学杂志,91(39):2749-2752.

张晶,张冰松,冯蕾,等.2009.水冷单导植入式微波天线消融肌组织量效关系的实验研究.中华医学超声杂志:电子版,6(4):647-653.

张晶.2008.超声引导下微创治疗子宫肌瘤.医学与哲学(临床决策论坛版),29(9):17-20.

张雪花,韩治宇,徐瑞芳,等.2013.超声引导下经皮穿刺微波消融治疗子宫肌瘤的围术期效果评价.中国妇幼保健,23(28):3849-3851.

张雪花,刘芳,王芳,等.2012.超声引导下微波消融治疗子宫腺肌病的围术期护理.进修学院学报,33(8):865-866.

张莹,董晓.2014.超声造影在妇产科疾病诊断及治疗中的研究进展.临床超声医学杂志,16(3):188-190.

中华医学会妇产科学分会子宫内膜异位症协作组.2007.子宫内膜异位症的诊断和治疗规范.中华妇产科杂志,42(9):645-648.

周洪雨,张晶,蔡文佳,等.2013.实时超声弹性成像评估微波消融肌组织凝固范围可行性研究.中国超声医学杂志,29(1):72-74.

周洪雨,张晶,王芳,等.2012.静态超声弹性成像在子宫肌层良性病变微波消融效果评估中的应用.中华超声影像学杂志,21:62-65.

周洪雨,张晶,徐瑞芳,等.2013.微波消融灶组织病理变化与超声弹性成像图对照的实验研究.中华医学超声杂志:电子版,10(12):1031-1035.

Cockerham AZ. 2012. Adenomyosis: a challenge in clinical gynecology.J Midwifery Womens Health, 57(3):212-220.

Cristina Larroy. 2002. Comparing visual-analog and numeric scales for assessing menstrual pain.Behav Med,27(4):179-181.

Dutta S, Wang FQ, Fleischer AC, et al. 2010. New frontiers for ovarian cancer risk evaluation: proteomics and contrast-enhanced ultrasound. AJR Am J Roentgenol,194(2):349-354.

Feng L,Zhang J,Wen B,et al.2014.Uterine myomas treated with microwave ablation: The agreement between ablation volumes obtained from contrast-enhanced sonography and enhanced MRI. Int J Hyperthermia,30(1):11-18.

Fleischer AC,Lyshchik A,Jones H,et al.2009.Diagnostic parameters to differentiate benign from malignant ovarian masses with contrast-enhancedtransvaginal sonography. J Ultrasound Med,28(10):1273-1280.

Fleischer AC,Lyshchik A,Jones HW Jr,et al.2008. Contrast-enhanced transvaginal sonography of benign versus malignant ovarian masses:preliminary findings.J Ultrasound Med,27(7):1011-1018.

Jha RC,Zanello PA,Ascher SM,et al.2014.Diffusionweighted imaging(DWI)of adenomyosis and fibroids of the uterus.Abdom Imaging,39(3):562-569.

Khan AT,Shehmar M,Gupta JK.2014.Uterine fibroids: current perspectives. Int J Womens Health,6:95-114.

Lei F,Jing Z,Bo W,et al.2014.Uterine myomas treated with microwave ablation:the agreement between ablation volumes obtained from contrast-enhanced sonography and enhanced MRI.Int J Hyperthermia,30(1):11-18.

Ma X,Zhang J,Han ZY,et al.2014.Feasibility study on energy prediction of microwave ablation upon uterine adenomyosis and leiomyomas by MRI.Bri J Radiol,87(1040):2013 0770

Maheshwari A,Gurunath S,Fatima F,et al.2012. Adenomyosis and subfertility:a systematic review of prevalence,diagnosis,treatment and fertility outcomes.Hum Reprod Update,18(4)374-392.

Munro MG,Critchley HO,Fraser IS.2011.The FIGO classification of causes of abnormal uterinebleeding in the reproductive years.Fertility and Sterility,95(7),2204-2208.

Pelage L,Fenomanana S,Brun JL,et al.2015.Treatment of adenomyosis(excluding pregnancy project).Gynecol Obstet Fertil,43(5):404-411.

Reinhold C,Tafazoli F,Wang L.1998.Imaging features of adenomyosis.Hum Reprod Update,4(4): 337-349.

Song Y,Yang J,Liu Z,et al.2009.Preoperative evaluation of endometrial carcinoma by contrast-en-

hanced ultrasonography.BJOG,116(2):294-298.

Spies JB,Coyne K,Guaou Guaou N,et al.2001.The UFS-QOL,a new disease-specific symptom and health-related quality of life questionnaire for leiomyomata.Obstet Gynecol,99:290-300.

Testa AC,Timmerman D,Van Belle V,et al.2009. Intravenous contrast ultrasound examination using contrast-tuned imaging(CnTI)and the contrast medium SonoVue for discrimination between benign and malignant adnexal masses with solid components.Ultrasound Obstet Gynecol,34(6): 699-710.

Tombesi P,Di Vece F,Ermili F,et al.2013.Role of ultrasonography and contrast-enhanced ultrasonography in a case of Krukenberg tumor.World J Radiol,5(8):321-324.

van der kooij SM,Ankum WM,Hehenkamp WJ. 2012. Review of nonsurgical/minimally invasive treatments for uterine fibroids,Curr Opin Obstet Gynecol,24(6):368-375.

Wang F,Zhang J,Han ZY,et al.2012.Imaging manifestation of conventional and contrast-enhanced ultrasonography in percutaneous microwave ablation for the treatment of uterine fibroids.Eur J Radiol,81(11):2947-2952.

Wood C.2001.Adenomyosis difficult to diagnose and difficult to treat.Diagn ther endosc,7:89-95.

Xia M,Jing Z,Han ZY,et al.2014.Research of dose-effect relationship parameters of percutaneous microwave ablation for uterine leiomyomas--aquantitative study.Sci Rep,30(4):6469-6473.

Yang F,Yang TZ,Luo H,et al.2014. Preliminary study of contrast-enhanced ultrasonography in the evaluation of angiogenesis in ovarian tumors. Sichuan Da Xue Xue Bao Yi Xue Ban.,45(6):964-969.

Yang Y,Zhang J,Han ZY,et al.Ultrasound-guided percutaneous microwave ablation for submucosal uterine fibroids.J Minim Invasive Gynecol,2014, 21(3):436-441.

Zhang BS,Zhang J,Han ZY,et al.2016.Unplanned pregnancy after ultrasound-guided percutaneous microwave ablation of uterine fibroids:A follow-up study.Sci Rep,6:18924.

Zhang J,Feng L,Zhang BS,et al.2011.The study of follow up of percutaneous microwave ablation for uterine fibroids treatment. Zhonghua Yi Xue Za Zhi,91(1):48-50.

Zhang J,Feng L,Zhang BS,et al.2011.Ultrasound-guided Percutaneous Microwave Ablation for Symptomatic Uterine Fibroid Treatment-A Clinical Study.Int J Hyperthermia,27(5):510-516.

第8章 妇科疾病其他微创疗法

随着社会的进步,人们对生活质量和自身健康水平的要求越来越高,现代科学技术的发展为满足人们日益增长的社会需求提供了可能,微创治疗就是在这种背景下应运而生的一种新的治疗技术。人工模拟的物理因子的应用是微创治疗技术的重要手段,它具有创伤轻、痛苦小、疗效好的特点,有着广阔的医疗应用前景,本章将对主要物理因子的生物物理学特性及在妇科微创治疗中的应用现状及前景做一介绍。

第一节 射 频 疗 法

通常将无线电频率(radio frequence,RF)称为"射频",理论上讲,高频、超高频、特高频(微波)电磁波都属于射频的范畴,但实际应用的射频疗法,主要是指频率在100MHz(通常认为 100MHz 以上的电磁波为微波)以下的电磁波,常用的是短波和超短波波段,最常应用的是其对组织的加热功能,即用大功率的射频加热治疗肿瘤的方法,亦可用低功率射频电磁波治疗其他疾病(如射频冠脉融栓、射频腰椎融核等)。

【治疗原理】

人体各种组织对高频电可以表现为导体、电介质、电容、导磁体、线圈等性质,但人体组织的成分是多种多样和不均匀的,同一组织往往兼有多种性质,因而在高频电作用下变化比较复杂,下面分述高频电流通过各种组织主要成分时的影响。

1. 通过导体和电容

(1)对血液、淋巴液及其他各种体液的影响:它们含有大量水分和电解质离子(如K^+、Na^+、Ca^{2+}、Mg^{2+}、Cl^-、HCO_3^- 等)和带电荷的脂体颗粒(蛋白质分子),这些离子可以导电,称第 2 导体。在高频电作用下,离子

沿电力线方向移动,由于高频电流的频率很高,极性变换很快,因此离子一瞬间被吸引,下一瞬间又被排斥,结果离子在电极之间发生一种沿电力线方向急剧地来回移动或振动。

(2)对肌肉组织、肌细胞间隙组织和细胞外液的影响:在同一组织中可以同时含有电阻成分和电容成分,如肌肉组织中,肌细胞间隙组织和细胞外液是电阻成分,直流电及低、中频电、高频电流皆容易通过。但肌细胞膜的电阻很高,与膜内外体液构成电容体,直流电及低、中频电流皆不能或很难通过,在高频电作用下,由于频率很高,电容的容抗($Xc = 1/2\pi fc$)随着作用的频率升高而降低,所以高频电流可以通过肌细胞膜,其电力线分布比低、中频电流作用均匀得多。

2. 通过电解质和导磁体

(1)对电解质的影响:人体的许多组织成分有电解质的性质,如干燥的皮肤、肌腱、韧带、脂肪、骨膜、骨等。电介质对直流电和低、中频电来说是绝缘体,不导电。在正常情况下,电介质原子中的质子和电子的电荷是重合的,对外界不显电性。但在高频电场作用

下,电介质原子中带正电的质子和带负电的电子产生位置移动。带负电荷的电子向电场带正电荷的一侧移动,带正电荷的质子向电场带负电荷的一侧移动。这时电介质原子中的质子和电子的电荷不再重合,而是偏向一方,这种现象称为电介质的极化,形成偶极子。人体的某些组织成分如水、氨基酸等,其分子电性结构就是偶极子或称有极分子。在高频电场作用下,不论原有的偶极子,还是在高频电场作用下形成的偶极子,随着高频电场极性的迅速交替变化,偶极子的极性也不断地变化,电场极性每变化一次,偶极子也随之取向一次。中性原子或有极分子在高频电场下发生取向,实质上是原子或分子内束缚电荷在高频电场作用下产生相对位置的移动。电流的概念是电荷的定向移动,因此偶极子内的电荷在高频电场作用下产生的定向移动就形成电流,这种电流是在偶极子内束缚电荷位置相对移动产生的,故称位移电流。

(2)对磁性的影响:人体内某些成分具有磁性,如 N、CO_2、Fe 等是顺磁质,在磁场中被磁化后其磁感应强度比在真空大,但人体中也有逆磁物质,两者错综复杂地混在一起,人体的磁导率接近 1。人体可以表现为线圈的特性,在高频电场的作用下,使组织感应产生电流(称涡流),涡流实质上是一种传导电流。

3. 共振吸收　现代生物物理学研究发现,当频率很高的高频电磁波(微波)对人体组织作用时,人体某些组织成分对电磁波有最大的吸收,这是由于人体某些组织成分(如水分子)的固有频率与对其作用的高频电频率相接近,产生共振吸收的结果。

4. 生物物理效应　高频电作用于人体时,产生多种生物学效应,但基本上可分为两类,由这两类基本效应产生各种生物治疗作用。

(1)热效应:任何形式的电能都可以转变成热能。高频电作用于组织,其电能被组织吸收转变成热,这种热称为内源热(内生热),它有别于红外线一类作用表浅的外源热。高频电作用于组织的产热机制有三种可能。

①欧姆耗损产热:组织体液中的电解质离子(如 K^+、Na^+、Ca^{2+}、Mg^{2+}、Cl^- 等)和带电荷的脂体颗粒(蛋白质分子)。在高频电的作用下,随着电场的正负极性变化发生高速移动或振动,形成传导电流。高速振动的微粒相互冲撞摩擦引起电能耗损转变为热,这种导致传导电流的耗损称为欧姆耗损。中波透热、短波电感法治疗时产生涡流时组织产热属此类,短波、超短波电容场法治疗时在组织体液(含电解质离子)中产热也属此类。

②介质耗损产热:组织中的电介质成分在高频电场作用下产生"高速旋转"(形成位移电流),电介质微粒之间相互摩擦产生的耗损称为介质耗损,这种耗损可以转变成热。超短波、短波电容场法治疗时,脂肪、韧带、肌腱、骨组织等产热属此类。

③共振吸收产热:当频率很高的高频电磁波(微波)对人体组织作用时,人体某些组织成分对电磁波有最大的吸收,这是由于人体某些组织成分(如水分子)的固有频率与对其作用的高频电(如厘米波)频率相接近,产生共振,对电磁波产生最大限度的吸收。

由于高频电疗法采用不同频率和不同方法治疗时的热效应和产生的机制是不同的,因此组织产生的热分布图像也是不同的。中波疗法治疗时在组织电阻最大和通过电流强度最大的部分产热最高($Q=0.24I^2Rt$),因此中波透热在组织中产热是不均匀的;短波电感法治疗则在浅层肌肉产热最高;超短波电容场法治疗则在组织中产热比较均匀。微波辐射场作用的组织热场分布则在相当大的程度上决定于微波频率,微波容易被富于水分的组织吸收,但随着作用频率(500MHz为限)的降低,这种吸收能力逐渐减弱,因此,分米波比厘米波对组织的作用更深、更均匀。

(2)非热效应:即高频振荡效应,是指在

高频电作用下,用目前的测温方法测不到被作用组织的温度有明显升高,但组织仍发生一系列理化性质的变化。通常频率越高,非热效应越显著。它使组织内离子、偶极子、细胞之间的摩擦接触增多,促使组织内各种成分的交换,改变了组织的理化过程。有机物和无机物荷电颗粒随电磁场方向的变化而移动,膜上荷电粒子的浓度和通透性改变,蛋白结构造型过程的变化,细胞上的氨基基团及细胞结构等方面的变化。这与电磁波频率及受作用的动物种类、作用部位和机体的原始状态有关。

射频电磁波加热时应特别注意的问题有:脂肪层的过热;电流集中效应和磁场感应加热效应。

【治疗机制】

1. **高热物理作用** 基于实体瘤生长的病理生理特性,肿瘤的血管生长畸形,迂曲、挤压、血流阻力大、血流缓慢、易形成血栓;血管发育不良、伴行血管的神经感受器不健全,对温度感受调节性能差,血管壁脆弱易出血;肿瘤毛细血管有大量窦状隙,血流淤滞,循环血量比正常组织明显减少,散热机制差。当射频电能被组织吸收转变成热能使组织温度升高时,正常组织可通过有效的血循环散热,而癌瘤组织因血循环差,不能及时散热,癌瘤内的温度升高,与正常组织间的温差可达5~10℃,且维持时间较长。正常组织可较长时间地耐受 42.5℃。在理想状态下,肿瘤内的温度可达 47~52℃,这一特性奠定了射频治疗肿瘤法对肿瘤的选择性杀灭效应的基础。

不同的肿瘤细胞对温度的敏感性是不同的,有学者认为:42℃是单热杀灭癌细胞的最低作用温度。实验表明,杀灭癌细胞的温度与加热持续时间有关,温度越高杀灭癌细胞的时间越短,通常温度升高 1~2℃,加热持续时间约可减半。

2. **高热生化反应**

(1)抑制 DNA、RNA 和蛋白质的合成。

实验发现:肝癌细胞在 43℃ 孵育 2h 后 ^{3}H 胸腺嘧啶、^{3}H 脲嘧啶及 ^{14}C 氨基酸等前驱体合成 DNA、RNA 和蛋白质能力明显降低,其抑制率为 0.5%~12%;以同样温度持续时间孵育再生肝细胞则无此效应。此种抑制是否有选择性,意见不一。Dickson 认为 RNA 合成对热损伤最敏感,早于对 DNA 和蛋白质合成的抑制。研究表明:细胞分裂周期 G_1 期和 S 期细胞过热后都会发生染色体畸变。以 S 期细胞对高热反应最敏感,G_1 期细胞存活约 10% 的较轻热损伤,大分子合成的抑制可以修复,并经 S 期进入 G_2 期,进而分裂形成克隆;而处于 S 期的细胞过热后膜的损伤严重,可出现染色体畸变,形成多核细胞,分裂后凋亡。S 期细胞对放射线抗拒,M 期细胞对放射线敏感,因此高热直接对细胞的增殖起作用,恰与放射线的效应互补,构成热、放疗联合应用的基础。对热敏感的 S 期,主要是其染色体通过蛋白质或类脂质变性而影响自身复制,蛋白链延长影响 DNA 合成导致细胞凋亡。

(2)肿瘤组织 pH 的改变。受热后组织的显著变化之一是瘤内 pH 降低。由于缺氧,无氧酵解增加,乳酸大量堆积,pH 下降。肿瘤在低 pH 时对高热更加敏感,增强了癌细胞的热杀伤效应,并可抑制肿瘤细胞对热损伤的修复和产生耐热性。pH 下降,溶酶体在酸性环境中增多,活性增强,碱性和酸性磷酸酶增高,促进了肿瘤细胞的自我消化。

(3)抗炎免疫效应。近年来的研究表明:射频疗法的常用波段——超短波具有较强的抗炎及增强免疫的功能。机制如下:①抑制酶(β-葡萄糖醛酸酶)的释放;②抑制白细胞的活化,减少炎症介质的释放;③抑制自由基;④对多形核白细胞释放 β-葡萄糖醛酸酶有双向调节作用;⑤超高频电场诱生周围白细胞干扰素有快速调节和反馈调节现象;⑥使中性粒细胞数增加,吞噬能力增强,并大量释放溶酶提酶。在细胞免疫方面:①对转移因子的影响;②对巨噬细胞移动抑制因子的影响,该因子抑制巨噬细胞移动,使之在局部聚集,将细菌或肿瘤细胞包围消灭;③对促分裂因子的影响,这种因子对正常的小淋巴细胞能促进其 DNA 合成,从而促进细胞的分裂增殖,转化为淋巴母细胞;④对趋化因子的影响,一种是单核细胞趋化因子,一种是中性多形核白细胞趋化因子,其作用为吸引这些细胞渗出游走,在局部浸润;⑤对皮肤反应因子的影响,他能增加局部血管壁的通透性,有利于细胞在局部浸润,其活性不被抗组胺所抑制。

【适应证】

宫颈癌、卵巢癌、输卵管癌、子宫癌、子宫肌瘤、盆腔肿瘤、盆腔炎、附件炎功能性子宫出血。

【治疗设备】

随着电子技术的发展和临床生物学认识的积累,高频透热治疗机在国内外均取得了一定的突破,目前常用的频率有 8MHz、13.56MHz、40.68MHz 及 55～110MHz,最大输出功率可达 1000～2000W,电极分为电容电极、电缆电极和组织间加热电极。

【治疗方法】

1. 电容场法 病变部位置于两电极板之间,适用于部位较深的内脏肿瘤,根据病变部位的不同亦可调整电极的大小与形状,形成主负极之分,如主电极为腔道电极可用于治疗阴道癌、子宫癌或直肠癌等。

2. 电感法 电感线圈置于肿瘤表面,适用于治疗表浅的肿瘤。

3. 水冷式射频插植透热法 将数对电极针插植入病变组织进行有效加热,适用于较深、较大、手术不宜切除的肿瘤。治疗应保证肿瘤透热温度达到 42.5℃以上,时间至少保持 40min,6～10 次为一疗程。

由于肿瘤的大小、部位、深浅、循环状况及加热方式等的不同,加之,受电子技术和组织学特性的限制,限制射频透热应用的两大瓶颈问题——病变部位的加热效率和无损测温问题尚未得到解决,所以电容场法和电感法治疗目前通常需治疗 60～70min,且最好与放疗/化疗联合应用。

【注意事项】

(1)严格执行各类高频透热治疗机的操作规程并注意防护。

(2)治疗前,检查输出电缆接头是否拧紧,接触不良会造成设备损坏。

(3)射频治疗时,应使机器在谐振状态下工作,禁止在非谐振状态下调节输出,仪器线缆不能交叉,不能打圈。

(4)治疗时,注意观察患者的反应,疼痛是人体对热不能耐受的信号,治疗应注意散热防止烫伤。

(5)射频透热治疗时,须密切观察患者的生命指征(脉搏、呼吸、血压),采取适当措施将患者体温控制在 40℃以下,以防虚脱。

(6)伤口、瘢痕区及温度感觉异常区应注意隔热及观察,防止烫伤。

第二节　微波治疗

应用波长为 $1\mu m$～1mm(300～300 000MHz)的特高频电磁波作用于人体,以治疗疾病的方法,称为微波治疗法。根据波长不同可将微波(MW)分为分米波(10～100cm)、厘米波(1～10cm)及毫米波(1～10mm)三个波段。理疗中应用的微波一般指波长为 10～30cm 的电磁波,物理治疗中微波常用的波长为分米波:69cm(433.9MHz)、65cm(460MHz)、33cm(915MHz)。厘米波:12.25cm(2450MHz),为目前最常用的微波,其波长已超出了厘米波的范围,为区别于分米波,苏联学者将其称为厘米波、毫米波。

7.11mm（42.19GHz）、5.60mm（53.54GHz）、60.5GHz（4.96GHz）的毫米波是目前国外常用的典型工作频率,毫米波的生物医学应用是一门新兴的边缘科学,其独特的生物治疗效应(如对肿瘤治疗、某些血液病的作用)正在引起人们越来越高的重视。

【治疗原理】

1. 非热生物效应　由于毫米波在电磁波谱中的特殊位置,使其以非热生物效应为主,其波长极短,功率低,对人体或生物组织的作用主要以三种效应为基础。

（1）谐振效应:人体组织只对某些特定的毫米波频率敏感。

（2）阈值效应和饱和效应:只有超过一定功率密度的毫米波才能引起人体组织的反应,超过阈值后,功率密度再增加,感应率保持不变,即出现饱和现象。

（3）穴位效应:人体只有某些特定的穴位或反射区被毫米波照射时才有明显的反应,说明毫米波的医疗作用与传统的中医针灸有相似之处。由于毫米波波长极短,可制成较小的辐射器,进行妇科微创治疗是可能的,但目前尚缺乏基础和临床应用研究。

除连续式微波疗法外,近年又出现了脉冲微波疗法。既有单纯的脉冲输出微波,又有在小剂量稳衡微波基础上叠加的脉冲输出微波,其作用特点是凸显微波的非热效应,脉冲输出功率大,生物学作用显著。

2. 生物物理学效应　微波的波长介于长波红外线与超短波之间,其某些物理特性类似于光波,如可以呈束状传播,具有弥散性能,遇不同介质可引起反射、折射、绕射、散射、吸收以及可利用反射器进行聚焦的作用,其规律与相应的光学规律接近。

（1）微波作用时称辐射(或照射),因微波的弥散性大,故需用特制的传输系统,包括波导管(同轴电缆)和辐射器。微波由辐射器中的天线辐射至空间作用于人体。辐射器分为非接触式,如半圆形、矩形、圆柱形、鞍状辐射器等,接触式如腔道辐射器,以及组织间式如针状、刀状辐射器等。

（2）当微波辐射到人体时,一部分能量被吸收,另一部分能量则被皮肤及各层组织所反射。厘米波辐射肌体时的反射率为40%～50%。富于水分的组织较多地吸收微波能量,而脂肪、骨骼则反射相当部分的微波。所以当连续微波作用到有多层界面的组织部位或器官时(如头部、眼部、腹部或盆腔等)应注意由此可能引起的过热损害。

（3）微波对人体组织的穿透能力与它的频率有关,频率高,穿透能力弱。一般所说的微波穿透深度是指微波能量降低到其起始能量的37%时的作用深度,而不是微波能量完全被吸收时的深度。描述微波穿透能力的另一个概念是半价层,所谓半价层是指微波能量降低到起始能量的50%时的作用深度。当微波频率升高,波长缩短到10cm时,组织吸收系数显著增大,也就是说大部分能量将被表浅的皮肤所吸收。当频率升至10GHz(波长3cm)时,绝大部分能量都消耗在浅层的皮肤上,因此非接触治疗一般不用波长<10cm的微波。波长12.5cm的微波,穿透组织的深度一般为3～5cm。而分米波作用深度可达7～9cm。

3. 治疗效应　微波的主要生物学效应同其他高频电一样也是热效应和非热效应,但由于微波波段在整个电磁波谱中所处的位置,决定了其有别于其他高频电的物理特性。

（1）热效应:微波加热能力一般指其加热深度和加热范围。微波在进入不同性质的介质传播时要被吸收而衰减,并在界面处产生反射和折射,微波在介质中不断损失的能量,被组织吸收产生热效应,使组织升温。微波作用于机体,组织中的电解质离子随微波频率而振动,电解质的束缚电荷也随微波频率作相对位置移动,为克服所在媒质的黏滞性而消耗的微波能量转变为热。水分子的固有频率与波长3cm的微波频率相近,产生共振吸收,可吸收微波能量的 98％。波长 10cm 的微波能量的 50％可被水吸收。介电常数大的组织成分吸收微波的能量大,水的介电常数大,故富含水分的组织(肌肉、体液、胃、肠、肝、肾等)吸收微波能量较多,至该类组织温度升高较明显,而骨骼、脂肪组织吸收微波能量最少,因而温度升高也不显著。对于 2450MHz 的微波来说,其加热效应主要靠水分子的高频振荡摩擦产热,而 500MHz 以下的微波则离子导电发热逐渐成为主要部分,或者说主要是通过自由离子的振动碰撞产热。因此与其他高频电相比,500MHz 以上频率微波的热效应具有一定的组织选择性。

微波的热效应与超短波的热效应一样可以使机体组织血管扩张,细胞膜渗透性升高,可以改善局部组织营养代谢,促进组织再生等,同时还具有解痉、镇痛、消炎等作用。

(2)非热效应:即高频振荡效应,是指在高频电作用下,用目前的测温方法测不到被作用组织的温度有明显升高,但组织仍发生一系列理化性质的变化。通常频率越高,非热效应越显著。它使组织内离子、偶极子、细胞之间的摩擦接触增多,促使组织内各种成分的交换,改变了组织的理化过程。有机物和无机物荷电颗粒随电磁场方向的变化而移动,膜上荷电粒子的浓度和通透性改变,蛋白结构造型过程的变化,细胞上的氨基基团及细胞结构等方面的变化。这与电磁波频率及受作用的动物种类、作用部位和机体的原始状态有关。

临床试验证明,接受低场强连续微波照射后,在不引起温度升高的情况下,却能引起某些系统和器官的功能或形态学方面的变化,如嗜睡、记忆力减退、心动过缓、血压下降等反应。在基本条件相同的条件下,外源热作用不引起类似的非热效应。有学者指出,在微波作用下,细胞内水分发生构形过程,而这些水分的固有频率在 500~10000MHz,而蛋白质分子内的结合水本身又决定了分子形态的变化。因此整个机体系统对低强度微波振荡不仅具有特殊的极高敏感性,而且接受其影响的能力也提高。有学者提出:微波的非热效应需从信息学的观点来认识电磁场的生物学活性问题。

低场强连续微波照射小白鼠实验发现,在 $1mW/cm^2$ 组中,照射后,测动物皮温升高为 $-0.4℃$(均值),肛温升高为 $-1.59℃$(均值),但可见到心肌部分线粒体有溶解、变形、嵴数减少、变短和部分空化,并偶见心肌肌丝轻微松散等变化,这就很难用热效应来解释。1973 年国际华沙会议曾建议 $1mW/cm^2$ 以下为非热效应,$1~10mW/cm^2$ 为热效应和非热效应的复合作用,$10mW/cm^2$ 以上为热效应作用。但近年来的技术进步所提供的新的脉冲微波临床证据显示:在一定范围内高功率输出的脉冲微波,特别是在低功率恒输出基础上叠加的高功率脉冲输出微波有着更强的生物物理学效应,从前的观念受当时技术条件的限制,连续输出微波,功率加大产生的热效应掩盖了非热效应,有必要进行修正。

【主要影响】

1. 对心血管系统及血循环的影响 治疗剂量的微波辐射对心脏有拟迷走神经的作用(心率变慢、心电图 R 波、T 波幅度下降、P-R 间期延长、血压下降等)。小剂量微波作用能改善冠状动脉血液循环,大剂量微波辐射对心肌有损害作用。微波作用后,组织温度升高,血管扩张,血循环增强。

2. 对神经系统的影响 短时、中小剂量的微波辐射能加强大脑兴奋过程,长期、大剂量则增强抑制过程,并引起脑电图和条件反射的改变;微波对自主神经的作用有拟迷走神经的作用,使心率、血压、呼吸频率降低等;微波作用于周围神经(中、小剂量),可以使神经肌肉电兴奋和生物电活性升高,能刺激神经再生。

3. 对内分泌和免疫的影响 微波辐射作用于肾上腺区,对肾上腺交感系统有兴奋作用和明显的后作用,表现为血中 11-羟脱氧皮质固酮,去甲肾上腺素含量升高,其作用可保持 20d。垂体-肾上腺系统处于高水平,可以减轻外界有害因素对机体的损害所产生的病理变化,但大剂量微波辐射对肾上腺功能则有抑制作用。

(1)作用于动物上腹部:可使血浆中 ACTH、可的松、甲状腺素、胰岛素浓度明显升高。

(2)作用于甲状腺区:可见淋巴组织增殖活跃,胸腺功能增强,各脏器的溶血素形成细胞数量增加,免疫球蛋白,特别是血清中 IgG 含量升高。微波辐射对免疫功能的影响不仅取决于作用部位,而且与作用日期和抗原输入日期有关。微波辐射在免疫发生的感应期作用于甲状腺区引起免疫抑制,在免疫发生的前期(前 10d)则增强机体免疫。

(3)作用于肾上腺区则抑制免疫效应。

4. 对血液系统的影响 厘米波辐射血浆,引起血浆的肝素耐量降低和游离肝素明显升高。小剂量(5W,10min)厘米波辐射作用于实验动物肝区,引起血浆对肝素的耐量降低、纤维蛋白原活性降低、凝血时间延长。在切断皮肤感受器的条件下,厘米波辐射肝区引起的凝血低下的效应增强;给予中枢神经系统兴奋或抑制的药物,也会引起微波作用的凝血低下效应的改变。肾上腺交感系统功能对凝血有重大影响。综上所述,厘米波对凝血低下有直接作用,神经系统和肾上腺交感系统的功能状况对厘米波的凝血低下作用有明显的影响。

(1)中小剂量分米波(460MHz)辐射作用于脑卒中患者病灶区或项区,可引起患者血小板凝集活性降低;作用于脑病灶区比作用于项部效果更明显。

(2)中小剂量微波局部辐射对血液有形成分无明显影响,但大剂量、全身辐射则可引起白细胞减少。

5. 对细胞染色体和有丝分裂的影响

频率 3000MHz 微波辐射(功率 3～7mW/cm²)直接作用于人的淋巴细胞和猴的肾细胞培养物时,发现细胞染色体发生畸变和核有丝分裂;若将功率增至 10mW/cm² 作用于动物眼球角膜,发现角膜上皮细胞发生有丝分裂,这些现象对研究微波对细胞学和遗传学的影响有密切关系。

6. 对生殖系统的影响 睾丸由于血液循环散热较差,对微波辐射特别敏感,当微波辐射使睾丸温度高于 35℃时,精子生成受到抑制,大功率的微波辐射,会使曲细精管发生局灶性坏死、萎缩及间质水肿,精子生成减少。大功率微波辐射动物卵巢,可使卵巢受到损伤而失去生殖功能,故微波辐射治疗会阴部或下腹部时须注意对睾丸和卵巢的保护。

7. 对眼睛的影响 眼球是富含水分的多层界面的组织,且循环散热机制差,容易产生热积聚,大功率或长时间微波辐射会引起玻璃体或晶状体混浊。有人认为,微波辐射后眼球组织温度升高,使眼球组织内焦磷酸酶、三磷腺苷活性降低;也有人认为,微波辐射产生的白内障的反应不是热所致,因为脉冲微波比连续微波对眼球的损伤更大。

8. 对炎症过程的影响 微波的消炎作用机制,在炎症的不同阶段有很大差别,微波辐射剂量决定其消炎机制,不同的剂量甚至起相反的作用。

(1)炎症的发展与致炎介质的作用有关,在致炎介质的作用下,微血管损伤,渗透性升高;在急性炎症阶段,炎性病灶致炎介质含量增加,微血管功能紊乱、管壁通透性增加。在无热量或微热量微波辐射下,通过抑制合成或刺激分解,使致炎物质含量降低,微血管通透性降低,从而抑制炎症发展,微热量或温热量微波能使病灶致炎介质含量增加,从而导致炎症恶化,故急性炎症宜采用小剂量微波辐射。

(2)在亚急性、慢性炎症阶段,微热量或温热量微波辐射作用可使组织温度升高、血管扩张、血流加快、血管及组织通透性升高，改善组织的代谢，从而促进炎症渗出物的吸收，加快组织的修复过程。

【适应证】

尖锐湿疣、外阴白斑、外阴炎、前庭大腺囊肿、阴道炎、宫颈炎、宫颈糜烂、宫颈息肉、尿道肉阜、宫颈癌、功能性子宫出血、子宫黏膜下肌瘤、子宫浆膜下肌瘤、阴式子宫切除术、子宫全切术后阴道残端出血、子宫内膜异位症、卵巢囊肿、卵巢巧克力囊肿。

【治疗设备】

1. 治疗机　国产微波治疗机频率多为 2450 ± 30MHz，波长约为 12.5cm，连续输出或脉冲输出功率 $200\sim1000$W，需用特殊的多腔磁控管才能产生微波辐射，微波电磁能经同轴电缆传输辐射器发射出来。

2. 辐射器　微波辐射器一般分为三类。

(1)非接触辐射器：有半圆形、圆柱形、长形、马鞍形、凹槽形等。治疗时，辐射器不接触皮肤，微波在空间反射、散射(漏能)较大。

(2)接触辐射器(聚焦辐射器)：治疗时辐射器与皮肤接触，腔内辐射器可进行腔内(直肠、阴道、外耳)直接照射，漏能较少。

(3)组织间辐射器：利用微波同轴天线(辐射器)插植入组织内部或病变表面进行治疗，有针状、刀形、烙状，此为有损治疗，温度分布较均匀，较之 RF 不必配对进行，能单独输出，输出剂量易操控。

【治疗方法】

1. 有距离辐射

(1)以空气为间隙：多采用半圆形、圆柱形、长形、马鞍形、凹槽形等辐射器。治疗时要求辐射器与体表有一定的空间距离。由于各种辐射器的设计技术参数不同，要求空气间隙距离一般为 $3\sim10$cm，距离太近会引起失谐，影响微波功率输出，同时使辐射野功率分布的不均匀性加大。尺寸小的辐射器空间距离可适当缩小，尺寸较大的辐射器空间距离可适当加大(马鞍形、凹槽形辐射器本身设计时

已考量了照射距离，应用时须接触体表)。

(2)隔沙辐射法：在辐射器与体表之间用石英沙袋代替空气间隙，以降低微波辐射的散射和反射，此种辐射法较以空气为间隙法进入体内的微波能量提高 1 倍。

2. 接触辐射　聚焦辐射器、腔内辐射器照射时都要求使用接触辐射法。由于接触辐射的辐射面积较小，微波的反射、散射功率也不大，进入患者体内的微波能量相对较高，因此辐射功率一般不超过 10W。腔内辐射器应用时应套上一次性橡胶皮套。

3. 组织间辐射　利用微波同轴天线(辐射器)插植入病变组织内部或病变浅表进行治疗，辐射器有针状、刀形、烙状，温度分布较均匀，较之 RF 不必配对进行，其热能分布不像 RF 那样只集中于天线(辐射器)表面，而是发生在距天线(辐射器)一定的距离处，根据病变范围，既能单独输出，亦可多极输出，输出剂量及范围易操控。微波同轴天线是由直径 $1\sim1.5$mm 的微波同轴电缆的外导体及延伸 $\lambda/4$ 的内导体构成，延伸部分的端部或外套的结构变化对 SAR(比吸收率)分布的形状有较大影响，工作频率为 $300\sim2450$MHz。

【治疗剂量】

微波治疗的剂量是指患者吸收的微波功率和照射的时间，但由于不同的治疗辐射器、不同的治疗部位，微波能的反射和散射量很难确定，加之，治疗机磁控管的老化，仪器本身的输出功率也会有所减弱，微波功率计虽可反映被照射体的吸收功率和反射功率，但由于其价格昂贵，尚未能用于微波辐射治疗的常规计量。通常根据所用的辐射器输出方式、照射距离、微波治疗机的技术状况、患者的感觉来确定其治疗剂量。

1. 以空气为间隙的有距离辐射法　连续输出治疗时，参考剂量如下。

(1)无热量：无温热感，功率密度<88mW/cm²(以辐射器面积计算)。

(2)微热量:恰有温热感,功率密度 88~220 W/cm^2。

(3)温热量:有舒适的温热感,功率密度 220~440 W/cm^2。

(4)热量:有尚可忍受的热感,功率密度 440~880 W/cm^2。

2. 以空气为间隙的隔沙辐射法 由于在辐射器与体表之间用石英沙袋代替空气间隙,降低了微波辐射的散射和反射,此种辐射法较之以空气为间隙法,进入体内的微波能量提高 1 倍。所以,微波功率密度亦应减低 1 倍。聚焦辐射器、腔内辐射器照射时都要求使用接触辐射法。由于接触辐射的辐射面积较小,微波的反射、散射功率也不大,进入患者体内的微波能量相对较高,因此辐射功率一般不超过 10W。

3. 组织间辐射法 应根据辐射器的形状、规格、治疗部位的组织特性、病变性质、治疗目的决定机器的输出功率。平均输出功率 5~500W,峰值功率可达 1000W。对于盆、腹腔病变,连续输出微波通常是禁忌的,但脉冲微波是可以应用的。

【疗程】

一般每次治疗 10~20min,每日或隔日 1 次,急性病 3~6 次为一疗程。慢性病 10~20 次为一疗程。有实验表明,分米波照射 5min,组织血循环已达到最高程度。因此,分米波连续输出照射,一般每次不超过 10min(恶性肿瘤治疗除外,一般需 60~70min)。

【注意事项】

(1)开机前,须检查输出线缆各接头是否拧紧,接头接触不良会在接头处产生过热,烧坏接头甚至损坏磁控管。

(2)禁空载开机。

(3)应去除辐射区域的金属物品,金属异物部位不宜治疗或限用小剂量。

(4)治疗时皮肤不必裸露,但须除去潮湿的衣物及敷料。

(5)头部、眼、睾丸、卵巢区禁用大功率微波。

(6)骨和骨骺生长期、腹部禁用较大功率的连续微波。

(7)单极辐射,作用仍浅。与短波和超短波相比,可较好地克服脂肪过热,尤以分米波为著;剂量准确易操控;厘米波波长短可制成各种小型辐射器及腔内辐射器,应用方便。

第三节　其他物理疗法

涉及妇科微创治疗的手段和方法有很多,多为理化方法,尤以物理方法为著,包括声、光、电、磁、冷、热等。随着技术手段的进步,阴道镜、宫腔镜、腹腔镜等各种介入手段的应用,为各种妇科疾病的微创治疗提供了基础和可能。除了以上章节提及的治疗手段外,本节将简要介绍其他一些妇科用微创疗法。

一、光　疗

利用自然或人工产生的各种光辐射能(红外线、可见光、紫外线、激光)作用于人体,以达到治疗和预防疾病的一种物理疗法,妇科应用当以人工手段为主。

(一)红外线

在光谱中位于波长自 760~400nm 的一段称为红外线,红外线为不可见光。所有高于绝对零度(-273℃)的物质都可产生红外线。这种辐射线是一种不可见光,因其波长长,量子能量低,在医学中的生物学效应主要是热作用,现代物理学称为热射线。

近红外线(短波红外线)波长 0.76~1.5μm;远红外线(长波红外线)波长 1.5~400μm。两者均具有改善局部血循环,促进局部渗出物的吸收、消肿、降低肌张力,增加胶原组织的延展性,改善组织的新陈代谢,镇痛、抑菌、消炎的作用。

主要适应于外阴炎、会阴撕裂恢复期、亚急性外阴挫伤、宫颈炎。

(二)紫外线

在光谱中波长 180～400nm 的部分为紫外线。根据波长分为三个波段。

1. A 波段紫外线　波长 400～320nm，即长波紫外线。其生物学作用弱，但具有明显的色素沉着作用，可引起一些物质(荧光素、硫酸奎宁、银、铜、锰、铋等金属)和某些微生物(如小芽孢菌)产生荧光反应。

2. B 波段紫外线　波长 320～275nm，即中波紫外线。有使维生素 D 原转化为维生素 D，加速组织再生，促进上皮生长，刺激黑色素细胞产生新的黑色素等作用。

3. C 波段紫外线　波长 275～180nm，即短波紫外线。可引起蛋白质和类脂体结构的变化，特别作用到染色体，破坏其核酸代谢，产生"阻活作用"，对细菌和病毒等致病微生物有显著的杀灭或抑制其生长繁殖的作用。

主要适用于会阴阴道撕裂、外阴侧切、急性外阴挫伤、痛经、前庭大腺炎、外阴炎、外阴疖肿、外阴瘙痒、阴道炎、宫颈炎、宫颈糜烂。

(三)激光

由受激辐射的光放大而产生的光，又称 Laser。具有单色性好；相干性好；指向性好；亮度高的物理学特点。从组织生物学角度讲：激光具有光化作用、热作用、机械作用、电磁作用和弱激光的刺激作用。

主要适用于尖锐湿疣、痛经、附件炎、卵巢功能紊乱、宫颈糜烂。

二、直流电

直流电是电流方向不随时间变化的电流。电流方向和强度均不随时间变化的电流称稳恒直流电；电流方向不变而强度均随时间变化而变化的电流称脉动直流电。直流电有极性，可以使电解质发生电离，阳极下产生酸性电解产物，阴极下产生碱性电解产物。

具有使局部小血管扩张，促进血循环；通过改变组织细胞膜内外的不同离子浓度，改变组织兴奋性；利用同性相斥、异性相吸的原理将药物离子导入组织；通过电解、电化学反应，改变肿瘤组织的生存环境，导致肿瘤组织变性坏死的作用。

主要适用于慢性附件炎、功能性子宫出血、闭经、子宫颈炎、外阴癌、子宫颈癌。

三、中频电

中频电是频率为 1000～10 000Hz 的正弦电流。目前临床应用的有干扰电、正弦调制中频电和等幅正弦中频(音频)三种疗法，其他中频疗法都是对正弦中频的整流/调幅、调频的组合。其生物物理学特性是无电解作用，能降低组织电阻，增加作用深度；对肌体组织有刺激兴奋作用；调制电流兼有低、中频电的作用。具有镇痛、促进局部血循环、锻炼骨骼肌和平滑肌、止痒、软化瘢痕和松解粘连的作用。

主要适用于外阴血肿恢复期、外阴侧切术后、附件炎、盆腔术后瘢痕。

四、磁　　疗

凡是能吸引铁、钴、镍等物质的性质叫磁性；具有磁性的物体叫磁体或磁铁；在电流周围和磁体周围的空间，存在着具有磁力作用的一种特殊的场，叫磁场；利用磁场治疗疾病的方法叫磁场疗法简称磁疗。磁场分静磁和动磁(交变、脉冲和脉动磁场)两种，具有镇静、镇痛、消炎、消除水肿、血肿和软化瘢痕的效应。

主要适用于外阴骑跨伤、盆腔阴道术后血肿、盆腔炎、痛经、功能性子宫出血。

五、冷 冻 疗 法

应用制冷物质和冷冻器械产生的低温，作用于人体治疗疾病的方法。冷冻使血管收缩，减少渗出，防止水肿；持续冷作用皮肤黏膜感受器,造成先兴奋,后抑制,再后麻痹的效应,使神经传导速度减慢,以至丧失功能。具有镇痛、止痒、减少渗出,防止水肿、降低局部组织代谢的作用。

主要适用于急性会阴部创伤、外阴瘙痒、外阴术后水肿、血肿。

第四节　放射性粒子治疗

【主要特点】

自从 1898 年居里夫妇发现放射性核素镭以后,开始了放射线治疗肿瘤的历史。某些核素的原子核能够自发地衰变释放出 α、β 等粒子的性质称为放射性,具有这种放射性的核素称为放射性核素。放射性核素分为天然的和人工的两种,到目前为止已经发现的放射性核素有 2500 多种,其中绝大部分是人工放射性核素,而用于临床近距离治疗的核素仅有 10 余种。

放射性核素的原子核自发释放出 α、β 等粒子而转变为另一种核素的原子核的过程称为核衰变。放射性核素根据释放的射线种类分为 α 衰变、β 衰变和 γ 衰变。临床治疗主要用 β 和 γ 两种射线,而 γ 射线的应用多于 β 射线。

虽然射线用于治疗肿瘤已有 100 多年的历史,但因早期射线能量较低,组织穿透能力较差,在临床治疗肿瘤中受到一定的限制,没有发挥应有的作用。近年来,由于放疗设备的不断改进和放射物理学和放射生物学的研究进展,使放射治疗已成为治疗恶性肿瘤的主要手段之一。目前在恶性肿瘤的治疗中有 70% 左右患者需要放射治疗达到根治和(或)姑息的目的。放射治疗使用的放射源主要有三种:①放射性核素释放的 α、β、γ 射线;②X 射线机和各种加速器产生的不同能量的 X 射线;③各种加速器产生的电子束、质子束、中子束、负 π 介子束和其他重离子束等。

肿瘤内植入放射性粒子是近距离治疗的一种形式,1933 年由美国的 Graham 和 Singer 第 1 次将放射性氡粒子永久性种植在患者的支气管残端;1941 年,美国的 Me-morial Sloan-Kettering Cancer Center (MSKCC)第 1 次由 Binkley 在一位不能切除的肺上沟瘤患者的肿瘤内植入 ^{222}Ra 粒;1952 年美国 Baylor 医学院的 Floccks 医师将放射性粒子 ^{198}Au 注入前列腺癌内;1955 年 Merschke 用放射性同位素 ^{192}Ir 和 ^{198}Au 代替了 ^{222}Ra,并开展了后装放疗技术。1965 年 Hilaris 使用了低能量的 ^{125}I 粒子术中永久植入肺肿瘤内,同年 Nori 使用 ^{103}Pd 治疗胸部肿瘤。早年由于没有治疗计划系统,缺乏肿瘤内剂量测定,不知道肿瘤内粒子应该怎样排列,致使粒子分布不均,影响了疗效,加之高能量的粒子不易防护等原因,使该技术一度中断。近年来由于影像学及放射物理学的进步、新的微型低剂量率粒子源的研制和治疗计划软件系统的开发,粒子治疗又引起了国外肿瘤专家们的重视。近几年的文献大量报道了放射性粒子治疗肿瘤并取得了较满意的临床疗效,已广泛用于前列腺癌、脑瘤、肝癌、肺癌、胰腺癌及盆腔等部位肿瘤的治疗。目前国内厂家已开始了放射性粒子源的批量生产,并有几十家医院开展了临床治疗,取得了较好的近期疗效和姑息性治疗效果。

【常用放射源】

1. **选择条件**　选择适合用于近距离治疗的放射源必须满足以下几个条件:①在组织中具有足够的穿透力;②半衰期不要太长;③易于放射防护;④易制成微型源。早期近距离治疗用的放射源是镭(^{226}Ra),其他有铱(^{192}Ir)、钴(^{60}Co)、铯(^{137}Cs)和金(^{198}Au),后来有碘(^{125}I)和锎(^{252}Cf),最近有镅(^{241}Am)、镱(^{169}Yb)、硒(^{75}Se)、钐(^{145}Sm)和钯(^{103}Pd)

等放射性同位素。

2. 分类依据　根据粒子源治疗肿瘤时间的长短可分为以下几种。

(1)短期插植治疗(temporary implant)：需要后装治疗机将放射性粒子传输到肿瘤组织间，根据治疗计划进行放疗，达到指定时间后取出；放射性核素包括^{226}Rd、^{192}Ir、^{60}Co和^{137}Cs等。

(2)永久性植入(permanent implant)：是通过术中或CT、B超引导下，根据三维立体放射治疗计划，利用特殊的设备直接将放射性粒子种植到肿瘤靶区，放射源永久性留置在人体；此类放射性核素包括^{198}Au、^{192}Ir和^{103}Pd等。

3. 主要放射性核素

(1)镭(^{226}Ra)：^{226}Ra是一种天然的放射性核素，衰变后变为放射性气体氡。氡衰变经过一系列蜕变产物最后变成稳定的铅(Pb)。^{226}Ra的半衰期为1590年，氡为38d。^{226}Ra衰变过程中释放α、β、γ射线。临床用的^{226}Ra是其硫酸盐，铂铱合金密封包裹。铂铱合金密封套具有密封和滤过α和β射线的作用。^{226}Ra衰变^{226}Ra γ射线的能谱非常复杂，平均能量为0.83MeV，远比一般深部X线能量高。由于短距离所形成的剂量衰减，使其产生的深部剂量很低，临床上主要用于进行组织间和腔内放疗。^{226}Ra的防护方面有以下4大缺点：①^{226}Ra的能谱复杂，最高能量达3.8MeV，需要厚的防护层；②^{226}Ra的半衰期长，易于带来严重的污染，持续时间很长；③^{226}Ra在衰变过程中产生的氡气，易于造成环境污染；④^{226}Ra的生物半衰期长，体内停留时间很长，短时间不能被排除，可产生严重的骨髓抑制和全身反应。目前已被^{60}Co和^{137}Cs等放射性核素代替。

(2)铱(^{192}Ir)：^{192}Ir是一种人工放射性核素，它是通过^{191}Ir在原子反应堆中经热中子轰击而成的不稳定放射性核素。^{192}Ir的γ射线平均能量为380keV，半衰期为74d。^{192}Ir

粒子源可以做得很小，点源的等效性好，方便计算。^{192}Ir源的使用形式包括：①粒子；②发针；③丝状；④串源，由粒子串接而成。包裹外壳为铂铱合金(含铱10%～30%)，包壳厚度为0.1～0.2mm，可吸收衰变的β射线，故^{192}Ir比较适用于高剂量率组织间暂时性插值和腔内放疗，不适于永久性粒子植入治疗。

(3)钴(^{60}Co)：^{60}Co也是一种人工放射性核素，半衰期为5.27年，每月衰减11%。^{60}Co生产是利用金属^{59}Co在原子反应堆中经过热中子照射轰击而成的放射性核素。^{60}Co释放的β射线能量很低，仅为0.31MeV，易于被吸收。γ射线能量有两种：1.17MeV和1.33MeV，平均能量为1.25MeV。^{60}Co通常生产为直径15mm×15mm的小圆柱体，外包裹白金、钛或不锈钢材料包壳。因^{60}Co衰变释放的γ射线能量高，半衰期较长，不易加工成微型源，限制了临床普及使用，目前仅少数医院用于妇科肿瘤的治疗。

(4)铯(^{137}Cs)：^{137}Cs是人工产生的放射性核素，释放γ射线，能量为0.662MeV，半衰期为33年，平均每年衰减2%。由于^{137}Cs是从原子反应堆的副产物经过化学提纯加工得到的，物理形状为不溶性的粉末或用陶瓷作载体制成微小颗粒，直径50μm，可直接密封在双层不锈钢壳内。剂量率为<60cGy/h，可加工为直径1.5mm的球珠，源活度为40mCi。目前仅有少数医院用于妇科肿瘤的治疗。

(5)金(^{198}Au)：^{198}Au的半衰期为2.698d，γ射线能量为0.14～1.09MeV。因^{198}Au的半衰期较短、射线能量较高，给临床粒子植入带来了许多不便，尤其是放射防护问题。^{198}Au粒子植入术中要求穿防护衣，患者需要特殊的隔离病房，医师和工作人员与患者的接触时间要严格控制。目前^{198}Au的临床应用已逐渐被其他易于防护的放射性粒子源所取代。

(6)碘(^{125}I)：^{125}I半衰期为60.2d，通过

电子捕获,发射光子和电子而衰变,其中电子可被 ^{125}I 粒子的钛金外壳所吸收。发射的光子主要是 27.4MeV 和 31.4MeV 的 X 射线,γ 射线能量为 35.5keV,半价层为 0.03mm,易于防护和保存。^{125}I 可以做成微型源,直径 0.8mm,长度 4.5mm,通过植入针或特定注射器可直接种植到人体任何部位的肿瘤内。粒子活度范围在 0.3～6mCi,根据临床需要可选择合适活度的粒子。为减少正常组织损伤,临床一般用 0.3～0.7mCi 活度的粒子,根据肿瘤大小和放射治疗计划要求,种植粒子数目 2～100 多粒不等。

(7)钯(^{103}Pd):^{103}Pd 的半衰期较短,为 17d,射线能量为 20～30keV,半价层为 0.008mm 的铅,初始剂量为 20～24cGy/h,适于生长较快的肿瘤。由于半衰期较短,目前在临床粒子种植治疗中越来越发挥其重要作用。

【核素特性】

最常用的 ^{125}I 粒子的型号是 6711 型(^{125}I 吸附于一根银棒上,外包钛金属外壳),这些粒子在可吸收缝线上以一定的距离排列。美国公司生产的 ^{125}I 为两个直径仅 0.6mm 的离子交换树脂小珠浸透 ^{125}I 离子溶液,中间用金粒隔开作为 X 线定位标志,外壳为金属钛包壳,源长 4.5mm、直径 0.8mm。国内生产的 ^{125}I 也是 6711 型的,源的活度范围 0.1～6mCi,适于临床治疗不同类型的肿瘤。

1. 放射性粒子 ^{125}I

(1)物理特性:①半衰期较长,60.2d,便于保存(10 个半衰期即可作为废料处理)。②释放软 X 射线的低能光子,具有增加相对生物效应(relative biological effectiveness,RBE)的作用。γ 射线能量为 27.4～35.5keV,平均 28keV(半价层 0.025～0.03mm;用 0.3mm 的铅可以遮挡大约 99% 的能量),操作人员易于防护;治疗后患者不用单独隔离,周围人员不用特殊防护。③放射源很小(长 4.5mm、直径 0.8mm 的钛合金

粒子),组织穿透能力 1.7cm,靶体积治疗外剂量迅速衰减。④在植入后 10 周的剂量率从初始 7cGy/h 到 4cGy/h;在前 12 个月可释放总能量的 98% 以上,残留活度为 1.5%。⑤源活度 0.1～1.0mCi,适于永久性植入治疗低度或中度敏感的肿瘤;活度 1mCi 以上的源可用于不能手术的对射线中度敏感的各种肿瘤的治疗。

(2)生物学特性:①低剂量率(初始 7cGy/h)、持续照射具有所有超分割照射的所有生物学特点,如延缓增殖细胞的周期进程;抑制肿瘤细胞的有丝分裂,使细胞聚集在 G_2 期;引起细胞周期再分布;增强其对射线作用的敏感性。②对不能杀伤的肿瘤干细胞,经过足够的剂量和足够的半衰期,能使肿瘤细胞全部失去繁殖能力,从而达到较彻底的治疗效果。因在外照射两次间隔期,肿瘤细胞仍迅速生长,在照射时只对氧合好的、生长活跃的细胞起作用。③延长照射时间以及减少剂量率使正常组织的损伤明显减少,而对肿瘤细胞杀伤没有影响。因此降低剂量率可提高靶区局部与正常组织剂量分配比,继而提高治疗比,这是低剂量率组织间插植治疗和分次照射的基础。④靶区内剂量很高,而周围正常组织由于射线迅速衰减而很低。靶区不随照射器官移动而变化。⑤生物效应剂量高,理由是同时释放低能软 X 射线,具有增加相对生物效应的作用,理论上讲低剂量率照射时,组织亚致死性损伤的修复能力提高,故相对生物效应大。⑥射线能够破坏肿瘤细胞核 DNA 双链,使肿瘤失去繁殖能力。

2. ^{103}Pd 物理特性 ①半衰期为 17d;②能量 20～30keV,平均 22keV,半价层为 0.008mm 的铅;③初始剂量率为 20～24cGy/h(是 ^{125}I 的 3 倍),在第 10 周时剂量率大约为 1.5cGy/h,适于生长快速的肿瘤;④^{103}Pd 源的 115Gy 剂量与 ^{125}I 源的 160Gy 剂量相等;⑤在植入后 4.5 周时 ^{125}I 和 ^{103}Pd

剂量率相等,大约 5.5cGy/h。

【治疗原理】

γ射线破坏肿瘤细胞核的 DNA 双链,使肿瘤细胞失去繁殖能力。在肿瘤细胞生长过程中,只有一小部分细胞在持续繁殖(活跃期细胞),在繁殖周期内 DNA 合成后期及有丝分裂期阶段,少量的 γ 射线能破坏肿瘤细胞的繁殖能力,而繁殖周期中其他阶段的肿瘤细胞对 γ 射线敏感度较差;静止期的肿瘤细胞对 γ 射线相对不敏感。外照射分次短时照射只能对肿瘤繁殖周期中一部分时相的细胞起治疗作用,其他时相的肿瘤细胞仍能很快恢复繁殖能力,而且细胞的倍增时间明显缩短,因此在两次照射的间隙内肿瘤细胞仍能迅速生长,直接影响外照射的疗效。

肿瘤组织间植入放射性粒子所产生的 γ 射线能量虽然不大,但能持续地对肿瘤细胞起作用,因此能不断地杀伤肿瘤干细胞,经过足够的剂量和足够的半衰期,能使肿瘤细胞全部失去繁殖能力,从而达到较彻底的治疗效果。凡是按治疗计划的要求植入粒子治疗的恶性肿瘤,局部未见肿瘤复发;如果植入的粒子剂量分布不均,会造成肿瘤局部失控或肿瘤复发,所以严格遵循治疗计划排列放射性粒子,是保证治疗效果的必要前提。

放射性粒子治疗肿瘤具有目前一些其他治疗方法所无法取代的优势,是放射治疗中最好的适形照射方法,它与传统放射治疗相比具有以下优点:①治疗区定位精确,与肿瘤形状非常吻合;②粒子种植范围之外,放射剂量迅速减少;③可给靶区更高的剂量,且不增加正常组织的损伤;④减轻手术创伤,缩短手术时间(术中 30~40min),不增加手术并发症或延长住院时间;⑤计算机制定治疗计划,剂量分布更加均匀、合理。⑥与手术、化疗配合有互补作用;⑦保护机体功能及形态的效应。

【适应证】

1. **宫颈癌**　目前常规根治性治疗宫颈癌是外照射和腔内后装放疗相结合,从发现放射性同位素镭开始并治疗宫颈癌至今已近一个世纪,一直沿用先外照射后腔内放疗或外照射与腔内放疗同时进行的治疗方案。外照射是消灭肿瘤周围的亚临床病灶;腔内放疗是针对宫颈及附近区域的局部肿瘤,一般 5~7d 放疗 1 次,根据肿瘤消退情况大约放疗 5~7 次。若在外照射后,直视下向肉眼可见的宫颈及附近肿瘤内植入放射性粒子,仅需 1 次性植入即可达到消灭肿瘤的治疗目的,不但局部疗效可靠,而且缩短了疗程,尤其是宫颈肿瘤较大、腔内放疗难以使肿瘤完全消退的情况下,植入放射性粒子可在短期内使肿瘤完全消失。目前尚未见国内外用放射性粒子治疗宫颈癌的临床报道,无治疗方法和经验可借鉴,但对较大肿瘤或对放疗不敏感的宫颈腺癌患者进行临床尝试性治疗,预计同样会得到很好的根治或姑息性治疗效果。

2. **输卵管癌**　局限于输卵管内的早期肿瘤,若患者年龄较大或有手术禁忌证者,可考虑经内镜下肿瘤切除或经皮向肿瘤内植入放射性粒子治疗。

3. **腹、盆腔孤立性转移癌**　对于转移性肿瘤一般是不予手术治疗,常规是化疗或局部放射治疗。化疗可使肿瘤暂时性缩小或消失,但很快又复发;放疗对肿瘤的局部作用大于化疗,对放疗敏感的肿瘤疗效较好,如卵巢的颗粒细胞瘤和无性细胞瘤,而其他病理类型肿瘤对放射线比较抗拒,常规放疗很难使肿瘤缩小。另外,由于腹、盆腔内胃肠道对放射线比较敏感,常规放疗不但患者反应大,难以完成全疗程放疗,照射剂量也受到一定限制,往往达不到肿瘤致死量,导致肿瘤未控或复发。利用腹腔镜经皮向肿瘤内植入放射性粒子,既减少了放疗反应、缩短疗程,又可减少或避免了肿瘤周围正常组织受到不必要的照射。

【术前准备】

1. **常规准备**

(1)腹腔镜:经皮向腹腔或盆腔内肿瘤植

入粒子所必备的器械(前面章节已经介绍)。

(2)植入针:直视下向肿瘤内植入粒子所用,多数从国外进口。直径 1mm,长度150～200mm 带刻度的不锈钢针。国内有的医院自制钢针或用大号注射针头代替植入针,也能达到治疗目的。

(3)粒子仓:存放消毒粒子的不锈钢器械,通过顺时针旋转可将每个放射性粒子通过植入针植入到肿瘤内。

(4)拾取粒子机械手:通过负压将消毒后的放射性粒子吸引到粒子仓中的装置。

(5)粒子分装防护台:在机械手拾取粒子时所用的防护装置,由铅板和有机玻璃组成。

(6)植入模板:经皮向肿瘤内植入粒子时为固定和掌握植入针方向性的装置,一般由有机玻璃制造。

(7)三维治疗计划系统:由扫描仪、打印机和计算机组成,是制定治疗计划、计算肿瘤所需放射性粒子及植入粒子的剂量分布是否符合剂量学要求的保证。医师可根据治疗计划要求,确定植入针的角度和深度,能保证植入粒子的科学性和准确性。

2. 特殊准备

(1)需要通过腹腔镜植入放射性粒子治疗的腹、盆腔肿瘤的术前准备同做腹腔镜相同。

(2)腹壁或皮下转移癌:术前准备比较简单,局部常规备皮、局部麻醉即可。

(3)术中植入的肿瘤:同相应部位手术前的常规术前准备。

(4)植入设备的消毒:放射性粒子及相应设备,需要常规高压消毒或环氧乙烷熏蒸消毒。放射性粒子或粒子仓也可以临时用乙醇浸泡消毒。

【操作步骤】

需要通过腹腔镜植入放射性粒子治疗的腹盆腔肿瘤的麻醉及体位同腹腔镜相同;需要经皮植入放射性粒子治疗的肿瘤,如腹壁或盆腔皮下转移癌,可行局部浸润性麻醉,体位以能充分暴露肿瘤为宜,一般为仰卧。

利用腹腔镜植入放射性粒子,最好术前根据 CT 或 MRI 等影像学资料做治疗计划,根据计划要求,如粒子间距、排距等植入粒子,尽量做到与术前计划相吻合,剂量分布要均匀。植入的粒子应位于肿瘤表面下 0.5cm,如果在肿瘤表面,可对肿瘤周围正常组织或器官造成不必要的照射,增加放射损伤或后期并发症的发生。

【并发症】

并发症的发生与种植放射性粒子的部位有关,目前粒子治疗临床病例较多的是前列腺癌,国外报道在粒子治疗前列腺癌后,部分患者可出现尿频、尿急或排尿困难,但持续时间较短,一般通过药物治疗能有效缓解。如果放射性粒子活度较大或放置尿道周围,后期可出现严重并发症,如尿道狭窄尿失禁或直肠溃疡。Wallner 报道 2 年直肠溃疡实际发生率为 10%,后来下降为 2%。Priestly 和 Beyer 报道总的尿失禁危险为 1%～6%。Blasko 报道直肠炎的发生率为 2%～12%。发生严重并发症的原因主要是植入的放射性粒子没有按放疗计划要求排列,使粒子集中在尿道周围,尿道接受照射的剂量很大,出现了后期并发症。预防措施主要是严格按治疗计划的要求均匀种植粒子,注意粒子之间的间距,严禁粒子集中在某一部位,尤其是尿道周围。

其他部位肿瘤治疗后的并发症较少见,个别报道有出现放射性粒子在体内游走现象,原因可能是粒子被种植在血管内或静脉丛附近,随血液循环游走到其他部位,若粒子停留在肺内,可引起肺栓塞,患者出现咳嗽、胸痛或呼吸困难,但由于单个粒子的放射性活度较小,对正常组织或器官不会造成放射损伤及严重并发症。在腹腔种植粒子时,也要注意粒子的分布要均匀,若集中在某一部位,特别是小肠附近,也会出现肠穿孔或肠狭窄的可能。粒子植入胰腺癌时,最常见的并发症是胰瘘,Peretz 报道粒子植入治疗 98 例胰腺癌患者,术后有 8 例出现了胰瘘。治疗可采取保守方法,大量静脉输液或应用抑制胰腺分泌药物。

放射性粒子治疗妇科肿瘤目前尚未见到国内外报道,并发症的防治可借鉴治疗腹腔肿瘤时可能出现的并发症。

(李继华　周桂霞)

参 考 文 献

陈红霞,金成兰,李素琴.2000.超短波抗炎及对细菌作用的国内研究概况与展望.中华理疗杂志,23(6):375-376.

陈宏伟,范俊杰,杨少毅.1996.宫颈癌热化疗疗效观察.中华理疗杂志,19(4):216-219.

单淑莉,王义善,吴镇荣.1999.微波治疗功能性子宫出血 26 例.中国实用妇科与产科杂志,15(8):498.

李菲.2000.微波在治疗妇科肿瘤中的应用.广西医学,22(2):295-297.

林世寅,李瑞英.1997.现代肿瘤治疗学.北京:学苑出版社.

凌斌,江森,扬瑞芳,等.2000.热放疗对子宫颈癌细胞内 Pt 含量的影响.中华理疗杂志,23(1):12-14.

刘宏,徐利.1995.二氧化碳激光治疗宫颈癌大出血一例.中华理疗杂志,18(1):44.

刘升安,赵彦,张秀英,等.1995.直流电阴极与电灼治疗子宫颈糜烂比较观察.中华理疗杂志,18(1):33-35.

齐璇.2001.微波热凝治疗宫颈息肉 88 例.中华理疗杂志,24(3):140.

施惠君,郭萍.1997.微波在妇科疾病中的应用.宁波医学,9(4):194.

孙爱达,李彩娟,王友芳,等.1996.腹腔镜下微波治疗妇科疾病.生殖医学杂志,5(4):203-206.

田德虎.1999.微波治疗全子宫切除术后阴道残端出血.中华理疗杂志,22(2):94.

王艳芬,季新梅,郭卫东.2000.宫血治疗仪在临床上的应用.牡丹江医学院学报,21(2):48-49.

谢学新.2001.热球法子宫内膜剥离治疗月经过多 8 例.右江民族医学院学报,23(2):247-248.

张爱鸿.1998.微波治疗带蒂子宫黏膜下肌瘤 32 例.中华理疗杂志,21(1):19.

张爱荣.2000.微波治疗前庭大腺囊肿 20 例分析.中国实用妇科与产科杂志,16(2):101.

张桂芬,周富友.1997.超短波体腔电极加温效果的实验观察.中华理疗杂志,20(2):107-108.

张师前,康曼华,石素英.1998.微波与电熨子宫颈糜烂疗效比较.中华理疗杂志,21(2):84-85.

朱云之,李洪英,王晓波,等.1998.前列腺电气化治疗仪治疗黏膜下子宫肌瘤及更年期功血 12 例.中国内镜杂志,4(3):68.

Chen A,Galloway M,Landreneau R,et al.1999.Intraoperative [125] I brachytherapy for high-risk stage I non-small cell lung carcinoma.Int J Radiat Oncol Biol Phys,44:1057-1063.

Fleischman EH,Kagen AR,Streeter O,et al.1992.[125] I interstitial brachytherapy in the treatment of carcinoma of the lung.J surg Oncol,49:25-28.

Gaspar LE,Zamorano LJ,Shamsa F,et al.1999.Permanent [125] I implants for recurrent malignant gliomas.Int J Radiat Oncol Biol Phys,43:977-982.

Kumar PP,Good RR,Jones EO,et al.1989.Retreatment of recurrent pelvic tumors with [125] I.Radiat Med,7(3):150-159.

Martinez MR,Nag S,Martin EW,et al.1998.[125] I brachytherapy for colorectal adenocarcinoma recurrent in the pelvic and paraortics.Int J Radiat Oncol Biol Phys,42:545-550.

Merrick GS,Butler WM,Dorsey AT,et al.2000.Seed fixity in the prostate/periprostatic region following brachytherapy.Int J Radiat Oncol Biol Phys,46:215-250.

Nag S,Bice W,DeWyngaert K,et al.2000.The American Brachytherapy Society recommendation for permanent prostate brachytherapy postimplant dosimetric analysis,Int J Radiat Oncol Biol Phys,46:221-230.

Nag S,Vivekanandam S,Martinez MR.1997.Pulmonary embolization of permanently implanted radioactive [103] palladium seeds for carcinoma of the prostate. Int J Radiat Oncol Biol Phys, 39:667-670.

Singer A, Almanza R, Gutierrez A, et al. 1994. Preliminary clinical experience with a thermal ballom endometrial abdometrial ablation method to treat menorrhagia. Obstet Gynecol, 83:792-796.

Stock RG, Stone NN, Tabert A, et al. 1998. A dose-response study for ^{125} I prostate implants. Int J Radiat Oncol Biol Phys, 41:101-108.

Wuu CS, Ennis R, Schiff PB, et al. 2000. Dosimetric and volumetric criteria for selecting a source activity and a source type (^{125} I or ^{103} Pd) in presence of irregular seed placement in permanent prostate implanta. Int J Radiat Oncol Biol Phys, 47:815-820.

第9章 子宫肌瘤

子宫平滑肌瘤(leiomyoma of uterus)是最常见的妇科良性肿瘤,患病率占生育期妇女 20%～30%。随着诊疗技术的提高、健康体检的普及和国民自我保健意识的加强,对子宫肌瘤等疾病的检出率也越来越高。而医疗体制的改革使某些医院和医师在经济利益的驱动下,对子宫肌瘤的过治时有发生。据推算,我国每年因子宫肌瘤失去子宫者达上百万之多! 子宫肌瘤是否一定需要治疗? 何为子宫肌瘤的微创手术? 其基础研究有哪些进展? 子宫切除后对患者身心健康有哪些影响等? 本章将围绕这些问题进行介绍。

第一节 概 述

子宫平滑肌瘤是最常见的子宫良性肿瘤,约占妇科良性肿瘤的 51.8%。尽管子宫肌瘤的恶变率仅 0.5% 左右,但因肌瘤造成的出血、压迫症状、流产及不孕等常是患者要求治疗的原因。

【发病机制】

目前,有关子宫肌瘤发生的研究主要集中在激素调节异常、生长因子失调及遗传物质改变三方面。

1. 激素调节异常 子宫肌瘤来源于子宫肌层的平滑肌或子宫肌层内血管壁的平滑肌组织。很多临床现象表明,子宫肌瘤与卵巢性激素有一定关系。肿瘤一般发生在生育年龄妇女,特别是在妊娠期或应用性激素后可长大,甚至细胞出现不典型形态;而在青春期前及绝经期后多不会发生子宫肌瘤。绝经后因雌激素水平下降,子宫肌瘤可随宫体的萎缩而退缩,说明肌瘤生长与雌激素水平呈正相关,具有性激素依赖性。

近期研究显示,虽然子宫肌瘤患者血清雌二醇(estrogen 2,E_2)含量与正常妇女无差异,但却发现局部肌瘤组织内 E_2 含量高于正常子宫肌层组织,其雌二醇受体及黄体酮受体的含量均高于子宫肌肉,因而造成肌瘤局部的"高雌激素受体环境"。靶组织内保留雌激素的多少,主要取决于细胞内能与雌激素结合的特异蛋白含量,即雌激素受体蛋白含量。由于子宫肌瘤组织内富含雌激素与孕激素受体,这样就形成较多的雌激素受体结合物,增强了雌激素的生物学效应,促使子宫肌瘤的增长。而孕激素在子宫肌瘤生长中的作用也越来越引起人们的重视,有人认为,雌激素介导孕激素受体表达是导致肌瘤生长的机制之一。

目前认为,其发生机制是肌瘤原始细胞在胚胎期为具有多分化功能而未分化间叶细胞,这种细胞具有生物学媒体,依赖雌激素增殖,靠黄体酮分化、肥大。其内分泌调节机制与正常子宫成熟平滑肌细胞不同的是对激素的依赖性强。进入性成熟期,残存于肌层的未分化间叶细胞和未成熟的平滑肌细胞,在雌、孕激素周期作用下出现自我延续,细胞增殖、分化及肥大的过程在长时间内反复进行,直至形成肌瘤。这一机制虽未被完全证实,有待今后详细验证,但基本可接受。

2. 生长因子失调 近年研究发现,雌激素和孕激素的生物活性是通过旁分泌、自分泌的生长因子介导的。其中碱性成纤维细胞生长因子和转化生长因子β是子宫平滑肌瘤病理发生过程中的两个重要的细胞因子。碱性成纤维细胞生长因子是血管生长因子,促进子宫平滑肌瘤细胞和子宫肌层细胞的增生,其行为方式与子宫异常出血及子宫肌瘤的生长有关。转化生长因子β家族包括五种同源二聚体肽,通过三种不同的受体发挥作用,可以促进细胞增殖和细胞外基质的生成,故转化生长因子β在子宫平滑肌瘤的生物学行为中起重要作用。

临床研究显示,接受 GnRHa 治疗后,肌瘤和肌层中的碱性成纤维细胞生长因子及其受体表达均降低,转化生长因子β及其受体也有相似变化。说明自分泌、旁分泌的细胞因子受性激素的调节。有学者发现子宫平滑肌瘤细胞相对于子宫肌层细胞释放较多的转化生长因子β_1,而细胞内则保持低水平。这为体内创造了适于细胞分化、细胞外基质聚集和平滑肌瘤生长的环境。转化生长因子β可影响体外培养子宫平滑肌瘤细胞和子宫肌层细胞的胶原合成,当细胞用转化生长因子β中和抗体作用后,两种细胞的胶原表达均显著降低。提示该细胞因子可能在介导性激素的促子宫肌瘤生长中起重要作用。

此外,表皮生长因子、胰岛素样生长因子、血管内皮生长因子等对肌瘤的生长亦有不同程度的影响。

3. 遗传物质改变 研究证明,约有 40% 的子宫肌瘤存在着细胞遗传方面的异常。较常见的染色体突变位于 12q14-15 及 7q22。从基因水平的研究发展来看,HMGIG 基因与其相关 HMGI(Y)是导致子宫肌瘤病理发生的原因。这些基因作为高度活性基因组(HMG)家族的一部分可以与 DNA 结合从而调节其他基因的活性。

【病理类型】

根据肌瘤的生长方式可分为子宫体部肌瘤和宫颈肌瘤。前者又可根据其存在部位分为浆膜下、肌壁间和黏膜下肌瘤,以肌壁间肌瘤最常见,占肌瘤总数的 60% 左右。如果肌瘤较小,仍可保持子宫的形状,但如果肌瘤增大,常使子宫变形。子宫可被压迫、拉长,偏于一边或扭曲,肿瘤的解剖部位就不容易辨认。肌壁间肌瘤可向两个方向发展,向浆膜面形成浆膜下肌瘤,向宫腔形成黏膜下肌瘤(图 9-1)。黏膜下肌瘤是肌壁间肌瘤与内膜接触向宫腔突出而形成,占 20% 左右。突出的程度不同,有时有部分肌瘤仍在肌壁间,有时则完全突出到宫腔,或有较长的瘤蒂使瘤体从宫腔突向宫颈口或阴道内甚至到阴道外,临床称为"肌瘤分娩",此时易发生感染、坏死及脱落。极少的黏膜下肌瘤并不来自肌层,而是内膜间质细胞化生成平滑肌而形成。

目前,FIGO 根据子宫肌瘤的位置分为 9 型(图 9-2),以利于对手术难易程度的判断(表 9-1)。

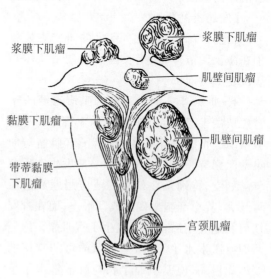

图 9-1 子宫肌瘤病理类型

浆膜下肌瘤
肌壁间肌瘤
黏膜下肌瘤
肌壁间肌瘤
带蒂黏膜下肌瘤
宫颈肌瘤

表9-1 子宫肌瘤FIGO分型

分型	主要依据
0	带蒂黏膜下子宫肌瘤
I	黏膜下子宫肌瘤,体积凸向宫腔>50%
II	黏膜下子宫肌瘤,体积凸向宫腔<50%
III	肌壁间子宫肌瘤,但紧邻子宫内膜
IV	肌壁间子宫肌瘤
V	浆膜下子宫肌瘤,体积凸向子宫体外≤50%
VI	浆膜下子宫肌瘤,体积凸向子宫体外>50%
VII	带蒂浆膜下子宫肌瘤
VIII	其他部位子宫肌瘤(如宫颈肌瘤、阔韧带肌瘤等)

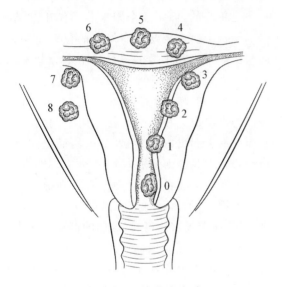

图9-2 子宫肌瘤分型

肌瘤与周围的肌组织有明显的界线,虽然没有包膜,但由于周围肌层受压后形成假包膜,与肌瘤之间有一层疏松网隙区域,因此切开肌壁后,肿瘤常会跃出,容易被剔除。肿瘤切面呈灰白色漩涡状或编织状结构,夹有纤维条索。一般肌瘤常常由一种或多种变性而产生不同的形态,如透明性变、红色变性、液化、钙化、出血甚至恶性变等。肿瘤质地坚硬,与子宫肌层的质地不同,依靠扪诊时手指的感觉常能分辨。

凸向宫腔的平滑肌瘤对内膜有机械性的压迫,常使覆盖其上的内膜变薄,腺体被压扁,腺上皮呈立方形或扁平状,排卵后也没有

分泌反应。间质致密,有很多扩张的小静脉。在被压迫区周围的内膜常出现腺体的拥挤现象,由于肿瘤的阻塞使宫腔变形,常使内膜的脱落不正常。流血后可呈现内膜不规则脱卸形态。

子宫内膜局部萎缩可能是机械原因引起的,与卵巢激素的水平无关。例如黏膜下的大肌瘤可以压迫或牵拉子宫内膜而使局部内膜萎缩,这类萎缩被称为压力性萎缩,其细胞改变同激素缺乏所致的萎缩不能区别,但是压力性萎缩总是局部的,而且周围腺体往往显示增生过长,所以在刮出物中发现萎缩和增生过长共存或者子宫内膜不规则时,应考虑到有子宫黏膜下肌瘤的可能,此时的异常出血可能是压力性坏死或者是机械性梗阻引起,后者使覆盖的小静脉充血扩张。如果肿瘤在肌壁间或浆膜下,内膜不受影响,呈正常的形态。

此外,子宫肌瘤患者的卵巢功能也常出现一些改变。卵巢内有大量卵泡增殖,而排卵停止,使子宫内膜单一接受雌激素刺激,而无孕激素与之对抗。据资料统计,子宫肌瘤合并子宫内膜增生过长占30%~40%。所以,当子宫有小的肌瘤,且诊刮的内膜呈增生过长时,常被诊断为"功血"而忽略了子宫肌瘤的存在。

【临床表现】

1. 无症状 患者可无任何不适,往往因

其他情况行妇科检查或偶尔自行腹部触摸时始发现。

2. 子宫出血 是子宫肌瘤最常见的症状，甚至有时是其唯一的症状。引起子宫出血的表现也不尽相同，可为月经过多、经期延长、周期缩短或是不规则出血。子宫肌瘤引起子宫出血的原因很多，可有以下几个因素。

（1）子宫肌瘤占位使宫腔变形，子宫内膜面积相应增加。向宫腔表面生长而源于壁间的肌瘤，覆盖其上的子宫内膜变薄，血管扩张，内膜剥脱时血管暴露，可有大量出血，因表面内膜供血不足，易导致溃疡、坏死，而加重出血，且可出现不规则阴道出血。

（2）子宫肌瘤妨碍了经期正常的子宫收缩。在正常月经期时，子宫产生有节律的收缩，而有效地闭合螺旋小动脉，这是制止经期出血的保护机制。子宫肌瘤妨碍了这一正常机制，不能有效地节制那些剥脱了子宫内膜而暴露在宫腔表面的小血管出血，致使经量明显增多。

（3）子宫肌瘤生长和压迫造成子宫血管的改变和盆腔的慢性充血。子宫肌瘤生长对周围产生的压迫，使周围子宫肌内的小静脉扩张淤血，并有小血栓形成，相应区域的子宫内膜亦严重充血。当子宫内膜剥脱时，其下扩张的小静脉中的栓子脱落，出现大量子宫出血。此外，患有肌瘤而增大的宫体对周围盆腔组织的压迫，使盆腔淤血，加重了子宫出血。

（4）并发子宫内膜增生过长及内膜息肉形成。许多观察表明，子宫肌瘤者常合并卵巢功能的改变。在其卵巢上有大量的卵泡增殖，但排卵停止，使子宫内膜单一接受雌激素刺激，而无孕激素对抗。一旦雌激素水平变化不足以支持增殖的子宫内膜时，即发生子宫内膜的剥脱。过度增生的子宫内膜剥脱导致大量的子宫出血，可反复发生。内膜病理检查可为子宫内膜增生过长。有资料表明，子宫肌瘤合并子宫内膜增生过长者可达

30％～40％。

（5）子宫黏膜下肌瘤。黏膜下肌瘤无疑要增加内膜的面积，而更重要的是经期正常的子宫收缩对其根本不产生作用，致使其表面暴露的血管出血不止，加之宫腔内抗凝物质的作用，妨碍出血部位血液凝固，因此患者可呈现急性失血或出血淋漓。黏膜下肌瘤裸露于宫腔，极易导致感染、水肿、坏死，这样不仅会加重经期的出血，且可出现不规则出血、排液等，甚至长期淋漓不断。

总之，子宫肌瘤引起子宫出血的原因，往往不是单一的，而是几个因素共同作用的结果。子宫出血主要与肌瘤发生的位置有关，而与肌瘤大小和个数的关系并不十分紧密。一个较大的浆膜下肌瘤可不发生子宫出血，而一个很小的黏膜下肌瘤却可引发令人难以置信的大出血。在各类子宫肌瘤中，黏膜下肌瘤最易引起出血，几乎达 100％，而壁间肌瘤和浆膜下肌瘤则分别为 70％和 35％左右。

绝经后的患者可因其原有壁间肌瘤与子宫的萎缩不同步，而变得凸向宫腔，造成出血，但更应警惕宫体癌、宫颈癌的存在。

3. 不孕 子宫肌瘤可改变宫腔形态，肿瘤本身亦可作为异物而妨碍孕卵着床、影响精子运行。子宫肌瘤生长在角部者可改变输卵管间质部或峡部的解剖关系，影响受精卵的运送。此外，还可造成流产、早产或难产。子宫肌瘤导致不孕的可能原因如下。

（1）肌瘤位于宫颈管或宫角时，造成阻塞影响受孕。

（2）肌瘤刺激影响孕卵着床。

（3）肌瘤影响子宫内膜基质层的血供。

4. 其他 子宫肌瘤本身可产生症状，也可因造成解剖上的变化而影响其他器官。如压迫症状、沉重感、腹痛、腹部包块、泌尿道与肠道的功能紊乱等。

【诊断】

根据患者的症状、体征，辅以 B 超检查，多数子宫肌瘤即可确诊。但应注意以下问

题。

(1)子宫肌瘤合并子宫内膜增殖症者或其他宫腔内疾病时,需以宫腔镜或刮宫等辅助方法协助诊断。

(2)当子宫肌瘤,特别是黏膜下肌瘤＜1cm时,普通B超检查很难发现。因此对月经过多、周期不规则的患者,即使子宫不大,B超检查未见明显异常,也应进行宫腔镜检查以明确诊断。

【宫腔镜检查】

1. 检查要求

(1)检查时机:月经规律者应在月经干净3～7d内检查。此时子宫内膜较薄,宫腔容易膨胀,便于观察。月经紊乱者应在出血较少时检查。术前应常规服用抗生素3d,预防盆腔感染。

(2)检查方法:充分膨宫后,应注意仔细观察肌瘤的形状、色泽、大小、数目、部位、瘤蒂或基底部,肌瘤表面覆盖的上皮、血管分布,以及瘤体与周围正常内膜间移行区的情况。

(3)注意事项:若子宫内膜较厚或合并子宫内膜增生过长时,肥厚的内膜可能会妨碍对肌瘤的观察,造成误诊或漏诊。此时可用吸管或刮匙刮出子宫内膜,而后再进行观察,即可获得满意结果。

2. 宫腔镜下影像特点

(1)形状:因子宫肌瘤多为球状物,宫腔镜影像则取决于瘤体向宫腔内凸出的程度。若肌瘤的体积仅有25%凸向宫腔,在宫腔镜下则表现为局部呈弧线形突出,增加膨宫压力亦不能展平;若瘤体的50%凸向宫腔,在宫腔镜下可见到一半球形的肿物;若有75%凸向宫腔,则为一近似球形的肿物;若全部凸向宫腔,宫腔镜则可见一球状物位于宫内;若瘤体完全脱离子宫壁,仅有瘤蒂与之相连,宫腔镜可见到粗细不等的瘤蒂,此时的黏膜下肌瘤已非球形,而呈形状不规则的椭圆形或舌状。

(2)表面特征:肌瘤表面覆盖的内膜与周围正常内膜相似,光滑平整。但明显凸向宫腔的黏膜下肌瘤,其表面覆盖的内膜一般较菲薄、透明,甚至可见黏膜下的血管分支和环形排列的平滑肌纤维。

(3)色泽:呈黄白或粉红色不等。这与表面覆盖内膜的薄厚及肌瘤内所含的纤维成分的多少有关。若内膜较厚或肌瘤内平滑肌成分较多,则瘤体多呈粉红色;若内膜较薄或肌瘤内纤维成分较多,则瘤体多呈黄白或白色。

(4)血管:黏膜下肌瘤表面的血管常清晰可见。血管分布多呈树枝状,走行尚规则。其管壁的粗细与肌瘤的大小有关。若瘤体较大,表面的血管则粗大怒张,宫腔镜下甚至见到血管内的血液流动。

(5)数量:黏膜下肌瘤可为单个,亦有多发者。

(6)部位:子宫肌瘤可位于子宫各处。好发部位无明显规律。检查时应特别注意双侧宫角和宫颈。

【治疗】

近年来,微创概念的推广使人们对子宫肌瘤的微创治疗有了更深入的认识,特别是对腔镜技术在子宫肌瘤治疗中的作用价值有了比较客观的评价。目前对子宫肌瘤的治疗方法可分为手术治疗和非手术治疗两大类。

1. 手术治疗 包括肌瘤剔除或子宫切除,而手术方式可通过经腹、经阴道、经腹腔镜或经宫腔镜等途径进行。虽然手术切除仍是目前治疗子宫肌瘤最常用的方法,但随着医疗仪器的不断更新,以及人们对手术范围观念的改变,已从过去子宫肌瘤以经腹全子宫切除术为主的术式,逐渐向不开腹、小创伤、低费用的术式发展(表9-2)。阴式子宫切除术、腹腔镜下子宫切除术、宫腔镜或腹腔镜下子宫肌瘤剔除术等被认为是21世纪子宫肌瘤手术治疗的发展方向。

表 9-2　子宫肌瘤两种治疗方法比较

治疗方式	传统治疗方法	微创治疗方法
全子宫切除	经腹全切、阴式全切(偶)	阴式全切除、腹腔镜辅助阴式全切、腹腔镜下子宫切除
子宫肌瘤剔除	经腹子宫肌瘤剔除	腹腔镜下子宫肌瘤剔除、宫腔镜下子宫肌瘤剔除、阴式子宫肌瘤剔除
子宫肌瘤消融		子宫动脉栓塞术、射频治疗、微波治疗、高强度聚焦超声治疗
非手术治疗	药物治疗、回加疗法、生长因子治疗、干扰素治疗	

2. 非手术治疗　包括药物治疗及物理性疗法。物理治疗目前已开始在临床试用的方法有子宫肌瘤的射频治疗、微波治疗、高强度聚焦超声治疗等。此外,子宫动脉栓塞术治疗子宫肌瘤的临床报道也逐渐增多。随着对子宫肌瘤分子生物学和遗传学研究的不断深入,还将会引出一些新的治疗方法,如创新的回加疗法即 GnRH-a 加 Tibolone(livial)、生长因子治疗、干扰素治疗、基因治疗等,特别是对靶组织和器官的定位治疗,将为这一妇科最常见的肿瘤开辟新的治疗途径。

由于部分子宫肌瘤并无临床表现,且恶变率仅为 0.5%,故并非所有肌瘤均一定要求治疗。应根据肌瘤大小、部位、临床症状、患者年龄、生育需要以及患者的全身情况等综合判断。子宫肌瘤需要进行治疗的适应证如下。

(1)月经过多或阴道不规则出血。

(2)有明显压迫症状:如子宫肌瘤向前压迫膀胱导致尿频、尿排不尽感;向后压迫直肠引起里急后重感等。

(3)肌瘤生长迅速,有恶变可能。

(4)黏膜下肌瘤一旦确诊应尽快治疗,以减少不必要的出血。

(5)肌瘤合并有并发症:如蒂扭转、退行性变或发生感染等。

第二节　子宫肌瘤病理类型及其诊断标准

子宫肌瘤组织病理学的基本组成是梭形平滑肌细胞和结缔组织纤维,两者比例不同可决定肌瘤的软硬程度。一般来讲,绝大多数子宫肌瘤的病理形态是以上这两种成分,但也有少数肌瘤会出现变性,如子宫肌瘤玻璃样变、囊性变、脂肪性变、红色性变、钙化、感染或恶性变等。

随着对子宫肌瘤研究的日益深入及对其进行病理检查方法的不断完善,一些特殊病理类型的子宫肌瘤逐渐引起人们的重视,如生长活跃的平滑肌瘤、富于细胞性平滑肌瘤、非典型性平滑肌瘤等,这类肌瘤的病理特征常与患者预后有一定的关联。当子宫肌瘤出现特殊的组织形态和生长方式而类似于平滑肌肉瘤、子宫内膜间质肉瘤,却又不具有典型恶性的组织学特征时,往往会导致临床诊治上的混淆和困难。因此,如何认识这些特殊类型的子宫肌瘤?临床医师应该如何处理此类病变?将是本节讨论的重点。

一、病 理 类 型

(一)普通型

子宫肌瘤主要由梭形平滑肌细胞和不等量纤维结缔组织构成,其软硬度取决于其所含肌组织与纤维组织的比例。

肌瘤周围平滑肌受压,形成一层疏松区域即假包膜。瘤体切面呈漩涡状或编织样结构,灰白或淡黄色,局部可因变性而发生相应的改变。瘤体大体观为实质性球形结节或不规则分叶状,其大小与数目极不一致,常为多发(约占80%)、散在,可以相互融合。按肌瘤生长部位可分为子宫体肌瘤(90%～96%)和子宫颈肌瘤(2%～8%)。按肌瘤与肌层的关系分为肌壁间(60%～70%)、浆膜下(15%～20%)及黏膜下肌瘤(10%～20%)。当位于宫体的肌瘤向侧旁生长进入阔韧带则形成阔韧带肌瘤。

当肌瘤血液供应发生障碍时,可引起各种退行性变,最常见的如下。

1. 透明变性 很常见,约63%的肌瘤发生透明变性。切面可见凹凸的平滑肌结节中有灰白色光滑的凹陷区,无编织样结构,镜下见胶原纤维呈均匀一致的细胞稀少的嗜伊红区域。

2. 透明坏死 切面可见局限的瘤块有纤维包膜微黄色,坏死区的漩涡排列消失,质软,可形成一些小囊腔。镜下见广泛透明变性。

3. 黏液样变性 大体境界清楚,质地柔软、切面呈胶冻样半透明状,组织学上,在平滑肌细胞之间出现丰富的无形黏液样物质,无细胞异型及核分裂象。

4. 囊性变 较常见,肿瘤坏死液化形成囊腔,但囊内壁无上皮覆盖。

5. 红色变性 常见于妊娠期和产后期。切面呈暗红色似半熟的牛肉,镜下见血管扩张广泛出血,有的小静脉内有血栓形成。

6. 脂肪变性 很少见,切面呈黄色,镜下见肌细胞内有小空泡出现,内含脂肪。

7. 钙化 多见于有蒂的浆膜下肌瘤,质硬,镜下见深蓝色钙盐沉积。

8. 感染与脓肿 多见于黏膜下肌瘤。

9. 恶性变 发生率0.5%～1%。

(二)特殊型

由于子宫平滑肌瘤特殊的组织形态和生长方式,病理表现差异较大,有些肿瘤组织形态与生物学特性不相符合,具有良性形态的平滑肌瘤可以浸润或转移性生长。根据子宫肌瘤的组织学类型及生长方式特点,在病理方面可将子宫肌瘤分为以下几种亚型。

1. 按细胞形态分型

(1)核分裂活跃型:正常子宫平滑肌瘤核分裂象少于5/10HPF,但偶尔可见核分裂增多(5～9/10HPF),甚至>15/10HPF。但细胞形态无异型性,无异常核分裂象,无凝固坏死,肿瘤边缘无浸润。临床经过为良性,可能与妊娠或口服避孕药有关,这型肿瘤大体上约60%位于黏膜下,40%质地柔软匀细,20%有出血囊性变。如果患者做了完整肌瘤切除,对希望生育的妇女可以不必再做子宫切除。

(2)细胞丰富型:占肌瘤的5%以下,指肿瘤细胞数量增加,细胞密集明显多于周围肌层,但细胞形态一致异型性,核分裂1～4/10HPFs。肿瘤质地较软,略带黄色;镜下细胞明显密集,胞质少,有时边界略不规则;应与间质肉瘤鉴别。临床经过一般良好,但要注意密切随访。黄志勇(2002年)报道的40例富于细胞型平滑肌瘤10例复发,6例复发2次,3例复发3次,1例复发5次;手术到第1次复发间隔平均为42个月,随着复发次数增多,复发的间隔时间缩短,瘤组织异型性显著,核分裂象增多,其中复发3次以上的4例最终全部肉瘤变。

(3)卒中型:又称为出血性富于细胞型平滑肌瘤,多发生于年轻妇女,往往有妊娠或口服避孕药物史。肿瘤内可见多发性星形出血带,在出血带周围有致密的平滑肌细胞增生,核分裂象可多至8/10HPF,但无细胞异型性。如果长时间出血肌纤维被破坏,会出现囊性变,极个别的病例会发生子宫破裂。

(4)不典型型:又称为奇异性、多形性或

合体性平滑肌瘤。镜下见瘤细胞呈灶性、多灶性或弥漫分布,细胞形状各异,核浓染,巨核,有时核内可见嗜酸性假包涵体,但无浸润及凝固性坏死,核分裂象 0～9/10HPF,偶尔可达 20/10HPF。多见于妊娠和有外源性孕激素治疗的生育期妇女,绝经后少见。肿瘤通常体积较小,多数<5cm,约 2/3 同时伴有典型肌瘤;切面与典型的肌瘤相似,肿瘤边界清楚,无血管内生长。有学者将此类肿瘤的诊断标准定为:①具有弥漫性分布的异型性细胞;②肿瘤细胞无凝固性坏死;③细胞核分裂象<10/10HPF。临床随访为良性,但有低复发危险性。

(5)上皮样型:又称平滑肌母细胞瘤,有良性和恶性。肿瘤由上皮样细胞组成,呈黄色或灰黄色,可能含有肉眼可见的出血及坏死区域,较普通肌瘤质地柔软,多数为孤立。显微镜下见上皮样细胞呈圆形或多角形,排列成群或索,细胞核圆形、较大位于中央。根据细胞特征不同分为平滑肌母细胞型、透明细胞型和丛状微岛型三种亚型。上皮样平滑肌瘤大多为良性,核分裂象为 0～1/10HPF。诊断上皮样平滑肌肉瘤有两种情况:①核分裂象≥5/10HPF,有细胞异型性,无凝固性坏死;②有细胞凝固性坏死,伴有不同程度的细胞异型性和多少不一的核分裂。

(6)脂肪型:一种不常见的平滑肌瘤,肿瘤含明显数量的成熟的脂肪细胞及平滑肌细胞。文献报道这种肿瘤一般发生在围绝经期的肥胖妇女,平均 54 岁,临床常伴有脂肪肝。

2. 按生长结构分型 子宫肌瘤一般位于子宫肌层内,呈膨胀性生长,挤压周围正常平滑肌组织具有明显的界限。但个别情况下平滑肌瘤的生长方式发生变异,按其生长结构有如下类型。

(1)弥漫型:是一种罕见情况,在子宫肌壁内有数不清的、直径多<1cm 的平滑肌结节,子宫体积均匀增大状似石榴,子宫肌壁可厚达 5～6cm。组织学上由一致的分化良好的梭形平滑肌细胞组成,界限不如平滑肌瘤清楚。此类患者临床治疗应首选子宫全切术,否则复发率极高。

(2)分隔型:良性平滑肌增生伴有明显界限,增生的平滑肌可呈挤压性的舌状物突入周围肌层,偶尔长入阔韧带及骨盆。当分隔状平滑肌瘤向子宫腔外延伸,充血水肿明显时,可能类似于胎盘组织,因此又被称为小叶样分隔性平滑肌瘤。肿瘤多为单发,大小不等,最大直径 10～25cm,一般位于子宫侧壁与宫角部位。

(3)静脉内型:是一种非常少见的平滑肌瘤,特征为组织学上良性的平滑肌瘤在子宫和阔韧带的静脉血管内生长。大体所见,结节状肿物及条索在平滑肌瘤界限外的静脉管腔内生长,常扩展到盆腔静脉。手术时如见到子宫表面有一种特殊的静脉形态或暗红色结节,或阔韧带内有结节或暗红色包块,或膀胱腹膜反折处静脉、宫旁静脉、卵巢静脉增粗或触之硬,则应提高警惕。静脉内平滑肌瘤病的诊断主要依靠大体形态观察。刘玲等 2007 年报道一组 47 例静脉内平滑肌瘤病显示,29 例大体形态异常,其中 17 例伴水肿且与周围肌壁边界不清,13 例平滑肌瘤质地软,略细腻,或呈烂肉样改变。大多数静脉内平滑肌瘤可从子宫静脉扩展到盆腔静脉,如果不予切除,肿瘤可延伸至髂静脉、下腔和上腔静脉进入右心房。

(4)良性转移型:组织学上良性的平滑肌瘤,转移到肺、淋巴结或腹部。常发生在子宫切除后多年,是真性转移还是多灶性肿瘤尚有争议。有研究证实在转移病变中发现雌激素及孕激素受体,妊娠期、绝经后及卵巢切除后肿瘤退化,提示这种增生性病变具有激素依赖性。

(5)广泛播散性型:较罕见。其特点是多发性平滑肌瘤小结节播散分布于网膜、腹膜、肠系膜、子宫直肠陷凹及盆腔脏器表面,结节为灰白色、实性,大小不等 0.1～8cm,酷似恶性肿瘤的种植,镜下见肿瘤由分化良好的平滑肌细胞组成,也存在一些成纤维细胞,妊娠时可见到蜕膜细胞。常在妊娠或激素治疗过程中发现。治疗后易复发,应做全子宫、双附件及子宫外肿物切除。

(6)寄生型:肌瘤自子宫浆膜面脱离,从网膜、腹膜、直肠或其他脏器获得血供。

这些特殊亚型的子宫平滑肌瘤,其临床表现以及影像学特点在手术前与普通的子宫平滑肌瘤很难区分,多在术中或术后根据组织病理做出诊断。现有报道中的病例大多表现出良好的临床经过,预后较好,但也有多次复发,甚至恶变危及生命的报道。一组资料显示,子宫特殊亚型平滑肌瘤 37 例(包括核分裂活跃的平滑肌瘤 3 例,富于细胞性平滑肌瘤 27 例,不典型平滑肌瘤 4 例,脂肪样平滑肌瘤 1 例),随访 6 个月～5 年,术后无复发或死亡。

总之,子宫特殊类型平滑肌瘤临床过程良性,但晚期有复发的可能。与子宫肉瘤的鉴别要点是,此类子宫平滑肌瘤复发间隔时间长,以局部复发为主,很少有远处或血行转移,而且复发后切除肿瘤仍可长期存活。仅有个别患者复发后有去分化的改变,病变恶性程度增加,甚至发展为平滑肌肉瘤,危及生命。因此,这类子宫平滑肌瘤手术治疗后应加强随诊,发现复发,及时处理。对复发后细胞恶性程度增加者是否应采取更彻底的手术,以及术后是否加放化疗,要根据情况具体考虑。

(三)不能确定恶性潜能型

不能确定恶性潜能的子宫平滑肌肿瘤(smooth muscle tumor of uncertain malignant potential,STUMP),是介于平滑肌瘤和平滑肌肉瘤之间的一种交界性病变。STUMP 是病理学诊断,迄今为止病理学界对于 STUMP 尚无完全统一的看法。

1. 定义 2003 年,WHO 给予的定义是根据一般应用的标准不能可靠地诊断为良性

抑或恶性的平滑肌肿瘤,属子宫平滑肌肿瘤的亚类。其诊断标准是除外法,凡是不符合任何其他子宫平滑肌肿瘤定义的子宫平滑肌肿瘤均可归入 STUMP。一般来说,病理医师将子宫平滑肌肿瘤区分为良性和恶性并不困难,但是由于良性和恶性平滑肌肿瘤的特征有重叠,有时区分起来具有挑战性,诊断 STUMP 具有一定的困难,而且对于同一个病例不同病理医师之间的诊断意见可能存在分歧。

2. 临床意义 由于 STUMP 不属于良性,也不够恶性,是不能确定恶性潜能的子宫平滑肌瘤,为临床决策带来一定的困难。马绍康 2005 年报道了 132 例子宫交界性平滑肌瘤,随诊 2～15,25 例(18.9%)复发,初次复发的平均时间为 29 个月(8～60 个月),中位复发时间 30 个月,无远处转移病例,复发后 5 年生存率 88%,有 9 例多次复发,3 例复发后转变为平滑肌肉瘤者死亡。由于此类肿瘤复发率和转移率均约占 10%,因此在临床处理时应根据患者的情况(是否要求生育、是否要求保留子宫)决定是否切除子宫。如果保留子宫应向患者交代可能会出现肿瘤的复发或转移,要严密随访;如果切除子宫则一般随访足矣。

(四)子宫内膜改变

子宫肌瘤是与雌、孕激素相关的肿瘤,可伴随子宫内膜的病变。一组资料显示,在 479 例子宫肌瘤患者中 8.77%合并有子宫内膜息肉,8.56%有子宫内膜单纯增生,2.51%复杂增生,0.63%不典型增生,2.30%子宫内膜癌。各种病变主要分布于 41-50 岁年龄组中。由上述资料看出,子宫内膜癌的发生率较不典型增生要高,这可能与患者自我保健意识薄弱、对疾病知识了解不足、缺乏医学常识有关,导致就诊时已经发展为内膜癌等。

子宫肌瘤患者可同时合并子宫内膜病变,但肌瘤单发或多发、是否变性、是否为富于细胞型及是否合并子宫腺肌病等,并未对

子宫内膜病变的病理特征产生影响。

二、与恶性肿瘤的鉴别

1. 恶性平滑肌肿瘤　传统的诊断恶性平滑肌肿瘤的标准至少需具有下面三项形态特征中的两项。

(1)肿瘤细胞形态不典型性。

(2)肿瘤细胞坏死(可表现为凝固性坏死、透明性坏死及溃疡性坏死)。

(3)核分裂象≥10个/10HPF。相反,平滑肌瘤的定义是具有良性表现,没有肿瘤细胞坏死,核分裂象≤4个/10HPF。

2. 平滑肌肿瘤亚型

(1)核分裂活跃的平滑肌瘤,是每10个高倍视野具有>5个和<19个核分裂象的肿瘤。

(2)非典型性或合体细胞性平滑肌瘤,它具有细胞非典型性,但是没有肿瘤细胞坏死,每10个高倍视野<10个核分裂象。

(3)不符合上述定义的肿瘤可以归入STUMP。

3. STUMP　诊断STUMP的标准为符合下述条件之一者。

(1)肿瘤细胞坏死,无非典型性,核分裂象<10个/10HPF。

(2)弥漫性非典型性,无肿瘤细胞坏死,核分裂象<10个/10HPF。

(3)无肿瘤细胞坏死,无非典型性,核分裂象>20个/10HPF。

(4)细胞丰富,核分裂象>4个/10HPF。

(5)肿瘤边缘不规则,或肿瘤周围有血管浸润。

事实上,运用现有的诊断标准和检测手段尚不足以准确地预测所有子宫平滑肌肿瘤的生物学行为。因此,只有熟练掌握子宫平滑肌肿瘤的病理诊断要点,综合分析,才能做出正确判断。随着越来越多的临床和病理医师对子宫肌瘤特殊类型的认识逐步提高,会有更多病例更长时间的随访观察,对此类疾病了解得更多,处理将会更科学。

第三节　子宫肌瘤非手术治疗

子宫肌瘤患病率虽然很高,但若肌瘤体积不大,且无任何临床症状,可不用治疗,定期监测,一般在绝经后肌瘤可萎缩。对有症状的子宫肌瘤,如出血或出现盆腔邻近器官的压迫症状时,传统的治疗方法以手术为主。但考虑到手术所致的创伤和相关的并发症,近年来,对子宫肌瘤的非手术治疗越来越受到关注。目前,子宫肌瘤的非手术治疗主要包括药物治疗、介入治疗、射频治疗等。

一、药 物 治 疗

子宫肌瘤被认为是一种与性激素相关的良性妇科肿瘤,好发于性激素分泌活跃的性成熟期,尤其在妊娠期增长迅速,绝经后多发生萎缩。这说明子宫肌瘤的发生和发展与体内性激素水平有关,可能与雌激素关系更为密切。因而各种抗雌激素的药物有可能用来治疗子宫肌瘤。但应强调,药物虽可缓解症状,缩小肌瘤体积,但一般不能使肌瘤消除或根治,往往停药后,随体内性激素水平的恢复而有肌瘤复发或再长大的可能。因此,药物治疗主要适用于以下情况:①子宫肌瘤患者虽有症状但由于其他原因暂不宜手术或不愿手术者;②有生育要求者;③肌瘤不大但出血严重,已接近绝经者;④手术前为减少出血,提高血红蛋白水平;⑤术前使肌瘤体积缩小,以减少术中出血并缩短手术时间。

(一)促性腺激素释放激素激动药

促性腺激素释放激素激动药(GnRH-a)可对下丘脑-垂体-性腺轴功能起双向调节作用,受给药方式和疗效的长短控制。治疗子宫肌瘤是通过连续给GnRH-a使雌激素抑制到绝经水平,造成假绝经状态或称药物性卵巢切除,以达到抑制肌瘤生长并使其缩小的目的。此外,药物研究发现,子宫肌瘤组织中有高度表达的 $TGF\beta_1$ mRNA,在接受 Gn-RH 治疗的肌瘤组织中 $TGF\beta$ 及其受体的表达减少。

【适应证】

(1)大肌瘤伴有严重贫血,术前用药 3~6 个月,使肌瘤缩小后手术,能够使术中出血减少便于操作,同时可避免由于输血带来的并发症,肌瘤缩小可做剔除术,保留子宫,也便于阴式子宫切除和用腹腔镜或宫腔镜手术切除。

(2)子宫肌瘤合并不孕患者,用药后肌瘤缩小,为受孕改善了条件,获得自然受孕的机会。

(3)绝经前期患者用 GnRH-a 治疗可提前自然绝经,而免于手术治疗。

(4)有并发症暂不能接受手术者。

【给药方式及剂量】

1. 皮下注射　50~500μg,每日 1 次。或 3.6~3.75mg,每月 1 次。

2. 鼻腔内喷洒　125~1200μg,每日 1 次。

3. 肌内注射　3~3.75mg,每月 1 次。

【疗效】

经临床观察发现,治疗前血 E_2、FSH、LH 均在正常范围,用药 35d 后三种激素水平明显下降,且治疗期间持续受到抑制。停药后 9 ± 1.5 周激素水平恢复正常。药物治疗 2 个月时子宫体积缩小最快,宫体可缩小 22%~86%,平均 57%,与用药前相比有显著差异($P<0.01$)。停止治疗后,子宫体积会再增长,部分病例在停药半年后,子宫体积又恢复到治疗前大小。

【不良反应】

由于 GnRH-a 可致患者血雌激素降至绝经期水平,易引起绝经期综合征、骨质疏松、脂代谢变化,患者可产生不同程度的临床症状,停药后可恢复。

(二)米非司酮

【作用机制】

子宫肌瘤是具有雌激素受体与孕激素受体的甾体激素依赖性肿瘤,以往认为肌瘤的发病主要与雌激素有关,但越来越多的资料表明孕激素在肌瘤的发生、发展中亦具有重要的作用。根据目前资料发现孕激素受体的 mRNA 在子宫肌瘤组织内呈过度表达。而米非司酮(mifepristone,RU486)是一种作用在受体水平的抗黄体酮和抗糖皮质醇的类固醇,它主要作用于子宫内膜的黄体酮受体,是黄体酮的竞争性阻滞药,通过与 PR 结合达到阻断黄体酮作用的目的。最初该药主要用于终止早孕,近年来研究发现米非司酮用于治疗子宫肌瘤亦有相当的疗效。

米非司酮进入人体后,在细胞色素 P_{450} 酶 $3A_4$ 的催化下,发生去甲基化和羟基化作用,并最终代谢成为单去甲基化、双去甲基化及羟基化物,以上三种主要代谢产物对人黄体酮和糖皮质醇受体均有较大的亲和力。通过直接对抗黄体酮活性或抑制 PR 基因的表达,降低子宫肌瘤组织中孕激素受体 mRNA 水平及孕激素受体蛋白含量;抑制子宫肌瘤组织中上皮生长因子基因的表达,降低肌瘤组织中上皮生长因子 mRNA 含量;减少或阻断子宫动脉血流,降低肌瘤的血液供应等机制促使子宫肌瘤萎缩或体积缩小。

【用药方法】

一般以连续用药 3 个月为标准,用量可每天 5~50mg,有学者建议以 25mg/d 为理想剂量。经临床观察,用药 1 个月时子宫肌瘤体积可缩小 20% 左右,连服 3 个月后,子宫肌瘤体积可缩小 50% 左右。与应用 Gn-RHa 的疗效相比,肌瘤缩小程度相同,而不良反应如潮热、燥汗等雌激素水平降低的表现并不明显,特别是骨中的矿物质无明显的减少,但绝大多数患者也出现闭经。

停药后复发率约为 17.8%。因不良作

用相对较少,在治疗子宫肌瘤方面米非司酮是一种安全有效的药物。

(三)孕三烯酮

孕三烯酮(gestrinone,R2323),商品名为内美通(nemestran)或孕三烯酮。20 世纪 70 年代由法国 Roussel-Uclaf 公司首先研制生产。

【作用机制】

孕三烯酮具有强抗孕激素、抗雌激素及中度抗促性腺激素及轻度雄激素作用,为合成的 19-去甲睾酮的衍生物。最初此药是作为每周 1 次的口服避孕药,70 年代末则因治疗子宫内膜异位症取得良好疗效并且不良反应相对较小而颇受注目。

1981 年,英国 Coutinho E.M.率先报道 1 例内美通治疗子宫肌瘤的病例,并使该患者在停药后获得生育能力。在此后 10 年内,他针对 300 余名肌瘤患者给予不同剂量(2.5~5mg)和途径(口服或经阴道给药)的内美通,治疗时间则根据肌瘤体积的大小分为 6 个月、1 年、2 年。结果表明内美通可使子宫肌瘤体积明显缩小,以服药最初 6 个月缩小较显著,而 6 个月后缩小速度减慢。给药剂量以 2.5mg 每周 3 次口服比 5mg 每周 2 次更有效。给药途径口服用药比阴道给药更有效。在治疗最初几周可出现阴道点滴出血,一般不超过 1 周,所有患者在治疗过程中均出现闭经,肌瘤引起的症状在用药 1 个月后均消失。

【用药方法】

2.5~5mg 每周 2~3 次口服;阴道给药 5mg 每周 2 次。连续用药半年。

【不良反应】

体重增加、痤疮、皮脂增多和潮热等。肝功能异常少见,对血脂血糖无明显影响,停药后不良反应一般于 2 个月内消退。

(四)丹那唑

【作用机制】

丹那唑,为 17α-乙炔睾酮,是一种人工合成的乙炔睾酮衍生物,可抑制下丘脑-垂体功能,使促性腺激素 FSH 和 LH 的水平降低,从而抑制卵巢甾类激素合成使雌激素分泌降低。还可通过直接抑制卵巢类固醇酶的产生,进一步抑制卵巢性激素的产生,使体内雌激素处于低水平。此外还具有类似雄激素的作用。

【用药方法】

400mg/d,口服 4 个月。

【疗效】

服药 4 个月后子宫体积可缩小 23%,临床症状缓解。但停药 3~6 个月子宫体积可回升。

(五)雄激素

【作用机制】

雄激素有对抗雌激素的作用,也可直接作用于子宫平滑肌或血管平滑肌使之收缩,可使子宫内膜萎缩,控制子宫出血及延长月经周期。长期使用雄激素制剂,可以抑制垂体,通过垂体-卵巢轴,抑制卵巢的内分泌功能,使绝经提前,肌瘤缩小。此药适用于近绝经期合并子宫肌瘤的患者,用量不宜过大,否则亦导致男性化。

【用药方法】

甲睾酮 5~10mg,每日 2 次,连续口服 20d。亦可用丙酸睾酮 25mg,肌内注射每周 2 次,月经来潮时可每日 25mg,连用 3d。

(六)孕激素

【作用机制】

孕激素制剂可通过抑制垂体分泌促性腺激素(LH、FSH),使内源性雌激素水平下降,进而抑制子宫肌瘤的生长。大剂量的孕激素有拮抗雌激素的作用,通过周期性和持续性的假孕疗法,使肌瘤变性、软化。持续应用外源性孕激素可降低肌瘤内雌、孕激素受体的水平,从而降低体内雌激素促进子宫肌瘤生长的生物学效应。孕激素主要治疗伴有卵泡持续存在的子宫肌瘤。

【用药方法】

常用药物有黄体酮、甲羟孕酮(安宫黄体酮)、乙酸黄体酮、甲地孕酮(妇宁片)、炔诺酮(妇康片)等。

1. 甲羟孕酮

(1)周期治疗:4mg/d,月经周期第6～25天,口服。

(2)持续疗法:第1周4mg,每日3次,口服;第2周8mg每日2次,口服;第3周以后10mg,每日2次,口服,连服3个月至半年。亦可10mg,每日2次,口服,连续3个月。

2. 妇康片

(1)周期治疗:5～10mg/d,于月经周期第6～25天,或第16～25天,口服。

(2)持续疗法:第1周5mg每日1次,口服;第2周10mg每日1次,口服,持续3～6个月。

【不良反应】

可出现不规则阴道流血。此外,有报道长期使用可导致子宫肌瘤增大的可能。

(七)三苯氧胺

三苯氧胺为抗雌激素药,可改善月经血量,使肌瘤缩小。

【作用机制】

三苯氧胺(tamoxifen,TAM)是一种非甾体类的抗雌激素药物。TAM可与E_2竞争受体,干扰细胞的生物代谢,抑制肿瘤细胞生长,明显降低血浆中雌激素浓度,抑制胞质中ER的补给和利用。实验研究表明,TAM对培养中的乳癌细胞、子宫内膜癌细胞有不同程度抑制,其影响程度与药物浓度及接触时间有关。基于这一理论,临床上可用TAM来治疗与雌激素相关的疾病,如乳腺癌、子宫内膜癌、子宫内膜异位症,同样也可用于子宫肌瘤的治疗。

但TAM除有抗雌激素作用外,其本身还具有微弱雌激素样作用。这种双重效应与靶器官部位有关,对乳房TAM抗雌激素效应较明显;而弱雌激素样作用对子宫较为明显。此外,体内雌激素水平也是影响靶组织对TAM效应的重要因素。实验研究表明,在无E_2的培养基中,低浓度TAM有刺激细胞增殖作用。近年发现,在用TAM治疗雌激素依赖性疾病取得疗效的同时,TAM也可诱发子宫内膜异位症,促进子宫内膜增生,甚至导致子宫内膜癌、子宫内膜息肉、促进子宫肌瘤生长、卵巢增大等。对TAM的双重效应已经引起人们的重视。

【用药方法】

TAM 10～20mg/d,每日2次,连服3～6个月。

尽管从理论上讲TAM有拮抗雌激素作用因而可用来治疗子宫肌瘤,实验也表明TAM可抑制细胞增殖使肌瘤缩小,但临床观察其对子宫肌瘤的治疗作用并不理想,虽然它对减少月经量有效,但对缩小肌瘤并不明显。因此,不宜作为治疗子宫肌瘤的一线药物。

二、介 入 治 疗

随着医学科学的飞速发展,一种治疗子宫肌瘤的微创疗法——经导管子宫动脉栓塞(transcatheter uterine artery embolixation,TUAE)介入治疗引起了国内外学者的关注。目前已有大量的临床研究报道,认为该方法安全、创伤小、并发症少,能在短期内控制子宫肌瘤导致的月经量过多、过频、经期延长等临床症状,使子宫肌瘤体积缩小,缓解盆腔压迫和贫血症状,还能保留子宫和卵巢的正常生理功能,临床治疗效果良好。

【治疗原理】

子宫动脉造影发现,正常情况下,子宫主要由左右两条子宫动脉供血,子宫动脉发出的螺旋动脉供血支分布均匀,排列规整。子宫动脉呈明显的单侧供血,即一侧的子宫动脉在正常情况下仅向同侧宫体供血,但在宫体的中部有大量的交通支,平时较少开放。当一侧子宫动脉被栓塞时交通支随即开放,由对侧子宫动脉供血,因此必须同时栓塞双侧子宫动脉,否则效果欠佳。

通过造影显示,患有肌瘤的子宫动脉明显增粗,肌瘤局部的血供非常丰富,两条动脉分支在肌瘤的假包膜内形成丰富的血管网,并有放射状分支进入肌瘤内部,相互交织形成两级不同大小的杂乱的血管网,团状或不规则形,染色均匀;子宫动脉的粗细与肌瘤大小有关,肌瘤越大,动脉越粗,血管网也越丰富;栓塞左右子宫动脉后,肌瘤部位的血管征象可完全消失。这一供血特点是其适于动脉栓塞治疗的解剖学基础。

栓塞时,病灶及肌瘤的血管特别丰富即物理学上的"虹吸"现象,使栓塞剂向病灶及肌瘤的位置集中,而且终末血管的解剖位置使这些部位的血流阻断比其他部位完全,长时间的缺血缺氧使血管受损不可逆而不能复通或极少复通。病灶坏死、溶解、吸收,而使整个子宫体积缩小,并使子宫动脉供应病灶的终末支管腔封闭或受压变窄,使总体血流灌注量减少而不能恢复至原来的水平。

通过应用新鲜吸收性明胶海绵栓塞子宫动脉,进行术前、术后子宫动脉血流动力学变化的研究发现,子宫动脉平均流速(mean flow velocity,Vm)、阻力指数(resistance index,RI)及搏动指数(pulsatility index,PI)在 TUAE 前后均明显下降,在术后 7d 下降的幅度最大,总体血流可减少 2/3,术后 30d 天至 90d 逐渐回升,但仍比术前低,总体血流量约减少 1/3,大部分血液供应于正常子宫肌层。子宫动脉的血流量和动脉壁的弹性在 TUAE 后 7d 内明显下降,在术后 30d 又有明显的增加,以后增加的幅度很小,最终不能恢复到原来的水平。病灶的血供在术后消失,基本不能恢复,正常子宫肌层在 TUAE 后仍有一定量的血供,并随着时间的推移逐渐增多并接近正常,证明了有交通支的存在。因此,子宫动脉栓塞治疗后不会造成子宫坏死。

栓塞剂的选择十分重要,因为动脉导管不可能直接到达子宫肌瘤的血管网,因此需要一种微粒子随血流运送到肌瘤部位并形成永久性栓塞。这种微粒子的大小、质量十分重要。应选择不易被吸收的、组织反应小的材料。目前国内外使用较多的有 PVA(高分子聚乙烯醇微粒,直径 $300\sim700\mu m$,国内尚不能生产,价格较贵)、真丝线段(价廉易制,变形好,组织反应小)、钢圈等。吸收性明胶海绵为中效栓塞剂,一般在术后 $1\sim3$ 周内被组织吸收,子宫动脉主干在 TUAE 后 30d 可大部分复通,故治疗效果还有待观察。

【发展简史】

1990 年,法国医学家 Ravina 首先开始研究子宫动脉栓塞术对子宫肌瘤的治疗作用,1995 年 Ravina 等首次报道应用选择性子宫动脉插管栓塞术治疗 16 例症状性子宫肌瘤,并取得了 14 例成功的经验;平均随诊 20 个月,子宫肌瘤体积可缩小 $20\%\sim80\%$。1997 年该研究组又报道了 88 例,6 个月后子宫肌瘤体积平均缩小 69%,89% 的患者月经恢复正常。

1998 年,Worthington-Kirsch 等做了有关"子宫肌瘤的子宫动脉栓塞:生命质量评估和临床应答"等方面的研究,认为子宫动脉栓塞是治疗症状性子宫肌瘤的有效方法,可以替代子宫肌瘤剜除、子宫切除或其他外科治疗方法。

1999 年,Spies 等对 61 例子宫肌瘤患者进行了动脉栓塞治疗,认为有 89% 的患者月经量减少,96% 的患者盆腔压迫症状可以缓解。

我国临床研究结果表明,接受动脉栓塞治疗的所有病例,子宫肌瘤均比治疗前缩小,月经量过多、贫血及盆腔压迫等症状明显改善,而黏膜下肌瘤内多在术后 $1\sim3$ 个月内自行脱落或娩出,临床总有效率达 97% 以上。

至 2000 年,有关子宫动脉栓塞治疗后对卵巢功能及妊娠过程的影响方面的研究有了很大进展,已有子宫肌瘤患者在子宫动脉栓塞治疗后成功妊娠和正常分娩的报道,还有专家认为栓塞后肌瘤缩小,可增加患者的受孕率,治疗前后女性激素的测定无明显改变。但是否会引起卵巢功能早衰,还需要更长期的临床观察。

【适应证】

(1)自愿接受动脉栓塞介入治疗的各年龄段、各种类型的症状性子宫肌瘤患者,包括多发性子宫肌瘤、黏膜下肌瘤和巨大的子宫肌瘤。

(2)月经过多甚至引起贫血。

(3)因各种原因需要保留子宫。

(4)肌瘤剔除术后复发。

【禁忌证】

(1)严重的心、肺、肝、肾功能异常,凝血功能障碍。

(2)各种感染的急性期。

(3)造影剂等过敏。

(4)合并有妊娠、附件包块、子宫脱垂者也不适于动脉栓塞治疗。

此外,对子宫内膜炎、带蒂浆膜下子宫肌瘤、造影显示子宫动脉吻合支丰富,解剖结构异常的患者在应用栓塞治疗时应持慎重态度。对有生育要求的患者应慎用。

【术前准备】

(1)术前全面查体,有条件者应作女性激素测定。

(2)影像学检查:可选择 B 超或 MRI 检查,测量子宫大小与体积、肌瘤大小与数目等,以便与栓塞治疗后作比较。

(3)做普鲁卡因皮试及碘过敏试验。

(4)双侧腹股沟区备皮。

(5)术前 2h 禁食水、排空大小便。

(6)术前可适量应用镇静镇痛药,以减轻患者术中的紧张和疼痛。

【麻醉】 局部麻醉或静脉麻醉。

【操作步骤】

1. 插管与造影

(1)经皮行股动脉穿刺,置入 4F 或 5F Cobra 动脉导管,经髂外动脉、腹主动脉至对侧髂内动脉,通过造影或动脉内数字成像技术,确定子宫动脉开口,在同轴导丝引导下将导管插入子宫动脉。导管尖端以插至子宫动脉升支与水平段交界处为理想。再次造影以了解子宫肌瘤的大小、范围及供血情况。

(2)利用一条导管从一侧股动脉入路分别插入两侧子宫动脉的技术成功率约为 92%。对一侧穿刺同时行双侧插管困难的病例亦可采用双侧穿刺分别行两侧插管。

(3)注意:上述操作总的曝光时间和次数应尽量控制在最小范围,以减少 X 线对卵巢的照射。

2. 栓塞方法 TUAE 所使用的栓塞剂一般为聚乙烯醇(polyvinyl alcohol,PVA)颗粒,少数医师除使用 PVA 外还加用了钢圈或吸收性明胶海绵。PVA 颗粒直径 150～700μm 不等,使用量为 100～700mg,平均 350mg。PVA 用量与肌瘤大小及肌瘤血供丰富程度有关,栓塞微粒的用量因人而异,以能完全阻断子宫动脉血供为宜。将 PVA 微粒与造影剂混合后通过导管透视下缓慢注入,当子宫动脉血流停止或造影剂开始向髂内动脉前支反流时停止注射;再次造影以了解栓塞程度,必要时重复,直至栓塞满意。

栓塞过程中可加用少量利多卡因,能减轻患者的疼痛反应。

【术后处理】

(1)术后留院观察至少 6h,多数住院 1～2d 后出院。

(2)术后适量输液排泄造影剂,并给予预防性抗感染治疗 3d。

(3)大多数患者以口服非类固醇抗炎镇痛药为主,但栓塞后 12～18h 通常需加用吗啡。出院时患者可带镇痛药回家。

【并发症】

1. 栓塞后综合征

(1)缺血性盆腔疼痛:双侧子宫动脉栓塞后,90% 以上的患者会出现不同程度的缺血性盆腔疼痛,表现为下腹及腰骶部坠胀疼痛,类似于痛经,持续 4～6h 后可逐渐减轻。肌瘤小者疼痛反应较轻,1周左右消失;肌瘤较大者疼痛较重,可持续 20d 左右,口服或注射适量镇痛药,或使用灭痛肛栓对症处理即可。

(2)发热:约有 26% 的患者术后出现发热,体温在 37.5～38℃,主要是肌瘤缺血、部分坏死吸收所致,血象正常,无须特殊处理,1周后症状消失。

(3)下肢酸胀无力感:有 60% 的患者术后出现下肢酸胀无力感,持续 7～14d 后自然消失。

(4)恶心、呕吐:少数患者在栓塞治疗后 1～2d 内会出现恶心呕吐反应,可能与盆腔缺血性疼痛反射有关,对症处理即可。

(5)不规则阴道出血:约 20% 的患者术后出现少量阴道流血,少则 3～5d,最长可达 20d,可能与栓塞治疗后子宫血供骤然减速,不足以维持子宫内膜生长有关,无须特殊处理。

2. 穿刺部位血肿 因为股动脉压力较大,栓塞治疗完成后,局部要加压包扎 24h,压沙袋 6h,并嘱患者平卧 8～12h,可防止血肿发生。

3. 腹膜后血肿与血管附壁血栓 有发生腹膜后血肿的个别病例报道。主要是在操作过程中导丝损伤动脉或穿破动脉夹层所致。因此放置动脉导管时一定要顺血流送进,切不可粗暴强行引入。

4. 子宫坏死 到目前为止,尚未有发生子宫坏死的临床报道。因子宫动脉主干行至子宫角处即分出输卵管支、卵巢支,与相应的营养输卵管、卵巢的动脉吻合,形成丰富的侧支循环,卵巢动脉与子宫动脉起源有异,前者来自腹主动脉和左肾动脉,因此栓塞双侧子宫动脉不会使子宫发生不可逆性缺血。

5. 闭经 文献报道有 8% 患者发生闭经,其原因可能是卵巢动脉同时被栓塞,导致卵巢早衰所致。此外,有少数 45 岁以上的肌瘤患者动脉栓塞治疗后闭经,因其本身已处于更年期,这种闭经是否与子宫动脉栓塞治疗有关,还需要更多的临床资料证实。

【点评】

子宫动脉超选择插管并不困难,技术成功率高达 98%～100%。

1. 近期效果 栓塞双侧子宫动脉后,肌瘤部位的血管征象可完全消失,肌瘤因缺血坏死逐渐萎缩甚至消失,月经量明显减少,月经周期恢复正常,贫血、盆腔压迫症状很快得到改善。黏膜下肌瘤的临床效果尤其显著,双侧子宫动脉栓塞后 1～3 个月,几乎所有的黏膜下肌瘤均可自行脱落或娩出。肌瘤娩出前患者可出现程度不同的阵发性下腹坠痛、持续性阴道流血和排液,并有少量坏死组织排出。如瘤蒂仍连于子宫壁,可直接切断或扭断,不需缝扎止血。

2. 远期效果

(1)侧支循环对肌瘤的影响:短期内就可建立侧支循环。临床研究发现对子宫动脉栓塞后 3 个月的患者再次行动脉造影检查,观察到卵巢动脉明显增粗,此时子宫的血供主要由卵巢动脉的分支供给,肌瘤内未见新生血管征。到目前为止,国内外尚未见肌瘤缩小后又再次长大的报道。更远期的效果尚需进一步观察。

(2)对子宫、卵巢功能的影响:因卵巢动脉与子宫动脉的来源不同,子宫动脉栓塞治疗不会影响卵巢的血供,而子宫的侧支循环又非常丰富,因此,对子宫和卵巢的正常生理功能无明显影响。但是否会引起卵巢功能早衰,及其对生育能力、质量的影响,还需要作更长期的临床观察。

三、射 频 治 疗

射频治疗(radio-frequency,RF),又称射频热凝术,是近几年兴起的一种新的热疗方法,最初用于外科肿瘤如肝癌等的治疗,现已有报道用此进行子宫肌瘤的消融治疗。

【治疗原理】

射频治疗是通过一个带鞘针,在超声或

CT 等影像学方法引导下经皮、经腹腔镜或剖腹手术等三种途径,将电极置入肿瘤组织内,通过针尖的单个或多个电极发出射频波,激发组织细胞中离子相互撞击震荡导致发热,产生 80~100℃ 高温,使电极周围组织发生热凝固性坏死,从而杀死肿瘤细胞。射频治疗可使肿瘤周围的血管凝固,阻断肿瘤血供,防止肿瘤转移。局部肿瘤热疗还可刺激机体的免疫系统,抑制残留和原发肿瘤组织的生长。

组织热凝后进行病理检查,可发现以电极针为中心出现四个无明确界线的凝固性坏死区域。

A 区:为针空心区。

B 区:为无细胞结构的苍白区。

C 区:也为苍白区,但细胞结构尚存在,可见完整的细胞核和窦状隙,内含"鬼影"细胞。

D 区:为暗红色,窦状隙内含有充满血红蛋白的细胞。可以此区测量凝固区的大小。

【器械】

1. 电极

(1)早期运用的是老式单极电针,射频能量经一个细针(通常<18 号)电极输入组织,射频从裸露的电极非绝缘部分发散,能量在传达接地板(放置于患者的背部或大腿)时,被转化为热能,在末端沿电极长轴产生 1~3cm 的电损毁,通过凝固性坏死导致细胞的死亡。最大功率为 50W。一般采用传统电极产生的组织凝固直径限于 1.6cm,试图通过利用增大能量的办法不能扩大凝固的直径,因为增加能量会导致电极周围组织的汽化和炭化。这个过程依次增加了局部组织的阻抗,降低了射频的集聚和热能的弥散,而使射频电极不能产生较大范围的凝固性坏死。为克服这个局限,内冷式电极应运而生。

(2)内冷式电极,又名冷循环电极、冷却电极针。即经电极内孔道持续注入 0~5℃生理盐水,使针尖持续冷却以减少最靠近电极组织的热积聚,而远离电极的组织亦能足够致热而发生凝固性坏死,从而扩大组织破坏的范围。使用内冷式电极可使活体肌肉凝固坏死区的直径>5cm,在人体肝组织的损毁直径限于(2.4±0.2)cm。坏死范围大于同等条件下使用微波或单束激光治疗,而且可以减少操作次数和时间。在这些模型中,一定电极尖端大小的条件下,治疗时间和电流与凝固范围成正比。

(3)集数电极(多弹头)的发明,使得射频治疗能更好地运用于肿瘤的治疗,同时也增加了治疗时的安全性和有效性。多极电极针由 2 枚发展到 10 枚,最大功率可达 100~150W,一次加热范围可达 5.0cm×5.5cm×6.0cm。如再改变治疗针穿刺角度及深度,进行多次射频治疗,10cm 直径的肿瘤经三点穿刺治疗可一次完全杀灭瘤体。

2. 电源 运用 500kHz 的单极电源不仅能提供必要的能量,导致凝固性坏死,而且其中的组织环路系统可测出电源的输出,组织的阻抗和电极尖端的温度。这些指标的监测可取得满意治疗效果是必需的。

【适应证】

(1)子宫肌瘤<3 个,直径<5~10cm。

(2)拒绝手术切除子宫者,或身体状况不适于进行大手术者。

【并发症】

1. 组织热损伤 如电极放置距正常组织器官过近,可引起相应组织热损伤。

2. 术后发热 多为吸收热,一般体温不超过 38℃。但应注意有无合并感染征象。

3. 术后疼痛 系肌瘤缺血及子宫收缩引起的下腹痉挛性疼痛,多于术后 3d 自行缓解,必要时可服镇痛药。

【操作步骤】

放置射频电极可在 B 超引导下经阴道,经腹壁皮肤,或在腹腔镜直视下刺入子宫肌瘤瘤体内。接通电极持续数秒,如瘤体较大可多点穿刺热凝,也可使用双极或多极射频电极进行穿刺。

有报道如在热凝术前向组织注射 10 ml 生理盐水和治疗中以 1 ml/min 的速度注射生理盐水均可使凝固坏死区扩大。原理是:①组织注入生理盐水后电荷变得均匀,使热积聚的均衡性得到改善,并减少或避免了组织的炭化;②可提高局部组织的离子浓度,增加有效表面积,使更多的能量积聚。

【点评】

射频热凝术对<2cm 的病灶治疗彻底完全,当病灶介于 2~3cm 或>3cm 以上时,治疗完全的病例约为 70% 和 58%。瘤体一般在术后 3~6 个月病灶缩小,液化吸收。但也有热凝不全需二次手术的病例。

因射频治疗在肝肿瘤中被认为是成功的,故所有可见的转移瘤均可用来治疗。为预防局部复发,理想的治疗应超出肿瘤边界至少 0.5~1.0cm 正常肝组织。如果治疗的边缘不足,则周围就会出现肿瘤复发而需要再次治疗。因此有必要将电极多点插入以确保大多数大小为 3~4cm 的病灶能得到足够的治疗。在大多数直径 4cm 以上病灶的治疗是不彻底的。幸运的是,射频可以双极或多个排列的方式输入,利用这种策略可以减少治疗必需的时间。但是这种技术需要同时进行两点或多点肝脏穿刺。

总之,射频消融是治疗一些实质性肿瘤的一种微创新技术。在门诊即可实施,并发症少,定位准确,便于随访。不失为治疗子宫肌瘤的又一种选择。临床效果的评价还需进行长期研究观察,目前正在进行中。

四、高强度聚焦超声治疗

高强度聚焦超声(high-intensity focused ultrasound,HIFU)治疗是通过 HIFU 治疗仪将高强度的超声能量聚焦于治疗区域,使局部组织迅速升温至蛋白变性坏死,达到治疗病灶的目的。

【器械装置】

一般的高强度聚焦超声治疗仪由定位系统、能量发射系统及控制系统组成,包括:①功率发生源;②B 超诊断及定位装置;③组合探头:由治疗探头和显像探头组合而成,能准确地定位目标区域的位置;④组合探头运动控制装置:由三维直角坐标及一个维持转动坐标构成,能调整能量焦域在组织中的深度及进入组织的方向;⑤治疗床及声耦合装置。

【治疗原理】

1. 高热效应 通常情况下肿瘤细胞致死温度的临界点在 42.5~43.0℃,而正常细胞则为 45.0℃,对于肝脏组织而言,局部温度超过 58℃ 即可致组织凝固性坏死。区别于低功率聚焦超声,HIFU 治疗仪能将高强度的超声能量聚焦于治疗区域,能在 0.5s 内迅速将目标区域组织温度骤升至 70℃ 以上,从而使得治疗仪区域内细胞内的蛋白迅速出现凝固性坏死,产生治疗的作用。

2. 空化作用 通过气泡的强烈膨胀和萎缩运动,使肿瘤细胞产生机械性破坏。

3. 免疫效应 坏死的肿瘤组织,同时能起到刺激机体免疫系统的作用,在后期产生抗肿瘤效应。

【治疗特点】

HIFU 在靶区组织产生凝固性坏死灶或损伤灶,其显著的特点是在治疗区及其以外的区域产生一个清楚的过渡区,其过渡区不超过 50μm,仅含有 5~7 层的细胞,对靶区组织起直接杀伤作用,而对其周围组织无损伤或损伤较轻。通过对动物肝脏的研究发现,在治疗的焦域中心温度最高,可达 53℃,此温度完全可使细胞蛋白质变性,靶区组织发生凝固性坏死。而距焦域外围 2.5mm 处温度正常。其治疗特点如下。

1. 无创伤性 只对靶区内组织产生作用,其邻近组织及脏器不受影响。

2. 可监测性 治疗过程中,可通过治疗后组织坏死超声声影的改变,监测治疗效果。

3. 不良反应少　仅有少数患者产生皮肤损伤。

4. 安全可靠　严格精确地掌握投照角度,调整好焦距、频率及时间等影响因素,组织损伤则可避免。

【治疗研究】

国外学者尝试在裸鼠的子宫肌瘤动物模型上开展高强度聚焦超声治疗的研究,发现在 HIFU 治疗后的 1 个月内,肿瘤的体积减小了 91%。临床观察 28 例治疗后 2～3 个月,肿瘤无复发。经 HIFU 治疗后的肿瘤组织学检查发现,有凝固性坏死和肿瘤细胞的核碎片。目前子宫肌瘤只有在大到一定程度或产生症状后才考虑手术治疗,如 HIFU 对一些较小的肌瘤(如直径＜4cm)治疗有效,则可避免有创伤性的手术治疗,这对于未生育的患者提高治疗后的妊娠率可能更有意义。

目前,对 HIFU 的研究尚处于探索阶段,初步结果显示将是一种极为有前途的治疗新手段。在妇产科领域,基础研究正在逐步开展中,临床方面的研究基本上是空白,由于女性生殖器官的生理特点,B 超在妇产科领域的广泛应用,也就意味着 HIFU 在妇产科领域的应用前景广阔。它的无创性给那些晚期肿瘤或是不能耐受手术的患者提供了除放射治疗、化学药物治疗、免疫治疗以外的一种安全而有效的治疗方法。

第四节　子宫肌瘤剔除术

子宫肌瘤剔除术是只切除肌瘤、保留子宫的手术。1840 年,法国 Amussat 医师创造了子宫肌瘤剔除术,至今已有百余年的历史。遗憾的是,在相当长的时间里子宫肌瘤剔除术的价值和推行未受到应有的重视,它在治疗子宫肌瘤的传统方法中所占比例较低,多用于年轻未婚,或已婚未育渴望生育的患者。目前,由于人们越来越注意到子宫对维持女性内分泌及免疫功能的重要性,以及医疗器械的不断改进,子宫肌瘤剔除术在治疗本病所占的比例越来越高。

英国妇科手术大师 Bonney V. 曾在《邦尼妇科手术学》中指出,年轻妇女纯属良性的肿瘤却被切除子宫,是一次外科手术的彻底失败。单纯剔除肌瘤,保留子宫具有如下意义:①近期研究发现,子宫除具有孕育胚胎和周期性月经的功能外,还参与免疫和内分泌调节。②子宫动脉担负卵巢血液供应的 50%～70%。离断子宫动脉,意味着卵巢的血供将减少一半,使卵巢的功能和寿命受到很大影响。卵巢的内分泌功能除维持女性功能外,在预防冠心病和骨质疏松症等方面也起着非常重要作用。③局部解剖形态未变,有益于维持正常的性生活。由此可见,与子宫切除术相比,子宫肌瘤剔除术具有创伤小,恢复快,不改变局部解剖生理结构,可保留生育功能等诸多优点,特别是对那些不愿切除子宫的患者具有良好的心理效应。目前,切除子宫肌瘤可经宫腔镜、腹腔镜、阴道及开腹多种途径进行。因开腹剔除子宫肌瘤属传统术式,在此不做赘述。

一、经宫腔镜子宫黏膜下肌瘤切除术

传统的治疗方法一般根据黏膜下肌瘤向子宫腔内凸出的情况而定。若为带蒂肌瘤可经宫颈钳夹取出;若为广蒂肌瘤则保留子宫的可能性大大减小,临床一般多采取经腹或经阴道切除子宫。宫腔镜的应用使对黏膜下子宫肌瘤的治疗产生了质的飞跃,几乎所有的黏膜下肌瘤均可经宫腔镜切除,这大大降低了此类患者的子宫切除率。

1978 年,美国 Neuwirth 首先报道腹腔镜监视下,用泌尿科电切镜切除子宫黏膜下肌瘤。1988 年,日本林保良在 B 超监视下用妇科持续灌流式切割镜施术,为切除黏膜下肌瘤建立了一种全新的手术方法。

为了便于区分黏膜下子宫肌瘤向宫腔内凸出的程度,判别宫腔镜切除手术的难易度,将黏膜下子宫肌瘤进行分型(表 9-3)。

表 9-3 黏膜下子宫肌瘤分型

分型	主要特征
0	带蒂黏膜下子宫肌瘤。瘤体与宫壁有瘤蒂相连,瘤蒂可长可短,过长可致肌瘤分娩,甚至凸出阴道口外
I	50%以上的瘤体凸向宫腔,在宫腔镜下呈半球形
II	凸向宫腔的瘤体<50%,绝大部分位于肌壁间,在宫腔镜下呈山丘样凸出

【适应证】

(1)黏膜下单个或多个子宫肌瘤,瘤体直径应<5cm,子宫小于妊娠 9 周(根据术者经验可酌情掌握)。

(2)年轻未婚或强烈要求保留子宫的患者。

(3)已婚未育又渴望生育者,估计子宫肌瘤可能是不育症的病因之一。

(4)全身性或局部性疾病不宜进行经腹切除子宫者。

【优点】

(1)手术创伤小:因宫腔镜下子宫肌瘤切除术是经阴道切除瘤体,不开腹、无切口、腹壁无瘢痕,免去了不少开腹手术的弊端,如腹腔粘连、腹壁瘢痕等,减轻了受术者的痛苦。

(2)不改变解剖结构。

(3)术后恢复快。因创伤小,患者术后当天即可下地行走,大大缩短了住院周期和治疗费用。

【术前准备】

子宫肌瘤预处理:由于子宫肌瘤是依赖性激素的良性肿瘤,与雌激素的分泌水平直接相关。因此,通过应用具有雌激素分泌抑制或拮抗作用的制剂可促使子宫肌瘤缩小,同时达到减轻症状的目的。但是与手术治疗不同,此类药物仅能缩小瘤体,肌瘤并不能消除。如果雌激素活性恢复,则肌瘤再次增大,症状也复发。目前能用于治疗子宫肌瘤的激素制剂有两种,即通过抑制脑垂体促性腺激素分泌来抑制卵巢雌激素分泌的 GnRHa 制剂,和能抑制卵巢甾类激素同时具有类似雄激素作用而使雌激素分泌降低的 dnanzol 或内美通等制剂。

随着宫腔镜器械的进步,灌流设备的改进,手术技巧的娴熟和预处理的应用,如今宫腔镜子宫肌瘤切除(TCRM)已不限于 0,I,II 型和≤5cm 的黏膜下肌瘤,还可以切除壁间内突肌瘤(邻近黏膜≤1cm)的肌瘤、贯通肌瘤和>5cm 的肌瘤。子宫肌瘤预处理的药物同子宫内膜预处理。研究提示,子宫缩小的速度快于肌瘤缩小的速度,于是子宫体积缩小迫使黏膜下肌瘤、壁间内突肌瘤、邻近黏膜的肌瘤和贯通肌瘤突向宫腔,如用药前先在肌瘤黏膜面开窗,则效果更为明显。子宫肌瘤预处理降低了手术难度,缩短了手术时间,灌流液回吸收减少,可有效降低手术并发症的发生,并可使本不能经宫腔镜切除的病例行 TCRM。Tiufekchieva 等报道,对 3cm 以上的黏膜下肌瘤,术前应用诺雷德 2 剂,肌瘤直径减少 1cm,需要切除的组织就会减少很多;子宫内膜萎缩,易于操作,手术时间短,并发症少。Mencaglia 等对当初认为有 TCRM 禁忌的肌瘤(直径>6cm)患者 25 例,术前给予两剂诺雷德预处理后全部行宫腔镜切除,其中 7 例开窗,二期手术切除,避免了中转开腹或子宫切除。此外,预处理药物使月经闭止,血红蛋白上升。Campo 等对比研究了 42 例无预处理和 38 例给予曲普瑞林 2 剂预处理后,于早期增殖期手术的患者,术后随访 24 个月发现,2 组贫血均治愈,且 2 组手术时间、住院时间、近远期效果和并发症差异均无统计学意义,可能与术前应用 GnRHa 制剂行宫颈预处理,导致宫颈变小,宫颈管收缩,扩宫困难有关。因手术难度随肌瘤体积的增大而增加,术前若能适当缩小瘤体对减少术中出血、缩短手术时间及降低术中和术后并发症均有一定的益处。据报道,在肌瘤挖除术时,子宫体积越小,术后受孕概率越大。较大肌瘤的不孕妇女术前缩小瘤体和宫体,可使肌瘤挖除术更容易,并且提高术后受孕率。

GnRH-a 是促性腺激素释放激素激动药,具有减量调节垂体分泌促性腺激素,持续抑制卵巢产生类固醇激素,导致雌激素水平下降至绝经后期或早卵泡期的水平。因子宫肌瘤生长依赖于雌激素,用药后雌激素水平持续下降,肌瘤生长失去支持,最终可导致瘤体缩小。但 GnRH-a 也同时产生一些绝经后不良反应,停药后肌瘤又会继续生长。因此,此类药物仅适于术前准备,而不宜于长期应用。给药方法:goserelin 3.6mg,每月皮下注射 1 次,也可每月 2～3 次。

【手术步骤】

(1)麻醉后,患者取截石位,宫口扩张至 9～12 号。

(2)置入切割器,通过内镜观察宫腔内病变,根据肌瘤大小、位置,有无瘤蒂及宽度等决定手术方式。

(3)将电切环或激光切割器放在欲切除的肿瘤部位,接通电源进行切割。对瘤体较大的肌瘤,应先电凝肌瘤表面的大血管和瘤蒂的血管,以减少术中的出血。对无蒂或广蒂肌瘤,先将电切环置于肿瘤后方,启动切割

电极,同时向外退出,如此反复顺序进行,使瘤组织呈条状切下,将凸向宫腔的部分切除,至肌瘤切面与正常宫壁平行为止。残余部分可用剥钩将其剥除;亦可在术中应用宫缩药,借助子宫肌层的收缩将瘤体挤向宫腔,然后将其切除。

(4)二次手术问题:有时因患者术中异常或切割技术等原因,第 1 次手术未能彻底切净,需行第 2 次切除。手术时机应选在 3～4 个月后,术前应用 GnRH-a、内美通或丹那唑等 2～3 个月,待瘤体突向宫腔行二次手术,多可将肌瘤切净。

【术式选择】

1. 旋拧法 适用于带蒂黏膜下肌瘤。瘤体完全凸向宫腔,甚至已从宫颈娩出,瘤蒂较长、较细。方法是:常规消毒后,卵圆钳夹住瘤体根部,顺时针旋转数周,直至瘤体完全离断。然后用宫腔镜检查残端有无出血,并酌情处理。此法操作简单,手术创伤小,术中及术后出血少。

2. 根切法 适应证与前者基本相同,但瘤蒂较粗不宜旋转离断者。方法是:在宫腔镜下用环状电极电切、电凝瘤蒂根部,直至瘤体完全离断。因瘤蒂较粗,残端创面大容易出血,可用球形或滚筒形电极电凝止血。

3. 环切加旋拧法 适用于广蒂(瘤体的 75% 凸向宫腔,25% 埋于子宫肌壁内)肌瘤。具体做法如下。

(1)在宫腔镜下先用环型电极沿瘤体半环型切出一个沟槽以利于钳夹。

(2)取出宫腔镜,用卵圆钳夹住瘤体顺时针旋转数周至瘤体离断。

(3)宫腔镜复查创面并电凝止血。因瘤体部分位于子宫肌壁内,操作相对复杂,创面较容易出血,故需有一定经验的医师才能施行。

4. 平切加剥除法 适用于无蒂(瘤体的 50% 位于子宫肌壁内)肌瘤。具体方法如下。

(1)在宫腔镜下将凸向宫腔部分的瘤体

切除,至肌瘤切面与正常宫壁平行为止。

(2)用特制的直角剥钩沿瘤体的假包膜剥除分离,直至将残余的瘤体完全剥出。

此术式的关键是要求解剖层次清楚,找到肌瘤与正常组织的分界方能顺利进行。因剥离需要掌握技巧及力度,操作有一定的难度,故需有相当经验的医师才能施行。

【术中监护】

术前诊断中,子宫碘油造影和B超显像可协助诊断黏膜下肌瘤,但均可能误诊。例如在宫腔闭合的情况下,B超难以分辨肌瘤有无瘤蒂;宫腔线不明显时,B超难以判断肌瘤在前壁还是后壁,还可能漏诊小肌瘤。宫腔镜检视宫腔内病变较为可靠,但因视野较小,并受膨宫程度的影响,亦有其局限性。若术中应用B超进行监视,对手术可有导向作用。特别是出现以下情况时,更需B超引导操作。

(1)肌瘤阻挡,内镜常不能置入宫底。

(2)自下缘开始切削较大的肌瘤时,可能在肌瘤中掏成洞穴,误认为是宫腔。

(3)术者操作时仅能通过内镜了解宫腔内的情况,对残存肌瘤的多少及宫壁的厚度均不得而知。

术中充盈的膀胱和宫腔内的膨宫液可形成两项对比。使用腹部B超进行监视,可清楚显示宫腔方向、宫腔占位性病变及子宫壁厚度。切除组织时,基底组织受电热影响造成脱水、皱缩、凝固,B超屏幕上出现强回声,以提示切除范围及深度,防止漏切和子宫穿孔。

【并发症】

1. 近期并发症

(1)出血:术中出血可能因损伤供应肌瘤的血管或子宫肌层血管所致。前者可电凝止血;后者通过尽快切除瘤体并应用宫缩药而使子宫收缩达到止血目的。亦可在术后宫腔内放置气囊尿管压迫止血,气囊内注入10~30ml液体,留置6~24h后取出。严重的出血可能需切除子宫。

(2)子宫穿孔:系电切环或激光切割器切除肌壁过深所致。严重者可继发损伤肠管、膀胱、血管或其他脏器。因此术中最好由B超或腹腔镜监视操作,在手术视野不清时绝对不要通电操作。若发现子宫穿孔要立即停止手术,并严密观察有无其他并发症,并酌情处理。如肌瘤尚未切净,应等待切口愈合后行第2次手术。

(3)TURP综合征:系手术时间过长或膨宫压力过高,至灌流液进入体内过多所致。因此,手术时间应控制在1h之内,宫口的扩张应大于内镜的外鞘,术中灌流液的入水压切勿过大,均可防止宫内压过高,减少灌流液的回吸收。

2. 远期并发症

(1)宫腔粘连及宫腔积血,预防方法为:①用小口径的切割器;②术后早做宫腔镜检查;③术终放宫内节育器。

(2)反复阴道出血。

(3)子宫内膜异位症,表现为盆腔疼痛加剧。

(4)个别病例报道有妊娠时子宫破裂。

【效果评估】

北京复兴医院夏恩兰教授将宫腔镜切除子宫黏膜下肌瘤的手术疗效分为以下四类。

第1类:带蒂黏膜下肌瘤完全切除者和壁间肌瘤切除内膜后肌瘤突入宫腔并被完全切除者。

第2类:无蒂黏膜下肌瘤切除≥50%者和壁间肌瘤切除内膜后突入宫腔,切除部分≥50%者。

第3类:无蒂黏膜下肌瘤切除<50%者和壁间肌瘤切除内膜后突入宫腔,切除部分<50%。

第4类:壁间肌瘤和浆膜下肌瘤无法切除,术中仅切除内膜者。

【点评】

(1)根据部分肌瘤切除术后患者的肌瘤

残留物状况,有些学者不赞成对子宫行肌瘤部分切除术。但据临床观察,带蒂黏膜下肌瘤及壁间肌瘤只要切除超过其体积的 50% 或单纯内膜切除后虽残留小的壁间肌瘤及浆膜下肌瘤亦可获得满意疗效,且所剩肌瘤经长期随访多数不再生长。这种现象考虑可能与电切手术中电热作用对残余肌瘤组织的破坏、抑制其生长有关,但还需进一步研究证实。

(2)位于子宫肌壁间肌瘤,切除必要性的指征相对少,故宫腔镜手术切除肌壁间子宫肌瘤一般适应于单个的孤立的有症状的肌瘤。

(3)切除部位痊愈约需 1 个月,大的肌瘤恢复期可延至 2 个月,而宫腔镜检查对促进痊愈必不可少,术后有 24% 病例 1 个月内发生粘连,为此及时检查、及时剥离对促进术后痊愈很有帮助。

(4)临床效果满意率每年有轻微下降,这是由于肌瘤病理学演变所导致的结果。据统计,宫腔镜下子宫肌瘤切除术后,因肌瘤复发再次施行手术者,占总数的 6.6%。而回顾经腹外科手术切除肌瘤的文献报道,再次手术的比例为 6.8%。表明该术式与经腹手术相比,术后复率无显著差异。

(5)与经腹全子宫切除术比较:以往对子宫肌瘤引起子宫异常出血且药物治疗无效患者,多数需行全子宫切除术以达到根治目的,仅对要求保留生育能力的妇女行肌瘤剔除术以保留子宫。全子宫切除术的并发症有:肠管损伤、输尿管损伤、出血、感染、麻痹性肠梗阻,此外还有穹隆肉芽、神经损伤、血栓性静脉炎、肺栓塞和膀胱阴道瘘或直肠阴道瘘等。宫腔镜下子宫黏膜下肌瘤切除术的并发症则明显低于经腹手术,术后发热率等均明显低于前者,但容易发生子宫穿孔甚至肠管损伤。

(6)子宫肌瘤剔除术后复发问题:无论是经腹还是在宫腔镜下进行子宫肌瘤剔除,术后均存在一个高复发率的问题。文献报道复发时间多在术后 2～3 年,复发率为 15%～35%。复发时间发生在术后 > 3 年者约占复发肌瘤的 80%,> 5 年者 43%,平均复发时间为术后 5 年。另外单发肌瘤复发率约为 27%,多发肌瘤高达 59%。

二、经腹腔镜子宫肌瘤剔除术

自 1990 年开始进行经腹腔镜子宫肌瘤剔除术(laparoscopic myomectomy,LM)治疗肌壁间和浆膜下子宫肌瘤以来,经过 20 余年的临床观察,人们对 LM 的适应证、禁忌证及临床效果有了更深入的认识。对子宫肌瘤剔除术来讲,LM 到底是否真正微创? 开腹肌瘤剔除与 LM 比较在手术时间、出血量、剔除的彻底性及复发率等方面哪个效果更好? LM 取瘤时是否会导致肿瘤碎屑播散种植? 等等问题还需要多中心、大样本的临床研究进行综合评判。

【适应证】

LM 适应证的选择除患者方面的手术指征外,术者的手术经验和缝合技巧直接影响治疗效果。Malzoni 等对 144 例较大子宫肌瘤进行 LM,肌瘤最大直径 18cm,仅 2 例中转开腹,无显著术后并发症。Agdi 等认为子宫肌瘤的直径不宜超过 15cm,直径 > 5cm 的肌瘤不宜超过 3 个。由此可见,术者的经验直接影响病例的选择。但一般来讲,腹腔镜子宫肌瘤剔除术的适应证如下。

(1)子宫肌瘤位置:Ⅲ～Ⅶ型,即子宫体部的肌壁间和浆膜下子宫肌瘤。

(2)子宫肌瘤体积:Ⅲ型、Ⅳ型肌瘤直径应 ≥ 2cm,否则容易漏切;最大直径应 ≤ 10cm。

(3)子宫肌瘤数量:多发肌瘤时数量应 ≤ 10 个。

(4)术者经验及手术熟练程度应达到 4 级水平。

(5)术前已排除子宫肌瘤恶性变的可能。

【禁忌证】

除非患者全身状况较差不适宜手术,子宫肌瘤剔除一般没有绝对的禁忌证。但相对而言有以下情况者应慎重选择 LM。

(1)要求生育者。为防止妊娠子宫破裂的发生,此类患者尽量不要选择 LM。

(2)多发子宫肌瘤数量超过 10 个,或呈"碎石样"改变,即子宫平滑肌瘤病。

(3)子宫肌瘤位于后壁下段或宫颈等处紧邻重要器官时。

(4)妊娠子宫。

(5)术者不具备腔镜手术经验和娴熟的镜下缝合技术。

必须强调,对任何一个子宫肌瘤患者如果 LM 在手术时间、机体损伤、治疗效果等方面未体现出比开腹手术明显的优越性时,则应果断采取经腹手术。如一味追求腹壁切口小而导致腹腔内的巨大损伤,则此时的腹腔镜子宫肌瘤剔除术实为"巨创"。因此,微创的理念应贯穿在每一次的医疗实践中。

【手术器械】

(1)腹腔镜及配套设备。

(2)特殊器械:①举宫器:用于固定牵引宫体,暴露肌瘤;②有齿抓钳:用于固定和牵拉肌瘤;③单、双极电极或超声刀:用于从子宫床内剥离肌瘤;④持针器:用于缝合创缘;⑤组织粉碎器:用于取出瘤体。

【术前准备】

(1)尽量在术前了解子宫肌瘤的数目、大小、位置及有无变性。注意掌握适应证。

(2)若肌瘤直径>4cm,术前可采用药物治疗以缩小瘤体,减轻盆腔充血。

(3)注意掌握腹腔镜中转开腹完成手术的尺度。

【麻醉】

可采用全身麻醉或连续硬膜外麻醉。

【体位】

一般采取膀胱截石位或平卧两腿分离位,以利于放置举宫器。

【手术步骤】

子宫肌瘤剔除术步骤一般包括三部分:①将肌瘤从宫体剥出;②修整、缝合子宫创面;③将肌瘤取出腹腔。

【注意事项】

无论是在腹腔镜下,还是通过其他途径剔除子宫肌瘤,手术时均应注意以下几点。

1. 切口选择　在选择剔除子宫肌瘤的切口时,应遵循不损伤双侧输卵管入口,有利于恢复子宫正常解剖和功能的原则。一般多为子宫前壁或后壁纵切口,只有在较大肌瘤剔出时,才施行横的或梭形切口。切割能源可用单极电刀、电钩或电针,也可用激光和超声分离钩或超声剪切割。

2. 剔除技巧　子宫肌瘤剔除术的关键是找好肌瘤与正常肌层的界限。可先在子宫肌瘤附近的肌层内注射垂体后叶素稀释液(垂体后叶素 6U 稀释成 20ml)或肾上腺素稀释液(0.5ml 肾上腺素＋生理盐水 100ml),既可分离瘤体与肌层,又可局部止血。剔出肌瘤时宁可切深一些,层次便可以暴露出来。以大抓钳抓住瘤核向外牵拉旋转,同时用剥离棒或吸引器的出水端做水分离将瘤核剥出。

3. 创面处理　一般带蒂浆膜下子宫肌瘤电灼瘤蒂,根部即可达到止血目的。但当瘤体大部分位于肌壁间时,剔除瘤核后瘤腔较大容易出血。因此在剥离肌瘤时应随时将暴露出来的子宫肌层内的小血管电凝止血,以减少出血量,清洁创面,便于缝合。

4. 缝合方法　腹腔镜下缝合封闭瘤腔是本术式中难度最大的技术,也是减少术后粘连最关键的步骤。可用连弯针的保护薇乔 polyglactin-0 缝线或 2-0 vicryl 合成可吸收缝线(ethicon)间断或连续缝合结扎止血。缝线打结可采用腔外打结或腔内打结法,根据术者习惯而定。若腔内打结缝线不应过长,以免妨碍操作;而腔外打结则缝线应足够长,以免操作困难。无论采用"8 字"缝合还是采取间断、连续缝合,封闭子宫肌瘤床缺损时都应注意解剖层次一定要对合整齐,不留死腔。目前有一种新的子宫缝线两端各有一个缝针,线的中点向两侧有相反方向的倒刺,中点在肌层一端固定,两针分别缝合子宫肌层后剪断即可,不需要打结,可大大降低缝合难度。此外,还可在切口缝合表面涂抹生物蛋白胶等防粘连物质预防粘连。

5.取出肌瘤 如有组织粉碎器可直接将其分块取出;亦可采用阴道后穹隆切口或腹部扩大的小切口将其取出。

【并发症】

1.近期并发症

(1)出血:术中切口出血可通过局部应用血管收缩剂、电凝、缝扎等方法止血;术后出血可能与术中止血不彻底或缝线未拉紧等原因有关,因此缝合技术是止血的关键。术后可留置引流管观察出血情况,应用宫缩剂促进子宫收缩减少出血量。

(2)周围脏器的损伤:正确使用电凝器械及组织粉碎器,切记操作一定要在视野范围内,防止误伤周围脏器。

2.远期并发症

(1)粘连:发生率为50%~87%。

(2)复发:一组资料统计LM 5年后单发肌瘤复发率27%,多发肌瘤59%。由于腹腔镜缺乏触摸的功能,无法探及≤1cm的肌壁间小肌瘤,术后超声检查仍有小肌瘤存在与其说是复发,可能就是LM时的漏切。

(3)子宫内膜异位症:罕见。可能与手术时切口达到子宫腔内,子宫内膜被带入腹腔而导致的医源性子宫内膜异位。故术中彻底清洗腹腔,避免组织碎屑残留非常重要。

(4)妊娠子宫破裂:较为罕见,国外学者报道其发生率为0.26%~1%。发生时间一般在妊娠中晚期。分析原因可能为:①子宫肌层切缘电凝止血过多,导致局部组织凝固坏死,愈合不良;②缝合时解剖层次对合不整齐,影响切口正常愈合;③瘤腔封闭不严,导

致局部积血或积液影响切口愈合。

(5)播散性子宫平滑肌瘤:2014年4月,美国食品药品监督管理局(FDA)发布了一封不同寻常的信件呼吁停止使用腹腔镜电动粉碎器(LPM),直到有更好的分析数据支持。

【点评】

2014年7月,FDA顾问小组陷入了应对粉碎术风险的不良数据中。FDA正从妇产科设备咨询委员会寻求如何解决这样一个问题,即在微创手术过程中LPM用于切除假定的良性肌瘤时,粉碎术可能不经意地播散未被怀疑的恶性组织,导致肿瘤分期升级及患者预后恶化。华盛顿美国妇产科医师协会执行副总裁及首席执行官司、医学博士Hal C. Lawrence发表公开证词,重申了他的团队对于2014年5月FDA信件的应答,呼吁允许粉碎术可以继续作为子宫肌瘤患者的一项治疗方案。"我们能做的是共同努力去改进未来这些程序的使用,当我们为患者做出复杂的、重要的治疗选择时,我迫切希望今天委员会能够认识到所有医师包括妇产科医师所给出的治疗方案的重要性。"他说。尽管子宫肌瘤术后肌瘤组织碎片的种植和生长很罕见,但近年已有报道LM术后再次腹腔镜检查时发现腹膜内有多发寄生肌瘤,而这些肌瘤的位置也暗示了粉碎器粉碎肌瘤后留下的组织碎片的位置。到底是寄生性肌瘤还是粉碎术后碎片种植所致的医源性种植尚难确定。但随着越来越多的病例报道出现,播散性子宫平滑肌瘤理应引起手术操作者的注意。手术中应轻柔操作,尽可能取出所有组织碎片并尽可能不要碰触到周围正常的组织。特别是病理报告为细胞生长活跃的富于细胞性平滑肌瘤等时,如果在切口周围发现进行性增长的肿物,应把播散性子宫平滑肌瘤作为一个鉴别诊断来考虑。

应强调,有些体积较大的肌壁间子宫肌瘤或位置较低的肌瘤,在腹腔镜下手术的难

度和风险都很大。肌瘤剥出后子宫创面的缝合若腹腔镜下不能达到应有的缝合深度,或打结技术不能达到紧密闭合的要求时,采取LM的术后出血危险性和切口裂开可能性极大,因此不能贸然行之。

三、腹腔镜辅助子宫肌瘤切除术

腹腔镜辅助子宫肌瘤切除术是腹腔镜与腹部小切口途径相结合的子宫肌瘤切除技术。对位于宫底和前壁的肌壁间子宫肌瘤推荐采用腹腔镜下剥出一半肌瘤后由腹部扩大切口剜出肌瘤,并在腹壁切口外缝合子宫切口,这种方法保留了腹腔镜手术损伤小、术后恢复快的优点,又杜绝了术后因切口缝合不严密可能引起的并发症。适用于腹腔镜下子宫缺损深层缝合困难或内镜操作经验较少的医师。

【适应证】

除需切除子宫肌瘤的适应证外,还有以下要求。

(1)肌瘤直径>5cm。

(2)多个肌瘤需要多次碎块操作。

(3)深入肌壁的肌瘤。

(4)肌瘤剜出后需要多层缝合子宫缺损者。

【术前准备、麻醉及体位】

与腹腔镜下子宫肌瘤切除术相同。

【手术器械】

除腹腔镜等器械外,还需要肌瘤锥等用于夹持提拉瘤核的工具。

【手术步骤】

(1)置入腹腔镜。

(2)在腹腔镜下切开子宫,暴露肌瘤。

(3)将肌瘤锥从耻骨联合上的穿刺孔进入腹腔钻入肌瘤,将肌瘤向耻骨联合上穿刺点方向牵引。

(4)在腹壁上扩大耻骨联合上穿刺切口,使整个子宫肌瘤能牵出腹壁。

(5)在腹腔外行肌瘤剥出并缝合子宫创面,然后放回腹腔。若发现多个肌瘤,应尽可能从一个切口进入剥出多个肌瘤。若为后壁肌瘤,估计牵引困难,可在腹腔镜下完成肌瘤剥出术,然后将子宫牵引通过腹壁小切口外置,在腹腔外行子宫创面缝合。

(6)缝合腹壁小切口。

(7)再次置入腹腔镜,检查腹腔内状况并冲洗盆、腹腔。

【点评】

与腹腔镜下子宫肌瘤切除术相比,LAM的最大优点是对比较大的肌瘤切除创面更容易行多层缝合,且不延长手术时间。此外,术者还可通过手的触摸尽量剔除小肌瘤,降低术后复发率。由于不像剖腹手术那样需要排垫肠管,所以术后肠功能恢复较快。

四、经阴道子宫肌瘤及宫颈肌瘤剔除术

经阴道子宫浆膜下及肌壁间肌瘤剔除术,不开腹,对腹腔干扰小,创伤少,患者术后疼痛轻,恢复快,住院时间及费用均明显短于同类经腹手术,更具微创效果。而且手术适应证比腹腔镜下子宫肌瘤剔除术更广,可剔除多发肌瘤或瘤体直径达10cm的大肌瘤。但需强调,因阴道手术范围狭小,视野暴露困难,操作有一定的难度,对术者的技术要求较高。

【适应证】

(1)已婚患者,阴道较松弛,如要求保留子宫。

(2)子宫活动,子宫体积小于妊娠14周。

(3)B超及妇科检查提示为浆膜下和(或)肌壁间子宫肌瘤。

(4)宫颈肌瘤经阴道可触及,但瘤体较大占满阴道者慎重。

【禁忌证】

(1)子宫活动差,有盆腔粘连征象。

(2)子宫体积大于妊娠14周或B超提示最大肌瘤直径超过10cm。

【术前准备】

(1)术前应查清肿瘤的大小、位置及与周围脏器的关系。

（2）检查阴道分泌物并做相应的治疗，防止术后感染。

（3）以碘仿纱球等阴道擦洗 3～5d，确保阴道清洁。

（4）若估计经阴道切除肿瘤可能会遇到困难，术前应做好开腹手术的准备。

【麻醉】

硬膜外麻醉或骶管麻醉。

【体位】

膀胱截石位。

【手术步骤】

1. 宫颈肌瘤

（1）局部注射 0.1mg％～0.2mg％肾上腺素稀释液 10～20 ml，可起到局部止血及分离肌瘤与正常组织的作用。注意勿将注射器置入肌瘤内。

（2）横弧形切开肌瘤表面宫颈组织，暴露瘤核。巾钳夹住瘤核顺时针旋转向外提拉取出。2-0 可吸收线缝合瘤腔。

2. 子宫前壁肌瘤

（1）将宫颈向下牵拉，子宫颈阴道交界处阴道前壁及宫颈两侧黏膜下注入肾上腺素稀释液 30～40 ml，以减少术中出血。

（2）子宫颈前方膀胱横沟上 0.2cm 处横行切开阴道黏膜，深达宫颈筋膜，并向两侧延长切口至 3 点、9 点处。

（3）提起阴道前壁黏膜切缘，紧贴宫颈筋膜向上分离子宫膀胱间隙达子宫膀胱腹膜返折并剪开。

（4）从阴道前穹隆翻出子宫，暴露肌瘤，纵行切开子宫肌壁至瘤体组织，钳夹取出瘤核。若肌瘤较大，不能完整经阴道剥除，则可一边剥离，一边将肌瘤楔形切开，分块经阴道取出。

（5）较大肌瘤剔除后宫体可全部翻出至阴道，仔细用手触摸检查宫体肌层内是否还有小肌瘤，一并剔除。

（6）大肌瘤适当修剪肌瘤包膜后以 0 号可吸收缝线自基底部进行缝合止血，闭合瘤腔。将子宫送回盆腔。

（7）2-0 号可吸收线全层连续缝合子宫前腹膜及阴道穹隆黏膜切口。

3. 子宫后壁肌瘤

（1）将宫颈向前上方牵引，显露宫颈后壁及阴道后穹隆。在阴道后壁与宫颈上皮接合处环形切开。

（2）切开后穹隆部的腹膜，用手指向两旁扩大切口，并伸入子宫直肠陷凹，检查韧带、附件及子宫有无粘连。

（3）用巾钳夹住子宫后壁肌瘤，经后穹隆切口向外牵出。

（4）若为浆膜下肌瘤可用长弯止血钳夹住瘤蒂根部，电灼离断肌瘤，根部可以丝线结扎或缝扎。

（5）若为壁间肌瘤可切开瘤体表面肌肉，钳夹取出瘤核，缝扎封闭瘤腔。

（6）缝合阴道后穹隆切口，封闭腹腔。

【注意事项】

（1）因宫颈部位解剖复杂，前有膀胱，侧有输尿管和丰富的子宫血管，所以在剥离时尤应小心，应在"假包膜"上剥离，层次要清晰。若层次混乱，必"血肉模糊"，容易出血和损伤。

（2）尽量避免宫颈管的损坏，最好不进入颈管，不破坏颈管内膜。否则引起颈管狭窄则后患无穷。同理，在缝合时切勿缝闭颈管。

【点评】

经阴道子宫肌瘤剔除术的关键是将子宫翻出。因此，术前检查需确定主要大肌瘤的位置，若肌瘤突出于前壁，则从前穹隆翻出较易，反之则应该从后穹隆翻出。子宫体积大于妊娠 10 周或肌瘤直径＞6cm 时，常需一边将子宫外翻，一边逐渐切开肌瘤包膜，剥离肌瘤至能用单爪钳抓住向外牵拉为止。若肌瘤较大，可一边剥离一边将肌瘤切成小块取出，以缩小肌瘤体积直至全部挖出瘤核。

五、子宫肌瘤消融术

子宫肌瘤消融术(myolysis)又称子宫肌瘤电凝固术(laparoscopic coagulation of myoma)是一种既不切除子宫也不切除肌瘤的保守性手术。其原理是肌瘤遇高温组织蛋白凝固,血管封闭,使组织缺血肌瘤不再生长,或肌瘤由于缺血而产生无菌性坏死,瘤体缩小而达到治疗目的。20世纪80年代肌瘤消融术首次在欧洲进行,由于此术操作简单,需要器械少,亦不失为治疗子宫肌瘤的另一条途径。

【适应证】

(1)不准备生育的子宫肌瘤患者。

(2)子宫肌瘤直径3～10cm,数目<4个。

(3)>10cm的肌瘤在用药后体积<10cm时可进行此术。

【手术器械】

(1)腹腔镜手术所需基本器械。

(2)双极电凝的针状电极或Nd-YAG激光器。

(3)固定肌瘤的5mm螺旋针。

(4)冲洗吸引管。

(5)举宫器及子宫抓钳。

【手术方法】

(1)置入腹腔镜并在下腹进入2个5mm套管。

(2)在肌瘤浆膜下注入稀释的缩宫素(5U溶于50ml生理盐水)少量。

(3)双极针状电极刺入肌瘤内,功率70～120W,电凝3～10s,在电凝区域形成一个3～5mm的干燥核心。每个电凝点间隔5～10mm,一般7cm的肌瘤30min之内可以结束手术。

(4)若用Nd-YAG激光,则使用600μm或1000μm的导光纤维,功率60～70W。将激光纤维自一个辅助穿刺口进入,尖端插入肌瘤前激发,然后缓慢撤出纤维,激光纤维凝固效果为5mm直径范围,故光纤可通过两侧辅助穿刺口以5mm为间隔反复穿刺。凝固一个直径5cm的肌瘤需要50～75次穿刺。在凝固的整个过程均应观察肌瘤,注意避免损伤直肠、膀胱和子宫血管。

【点评】

1. 子宫肌瘤消融术的优点

(1)手术创伤小,并发症及术后病率少,治疗效果明显。文献报道术后6个月平均肌瘤体积缩小88.5%,子宫体积缩小83.1%。

(2)术后粘连少。因双极针的连续电流使肌瘤凝固而浆膜层无明显影响,故双极电凝术后粘连少于激光消融术。

2. 缺点 子宫肌瘤术后肉瘤变率为0.04%～0.29%,由于肌瘤消融术可延误恶性肿瘤的诊断和治疗,所以在进行凝固肌瘤时应先行肌瘤穿刺活检,并向患者交代清楚。

六、经腹小切口子宫肌瘤剔除术

与传统经腹子宫肌瘤剔除术的不同之处在于腹壁切口长度一般3～6cm,位于耻骨联合上方3cm处阴毛上缘或腹壁横纹处。

【手术要点】

(1)横弧形切开皮肤,逐层进入腹腔时注意避免误伤膀胱。

(2)如肌瘤体积较大,可在腹腔内切开肌瘤包膜,一边剥离一边取出碎块。

(3)待子宫体积缩小后可将其提拉到腹腔外进行缝合整形。

(4)腹壁切口采取皮内缝合、凝胶粘合等方法美容对合。

【优点】

(1)易于子宫瘤腔的缝合整形。

(2)易于检查肌壁间小肌瘤,降低漏切率。

(3)切口微小美观,总长度基本与腹腔镜各手术戳口的总和相似。

【点评】

子宫肌瘤剔除术是保留子宫,减少创伤

的一种选择。但保守的外科手术技术有明显的限制性，因手术后虽能成功地解除肌瘤引起的症状，却不能制止潜在疾病的发生发展过程，以致新的肌瘤继续形成，症状复现，甚至需再次接受手术治疗。研究发现，经腹子宫肌瘤切除术后5年随访中，约51%的妇女经阴道超声证实复发子宫肌瘤，需接受第2次手术者占15%～26%。因此，外科手术虽在短期内有效，长期效果常不能令人满意。

第五节 子宫切除术

事实上，无论采取何种方法切除子宫，对患者机体而言都是巨大的创伤。但限于目前的医学水平和医疗器械，对某些子宫疾病如子宫恶性肿瘤、多发性子宫肌瘤等，除子宫切除外尚无更好的治疗方法。因此，在不得不切除子宫来治疗疾病的前提下，通过何种方式切除子宫，减少手术对患者的创伤，则是目前妇科临床医师需进行探讨的问题。已如前述，传统的经腹子宫切除术腹壁伤口大，对盆腔脏器的骚扰多，手术恢复慢，患者术后疼痛及腹腔粘连的发生率高。所以，寻找创伤更小，恢复更快，更为患者所接受的手术方法，是我们目前面临的问题。阴式子宫切除、腹腔镜辅助阴式子宫切除、腹腔镜筋膜内子宫次全切除及腹壁小切口切除子宫等，越来越多的手术方法可供人们选择。相信随着循证医学的开展，终会有创伤更小、更具发展潜力的术式出现。

一、腹腔镜下子宫切除术

1989年，美国医师Reich率先在腹腔镜下进行首例全子宫切除，这不仅是为子宫切除手术增加了一种新的术式，更重要的是它标志着妇科腹腔镜手术已进入一个新的时代。腹腔镜子宫切除术是指在腹腔镜下或在腹腔镜辅助下切除子宫的手术，它是经腹切除子宫的另一种微创手术方式。应强调，腹腔镜下子宫切除不能取代已具备条件可经阴道途径进行的子宫切除术。但对阴式子宫切除的一些相对禁忌证，如子宫内膜异位症、既往盆腔手术史、盆腔粘连、附件疾病、子宫活动性受限及子宫过大等，可通过腹腔镜协助完成手术。特别是对一些初学阴式子宫切除术的医师，腹腔镜辅助手术可大大减少手术并发症。

【适应证】

（1）子宫肌瘤是最常见的手术指征。

（2）子宫内膜异位症及子宫腺肌瘤。

（3）具有子宫切除指征但不宜行阴式子宫切除的患者，如盆腔粘连、多次腹部手术史及附件疾病等。

（4）早期子宫内膜癌及宫颈癌等妇科恶性肿瘤。

（5）子宫脱垂等。

【禁忌证】

（1）全身性疾病所致手术禁忌证，如心、肝、肾等重要脏器功能障碍。

（2）晚期妇科恶性肿瘤。

（3）子宫过大超过妊娠20周者，应慎重考虑。

【术式选择】

目前，腹腔镜全子宫切除术已经成熟，国际上有很多腹腔镜切除子宫的分类方法，现尚未统一标准。但作者认为，按照应用腹腔镜的目的及切除子宫的方式可分为以下几种。

1. 腹腔镜辅助的阴式子宫切除（laparoscopic assisted vaginal hysterectomy, LAVH）

是指阴式子宫切除术中经阴道完成困难的步骤在腹腔镜协助下经腹完成。

2. 腹腔镜筋膜内子宫切除术（laparoscopic intrafascial hysterectomy, LIH） 是

指游离子宫体后,宫颈峡部以下的操作在子宫颈筋膜内进行的子宫切除术。因其基本做法是从筋膜内将宫颈管挖出,而不是沿阴道穹隆环切离断子宫,故又有称"子宫颈挖出的子宫切除术"。

3. 腹腔镜次全子宫切除术(laparoscopic subtotal or supracervical hysterectomy, LSH) 是指在腹腔镜下切除子宫体保留宫颈的手术。子宫体可经阴道穹隆部取出也可碎块后从腹部取出。

4. 腹腔镜全子宫切除术(total laparoscopic hysterectomy,TLH) 是指切除子宫的手术步骤在腹腔镜下完成。子宫自盆腔游离后可经阴道取出,或经碎块后自腹部取出。阴道残端的修复既可在腹腔镜下进行,也可经阴道完成。

【术前准备】

1. 患者准备

(1)术前 1d 腹、会阴部皮备皮,灌肠,常规备血。

(2)如疑有盆腹腔粘连,应进行肠道准备。

(3)对子宫体超过妊娠 2~3 个月者,可于术前应用 GnRH-a 类药物以缩小宫体便于手术操作。

2. 特殊设备与器械

(1)腹腔镜及配套设备。

(2)组织粉碎器:用于经腹取出子宫体及粉碎肌瘤。

(3)宫颈旋切刀,用于筋膜内子宫次全切除术。由三部分组成:①导引棒:直径为 5mm 的圆棒,尖端为圆锥形,起导引作用;②校正管:为有厘米刻度的圆柱体,中央有一 5mm 的通道,用于使导引棒通过;③切割鞘:为一锯齿状边缘的外鞘,套于校正管上,用于切割组织。宫颈旋切刀的直径分别有 15、18 和 20mm 三种,适用于不同直径的宫颈。

(4)圈套器:用于筋膜内子宫次全切除术。

【麻醉】

全身或连续硬膜外麻醉。

【体位】

膀胱截石位,头低臀高 15°~30°。

【手术步骤】

1. 基本步骤 尽管腹腔镜切除子宫的术式不同,但前五个步骤基本相同。

(1)置导尿管及举宫器。

(2)插入腹腔镜检查腹腔内状况,并选择另两个置入手术操作器械的切口。

(3)闭合、切断子宫圆韧带。

(4)闭合、切断骨盆漏斗韧带或卵巢固有韧带。

(5)剪开子宫膀胱返折腹膜,下推膀胱。

但是,各种术式、方法各有其特点,分别介绍如下。

2. 腹腔镜辅助的阴式子宫切除术(LAVH) 腹腔镜辅助的子宫切除术是以腹腔镜手术开始,阴道手术结束,至少在腹腔镜下要处理附件后转为经阴道手术。由于 LAVH 术式安全、实用、省时,扩大了阴式子宫切除的适应证,使很多以往需要剖腹的子宫切除患者避免了开腹,因此是目前被采用较多的腹腔镜子宫切除术式。手术方法应根据患者盆腔状况及术者经验,决定是否将处理子宫血管及主韧带等步骤在腹腔镜下进行。

(1)若患者盆腔粘连,可在腹腔镜下分离粘连带,使子宫活动后再行阴道手术操作。

(2)若术者在腹腔镜下容易辨认子宫血管、容易处理子宫骶骨韧带,可以在镜下进行。

(3)若在腹腔镜下切开前穹隆再转为阴道手术,膀胱处理就较容易。

(4)经阴道手术步骤详见阴式子宫切除术。

(5)离断子宫缝合阴道壁切口后,应重新置入腹腔镜检查盆腔及各手术残端有无活动出血。

3. 腹腔镜全子宫切除术(TLH)

(1)切除附件:①方法一:提起一侧输卵管,暴露骨盆漏斗韧带,双极电凝钳电凝使血管组织闭合后剪断骨盆漏斗韧带。电凝和剪断时,注意邻近的输尿管。②方法二:卵巢动脉缝扎。使用带推杆的腹腔镜缝线,在阔韧带无血管区缝合,结扎骨盆漏斗韧带3次,或剪开阔韧带前叶后,在阔韧带后叶无血管区分离穿孔,通过此孔穿入结扎线进行骨盆漏斗韧带结扎。结扎子宫侧时,应该在切除侧附件对侧的操作孔进行结扎。③方法三:使用切割吻合器切除附件。

(2)分离膀胱反折腹膜:提起已经剪开的膀胱反折腹膜,进入膀胱宫颈间隙,注水分离或钳夹"花生米",将膀胱下推,层次正确,可以看见发白的宫颈筋膜,两侧的组织是膀胱柱,其内有来自宫颈的血管。电凝分离后很容易将膀胱推至宫颈外口。对子宫旁组织稍加分离即可暴露子宫峡部,见到子宫动脉。注意:此处若使用锐性分离容易导致出血,使用单极电凝容易损伤输尿管和血管。

(3)切断子宫动脉:分离暴露子宫动脉是极重要的一步,如果上述手术步骤清楚,能顺利地分离至子宫峡部,子宫动脉就容易暴露。此时注意辨认输尿管和子宫血管的关系。如果子宫血管暴露不清楚,分离时将子宫向对侧牵拉,使子宫峡部有一定的张力,继续在剪开的阔韧带之间加压冲水,最好在离子宫旁1cm的部位用分离钳轻轻地进行分离,找到子宫血管。注意:分离时不要紧贴子宫峡部,紧贴子宫不易用水分离,而且用分离钳分离时容易出血。明确子宫动脉的位置后,剪断子宫血管,方法有以下四种:①双极电凝法:双极电凝钳紧贴子宫峡部电凝子宫血管,使之闭合后剪断。②钛夹法:应用钛夹之前,必须将子宫动脉游离出来,最好游离1~1.5cm的长度,盆侧用两个钛夹,子宫侧用一个钛夹。在盆侧第2个钛夹和子宫侧钛夹之间剪断。残端电凝。③切割吻合器切割吻合:使

用切割吻合器需要进行12mm套管穿刺针穿刺,或者改用5mm腹腔镜,从脐孔放入切割吻合器,沿子宫切割吻合宫血管。切割吻合器也同样可以用于附件处理。④缝扎法:使用2-0腹腔镜用缝合针线或3/8弧度的普通缝合针穿7-0丝线在子宫峡部穿过子宫血管进行缝合,腔外打结结扎子宫血管。

(4)切断子宫骶骨韧带、主韧带:用双极电凝后剪断子宫骶骨韧带和大部分主韧带。

(5)切开前穹隆:手术助手用卵圆钳钳夹湿纱布,放入阴道前穹隆,向盆腔内顶入,用抓钳钳夹子宫向膈肌方向牵拉,使手术者在镜下容易辨认要切开的部位,用电凝切开前穹隆。切开前穹隆后,向阴道内多塞入湿纱布以防止 CO_2 溢出。

(6)切除子宫:持钳钳夹子宫颈向阴道相反方向提起,使宫颈于阴道壁之间有一定的张力,沿穹隆电凝剪除子宫。子宫全部游离后,取出阴道内纱布,经阴道取出子宫。

(7)缝合阴道壁:重新将湿纱布放入橡皮手套置入阴道内,向腹腔内充入 CO_2,维持腹腔内压力为15mmHg(2kPa)。在腹腔镜下用持钳担起一侧阴道壁,用2-0可吸收缝线进行缝合。缝合时需将主韧带与阴道壁缝合在一起,以加强盆底支持。

4. 腹腔镜次全子宫切除术(LSH) 子宫颈和阴道上部是支持盆底的主要部分。主韧带和宫骶韧带的2/3附着在子宫颈上,1/3附着在阴道上部,这些韧带使子宫颈、阴道上部保持正常位置。骶前神经的子宫阴道丛就位于阔韧带下方,它由子宫颈和阴道上部周围的不同大小的神经结组成。全子宫切除将子宫颈和阴道上部切断,减少了盆底的支持力量,有发生阴道脱垂的可能。如果过多地切除阴道致阴道缩短,加之缺少宫颈的分泌及神经损伤有可能导致性功能不全。切除宫颈还导致骶神经丛主要神经结丢失,而影响膀胱、直肠的功能。

此外,子宫次全切除术手术时间及术后

恢复等也明显优于全子宫切除术。而保留宫颈发生宫颈残端癌的风险，经临床资料统计也远远低于以前（2%～4%）的估计，仅为0.3%。因此，LSH也是临床上有实践意义的一种手术方式。

手术适用于需切除子宫，但宫颈没有病变的患者。

（1）子宫血管以上的手术步骤同TLH。

（2）分离子宫血管，闭合切断之。但也有部分术者认为只需处理子宫血管的上行支即可。

（3）切除子宫体，将其暂时放在子宫直肠窝。于子宫血管上方子宫峡部水平，用单极电凝剪边电凝边切除子宫体，宫颈残端电凝止血。

（4）将膀胱腹膜反折覆盖子宫颈残端，缝合数针固定。这防止宫颈脱垂，可以将圆韧带缝合固定在子宫颈上。

（5）取出子宫体：①方法一：用组织粉碎器将子宫体粉碎成条状取出；②方法二：切开后穹隆取出标本；③方法三：在下腹壁作横形小切口，取出子宫。

5. 腹腔镜筋膜内子宫切除术（LIH）1991年，德国基尔（Kiel）大学妇女医院Seem教授提出切除宫颈核心，包括颈管内膜、大部分肌层及宫颈外口上皮移行带的次全子宫切除术，由于该技术对颈管内层的大部分组织予以柱形切除，仅留下宫颈外周筋膜及少部分宫基肌肉组织，故也称为标准鞘膜内Seem子宫切除术（classical intrafascial supracervical hysterectomy，CISH）。此术式较子宫次全切除术的优点在于：①保留子宫主韧带、子宫骶韧带及宫颈筋膜，保持阴道和盆底结构的完整性，维持盆底支撑作用，对性生活影响小，可有效地预防术后阴道壁松弛和脱垂的发生；②完全切除宫颈管移行带、宫颈糜烂面及宫颈肌层，避免了宫颈残端癌和肌瘤的发生；③在宫颈筋膜层内处理宫颈周围组织，减少对膀胱、输尿管、直肠、盆底神经及血管的

损伤，使术中出血、手术并发症明显减少，有利于术后恢复，尤其适用于慢性盆腔炎及宫颈周围粘连患者的子宫切除；④不切断子宫动脉下行支，保障阴道完整供血，减少局部炎症反应及术后出血，有利于阴道残端愈合，对盆底神经丛损伤小。因此，该术式是一种颇具发展前景的子宫切除术式。

从置入腹腔镜到剪开子宫膀胱反折腹膜下推膀胱同全子宫切除术，但不直接处理子宫血管。以下步骤与全子宫切除不同。

（1）在腹腔镜监视下，将子宫导引棒经宫颈穿入宫腔穿透宫底。此举在手术伊始，即放入腹腔镜及手术器械后进行。目的是摆动子宫，并为随后切除宫颈内膜及部分子宫内膜做准备。

（2）根据宫颈大小选择不同直径（15～25mm）的筒状旋切器（又名子宫锯齿刀管）以校正棒为中心经阴道从宫颈处将宫颈外口移行带及宫颈管中心部削空。旋转切割子宫内膜的同时，应通过腹腔镜直接观察子宫，直到锯齿状边缘进入腹腔，以免误伤肠管。

（3）经腹腔镜放入圈套器将内套扎线圈套于子宫峡部。

（4）在经宫颈取出锯齿刀管及切割下成条状的子宫中心部位的组织后，立即将已放入的圈套器在子宫峡部收紧套圈，结扎3次。使子宫血管闭塞并关闭宫颈残端。

（5）在子宫峡部结扎线上方切除子宫体。

（6）取出宫体，方法同前。

（7）镜下缝合盆腔腹膜或不缝合。

（8）经阴道缝合封闭宫颈残留部分。

但在临床实践中，如果旋切器的尺寸较小，则有可能会遗留部分宫颈管内膜，达不到防止宫颈残端癌发生的目的。如旋切器的尺寸较大，则可能会伤及周围器官如直肠、膀胱甚至输尿管。虽然CISH较其他几种子宫切除方式具有手术时间短、排气早、出血少等优点，但由于较高的并发症，操作相对较多，而目前镜下处理子宫动脉并不困难，所以选择

此类术式已较少。

【并发症】

经近 20 年的循证医学统计,一般来讲,腹腔镜切除子宫的并发症高于开腹手术及阴式子宫切除。LAVH 及 LAH 手术并发症发生率 9.4%～16.6%,中转开腹手术率为 3.2%～4.2%。最常见的并发症如下。

1. 出血　多为器械直接损伤或血管结扎不牢所致。最常见于处理骨盆漏斗韧带、卵巢固有韧带、子宫血管及主韧带等处。预防方法如下。

(1)电凝止血,应在充分凝固并阻断之后再切断血管。

(2)缝扎血管,扎线要牢,注意残留线不要太短。

(3)筋膜内子宫次全切除术时,子宫套圈应在取出导引棒后继续收紧,套扎线残端要足够长。在切除宫体时,勿将套圈剪断。此外,宫颈残端应尽量封闭。如果切除宫颈内膜后残留外壳太薄,而缝合宫颈外口时止血不彻底,留有残腔,则易发生术后阴道残端出血,并易合并感染。

2. 脏器损伤　输尿管、肠管及膀胱等是手术中最易发生损伤的器官。膀胱损伤多发生于分离膀胱附近粘连,分离宫颈膀胱间隙或膀胱附近电凝止血过程中。膀胱损伤首先应争取腹腔镜下及时修补,如镜下修补困难应开腹手术。输尿管损伤多发生在电凝止血时的误伤或电热辐射损伤输尿管。肠管损伤多见于粘连分离或电凝损伤。

3. 感染　原有感染或损伤了脏器时易导致术后感染。预防首先应避免脏器损伤,原有感染应该给予抗生素治疗,待感染控制后再考虑手术。

二、阴式子宫切除术

事实上,阴式子宫切除术已有 150 余年的历史。1843 年,Esselman 首次报道经阴道切除子宫治疗重度子宫脱垂。此后,经临床医师不断地改进完善,特别是近 20 年来,随着术者技巧的娴熟与完善,以及人们对微创概念的认识与提高,阴式子宫切除术已逐渐被广大临床医师采用。

【适应证】

已婚已育无生育要求,子宫活动度好,阴道比较松弛。

【禁忌证】

除全身状况不良,如心、肺、肝、肾等重要脏器功能严重受损等不能耐受手术外,子宫上下活动度<1cm,阴道狭窄较深可能会影响手术的成功率。

【术前准备】

1. 术前 3d 清洁阴道。

2. 手术前晚及术前 4h 清洁灌肠。

3. 术前备皮:范围包括耻骨联合、外阴部、大腿上 1/3 内侧面、臀部下面及肛门周围;估计手术困难有中转开腹手术可能者,应同时清理腹部皮肤。

【麻醉】

硬膜外麻醉或全身麻醉。

【体位】

膀胱截石位。

【手术步骤】

(1)钳夹宫颈向外牵拉,子宫颈两旁及前唇上方膀胱阴道间隙注射稀释脱氢肾上腺素 20～40ml,借以分离宫体与周围组织,并减少术中出血。

(2)将宫颈向前上方牵引,显露宫颈后壁与阴道后穹隆交界处,在距交界处中点 1.5～2.0cm 的阴道后穹隆黏膜处做一 0.5～1.0cm 的横行切口,然后以弯剪刀横行伸入右侧阴道直肠间隙,稍加分离后全层剪开阴道壁至 9 点处,再向左操作至 3 点处。剪开子宫直肠窝腹膜。

(3)弧形切开宫颈与膀胱交界处黏膜,两端与后壁切口相连。钝、锐性分离膀胱与宫颈之间筋膜,上推膀胱。

(4)用拉钩将膀胱向上牵引,显露膀胱子

宫腹膜返折,切开并向两侧延长切口。

(5)用弯止血钳夹住左侧宫骶韧带,切断缝扎。

(6)用弯止血钳夹住左侧主韧带,切断,双重缝合结扎。

(7)用弯止血钳夹住左侧子宫动、静脉,切断,双重缝合结扎。

(8)同法处理右侧宫骶韧带、主韧带及子宫动静脉。

(9)此时,若子宫肌瘤较多,宫体较大,难以将宫体牵出时,可将肌瘤从宫体剥出,以缩小体积。也可紧贴宫颈及宫腔环形切开子宫肌层,似剥香蕉样延长宫体的长度而借以缩小宫体的宽度。

(10)将宫体从前穹隆或后穹隆牵出,以长弯止血钳紧邻宫体左侧缘夹住阔韧带。包含输卵管、圆韧带和卵巢韧带。切断,双重缝合结扎。

(11)同法处理右侧相应组织,离断子宫。

(12)检查卵巢有无异常,检查各韧带及输卵管残端有无出血,线结有无松脱。

(13)缝合盆腔腹膜。将各韧带及输卵管残端等露于腹膜外。

(14)将两侧的圆韧带、输卵管、卵巢韧带、主韧带及子宫骶骨韧带相对连接,以加强盆底的托力。

(15)缝合阴道壁。缝针应穿过壁下各韧带残端,以防出现阴道壁下死腔。

【注意事项】

(1)切开返折腹膜时,注意避免损伤膀胱。解剖关系不清楚时,以左手示、中指经后穹隆切口伸入盆腔,于子宫体前顶出腹膜返折处,切开。

(2)钳夹子宫峡部两侧组织时,宜紧贴子宫,防止损伤输尿管。钳夹各韧带、输卵管组织不宜太多,以免滑脱。

【术后处理】

(1)术后 1～2d 宜进流食,3～4d 进半流质食物,第 5 日进普通饮食。

(2)留置导尿管 1～2d。

(3)如术中阴道放置纱布压迫止血,可于术后 24h 取出填塞在阴道内的纱布。

(4)酌情给予抗生素预防感染。

【并发症】

1. 膀胱损伤

(1)原因:①宫颈前唇切口过高。一般在阴道前壁距宫颈外口 1cm 处(相当于膀胱沟),行宫颈前唇切口。如切口偏高,特别是膀胱膨出明显、膀胱附着宫颈部位很低的患者,则易切入膀胱壁。②膀胱宫颈间隙暴露欠佳。宫颈前唇切口过小,或未将切口两侧过紧的膀胱宫颈韧带切断,影响手术野的暴露,致不能按解剖层次自宫颈推离膀胱。应指出的是在宫颈膀胱间隙间,有一层较致密的筋膜组织,称为阴道上隔,必须辨清切开之,才能将膀胱完全推开,顺利地分开宽敞的膀胱子宫间隙。③充盈的膀胱使反折腹膜辨认不清。在切开膀胱腹膜反折前,未行导尿放空膀胱,致钳取腹膜时误夹膀胱壁而造成损伤。④下列情况常造成膀胱游离困难:a.近子宫峡部肌瘤将膀胱顶起。b.部分患者宫颈过长,腹膜反折部位相应抬高,难以暴露前腹膜,此时应完成宫颈四周的环形切口,甚或先钳夹切断宫骶韧带和主韧带,使宫颈容易拉下,膀胱腹膜反折得以清楚暴露和切开,才可避免误伤膀胱。c.炎症使部分膀胱紧贴宫颈前壁,无法推离,此时切勿强行分离,应先切开阴道后壁,推下直肠,进入子宫直肠窝,钳夹切断宫骶韧带和主韧带,自后穹隆翻出宫体,自下而上切断宫旁组织,然后在直视下打开膀胱腹膜反折,锐性分离推去膀胱,再处理双侧子宫动静脉,切除子宫。

(2)处理:膀胱损伤后不必立即修补,可避开膀胱肌层,找到正确的解剖层次,切开阴道上隔,上推膀胱,找到膀胱子宫腹膜反折,剪开后进入前盆腔,完成全子宫或附加双侧附件切除术后,再用金属导尿管探测膀胱后壁裂口,明确其大小和部位,裂口大者,需检查其与输尿管开口的关系。然后游离裂口四周的膀胱壁使修补后无张力,以 3-0 铬制肠线间断缝合裂孔,包括膀胱肌层及黏膜层,二角部勿遗漏小孔,再间断缝合膀胱肌层以加固。自导尿管注入亚甲蓝液 100 ml 左右,观察数分钟无渗漏,再以 2-0 铬制肠线间断缝合膀胱筋膜层覆盖加固。关闭盆腔时在阴道与盆腹膜间放置橡皮片引流 2～3d。术后留置导尿管 7～10d,加强应用广谱抗生素以防感染。

2. 直肠损伤

(1)原因:①盆腔炎症性粘连,使子宫直肠窝封闭或消失,或子宫内膜异位症使直肠紧密粘连于子宫峡部或子宫后壁,正常疏松的解剖平面消失,致使后切口误入直肠。②宫颈后壁切口部位深度不恰当,未充分游离推下直肠,在未显示子宫直肠窝膨出的腹膜前,盲目钳夹,切破直肠,造成肠腔内粪汁或黏液流出。

(2)预防:为防止直肠损伤,术前应充分了解病史,细致地进行妇科检查,对子宫直肠窝有粘连者,应放弃阴道手术而采用经腹途径或腹腔镜辅助子宫切除术。倘若术中发现困难,一时不能找到子宫直肠窝腹膜,应尽量沿宫颈后壁将直肠游离,必要时手术者示指插入肛门,在肛指引导下细致解剖,找到腹膜。当直肠广泛粘连子宫后壁,上述方法无效,则可先断宫骶韧带和主韧带,自前穹隆翻出宫底,然后自上而下钳夹、切断阔韧带组织,看清子宫后壁与直肠间的粘连,用解剖剪刀锐性分离,直至直肠粘连全部松解。最后切断缝扎双侧子宫动静脉,取下子宫。如为盆腔子宫内膜异位症,粘连广泛,技术上确有困难,可腹腔镜辅助手术。

(3)处理:直肠损伤后,应在肛指引导下,找到正确的解剖层次,将直肠与子宫颈后壁充分游离,使裂孔四周组织全部松解毫无张力。用 0 号丝线间断缝合直肠黏膜和肌层,线结打在肠腔内,用 2-0 铬制肠线分别间断

缝合直肠肌层和直肠筋膜层。如直肠裂孔不大,子宫切除也无困难,可继续进行阴式子宫切除手术,术终盆腔腹膜外置皮片引流。如直肠损伤较大,修补较困难,愈合可能有问题,则仅做直肠修补术,停止继续进行阴式子宫切除术。术后应用广谱抗生素和静滴甲硝唑以控制厌氧菌感染,禁食 2～3d,流质饮食直至正常排气和排便后。

3. 输尿管损伤

(1)原因:一般情况下,阴式子宫切除术损伤输尿管的机会较腹式子宫切除为少,这是由于钳夹子宫动脉时,将已自宫颈游离的膀胱向上外侧拉开,同时又向下牵引宫颈,这样使子宫动脉结扎处与输尿管间的距离由 1.5～2cm 增加至 2.5～3cm。但下述情况可误伤输尿管:①膀胱未自宫颈两侧充分游离和上抬,在钳夹子宫动脉时易误伤输尿管;②严重的Ⅲ度子宫脱垂,引起输尿管解剖部位的变异;③输尿管与卵巢炎性包块或卵巢肿瘤有粘连,引起输尿管移位。此时应钝性或锐性剥离肿块与阔韧带间的粘连,使肿块远离盆壁,然后再钳夹该部阔韧带,否则可导致输尿管损伤;④子宫动脉结扎后滑脱出血,再次钳取断端,缝扎组织过多时可能损伤输尿管。

(2)预防:对突向阔韧带两叶间的肌瘤,必须先打开阔韧带前叶腹膜,将肌瘤整个托出,以免损伤被肌瘤推移的输尿管。此外,在作附件切除术时,钳夹骨盆漏斗韧带必须贴近卵巢,切勿邻近盆壁上钳,以避开输尿管。

(3)处理:术时如见裸露的输尿管近端膨大或蠕动障碍,或见切断组织的截端有输尿管样组织,或部分切断的管道有水液滴出,均应怀疑输尿管损伤。此时应立即停止手术,静推靛胭脂观察有无蓝色水液滴出,或行膀胱镜检查及逆行性插管,以明确输尿管有无断裂或结扎,以及损伤的部位,然后决定行输尿管对端吻合或移植至膀胱手术。如子宫尚未切下,一般可于阴道内继续完成子宫切除

术,并关闭阴道顶端。阴道手术完成后,置入导尿管,再开腹做腹膜外输尿管吻合术以减少腹腔内感染。术后亦常规应用广谱抗生素。

三、经腹小切口子宫切除术

经腹切除子宫或肌瘤,传统的腹壁切口对正常大小的子宫,一般长约 12cm;如宫体较大切口还要延长,一个如孕 6 个月大小的子宫,则切口至少 16～18cm。当然,施行任何手术时,不根据实际情况通通采用大切口也无必要。毕竟切口过大创伤也大,而且增加了手术后患者因大切口瘢痕产生的心理压力。所谓"小切口"是指与传统手术切口相比腹壁切口大大缩短,一个孕 10 周大小的子宫切除切口约 4cm 长,而孕 6 个月的子宫切口仅 6～8cm。

【手术步骤】

1. 切口

(1)纵切口:下腹正中切口,最低点在下腹横纹上 0.5～1cm,长度为 5～6cm,个别子宫较大(超过妊娠 24 周大小)者,可视情况适当延长为 7～8cm。

(2)横切口:以下腹正中线为中心向两侧等长切开 2～3cm,切口在腹部横纹皱褶处,或阴毛毛际上缘。

2. 切除子宫

(1)将一侧圆韧带及漏斗韧带牵至切口下(保留附件者处理卵巢固有韧带),分别钳夹、切断、缝扎。将处理完的一侧转向后方,再牵出另一侧,同法处理。两侧圆韧带及漏斗韧带处理完毕后,助手将子宫体上推,使其离开盆腔。

(2)剪开膀胱返折腹膜,下推膀胱。

(3)剪开阔韧带腹膜前后叶,依次处理两侧子宫动、静脉血管。此时,子宫的两部分血液供应被切断,子宫变软。

(4)寻找一适当的径线将子宫提拉、挤压娩出切口外。

(5)处理子宫骶骨韧带和主韧带。

(6)沿子宫颈环切阴道壁取下子宫。

(7)可吸收缝线缝合阴道残端,关闭后腹膜。

(8)逐层关腹。皮肤切口用细丝线水平褥式间断皮下缝合,不做外缝合,术后 5d 出院。

【操作要点】

(1)皮肤切口应在切开前划痕做好标记,以便对合整齐,同时避免随意扩大切口。

(2)腹直肌前鞘应较皮肤切口长 2～3cm,下端达耻骨联合上缘,使整个腹部切口外小里大。

(3)手术操作应在一 S 形拉钩或腹腔拉钩暴露的直视下进行,处理哪个部位,暴露哪个部位。

(4)处理子宫动脉及其以上的操作均在腹腔内直视下进行,子宫的两部分血液供应(卵巢动脉、子宫动脉)全部切断后,再将子宫体牵出切口外,骶、主韧带在子宫体娩出切口外以后处理。

(5)处理漏斗韧带时,助手用拇、示二指将其持成一束,便于钳夹,两断端保留稍长一点以求结扎牢靠。因为结扎后的子宫断端转向后方,万一滑脱出血不能被当即发现。

(6)处理子宫动脉时,助手应以示、中二指将子宫推向上方,使欲处理的一侧子宫动脉正好暴露在切口下,便于直视夹闭。

(7)关闭后腹膜时,用艾利斯提起阴道残端,从最深处分别向两侧连续缝合。

【点评】

1. 术野显露 小切口手术并非和想象的那样手术视野显露不清,实际上其操作均在直视下进行,处理哪个部位,暴露哪个部位。即使 4cm 切口暴露仍然很清楚。当然,和常规手术的大切口相比,操作起来不是那么随便,小切口手术不利于教学,除术者和第一助手外,别人看不见。但较腹腔镜手术操作方便,处理创面及各个韧带、血管也较细致。

2. 取出子宫 从小切口娩出一较大的宫体时,应取一个合适的径线,一般先将半游离的宫体挤出,或先挤出一个 6～12cm 大小肌瘤,可将血管钳刺入瘤体或宫体,协助提拉子宫,助手按压腹壁,缓缓进行。较大的肌瘤牵出有困难时,也可剖开宫壁,将瘤体大部分剜出,使子宫和肌瘤呈纵长形或不规则形,易于牵出。此时子宫的血供已被切断,不会有多的失血,但应尽量避免在腹腔内挖通宫腔以防内膜污染。

3. 术式及手术效果比较

(1)与阴式子宫切除术比较:阴式子宫切除术比腹腔镜手术的创伤更小,费用更低。但手术适应证要求比较严格,对一般妇科医师而言,宫体如超过妊娠 12 周则手术比较困难。而小切口手术主要选择的是子宫>12周者,可弥补经阴道手术及腹腔镜手术的某些不足。

(2)与腹腔镜子宫切除术比较:腹腔镜手术需要专门的技术培训和特殊的手术器械,对术者和器械要求较高。从节省医疗费用,特别是对基层医院无须特殊器械和技巧的角度出发,小切口不失为微创手术的最佳选择。

(3)与常规手术比较:小切口具有微创手术的优点。第一,创伤小:除切口小外,腹腔内脏暴露少,整个手术过程几乎无肠管的挫伤与刺激,因而术后疼痛程度轻,肠功能恢复快。第二,手术时间短。切口小,则关腹时间短。有效地利用了拉钩,可省略一些不必要的步骤如排垫肠管、安放固定拉钩等,节约时间。第三,切口美观。切口皮肤不做外缝合,日后没有"蜈蚣腿"样的缝线瘢痕。第四,缩短住院时间。小切口术后恢复快,伤口不需拆线,患者可提前 2d 出院。

4. 微创手术与微创化手术的概念 目前尚没有一个明确的标准什么是微创手术,什么是微创化手术。子宫切除术可以经阴道进行,可以开腹手术,也可以在腹腔镜下操作。不管采用什么方式其腹腔内的创伤都是一样的,所不同的就是腹壁切口的大小。人们所说的微创手术一般是指腹腔镜手术,而实际上,经阴道手术比腹腔镜的创伤还小,腹腔镜手术的四个戳口加起来并不比小切口开腹手术的腹壁创伤小。因而小切口手术称为微创化手术一般也能被大家认可。

四、经腹、经阴道及腹腔镜切除子宫三种术式比较

【手术技术】

经腹子宫切除术(TAH)经过 150 多年实践和应用已被广大妇科医师熟练掌握,操作步骤比较规范统一。由于手术野比较充分,技术难度相对较低,术中易处理较大的子宫和(或)盆腔肿块,可采用各种方法进行术中快速止血,对恶性肿瘤患者可方便地作腹腔内探查以明确肿瘤的期别,有利于确定进一步的手术方案。

阴式子宫切除术(TVH)的历史长达 180 多年,由于术野较小,技术要求较高,并需一些专用的阴道手术器械以及良好的阴道手术光源。手术中主要采用人们所熟知的 Heaney 技术,对子宫较大不能完整经阴道取出者,手术的关键是如何在阴道内行子宫分割术以缩小子宫体积,如子宫对半切开术、子宫楔形切除术、子宫肌瘤挖出术等,这些操作宜在双侧子宫血管结扎以后进行。一般来讲,阴道腔后方比较宽敞,子宫分割术经子宫后壁进行较为方便。

腹腔镜辅助阴式子宫切除术(LAVH)的手术步骤包括腹腔镜操作和阴道操作,根据医师的经验和习惯,上述两个部分的内容有较大的差异。有认为腹腔镜操作部分可包括盆腔和腹腔的探查,粘连的分解,子宫内膜异位症的处理,圆韧带、附件、子宫血管、主韧带及子宫骶骨韧带等的处理,余下的部分经阴道操作,方法与 TVH 相似。也有认为 LAVH 对处理子宫血管最为困难,镜下操作时间/阴道操作时间的比值越大,总的手术时

间越长。因此,处理子宫血管以前的步骤可通过腹腔镜完成,而处理子宫血管及其以下步骤均宜经阴道完成为妥,不但安全也能明显缩短手术时间。

【术后恢复】

TVH 和 LAVH 的术后住院时间明显短于 TAH,前两者的术后住院时间无差异。术后住院时间短有助于节约费用。

有作者在回顾性研究中发现,TVH、LAVH 和 TAH 术后休息至重新工作的平均时间分别为 29.6、28.1 和 44.6d。Nwosu 等在前瞻性的随机研究中证实,TVH 术后的平均完全恢复时间为 4.7 周,短于 LAVH 的 6.5 周和 TAH 的 8.3 周。另一组前瞻性的研究中,以术后的各种生活质量参数(每天活动量、机体功能、有无腹痛和精神活力)来评估恢复情况:在术后第 7d,TVH 者的所有生活质量参数均优于 LAVH 者和 TAH 者。总体上讲,在术后第 14d 和 28d,TVH 和 LAVH 者的生活质量参数相似,两者均优于 TAH 者。

【术后疼痛】

在随机对比性研究中发现,TVH 手术当天肌内注射麻醉药与 LAVH 者无差异。手术当天及术后第 1 天口服麻醉药与 LAVH 者无差异。但在术后第 2 天 TVH 者口服止痛药明显少于 LAVH 者。

LAVH 与 TAH 比较,在术后三天中,LAVH 的术后疼痛均轻于 TAH 者。另一组随机研究中,LAVH 术后 24h 后 23% 的患者需用麻醉药,而 TAH 者高达 77% 的患者需用麻醉药。

由此可见,TVH 的术后疼痛轻于 LAVH 或至少两者相似。LAVH 者术后早期剧烈疼痛较 TAH 轻,但几天以后两者逐渐接近相似,或者仍稍轻于 TAH。

【并发症】

TAH 主要并发症为术中脏器损伤(消化道、膀胱、输尿管等),术中失血过多,术后感染(如盆腔蜂窝织炎、阴道残端血肿继发感染或脓肿、腹壁切口感染、附件感染、血栓性静脉炎、尿路感染等),术后出血,坏死性筋膜炎,腹壁切口或阴道残端子宫内膜异位症等。在美国,TAH 的病死率为 0.1%~0.3%,主要死因为心衰、肺栓塞、败血症、麻醉意外,较少见的死因有术后出血性休克、肠梗阻、蛛网膜下腔出血、血管造影时发生意外等。

TVH 的主要并发症为膀胱损伤、术中失血过多、术后阴道残端蜂窝织炎、阴道穹隆脱垂等。TVH 主要在阴道内操作,对患者机体的损伤和侵袭较小,一般来讲 TVH 的病死率低于 TAH。

LAVH 除了可能发生与 TAH 和 TVH 相同的潜在并发症外,还可发生腹腔镜使用大穿刺器和引入新的子宫切除操作系统所产生的两大类并发症。使用大直径(10~12mm)穿刺器最常见的并发症是腹壁血管损伤和穿刺器部位肠疝。有报道大穿刺器通过下腹两侧腹壁时伤及腹壁下动脉。这样的操作出血较多,难以在镜下止血,往往需开腹止血。穿刺孔疝与使用大口径穿刺器密切相关。LAVH 所特有的另一类并发症是由腹腔镜下子宫切除所必需的操作系统引起的,由于采用新的不熟悉的操作步骤或者应用新的器械和技术,可引起泌尿道或胃肠道的损伤。膀胱穿孔、输尿管损伤亦有报道。

经过近 20 年的临床研究发现,TAH 的并发症率要高于 TVH,而 LAVH 并发症率高于 TAH 和 TVH。由此可见,经阴道子宫切除最具微创效果,而腹腔镜全子宫切除应慎重选择。

【住院费用】

主要包括床位费、餐费、药费、辅助服务费、手术器械费、麻醉费等直接费用。

在美国,一般 TVH 的平均住院费用约为 \$5000 左右,LAVH 为 \$8000 左右,TAH 为 \$7000~10 000。LAVH 费用增高的原因多为手术时间略长和使用一次性器械,而 TAH 则因住院时间长而使费用增多。在多组临床资料统计中显示，TVH 的费用在三种术式中最低。如能提高 LAVH 的技术熟练程度,采用统一诊疗规范、应用重复使用器械,LAVH 费用可接近甚至低于 TAH。

第六节 子宫切除术式选择及其影响

【术式选择】

阴式子宫切除、腹腔镜辅助阴切及经腹全子宫切除术是目前妇科常用的三种术式,哪种术式更具微创效果,更有利于患者,还应进行综合评判、全面分析。一般来讲,TVH 适用全身情况较差,不能耐受二氧化碳气腹或经腹手术者,亦适于特别肥胖者。因此 TVH 应作为首选术式。当然,作 TVH 必须具备两个先决条件:

1. 手术指征 总的来讲,有全子宫切除术指征并局限于子宫内的良性病变都是 TVH 的手术指征。子宫体积的增大不应成为放弃 TVH 的理由,≤700g 的子宫(约妊娠 16 周)90％以上可行 TVH。同样,需做附件切除也不是 TVH 的禁忌证。但对早期子宫恶性肿瘤因 TVH 无法做手术分期,一般不作为首选术式。此外,阔韧带内子宫肌瘤、子宫颈或子宫下段肌瘤宜选择 TAH。

2. 对施术者的技术要求 阴道操作技巧必须从总住院医师开始就进行严格的训练。熟练的子宫分割技术是完成大体积子宫 TVH 的关键。临床资料显示,一些具有良好经阴道手术经验和传统的医院中,TVH 比例较高。对缺乏经阴道手术经验和技术的医师,盲目地选择 TVH 只会增加并发症率。

原则上 LAVH 的指征应与 TAH 相同。LAVH 具有 TVH 的大多数优点,但费用较贵,并需专用的特殊设备和腹腔镜操作的专门训练。对 TVH 有相对禁忌证者,如盆腔粘连,附件切除困难者可选择 LAVH。LAVH 可进行手术分期,所以也适用于早期子宫恶性肿瘤。但近来有报道术后原穿刺孔部位肿瘤复发,对 LAVH 在子宫恶性肿瘤中的应用价值提出了疑问,对此问题有待进一步研究。LAVH 对遇到不易克服的困难或难以快速止血时,应立即改行 TAH。勉强地进行操作或无谓地浪费时间,可能意味着严重并发症的发生。

TAH 是所有全子宫切除术的基础,妇科医师均须掌握。TAH 有良好手术视野,操作方便,易进行快速止血。当 TVH 或 LAVH 无法完成时,及时改行 TAH 是明智的选择。对缺乏 TVH 和 LAVH 经验和技术的医师来讲,选择 TAH 也许更为安全和合理。

【主要影响】

到目前为止,子宫切除是治疗妇科疾病最有效的手段之一。但由于子宫特殊的"社会-性-心理"地位,在子宫切除之后,人们关心病痛解除的同时,也关注着术后患者的精神、心理状况及性生活方面的改变,这一问题是目前国内外妇科身心学研究的焦点。子宫切除对育龄妇女心理状况及性生活的影响主要集中在以下几个方面。

1. 情感性精神障碍 临床研究发现,半数以上的患者在子宫切除术后出现头痛、失眠、乏力、潮热、夜尿增多、张力性尿失禁和性欲减退等症状,认为这些表现是子宫切除术后心理、内分泌调节失衡引起的精神心理障碍的外在表现,并将这些症状统称为"子宫切除术后综合征(post-hysterectomy syndrome),此征多在术后两年发生,36.5％的患者需要专门的治疗。

有学者认为月经过多、痛经、经前期紧张等症状与情感性精神障碍的发生、神经质个性特征间有着密切的联系。那么,术后精神障碍的发生是子宫切除造成的，还是术前精神障碍的延续？前瞻性研究方法通过手术前后的同步调查解决了这一问题，很多研究都支持子宫切除术对躯体的和心理的健康有肯定的改善作用，早期回顾性研究之所以夸大子宫切除对心理状况的负面影响，主要是由于未分清楚所得结果是单纯的术后反应抑或是不良情绪存在。有学者对千余名患者子宫切除手术前、手术后 3、6、12、18、24 个月连续随访发现，术前精神障碍的发病率为 38.7%，术后 18 个月降至 29%，术后抑郁、焦虑的症状显著下降，生活质量尤其是社会能力明显提高，情绪状态和社会-性-心理几方面的调查研究也表明，在术后 6 个月就已出现这种改善趋势，并维持至术后 2 年。在对患者病史、社会文化因素、心理状况和个性特征的多因素调查分析后发现，大部分患者认为手术使她们摆脱了长期以来影响身体健康的疾病的困扰，不再担心疼痛、出血、意外受孕等情况，用更多的时间和精力从事自己感兴趣的社会活动，因而对手术的态度积极，满意手术结果。

术前或既往患精神疾患及有家族史者，术后精神障碍的发病率高；个性特征分析发现，这些患者大都存在着脆弱、神经质、自我评价低的性格特征，过分强调子宫是女性身份和女性吸引力的标志，子宫切除和生育能力丧失造成她们女性概念的解体，错误地认为术后将"中性化"或"男性化"，对术后的身体变化感到失落，不能正视恢复期的躯体症状，从而出现焦虑、恐怖、抑郁、强迫等精神障碍。另有研究发现，年长、多子女者较年轻、少子女者易患精神障碍，术前过分担心、术后并发症(伤口感染、泌尿系感染、残端出血)的出现与否和恢复时间的长短也直接影响着术后的心理状态，而患者的文化层次、社会地位、经济状况、手术的范围和途径对心理状况的影响不大。

2. **性生活质量改变** 术后性生活质量

的改变，可能涉及手术范围、术前性生活具体情况、卵巢激素水平等因素。性生活时，宫颈起着高潮触发器的作用，阴茎插入和反复接触、挤压宫颈可引起子宫及韧带摆动，刺激子宫收缩和周围腹膜产生快感。子宫和宫颈被切除后，这一刺激减少，可造成术后性生活质量降低。同时，子宫平滑肌的收缩对女性性高潮起支持作用，宫颈和阴道上端局部神经纤维在性生活时，可以起到提高感受性、增加唤起力、改善阴道润滑度的作用。全子宫切除时，破坏了子宫经阴道上端的神经支配，又因手术范围大，术后并发症多，因而全子宫切除较次全子宫切除的术后性功能减退高发。此外，如手术同时切除双侧卵巢，可使卵巢激素水平低落，患者出现多汗、潮热、情绪激动、阴道萎缩干涩等症状，在心理和生理上都直接影响术后的性生活恢复。

但在手术解除病痛的同时，随着情绪的好转、心理状况的改善和社会能力的提高，性生活质量也得以提高。有学者对子宫切除妇女术前、术后 1 年和两年的性生活改变调查了解到，性生活频率从术前的 70.5% 分别提高到术后的 77.6% 和 76.7%，性交疼痛从术前 18.6% 减少到 4.3% 和 3.6%，性欲减退的发生从 10.4% 显著降至 6.3% 和 6.2%。

3. **内分泌和代谢改变** 卵巢动脉经卵巢门进入卵巢，与来自子宫动脉的卵巢动脉的卵巢支经输卵管系膜进入卵巢互相汇合，分支广泛，营养卵泡及黄体，使其充分发育后产生激素，并将产生的激素送出，切除子宫后即切断了来自子宫方面的卵巢血供。文献报道子宫侧供给卵巢的血液占 50%～70%，术中测定子宫切除后供应卵巢的血流减少 50%，说明子宫切除可影响卵巢的血液供应，加速卵巢功能衰竭的进程。

子宫切除可改变卵巢的血供和改变排卵及其他激素的活性，使卵巢甾体化合物的产生立即减少，从而影响了卵巢周期的正常变化，尤其是早期卵泡发育的启动，术后近期易发生卵泡期延长和黄体功能不全。卵巢对促性腺激素反应的惰性，似绝经状态。有学者证明行子宫切除后，卵巢功能衰竭平均年龄为45.4±4.0岁，显著低于自然绝经组49.5±4.04，即绝经前切除子宫者其卵巢衰竭的年龄将比自然绝经者早4年；而术后年限越长，卵巢功能衰竭发生率越高，约34%的妇女在术后2年内出现卵巢衰竭和更年期症状，且重度更年期症状的发生率明显高于正常人群。

子宫切除后，子宫中的激素受体消失，扰乱了受体作用周期，不能维持平衡的激素受体关系，其变化的实质目前尚不了解。但经临床观察，子宫切除无论是否保留卵巢，均有远期不良影响，说明子宫内膜受体在生殖内分泌系统中起重要的调节作用。子宫切除后卵巢功能的受损常被认为是暂时的，然而这一效果的较长期临床作用似不清楚。子宫切除后1年，卵巢活检的细胞学研究表明：血清中雌二醇和黄体酮的水平无变化，但原始卵泡和生长卵泡明显减少。子宫切除后优势卵泡与正常同龄妇女相比明显减少，提示子宫切除越早，卵巢功能衰竭发生率越高。临床观察，44岁以下切除子宫者与卵巢功能衰竭年龄呈显著相关性，45岁以上者无相关性。也有学者认为，手术时保留一侧或双侧卵巢不会引起体内性激素水平的变化，双侧卵巢切除较单侧更易出现子宫切除术后综合征。临床观察发现，全子宫切除患者同时切除一侧卵巢时，术后6个月血LH、FSH、E_2水平较手术前下降35%，而保留双侧者无明显改变。

因此，为避免切除子宫时损伤卵巢血供，影响日后的卵巢功能，术中应注意：①要高度注意不要损害卵巢动静脉的血行支；②必须保留正常卵巢或尽可能多地保留卵巢组织，同时保留同侧的正常输卵管；③如必须切除输卵管而保留同侧卵巢，则夹扎必须尽量靠近输卵管，避免伤及卵巢血管；④缝合盆腹膜的缝线不可过紧，注意不使卵巢血管扭曲；⑤如需剖开或切除部分卵巢，要沿游离缘做纵行梭开切口，这样对卵巢神经影响较小；⑥手术严格无菌操作，止血彻底，术后加强抗感染。

总之，子宫切除术作为一种治疗生殖系统病症的有效手段，对大部分患者来说在躯体疾病解除的同时，心理状况、性生活质量也得以改善，对那些合并有精神障碍史、个性脆弱、神经过敏、术前过分担忧、对手术后果有歪曲想法的患者来说，术后可能导致抑郁、焦虑、性功能减退等精神障碍的发生，因而对这些患者进行手术时，应针对手术后果及解剖生理的改变进行术前交谈和解释，术后协助患者进行躯体恢复的同时，关注患者心理状况及性生活的改变，及时发现影响患者心理健康的不良因素，采取相应的解决方法，对个别严重或初次治疗无效的病例，建议转精神专科治疗。术中同时切除卵巢的患者，术后严密随访激素水平变化，观察卵巢功能衰退的出现，及时地进行激素替代治疗，缓解精神和躯体症状，使患者度过一个健康、完美的手术恢复期。

第七节　妊娠合并子宫肌瘤

子宫平滑肌瘤是生育年龄妇女最常见的妇科良性肿瘤，也是妊娠期最常见的产科并发症。文献报道，妊娠期子宫肌瘤发病率为2%～4%，其围产期并发症为10%～37%。子宫肌瘤患者妊娠后会出现哪些变化？孕期对子宫肌瘤是否应该治疗？剖宫产时可否同时剔除子宫肌瘤？这不仅对患者有时对医师也是一种困惑，本节将重点对此进行探讨。

【发病率】

由于各医院的诊疗水平及孕妇围产保健

的具体状况不同,妊娠合并子宫肌瘤的真实发病率并不十分清楚。Exacoustos 等报道孕期超声发现直径>3cm 的子宫肌瘤占孕妇的 4%,而 Strobelt 等报道肌瘤直径>1cm 者占 1.6%。国内报道为 0.3%～7.2%。

【主要影响】

1. 对子宫肌瘤的影响

(1)子宫肌瘤属卵巢激素依赖性疾病,它的发生发展与雌、孕激素水平密切相关。妊娠期由于孕妇体内雌、孕激素水平逐渐增高,导致子宫体积增大,肌细胞肥大,淋巴和血液循环增多,组织充血水肿。子宫内血容量在早孕时占心输出量的 2%～3%,到分娩时可达 17%。子宫肌瘤也会随宫体的增大发生变化。临床资料显示,22%～55% 的子宫肌瘤体积增大,但也有 8%～27% 的瘤体缩小,部分肌瘤体积没有变化。瘤体增大一般多发生在妊娠早、中期,妊娠晚期瘤体变化多不明显。肌瘤体积平均可增大 12%,少数可>25%。分娩后由于体内激素水平的下降以及妊娠期相应变化的消退,增大的子宫肌瘤大多会缩小。

(2)妊娠期由于肌瘤增长迅速,出现相对供血不足,引起肌瘤退行性变,最常见的是玻璃样变性(可达 59.4%)及红色变性(40%)。其中红色变性因可引起临床症状而更被关注。红色变性多见于直径>6cm 的肌瘤,且大多在妊娠中晚期出现。事实上,红色变性是一种特殊类型的坏死——出血性梗死。由于肌瘤在妊娠期生长迅速,压迫假包膜内的静脉,而导致肌瘤水肿、充血,血管破裂及红细胞外渗并溶解,以及肌瘤缺血坏死和静脉栓塞等。切面呈暗红色或肉红色,无光泽、质软,酷似半生半熟的"牛肉样"。病变的坏死过程多为缓慢渐进性,临床可表现为发热(体温一般在 38℃左右)、腹痛、呕吐、局部压痛及白细胞增高等。

(3)浆膜下带蒂肌瘤在妊娠后可能发生蒂扭转。一般多在妊娠中期子宫增大由盆腔进入腹腔后,活动空间变大,肌瘤的活动度大而容易发生蒂扭转。患者可突然出现剧烈腹痛,并常伴恶心呕吐。罕见的情况下,生长于一侧的肌瘤使子宫重心改变,影响子宫位置而致子宫发生扭转。

2. 对妊娠的影响 妊娠合并子宫肌瘤属于高危妊娠。子宫肌瘤对妊娠的影响可因肌瘤的大小及生长部位不同而异。在孕期、产时、产后及对胎儿可有不同程度的影响。

(1)妊娠期:黏膜下肌瘤及突向宫腔的肌壁间肌瘤,因改变宫腔形状及子宫内膜形态而导致胚胎着床内环境发生变化,底蜕膜血供不足而扩大胎盘面积,以摄取足够营养孕育胚胎,胎盘面积扩大延伸至子宫下段或深入到子宫肌层,而至胎盘前置或胎盘粘连甚至植入;当宫腔内肌瘤体积>4cm 时,妨碍胎儿宫内发育而致胎位异常,也易导致胎膜早破。因此,妊娠合并子宫肌瘤早期流产、胎盘附着部位异常、胎位异常、胎儿宫内发育迟缓、早产、胎盘早剥、胎膜早破等产科并发症发生率明显高于正常孕妇。据报道,妊娠合并子宫肌瘤时产科并发症可达 37.6%,早期流产是非肌瘤孕妇的 2～3 倍,胎盘早剥及胎儿臀位的发生率为正常孕妇的 4 倍,胎儿低体重发生率明显高于正常对照组。

(2)产时:肌瘤位于子宫下段,影响胎头下降和胎儿的分娩机转导致产程延长,难产概率增加,剖宫产率可达 70% 或更高。分娩过程中,当瘤体>6cm 时影响子宫收缩和胎盘的正常剥离,致产后出血发生率上升。

(3)产褥期:子宫肌瘤影响子宫收缩可致子宫复旧不良或晚期产后出血。此外,如果瘤体过大影响宫腔的引流,导致恶露引流不畅或黏膜下肌瘤表面发生溃疡,容易造成产褥感染,也可引起晚期产后出血。

由于子宫肌瘤对妊娠各期的不良影响,因此应在孕前做好准备。对黏膜下肌瘤一旦确诊应及时手术切除;肌壁间肌瘤如果瘤体>3cm 或肌瘤位于子宫峡部估计对妊娠会造成不良影响,应考虑剔除之。术后妊娠时机应根据手术时剖开子宫的深浅、切口的大小、剔除肌瘤的数目、是否已达宫腔以及手术后的恢复情况综合判断,一般建议术后半年至1年再考虑妊娠。

【处理原则】

妊娠合并子宫肌瘤的患者应视为高危孕妇,孕期应定期行产科检查,严密观察病情变化,但不必过早干预治疗。在妊娠期是否行子宫肌瘤剔除术尚有争议。

1. 非手术治疗　主要理由如下。

(1)手术可刺激子宫收缩,诱发流产或早产。

(2)妊娠期间在高水平雌孕激素作用下,子宫肌瘤变大变软,肌瘤血供丰富,也可能与周围组织分界不清,剥离时常出现大出血,手术要求比较高。

(3)术后子宫壁切口可能在妊娠晚期时破裂。

(4)妊娠期肌瘤体积增大,分娩后激素水平下降可使肌瘤明显缩小。因此孕期对子宫肌瘤的治疗应慎重考虑。

2. 肌瘤剔除　主要理由如下。

(1)肌瘤大增长快,易发生红色变性。

(2)肌瘤已成为继续妊娠的障碍。

(3)肌瘤可能是既往流产、早产的原因。

(4)患者症状多或急腹症非手术治疗无效。

(5)肌瘤与胎盘位置接近,易产生收缩不良致产后出血及胎盘滞留。

一般来讲,妊娠期间进行子宫肌瘤剔除术容易引起流产、早产、出血甚至子宫破裂,因此不建议孕期施行子宫肌瘤剔除。但如果系浆膜下肌瘤蒂扭转引起急性腹痛时,可考虑急诊手术治疗。红色变性不是手术指征,症状严重者可住院治疗,对症处理。患者多在1~2周症状自行缓解,而不需要卧床休息或使用镇痛药。

妊娠36周后,应根据肌瘤的生长部位、胎儿及孕妇情况决定分娩方式。如果肌瘤体积<6cm且位于宫体不妨碍胎儿下降,可以试产经阴道分娩,但要严密观察产后宫缩及出血情况,防止因瘤体阻碍子宫收缩而导致产后大出血。如果肌瘤位于子宫下段阻碍胎头下降,致产程延长,或瘤体>8cm时则应考虑施行剖宫产并同时剔除子宫肌瘤。

产褥期子宫肌瘤会随体内激素水平下降及子宫复旧而逐渐缩小,但也可能出现退行性变或红色变性,而增加产褥感染及产后出血的发生率。因此,应注意预防晚期产后出血及产褥感染,加强监测及抗感染治疗。对肌瘤变性出现症状时首先考虑非手术治疗,予休息、镇痛、抗感染等治疗,若非手术治疗无效可考虑行剖腹探查术。

3. 剖宫产时子宫肌瘤的处理　剖宫产时是否需要处理子宫肌瘤目前尚无统一认识。反对者认为:①妊娠时子宫壁血流丰富,肌瘤变软,分界不清,包膜不易分离,因而使剖宫产时剔除子宫肌瘤出血增多,严重时甚至难以控制;②术中虽缝合瘤腔可以止血,但术后因子宫复旧体积缩小,缝线松动可再次造成出血,且有增加产褥感染的可能性;③胎儿娩出后,子宫收缩使肌瘤位置发生改变,肌瘤与周围正常界限不清,增加手术难度;④产后子宫肌瘤可随激素水平改变而体积缩小,至分娩后3~6个月子宫完全复旧,肌瘤体积恢复到原有状态时再做手术可明显减少术中出血量及手术难度。因此,剖宫产时应采取期待非手术治疗,尽量不要同时剔除子宫肌瘤。

主张术中同时切除子宫肌瘤者认为,足月妊娠时子宫肌瘤界限清楚,容易分离。而且临床研究发现,妊娠晚期子宫缩宫素受体是非孕子宫的100~300倍,因此对缩宫素敏感性升高,强有力的子宫收缩可大大降低子宫的出血量。剖宫产时如肌瘤单发、术者经验丰富,做肌瘤剔除术时出血量虽有增加但一般不超过200 ml,不足以危及患者健康及生命。同时剔除子宫肌瘤可减少患者二次手术的概率,并降低经济成本。因此,剖宫产时应同时行子宫肌瘤剔除术。如果不对肌瘤进行处理可能会导致：①肌瘤影响子宫收缩及复旧，增加产时及产后出血量和产褥感染的发生率；②产后子宫瘤体虽然会随着激素水平的变化而逐渐缩小，但不会消失。肌瘤还有可能对患者造成不良影响，因而增加了术后治疗或二次手术的可能性。

检索近5年国内外文献，大量临床资料对剖宫产同时剔除子宫肌瘤的术中及术后出血量、手术时间、产褥病率、新生儿状况及住院时间等进行统计分析，结果表明手术时间及术中平均出血量两组之间有显著差异，但术后患者血红蛋白、术后出血量、产褥病率及住院时间无显著差异，认为剖宫产同时剔除子宫肌瘤利大于弊，多数学者认为手术具有可行性。

【注意事项】

根据患者身体状况及子宫肌瘤的生长部位应依情具体对待。特别是位于双侧宫角、子宫下段、阔韧带等处紧邻血管、输尿管或膀胱等重要器官而体积较大的壁间肌瘤（＞5cm 特别是＞10cm），估计术中出血难以控制，容易损伤膀胱或输尿管，应根据术者的经验及抢救条件谨慎对待。剖宫产术中能否剔除子宫肌瘤应以产妇安全为前提，根据患者的身体状况、肌瘤情况、设备条件及术者经验实施个体化处理，切不可为了剔除子宫肌瘤而对产妇造成更大的伤害。

【术后处理】

妊娠合并子宫肌瘤无论是否施行剔除手术，术后均应严密观察子宫收缩及出血情况，采取各种措施促进子宫收缩，并常规应用抗菌治疗。

综上所述，子宫肌瘤与妊娠之间的相互影响可对孕妇及胎儿产生一定的不良后果。因此，应在孕前即做好准备。一旦子宫肌瘤合并妊娠，应具体问题具体分析，根据患者状况、术者经验及设备条件，在确保孕妇及胎儿安全的前提下，施行个体化、微创化治疗。

（关　铮　朱月华　卞丽红）

参 考 文 献

蔡鹏宇,侯智勇,韦励.2013.腹腔镜子宫肌瘤剔除术后腹膜播散性平滑肌瘤病二例.海南医学,24(24):3731-3732.

冯静,王建六,崔恒,等.2006.子宫肌瘤患者的子宫内膜病理特征分析.实用妇产科杂志,22(9):561.

关铮.2001.现代宫腔镜诊断治疗学.北京:人民军医出版社.

关铮.2004.微创妇科学.北京:人民军医出版社.

惠宁,高原.2012.腹腔镜下子宫切除术.国际妇产科杂志,39(5):421-425.

郎景和.2001.妇科手术笔记.北京:中国科学技术出版社.

李斌,邱君君,华克勤.2012.腹腔镜手术治疗子宫肌瘤的临床应用决策.国际妇产科杂志,39(5):416-420.

林金芳,冯缵冲,丁爱华.2001.实用妇科内镜学.上海:上海医科大学出版社,268.

刘彦.1999.实用妇科腹腔镜手术学.北京:科学技术文献出版社.

石一复.2007.子宫肌瘤现代诊疗.北京:人民卫生出版社,69.

王世阆.2008.子宫肌瘤与子宫腺肌症.北京:人民军医出版社,59.

夏恩兰,Felix Wong,李自新.2001.妇科内镜学.北京:人民卫生出版社.

赵秀敏,严德文,朱丹阳,等.2009.腹腔镜子宫肌瘤剔除术后腹膜播散性平滑肌瘤3例报告.中国实用妇科与产科杂志,25(1t):873-874.

Agdi M,Tulandi T.2008.Endoscopic management of uterine fibroids.Best Pract Res Clin Obstet Gynaecol,22(4):707-716.

Bradford A,Meston C.2007.Sexual outcomes and satisfaction with hysterectomy:influence of patient education.J Sex Med,4(1):106-114.

Chang WC，Huang SC，Sheu BC．2008．LAVH for large uteri by various strategies．Acta Obstet Gynecol Scand，87(5)：558-563．

Cheng MH，Chao HT，Wang PH．2008．Medical treatment for uterine myomas．Taiwan J Obstet Gynecol，47(1)：18-23．

Flory N，Bissonnette F，Binik YM．2005．Psychosocial effects of hysterectomy：literature review．J Psychosom Res，59(3)：117-129．

Ghielmetti T，Kuhn P，Dreher EF，et al．2006．Gynaecological operations：do they improve sexual life? Eur J Obstet Gynecol Reprod Biol，129(2)：104-110．

Goldberg J，Pereira L．2006．Pregnancy outcomes following treatment for fibroids：uterine fibroid embolization versus laparoscopic myomectomy．Curr Opin Obstet Gynecol，18(4)：402-406．

Hilger WS，Magrina JF．2006．Removal of pelvic leiomyomata and endometriosis five years after supracervical hysterectomy．Obste Gynecol，108(3 Pt 2)：772-774．

Istre O．2008．Management of symptomatic fibroids：conservative surgical treatment modalities other than abdominal or laparoscopic myomectomy．Best Pract Res Clin Obstet Gynaecol，22(4)：735-747．

Jin C，Hu Y，Chen XC，et al．2009．Laparoscopic versus open myomectomy—a meta-analysis of randomized controlled trials．Eur J Obstet Gynecol Reprod Biol，145(1)：14-21．

Kolankaya A，Arici A．2006．Myomas and assisted reproductive technologies：when and how to act? Obstet Gynecol Clin North Am，33(1)：145-152．

Kudo R，Sagae S，Itoh E，et al．2000．A report on more than 10 000 vaginal hysterectomies performed without ligation of the paracervical ligaments．J Obstet Gynaecol Res，26(6)：395-399．

Kurnar S，Sharma JB，VermaD，et al．2008．Disseminate dpefitoneal leiomyomatos is all uausual complication of laparoscopic myomectomy．Arch Gyneeol Obstet，278(1)：93-95．

Levy BS．2008．Modern management of uterine fibroids．Acta Obstet Gynecol Scand，87(8)：812-23．

Lonnée-Hoffmann RA，Schei B，Eriksson NH．2006．Sexual experience of partners after hysterectomy，comparing subtotal with total abdominal hysterectomy．Acta Obstet Gynecol Scand，85(11)：1389-1394．

Maher C，Baessler K，Glazener CM，et al．2007．Surgical management of pelvic organ prolapse in women．Cochrane Database Syst Rev，18(3)：CD004014．

Malcolm GM，Hilary ODC，Ian SF．2011．The FIGO classification of causes of abnormal uterine bleeding in the reproductive years．Fertil Steril，95：2204-2208．

Mokate T，Wright C，Mander T．2006．Hysterectomy and sexual function．J Br Menopause Soc，12(4)：153-157．

Parker WH．2007．Uterine myomas：management．Fertil Steril，88(2)：255-271．

Paul PG，Koshy AK．2006．Multiple peritoneal parasiticmyomas after laparoscopic myomoetomy and morcellation．Fertil Steril，85(2)：492-493．

Rannestad T．2005．Hysterectomy：effects on quality of life and psychological aspects．Best Pract Res Clin Obstet Gynaecol，19(3)：419-430．

Reynolds A．2007．Diagnosis and management of uterine fibroids．Radiol Technol，79(2)：157-178．

Toledo G，Oliva E．2008．Smooth muscle tumors of the uterus：a practical approach．Arch．Pathol Lab Med，132(4)：595-605．

Tropeano G，Amoroso S，Scambia G．2008．Non-surgical management of uterine fibroids．Hum Reprod Update，14(3)：259-274．

Vergani P，Locatelli A，Ghidini A，et al．2007．Large Uterine Leiomyomata and Risk of Cesarean Delivery．Obstetrics & Gynecology，109(2)：410-414．

Vomvolaki E，Kalmantis K，Kioses E，et al．2006．The effect of hysterectomy on sexuality and psychological changes．Eur J Contracept Reprod Health Care，11(1)：23-27．

Williams VS，Jones G，Mauskopf J，et al．2006．Uterine fibroids：a review of health-related quality of life assessment．J Womens Health，15(7)：818-829．

第10章 子宫异常出血

第一节 子宫出血相关术语与分类

近年来,国际妇产科联盟(FIGO)相继发表了关于"子宫正常和异常出血相关术语"的共识及"育龄期非妊娠妇女子宫异常出血(abnormal uterine bleeding,AUB)病因新分类PALM-COEIN系统",对目前国际较为混乱的相关用词进行了梳理和规范。为了与国际接轨,2014年中华医学会妇产科学分会妇科内分泌学组参考FIGO指南,在中华妇产科杂志发表了关于子宫异常出血的诊断与治疗指南,规范了国内AUB的相关术语,运用PALM-COEIN病因新分类系统,对各种类型AUB的临床表现、诊断及治疗方法进行了规范。

【相关术语】

指南将AUB限定为育龄期非妊娠妇女子宫腔的异常出血。即不包含青春发育前和绝经后出血,需排除妊娠和产褥相关的出血,还要排除来自外阴、阴道、宫颈、泌尿道、肛门、直肠的出血。

正常月经在月经周期频率、周期规律性、经期长度及经期出血量这四个要素中均应符合表10-1的要求,如果四个要素中一个出现异常即为AUB。

表 10-1 正常子宫出血与 AUB 范围

月经的临床评价指标	术语	范围
周期频率	月经频发	<21d
	月经稀发	>35d
周期规律性(近1年的周期之间的变化)	规律月经	<7d
	不规律月经	≥7d
	闭经	≥6个月无月经
经期长度	经期延长	>7d
	经期过短	<3d
月经量	月经过多	>80ml
	月经过少	<5ml

【分类】

1. 按发病进程分类

(1)慢性AUB:近6个月内至少出现3次AUB,一般不需要紧急临床处理,但需进行规范诊疗的 AUB。

（2）急性 AUB：发生了严重的大出血，需要紧急处理以防进一步失血的 AUB，可见于有或无慢性 AUB 病史的患者。

（3）月经间期出血（IMB）：指有规律、在可预期的月经之间发生的出血，包括随机出现和每个周期固定时间出现的出血。按出血时间可分为卵泡期出血、围排卵期出血、黄体期出血。

2. 按病因分类　PALM-COEIN 系统（图 10-1）。导致 AUB 最常见的病因共分为 9 个，前 4 个可见组织结构异常，如子宫内膜息肉、子宫腺肌症、子宫肌瘤及子宫恶性肿瘤；后 5 类为非结构异常，如凝血功能障碍、排卵功能障碍、子宫内膜局部异常、医源性及其他原因导致子宫出血。

（1）AUB-P（Polyp）：由子宫内膜息肉导致的 AUB。

（2）AUB-A（Adenomyosis）：由子宫腺肌症引起的 AUB。

（3）AUB-L（Liomyoma）：由子宫肌瘤引起的 AUB。

（4）AUB-M（Malignancy）：由子宫恶性肿瘤引起的 AUB。

（5）AUB-C（Coagulation disorders）：由全身凝血功能障碍导致的 AUB。

（6）AUB-O（Ovulatory dysfunction）：由排卵功能障碍引起的 AUB。

（7）AUB-E（Endometrium）：由子宫内膜局部异常所致 AUB。

（8）AUB-I（Iatrogenic）：由医源性原因导致的 AUB。

（9）AUB-N 未分类的原因导致的 AUB。

不同类型 AUB 治疗方法多样，临床疗效不一，在实际治疗中需根据疾病及症状的严重程度、患者的年龄及有无生育要求等因素进行选择。

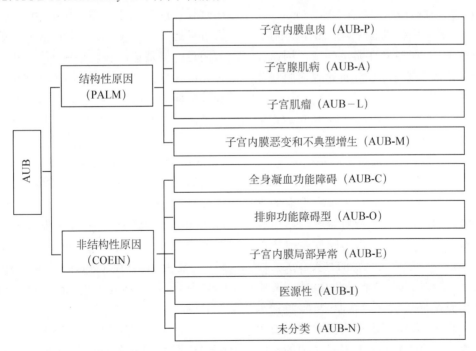

图 10-1　PALM-COEIN 系统

第二节 子宫内膜增生过长

子宫内膜增生过长又称为子宫内膜增殖症（endometrial hyperplasia），是子宫异常出血中最常见的组织病理学变化。因其病程长、易复发，甚至可能发展为子宫内膜癌，也是常常困扰妇科临床医师的难题之一。

【病因】

患者通常有雌激素暴露病史，子宫内膜增生可以是外源性的，如长期的雌激素治疗；也可以是内源性的，如卵巢间质增生过长、门细胞增生过长、卵泡膜细胞瘤和颗粒细胞瘤等，它们可产生过量的雌激素。导致这种变化的常见原因如下。

（1）长时期维持高水平雌激素的持续卵泡。在卵巢内，那些未破裂或囊肿样的卵泡含有一定量的卵泡液，而卵泡液内则含有雌激素。由于过久过多的雌激素的存在，持续地刺激子宫内膜，使内膜发生增生过长。

（2）有限的持续卵泡的反复无排卵周期，不能形成黄体，如多囊性卵巢病变。因缺少黄体酮协调雌激素的作用，而导致内膜增生过长。

（3）反复的卵泡闭锁，合并分泌雌激素的卵泡膜细胞增生过长。

（4）反复发生严重的黄素不足。

【发病机制】

子宫内膜的各种变化可因雌激素的含量、作用时间以及内膜本身对激素的敏感性不同而有差异。此外，子宫内膜发生改变的类型可能还与雌激素化合物的种类有关。一般认为，雌二醇引起腺体普遍增生，雌三醇主要引起内膜基底层增生。然而，与雌激素水平的高低相比，其作用于靶器官的时间长短更为重要。子宫内膜增生过长最主要的原因并非是雌激素的持续刺激，而是因为没有孕激素的拮抗。如无拮抗物（如孕激素）的转化作用，雌激素的长期刺激可能会发生恶变。

此外，也有作者提出子宫内膜增生过长时，内膜中的螺旋动脉血管壁内有胶原大量增生，影响了其收缩能力。因此，子宫内膜增生过长引起出血的本质不是变厚的内膜本身，而是其血管内的病变。

【病理改变】

因子宫内膜增生是 AUB 最常见的组织病理学变化，在此进行重点描述。

1. 大体标本 子宫内膜增生时内膜可明显增厚，厚度从 3～12 mm 不等，最厚可达 20 mm。多数呈灰白或淡红色，内膜表面平坦或凹凸不平，外表呈透明样海绵状，质地柔软松粗，容易在基底层上移动，内膜与肌层界限分明。当内膜肥厚显著，黏膜过多，可形成皱襞而呈现息肉样的隆起。息肉可能是单个或数个：单个时内膜正常；数个时内膜均匀增生过长。息肉大小不等，小者 10～20 mm，大者可达 80～100 mm，且可经子宫颈管伸入阴道。但是息肉与乳头癌不同，其表面仍较光滑。增生过长的子宫内膜往往呈现水肿和玻璃样变。偶尔，某些腺体可以极度扩张，以至肉眼也能看到扩大的腺体呈小囊状。

2. 组织学检查 正常子宫内膜的分层（基底层、海绵层及致密层）已不清楚，代之为整层的增生性改变。1987 年国际妇科病理协会（International Society of Gynecological Pathologist，ISGP）对子宫内膜增生进行的新分类为单纯性增生（simple hyperplasia，SH）、复合性增生（complex hyperplasia，CH）和不典型增生（atypical hyperplasia，AH）。

1994 年"WHO94 系统"（WHO94 System）根据细胞形态的不典型性及组织结构的不同判断子宫内膜增殖症发展为内膜癌的危险性，如轻、中、重度内膜增殖（mild，moderate，severe hyperplasia）囊性、腺瘤样增殖

（cystic，adenomatous hyperplasia）。将子宫内膜增生分为单纯性增生（single hyperplasia）、复合性增生（complex hyperplasia）和不典型增生（atypical hyperplasia）。后者包括单纯性不典型增生（simple hyperplasis with atypia）及复合性不典型增生（complex hyperplasis with atypia）。

不典型增生指腺上皮细胞有不典型增生，即腺瘤性增生，伴有非典型性。子宫内膜不典型增生的命名、诊断标准及与癌的关系等问题，目前各家意见尚不一致，但大家公认的一点是它属于癌前病变。通过临床随访发现，单纯性增生及复合性增生的癌变率仅为2%，而不典型增生为23%。镜下见特征性改变如下。

（1）腺体：在小区域可呈筛状结构，腺腔内有乳头出芽，腺套腺或背靠背等，腺体轮廓不清，腺细胞呈假复层或复层，排列紊乱，无极性。

（2）细胞：细胞异形性，核圆、染色质粗、深染，可有巨核细胞，细胞内及腺腔内有炎性渗出物。

（3）间质：相对较少，不具有恶性细胞的特征。

不典型增生与复合性增生的组织学特征对比见表 10-2。

表 10-2　不典型增生与复合性增生组织学特征

类别		腺体增生变化	腺上皮细胞异型性
不典型增生	轻度	腺体稍不规则，可呈小灶性分布	细胞较正常增殖期大；核圆或棍状；核仁增大不明显
	中度	腺体形态不规则，可有分支或乳头状；增生成片	核圆；染色质成块；细胞异型性较明显
	重度	轮廓明显不规则，有分支	核圆或椭圆；染色质粗、深染
		腺腔内有乳头出芽或筛状	细胞异型性更明显
		腺体增生成片、拥挤	
复合性增生		腺体轮廓不规则，轮廓不清；腺腔内可有乳头，腺体增生明显、拥挤，可有"背靠背"现象	无细胞异型性变化

2002 年，子宫内膜协作研究组（Endometrial Colloborative Study Group）制定了新的分类标准，即 EIN System（endometrial intraepithelial neoplasia system，子宫内膜上皮内瘤样病变）。将子宫内膜病灶分为子宫内膜良性增生（benign hyperplasia）、子宫内膜上皮内瘤样病变（endometrial intraepithelial neoplasia）和子宫内膜癌（endometrial carcinoma）。

【临床表现】

1. 发病年龄　AUB 可发生于月经初潮至绝经间的任何年龄，其中 50% 患者发生于绝经前期，育龄期占 30%，青春期占 20%。

2. 子宫出血　正常月经周期一般时间为 21～35d，经期出血的时间持续 3～7d，出血量平均 50～80ml。而 AUB 的特点为月经周期紊乱，经期长短不一，出血量时多时少，甚至大量出血。也可先有数周或数月停经，然后发生阴道不规则流血，血量往往较多，持续 2～3 周或更长时间，不易自止；有时则一开始即为阴道不规则流血。

3. 出血量评估　由于每个女性的生活习惯不同，很难准确评估一个女性一次月经的精确出血量。根据我们的实验，5～10 ml 血液可使正常大小的日用卫生巾浸透约 1/4～1/3 左右，故以每次卫生巾浸血量超过其面积的 1/3～1/4 为一个来粗略评估。

(1)正常量:每次使用卫生巾约 6～10 个。

(2)月经过多:每次超过 10 个。

(3)少量:每次少于 5 个。

4. 异常出血的类型

(1)月经过多(menorrhagia):周期规则,但经量过多(＞80 ml/次)或经期延长(＞7d)。

(2)月经频发(polymenorrhea):周期规则,但短于 21d。

(3)子宫不规则出血(metrorrhagia):在两次月经周期之间任何时候发生的子宫出血。

(4)月经频多(menometrorrhagia):周期不规则,血量过多。

5. 病程　其病变可以是一过性的,因月经期内膜的剥脱而自然消退;也可延绵数月需药物或手术治疗方能治愈。

6. 伴随症状　出血期无下腹疼痛或其他不适,出血多或时间长者常伴头晕、乏力等贫血症状。

【诊断】

1. EIN 评价标准　子宫内膜间质含量百分比(volume percentage stroma,VPS),即腺体与间质的比率是最重要的主观评价指标。当 VPS＜55％或病灶直径＜1mm 则诊断为 EIN。

2. 辅助检查　包括超声、诊断性刮宫、宫腔镜等。评价子宫内膜的方法可通过:①经阴道超声显示子宫内膜图像;②经阴道宫腔造影;③宫腔镜检查及定向活检;④子宫内膜样本的细胞微观评价等。

阴道内超声可用来识别子宫壁的异常,如肌瘤和子宫腺肌症,及筛查增厚的子宫内膜。它是一种廉价的、非侵入性和方便的方式,间接地使子宫内膜腔可视化。这种方式被推荐为评估育龄妇女子宫异常出血的一线诊断工具。目前经阴道超声已成为全球评价

女性子宫异常出血的首要检查方式。自 20 世纪 80 年代中期引进,经阴道超声检查已成为妇科界女性骨盆成像的标准方式,并曾作为放射科医师的一个重要的辅助检查手段。近年来,彩色多普勒和能量多普勒显像已经开始被用于子宫内膜病变的诊断。临床医师已认可子宫内膜的频谱和彩色多普勒成像的作用。三维子宫超声造影也在进行中,但其对于子宫内膜病变的诊断的准确率仍需要大样本的试验。

3. 彩色多普勒超声(color doppler sonography,CDS)　可以从子宫内膜病理分型中区分出良性病变。能量多普勒超声(power doppler sonography,PDS)是一种相对较新的技术,其具有显示病变血管的能力。能量多普勒超声对于相对低速率的血流量更敏感,且具有不依赖于声波作用。Kabil Kucur S 等研究表明,能量多普勒超声诊断子宫内膜增生症和子宫内膜癌相比非特异性的子宫内膜病理分型(分泌期子宫内膜、增生期子宫内膜、子宫内膜萎缩或子宫内膜炎)差异具有统计学意义。在灰阶超声检查,35 例(36.1 ％)显示出均匀的子宫内膜,而 62 例(63.9 ％)显示出不均匀的子宫内膜。不均匀子宫内膜表现出与子宫内膜增生症有很强的相关性。100％的子宫内膜癌的患者均表现为不均匀的子宫内膜。

4. 盐水灌注超声宫腔造影术(saline infusion sonohysterography,SIS)　是指将导管置入子宫腔内,通过导管注射无菌生理盐水使子宫内膜壁分开的技术。操作方法:首先将内有较坚硬的通管丝的导管通过宫颈内口置入子宫腔内,注入无菌生理盐水,使子宫腔膨胀——子宫内膜相对两层分开。然后进行超声检查:可看到无回声区与相对的子宫内膜回声并列,使子宫内膜的细节更精细地显示出来,同时在冠状面和矢状面对子宫内膜进行完整的超声检查。目前,三维成像的盐水灌注的超声宫腔造影术可以得到更好的

宫腔图像。Khan F.等使用了前瞻性研究对比了三维 SIS 诊断和宫腔镜检查后取样标本的组织病理学诊断这两种方法。他们实验结果：三维 SIS 的特异度、灵敏度、阳性预测值和阴性预测值分别为 67%、100%、98% 和 100%；宫腔镜检查的特异度、灵敏度、阳性预测值和阴性预测值分别为 67%、98%、98% 和 67%。因此，Khan F.等认为三维 SIS 是一种安全的、除宫腔镜检查后取样标本的组织病理学诊断的另一种诊断方式。但是三维 SIS 评价子宫内膜的有效性和可靠性仍需要大规模的随机对照试验进行。

Mathew M.等使用了回顾性的研究方法比较了 TVS 和 SIS 分别与宫腔镜检查及定向活检的灵敏性、特异性、阳性预测值和阴性预测值，TVS 的值分别为 72.4%、100%、100%、74%，SIS 的值分别为 91.4%、92.6%、89.3% 和 94.1%。显然 TVS 作为评价子宫异常出血患者的首要检查方式已经证明了它的价值。然而，它有一些局限性，尤其是对于子宫内膜的评价，SIS 的使用提高了子宫内膜的评估精度。SIS 具有不可否认的优势：时间短，成本低，可用性强，方便，无麻醉或穿孔的风险。SIS 使用生理盐水作为膨宫介质，它是否会增加子宫内膜癌细胞冲入腹腔的风险？Berry 等评价 SIS 检查后体内子宫内膜癌细胞的生存能力。播散性子宫内膜癌细胞仅见于 1 例，且没有细胞生存证实可行。Guralp O.等纳入 30 例临床 I 期或 II 期子宫内膜腺癌患者进行了一项前瞻性队列研究，不仅获取完整的 SIS 的图像，而且他们多出一个步骤——将注入宫腔的 5ml 生理盐水回收并进行细胞学检查。其研究结果：30 例妇女参加，29 例妇女在 SIS 技术上是成功的。研究前诊断方法包括刮宫术和宫腔镜检查。他们收集了 5ml 冲洗液进行细胞学检查的标本占 66%，获得了完整 SIS 图像的占 72%。基于整个研究样本（N＝30）其诊断子宫内膜癌的敏感性为 33%（95%

置信区间为 17%～53%）。虽然这种诊断测试的整体灵敏度低，但不排除未来潜在的临床应用价值。如果细胞学检查结果是阳性，那么患者可以幸免于下一个昂贵的和潜在的不舒服的过程——宫腔镜检查。但 van Dongen H.等比较 SIS 与宫腔镜检查得出结论，虽然 SIS 痛苦少，但大多数妇女首选宫腔镜检查。

5. 宫腔镜检查（hysteroscopy，HYS）也是诊断子宫内膜增生症的金标准。常规的诊断性刮宫曾经是诊断 40 岁以上的异常阴道出血的一个重要方法。然而，许多经典文章质疑其疗效，并强调这一过程的局限性。有研究表明：单纯诊刮约＞50% 的患者宫腔未被完全刮到，可能会导致 10%～25% 的患者漏诊，0.6%～1.3% 的患者导致子宫穿孔，0.3%～0.5% 的患者导致感染，0.4% 的患者导致意外出血，15% 的子宫内膜癌因漏刮而漏诊。若先用宫腔镜观察子宫全貌，再进行多处定位取材，有目的地对子宫内膜作组织病理学检查可避免单纯诊刮的盲目性。宫腔镜检查及定向取活检与常规诊断性刮宫相比可有更高的特异性。即使宫腔镜检查提示宫腔内未见明显病变，也要抽取子宫内膜组织用以排除子宫内膜病变或是子宫内膜癌。

目前许多临床工作者仍然担心的一个问题——宫腔镜检查使用的液体膨胀介质，是否有导致肿瘤细胞腹膜移植的可能性。Tempfer C.对 552 例子宫内膜癌患者进行了回顾性多中心研究调查。他们的结论是宫腔镜持续时间较长不增加腹腔细胞学阳性的风险，这不是子宫内膜癌患者的不良预后、有无复发及生存率的影响因素。

进行常规 HYS 的主要问题是很多人需要镇痛或麻醉。小直径宫腔镜和小型手术器械的使用性，使得宫腔镜检查得以更好利用，需要此项检查的患者就可以在门诊进行，甚至不需要麻醉。这成为诊断阴道异常出血患者的福音。宫腔镜检查越来越多地使用"1
站式"的方法。"1 站式"即患者在门诊行宫
腔镜检查，并在同一时间进行子宫内膜取样
及将样本进行固定后送往病理科进行组织病
理检查。

为了提高诊断的准确率，理想情况下
HYS 应安排在月经干净后卵泡期。不规则
增生或黄体期的子宫内膜可能有不规则的形
态，有可能被错误地理解为子宫内膜息肉。

此外，在用药物治疗后，还可用宫腔镜检
查及定位活检以判定有无残存病变。

6.宫腔镜影像特征

（1）形状：子宫内膜普遍增厚水肿，凹凸
不平。也可不增厚，表面平滑无组织突起，但
有充血。若内膜肥厚显著，黏膜过多，可形成
皱襞而呈现息肉样的隆起。息肉多见于宫腔
角部及侧壁，可呈单发或多发形式，体积亦可
大小不等。

（2）表面特征：内膜光滑柔软，富有弹性。
腺体开口明显，典型的白色腺体开口散布在
充血的子宫内膜表面恰似"草莓"。如腺体密
集扩张，在宫腔镜下可呈现"蜂窝"样结构或
呈环状的"火山口"排列。如在出血期检查，
还可见到许多大小不等的出血点或坏死点，
有时亦可见到缺少黏膜的溃疡区。

（3）色泽：多数呈粉红或灰白色，富有
光泽。

（4）血管：可呈树枝样分布。如内膜水肿
肥厚，有时血管形态显示不清。

7.子宫内膜活检 对于已非手术治疗 3
个月的阴道不规则出血的妇女，其异常出血
状况并未改善，组织病理学评估其子宫内膜
非常重要。子宫内膜活检可通过刮宫取材，
亦可应用子宫内膜取样器进行初筛。

自 1982 年被报道以来至今已有 30 余年
历史，经过多年研究，子宫内膜取样器有了较
大的改进，现已被法国等国家广泛应用于临
床，成为常规子宫内膜筛查手段。目前应用
较多的有 Pipelle 取样器、Vabra 抽吸器

（Vabra aspirator）、Karman 套管（Karman
cannula）、Tis-U-Tra 收集器（Tis-U-Trap
collection chamber）、Tao 刷（Tao brush）等
多种子宫内膜取样器械。其中以 Pipelle 应
用最为广泛。但目前我国取样器械应用很
少，尚未被推广和普及。

Pipelle 子宫内膜取样器是一种新型的
子宫内膜活检器械，直径只有 3 mm，材料为
聚丙烯和树脂。尖端侧孔具有刮匙的效果，
能够很好地取出组织。通过真空设备分离可
得到子宫内膜细胞，而恶性细胞在负压吸引
装置下更容易脱落被吸出。正常宫腔为倒三
角形，一般容积为 5 ml，Pipelle 取样器能够
根据宫腔形态进行任意弯曲，这样可达到宫
腔的各个角落。操作时旋转取样器，可保证
左右侧宫角区域也能顺利取样。抽吸过程中
需肉眼见到内膜组织进入管腔后方可，如为
血块应取出取样器，将血块推出后再次进行
取样直至满意为止。应用 Pipelle 取样器的
取样过程中不会对患者造成不适，手术痛苦
小，子宫穿孔发生率低。因其具有较高的敏
感性和特异性，可用于初筛子宫内膜增生症
和子宫内膜恶性肿瘤。

Pipelle 取样器不仅可用于组织学诊断，
同样可用于子宫内膜细胞学检查（endome-
trial cytologic test，ECT），1997 年，液基细
胞学制片技术（liquid-based preparation）就
已经应用于 ECT 制片中，这就更能体现
Pipelle 取样器作为筛查工具的优势。

【预后】

子宫内膜增生的产生与雌激素过度刺激
密切相关，相关的因素主要包括无排卵、肥
胖、多囊卵巢综合征、内分泌功能性肿瘤、外
源性雌激素的应用等。根据长期观察，大多
数子宫内膜增生是一种可逆性病变，或保持
一种持续的良性状态，甚至可随月经期内膜
的剥脱而自然消退，但也可能经增生、不典型
增生，最后发展为子宫内膜癌。一般认为，子
宫内膜增生可以有以下三种发展方向。

1. 病变消退或好转　有资料显示,在刮宫后单纯性增生及复合性增生均有约 34% 的病变消退或好转,而不典型增生为 31%。经过药物治疗后,79% 的单纯性增生及复合性增生出现上述变化,而不典型增生仅为 37% 左右。

2. 病变持续或加重　其比率在单纯性增生、复合性增生及不典型增生中分别为 19%、17% 及 14%～23%。

3. 癌变　研究表明,单纯性增生、复合性增生的癌变率仅为 1%～3%,而不典型增生的癌变率多数文献报道为 8%～29%,少数文献高达 50%,这可能与刮宫时的取材、年龄等因素有关。不典型增生发展为腺癌常是一个漫长的过程,一般 1～15 年,平均约 4 年。进一步的观察发现,不典型增生是否发展为癌,与以下因素有关。

(1)年龄:绝经前不典型增生癌变率为 3%,而绝经后升至 25%。

(2)病理分级:轻、中、重度不典型增生的癌变率分别为 15%、24%、45%。

(3)对孕激素治疗的反应:如果内膜对孕激素反应不良,应警惕发展为癌的可能,甚至病变已经进展为癌。

(4)DNA 含量:核型为异倍体者癌变的概率高于二倍体者。

(5)组织细胞的核形态:计量学测定结果对预测子宫内膜不典型增生的最后结局有参考意义。

子宫内膜增生过长的不同类型与转归也有一定的联系。腺囊型增生过长有复发的倾向,而腺瘤型增生过长已被认为是子宫内膜癌的前兆。据资料统计,18%～46% 的子宫内膜癌患者同时伴有子宫内膜增生过长。一些研究也显示约 3/4 的内膜癌患者在最初的内膜活检时均有此变化。但是,并非所有的子宫内膜增生均出现癌变。如果在较长的间隙后及再度发生异常出血时,重复刮宫往往可以确立诊断。

【治疗】

1. 药物治疗

(1)适合药物治疗的情况:①年龄＜40 岁;②年轻而有迫切生育要求者;③不适于手术者,如肥胖、有内外科病变致使手术耐受性差者。

(2)可选择的药物:①孕激素。一般认为,其作用机制有两个方面:一是可直接作用于子宫内膜,使之转化为蜕膜,而后萎缩;二是直接作用于垂体部位,影响促卵泡激素(FSH)分泌及 FSH 与黄体生成素(LH)的比例。此外,最近研究显示,孕激素还具有抗血管生成作用,可抑制内膜增生;②促排卵药物。可促进排卵,纠正排卵障碍所致不育,也有单独治疗作用,多数与孕激素合并使用;③GnRH-a。不仅可通过影响内分泌调节轴对子宫内膜产生间接抑制作用,还具有直接抗增殖效应,其作用主要通过和高亲和性的 GnRH 特异性受体结合而产生,但单独用时效果不佳,病变持续率可达 50%,停药后 25% 复发,25% 转化为癌。可与大剂量孕激素联合治疗。

(3)药物治疗结果:①病变消退或好转。文献报道,药物治疗后 94% 的不典型增生好转或消退,持续时间可达 9 个月。国内的比率大致相同。但也有资料显示经孕激素治疗后,仅有 20% 的病例出现上述结果。②病变无好转或加重。多数资料显示,病变无好转或加重与是否坚持治疗有关。③受孕。Kurman 等治疗的一组不典型增生中,25% 足月分娩,国内的报道为 35.57%。④复发。文献报道的复发率为 20%。另有一组病例,8 个不典型增生经治疗后妊娠,其中 6 例于产后 2～13 年复发,占妊娠人数的 75%。究其原因,可能与使体内的一些雌激素长期持续高水平的因素未能被彻底纠正有关。⑤癌变。多数出现在中、重度不典型增生中,国外资料中癌变率约为 25%～40%。

(4)影响药物治疗效果的主要因素:①是

否坚持用药:坚持用药者效果好,而未坚持用药或未正规治疗的患者,易出现病变无好转或加重,甚至癌变。②病理类型:轻度不典型增生一般对药物反应好而且快,3~6个月病变消退,妊娠率高。中、重度不典型增生,特别是重度不典型增生,对药物反应较差、较慢,6个月后病变才好转或消退,停药后还可能再发,需再治疗。③孕激素受体(PR)含量:PR含量,对药物反应好,因此内膜活检的同时,最好检测PR含量,PR阴性者可用药物提高PR含量以提高疗效,如三苯氧胺。④分子机制:Amezcua等认为PR含量不足,PR调节功能改变,转化生长因子α、表皮生长因子受体下降,bcl-2活性下降,与不典型增生对孕激素治疗无反应有关。

(5)单纯性增生、复合性增生的药物治疗:可根据患者年龄、对生育的要求等因素选择。一般认为,两者均为良性病变,癌变率均低,宜首选药物治疗。既往主要药物是孕激素,研究表明,单纯性增生、复合性增生采用孕激素周期性治疗后,86%病变消退,未见转变为癌的病例,但10.7%复发,其原因与病变高危因素,如肥胖、糖尿病、排卵功能障碍等依然存在有关。近年有文献报道,促性腺激素释放激素激动药(GnRH-a)对单纯性增生、复合性增生有较好的疗效。Agorastos等治疗30例复合性增生、12例单纯性增生,随访2年发现100%的患者子宫内膜转化为功能性子宫内膜或萎缩内膜。表明GnRH-a治疗单纯性增生、复合性增生的疗效与孕激素相似,且GnRH-a对控制出血的效果优于孕激素。一般认为,GnRH-a主要适用于复合性增生,特别是不能手术或需行孕激素治疗或年轻患者。

也有学者采用丹那唑治疗1~3个月,在随后9个月的随访中未见病变复发,但由于丹那唑不良反应较明显,使其在临床应用中受到限制。此外,还有人工周期治疗(孕激素加雌激素)、前列腺素合成酶抑制剂及抗纤溶药物等。药物治疗更多用于青春期功能性子宫出血,如能坚持,多数患者可获得较好效果,但亦有不少患者效果不甚满意。药物治疗的长处是不必施行手术,可以保留生育能力。但药物治疗疗程长,并可能引起一些不良反应,包括胃肠不适、眩晕、声哑、体重增加,甚至血栓形成等。部分患者在停药后,子宫异常出血可能复发。

除以上药物外,一种新的药物疗法——RU486对功血的治疗,目前正引起妇科学者的关注。下面介绍RU486对子宫内膜增生的调节机制研究进展。

RU486(米非司酮)是法国Roussel-Uclaf公司在80年代初研制的一种抗黄体酮的甾体类药物,它同黄体酮(P)、炔诺酮一样都与黄体酮受体有亲和力,但本身并无黄体酮活性,在受体水平拮抗黄体酮作用。基于这种特点,RU486在临床上被广泛用于抗早孕,辅助引产,排卵后抗生育以及有黄体酮受体表达的肿瘤的治疗。目前亦用于抑制子宫内膜增生引起的功能性子宫出血。其主要作用如下。

①拮抗黄体酮:黄体酮对于子宫内膜生长的作用是多方面的。它可刺激人子宫内膜间质细胞的DNA合成,调节一种包含胰岛素样生长因子(IGF)、胰岛素样生长因子受体(IGFR)以及胰岛素样生长因子结合蛋白(IGF-BPs)在内的自分泌调控子宫内膜生长的网络模式,而RU486可以完全抑制黄体酮的这种作用,从而影响内膜细胞的生长。黄体酮还可使人子宫内膜细胞的表皮生长因子受体(EGFR)数量增加,联合雌激素E可增强其作用,因为表皮生长因子(EGF)参与子宫内膜增殖分化过程,RU486通过拮抗黄体酮这种作用从而影响内膜细胞增生。有研究发现安宫黄体酮(MPA)可刺激子宫内膜芳香化酶活性,RU486可抑制该过程而间接抑制内膜芳香化酶活性降低子宫内膜局部合成雌激素(E)水平,从而影响内膜细胞增生。

孕酮不仅可以刺激子宫内膜细胞生长分化,也可以抑制内膜细胞凋亡,应用 RU486 或撤退孕酮均可导致子宫内膜细胞凋亡现象的大量增加。临床观察发现,于排卵后应用 RU486($10mg/d \times 4$ 周)可以阻断正常人子宫内膜生长,其组织形态发育有不同步性,并发现受孕酮调节的 E_2 脱氢酶活性降低,间质缺乏蜕膜化表现,进一步证实 RU486 拮抗孕酮作用。在对离体子宫内膜研究中发现,在有孕酮或 E_2 合并孕酮存在的条件下,RU486 对离体人子宫内膜生长表现为明显抑制作用,而单独用 RU486 却无明显抑制作用,进一步证实 RU486 可拮抗孕酮对子宫内膜的促生长作用。

②非竞争性抗雌激素作用:临床研究发现,在孕酮存在的条件下,RU486 是拮抗孕酮作用的,但缺乏孕酮时,RU486 低剂量显示出对子宫内膜微弱的孕激素效应,而高剂量则呈现一种抗增生(抗 E)效应。这种 RU486 抑制雌激素对于子宫内膜增生效应的能力被称为"非竞争性抗雌激素作用",因为 RU486 并不与雌激素竞争其受体。在抑制 E_2 促内膜细胞分裂活性方面,RU486 明显比孕酮更有效。实验研究发现,在卵泡早中期应用 RU486 可观察到早期增生内膜的持续性阻滞。内膜活检显示静止期(萎缩型)表现,间质致密,血清水平逐渐升高的雌激素对子宫内膜细胞的正常促分裂效应被 RU486 拮抗,最终均导致闭经。RU486 这种强的非竞争性抗雌激素作用可阻碍增生的子宫内膜对生理雌激素水平的正常分裂反应。子宫内膜细胞有丝分裂现象减少,间质致密化及腺体单一,是 RU486 抗雌激素作用中一个重要的形态学标志。

③干扰子宫内膜血管生成:子宫内膜增生需要局部血管供给营养,多项研究表明,RU486 可干扰子宫内膜局部血管生成及其生理功能,从而影响子宫内膜增生。临床观察发现,在排卵后应用 RU486 可使内膜组织中毛细血管内皮细胞发生坏死,伴或不伴邻近间质退化性改变,毛细血管直径和面积均小于正常对照组,而 RU486 应用于排卵前则未见血管明显变化,提示排卵后应用 RU486 可直接影响子宫内膜的毛细血管。

(6)不典型增生的药物治疗:主要是阻止病变向内膜癌发展,其他也包括控制出血,治疗不育。不典型增生的治疗方法主要包括药物治疗及手术治疗。方案的选择应根据患者的年龄、对生育的要求、病变的程度及身体健康状况等综合考虑。在治疗时,应首先明确诊断,查清不典型增生的原因,如存在多囊卵巢、卵巢功能性肿瘤、垂体瘤等情况时,应做针对性治疗。

2. 深度刮宫　普通的刮宫术主要用于诊断宫内异常病变,对子宫异常出血的治疗帮助不大。深度刮宫往往仅能取得近期效果,由于基底层内膜及深入到子宫肌层的内膜腺体并未被去除,日后又再增殖,导致月经过多复发,故远期效果不理想。

3. 全子宫切除术　是对顽固性子宫异常出血肯定而有效的疗法。在美国,每年约有 50 万～60 万妇女接受子宫切除术,其中 1/3 是由于子宫异常出血。子宫切除术虽可达到根治月经过多的目的,但手术并发症如术中麻醉意外、周围脏器损伤、出血过多、术后切口感染、肠道粘连、膀胱功能异常、切口疝、腹部瘢痕等对患者身体的损伤较大。此外子宫动脉切除后,卵巢的血液供应将减少一半,虽然保留了卵巢,但其内分泌功能和发挥作用的时间将受到一定的影响,有些患者还会出现因失去子宫而引起的心理障碍。

第三节 子宫内膜去除术概要

如前所述,药物治疗子宫内膜增生虽可部分缓解症状,但耗时、耗力、复发率高;切除子宫虽能达到根治的目的,但手术创伤大,破坏了局部解剖结构,对希望保留子宫的患者实为下策。那么,采取何种方法既能达到治疗目的,又不过度损伤正常组织?随着科学技术的发展,宫腔镜的应用,子宫内膜去除术——这一治疗子宫内膜增生的微创手术方法解决了此项难题。大量的随访研究证实,宫腔镜手术已成为子宫内膜增生的首选外科治疗方法,而且内在创伤比值小,被誉为微创外科手术成功的典范。

【原理】

子宫内膜去除术(endomtrial resection,ER 或 endometrial ablation,EA)又称宫腔镜下子宫内膜去除术(Hysteroscopic endometrial ablation,HEA),是经宫腔镜通过使用各种器械切除子宫内膜的基底层及部分子宫肌层,破坏子宫内膜正常生长的解剖学基础,以达到人工绝经或减少月经,治疗子宫异常出血之目的。

设法摧毁子宫内膜以控制顽固性子宫出血并非新的概念,早在 20 世纪 40 年代美国医师 Asherman 曾报道过度刮宫后会继发闭经或月经减少,并将其命名为 Asherman 综合征。如果能对经血过多的患者造成 Asherman 综合征样的效果,仅仅去除导致出血的子宫内膜而不破坏盆腔正常的解剖结构,实为一种理想的治疗方法。特别是对那些期望保留子宫又想解除异常出血之痛苦的患者,无疑是一道福音。宫腔镜的发展和应用使这一愿望成为现实。

在宫腔镜的直视下,子宫内膜被导入宫腔内的各种形式的能源作适度而彻底的破坏,在切除内膜基底层和部分子宫肌层后,子宫内膜及所含受体基本消失或仅存少许,对

卵巢分泌的雌孕激素缺少反应,无正常子宫内膜增生、分泌的周期性变化,出现人工闭经或月经减少,从而达到治疗子宫异常出血的目的。1981 年 Goldrath 首先报道使用激光进行子宫内膜去除术。通过激光对子宫内膜及浅肌层的汽化消融作用,造成对子宫内膜不可逆的损毁,破坏了正常月经的解剖学基础,其治疗子宫异常出血的有效率达 80%～90%。1983 年,DeCherney 等首先开始使用泌尿科的切除镜合并电凝法做子宫内膜切除术,并获得满意的疗效。1988 年和 1989 年林保良和 Vaincaillie 用便宜和简单的滚球替代了昂贵的激光,1989 年 EA 得到美国食品和药品管理局(FDA)批准。从此宫腔镜下子宫内膜切除术在妇科治疗领域确立了自己的位置,并逐渐显露出自己的优势。

【适应证】

(1)患有顽固的非器质性月经过多,经一般的药物治疗仍无改善者。月经过多一般是指每次月经血量超过 80ml;月经前后血红蛋白相差 1～2 克以上;患者出现头晕、乏力、心慌、气短等不适的症状。

(2)年龄超过 40 岁,或不再要求生育者。

(3)年轻合并有严重智力障碍,不能生活自理者,如先天愚型等。

(4)高危患者不能耐受全子宫切除术,如严重心肺疾病等。

(5)患有血液系统疾病或需终身服用抗凝药而致月经过多者。

(6)绝经后服用激素类药物而致子宫内膜增厚,阴道出血者。

(7)初次子宫内膜切除术后效果不理想者,可行再次手术。

【禁忌证】

1. 绝对禁忌证

(1)急性生殖系统感染。

（2）心肾等重要脏器功能衰竭，不能胜任手术。

2. 相对禁忌证

（1）子宫大小＞12 周、宫腔深＞14cm 的子宫应慎重手术。

（2）宫颈结构异常，如宫颈瘢痕、裂伤或松弛而影响膨宫效果。

（3）子宫体过度倾曲，致宫腔镜不能到达宫底而限制了手术范围，影响手术疗效者。

（4）子宫恶性肿瘤，如子宫内膜癌等。必须强调对子宫内膜腺癌的高危人群，应格外仔细评估子宫内膜的重要性。对反复出血的患者尤应注意，不能仅仅因为前次刮宫内膜无紊乱即主观断定没有问题。术前应仔细评估内膜，证实有新生物形成者不宜施此术。

【术前准备】

1. 常规检查

（1）术前应详细了解病史，进行全面的体格检查及盆腔检查。

（2）超声波检查：盆腔 B 超应重点了解子宫内膜厚度（术前子宫内膜应＜3mm）；子宫腔深度（宫颈管与宫腔深度应＜12cm）。

（3）宫腔镜检查与诊断性刮宫虽非常规，但应在术前了解子宫内膜情况，除外恶性病变。

（4）血尿常规等实验室检查：重点除外血液系统疾病及凝血功能障碍等。

2. 子宫内膜准备　为提高手术的成功率，患者在术前可先接受药物治疗，以造成内膜适度萎缩而便于手术操作。目前常用的药物如下。

（1）丹那唑（Danazol）：100～600 mg/d，连服 6～12 周；或 800 mg/d，连服 2～4 周。

（2）内美通：2.5 mg，每周 2 次，连服 4 周。

（3）促性腺激素释放激素类似物（gonadotropin-releasing hormone analogs，GN-RH-a）：此类药虽然效果很好，但因价格均比较昂贵，目前在国内尚未常规应用。临床常用的药物有① leuprolide acetate：7.5 mg，4 周肌内注射 1 针，连用 2～3 个月；②达必佳（decapeptyl-depot）：于月经第 2 天肌内注射 1 支，4 周内手术；③丙氨瑞林（Alarelin）：150μg，肌内注射，每日 1 次，连续 4 周。

（4）孕激素和避孕药：此类药物虽然可使子宫内膜变薄，但却容易产生蜕膜样变化，这一方面会导致内膜血管形成增多，增加手术出血机会；另一方面引起间质水肿，易使内膜的切除深度不够，影响手术的成功率。临床常用的药物有①炔雌烯醇：10 mg/d，连服 4 周；②甲羟孕酮（medroxyprogesterone）：30～50 mg 口服，每日 1 次，连服 4 周。

（5）米非司酮（RU486）：20mg，每日 1 次，连服 2～3 个月。

此外，也有报道不作内膜准备，而直接行子宫内膜切除术，即所谓"一期法"完成子宫内膜切除。具体方法是：凡符合手术适应证的患者术前无须服药，仅于术时先行宫腔镜检查初步排除恶性病变后做全面诊刮术，刮出内膜留送组织病理检查；随即施行内膜切除或内膜去除术。经临床观察此法同样有效。缺点是诊刮后造成宫腔内壁充血，手术视野欠清晰，给手术带来一定困难，故需有经验的医师完成。

3. 宫颈准备　可于术前 24h 内经宫颈管放置海藻棒或塑料导管等扩张宫颈管，以减少术时的宫颈裂伤及子宫穿孔。

4. 心理准备　尽管子宫内膜切除术与其他治疗方法相比有无可替代的优越性，但其疗效亦非百分之百。特别是对合并有子宫内膜异位症或子宫腺肌症的患者，子宫内膜切除术不能治愈因该病引起的痛经或腰骶痛，故术前应向患者交代清楚。此外，还要向患者详细解释有关不育、出血、近期并发症、远期预后、复发的可能性及必要时需切除子宫等问题。征得患者的正式同意，并有文字记录。

【手术分类】

1. 根据是否应用宫腔镜进行子宫内膜

去除术可分为:宫腔镜下 EA 和非宫腔镜 EA 两大类;每类又根据使用能源不同分为以下几种。

(1)宫腔镜下子宫内膜去除术:如经宫颈子宫内膜电切术(transcervical resection of endometrium,TCRE)、激光子宫内膜去除术(laser endometrial ablation)、电滚球子宫内膜去除术(ruller-ball endometrial ablation)、气化电极子宫内膜去除术(gasification electrode endometrial ablation)、循环热水子宫内膜去除术(hydro-thermoablation,HTA)。

(2)非宫腔镜下子宫内膜去除术:如热球子宫内膜去除术(uterine balloon thermoablation,UBT)、微波子宫内膜去除术(microwave endometrial ablation,MEA)、冷冻子宫内膜去除术(cryo-endometrial ablation,CEA)、射频子宫内膜去除术(radiofrequency ablation)、光动力子宫内膜去除术(photodynamic endometrial ablation,PEA)、高强度超声子宫内膜去除术(high intensity ultrasound endometrial ablation)、蒸汽子宫内膜去除术(vapor-based endometrial ablation)。

2. 按照子宫内膜去除术的发展进程分类

(1)第 1 代是在宫腔镜直视下通过高频电刀或激光去除子宫内膜,达到治愈出血的目的。主要包括单极或双极经宫颈子宫内膜电切术、激光子宫内膜去除术、滚球或滚筒电极电凝子宫内膜去除术。

(2)第 2 代的手术系统均为程序化设计,简单、安全、快捷。主要包括热球子宫内膜去除术、循环热水子宫内膜去除术、微波子宫内膜去除术、子宫内膜激光热疗(ELITT)、冷冻子宫内膜去除术、光动力子宫内膜去除术、高强度超声子宫内膜去除术、射频子宫内膜去除术、蒸汽子宫内膜去除术。

【注意事项】

1. 术中监测

(1)患者的症状和体征:应注意患者的主诉症状,如是否出现胸闷不适、恶心呕吐、烦躁不安、嗜睡、青紫、苍白、颜面水肿等;密切监测心率和血压的变化,如大量失血可伴有心动过速和低血容量性休克。当灌流液吸收过多时,可出现收缩压偏高、心率减慢、脉压增宽及体温降低等体征。

(2)特殊检查:如手术时间较长,应注意检查血生化指标,如血清钾、钠、氯及血气分析等,如血钠较术前降低 15 mmol/L,应提高警惕防止低钠血症。

(3)腹腔镜或 B 超监测:如有条件术中可行腹腔镜或 B 超进行监测,及时发现子宫穿孔等问题。

2. 术中可能出现的问题

(1)膨宫不良:膨宫不良直接影响手术视野及手术效果,常见的原因有宫颈功能不全、子宫穿孔或膨宫压力不高。对宫颈功能不全,可缝合或用宫颈钳围绕宫颈挟持。怀疑子宫穿孔时应立即停止手术。

(2)出血:如膨宫压力过低,切割时电凝电流强度不足,或切割过深伤及子宫肌层的小血管等,均可导致出血。此时可提高膨宫压力,增加电凝电流强度,电凝出血的血管即可止血。或在宫颈根部 3 点、9 点处各注射 25% 的垂体后叶素 20 ml 促进子宫平滑肌收缩。

(3)灌流液吸收过快:如膨宫压力过高,子宫穿孔或手术创面过大均可导致灌流液吸收过快。此时应停止手术操作,对症处理。待身体恢复正常后行第 2 次手术。

3. 术后监护

(1)抗炎预防感染,可应用抗生素 3~5d。

(2)纠正酸中毒及维持水电解质平衡:因电切术膨宫液禁含电解质,如手术时间过长,膨吸收过多,应注意水电平衡紊乱的问题,必要时应补充电解质。

(3)注意体温变化:术后第一日可出现一过性发热,体温可骤然上升至 37.6~39 ℃,一般认为是灌流液的致热源反应,亦应警惕感染的可能性。

（4）出血及排液：术后一周阴道排液为血性，以后逐渐转为血水，黄水及无色水样排液，一般持续 2 个月左右，待子宫创面完全上皮化，排液停止。术后第 3 个月出血为月经，有时仅为点滴状。

【并发症】

子宫内膜切除术并发症的发生率为 3%～5%，分为术中并发症及术后并发症。

1. 术中并发症

（1）子宫穿孔（uterine perforation）：发生率为 1%～3%。多见于宫颈扩张及切除宫角处子宫内膜时。子宫极度倾曲易致扩宫时扩宫器穿出宫颈峡部。双侧宫角是子宫肌层最薄弱的部位，一般仅为宫底肌层厚度的1/2 或 1/3。对于经验不足者，切除此处内膜和肌层极易造成穿孔。

（2）宫颈裂伤（cervical tears）：多发生在宫颈扩张至 7～8 mm 以上时，未产妇、陈旧性宫颈管瘢痕和术前应用 GnRH 类似物患者，更易出现宫颈裂伤。

（3）出血（bleeding）：发生率约 0.7%。多因宫颈裂伤、切割过深、宫缩不良或术中止血不彻底所致。

（4）过度水化综合征（hyperhydration sydrome 或 fluid overload）：多见于 TCRE，其本质为低钠血症，发生率为 1%～8%。当大量灌流液在短时间内吸收进入血液循环时，可导致血容量过多及低钠血症。如血钠水平较术前降低 15 mmol/L，可能会引起一系列全身症状，如血钠＜120 mmol/L 甚至会出现肺水肿，严重者可致死亡。

（5）气栓：气体栓塞是一种罕见的严重并发症，致死率高，若有神经系统并发症往往难以恢复。因手术膨宫，使被切开的静脉暴露于空气中，当空气压力高于静脉压力时易发生气栓。

2. 术后并发症

（1）子宫肌炎（endomyometritis）和子宫积脓（pyometra）：一般很少见，但严重者可引起盆腔感染。EA 后发生子宫内膜炎的概率为 1.4%～2.0%，子宫肌炎的概率为 0～0.9%，盆腔炎为 1.1%，盆腔脓肿为 0～1.1%。一项随机对照试验对比了 EA 或电切术后用抗生素组（55 例）与不用抗生素组（61 例）感染的发生率，不用抗生素组感染发生率为 16%，抗生素组为 2%。尽管血培养如此，2 组患者临床皆无症状。故 EA 后是否使用抗生素尚无定论。

（2）宫腔粘连及宫腔积血：较少见，是引起术后晚期腹痛的常见原因之一。在一项超过 30 个月的 REA 与双极电切子宫内膜去除术后的随访中，宫腔镜下可以看到宫底部与宫角部的内膜。而 EA 后炎症坏死会导致子宫的收缩与瘢痕，导致残存的内膜出血淤积在宫腔；其发生率为 1%～3%，超声与磁共振可辅助诊断，宫腔积血多见于术中损伤了宫颈管内膜，术后宫颈粘连，致使宫腔内血液引流不畅，造成宫腔积血。其表现为周期性腹痛。治疗：可在 B 超引导下扩探宫腔，排出积血即可治愈；如肌质粘连面广泛而致密，则需用手术宫腔镜切除粘连带，开放积血腔；为防止再次粘连，可放置宫内节育器，2 个月后取出。治疗失败：表现为子宫出血没有减少，或短期内症状复发。有报道术后 3 年复发率为 10%～11%。

（3）阴道不规则流血：EA 后闭经率通常＜50%，提示内膜仍持续存在。一项磁共振的研究发现 REA 后，包括闭经患者在内的 95%患者尚有内膜组织。此外，亦有报道患者在 TCRE 术后，仍有周期性子宫出血，但复查宫腔无子宫内膜残留。其发生机制可能涉及血管生成因子异常等，尚有待进一步研究。

（4）子宫内膜去除-输卵管绝育综合征（postablation-tubal sterilization syndrome）：因患者术前多有输卵管绝育术史，发生率为 6%～9%。术后 2～3 年患者出现下腹难以忍受的疼痛。表现为术后经血虽然减少,但出现明显的周期性腹痛,平时亦可有腹部的隐隐作痛,严重者甚至会影响患者的正常生活及工作。因此而切除子宫者,可发现在宫腔及输卵管残端有积血,个别有子宫腺肌症。为了避免宫腔积血与PATSS,行EA时应止于子宫下段,避免对宫颈的热损伤。由于输卵管近端容易穿孔,目前尚无明确有效的预防措施。

(5)有些学者将妊娠列为手术失败,对此尚需讨论。首先应明确子宫内膜切除术不等于绝育术,故应向患者交代,子宫内膜切除虽可导致不孕,但并非百分之百。术后妊娠概率为0.7%,间隔时间由5周到12年不等。EA后再次妊娠,母亲、胎儿患并发症的风险均有提高。Yin总结了英文文献中123例EA后妊娠的患者,其中59例(48%)因母亲的要求终止了妊娠;剩余的64例中各种并发症的发生率分别为:自发性流产27%(17/64),胎膜早破16%(10/64),早产30%(19/64),剖宫产42%(27/64),胎盘粘连25%(17/64),其中胎盘粘连的患者有10例切除了子宫。123例EA后妊娠的患者中4例输卵管妊娠,2例宫角妊娠,2例宫颈妊娠;异位妊娠的发生率为6.5%(8/123)。婴儿围生期病死率14%(9/64),与发达国家的围生期病死率一致。5例婴儿有先天性畸形,包括:1例颅缝早闭,1对唐氏综合征的双胞胎,1例胼胝体发育不全,1例双侧的足畸形及1例宫腔粘连引起的胎儿畸形。仅有1例29岁的母亲在妊娠24周时因自发性子宫破裂和子宫大量出血死亡。由于数据有限,现在尚无EA后妊娠相关的规范处理。所以临床医师应意识到EA后妊娠存在潜在风险,建议术后避孕和严密随访。Vaughan对月经过多,同时又需要避孕的患者在进行EA后放置炔诺酮宫内缓释系统,平均随访时间为25个月(6~54个月)。在105例中,53例月经量少于平时月经量,49例闭经,102例

(96%)效果满意,1例进行了子宫切除术,提示EA联合炔诺酮宫内缓释系统可能取得更好的疗效。

(6)治疗失败:Takahashi等对1999—2004年的114例接受EA的患者进行了横断面的研究,随访时间均超过5年,平均随访时间为82个月,采用Logistics回归模型预测的EA成功率为80.6%,年龄与成功率有直接的关系($OR=1.2$,$P=0.003$),输卵管结扎史与EA成功率呈负相关($OR=0.3$,$P=0.049$)。在治疗失败的患者中,21例(72.4%)进行了子宫切除术,仅1例提示PATSS。EA后能长期维持好的满意率,但需要更多的研究分析影响预后的独立因素。虽然大多数患者EA后并不闭经,但是85%的患者在术后1年内都对手术表示满意。一项分析了EA后的816例的研究显示,治疗失败的危险因素有年龄<45岁、输卵管绝育术后、围术期月经失调、超声显示子宫腺肌病和血红蛋白$\geqslant120$ g/L等。Shavell总结了2003年1月—2010年6月1169例EA后行子宫切除术的概率与相关因素,平均随访39个月,最短随访时间超过9个月。患者中157例(13.4%)在EA后进行了子宫切除术,平均39.0(38.0—40.1)岁,明显较单纯内膜剥除的患者[平均41.4(41.0—41.9)岁]年轻($P<0.001$);有前次剖宫产史的比例前者也高于后者(26.3%:18.1%,$P=0.02$)。子宫切除术的比例与EA的类型有关:REA为33.0%,UBT为16.5%($P=0.003$),RAFE为11.0%($P<0.001$),CEA为9.8%($P<0.001$)。此外EA后距子宫切除的时间也与EA的类型有关。被切除的子宫标本中44.4%存在子宫腺肌病。另一项研究分析了EA后行子宫切除术的6例,50%的患者主要因为出血过多,28%因为后续的疼痛,而22%的患者两者皆有。术后病理发现,疼痛为主诉的患者26%有宫腔积血,术后因出血过多手术者44%有子宫肌

瘤。二次 EA 时,由于 EA 后宫腔内粘连,各种并发症的概率增高。初次 EA(n=800)和二次 EA(n=75)的前瞻性队列研究中,二次手术中子宫穿孔、出血、过量液体吸收和生殖道烧伤等并发症的比例明显增高(9.3%:2.0%)。

(7)潜在疾病的风险:EA 尚不是子宫内膜不典型增生和子宫内膜癌的治疗方式,也不会增加子宫内膜不典型增生与子宫内膜癌的风险,但是 EA 后由于粘连会影响子宫内膜的取样与早期症状的出现,子宫内膜不典型增生较易进展为子宫内膜癌,故应该列为 EA 的禁忌证。服用他莫昔芬的妇女导致子宫内膜癌的风险增加,Gao 对接受他莫昔芬治疗乳腺癌的子宫内膜息肉高危患者,在良性子宫内膜息肉切除后行 REA,76 例随访 3 年以上时间,仅有 4 例复发,复发率为 5.3%,无一例子宫内膜癌患者,故列为相对禁忌证,应权衡患者的症状与生活质量。

【预后】

1. 术后宫腔形态 国外学者发现子宫内膜电切后 B 超显示宫腔显著缩小,从平均 3ml 缩小至 1ml。宫腔镜发现宫底部显著的粘连形成,宫腔狭窄,偶尔有宫腔闭塞。这种危险多是基于理论上而非实际情况。经临床观察发现,当宫颈管上部内膜切除后,宫颈管粘连很少发生,积血多局限在宫底部。由于子宫内膜全层遭到破坏,术后宫腔表面覆盖的上皮很薄,因组织纤维化色泽黄白,有时可见局部的宫腔粘连。

2. 内膜组织学观察 对激光去除子宫内膜术后进行组织形态学观察,可能发现以下改变。

(1)前 3 个月内膜稀少,呈增生期改变,含有大量血、黏液、纤维蛋白、坏死及肉芽组织,并可见到退变的残余组织,显微镜下见成堆的中性多核细胞、组织细胞和巨核细胞包绕着坏死和退变组织。

(2)3 个月后取得内膜很少,此时内膜已

有周期性改变,其厚度多<1 mm。有些区域可见立方上皮很接近其下方的肌层,表面的内膜腺体呈中期分泌期改变,有些腺体内含有退变的中性多核细胞,间质有大小一致的细胞及水肿明显的毛细血管扩张,另可见到多核巨细胞。

(3)8～10 个月的子宫内膜部分区域可增厚达 3 mm,有正常的周期变化。但大部分区域的子宫内膜仍较薄。无肉芽组织,可见间质纤维化。

(4)1 年后已无退变内膜,有多核巨细胞,偶有淋巴细胞出现。

总之,激光治疗后 3 个月可再上皮化,5 个月以后出现少量正常子宫内膜,炎症反应完全消失,仅可见到少量巨核细胞和中性粒细胞浸润。腺体再生主要由于残留腺体的上皮化,多发生在内膜菲薄的部分,即子宫角部和峡部。成功的内膜去除术,腺体不能上皮化,故设想此种情况可能是来自输卵管口部和峡部内膜的入侵生长。

3. 疗效观察 大量文章将子宫内膜切除术与子宫切除术在手术时间、手术并发症、住院时间及费用等方面进行了比较,结果是子宫内膜切除术较后者住院时间短,手术创伤小,术后恢复快,并发症也明显低于切除子宫的患者。70%～90% 的患者对本术式的治疗效果表示满意。由此可见,子宫内膜切除术可使绝大部分非器质性子宫异常出血的患者,免受切除子宫之苦。

通过对子宫内膜切除术的患者进行术后追踪调查,总有效率为 85%～95%。其中,25%～60% 的患者闭经,30%～58% 出现月经减少,6%～30%月经恢复正常(eumenorrhea),4%～12%无变化,4%～30%再次行子宫内膜切除术后达到治疗目的,2%～13%行全子宫切除术。

在 2%～13% 行全子宫切除术的患者中,进行性顽固性的盆腹部疼痛、复发性出血及子宫恶性肿瘤是手术常见的原因。经对术

后标本的组织病理学检查发现,约50%的患者为子宫腺肌病。故对术前已可疑为子宫腺肌病的患者,应尽量避免行子宫内膜切除术。

由于子宫内膜去除术为临床接受并渐普及的历史不长(仅十余年),各种手术方法应在趋于规范化后,进行严格、广泛、对照的临床比较性研究,即所谓循证医学,对其疗效、并发症及其处理、存在问题应进行长期随访和客观评估,以期做出各种手术的指征范围、预检预治原则并简化和改进器械设备和治疗方法。在临床试验过程中,应对受术对象做好解释以求理解和配合,包括:术后的不育或意外妊娠,甚至宫外孕发生等;近期并发症、远期并发症、远期预后、复发可能性以及最终切除子宫等问题;术后少数患者会持续存在或发展成周期性腹痛且加重以及任何手术无法改善的神经内分泌症状、痛经等;绝经前后妇女仍应警惕子宫内膜癌在残存内膜生长的危险。

第四节　子宫内膜去除常用术式

子宫内膜切除术(transcervical endomitrium resection,TCRE)是指经宫腔镜放置环状电极,切除子宫内膜及部分肌层,以达到防止子宫内膜再生、出血之目的。

一、经宫颈子宫内膜电切术

【手术器械】

子宫电切镜是宫腔镜手术必备的器械,其构造及配件已如前述。进行子宫内膜切除术的主要器械有单、双极两种。

1. 单极型环状电极　简称电切环。环状电极为一与切除器成钝角的金属丝套圈。操作时可将其插入内膜深层,根据手术要求调整其深度。纯切割输出功率为80～210W。适宜的电极功率设置,应以最小的输出功率即可达到预期的治疗目的为准,故推荐功率为80～100W。电极为直径4mm、6mm、8mm的电切圈。

2. 双极型环状电极　其活动电极与回路电极相比邻,回路电极不接触人体组织,电流只能通过两者之间的组织。因此,双极切割避免了单极可能引起的电击伤、子宫穿孔和邻近组织损伤。目前国际广泛采用的稳适宝(VERSPOINT)可气化切割和电凝,输出功率50～200W,电极微小,可通过1.7mm的操作孔,减少宫颈扩张,宫颈撕裂,降低心脑综合征的发生。电极类型有多种,弹簧型、螺旋型电极包括多根细丝,加大了组织的接触面,同时限制电极的直径,在较大的功率下(>50W),能更快地切除组织,同时也产生极有效的止血功能。球形电极有较小的组织接触面,可控制组织切割,有一定的止血作用,组织损伤较小,建议用于止血。肌瘤手术建议用弹簧电极,用较大功率。螺旋电极具有绝佳的切割能力,多用于息肉、粘连、纵隔的切除。

【原理】

以电为能源的宫腔镜子宫内膜切除术,是利用高频电流通过子宫组织而产生预期的破坏效应。环状电极切除子宫内膜所用的切割电流,是一种连续性的正弦波,它具有较高的能量输出,可使细胞内物质瞬间高温汽化,细胞破裂产生切割效应。与此同时,细胞高温破裂驱散细胞内热量,限制了其下方的组织热损伤深度。在设定功率的宫腔镜手术中,切割电极对组织的热损伤深度不随功率的增加而加深。

经临床研究发现,正常子宫底平均厚度为1.4cm,子宫前壁为1.8cm,子宫后壁为1.9cm;子宫峡部为1.7cm(最薄处仅0.7cm);子宫角壁距输卵管入口0.5cm处仅0.6cm。由于子宫肌层各部位的厚度不一,进行电切割手术时切记电切环插入子宫内膜的深度要根据不同的部位而有所区别。

【操作步骤】

(1)因子宫电切镜外径较粗,首先应用 Hegar 扩宫器将宫颈扩张至 9～11mm,然后将备有 8 mm×5 mm 金属环状电极插入镜体置入宫腔。

(2)操作时按切除要求的深度,将电切环切入组织内缓慢移动。电极移动速度每秒 1～3cm,以无组织牵拉感为适。深度在宫底及子宫前后侧壁 3～5 mm,两侧宫角因肌层较薄可减至 2 mm。其顺序可先宫角、宫底、再后壁、前壁和侧壁,或根据术者的习惯顺序切除。也可将 8 mm 环状电极置于宫底中央部,并将其全部置于子宫内膜内(5mm 深),首先由前壁开始切除,所有切除的条状组织都必须测量以确知所取组织至少 3 mm 厚。取出内膜后,关闭吸引器,液体自宫口流出,后壁及两侧壁同法切除,两侧壁切除时由近输卵管口 5mm 处开始。最初这 4 块组织称为"基本内膜标本"。剩余的内膜组织位于前、后壁呈长三角形,可同法切除。如此全部切除内膜至宫颈内口,仅剩基底层。

(3)进行子宫内膜电切时,技术上最为困难的是完全切除宫角部内膜。这部分肌层壁最薄,易造成子宫穿孔,同时也很难接近。残留内膜可以再生引起出血,或由于远端的粘连形成,经血排出不畅而引起周期性疼痛。此处可考虑使用滚球电凝较电切更为有效且易接近。

(4)所有标本除输卵管口周围的之外,均为 3～5mm 厚。切下的组织一般呈条状,两头略薄,中央较厚,状如小舟。经产大小的宫腔切下的条状组织 8～16 条。该技术利用电极与内膜的几何关系可预定切除深度,提供准确的病理标本。组织片的厚度与电切环放置的深度呈正比,其长度则取决于电切环及镜鞘移动的距离。整个手术需时 15～30min。

(5)根据切除子宫内膜的范围可将电切术分为全切和部分切除。所谓全切即全部宫腔的子宫内膜均被切除,下缘达宫颈管上半部。部分切除并不是切除部分厚度的内膜,而是上 2/3 宫腔内膜的全部切除。有人担心术后的宫颈粘连和宫腔积血而只进行部分内膜切除。然而宫颈粘连毕竟很少发生,而且宫腔粘连往往发生在宫底部位,而不是子宫峡部和宫颈部。除非患者要求术后保留月经来潮,否则没有理由不处理整个宫腔。全切术后的闭经率和少经率显著提高。

【膨宫介质】

膨宫介质多为液体。

1. 要求和选择　单极电切膨宫液中不应含有电解质成分以防导电,故不能使用生理盐水或平衡液。膨宫液可选择 5% 葡萄糖溶液。因价格便宜,对血电解质和血浆渗透压的影响较小,而广泛用于临床。具有健全葡萄糖耐受能力的患者,血糖可在术后 2h 恢复正常。此外,还可使用 1.5% 氨基乙酸(glycine)、1.5% 甘氨酸、3% 或 5% 山梨醇(sorbitol)、5% 甘露醇等。双极电切可以应用生理盐水膨宫。

2. 不能使用的膨宫液

(1)高渗性葡萄糖溶液,因其可引起渗透性血溶量扩张。

(2)纯水也不能使用,因为可导致溶血。

(3)右旋糖酐-70,因在宫腔外科手术用电器械手术时分解而致视野模糊。

3. 膨宫监测　因手术切除子宫内膜后,子宫肌层内小血管开放,加之手术耗时较长,如膨宫液液入量大于流出量,则容易出现过度水化综合征,故术中进行膨宫监测非常重要。

(1)电动膨宫抽吸泵,膨宫压力设定为 13.3～25kPa,液流速度为 260ml/min。监测方法如下。

(2)简易监测法:可用下口瓶或输液吊瓶,液面落差 100cm(80～100cmH$_2$O)。下水连接负压吸引泵,吸引负压 13.3kPa(80～100mmHg),或任出水管自然垂落。或将一 2L 的瓶子挂起在 90cm 高处,利用重力通过带喷头的管道将 1.5% 的甘氨酸或其他膨宫液引入宫腔。液体回收系统由一 2L 的瓶子与壁式吸引器相连,压力调至 20kPa(150mmHg)。

【评价】

1. 优点

(1)可调整切除组织的厚度,一般需切除子宫内膜的全部功能层和基底层,还应包括 2~3mm 的肌层组织。

(2)切除的组织可送病理检查。

2. 缺点

(1)应用环状电极切除双侧宫角,深度有时难以掌握。因子宫角部的解剖学形态内陷,此处组织学结构肌层薄弱,尤其是经验不足者,操作时容易发生子宫穿孔。

(2)子宫内膜切除后,大量膨宫液可经宫壁肌层内开放的小血管进入血液循环,导致水中毒。

(3)子宫底位于子宫的顶部,需用环形电极横行切割,技术难度大。在宫角及宫底处切除子宫内膜往往不够彻底。因子宫内膜有惊人的再生能力,若此处内膜残存日后再生,则仍有宫内妊娠的可能。

二、激光子宫内膜去除术

激光切除子宫内膜(endometrial laser ablation),即以激光为能源对子宫内膜进行汽化消融的手术。

【手术器械】

除宫腔镜外,还需应用激光发生器。目前多采用 Nd:YAG(neodymium:yttrium aluminum garnet 钕钇铝石榴石)激光作为宫腔镜激光装置。激导光光纤维直径 0.6mm,可将其通过宫腔镜操作孔放入宫腔内。输出功率 55~80W,脉冲时间为 5s。激光穿透深度为 3~4 mm,手术时以红色的氦氖激光作同光路指示斑。

【原理】

激光对子宫内膜的破坏分为五个阶段:

首先是通过激光的高温作用使子宫内膜细胞蛋白质变性;继而出现凝固性坏死;组织细胞液化;大量水分蒸发汽化;而后组织炭化呈棕黑色。实际上,内膜细胞的变性→凝固→液化→汽化→炭化过程,只是在瞬间完成。由激光引起的对整个内膜层的热损伤,足以形成对其基底层的破坏。由于子宫的肌层颇厚(10 mm 以上),可成为腔内致热源与宫外肠管及膀胱等脏器的安全屏障;再则子宫壁内血管丰富,通过子宫壁的再次热扩散而减少,故对其表层的热损伤完全可以接受。

【手术方法】

1. 直接接触法 即将激光纤维在直视下直接紧贴子宫内膜表面,其输出功率为 40~50W,为持续性波,穿透组织较深,内膜呈汽化反应。治疗后,宫腔内呈粗糙的一条条沟状,与周围未经治疗的区域形成对比。

2. 非直接接触法 即将激光纤维置于距内膜面 1~5mm 处,功率为 50~60W,穿透组织较直接接触法浅,内膜呈凝固反应。术时导光纤维要靠近内膜,先用红色指示斑对准手术部位,然后发射激光,一次治疗范围大于直接接触法。

【操作步骤】

(1)手术时先从一侧宫角开始横向移动宫腔镜及纤维导管至另侧宫角,再由上至下达内口,来回顺序接触宫体前壁及后壁。操作时,将导光纤维以每秒 0.25cm 的速度移动,与组织的接触时间不能超过 0.5s。在宫腔镜直视下,激光所及区域由于肌层炭化而从淡红→白色→棕黑色,呈粗糙的管沟及孔眼状。凡见组织表面呈现凝固沟痕,或白色无血管状,表示凝固适当。如遇血管口开放,将激光纤维置于该部位,用直接接触法凝固。整个手术需时 20~40min,一般不应超过 1.5h。

(2)双侧宫角与宫底可采用非接触式技术,宫腔其他部分可通过接触性操作达到光凝固(photocoagulation)效应。

【膨宫介质】

膨宫介质可选择二氧化碳气体或液体（葡萄糖液或右旋糖酐）膨宫，但二氧化碳气体膨宫更为理想。尽管操作时激光烧灼会产生烟雾，妨碍视野，但还是优于液体膨宫。因宫腔内循环流动的液体会随时冷却内膜表面的温度，增加了凝固所需的时间和功率。气体膨宫时输出功率 30W 即可，而液体膨宫则需 60W。

【评价】

激光去除子宫内膜疗效虽然肯定，但仍有其一定的局限性。

(1)因激光发生器设备昂贵，每套设备价值约 10 万美元，目前尚不能在国内广大医院普及推广。

(2)因激光治疗完全破坏了内膜形态，无法再对其进行组织病理学检查，容易忽略对个别子宫内膜癌的诊断。

(3)由于存在反散射光，术者及其他相关人员需用防护眼镜保护眼睛，或在宫腔镜目镜上装偏导器，使光改变方向或用电视摄像系统监导手术过程。

(4)激导光光纤维虽方向性强，但每次照射范围小，手术耗时较长，故有其局限性。

三、电滚球子宫内膜去除术

应用滚球或滚筒电极经宫腔镜对子宫内膜进行电凝或电灼手术，又被称为滚珠式电极电烙术。应强调的是，用滚球电极烧灼内膜或用激光对内膜进行汽化消融均应称为"子宫内膜去除术"。

【手术器械】

球形电极（roller ball）可分为滚球和滚筒两种。滚球根据其直径有大小之分；滚筒根据其表面形态亦有所区别。操作时球端电极与内膜表面接触，通过电灼热凝固效应破坏子宫内膜。输出功率为 50～130W。

【原理】

球形或滚筒形电极应用的电流是一种间歇性脉冲波，在输出过程中发生能量的衰减，在相同电压下组织产热量较非衰减电流少，同时凝固时滚球电极与组织接触面大于切割电极，通过接触面的电流密度小于切割电流，因而不产生切割效应，造成较深的组织热损伤。在一定限度内，随电极功率增加，电热效应加剧组织高温，在形成炭化层的同时，组织电阻增加，又限制热能向深层组织的传导。经临床实验观察发现，当凝固功率＞30～55W 时，可完全破坏内膜基底层及其下方 3mm 的肌层组织，但随功率的增加，组织热损伤深度并不增加，反而减小。凝固电极对组织热损伤的程度与作用时间呈正比，接触时间越长，热损伤的范围越大。因而应注意严格掌握滚球电极在子宫内膜表面的滚动速度。

【操作方法】

(1)宫颈扩张及膨宫方法均与内膜切除术相同，仅是使用的电极头端不同。

(2)将直径 2.5～3 mm 的球形电极或滚筒形电极经子宫电切镜放入宫腔内，在宫腔镜直视下或电视监视下进行操作。将电极直接放在子宫内膜表面，先从输卵管口附近开始电凝，然后移至宫底，依次在宫底、前壁、后壁及侧壁缓慢滑行，移动速度为 15 mm/s，在滚球接触内膜后停留时间不应超过 1s。首次电凝后，应再重复两次，以充分达到电凝深度。在电凝过程中如有内膜碎片黏附在电极头表面，应取出电极将其除去，以免阻碍电凝效果。子宫内膜经全面、系统地电凝后，由原来粉红或橙红色转变为棕黄或苍白色，表面还可见到焦痂，此时可停止操作。

(3)结束前可在子宫前后壁各取一块组织（用环状电极电切）做病理检查，以观察基底层是否被电凝。

【评价】

1. 优点　手术时间短，极少开放暴露子宫小血管，膨宫液侵入血管的机会少，因此相对比较安全。

2. 缺点 无法获得内膜标本进行活组织检查。另外，对电灼子宫内膜的厚度难以准确评估。

目前临床多将环状电极及球形电极联合使用，对环状电极不易到达或较难操作的区域，如双侧子宫角，可用球形电极电凝，其他部位以环形电极电切可获得满意疗效。

上述三种手术方式均可达到破坏子宫腔内解剖学结构，抑制内膜生长的功效，但何种方法更佳参见表10-3。

表 10-3　三种子宫内膜去除术比较

比较指标	激光汽化子宫内膜	环状电极切除内膜	球形电极切除内膜
器械终端	激导光光纤维	环状电极	球形或滚筒型电极
输出功率(W)	40~60	80~210	50~130
子宫内膜变化	汽化消融或高温炭化	内膜表面无明显变化	高温炭化凝固坏死
组织活检	否	可	否
手术时间(min)	1h 左右	15~30min	15~30min

四、汽化电极子宫内膜去除术

1995 年，泌尿外科开发应用一种新的电极——汽化电极(vaporition)，该电极综合了环状电极和滚球电极的优势。同年 Brooks 首先报道应用泌尿外科电切镜汽化电极切除黏膜下子宫肌瘤。1997 年，Glasser 报道了应用汽化电极汽化电切子宫内膜的初步尝试，此后，大量文章对汽化电极的临床应用予以肯定。

【手术器械】

汽化电切镜妇科手术应用器械基本与子宫电切镜手术相同，汽化电切镜主机仍为子宫电切镜的配套装置，区别仅仅在于手术配件及输出功率的不同。

1. 主要配件 根据手术需要，汽化电极可有不同的形状。虽然汽化电极顶端形状各不相同，但都有 3~5 个微小的凹槽，以便于高效地、充分地汽化所接触的组织。

2. 输出功率 与电切电极相比，汽化电极所需功率明显高于前者，一般为 200~300W。因此，要求高频电输出设备-高频发生器（即所谓"电箱"）具有较高的输出功率和技术性能，输出功率应达到 350~400W。

【原理】

(1)前列腺汽化电极的作用原理是电能凝聚效应，由于电极为凹凸不平的沟槽形，在高频电流通过时，槽缘的凸棱便成为高密度的高频电流分布带，这些沟槽有效凝聚电能使与之接触的组织快速升至汽化沸点（>100℃)，不仅使 1~3mm 的组织汽化，同时下面还产生 1~3mm 的凝固层，产生了将组织汽化去除的热损伤效应同时增加了血管封闭效应，使术中不易出血，灌流液吸收少。由于组织损伤程度与电极、电流、功率、电极移动速度、组织的阻抗特性有关，在同一功率下，电极移动速度相同时，组织破坏程度大致相同，故汽化去除的深度较环状电极切除深度容易掌握，安全性大。

(2)与宫腔镜的单极环状电极相比，汽化电极使用功率为 200~300W 的单纯切割电流，单极环状电极为 80~110W 的混合电流。由于环状电极是将子宫内膜及部分肌层呈条块状切除，术中需不断清除被切下的组织碎块，费时费力，故汽化去除术较环状电极切除术的手术时间明显缩短。总之，与宫腔镜环状电极切除术相比，汽化电切除手术难度小，不易出血，灌流液吸收少，并发症少，更加安全、快速，效果可靠。

【术前准备】

(1)术前 12~24h 宫颈插入海藻棒，扩张宫颈。

（2）术前 1～2h 可应用广谱抗生素预防感染。

【麻醉】

可选择非气管插管全身麻醉或硬膜外麻醉。

【体位】

患者取膀胱截石位，臀部下方放置漏斗形容器，以利于收集术中流出的灌流液。

【膨宫液】

可选择 5％葡萄糖液、1.5％甘氨酸或 3％山梨醇。

【操作方法】

1. 扩张宫颈　应达 9～11mm。

2. 子宫内膜去除

（1）用环形电极，功率 110W，从宫底到宫颈内口切除一块深约 0.5cm 的子宫后壁组织留送病理检查。

（2）改换汽化电极，功率调至 250W 左右。

（3）应用前列腺汽化电切镜棒状沟槽形汽化电极，以顺行切除法汽化电切子宫内膜，先将电极置于宫底部，自子宫后壁开始依次为后、左、前、右壁，电极移动速度为 1cm/s。因宫角壁薄，使用功率应相应减低，将功率降至 220W 汽化切除即可达到安全有效的目的。

（4）检查出血点，以 70W 功率进行电凝，再次检查有无存留内膜及出血点，检查结果满意时，手术结束。

【注意事项】

（1）汽化以前不要电凝子宫内膜，因为失活的表面组织产生阻抗，妨碍汽化的深度。

由于功率＜200W 时，组织汽化温度不够，电极头黏附组织较多，热损伤程度小，且术中需不断清洁电极头，影响手术时间及效果，而＞260W 时组织热损伤程度过大，不安全。因此，建议在施行子宫内膜汽化电切时，参考子宫内膜厚度及肌层厚度，在 200～260W 范围内选择适宜功率更加安全、有效。

（2）黏膜下子宫肌瘤切除术首先用环状电极从肌瘤顶部切取 0.5cm 的楔形组织，留送病理检查，然后改用汽化电极。汽化肌瘤的目的是缩小体积，以便能够用抓钳取出或电切环切除。可用 3mm 滚筒电极在肌瘤上可形成较宽的气化通道，而 2.5mm 滚球电极可较精确地将肌瘤分割成块。亦可用 Ac-cu 环（一种粗的环形电极，配有 5 个微小凹沟的滚筒），从基底部切除宽蒂黏膜下肌瘤，切至与子宫内膜或宫腔的轮廓平，切下来的肌瘤用卵圆钳夹出宫腔。偶尔还可用宽面电极像解剖刀一样，不用电流，即可将肌瘤自基底部钝性剥除。用肌瘤抓钳或卵圆钳将肌瘤碎块夹出。埋入壁间的肌瘤在切割或气化时会继续向腔内突出，要尝试着尽可能多地切除，但是即使未完全切除，成功率仍较高。偶有肌瘤残留持续月经过多，则需二次手术切除者。

【评价】

有作者对汽化电极、环形电极与滚球电极的输出功率、手术时间、术中并发症及治疗效果等进行了比较，试图通过对比而发现汽化外科手术用电器械手术的优越性。详见表 10-4。

表 10-4　三种子宫内膜电极去除术比较

比较指标	环形电极	滚球电极	汽化电极
输出功率（W）	100～120	40～70	200～300
电流	混合电流	电凝电流	单纯切割电流
手术时间	较长	长	短
术中出血	较多	少	少
平均灌流液差值（ml）	600	600	160

由表 10-4 可见,汽化电极与环形电极和滚球电极有如下区别。

1. **输出功率** 汽化电极的输出功率明显高于环形电极和滚球电极。高功率的汽化电流可增强对血管的封闭作用,减少术时出血;但是,因汽化电极的电流主要集中在电极表面直接与组织接触的脊的边缘,集中的能量在接触处产生高电流密度区域,如此高的电流如果长时间地加压于一点上,有可能引起子宫穿孔,因此术中应特别注意。

2. **手术持续时间** 因汽化电极可将所切的组织如子宫内膜或肌瘤等汽化分割成块,手术时无肌瘤等碎屑漂浮于宫腔,不必因组织碎屑堆积而妨碍视线,或因为取出组织碎屑而停止汽化耗费时间,故手术时间较环形电极明显缩短。汽化电切仅在需更换电极头或换抓钳取出肌瘤残余物时才取出电切镜。

3. **手术并发症** 因手术时间明显缩短,术中膨宫所需的灌流液也相应减少,过度水化综合征的发生率明显降低。手术出血也明显低于电切术。

由于应用汽化电极进行妇科手术的大宗病例报道较少,远期疗效尚需追踪观察。

总之,通过手术比较,用汽化电极施行汽化电切子宫内膜的手术难度小,手术速度快,时间明显缩短,术中灌流液吸收少、出血少,比宫腔镜环状电切子宫内膜的手术时间明显缩短,安全性大,效果同样可靠。由于汽化电切术创伤小,痛苦轻,恢复快,不需输血,为妇科医师提供了快速、简便、病率少、恢复快的黏膜下肌瘤和子宫内膜切除方法。但汽化电切术中不能得到病理标本,故术前必须明确病理诊断以除外子宫内膜的恶性病变。

五、热球子宫内膜去除术

热球子宫内膜去除术(thermal balloon endometrial ablation)是将特制的乳胶球放置于子宫腔内,通过加温以热效应破坏足够深度的子宫内膜,以此达到减少月经血量的目的。

热球子宫内膜去除术的手术器械及工作原理最初由 Neuwirth 医师构思设计,与美国 Gyne Care 公司合作研究,在经过 10 年的努力探索后终于研制成功。目前以由美国食品及药物管理局(FDA)批准生产。由于其具有操作简便,疗效可靠,并发症少等优点,在功能性子宫出血的治疗方法中已崭露头角。

【手术器械】

热球子宫内膜去除术的手术器械,主要由两部分组成:放入宫腔内的乳胶球和导杆及调节球内液体温度和压力的控制器。

1. **乳胶球** 由特殊的硅树脂(special silicone)制成,具有良好的伸缩性及韧性,传热性好并可耐高温,即使刺一针孔也很少发生爆炸。它位于导杆的终端,注入液体后,可充分适应宫腔的形状而与子宫内膜紧密相贴,将球内液体的热能传导至子宫内膜,通过热效应来破坏组织细胞的活性。

2. **导杆** 由特殊的陶瓷制成。杆长16cm,直径 3.5～5mm,前端被乳胶球包裹,杆中除含有绝缘导线及温度数据处理电路外,还有一液体进、出球内的管道,末端有一三通阀。三通阀的一端与控制器连接,可监视控制热球内的温度、压力及治疗时间;另一端与注射液体的针筒相连,可直接向球内注入液体。球内导杆部分有一个热元件和一个电热调节器,它们被具有微孔的热屏障包围,热元件通过屏障而将进入球内的液体加温,电热调节器可测量液体在屏障内的温度,并及时将所得数据显示在控制器的表盘上。

3. **控制器** 控制器是热球仪另一主要部分。在控制器板面上设有电源开关、工作启动/停止开关,还有显示球内压力、温度、操作时间和治疗过程的电子屏幕。控制器具有以下功能。

(1)记录导杆内的即时压力。当压力低于 6kPa(45mmHg),如球囊突然破裂,或高于 28kPa(210mmHg),如进入液体过多时,热元件将即刻关闭,自动停止工作。

(2)控制球内液体温度。导杆内热控制器检测球内即时温度,并为球中央孔状屏障套里的电阻线圈提供 12V 直流电源。温度控制电路限定电热调节器处的最高工作(治疗)温度为 87℃,如果温度超过 92℃限值,热元件则将自动切断电源直到温度降到限值以下,以防球内液体超过沸点,压力和温度突然升高而发生意外。

(3)调控操作时间。在控制器的板面上有电子钟可显示治疗经历过程的时间,可事先调整设定工作时间。开始工作后,它以分钟或秒钟显示热球的治疗过程。

【原理】

热球子宫内膜去除术的工作原理主要是根据其热效应机制。一般组织细胞的蛋白质部分在 56℃,持续 5min 的环境中即可发生变性坏死,若将热球与子宫内膜充分相贴,提高球内温度达 87℃,持续 8min 即可使子宫内膜变白发生凝固性坏死,其深度可达 5mm 厚。

热球仪控制器在整个治疗过程中可不断地监视和显示热球内的压力,调节液体的温度并控制治疗时间。

【适应证】

(1)热球子宫内膜去除术主要用于治疗月经血量过多。

(2)内分泌失调、子宫内膜增生症等经非手术治疗无效。

(3)口服抗凝药或血液系统疾病而致凝血功能障碍。

(4)患者无生育要求等。

(5)子宫内膜活检无恶性病变。

(6)宫腔深度在 6～10 cm(部分医院将其定为 4～12 cm)之间。

【禁忌证】

(1)患者全身状况较差,如有严重的心肺肾等重要脏器的功能障碍,不能耐受手术打击者。

(2)内外生殖器官急性或亚急性感染性疾病。

(3)子宫或宫颈有癌前病变或恶性肿瘤。

(4)子宫腔内有占位性病变,如黏膜下子宫肌瘤、较大的子宫纵隔或子宫内膜息肉等。

【术前准备】

(1)全身及妇科检查,筛选手术适应证,除外手术禁忌证。

(2)B超检查除外宫腔内占位性病变。

(3)宫腔镜检查或诊断性刮宫除外宫颈及宫腔内恶性病变。

(4)子宫内膜的准备:可应用药物致子宫内膜萎缩变薄,如 GnRH-a 类药物或内美通、丹那唑等;亦可在全面刮宫后即行手术治疗。

【手术时机】

由于子宫内膜特殊的周期性变化,手术应选在增生早期,月经干净 2～5d 内为宜。因此时子宫内膜较薄,热效应可达内膜基底层及部分子宫浅肌层。

【麻醉】

由于膨胀子宫及局部灼热可致患者疼痛及不适,可酌情应用止痛镇静药。麻醉可选择子宫颈旁神经阻滞,如 1% 利多卡因 10～20 ml 宫颈旁注射;亦可采用短程的静脉麻醉,如氯胺酮或异丙酚等。止痛镇静药可选择冬眠灵半量(哌替啶 50mg ＋ 异丙嗪 25mg)静脉或肌内注射等。

【膨胀液】

膨胀热球的液体应选择非电解质的无菌水状液。如 1.5% 甘氨酸液、5% 葡萄糖液或其他非电解质静脉注射液,万一泄漏不致对机体产生不良影响。这些液体的沸点应在 100℃左右,而治疗所需的温度则在 87℃,因此避免了球内液体温度过高而沸腾蒸发,导致球内压力突然升高而发生球囊爆破的危险。

球内注入液体量可根据子宫腔的长度初

步估算,一般宫深 8cm,需 5~10 ml 液体充盈。所用液体的实际容量则由球内的液体压力而定。当球囊被插入宫腔并经三通阀注入无菌液体后,压力传感器所测的球内压力应在 9~11 kPa(70~80 mmHg),此时球囊将顺应宫腔的形状而膨胀。

【操作步骤】

(1)患者取膀胱截石位,常规消毒。

(2)扩张子宫颈管达 5 mm。

(3)可先行宫腔镜检查,了解宫腔内情况。

(4)常规进行诊断性刮宫,留取组织病理标本。

(5)可经导杆注入 5ml 液体以检查热球及导杆有无漏液,然后将其全部吸出至球囊紧贴导杆。

(6)经宫颈插入导杆至顶端触及宫底,并再次测量子宫深度。

(7)缓慢注入液体使宫腔内压力逐渐上升到所需工作压力。当压力达到并稳定在 21~24 kPa(160~180 mmHg)时,提示球囊与子宫内壁已贴紧,可开始加热治疗。

(8)启动控制器使球内热元件将囊内液体温度升到 87℃,并保持此治疗温度持续 8min。控制器在整个治疗过程中不断地监视和显示导杆球内的压力,调节液体的温度并控制治疗时间。

(9)收缩球囊退出导杆。当治疗结束时控制器即发出信号音,待球内温度降至 50~60℃以下时,抽吸出球内液体,将导杆从宫腔内取出。

(10)术前经宫腔镜检查者,术后可再行宫腔镜观察和比较。此时可发现原粉红色柔软的子宫内膜已变成白色僵硬的组织。

【注意事项】

(1)置杆时注意不能刺穿子宫肌壁,一旦发生子宫穿孔,手术必须立即停止。

(2)热球导杆原则上只能一次性使用,重复使用或灭菌将影响其性能及安全性。

(3)术中球囊内注入无菌液体的压力不能超过 26.5 kPa(200 mmHg),一般设定在 21~24 kPa(160~180 mmHg)。正常注液后 30s 内即可达到设定压力,如果 30s 内宫腔内压不能达到 21~24 kPa,或者发现压力迅速下降,应立即撤回导杆,检查球囊是否有漏孔,还是子宫发生穿孔。

(4)在整个疗程中不能随意增加液体,如果术中压力急速下降,说明球囊或子宫肌壁出现问题,应立即停止操作。

(5)宫腔特大(体积>30 ml 或深度超过 10 cm)或特小(体积<2 ml 或深度<4 cm)者手术效果均不理想,故此类患者应考虑其他治疗手段。

【术后处理】

1. **腹痛** 术后 1~2d 内患者可有轻到中度的下腹隐痛或痉挛性疼痛,予止痛药等对症治疗多能控制。

2. **休息** 术后卧床休息并观察 4~6h 或住院 1d 即可出院。

3. **体温** 一般不超过 38℃。

4. **阴道流血及排液** 部分患者术后可有少量阴道出血,一周左右转变成血清样液体(黄水),10d 以后变成水状排出物,可持续 2~3 周。一般不需特殊处理。

【手术并发症】

热球子宫内膜去除术的并发症一般较少,由于该术的治疗机制为子宫内膜的热损伤,如掌握好球内压力及温度,控制好手术时间,一般不会造成严重的手术并发症。

1. **宫颈粘连** 若术中损伤子宫颈管黏膜,术后可导致宫颈粘连,宫腔积血积液,若合并感染可致宫腔积脓。故术中应注意球内压力切勿过高,以防过大的压力膨胀球囊使之与子宫颈管的内膜相接触。此外,手术结束导杆退出宫颈时,应待球囊内温度降至 50℃以下后再进行。一旦出现宫颈粘连,可用探针或宫颈扩张器扩张宫颈,使腔内积血或积液流出。

2. 宫腔粘连　从理论上讲,子宫内膜基底层和浅肌层遭到破坏后,有可能出现宫腔粘连。但由于临床观察病例较少,时间较短,准确的发生率尚未统计出来。

3. 感染　因患者术后阴道流血流液时间较长,容易出现逆行性感染。可致子宫肌炎、盆腔结缔组织炎、膀胱炎等。患者可表现为持续性下腹疼痛,阴道分泌物脓性有异味,体温升高,检查时局部有压痛等。可酌情给予抗生素治疗。

【评价】

术后月经血量减少到正常量、少量、微量或闭经为手术成功。据临床资料统计,热球子宫内膜去除术后总的成功率为 87% 左右,其中术后闭经或微量月经者占 25%,少量月经 33%,正常量月经 28% 左右。

由于热球子宫内膜去除术尚属临床初期,其术后的远期疗效观察,子宫内膜的演变、转归,宫腔粘连的实际发生率,残存内膜的意外妊娠或癌变等可能性及其处理,均有待于长期随访,积累资料和深入研究。

总之,热球子宫内膜去除术与宫腔镜下滚球电极子宫内膜去除术相比,具有手术仪器成本低、操作简单安全、技术容易掌握、术中并发症少、治疗效果与后者相似等优点,因此有望取代宫腔镜下滚球电极子宫内膜去除术。

六、微波子宫内膜去除术

微波子宫内膜去除术(microwave endometrial ablation,MEA)是将微波能源导入宫腔,通过微波辐射所致热效应,引起子宫内膜全层热凝固,以至变性、坏死,最后纤维化,使子宫内膜不能再生,从而达到止血、减少月经量及人为闭经的目的。

【原理】

微波属于高频电磁波,根据频率的不同,可将微波分为分米波、厘米波、毫米波 3 个波段,其频率范围分别为 0.3~3.0GHz,3.1~30.0GHz 和 31.0~300.0GHz。如其他电磁波一样,微波通过辐射作用于机体组织,其电能被机体吸收转变为热能,再通过热效应产生治疗作用。微波作用于组织产生的热效应与机体的含水量有关,含水量少的骨髓组织吸收产热少,含水量丰富的组织微波能量吸收多,热效应致热作用也明显。子宫属于富含水器官,热效应高。微波在组织内的透热深度,是指深部组织的温度达到表面组织温度 1/2 时的深度。透热深度除与组织的含水量有关外,还与微波的频率、使用功率有关。家用微波炉频率为 2.3~2.5GHz,功率为 400~800W,透热深度可达 10cm 以上。一般医用微波仪的频率为 2.45GHz,功率为 30W,透热深度 1cm。频率越高,功率越低,透热深度越有限。

国内在 20 世纪 80 年代就有关于微波治疗功血的临床报道,所用微波频率是 2.45GHz 分米波段微波,功率为 30~100W,操作时间长,透热深度可以超过 1cm。1992 年英国巴斯大学物理系和皇家联合医院妇产科共同研究发现,功率 30W,频率 9.2GHz 的微波可达到理想的子宫内膜去除要求,内膜去除厚度在 0.6cm 以内。事实上,9.2GHz 微波热效应破坏的组织深度约 0.3cm,加上热传导 0.2~0.3cm,真正热效应变性深度在 0.5~0.6cm。为了将发射器的微波通过宫颈导入宫腔,需要使用波导技术。如果以充满空气的波导管传导 9.2GHz 频率的微波,导管直径需 3cm 左右。考虑到宫颈扩张的有限性,以陶瓷作为波导材料的探头,既有很好的波导性,其直径又不超过 8mm,确保操作容易,满足了临床需求。

【适应证】

与前几种子宫内膜去除术相同。

【禁忌证】

(1)有生育要求者。

(2)前次子宫内膜切除史。

(3)黏膜下肌瘤直径>5cm。

（4）妇科恶性肿瘤。

此外，子宫极度前倾或后倾、子宫位置固定、前次剖宫产后形成瘢痕子宫者，应慎重处理。

【麻醉】

异丙酚静脉麻醉。

【手术步骤】

（1）以扩宫器顺序扩张宫颈至9号。

（2）接上微波传导电缆和数据电缆，将微波探头自宫颈进入置于宫底，再次检查探头进入宫内深度与宫腔深度是否相符。

（3）启动MEA自动温控系统及脚踏开关；45s内子宫内膜达到治疗温度（70～80℃），并显示在电脑屏幕上，轻轻将微波探头从一侧移向另一侧，确保宫底基底层均匀加热。然后将探头缓慢退出2～3mm，全部宫腔均匀加热，探头移动幅度及速度根据屏幕上温度曲线决定。当探头顶端退到宫颈内口时，颈管外口可见探头上的黄色刻度带。此时切断微波源，以免灼伤宫颈，退出探头，治疗结束。

（4）手术时间长短取决于宫腔大小，正常大小的子宫，治疗时间在3min以内。

【术后处理】

（1）术后6～8h，有不同程度的腹痛，根据患者情况选用适当的止痛药即可。

（2）术后常规使用抗生素5d。

（3）术后阴道排液2～3周，注意会阴清洁。

【并发症】

主要有宫颈管灼伤、宫腔积血、子宫内膜炎等。

【点评】

MEA的疗效以完全闭经、月经量减少为评判标准。文献报道对大样本随访半年以上，34%～57%闭经，25%～26%月经减少，疗效满意率77%～84%。MEA已显示出治疗月经过多和痛经方面的疗效，以及操作简单、并发症少的优点。由此可见，MEA是一

项新的，有效、安全、快捷的子宫内膜去除技术，有利于降低子宫切除率，使月经过多患者和妇科医师受益。

七、热水子宫内膜去除术

1995年，Baggish等设计了一个使用低压热生理盐水循环进行HTA的装置。目前HTA使用宫腔镜（直径7.8mm的管鞘）在持续监视下进行内膜的破坏。HTA是把加热到90℃的0.9%的生理盐水经宫腔镜灌入宫腔，烫伤深度4～5mm的子宫内膜，但不伤基底层。术时宫颈温度42℃。由于正常输卵管舒张压不小于70mmHg，当子宫腔内压力介于45～55mmHg时，液体无法流入输卵管内。且生理盐水循环是密闭的，进出热水的差值如>10ml，仪器会自动检出而停止液体灌注并提醒术者。治疗完成后，1min内与室温相同的生理盐水会自动通过外鞘灌入子宫。宫腔内温度可快速降至正常。此外，热水的刺激使子宫角收缩，闭锁了输卵管口，热水不会流入腹腔内，造成腹膜及腹腔脏器的热损伤。

【设备】

子宫热疗机（hydro therm ablator，HTA），又名热水仪。

【操作步骤】

（1）在宫腔镜直视下，经套管将室温生理盐水注入宫腔冲洗清晰后，将宫腔内压力稳定在50mmHg，并确保体系液体无外漏。

（2）手术医师启动开关，将循环于宫腔内的生理盐水加温达到治疗温度（90℃），持续10min足以烫伤子宫内膜。

（3）热水仪自动冷却宫腔内温度1min后，取出导管。

【注意事项】

术中严格控制水流压在50mmHg以下，避免液体从输卵管和宫颈管溢出。

【疗效】

子宫内膜破坏深度为2～4mm，从理论

上讲,该方法热凝剥离子宫内膜组织似更充分、均匀。Bustos-Lopez 等在 11 例子宫切除术中,将宫腔内用 70~80℃的循环热水加热 15min,测得子宫浆膜面温度均在安全范围,平均为 37℃,4 例输卵管通畅者均未见液体外溢。随后检查切除的子宫,热坏死深度为子宫内膜全层及 1～2mm 浅肌层。Das Dores 等治疗 26 例月经过多者,25 例效果满意,无严重并发症。术后随访 3 个月时闭经36%,月经过少 40%,月经正常 20%;18 个月时闭经或月经过少 87.5%,手术成功率96.2%。术中用腹腔镜监视子宫、输卵管,未发现有液体从输卵管伞端漏出。术中及术后未发现明显的不良反应及并发症。Römer 等用 HTA 治疗复发性月经过多 18 例,随访12 个月,术后闭经率 50%,手术成功率94%。术中腹腔镜监视亦未发现输卵管伞端有液体漏出。另有报道 HTA 治疗月经过多60 例,随访 12 个月,术后闭经率 45%,月经过少率 38%,手术成功率 95%。

已经证实 HTA 简单、有效、安全。第一、HTA 利用低压的生理盐水,避免了因使用激光等聚焦热能治疗时过度吸收液体而导致电解质紊乱和强聚焦热能所致子宫穿孔的危险;第二,水流的重力限制了最大液压<55 mmHg,可避免液体从输卵管或宫颈管溢出;第三,循环的热盐水确保与子宫内膜完全接触,从而确保疗效,对有双子宫畸形,伴有小息肉或肌瘤的患者可以进行 HTA。由于临床资料过少,热水 EA 的安全性和实际效果如何,有待继续积累经验。

八、冷冻子宫内膜去除术

冷冻疗法(cryotherapy)是应用制冷物质和冷冻仪使温度下降,达到组织细胞破坏的程度。组织细胞破坏的临界温度是-20℃左右。冷冻使局部组织细胞破坏的机制是细胞脱水,电解质破坏到有害程度,pH 降低,细胞内外形成冰晶,类脂蛋白复合体变性,血流淤滞及温度休克等。且冷冻后的复温过程对组织细胞同样有破坏作用。

【设备】

CEA 装置由 5.5 cm 的制冷碳棒和操控装置组成,制冷物质为液态氮或混合气体等,碳棒温度最低可达-90℃以下,对子宫内膜产生不可逆的破坏效应,作用深度为 6~12 mm。该术式由冷冻引起的疼痛比较轻微。但是不能直视宫腔,对于黏膜下肌瘤、子宫内膜息肉等占位性病变无能为力。冷冻不用膨宫介质,减少了因膨宫介质导致的并发症,安全、有效,容易进行。

临床应用处于发展阶段。手术需超声监测冰球的大小,冷冻厚度达子宫肌层 50%时终止手术。Dobak 等用一种新型冷冻设备插入 10 例子宫切除术时患者的宫腔,使子宫内膜表面温度降至-90℃,测得子宫浆膜面温度均无变化,子宫内膜坏死深度 9~12mm,无全肌壁坏死。

Heppard 等报道多中心研究结果,222 例非手术治疗无效的子宫异常出血,患者均经醋酸亮丙瑞林预处理,宫腔≤10cm。以 2:1 随机分组,冷冻组 150 例在超声引导下冷冻治疗 4min,48%全身麻醉;对照组作滚球子宫内膜去除术,92%全身麻醉。术后 12 个月冷冻组 43%无月经或点染,第 1 个冷冻周期的冷冻时间延长 5~7min 者达 64%,成功率 91%,滚球子宫内膜去除术成功率为 76%~83%。资料显示冷冻子宫内膜去除术治疗子宫异常出血安全、有效,麻醉要求低。

九、射频子宫内膜去除术

应用无线电对人体的热作用以治疗疾病的方法,称为射频疗法(radio frequency therapy,或 radiofrequency ablation of endometrium,RAFE)。凡高频、超高频和特高频(微波)电磁波都属于射频范畴。但实用上的射频疗法,多是应用短波与微波波段。故射频疗法是一种大功率的短波与微波治疗疾病的方法。RAFE 是利用高频的交流电磁波，通过治疗电极导入子宫内膜组织而产生生物热效应，使子宫内膜的功能层和基底层发生凝固、变性、坏死和脱落，以达到去除子宫内膜的一种新方法。其不同的电极中心间距产生不同的组织切除深度，即可控的切除深度，故可根据子宫内膜的深度随时调整电极中心距离，在子宫角切除较浅，仅 2～3 mm，而在子宫体切除较深，可达 5～7 mm。

诺舒（NovaSure）包括一次性的三维双极去除装置和射频发生器。术者测定宫腔的长度和宽度并输入装置，仪器可自动测定宫角间的距离以确保装置位于宫腔内。双极网装配在可扩张和调节的三角形支架上以适应宫腔的形状。射频发生器的最大输出功率为 180 W，发生器在 500 kHz 时运转。组织电阻达 50Ω 时系统自动切断电源。系统通过监测组织电阻以控制内膜去除的深度，一旦达到肌层，组织电阻迅速升到 50Ω，发生器自动关闭。这是该系统独特的地方，即不是根据时间和温度，而是根据组织的生理特征进行监测。

Campbell 等回顾分析了 2006 年 10 月—2009 年 10 月 400 例因月经过多使用 NovaSure 接受 EA 的患者。368 例平均 44 岁，平均治疗时间为 88 s。87% 的患者表示满意，闭经率为 59%。随后的子宫切除率为 7.6%，并发症率为 14%（32 例放弃了手术，23 例住院完成了手术）。无一例子宫穿孔，术后 1 年的满意率为 95%。Kalkat 等在门诊局部麻醉下为 50 例进行了 RAFE，平均手术时间为 100 s。47 例当天出院，术后第 4 个月与第 6 个月的满意率分别为 86%、94%。Clark 等对比了热球剥脱与双极 RAFE 的效果，双极 RAFE 6 个月时的闭经率高于 UBT。双极 RAFE 为 39%，UBT 为 21%，比值为 19.95% CI 为 0.9～4.3，但差异无统计学意义（$P = 0.1$）。所有的双极 RAFE 都成功完成，但接受 UBT 的患者有

2 例由于不舒服而未完成手术。而且双极 RAFE 覆盖的内膜面积为 88%，但 UBT 仅覆盖 58% 的内膜，差异有统计学意义（$P = 0.02$）。

Cho 等对比了子宫腺肌病在 RAFE 和直接热疗后的变化，9 例因子宫腺肌病被切除的子宫标本，6 例在腺肌瘤的部位直接进行热疗，而另外 3 例子宫进行 EA；分别对距子宫内膜 1 cm、2 cm、3 cm 的子宫肌层取样进行免疫组织化学染色，发现 EA 后在距内膜 2 cm 的地方无烧灼后的改变，而直接热疗后子宫腺肌病与子宫内膜之间的组织全部被烧灼，故而似乎直接热疗，尤其是在增殖期有较好的效果。

十、光动力子宫内膜去除术

光动力学治疗（photodynamic therapy，PDT 或 photodynamic endometrial ablation，PEA）是将可见光和光敏感剂联合引起被选择细胞破坏的治疗方法。无毒性的药物进入机体，有选择地聚集在快速分裂的细胞中。当药物在患病组织与正常组织的浓度比达到最佳、最合适的光照射剂量，激活药物，在有氧参加的情况下引发毒性效应，起到治疗作用。

20 年前发现小鼠子宫内膜层选择性吸收血卟啉酰，药物注入后 72h 光照射引起全部内膜坏死。在兔成功进行了子宫内膜部分切除，双血卟啉酰选择性聚集在子宫内膜，尤其基质浓度最高，治疗中未发生子宫壁破坏。为了减少皮肤敏感性，在小鼠局部子宫内应用光敏剂（Photofrin），证实较经静脉和经腹吸收好，分布药物剂量低。进行子宫内膜部分切除的实验结果满意。

光敏感物质如左旋糖酐（5-aminolevulinic acid，ALA）在激光照射下温度升高，可望用于子宫内膜去除术。van Vugt 等将 17 只猴的宫腔注入左旋糖酐，4h 后将激光纤维放入宫腔弥漫照射 60min，宫腔温度从 36℃

升到 50℃,3～4d 后切除子宫,发现导光纤维周围的子宫内膜出现了中重度破坏。最近美国学者已研制出光动力 EA 的设备并取得专利,现正在进行临床治疗观察。Degen 等对 11 例治疗功能失调性子宫出血患者行 PEA,采用视觉模拟评分记录每天的出血量,评分从 1 U(点滴状出血)到 6 U(严重出血)不等,发现 PEA 治疗后的平均月经量由术前的 35.7 U 降到 24.4 U(术后 1～3 个月 P＝0.03)和 25.9 U(术后 4～6 个月,P＝0.11),表明 PEA 临床可行,且短期治疗功能失调性子宫出血效果明显。Degen 等还发现 PEA 的成功可能受月经周期激素水平的影响,萎缩的内膜荧光阳性率为 7.2%,月经增殖期内膜荧光阳性率为 9%。相反,分泌期的内膜荧光阳性率高达 82%,在增殖的内膜中为 93%,故可能对处于分泌期的子宫内膜效果更好。

十一、蒸汽子宫内膜去除术

UBT、RAFE 等属于固形子宫内膜去除术,对于子宫尺寸均一,宫腔畸形不大的患者具有较好的治疗效果,但对于宫腔尺寸变异、宫腔变形较大以及子宫先天畸形的患者,效果却不如液形子宫内膜去除术的效果,如 HTA。Garza-Leal 等在人体内进行了蒸汽子宫内膜去除术的试验,9 例因良性功能失调性子宫内膜出血要切除子宫的患者,术前通过一个绝缘管将蒸汽导入宫腔,并开腹将子宫、附件与周围的脏器分开,作用 90 s,随后切除子宫进行观察。术中监测到子宫表面的温度皆低于 44℃,用氯化三苯基四氮唑染子宫肌层,肉眼观察内膜剥除的情况;四唑氮蓝染输卵管显微镜下观察输卵管的损伤。子宫腔的平均长度(10.3±1.3)cm,厚(4.4±依 0.6)cm,宽(6.2±0.7)cm,内膜厚度为(1.1±0.7)mm。有 3 例合并子宫肌瘤,肌瘤直径小于 2 cm,2 例子宫局灶性子宫腺肌病。未发现肌层穿孔或浆膜损伤。子宫体中部、子宫腔下部和双侧输卵管染色率为分别为 100%(100%～100%),100%(80%～100%)和 100%(95%～100%)。剥除处距离浆膜最近的距离为(11.5±3.2)mm,宫颈内口与外口未发现热损伤。18% 的输卵管间质段发现损伤。最大深度为 0.6～0.8 mm,浆膜范围为 6.3～9.5 mm。在输卵管子宫外的节段未发现损伤。蒸汽内膜剥除术对于去除较厚的内膜有较好的潜力,支持仍需进一步的临床试验。

当然,从长远的眼光来看,治疗良性子宫异常出血最理想的方法应简单、安全、微创甚至是无创。随着分子生物学的深入发展及其对临床的不断介入和影响,也许在不远的将来研制出能持久性治疗子宫异常出血的无创性方法,届时激光、高频电发生器等设备将从手术室送入博物馆内成为医学史上的一段陈迹。

(关　铮　冯立民)

参 考 文 献

关铮.2001.现代宫腔镜诊断治疗学.北京:人民军医出版社.

姜杰.2012.年轻妇女子宫内膜癌前病变的诊治.实用妇产科杂志,28(7):518-520.

冷旭,王敏,张淑兰,等.2013.不同方法获取子宫内膜进行组织学诊断的对照研究.中华妇产科杂志,12(48):891-895.

榭幸,苟文丽,等.2013.妇产科学.8 版.北京:人民卫生出版社,345.

子宫异常出血诊断与治疗指南.2014.中华妇产科杂志,49(11):801-806.

Berry E,Lindheim SR,Connor JP,et al.2008.Sono-hysterography and endometrial cancer:incidence and functional viability of disseminated malignant cells.Am J Obstet Gynecol,199(3):240.

Cil AP, Tulunay G, Kose MF, et al. 2010. Power

Doppler properties of endometrial polyps and sub-mucosal fibroids: a preliminary observational study in women with known intracavitary lesions. Ultrasound Obstet Gynecol, 35(2):233-237.

Cooper NA, Barton PM, Breijer M. 2014. Cost-effectiveness of diagnostic strategies for the management of abnormal uterine bleeding (heavy menstrual bleeding and post-menopausal bleeding): a decision analysis. Health Technol Assess, 18(24): 1-201.

Goldstein SR. 2011. Significance of incidentally thick endometrial echo on transvaginal ultrasound in postmenopausal women. Menopause (New York, N.Y.), 18(4):434-436.

Guralp O, Sheridan SM, Harter J, et al. 2013. A new diagnostic test for endometrial cancer?: Cytology analysis of sonohysterography distention media. Int J Gynecol Cancer, 23(7):1252-1257.

Ibrahim, Anwar, Abdelazim. 2013. Pipelle endometrial sampling versus conventional dilatation & curettage in patients with abnormal uterine bleeding. Arch Gynecol Obstet, 14(1):1-5.

Kabil Kucur S, Temizkan O, Atis A, et al. 2013. Role of endometrial power Doppler ultrasound using the international endometrial tumor analysis group classification in predicting intrauterine pathology. Arch Gynecol Obstet, 288(3):649-654.

Khan F, Jamaat S, Al-Jaroudi D. 2011. Saline infusion sonohysterography versus hysteroscopy for uterine cavity evaluation. Ann Saudi Med, 31(4):387-392.

Kotdawala P, Kotdawala S, Nagar N. 2013. Evaluation of endometrium in peri-menopausal abnormal uterine bleeding. J Midlife Health, 4(1):16-21.

Mathew M1, Gowri V, Rizvi SG. 2010. Saline infusion

sonohysterography-an effective tool for evaluation of the endometrial cavity in women with abnormal uterine bleeding. Acta Obstet Gynecol Scand, 89 (1):140-142.

Norimatsu Y, Sakamoto S, Ohsaki H, et al. 2013. Cytologic features of the endometrial adenocareinoma: comparison of ThinPrep and BD SurePath preparations. Diagn Cytopathol, 41(8):673-681.

Pessoa JN1, Freitas AC1, Guimaraes RA, et al. 2014. Endometrial Assessment: When is it Necessary? J Clin Med Res, 6(1):21-25.

Salim S, Won H, Nesbitt-Hawes E, et al. 2011. Diagnosis and management of endometrial polyps: a critical review of the literature. J Minim Invasive Gynecol, 18(5):569-581.

Siegel R, Ward E, Brawley O, et al. 2011. Cancer statistics: the impact of eliminating socioeconomic and racial disparities on premature cancer deaths. CA Cancer J Clin, 61:212-236.

Suzanna Daud, Shardfash SA Jalil, Murray Griffin, et al. 2011. Endometrial hyperplasia-the dilemma of management remains: a retrospective observation study of 280 women. Eur J Obstet Gynecol Reprod Biol, 159(1):172-175.

Tempfer C1, Froese G, Buerkle B, et al. 2011. Does duration of hysteroscopy increase the risk of disease recurrence in patients with endometrial cancer? A multi-centre trial. Exp Ther Med, 2(5):991-995.

van Dongen H, Timmermans A, Jacobi CE, et al. 2011. Diagnostic hysteroscopy and saline infusion sonography in the diagnosis of intrauterine abnormalities: an assessment of patient preference. Gynecol Surg, 8(1):65-70.

第11章 子宫内膜癌

第一节 概　　要

子宫内膜癌(carcinoma of the endometrium)是女性生殖道常见的恶性肿瘤之一,指原发于子宫内膜的一组上皮性恶性肿瘤,占女性生殖道恶性肿瘤的 20%～30%。近年来发病率有明显上升的趋势,在美国居女性恶性肿瘤的第 4 位。其中约 60% 以上发生在绝经后妇女,30% 左右发生在绝经前。随着研究的不断深入,对子宫内膜癌的病理分类、临床分期及治疗原则均有较大的变化。

【高危因素】

子宫内膜癌的病因及发病机制不详,但下列因素为本病发病的高危因素。

(1)不孕未产,长期无排卵型功血,绝经期延迟等使子宫内膜长期处于激素的刺激状态。

(2)与雌激素水平增高相关的妇科疾病,如多囊卵巢综合征、卵巢粒层细胞瘤、子宫内膜增生等仅有雌激素的刺激,而无孕激素的转换机制。

(3)使用合成性雌激素史。

(4)垂体功能失调相关疾病(糖尿病,高血压)。

(5)家族癌瘤史,复发癌及重复癌倾向(乳癌、卵巢癌)病史等。

(6)乳癌术后长期服用 Tamoxifin 病史。

【病理改变】

1. 大体形态

(1)局限型:多位于子宫底部和宫角附

近,后壁比前壁多见。肿瘤形成局部的斑块、息肉或结节,有时呈多发性。早期病变可因刮宫使病灶消失,切除的子宫标本应注意在宫角处取材,寻找病变。晚期病变常呈结节状,伴有肌层浸润。

(2)弥漫型:较多见。肿瘤累及大部分或全部子宫内膜,呈多发息肉状或绒毛状,充填宫腔。瘤组织糟脆,灰白色,缺少光泽,晚期常伴有出血、坏死或溃疡形成。肿瘤可浸润肌层或向下蔓延累及宫颈,甚至突出于宫颈口处。一旦癌灶阻塞颈管则可导致宫腔积脓。

2. 组织学类型　　1988 年国际妇科病理协会及 1994 年 Poulsen H. E. 全新完善的分类,将子宫内膜癌分为:腺癌、浆液性腺癌、透明细胞腺癌、黏液性腺癌、鳞状细胞癌、混合性癌及未分化癌。其中,腺癌被称为"子宫内膜样"腺癌,而腺肌癌、腺鳞癌、分泌性癌、纤毛细胞癌被认为是普通腺癌的变异。另外,浆液性乳头状腺癌、透明细胞腺癌、黏液性腺癌,属于非子宫内膜样癌,但它们中的任意一种都可以与子宫内膜样腺癌并存。

(1)子宫内膜样腺癌:均显示一定程度的子宫内膜分化,大多数子宫内膜样腺癌为高分化,预后佳。内膜样腺癌三级分类如下。

Ⅰ级(高分化 G_1):非鳞状或桑葚状实性生长区域≤5%。

Ⅱ级(高分化 G_2):非鳞状或桑葚状实性

生长区域占 6%～50%。

Ⅲ级（高分化 G₃）：非鳞状或桑葚状实性
生长区域＞50%。

（2）浆液性腺癌：发病率占内膜癌的
1.1%～10%，是一种高度侵袭性的子宫内膜
腺癌。恶性度较高，易广泛累及肌层及脉管，
无明显肌层浸润时，也可能发生腹膜播散。

（3）透明细胞腺癌：发病率占 1%～
5.5%，属高度恶性肿瘤，易于通过子宫的血
管和淋巴管早期浸润转移，预后很差。

（4）黏液性腺癌：组织学特点与卵巢黏液
性腺癌完全相同，一般为高分化。

（5）鳞状细胞癌：原发性鳞癌极少见。

（6）其他：如未分化癌、混合性癌等。

3. 受体分型　根据子宫内膜癌组织性
激素受体的含量，有学者提出内膜癌的二元
论模式：性激素受体依赖型和非依赖型。两
者的临床特征及治疗愈后有很大的区别。

Ⅰ型：为雌激素相关型（依赖型），占
80%～85%，癌组织分化较好，常伴有子宫内
膜混合型增生或不典型增生，进展缓慢，多发
生于围绝经期妇女，预后较好，主要以子宫内
膜样癌为主。

Ⅱ型：为非雌激素相关型（非依赖型），占
10%～15%，病情发展迅速，多发生于老年妇
女，预后差，以乳头状浆液性腺癌为主。

这两种子宫内膜癌的病理类型可能起源
于不同的子宫内膜干细胞，分别具有不同的
发生机制。此外，两者的分子基础也明显不
同：Ⅰ型主要与 PTEN 突变、DNA 错配、修
复基因突变和微卫星不稳定性、K-ras 突变
有关；而Ⅱ型主要与 p53 突变有关。

临床资料显示，子宫内膜癌雌激素受体
（ER）和孕激素受体（PR）的含量与其临床病
理特征关系密切。ER、PR 表达水平愈低，肿
瘤的分化程度愈低，恶性程度愈高，激素的治
疗效果越差，预后也差。孕激素受体阳性的
肿瘤对孕激素治疗的反应率为 72%，而孕激
素受体阴性的肿瘤治疗反应率为 12%。子

宫内膜癌雌、孕激素受体的表达，不仅是评估
临床分期、组织分化程度及肿瘤细胞转移情
况的参考指标，更是内膜癌激素治疗的客观
指标。年轻内膜癌患者保留生育功能的治疗
方法主要是激素治疗，测定雌、孕激素受体可
作为激素治疗指标之一。

4. 癌变　子宫内膜上皮内瘤变（endom-
etrial intraepithelial neoplsia，EIN），是指包
括子宫内膜腺瘤型增生伴细胞不典型及子宫
内膜原位癌在内的一组病变，介于子宫内膜
增生与子宫内膜癌之间。

（1）诊断情况：20 年前，子宫内膜增生及
其癌变被过分诊断的情况时有报道。虽然都
是经过专家诊断，有些还是病理复核中心的
专家，原诊断癌者经复核诊断，其中一些病例
并非癌，而是各种类型的增生性病变。不符
合率少者 8.8%，多者 50%，多属于过分诊
断。不同专家阅片，其诊断结果互不相同，重
复性差。甚至同一个人在不同的时间阅片，
其结果也可能有出入，不符合率为 10%～
50%。易于混淆诊断者多在以下几点：①对
于细胞异型性的诊断各作者所取标准不一
致；②用以鉴别不典型增生与高分化腺癌的
间质浸润不易确定；③内膜间质肌纤维母细
胞或平滑肌的化生易误诊为癌的肌层浸润；
④息肉样腺肌瘤也易误诊为间质浸润。

（2）分类：1994 年，WHO 国际妇科病理
协会根据细胞学和结构特征将子宫内膜增生
分为四类：单纯增生、复合增生、单纯不典型
增生和复合不典型增生。

（3）癌变率：有学者对子宫内膜增生的癌
变率进行追踪随访，发现子宫内膜不典型增
生的癌变率为 23%（平均随访期为 11 年），
复合增生的癌变率为 3%～5%，单纯性增生
的癌变率为 1%～2%（平均随访期为 15
年）。此外，年龄也是子宫内膜增生恶变的主
要危险因素，在绝经过渡期或绝经后期，年
龄＞50 岁的患者，如果刮宫或内膜活检有不
典型增生，其子宫内已有癌变的可能性约为

20%，以后发生癌变的概率也比年轻者高，为30%～50%。所以，对于这一组年龄患者，即使内膜增生与高分化腺癌未能鉴别，也以切除子宫为宜。但是，对于年轻未育妇女则完全不同，患者切盼生育，而诊断未能肯定即切除其子宫将会导致无法弥补的缺失。由此可见子宫内膜增生具有重要的临床价值，它经常是内膜腺癌的癌前病变。在内膜增生、真正的癌前病变以及内膜癌之间进行区分意义重大，不同病变区别对待，以免过度治疗或治疗不足。

(4)诊断标准：只有敏感而准确地诊断真正的癌前病变，才能够降低发生侵袭性内膜癌的风险。鉴于此，International Endometrial Collaborative Group 提出了子宫内膜上皮内瘤变的概念。EIN 是以病灶间质量百分比（volume percentage stroma，VPS）作为评判的参考指标，其重复性评分在不同病理医师之间和病理医师自身的差异均较小。根据观察发现，具有癌前病变的组织学结构特征是间质减少、腺体集聚。当腺上皮细胞增生并取代该处的间质，使此处间质少于全部组织量一半以上时，即 VPS＜55%。由于间质量百分比可以很好地描述腺体增生集聚的程度，因此 VPS＜55% 是诊断 EIN 的首要标准（表 11-1）。与 1994 年世界卫生组织的四分法（WHO 94，即单纯增生、复杂增生、单纯增生伴不典型增生、复杂增生伴不典型增生）相比，EIN 诊断的可重复性高，诊断误差率低，更容易被病理医师掌握。在 WHO94 中，不典型增生等同于癌前病变，但是最合适的名词学还是子宫内膜上皮内瘤变。

表 11-1　子宫内膜上皮内瘤变诊断标准

主要依据	病变特点
VPS	腺体部超过间质部（间质部体积不足 55%）
细胞形态	细胞学差别较大，形态上从密集的病灶到背景形态都有
病灶	最大直径超过 1mm
相似病变	部分交叉定义的良性病变（如分泌相、息肉、修复情况等）
排除癌变	如果腺体呈迷宫状，有实性成分或有可见的筛状结构恶性可能性大

(5)命名：目前，普遍采用两个子宫内膜癌前病变命名系统：WHO 94 系统和子宫内膜上皮内瘤变诊断系统。WHO 94 系统基于腺体的增生状态和核异形将其分为单纯增生型、复杂增生型、单纯增生伴不典型增生型和复杂增生伴不典型增生型四种类型。但整个 WHO 94 分类方法表现出了很大的主观性；而子宫内膜上皮内瘤变分类系统似乎更优于 WHO94 系统，其根据疾病的类型分为良性的（良性子宫内膜增生）、癌前病变（子宫内膜上皮内瘤样病变）和恶性（子宫内膜腺癌）三类。

(6)诊治建议：2015 年 5 月，美国妇产科学会（The American College of Obstetricians and Gynecologists，ACOG）在妇产科杂志（Obstetrics and Gynecology）上发表了第 631 号委员会建议，对 EIN 的诊断及治疗进行了规范。ACOG 提出以下建议：①癌前病变的病理诊断应使用标准的术语来区分不同类型，首选术语是"子宫内膜上皮内瘤变"，而不是"子宫内膜不典型增生"；②宫腔镜子宫内膜活检可用于子宫内膜病变的确诊，排除其他有关疾病；③子宫次全切除术、子宫肌瘤粉碎术和子宫内膜消融术不可以用于治疗子宫内膜上皮内瘤变；④全身或局部孕激素治疗虽未经证实，但常用于替代外科手术来治疗希望保留生育能力的患者；⑤非手术治疗子宫内膜上皮内瘤变后需进行激素检测，同时每 3～6 个月进行一次子宫内膜活检。

【基因研究】

癌基因是指能导致细胞恶性转化的核酸片段。主要包括病毒癌基因和细胞癌基因。病毒癌基因是指肿瘤病毒中可使动物细胞发生恶性转化的基因,存在于生物正常细胞中的癌基因称为原癌基因(proto-oncogenes)或细胞癌基因(cellular oncogenes)。癌基因主要包括蛋白激酶类和信息传递蛋白类,广泛存在于生物界中,但基因序列高度保守,有些癌基因仅针对某些特定组织。在正常情况下,原癌基因处于静止或低表达状态,其编码蛋白质对维持细胞的生长、分化功能具有重要作用。细胞癌变的发生包括不同的癌基因激活和抑癌基因的失活或缺失。癌基因不同于抑癌基因,一般为显性基因,两个等位基因中有一个激活,就表现出其功能。因此,当其受到化学致癌物、辐射或病毒等因素作用下,通过基因易位、原癌基因扩增、点突变、基因插入等方式,癌基因被激活,表达异常,导致细胞癌变。

目前,文献报道与肿瘤密切相关的癌基因有 100 多个,包括 erb 家族、src 家族、myc 家族、ras 家族、neu、met、raf、cot、fos 等。但有关子宫内膜癌基因报道较少,目前已知与子宫内膜癌相关的癌基因主要有:肽类生长因子受体家族中 EGFR 及其相关成员、肽类生长因子受体家族中 EGF 受体、ras 家族、met、fms、核转录因子 c-myc 等。

癌症是一个多基因、多步骤的发展过程,单个肿瘤的发生一般涉及多个癌基因和抑癌基因的突变。子宫内膜癌的发生也是一个多因素、多阶段、多基因变异累积的复杂过程。目前确定的癌基因从未在同一肿瘤中 100% 出现过,也无一个癌基因可独立解释的细胞癌变有密切相关机制。因此,继续寻找新的肿瘤易感性基因和与细胞癌变的基因,对其诊治具有重要的意义。随着大规模基因筛选的测序,人类基因框架草图的绘制和后基因组计划的到来,有关子宫内膜癌相关的基因克隆及鉴定报道会越来越多,将为阐明子宫内膜癌分子发生机制、早期诊断、病理监测、肿瘤生物学行为判断(恶性程度、放化疗敏感及耐药)、预后评估、个体化治疗方案及基因治疗等提供基础。

1. 基因诊断 目前认为,子宫内膜癌的基因改变主要涉及 PTEN 抑癌基因、DNA 错配修复基因及微卫星不稳定性(microsatellite instability,MI)、K-ras 基因、p53 基因、c-erbB2 基因以及多药耐药基因 MDR-1 和 MRP 基因。国内外对子宫内膜癌早期诊断的分子标志物的报道较多,普遍认为 PTEN 和 MI 可作为子宫内膜癌早期诊断的标志。近年来,有学者利用计算机图像分析系统分析肿瘤标志物,发现 p53 和增殖细胞核抗原的高表达可作为子宫内膜癌预后不良的重要指标,且该系统与已建立的子宫内膜的病理形态学分析有较好的相关性,因此分子标志物的计算机图像分析系统可望成为临床上评价子宫内膜癌预后的简单而有价值的诊断工具。

2. 基因治疗 近年来,随着分子生物学及免疫技术的发展,肿瘤的生物学治疗已成为除传统的手术、放疗、化疗之外重要的治疗方式,部分产品已应用于临床。但子宫内膜癌由于其易早期发现、手术切除率高以及 5 年存活率较高,因此有关子宫内膜癌基因治疗的研究较少,主要在实验方面取得了一定的进展。如 p53 可为临床治疗Ⅱ型子宫内膜癌提供新的靶点。

【转移途径】

1. 直接蔓延 包括子宫肌层浸润、向下累及宫颈、向输卵管扩散及向盆腔扩散。

(1)子宫肌层浸润:子宫内膜的基底层和异位于肌层内的内膜组织可与子宫腔的内膜同时发生或直接增生为癌,其发生率占子宫内膜癌的 21%～23%,预后同内膜癌,而真性的肌层浸润呈不规则插入周围组织,并伴有局部的组织反应,即纤维化及淋巴细胞浸润。

(2)宫颈受累:在子宫内膜癌中,宫颈受累者占 3%～24%。子宫内膜癌累及宫颈有两种方式:一是直接蔓延,二是瘤栓经淋巴管播散。

(3)经输卵管扩散:在临床Ⅰ期的病例,病变累及输卵管的发生率约占 5%。癌细胞可经输卵管进入腹腔,而引起腹水,但腹水中癌细胞的阳性检出率较低。

(4)盆腔扩散:癌细胞可经输卵管游走或直接穿透子宫肌层而进入盆腹腔。

2.淋巴管扩散　为内膜癌的主要转移途径。当癌肿浸润至深肌层,或扩散到宫颈管,或癌组织分化不良时,易发生淋巴转移。其转移途径与癌灶生长部位有关。宫底部的癌灶沿阔韧带上部的淋巴管网,经骨盆漏斗韧带至卵巢,向上至腹主动脉旁淋巴结。子宫角部癌灶沿圆韧带至腹股沟淋巴结。子宫下段及宫颈管的癌灶与宫颈癌的淋巴转移途径相同,可至宫旁、髂内、髂外、髂总淋巴结。子宫后壁癌灶可沿宫骶韧带扩散到直肠淋巴结。内膜癌也可向子宫前方扩散到膀胱,通过逆行引流到阴道前壁。

3.血行转移　较少见。晚期可经血行转移至肺、肝、骨等处。

【病理分期】

1988 年,FIGO 把子宫内膜癌的分期从临床分期改为手术病理分期。2009 年国际妇产科联盟(Federation International of Gynecology and Obstetrics FIGO)对子宫内膜癌重新公布了新的手术病理分期标准。对临床实践更加简明、合理、实用。表 11-2(1988)和表 11-3(2009)是 FIGO 对子宫内膜癌手术病理进行的分期,分别列出进行比较。

1.新旧分期的变化　与 1988 年分期比较,新分期主要有以下变化。

(1)既往的ⅠA 期是病变局限于子宫内膜,ⅠB 期是肿瘤浸润<1/2 肌层,ⅠC 期是肿瘤浸润>1/2 肌层,经过 20 年的临床实践,证实既往的ⅠAG$_1$、ⅠBG$_1$、ⅠAG$_2$和ⅠBG$_2$患者的 5 年生存率并没有差异,所以新分期将既往的ⅠA 期和ⅠB 期合并为ⅠA期。同时,新分期把ⅠB 期定义为肿瘤浸润肌层深度达到或超过肌层的外 1/2,也就是把既往的ⅠC 期划为ⅠB 期。另外,既往分期并没有对肿瘤浸润肌层深度刚达 1/2 时进行分期,这是分期的遗漏,新分期则弥补了这一缺陷,特别将其定义为ⅠB 期。

表 11-2　1988 年子宫内膜癌手术病理分期及病变特点

手术病理分期		病变特点
Ⅰ期	ⅠA(G$_{1,2,3}$)	癌瘤局限于子宫内膜
	ⅠB(G$_{1,2,3}$)	癌瘤浸润深度<1/2 肌层
	ⅠC(G$_{1,2,3}$)	癌瘤浸润深度>1/2 肌层
Ⅱ期	ⅡA(G$_{1,2,3}$)	宫颈内膜腺体受累
	ⅡB(G$_{1,2,3}$)	宫颈间质受累
Ⅲ期	ⅢA(G$_{1,2,3}$)	癌瘤累及浆膜和(或)附件和(或)腹腔细胞学阳性
	ⅢB(G$_{1,2,3}$)	阴道转移
	ⅢC(G$_{1,2,3}$)	盆腔淋巴结和(或)腹主动脉淋巴结转移
Ⅳ期	ⅣA(G$_{1,2,3}$)	癌瘤侵及膀胱或直肠黏膜
	ⅣB(G$_{1,2,3}$)	远处转移,包括腹腔内和(或)腹股沟淋巴结转移

表 11-3 2009 年子宫内膜癌手术病理分期及病变特点

手术病理分期		病变特点
Ⅰ期[①] (肿瘤局限于宫体)	Ⅰ A[①]	癌瘤浸润深度<1/2 肌层
	Ⅰ B[①]	癌瘤浸润深度≥1/2 肌层
Ⅱ期[①]		肿瘤侵犯宫颈间质,但无宫体外蔓延[②]
Ⅲ期[①] [肿瘤局限和(或)区域内扩散]	Ⅲ A[①]	癌瘤侵犯浆膜层和(或)附件[③]
	Ⅲ B[①]	阴道和(或)宫旁转移[③]
	Ⅲ C[①]	盆腔淋巴结和(或)腹主动脉淋巴结转移[③]
	Ⅲ C$_1$[①]	盆腔淋巴结阳性
	Ⅲ C$_2$[①]	腹主动脉淋巴结阳性±盆腔淋巴结阳性
Ⅳ期[①] [肿瘤侵及膀胱和(或)直肠]	Ⅳ A[①]	癌瘤侵及膀胱或直肠黏膜,和(或)远处转移
	Ⅳ B[①]	远处转移,包括腹腔内其他淋巴结和(或)腹股沟淋巴结转移

①G$_{1,2,3}$任何一种;②仅有宫颈黏膜受累应当认为是Ⅰ期,而不再认为是Ⅱ期;③腹腔细胞学检查阳性应单独报告,而不改变分期。

(2)既往ⅡA期为肿瘤只浸润到宫颈腺体,ⅡB期肿瘤侵及宫颈间质。新分期的Ⅱ期将不再分为ⅡA、ⅡB两个亚分期,Ⅱ期仅为肿瘤侵犯宫颈间质,但无宫体外蔓延。将宫颈腺体受累归为Ⅰ期。

(3)既往将腹腔冲洗液或腹水细胞学阳性定为ⅢA期,但研究显示,腹水细胞学检查阳性常常是其他高危因素作用后的结果,而不是影响预后的独立因素。所以,新分期将腹水细胞学阳性不再作为分期的一个依据,也就是说,腹水细胞学阳性不再作为分期的条件。

(4)既往分期将腹膜后淋巴结阳性,无论盆腔淋巴结和(或)腹主动脉旁淋巴结均归为ⅢC期。越来越多的研究证实,子宫内膜癌腹主动脉旁淋巴结受累的预后远比仅有盆腔淋巴结受累差,因此,新分期将盆腔淋巴结和腹主动脉旁淋巴结受累分开,将既往的ⅢC期进一步划分为ⅢC$_1$期(盆腔淋巴结阳性)与ⅢC$_2$期(腹主动脉旁淋巴结阳性±盆腔淋巴结阳性)。

2. 新分期的临床意义 子宫内膜癌的

新分期较 1988 年的分期更加客观、实用,也更简便。子宫内膜癌的分期主要是围绕子宫与淋巴结来进行划分的。因此,新分期更加体现与突出了子宫深肌层浸润和淋巴结转移是其预后的两个重要因素。

(1)仍然强调术前对子宫肌层浸润深度评估的重要性。肌层浸润常常是预示淋巴结转移和子宫外远处转移,也是直接关系到治疗后是否复发的重要高危因素。特别是对需要保留生育功能或卵巢功能的年轻患者来说,了解肌层浸润情况将决定是否能保留子宫和(或)卵巢。因此,术前判断子宫肌层浸润程度是制定手术方案以及整个综合治疗的重要参考指标。判断肌层浸润最准确的方法当然是术后的石蜡病理切片,术中冷冻病理由于受取材、制片、阅片水平等诸多因素的影响难以达到准确评估。为了能在术前进行较好的评估,目前临床常采用彩色超声、CT 及MRI 等检查作为参考。彩色超声评估肌层浸润具有经济、便捷、敏感性较好等优点,但最准确的还是 MRI 检查,其软组织分辨率很高,对子宫内膜癌局限于子宫内膜层、侵及肌层、宫体外、有无淋巴结转移等都很敏感。对于ⅠA、ⅠB期肌层浸润深度的区分，MRI检查也能够达到较高的准确性。由于新分期简化了肌层浸润深度的分类，从而降低了术前评估肌层浸润的难度。

（2）宫颈间质浸润的术前判断：对于宫颈受侵的Ⅱ期患者，不论宫颈腺体或间质受侵，既往分期均要求行子宫广泛性切除术。但由于诊刮术常致假阳性，使没有宫颈受侵者误为宫颈腺体受侵，导致手术范围过大。新分期的Ⅱ期取消了ⅡA、ⅡB两个亚分期，将Ⅱ期定义仅为肿瘤侵犯宫颈间质，但无宫体外蔓延，将宫颈腺体受累者归为Ⅰ期。这使Ⅱ期（宫颈间质受侵）分期更加准确，同时也更简便。对宫颈间质受侵的判断，除了病理诊断外，MRI检查还是当然的首选。MRI可以很准确地区分宫颈腺体受侵、间质浸润深度，还可以与宫颈息肉等进行鉴别。

（3）术前诊刮术和宫腔镜检查仍有意义：诊刮术仍然是术前诊断子宫内膜癌的主要方法，通过诊刮获得组织标本，不仅可以明确诊断，还可以了解相关的肿瘤分级、受体等情况。但是，由于诊刮术属于"盲刮"操作，与直视下操作的宫腔镜相比，诊断的漏诊率较高。宫腔镜可以直视下观察宫腔与宫颈管状况，病变部位与大小，定位取材，还能较准确地判断宫颈管是否有浸润。避免了盲刮时过度搔刮宫腔而造成的疼痛、出血、子宫穿孔等。由于宫腔镜检查可能会使肿瘤细胞随膨宫液流入腹腔，原分期会认为腹腔冲洗有瘤细胞而分期"升高"，但临床研究证实，宫腔镜检查并未增加附件、腹腔以及淋巴结的转移，对患者的预后也没有影响。因此，新分期不再将腹水细胞学阳性作为分期的依据。为宫腔镜检查提供了理论依据。

（4）盆腔淋巴结与腹主动脉旁淋巴结转移的预后：研究表明，子宫内膜癌的淋巴转移可以先累及盆腔淋巴结，再转移至腹主动脉旁淋巴结，但也可以直接转移至腹主动脉旁淋巴结而没有盆腔淋巴结转移。所以子宫内膜癌的淋巴转移不像宫颈癌淋巴转移那样具有一定的规律性。除了宫底部癌灶可以向上直接转移至腹主动脉旁淋巴结外，盆腔内淋巴系统内的瘤栓，可以导致淋巴系统的阻塞，改变正常的淋巴引流，使肿瘤细胞跳过髂总淋巴结而直接转移至腹主动脉旁淋巴结，形成"跳跃式"淋巴转移。因此，盆腔淋巴结无肿瘤转移并不意味着腹主动脉旁淋巴结没有转移。美国妇科肿瘤学组第33号研究（GOG33）分析发现，35%的患者仅有腹主动脉旁淋巴结受累而盆腔淋巴结阴性。有腹主动脉旁淋巴结转移者的预后明显更差。FIGO（2009年）子宫内膜癌新的手术病理分期中明确将腹膜后淋巴结转移的ⅢC期分为：盆腔淋巴结转移为$ⅢC_1$期，腹主动脉旁淋巴结转移而不论盆腔淋巴结是否转移为$ⅢC_2$期。在新分期中，盆腔淋巴结和腹主动脉旁淋巴结转移成了重要的分期依据，直接关系到患者治疗方式的选择与预后。尽管对于早期低危子宫内膜癌的淋巴结是否切除还存在一定的争议，但如果不进行淋巴结切除，就有可能使患者的分期不准确（多为降低）而错失术后综合治疗的机会。新分期的$ⅢC_2$期，特别突出了腹主动脉旁淋巴结的转移。所以，术前应加强对盆腔和腹主动脉旁淋巴结的评估，术中注意探查盆腔与腹主动脉旁淋巴结的情况，对增大的腹主动脉旁淋巴结进行切除，这样才能准确分期、判断预后，同时正确指导术后的放疗、化疗。对于腹主动脉旁淋巴结转移者，术后应增加该区域的放疗以提高生存率。

3. 对新分期的思考

（1）非手术治疗：子宫内膜癌的非手术治疗通常指保留生育功能或保留内分泌功能的手术治疗，前者需保留子宫与附件，后者需要保留卵巢。按既往分期，非手术治疗的主要指征必须是真正的ⅠA期（病变局限于子宫内膜层）、高分化（G_1）。新分期ⅠA期中包括了肌层浸润深度<1/2 者,是否还适合行非手术治疗。宫颈管黏膜受侵是否也可以行非手术治疗? 这是需要重视与研究的问题。

(2)术前手术范围的确定:按照新分期,宫颈管黏膜受侵属于ⅠA 期,那么术前分段诊刮或宫腔镜检查了解宫颈管黏膜是否受累以决定手术切除子宫范围的价值就不大了。MRI 检查成为目前术前评估子宫肌层与宫颈间质浸润程度最敏感的方法。但 MRI 仍然存在不同程度的假阳性与假阴性。这就给术前决定手术范围带来了一定的困惑。应结合妇科检查、MRI、必要的病理活检进行综合分析,判断宫颈间质是否受侵,以决定手术范围。

(3)腹腔冲洗液或腹水细胞学阳性是否需要治疗:既往腹腔冲洗液或腹水肿瘤细胞学阳性,被视为腹腔内可能有转移或潜在转移,临床采用腹腔化疗、静脉化疗或放化疗等,这些治疗可能大多数属于过度治疗。新分期取消了细胞学阳性,仅需单独记录,这对于术前接受过宫腔镜检查者尤其重要。但仅细胞学阳性是否需要相应的治疗尚需进一步探讨。

(4)腹主动脉旁淋巴结是否需要切除:盆腔淋巴结无转移并不意味着腹主动脉旁淋巴结没有转移,有腹主动脉旁淋巴结转移者的预后(5 年生存率30%～40%)明显低于只有盆腔淋巴结转移者(5 年生存率 70%～80%)。因此,新的手术病理分期中明确将腹膜后淋巴结转移的ⅢC 期分为:盆腔淋巴结转移为ⅢC$_1$期,腹主动脉旁淋巴结转移而不论盆腔淋巴结是否转移为ⅢC$_2$期。这就意味着要准确分期,就应该切除腹主动脉旁淋巴结。妇科肿瘤医师应该加强手术技能的提高,重视腹主动脉旁淋巴结切除的意义,提高分期的准确性。

(5)术后辅助治疗:对于术后意外发现的子宫内膜癌,既往分期为ⅠA 期、ⅠB 期浅肌层受侵(肌层浸润<1/2),同时具备高分化、

无脉管受侵者可以不给予术后辅助放化疗而进行随访。新分期中ⅠA 期(肌层浸润深度<1/2)无高危因素者,可以不给予术后辅助治疗,尚需进一步明确。

【临床表现】

1. 阴道流血 90% 以上的内膜癌患者有阴道流血症状。

(1)绝经后阴道流血:绝经后阴道流血为子宫内膜癌患者的主要症状,且绝经时间愈长而出现阴道流血者发生内膜癌的概率愈高。子宫内膜癌患者中 70%～75% 为绝经后。

(2)围绝经期妇女月经紊乱:约 20% 的子宫内膜癌患者为围绝经期妇女。

(3)生育期月经紊乱或经量增多:5%～10%子宫内膜癌者为生育期妇女。

2. 阴道不正常排液 可为浆液性或血性分泌物。

3. 下腹疼痛及其他症状 下腹疼痛可由宫腔积脓或积液引起,晚期则因癌肿扩散导致消瘦,下肢疼痛等。

【诊断思考】

近年来,许多学者在减少手术前后误差方面进行了较多的探讨。为提高术前诊断的准确性,可从以下几个方面注意。

1. 明确病理诊断 诊断性刮宫是目前在国内诊断子宫内膜癌最常用的方法。其适应证有:绝经后阴道流血;育龄期不规则阴道流血;绝经后子宫内膜厚度≥5mm;B 超发现子宫腔内异常回声团。

近来有报道应用 Novk 或 KeVorkian 宫腔刮匙、宫颈管和宫腔毛刷、宫腔细胞吸取器等,准确率达 90%～97%,且患者痛苦小,简便省时,值得推广。但是,当刮宫组织较少,或未能取到病灶组织时,病理诊断,尤其是病理分级则较困难。文献报道术前术后误差为 15%～25%,手术后病理分级升级约 20%。

2. 宫腔镜检查 详见后述。

3. 判定宫颈管是否受侵 分段刮宫可

初步判定子宫内膜癌是否累及宫颈,但假阳性率较高。有报道手术前后判定子宫颈受侵符合率仅为 38%。因此,可利用宫腔镜、阴道 B 超、MRI 或 CT 等进行初步诊断。

4. 预测子宫肌层受侵情况　MRI 可以准确地判别子宫肌层受累状况及宫颈间质浸润深度,因此是子宫内膜癌必不可少的检查手段。阴道超声在判定子宫内膜有无异常、预测子宫内膜癌有无肌层浸润等方面也有较大参考价值。文献报道,阴道超声检查预测肌层受侵准确率为 85%,敏感性为 88%,预测无肌层受累准确率为 100%。因此,阴道超声是术前判断肌层受侵较准确的方法。

术中剖视标本和冰冻切片也可帮助判断肌层受侵情况。

第二节　子宫内膜癌宫腔镜检查与治疗

近十年来,随着对子宫内膜癌治疗观念的更新,宫腔镜在诊治本病中的作用越来越受到重视。宫腔镜对诊断子宫内膜癌的作用已毋庸置疑,应用宫腔镜在术前进行前哨淋巴结检测及对保留生育功能的子宫内膜癌患者局部病灶切除的研究也逐渐增多。

子宫内膜癌的筛查及早期诊断一直缺乏简单、准确又少具损伤的方法。除传统的和极为常用的妇科检查及分段诊刮以外,文献中应用其他替代技术的报道逐渐增多,包括探测子宫内膜新生物及子宫内膜细胞学检查、子宫、输卵管碘油造影(HSG)、阴道超声扫描(TVS)、超声子宫图(SHSG)即水超声(SIS)、磁共振(MRI)、宫腔镜检查和子宫内膜活检等。

盲目的诊刮常不准确,因刮宫时可能遗漏位于子宫角深部或黏膜下肌瘤后方的小癌灶。文献报道进行常规诊刮时,10%～35% 的子宫内膜区域刮不到。而对老年妇女,宫颈萎缩时常需扩宫才能完成,增加了患者的损伤和痛苦。此外,还常有刮出内膜组织极少而无法进行病理检查的病例。诊断性盲刮对子宫内膜癌的病灶位置及范围也很难做出正确判断。现代的宫腔镜技术使妇科医师可以最直接、最近距离的观察整个子宫腔而无盲区,其小直径和多功能设计的宫腔镜可行子宫内膜定位活检,使宫腔镜检查成为现代诊断宫内病变的"金标准"。

一、镜 下 观 察

【主要特征】

由于技术和解剖学的原因,早期子宫内膜癌不呈现可供筛查的团块状结构,一般都是因为子宫异常出血而做宫腔镜检查。宫腔镜医师应具备正常子宫内膜和各种良性内膜增生宫腔镜图像的全面知识,检查时密切注意与周围正常内膜颜色、起伏和坚韧程度不同的内膜组织,有异型血管处高度怀疑新生物。在内膜腺癌的初期,呈现开始发育的图像,内膜不规则,呈多叶状,突出部分易碎,常为坏死组织,容易出血。新生血管不规则、螺旋状。有些病例新生物和正常内膜间的界限清楚可见。当子宫内膜癌已形成团块时,宫腔镜所见非常明显,极少与其他病变混淆。

1. 形态　由于肿瘤生长迅速,其外观多呈表面欠光滑的息肉状、结节状、乳头状或不规则的赘生物。

2. 色泽　由于癌组织常伴有出血、坏死、感染,所以病灶多呈灰白、灰黄或暗红色,且缺乏光泽。

3. 血管　病灶表面的血管怒张,走向不规则,可呈丁状、襻状、之字形等多种形态。

【分型】

宫腔镜检查所见基本与组织病理学的大体形态一致,可分为弥漫型与局限型两大类。

后者根据其形态特征又分成息肉型、结节型、乳头型及溃疡型等。

1. 弥漫型　癌灶多表现为杂乱、凹凸不平的突起,有时呈局限性息肉样改变,表面可见迂曲、怒张的血管,组织脆弱,容易发生接触性出血;但有时病灶隆起不明显,与周围内膜差异较小,常使宫腔镜检查误诊。病灶表面可有溃疡形成,脓液和坏死组织往往较多。去除表面坏死组织后,随即显露灰黄红色的不规则、颗粒状凹凸的病灶。病灶的曲张和异形血管是子宫体癌的特征,需与慢性子宫内膜炎,特别是子宫积脓相鉴别。弥漫型宫体癌的组织类型以低分化者居多。

2. 局限型　多见。组织分化程度较高。病灶隆起突出于宫腔,边界比较清晰,周围内膜以萎缩性内膜多见,亦有表现为增生肥厚者。局限型宫体癌的基本形态特征是表面无规则、富有曲张、异形血管的子宫内赘生物。

(1)息肉型:形状与子宫内膜息肉比较相似,可为单个息肉状物,但以多个息肉赘生物簇聚在一起为多。表面可有浅溃疡,血管扩张和出血、坏死灶,后者呈暗红色物。但异形和曲张的血管不如结节型宫体癌明显。镜检时应注意与子宫内膜息肉、息肉样黏膜下肌瘤和胎盘息肉相鉴别。

(2)结节型:病灶多隆起于子宫腔内,基底部宽阔,表面凹凸不平或呈分叶状,色清白或黄白。可为一个,亦可有多个结节聚集而成。病灶表面血管迂曲、粗大、走行不规则为其特点,需与黏膜下肌瘤或大息肉相鉴别。

(3)乳头型:整个肿瘤呈结节或息肉样外观,但其表面局部结构却近似弥漫型宫体癌,由许多色较苍白的树枝状、细长乳头状突起或形如蜂窝的粗短乳头状突起组成。乳头内可见到扩张的血管。在病灶周围亦有粗大血管的迂曲。肿瘤表面的坏死、溃疡亦比较多见。

(4)溃疡型:无论是局限型还是弥漫型的子宫内膜癌,当其表面出现化脓感染,组织坏死脱落时,形成溃疡。溃疡面常污秽、糟脆,易接触性出血。

3. 宫颈受累(Ⅱ期)的镜下分型　在宫腔镜直视下可以清楚地观察到宫腔下段、解剖学内口、宫颈管的全貌。镜下可见侵犯宫颈的病灶均由宫腔内病灶直接蔓延至宫颈管。按照颈管内病灶的表现可分为三型。

(1)扁平隆起型:病灶由宫腔内蔓延至颈管形成扁平隆起,表面粗糙颗粒状,苍白、无光泽。

(2)息肉型:颈管内病灶单个或多个息肉样突起,表面粗糙灰白或灰黄,且缺乏光泽,有时可见曲张的血管影。

(3)乳头型:较大结节状突起,可使颈管变形或癌组织充满宫颈管。表面灰黄凹凸不平,可坏死脱落形成溃疡,容易出血。

【诊断要点】

有以下所见时可能为内膜癌,一定要做活检送病理组织学检查。

(1)具有中心血管的半透明绒毛状突起群,很可能为高分化内膜腺癌。

(2)有异形血管,特别是形状不整的扩张血管。

(3)结节状隆起或息肉隆起,质地脆弱。

(4)有白点状或斑状的坏死组织。

【点评】

1. 宫腔镜检查对子宫内膜癌临床分期的影响　从理论上讲,当膨宫压力在12～20 kPa(90～150 mmHg)时,无论气体膨宫或液体膨宫,都有可能导致宫腔内压升高,使膨宫介质经输卵管或宫颈流出。那么,宫腔内组织如子宫内膜碎片、血块、肿瘤细胞等是否会随膨宫介质经输卵管进入腹腔?进入腹腔后的肿瘤细胞是否会播散种植在盆腹腔,而使子宫内膜癌患者5年生存率降低?并因此而影响子宫内膜癌的治疗和预后?各国学者对此都进行了大量的观察研究。

在月经周期的不同时期、使用不同的膨宫介质及不同的膨宫压力,均可使腹腔内子宫内膜细胞的阳性检出率有所不同。Nagel T.C. 和 Loverro G. 等分别报道,应用液体膨宫可使 57%、68% 的患者在腹腔内发现有正常的子宫内膜细胞。其中使用 Dextran 70 作为膨宫介质的阳性检出率更高(4/5)。膨宫压力超过 12~16kPa(90~120mmHg)时即可导致输卵管口开放,膨宫介质进入腹腔。这提示肿瘤细胞进入腹腔并非罕见。

经临床研究发现,在对子宫内膜癌进行宫腔镜检查后,收取腹腔冲洗液做癌细胞检查其阳性率为 9.7%,而未做宫腔镜检查的子宫内膜癌临床 I 期患者其腹腔癌细胞检查阳性率为 12.7%,手术 I 期的腹腔细胞学阳性率为 7.3%,三者进行比较没有统计学差异。

Egarter C. 等对一 56 岁子宫内膜癌患者在开腹术中进行膨宫试验。他们首先用生理盐水(NS)冲洗腹腔,细胞学检查阴性。然后分别用 13.3kPa(100mmHg)、20kPa(150mmHg)的膨宫压力进行膨宫,再次收集腹腔冲洗液做细胞学检查,结果阳性。使此患者从原子宫内膜癌分期 FIGO I a 升高到 III a 期。但此试验是否具有说服力,Bettocchi-S 等对此提出质疑。因为在开腹手术时,腹腔内压力会低于正常时的封闭状态,此时 >10.5kPa(80mmHg)的膨宫压力即可导致内膜组织进入腹腔,因而不能反映非开腹状态时膨宫介质进入腹腔的膨宫压力。故此试验的可信性不高。他们认为如果应用生理盐水膨宫,压力控制在 4~8kPa(30~60mmHg);或应用 CO_2 膨宫,气流量控制在 15~25ml/min,宫腔内组织一般不会进入腹腔。

Neis K.J. 等对 154 例子宫内膜癌患者应用 CO_2 作为膨宫介质进行宫腔镜检查,仅有 1 例在输卵管伞端发现子宫内膜癌细胞。提示使用 CO_2 膨宫,进行宫腔镜检查的腹水阳性检出率明显低于液体膨宫。

由于探查技术的困难,有关肿瘤细胞经宫腔镜检查导致腹腔内播散的发生率的系统性研究,迄今为止报道仍然很少,还有待于更充分地积累资料。

2. 宫腔镜检查对子宫内膜癌的治疗及其预后的影响　子宫内膜癌的预后与临床分期、组织学类型及分级、子宫肌层浸润程度、淋巴结转移及性甾体激素受体的有无等因素有关。其中子宫肌层浸润深度和组织分化程度更为重要。一般来讲,年龄越老,组织学分级越低,分化程度越差,临床分期越高,预后越差。

子宫内膜癌腹腔冲洗液细胞学检查阳性最可能的原因是经输卵管移行所致。但也有报道双侧输卵管切除术后罹患内膜癌者腹腔细胞学检查也为阳性,故深肌层浸润后经浆膜蔓延或经淋巴管脱落的可能性也不能排除。另有理论认为是胚胎来源相同,而分化不同组织的多源性恶性细胞所致。

Romano S. 等报道 1 例宫腔镜检查为子宫内膜癌,术中腹水癌细胞检查阳性,术后未行其他治疗,1 年后在阴道顶端发现癌复发。但资料显示,进行宫腔镜检查的子宫内膜癌患者腹腔冲洗液阳性率与未做检查者相比并无显著差异,宫腔镜诊断局灶性、多发性或巨大癌的五年生存率与未行宫腔镜检查者比较亦无显著区别,因此认为宫腔镜检查并不影响内膜癌的预后。但由于大样本、多中心的临床统计资料不多,加之探查技术的困难,系统性的研究报道较少,有关肿瘤细胞经宫腔镜检查导致腹腔内播散的发生率究竟有多高? 肿瘤细胞播散后是否会影响治疗及预后? 尚难做出准确的结论。根据 2009 年 FIGO 对子宫内膜癌的分期,腹腔液细胞学检查结果已不作为临床分期的标准,暗示其阳性与否并不影响临床分期的高低,因其不是可以独立影响预后的因素,不能作为评价子宫内膜癌患者预后的指标。而组织学分化差、深肌层浸润、宫颈受累和淋巴结转移等对子宫内膜癌预后的影响更为重要。

3. 对做宫腔镜检查的分歧 对此问题的争论至今仍无结论。

(1)不赞成宫腔镜检查的理由是：①由于宫腔镜检查需要介质膨宫，当膨宫压力超过一定范围时，内膜癌细胞有随膨宫介质经输卵管进入腹腔而导致癌扩散的危险。②由于宫腔镜检只能发现病灶，而不能对所有的患者做最后诊断，还需组织病理学确诊。另外宫腔镜仅能评估内膜表面局灶性或多发性癌组织的范围，而不能判断其侵犯子宫肌层的深度。③在对内膜癌宫颈受累的诊断时，因内膜癌侵犯宫颈有两种类型：肉眼可见的浸润型和隐匿型。后者在颈管表面一般不形成病灶，偶见小的溃疡形成，此型在诊断性刮宫或宫腔镜检查时均可漏诊。此外，宫腔镜检查确定癌灶有无累及宫颈是以解剖学内口为标志，而病理学上则以组织学内口为标志，所以此区域的病灶可能被误诊。④如内膜癌病灶较大，宫腔镜操作可能会导致大出血。

基于以上原因，对镜检持有异议者反对应用宫腔镜对子宫内膜癌进行检查。

(2)赞成宫腔镜检查的理由是：①宫腔镜检查有助于早期诊断子宫内膜癌。因单纯诊断性刮宫属非直视下搔刮，在临床分期及指导治疗方面有其局限性，主要表现在累及宫颈黏膜的假阳性率高，其准确性不够理想。综合资料，分段诊刮将Ⅰ期癌误诊为Ⅱ期癌的假阳性率为12%～19%，少数报道达39%～56%。相反，将Ⅱ期癌误诊为Ⅰ期癌的假阴性率达14%～57%。由此可见，诊断性刮宫可能会遗漏局部的或较小的病灶而导致子宫内膜癌的漏诊，或将宫腔内癌组织误诊为是宫颈组织送检而造成过诊。而宫腔镜检查能直视下观察宫颈管、宫腔、解剖学内口等解剖结构，确定子宫内膜癌宫颈受累(Ⅱ期)的准确性近似肉眼观察，很少遗漏宫腔及宫颈管的病变。对于一个经验丰富的宫腔镜学家来说，宫腔镜预报子宫内膜癌的敏感性及特异性几乎为100%。借助于宫腔镜能直视子

宫腔内病灶的外观形态、位置及范围，可对病灶进行定位活检，对发现较小的内膜癌病灶更有意义。②宫腔镜检查有助于子宫内膜癌的分期和估计范围。宫腔镜检查能有次序地观察子宫腔各壁、宫角、输卵管开口和宫颈管结构，并能观察宫颈管有无浸润病灶。大量资料证明，子宫内膜癌累及宫颈，其生物学行为与宫颈癌相似。盆、腹腔淋巴结转移的机会也增多，5年生存率明显下降。如果宫颈基质被子宫内膜癌侵犯，约90%以上的肌层已有深层浸润。临床不论采取手术或放射治疗，均应按照子宫颈癌的原则进行。因此，准确的诊断子宫内膜癌宫颈受累(Ⅱ期)对临床估计预后、制订治疗方案均有重要的意义。借助宫腔镜对子宫内膜癌进行分期比分段刮宫更为准确可靠。

4. 宫腔镜检查与癌细胞迁移 一般来说，镜检导致癌细胞迁移与术者操作的技术水平、操作时间、膨宫介质的种类、注入速度及膨宫压力等因素有关。如果应用 CO_2 作为膨宫介质，流速控制在 $15～25$ ml/min，膨宫压力在 $7～8$ kPa($55～60$ mmHg)之间，术者操作技术熟练，经验丰富，检查时间不超过5min，一般不会引起癌细胞的腹腔内迁移。

二、前哨淋巴结检测

据统计，子宫内膜癌Ⅰ期盆腔淋巴结阳性患者5年生存率为54%，阴性患者可达90%，故手术评估淋巴结状态可作为指导进一步治疗的重要指标。2014年美国NCCN指南亦提出了淋巴清扫术前确定前哨淋巴结(sentinel lymph node，SLN)可提高手术切除淋巴结的概率，而且选择性切除淋巴有助于降低手术的损伤及并发症。

前哨淋巴结是原发肿瘤引流区域淋巴结中的特殊淋巴结，是原发肿瘤发生淋巴结转移所必经的第1批淋巴结。前哨淋巴结作为阻止肿瘤细胞从淋巴道扩散的屏障，其临床意义已受到人们的重视。

【显像方法】

目前世界有三种方法来探测前哨淋巴结：①蓝色染料法，此方法较为传统，使用亚甲蓝等蓝色染剂，效果不好，需要医师有着很长的学习曲线。②核素探测法，因涉及放射性元素，对人体有一定的辐射作用，同时会对环境造成污染，使用也比较麻烦，没有在临床中推广开，并且设备系统较贵。③荧光探测法，此为最新的一种快速、安全的检测方法，使用 Photodynamic Eye（PDE）观看 ICG 示踪剂，可以快速找到前哨淋巴结，并且成像在显示器上，缺点是设备系统较贵。目前最常用于宫颈注射的放射性标志物是锝-99m（^{99m}Tc）；另外也有多种的颜色染料（1% 的异硫蓝和 1% 的甲基蓝，2.5% 的专利蓝钠盐）。靛青绿最近被证实是一种有效的显像染料，需要近红外线摄像定位，有非常高的前哨淋巴结检测率，目前主要用于很多试验中。

【操作要点】

1. 宫颈部位注射染料　已被证实是一种可有效识别高转移风险的淋巴结显影技术（如前哨淋巴结在早期子宫内膜癌患者中的应用）。分别向子宫颈表浅（1～3mm）和深部（1～2cm）组织中注射染料，使其到达宫颈和宫体主要的淋巴管，也即浅表的浆膜下、中间的间质及深部的黏膜下淋巴管。宫颈注射使染料很好地渗透至子宫血管区域及位于阔韧带内收集宫旁来源的主要子宫淋巴干道，进一步显示盆腔，甚至腹主动脉旁前哨淋巴结。子宫体部淋巴管常横跨退化的脐动脉，而盆腔前哨淋巴结最常见于髂外血管的中部，髂内血管的腹侧或闭孔区的上方。当淋巴管不再跨过退化的脐动脉，而是沿着输尿管中部向头侧移动时，可在髂总骶前区发现较少见的前哨淋巴结。

2. 宫腔镜下病灶周围注射染料　用宫腔镜首先定位子宫内膜癌病灶，然后在病灶周围注入 ^{99m}Tc 和蓝色显示剂的追踪剂，以探查 SLN。或在手术前经宫腔镜将 ^{99m}Tc 注入癌灶周围，6h 后行淋巴闪烁造影术探测 SLN，术中首先用手提式扫描器探测 SLN 并切除之。

3. 子宫浆膜下多点注射　术中将淋巴示踪剂如亚甲蓝或纳米炭混悬注射液多点注射在子宫浆膜下，追踪识别最先染色的淋巴结为 SLN。随后行子宫切除及盆腔淋巴结清扫术检查 SLN。

【应用效果】

前哨淋巴结显像可用于影像学检查未见远处转移，或手术探查时未见明显子宫外病变，病灶局限于子宫的内膜癌的手术分期中。随着手术质量不断提高，对手术要求也越来越高，操作的精细程度和微损伤越来越受到关注。前哨淋巴结定位、活检可以有效避免更大的淋巴结清扫所造成的创伤，减少手术并发症。通过提高的病理学超分期技术检测到微小的前哨淋巴结转移灶是手术分期中应用前哨淋巴结显像的另一个潜在价值。

前哨淋巴结显像技术目前正在评估中，尚无在子宫内膜癌中评价此技术的大样本前瞻性随机对照研究发表。仅有一些零星报道：Raspagliesi 等用直径小的宫腔镜首先定位子宫内膜癌的病灶，然后在病灶周围注入蓝色显示剂的追踪剂以探查 SLN，结果显示 17 例中共探查到 45 个 SLN，无严重并发症发生。Glen 等研究 16 例子宫内膜癌，用宫腔镜注射异舒泛蓝探查 SLN，结果显示，13 例（81%）患者的淋巴系统吸收了异舒泛蓝，总 SLN 识别率为 44%，阴性预测值为 86%。Fersis 等分析 10 例子宫内膜癌，术前经宫腔镜将 ^{99m}Tc 注入癌灶周围，6h 后行淋巴闪烁造影术探测 SLN，术中首先用手提式扫描器探测 SLN 并切除，8/10 患者的 SLN 可用闪烁法探测到，7/8 患者的 SLN 可在术中探测到，认为子宫内膜癌患者探测 SLN 是可行并安全的方法。这种利用宫腔镜注射追踪剂的新技术为子宫内膜癌的治疗提供了新手段。

第三节　子宫内膜癌的治疗

一、概　　述

【治疗概况】

对子宫内膜癌的治疗应根据患者全身情况(年龄、有无内科并发症),术前对癌变累及范围(临床分期)及恶性程度估计(病理类型及分级),选择和制订治疗方案。早期患者原则上以手术治疗为主,按术后病理、手术分期及存在复发高危因素选用辅助治疗。晚期则采用放射、手术、化疗等综合治疗。

【手术治疗】

由于子宫内膜癌癌变始于宫腔,进展比较缓慢,诊断时多为临床早期,即病变多局限于子宫,有手术治疗的可能。特别是 1988 年 FIGO 对子宫内膜癌施行手术-病理分期之后,手术治疗的重要性已受到妇科肿瘤学界进一步重视。

1. 手术目的　是明确癌变真实播散范围,切除可能转移病灶,获取术后选用辅助治疗的治疗资料和依据。由于子宫内膜癌临床分期和手术－病理分期误差高达 15％～25％,故手术分期具有重要意义。

2. 手术类型　手术是治疗子宫内膜癌的最主要治疗方法。

(1)子宫切除(total hysterectomy):主要适用于Ⅰ期内膜癌。因子宫内膜癌生长较慢,早期多局限于子宫腔内,全子宫切除后效果好。这也是目前国际公认治疗早期子宫内膜癌的术式(包括双附件切除)。

(2)扩大的子宫全切除(extended hysterectomy)即子宫次广泛切除:考虑到子宫内膜癌的复发,很多是在阴道残端,因此国内外许多人采用扩大的子宫全切除。即分离或不分离输尿管,向下推膀胱,打开子宫直肠腹膜,使阴道能被多切 1～2cm,这样可以减少以后阴道的复发。

(3)广泛性全子宫切除术(redical hysterectomy):Ⅱ期癌已侵及宫颈通常采用宫颈癌的手术方式,即广泛性全子宫切除术及后腹膜淋巴清扫术。由于手术的扩大,创伤及并发症也会增加。

(4)广泛全子宫切除加腹主动脉旁及盆腔淋巴清扫。进行此种术式的理由是:①Ⅰ期子宫内膜癌患者盆腔淋巴结转移率为 10.6％。而分化不良的肿瘤其转移率可高达 26％,同时发现盆腔淋巴结阳性的患者 67％ 有主动脉旁淋巴结转移。因此,仅做单纯全子宫切除,不做盆腔淋巴结清扫不够彻底。②难以评估子宫肌层浸润的情况。虽然术前已知癌肿的分化程度与肌层浸润深度有关,而肌层浸润深度又与淋巴转移有密切关系。但是肌层浸润的深度以及子宫颈管受累的程度只有在手术时才能发现。③在癌肿组织学分级上,子宫切除后的标本与诊刮标本的误差高达 20％～26％,子宫颈管假阳性率可达 30％。故主张做根治术。④尽管分段诊刮病理能确诊,及宫腔镜检查的优越性正在被人们所重视,然而术前子宫颈受累的识别往往低估,大多是在子宫切除后做大体标本检查时才发现,而只做单纯全子宫切除,会错过根治性手术的机会。

但较多学者不主张将根治性手术作为常规手术。认为对Ⅰ期子宫内膜癌适宜的手术方式为筋膜外全子宫切除及双附件切除,手术范围应包括阴道上段 1～2cm 切除及选择性盆腔淋巴结及腹主动脉淋巴结切除术。

(5)淋巴结切除术:根据摘取淋巴结的手术范围、部位及淋巴结数量,淋巴结切除的术式有三种。①盆腔和腹主动脉旁淋巴结活检术:应强调,淋巴结活检术不能完全评价盆腔和腹主动脉旁淋巴结,易出现漏诊,导致假阴性的结果。据统计,在转移的淋巴结中,约

37%的淋巴结直径<2mm。②选择性淋巴结切除术:多数作者认为Ⅰa期G_1因盆腔淋巴结转移率<1%,腹主动脉淋巴结转移率=0,故可不做腹膜后淋巴结切除。凡有深肌层受累(Ic $G_{1,2}$期)均应做腹膜后淋巴结切除或取样。有以下情况应行盆腔及腹主动脉旁淋巴结切除术:特殊病理类型者,G_3腺癌,可疑淋巴结长大转移,癌灶累及宫腔>50%,或有宫腔下段及峡部受累,或血清CA125有显著升高。③淋巴结清扫术。腹主动脉旁淋巴结切除范围:上界为十二指肠2、3段横跨腹主动脉及腔静脉处,下界为腹主动脉左右髂总动脉分支处。包括右侧组、前组、左侧组及骶前4组,0~18个淋巴结。淋巴结无明显长大时应做整块脂肪切除,若有长大亦应争取切除,若切除困难或取活检或做细针穿刺取样明确诊断。淋巴结清扫术可以完全评价淋巴结的状态,但手术有潜在危险,有可能引起某些严重并发症。

3. 术式选择

(1)临床Ⅰ期:术式为筋膜外子宫全切及双附件切除术(total abdominal extrafascia hysterectomy and bilateral salpingooophorectomy,TAH/BSO)、盆腔淋巴结及腹主动脉淋巴结切除或取样术(pelvic and paraarotic lymphadenectomy,PLN&PALN)。切除子宫及双附件后应立即剖视子宫,了解癌灶部位、累及宫腔范围、浸及肌层深度,并送冰冻切片检查。根据术中发现及冰冻切片检查结果确定是否进行淋巴结切除术。高分化腺癌,无肌层浸润Ⅰa期G_1可不作淋巴结清扫或取样。G_1、G_2肌层浅表浸润,若脉管间隙无浸润亦可不再行淋巴结切除。对子宫内膜癌Ⅰ期患者TAH/BSO强调全宫颈切除及双侧附件切除;若疑有宫颈可疑受累,技术熟练医师可选用改良广泛子宫切除术。

(2)临床Ⅱ期:术式为广泛性子宫切除及腹膜后淋巴结切除取样术。一般多采用Wertheim RH手术切除全部宫旁组织,游离输尿管,切除宫骶韧带及1/2主韧带,阴道穹隆切除2~3cm。

(3)临床Ⅲ期:应以综合治疗为主,部分患者可首选手术治疗。手术的目的是:确诊、缩瘤,为术后选择辅助治疗创造条件。术后残留病灶为镜下癌灶,可选用盆腔外照射;残留灶直径>1cm应加化学抗癌药物治疗。

总之,手术治疗在子宫内膜癌诊治中占有重要地位。选用手术治疗时术前应进行全面评估,术前临床估计癌变局限于宫腔内者(Ⅰ期)以手术治疗为主,完成手术分期及治疗后,50%~60%患者可不再需要术后辅助治疗。临床Ⅱ期患者则可根据具体情况首选手术或先放疗后手术。临床Ⅲ期有附件包块者首选肿瘤细胞减灭术及分期手术,再配合放射治疗及药物化疗。患者的全身状况,施术者手术技巧,医院设备亦应作为选择手术、术式等条件。

二、宫腔镜下局部病灶切除术

随着对子宫内膜癌基础研究的不断深入,为早期局限于黏膜层的子宫内膜样腺癌的年轻患者保留生育功能提供了可能性。宫腔镜手术不仅可以定位取材活检,明确肿瘤位置,还可以在直视下切除病灶,术后辅以药物治疗,保留完整子宫,为患者创造一个可以生育的生殖环境。

【适应证】

(1)术前诊刮病理检查确为高分化子宫内膜样腺癌。

(2)经影像学检查(MIR、CT或阴道超声等)确认病灶局限于宫腔黏膜层,无子宫肌层浸润及淋巴转移征象。

(3)癌组织性激素受体(ER、PR)阳性。

(4)患者强烈要求保留生育功能。

(5)无肝肾功能等异常,无术后性激素治疗禁忌证。

【术前准备】

与其他宫腔镜手术相同。

1. 麻醉 可选静脉麻醉、全身麻醉或硬膜外麻醉。

2. 手术器械 子宫电切镜(单极或双极)及膨宫设备等。

3. 膨宫 膨宫介质可选气体(CO_2)、液体(单极用非电解质液、双极用生理盐水);膨宫压力不宜过高($70\sim80$ mmHg),以能清晰显露宫腔及病灶的最小压力为准。

【手术要点】

(1)扩张宫颈前先用刮匙搔刮宫颈管,再次确认无宫颈病变。

(2)扩张宫颈至可以放入子宫电切镜。

(3)电切镜进入宫腔后首先要明确肿瘤位置、大小、形状、数目、表面血管特征及分布等。手术仅限于病灶局限于近宫角部或一侧宫腔、癌灶孤立者。

(4)病灶可以直接在镜下切除,也可先用刮匙刮宫后再用电切镜切除可疑残留病灶。

(5)切除病灶时要彻底干净,切除范围包括癌灶及其周围内膜和部分肌层,要保证切缘阴性;但同时要注意不可过度破坏宫腔形态结构,以防术后宫腔粘连或局部过薄致妊娠子宫破裂,或子宫组织切除较多导致宫腔形态严重改变,会影响术后妊娠。

【疗效观察】

迄今为止,已有数百例非手术治疗成功而妊娠分娩的报道。宫腔镜术后辅以性激素治疗,每3个月宫腔镜复查1次,6个月无复发迹象建议尽快妊娠。

三、放 射 治 疗

【主要特点】

子宫内膜癌的放射治疗开始于1908年,1947年 Heyman 报道用预先填镭的小球堵塞宫腔,并在随后数十年成为子宫内膜癌的主要治疗方法。20世纪30年代,手术和放疗相配合,大大提高了子宫内膜癌的5年存活率。目前子宫内膜癌,尤其是早期内膜癌首先考虑手术,放疗多用于术前或术后

辅助治疗,单纯放疗则主要用于晚期病例和手术禁忌证的患者。但是,单纯放疗也能取得良好的效果,复发率不高,而且复发后易于治疗。

传统的内膜癌放疗曾沿用了子宫颈癌的放疗方法,但其疗效较差。后来人们发现这与其腔内治疗剂量分布的不合理性有关。为此,人们在腔内治疗方面进行了研究。随着高剂量率远距离腔内后装放疗源的微型化,特别是计算机技术在腔内治疗中的应用,一方面解决了剂量计算问题,另一方面实现了放射源运动的准确控制,从而得到了适合宫腔病变的合理的剂量分布,使内膜癌的疗效得到普遍提高,而其与手术结合的综合治疗更是成为当今治疗内膜癌的首选方法。

【分类】

1. 腔内治疗 合理选择及其剂量优化,各医院剂量参考点的设置不尽相同。常用 M 点(同宫颈癌治疗的 A 点)代表宫颈旁剂量;W 点代表子宫肌层剂量,是从宫腔中轴顶端向下 2cm,旁开 3cm(宫腔深度 10cm 以上者旁开 4cm);S 点代表宫底剂量,是从宫腔顶端中央向上 1.5cm。

2. 体外照射 目前体外照射主要应用加速器和[60]钴治疗机,照射方式主要为全盆腔照射及盆腔四野垂直照射,也可选择性地使用腹主动脉旁延伸野和全腹照射。随着适形照射的发展,给内膜癌体外放疗提供了新的途径,提高了肿瘤局部的剂量,并减少了周围正常组织的受量。

【治疗方案】

1. 单纯放疗 近年来,研究证实了内膜癌单纯放疗效果良好。临床Ⅰ期5年生存率在 70% 以上,Ⅱ期也多在 50% 以上。单纯放疗对大部分有手术禁忌证的早期患者可起到根治性治疗作用。但是,目前仍有一些研究认为,单纯放疗的疗效低于手术结合放疗的疗效。因而,手术治疗必要时辅以放疗,仍然是目前治疗内膜癌常用的治疗方案,单纯放

疗仅用于有手术禁忌证的患者和老年患者。

2. 术前放疗 一般认为,术前放疗可减小肿瘤体积,降低肿瘤活性,闭塞肿瘤血管,为手术的彻底性和安全性提供保证,并能减少手术操作引起的转移、扩散及阴道种植的发生率。术前腔内放疗还可以在减少肿瘤组织的基础上,清洁宫腔,减少术后感染机会。一般于放疗后 1～2 周内手术。有学者认为,临床 Ⅰ、Ⅱ 期患者术前放疗以腔内全量为佳;当患者子宫较大(>10～12 孕周)时,应采用术前腔内治疗结合体外放疗的方法;而 Ⅲ、Ⅳ 期患者主张以放疗为主,如放疗后病变有所改善可考虑手术。术前放疗的缺点是影响手术分期,干扰了对预后因素的了解,以及对一些不必要放疗的患者进行了术前放疗。

3. 术后放疗 虽然至今仍没有明确证实术后放疗能增加存活率,但许多研究显示,能增加盆腔局部控制率。随着手术病理分期的施行,辅助性放疗已从术前放疗为主,过渡到根据手术病理提供的信息对有高危因素者有选择地应用术后放疗,这样使得放疗更有针对性。中国抗癌协会建议,术后腔内治疗用于阴道切缘有癌组织或切缘与癌组织相邻者,而术后体外放疗用于有淋巴结转移或可疑淋巴结转移及癌灶侵犯子宫肌层超过内 1/3 或不良病理类型等。一般采用全盆照射必要时加用腹主动脉旁延伸野照射。术后腔内照射可于手术后 6 周内开始。

4. 综合治疗 对晚期及复发子宫内膜癌的治疗应因人而异。Ⅲ 期子宫内膜癌的传统治疗是体外加腔内放疗后手术。能够手术切除的病例,特别是转移到卵巢者,可手术后放疗。由于 Ⅲ 期患者淋巴结转移率高(25％～58％),有人主张全腹放疗后盆腔和主动脉旁加量。是否选择扩野或全腹照射可依据病变范围及细胞学检查结果。Ⅳ 期病例可单纯放疗,对于累及直肠或膀胱而又未达盆壁者,可考虑除脏术后放疗。复发病例的治疗视复发部位、先前的治疗及复发时间而定。手

术后阴道复发者,可用全盆照射加腔内放射及插植放疗。放疗后复发的病例,可考虑手术(未累及盆壁者)加腔内放疗。病变较广泛而又不适合除脏术者可联用放疗加化疗。由于再放射的严重并发症发生率高,中央型或单独的放疗后复发可考虑缩野加插植放疗。

【合理应用】

根据 FIGO 的手术病理分期,GOG 将子宫内膜癌复发危险分为三类。

1. 低危肿瘤 肿瘤限于子宫,侵犯肌层<50％或高分化、中分化(Ⅰa 期、Ⅰb 期,G_1 或 G_2)。

2. 中危肿瘤 肿瘤限于子宫内侵犯肌层≥50％,或低分化,或宫颈受侵(Ⅰc 期 G_3、Ⅱ 期)。

3. 高危肿瘤 肿瘤转移至卵巢、阴道或淋巴结。

低危肿瘤的复发率约为 5％,中危 10％,而高危则达 14％～42％。目前国内外将第 2 及第 3 类统称为预后不良的高危者。放疗主要是针对这类患者。在制订治疗方案时,应对放疗、手术治疗等进行综合考虑,尽量避免治疗过度或治疗不足。若考虑术后放疗,则必须选择合适的手术范围,既要保证疗效,也要兼顾治疗后生存质量及治疗费用等问题。若考虑术前放疗,则应对放疗方式(腔内还是体外放疗)、放疗剂量和手术范围等进行综合评估。

【点评】

内膜癌放疗技术,从腔内治疗到体外放疗已取得较大的进步,且疗效较好,但这些技术的推广及进一步革新尚有许多工作要做。关于放疗在子宫内膜癌术前、术后治疗中的应用指征与方法及结合手术时的手术范围等问题,还有许多可研究之处。此外,适形照射等高精度放疗技术在内膜癌治疗中的应用价值,还需进一步探讨。

四、孕激素治疗

孕激素治疗子宫内膜癌并非新概念。

1959 年，Kistner 报道应用孕激素治疗子宫内膜癌。

【作用机制】

孕激素治疗子宫内膜癌的历史已有 40 多年，至今机制不明。一般认为孕激素对癌细胞有直接抑制作用，在外源性孕激素作用下，子宫内膜癌细胞分化趋向成熟，分泌活跃，细胞发生凋亡和萎缩。动物实验显示，孕激素可减少雌激素引起的内膜细胞有丝分裂，促使内膜细胞分化至分泌状态。另有实验显示孕激素可消除雌激素对子宫内膜血管内皮生长因子 mRNA 表达的促进作用和对转移因子 mRNA 表达的抑制作用，同时抑制内膜癌细胞的血管生成多肽 mRNA 表达。还可减少子宫内膜癌细胞表面的硫酸酯，从而减少细胞与粘连蛋白结合，降低肿瘤的浸润和转移能力。提示孕激素对内膜细胞和内膜癌细胞的作用是多环节的。孕激素通过与其特异性靶细胞结合刺激分化，促进癌细胞发生凋亡。正常细胞凋亡受抑，可能是各种癌症包括激素依赖性肿瘤的重要发病机制。术前用药可抑制癌细胞增生而向分泌期转化，这样即使术中可能发生癌细胞脱落，也使其生长受抑，从而减少腹腔种植及转移。术后用药对隐匿或残存的肿瘤细胞亦起阻抑作用，从而减少复发机会，提高生存率。孕激素治疗是子宫内膜癌治疗中的重要一环，目前的主要问题是了解其作用机制，包括孕激素与各种生长因子如黏附、浸润和血管生长有关的因子、癌基因及抑癌基因的相互关系，如何预测孕激素治疗的反应率及选择最佳剂量，亦需更大的前瞻性随机试验研究确定与预后有关的独立预告参数。

【治疗方法】

1. 子宫内膜癌转移和复发 晚期及复发性子宫内膜癌的平均生存时间不足 1 年，孕激素治疗的缓解率为 10%～20%，高分化的子宫内膜腺癌和雌、孕激素受体阳性者对激素治疗的反应好。GOG 推荐子宫内膜癌

的孕激素剂量为：口服甲羟孕酮 200mg/d 或甲地孕酮 160～320mg/d。甲地孕酮因胃肠道吸收好、血清浓度高而优于安宫黄体酮。

2. 联合非手术治疗 仅 3%～10% 的子宫内膜癌患者年龄<40 岁，且多为分化较好的腺癌及雌激素依赖性肿瘤。对迫切要求保存生育能力的年轻内膜癌患者单用孕激素治疗是可行的，大多数可获完全缓解，并有可能生育，但仍有少数患者复发。推荐仅用于组织学Ⅰ级及预后较好者，并应严格掌握指征。

3. 联合治疗 多药化疗联合孕激素治疗有效率约为 50%。一些体外实验提示孕激素可降低肿瘤组织对化疗药物的耐药性。有关放疗和孕激素治疗联用的报道较少，多见于晚期或复发子宫内膜癌。体外实验显示孕激素可提高子宫内膜癌对放疗的敏感性，可能使停留在 G_2 晚期细胞增加，该期细胞对放疗敏感有关。他莫昔芬为一抗雌激素药物，可增加孕激素受体，对于用过孕激素治疗者，单用他莫昔芬有效率约为 20%，与孕激素联合用药有效率>30%。另有研究提示孕激素尤其是甲地孕酮可用于治疗癌症晚期恶病质。

【不良反应】

孕激素不良反应小，主要为轻度体液潴留和消化道反应，且对机体免疫系统无抑制作用，不受前次治疗方式影响，患者较易接受。应长期大剂量应用，如用药过早中断，受阻于 G_1 期的细胞可重新进入 S 期，恢复生长潜力，导致疗效降低。选择孕激素治疗前应了解患者是否有血液高凝状态，以避免血栓危险。

五、化 疗

【适应证】

(1)晚期子宫内膜癌Ⅲ期或Ⅳ期患者术后有可评估病灶，或有可评价疗效的指标如 CA125 升高。

(2)复发的子宫内膜癌，经或未经过放疗

或孕激素治疗。

（3）估计存活期在 3 个月以上。

（4）生活质量评价达到一定标准，如 ECOG 评分达 3 分以上。

（5）4 周内未接受过化疗；具有正常肝、肾功能，胆红素及血液其他检查指标在正常范围。

【疗效评价】

（1）完全缓解（CR）：可评估肿瘤完全消失，CA125 恢复正常（如果有升高）。

（2）部分缓解（PR）：肿瘤最大垂直径线至少减少 50％，无新病灶出现。

（3）稳定（SD）：肿瘤最大垂直径线减少不足 50％，或增大不足 25％。

（4）进展（PD）：肿瘤最大垂直径线增加 25％ 或更多，或出现新病灶。

【化疗方案】

1. CAP　环磷酰胺、阿霉素、顺铂。

2. EAP　足叶乙甙、阿霉素、顺铂。

3. CAF＋黄体酮　环磷酰胺、阿霉素、氟尿嘧啶＋甲羟孕酮。

4. 联合化疗　紫杉醇或紫杉醇与铂类药联合化疗。

六、晚期子宫内膜癌综合治疗

依传统观念而言，晚期子宫内膜癌是指肿瘤已侵出子宫或转移至子宫以外的组织或器官。此时的治疗无法以一种手段，如手术、放疗或化疗完成，而需要多种手段配合治疗，即通常所说的综合治疗。但综合治疗不是已有的治疗方法盲目的叠加，而是依据患者的具体情况、疾病特点、病理及生物学行为，有计划、合理的应用现有的治疗手段，以期望患者得到治愈和具有治疗后较高的生活质量。

【综合因素】

对晚期子宫内膜癌来说，综合治疗没有统一模式，但以下几点必须予以考虑。

1. 肿瘤位置　当子宫内膜癌病变发展到子宫以外，但仍局限在盆腔，无疑是放射治疗（腔内＋腔外）的指征。肿瘤扩展到子宫外，再精细高超的手术也难以切净病灶，切不净的肿瘤术后发展更快。对局限于盆腔的晚期肿瘤，若给予根治性放疗，疗后休息 8～12 周后盆腔情况得以改善，此时可考虑单纯全子宫＋双附件切除。当肿瘤扩展到盆腔以外时，由于放疗剂量的限制等原因，应考虑放疗与化疗配合。

2. 肿瘤生物学行为　主要以病理特点为依据，包括形态类型及分级。子宫内膜浆液性乳头状癌生物学行为恶劣，易于盆外转移，临床上即使未发现子宫外转移，也应考虑综合治疗。当肿瘤浸润深肌层或累及浆膜层时，应考虑主动脉旁淋巴区照射；而当肿瘤侵出子宫应考虑放、化疗。病变超出盆腔可以考虑联合黄体酮的化疗方案。

3. 个体情况　晚期子宫内膜癌患者多数年龄较大，往往又合并糖尿病、高血压、肥胖等。有的病程已有相当长的时间，一般状态差，应考虑到过强的治疗患者不一定能耐受，应以具体情况个别对待，对并发症的治疗也不能忽视。肥胖患者的体外照射，高能加速器优于 ^{60}Co；高血压、心脏病患者，使用黄体酮时应慎重；当免疫状态不良时，应考虑生物反应调节剂如干扰素、白介素的使用，以提高其免疫功能。在免疫功能低下时，过强的治疗，如大剂量联合化疗，可使机体免疫状态进一步受到抑制，反而可促使肿瘤发展更快。所以对免疫功能低下的子宫内膜癌，生物反应调节剂的使用，也应考虑是综合治疗内容的一部分。

4. 广泛性手术　所谓"广泛性"手术，是指子宫内膜癌的子宫广泛切除＋腹膜后淋巴结切除（盆腔及主动脉旁淋巴切除）。近年来，对一些肿瘤治疗的手术范围不是趋于扩大，而是趋向缩小。对于淋巴清扫，肿瘤学者认为有损于机体免疫机制。在晚期子宫内膜癌的综合治疗中，应慎重考虑行广泛性手术。由于手术本身并发症高，再与放射治疗配合，并发症会更高。所以遇到晚期子宫内膜癌涉及手术治疗时,必须要考虑到此点,大的手术范围并无明显优势。

5. 生活质量 当前肿瘤治疗强调生活质量。评价某种肿瘤治疗方法的优劣,已不是仅看存活率的高低,而是与治疗后生活质量交融在一起分析。生活质量反映患者治疗后对个人和社会生活的满意程度。患者治疗后为并发症所折磨或为高昂的医疗费造成巨大的经济负担,往往使患者丧失生活乐趣,尽管治疗可使患者生存,但并非治疗方法完美。即使没有这些问题,特别是晚期患者,由于担心疾病的未控或复发而造成的心理压力,也是影响治疗后生活质量的重要因素,所以心理治疗也是晚期肿瘤治疗的内容。

【点评】

综合治疗是当今肿瘤治疗的热点,早期子宫内膜癌不一定均需综合治疗,但晚期患者,综合治疗则应是必须选择的治疗方法。综合治疗有一定的原则和内容。它的原则是有根据、有计划及合理性。内容包括手术、放疗、化疗、生物治疗乃至心理治疗等几种方法的合理配合,而不是盲目的叠加。评价综合治疗是以存活期长短和生活质量作为指标。考虑综合治疗时,必须考虑患者治疗后的得失。当一种治疗的负面影响(如严重并发症的出现)抵消其所获得的好处(存活期的长短),就不是好的方法。当前对于晚期子宫内膜癌理想的综合治疗方案,还不成熟,尚需做更多的临床研究和总结。

第四节 NCCN 子宫肿瘤诊疗指南(2014)

一、诊疗指南要点

对于子宫肿瘤患者,术前建议进行的辅助检查包括血常规、内膜活检及胸片,非必要性检查包括肝肾功能检查、生化检查。如果患者年龄<50 岁且有明显的子宫内膜癌和(或)结直肠癌家族史,可考虑进行遗传学咨询和基因诊断。

(一)初始治疗

对于子宫内膜癌,治疗前大致可分肿瘤局限于子宫体、肿瘤侵犯宫颈、肿瘤超出子宫外三种情况。

1. 肿瘤局限于子宫体 如果患者不能耐受手术,可行肿瘤靶向放疗或内分泌治疗;能手术者,若患者不需保留生育功能,手术时需要行全子宫+双附件切除+手术分期,术后辅助治疗见下述。若需保留生育功能,参考"子宫内膜样腺癌保留生育功能指征和方法"(详见后述)。

2. 怀疑或有肉眼可见宫颈受侵 行宫颈活检或 MRI,若结果阴性,手术方式与肿瘤局限于子宫体时相同。若检查结果宫颈受侵阳性或宫颈已有肉眼可见的浸润病灶,能手术者直接行广泛子宫+双附件切除+手术分期,或先行放疗(A 点 75~80Gy)后再行全子宫+双附件切除+手术分期;不能手术者则先行肿瘤靶向放疗,再重新评估是否可以手术切除。

3. 怀疑肿瘤扩散到子宫外 检查 CA125,有指征者行 MRI/CT/PET 检查,若检查结果确定肿瘤局限于子宫体者,手术方式与肿瘤局限于子宫体时相同。若病变已超出了子宫但局限于腹腔内(包括腹水细胞学阳性、大网膜、淋巴结、卵巢、腹膜转移)时,行子宫+双附件切除+手术分期+减瘤术,手术的目标是尽可能达到没有可测量的病灶。病变超出子宫但局限在盆腔内(转移至阴道、膀胱、结/直肠、宫旁)无法切除者,推荐放疗+阴道近距离放疗±化疗±手术。病变超出腹腔或转移到肝脏,考虑姑息性子宫+双附件切除±化疗±放疗±激素治疗。

(二)术后分期治疗

1. Ⅰ期　术后治疗需结合患者有无高危因素(高危因素包括:年龄>60岁、淋巴脉管间隙浸润、肿瘤大小、子宫下段或宫颈腺体浸润)。

(1)Ⅰa期:无高危因素者,G_1级术后可观察。G_2和G_3可观察或加用阴道近距离放疗。

Ⅰa期有高危因素者,G_1级可观察或加用阴道近距离放疗;G_2和G_3级可观察或阴道近距离放疗和(或)盆腔放疗(盆腔放疗为2B级证据)。

(2)Ⅰb期:无高危因素者,G_1和G_2级可观察或阴道近距离放疗;G_3级可观察或阴道近距离放疗和(或)盆腔放疗。Ⅰb期有高危因素者,G_1和G_2级可观察或阴道近距离放疗和(或)盆腔放疗。ⅠG_3级可盆腔放疗和(或)阴道近距离放疗±化疗±观察(支持观察和化疗的证据质量等级为2B)。

2. Ⅱ期　肿瘤为G_1时,术后可行阴道近距离放疗和(或)盆腔放疗。G_2级阴道近距离放疗加盆腔放疗。G_3级则加盆腔放疗+阴道近距离放疗±化疗(支持化疗的证据质量为2B)。

3. Ⅲ期

(1)Ⅲa期:无论肿瘤分化程度如何都可选择:①化疗±放疗;②肿瘤靶向放疗±化疗;③盆腔放疗±阴道近距离放疗。

(2)Ⅲb:术后加化疗和(或)肿瘤靶向放疗。

(3)Ⅲc:术后加化疗±肿瘤靶向放疗。

4. Ⅳ期　Ⅳa、Ⅳb期,已行减灭术并无肉眼残存病灶或显微镜下腹腔病灶时,行化疗±放疗。

(三)不全手术后分期治疗

不全手术分期指手术范围不足并可能存在高危因素,如深肌层浸润或宫颈侵犯等。处理方法如下。

(1)Ⅰa期:无肌层浸润、$G_{1\sim2}$级者,术后可观察。

(2)Ⅰa期:肌层浸润<50%、$G_{1\sim2}$级者,可选择先行影像学检查,若影像学检查结果阴性,可选择观察或补充阴道近距离放疗±盆腔放疗。若影像学检查结果阳性,可考虑行再次手术分期(手术证据等级为3级)或病理学证实转移者,可选择再次手术者(术后辅助治疗同前)或盆腔放疗+阴道近距离放疗±腹主动脉旁放疗,其中对于G_3者,可±化疗(化疗为2B级证据)。

(3)Ⅰa、G_3级,Ⅰb、Ⅱ期:可考虑行再次手术分期(手术证据等级为3级)或病理学证实转移者,可选择再次手术者(术后辅助治疗同前)或盆腔放疗+阴道近距离放疗±腹主动脉旁放疗,其中对于G_3者,可±化疗(化疗为2B级证据)。也可选择先行影像学检查,若影像学检查结果阳性,治疗同上述。若影像学检查结果阴性,行盆腔放疗+阴道近距离放疗±腹主动脉旁放疗,其中对于G_3者,可±化疗(化疗为2B级证据)。

(四)初治结束后随访

1. 时间　前2年每3~6月随访1次,以后每6~12个月随访1次。

2. 内容　关于症状、生活方式、肥胖、运动及营养咨询的健康宣教;必要时查CA125;有临床指征行影像学检查。因为对于Ⅰ期患者来说,无症状阴道复发只有2.6%,故新版指南对术后无症状患者不再推荐阴道细胞学检查。对年龄<50岁且有明显的子宫内膜癌和(或)结直肠癌家族史和(或)有选择性高危病理学因素的患者,可考虑进行遗产学咨询和基因诊断。

(五)复发的治疗

Ⅰ期和Ⅱ期患者术后复发率约15%,其中50%~70%的反复有症状。大多数复发发生在治疗后3年内。局限于阴道或盆腔的复发经过治疗后仍有较好的效果。孤立的阴道复发经放疗后5年生存率达50%~70%。超出阴道或盆腔淋巴结复发则预后较差。复发后的治疗与复发位置、既往是否接受过放疗相关。

1. 没有远处转移的局部复发　必须经影像学检查证实。

(1)复发位置既往未接受过放疗者,可选择盆腔放疗＋阴道近距离放疗和(或)盆腔手术探查＋切除±术中放疗。如病灶局限于阴道,可行肿瘤靶向放疗±阴道近距离放疗±化疗;如病灶超出阴道,到达盆腔淋巴结或腹主动脉旁或髂总淋巴结者行肿瘤靶向放疗±阴道近距离放疗±化疗。当复发位于上腹部,残留病灶较小时可选择化疗±肿瘤靶向放疗,巨大复发灶按如下"3. 播散性病灶处理"。

(2)复发位置既往接受过放疗者,若原来仅接受过阴道近距离放疗,其处理方法与复发位置既往未接受过放疗者相同。若原来接受过盆腔外照射放疗,考虑手术探查＋切除±术中放疗或激素治疗或化疗。

2. 孤立转移灶　考虑手术切除±放疗,对于不能切除的病灶或再次复发者,按如下"3. 播散性病灶处理"。

3. 播散性病灶

(1)G₁级或无症状或 ER/PR 阳性者可行激素治疗,继续进展时则行化疗,化疗后再进展则支持治疗或进行临床试验。

(2)有症状或 G₂~₃级或巨块病灶时行化疗±姑息性放疗。再进展则支持治疗或进行临床试验。

(六)特殊类型子宫内膜癌的治疗

病理活检示浆液性腺癌、透明细胞腺癌、癌肉瘤等的初始治疗前可行 CA125 检查,有临床指征时行 MRI/CT/PET 检查,手术分期如同卵巢癌,包括子宫双附件切除和手术分期,大块病例考虑行最大限度的肿瘤减灭术。术后如为Ⅰa期无肌层浸润,术后可观察(仅适用于全子宫切除标本没有肿瘤残留的患者)或化疗±阴道近距离放疗或肿瘤靶向放疗;如为Ⅰa期有肌层浸润、Ⅰb期、Ⅱ期和Ⅲ、Ⅳ期患者,行化疗±肿瘤靶向放疗。

(七)复发、转移或高危患者的全身治疗

全身治疗包括激素治疗和化疗。激素治疗包括孕激素类、他莫昔芬、芳香化酶抑制药、甲地孕酮或他莫昔芬(两者可交替使用)等,仅适用于分化好、雌激素或孕激素受体阳性的子宫内膜样腺癌。在患者能耐受的情况下,化疗推荐多药联合方案。可选择的方案包括:卡铂或紫杉醇,顺铂或多柔比星,顺铂或多柔比星或紫杉醇(因为毒性较大未被广泛使用),卡铂或多西他赛,异环磷酰胺/紫杉醇(用于癌肉瘤,1类证据),顺铂或异环磷酰胺(用于癌肉瘤),单药如顺铂、卡铂、多柔比星、脂质体阿霉素、紫杉醇、拓扑替康、贝伐单抗、替西罗莫司,多烯紫杉醇(2B级证据)、异环磷酰胺(用于癌肉瘤)等。如果有使用紫杉醇的禁忌证,可使用多烯紫杉醇。当患者接受细胞毒性药物化疗后肿瘤仍进展可考虑使用贝伐单抗。强烈鼓励患者参加临床试验。

二、诊疗指南解读

近十年来,对子宫内膜癌无论从诊治观念还是手术技巧都有了长足的进展。首先,美国肿瘤综合协作网(National Comprehensive Cancer Network,NCCN)于 2014 年公布了《2014 NCCN 子宫肿瘤临床实践指南(第 1 版)》,此举对子宫内膜癌的规范化诊治具有非常重要的临床指导意义。其次,随着腔镜器械的更新和手术技巧的日益臻熟,腔镜下广泛全子宫切除术及腹主动脉旁盆腔淋巴清扫术已成为治疗子宫内膜癌的常规术式。最后,对要求生育的子宫内膜癌年轻患者进行非手术治疗已初见成效。

2014 年指南与以前的诊治指南比较,主要的更新内容如下:①增加了子宫内膜癌手术分期及评估原则。②增加了早期子宫内膜样腺癌患者保留生育功能指征和方法。③增加子宫内膜样腺癌前哨淋巴结应用原则。④对分期手术中淋巴结切除术的指征、意义进行了讨论。

（一）手术分期及评估原则

第 1 版指南推荐的子宫内膜癌评估和手术分期原则如下。

1. 手术范围

（1）除了保留生育功能者，对于病灶局限于子宫的子宫内膜癌患者，全子宫＋双附件切除术是最基本的手术方式，许多局部晚期子宫内膜癌患者也适合行该术式。该手术可经腹、经阴道或腹腔镜或机器人腹腔镜完成。

（2）术中肉眼评估腹膜、横膈膜及浆膜层有无病灶，并在任何可疑部位取活检以排除子宫外病变非常重要。

（3）对浆液性腺癌、透明细胞腺癌和癌肉瘤患者常规进行大网膜活检。

2. 强调术中收集腹水　虽然 2009 年 FIGO 分期中已将腹水细胞学阳性从Ⅲc期中删除，但仍推荐术中留取腹水进行细胞学检查并单独报告。

3. 淋巴清扫要点

（1）切除可疑或增大的盆腔或腹主动脉旁淋巴结对排除淋巴结转移是重要的。

（2）对于病变局限于子宫的内膜癌患者，盆腔淋巴结切除术及病理学评估仍然是手术分期中的一个重要步骤，因为它能提供重要的预后信息，有助于确定术后的治疗策略。盆腔淋巴结包括髂外、髂内及闭孔和髂总淋巴结。

（3）有深肌层浸润、高级别病变、浆液性腺癌、透明细胞腺癌或癌肉瘤等高危因素的患者，需切除肠系膜下和肾静脉下水平以下的腹主动脉旁淋巴结。

（4）前哨淋巴结显像可考虑用于合适的患者（证据等级为 2B）。

（5）部分患者可能不适合行淋巴结切除术。

（二）保留生育功能的指征和方法

对要求保留生育功能的年轻患者应严格掌握治疗指征，符合如下标准可考虑非手术治疗。

1. 分段诊刮标本　经病理专家核实，病理类型为子宫内膜样腺癌，高分化（G_1级）。特殊类型的子宫内膜癌和肉瘤不能保留生育功能。

2. MRI 检查（首选）或经阴道超声检查发现病灶局限于子宫内膜。

3. 影像学检查　未发现可疑的转移病灶。

4. 非手术治疗　可选择甲地孕酮、醋酸甲羟孕酮和左炔诺孕酮宫内缓释系统。

5. 其他

（1）无药物治疗或妊娠的禁忌证。

（2）经充分咨询了解保留生育功能并非子宫内膜癌的标准治疗方式。建议患者在治疗前咨询生殖医学专家。

（3）有条件者可考虑遗传咨询或基因检测。

（4）治疗期间每 3～6 个月诊刮或取子宫内膜活检，若子宫内膜癌持续存在≥6 个月，则行全子宫＋双附件切除＋手术分期；若 6 个月后病变完全缓解，鼓励患者受孕，孕前持续每 3～6 个月进行内膜取样检查，若患者暂无生育计划，予孕激素维持治疗及定期监测。

（5）完成生育后或内膜取样发现疾病进展，即行全子宫＋双附件切除＋手术分期。

（三）前哨淋巴结显像的应用原则

前哨淋巴结是原发肿瘤引流区域淋巴结中的特殊淋巴结，是原发肿瘤发生淋巴结转移所必经的第 1 批淋巴结。前哨淋巴结显像可用于影像学检查未见远处转移，或手术探查时未见明显子宫外病变，病灶局限于子宫的内膜癌的手术分期中。随着手术质量不断提高，对手术要求也越来越高，操作的精细程度和微损伤越来越受到关注。前哨淋巴结定位、活检可以有效避免更大的淋巴结清扫所造成的创伤，从而避免术后的损伤。通过提高的病理学超分期技术检测到微小的前哨淋巴结转移灶是手术分期中应用前哨淋巴结显像的另一个潜在价值。

前哨淋巴结显像技术目前正在评估中，目前尚无有关子宫内膜癌中评价此技术的前瞻性随机对照研究发表。前哨淋巴结显像成败的关键在于术者的经验及对技术细节的关注度。但在高危组织类型的内膜癌（浆液性腺癌、透明细胞腺癌或癌肉瘤）中应用此技术需特别谨慎。成功的前哨淋巴结显像技术关键在于严格按照前哨淋巴结检测流程，要求在无法显像的病例中切除淋巴结，及无论显像结果如何，均应切除任何可疑或增大的淋巴结。

（四）淋巴结切除指征及其意义

长期以来，对子宫内膜癌是否常规切除腹膜后特别是主动脉旁淋巴结问题医者争论不休。1988 年 FIGO 把子宫内膜癌的分期从临床分期改为手术病理分期，腹膜后淋巴结成为分期内容的一项指标，2009 年 FIGO 又修订了分期，更是在分期中把盆腔淋巴结和主动脉旁淋巴结转移分为 III_{C1} 和 III_{C2}。从分期的完整性角度考虑，应该是在所有的分期手术中，均进行系统的盆腔和主动脉旁淋巴结切除术。争论的焦点是这种做法是否有治疗价值。迄今为止，并没有前瞻性随机对照研究支持进行常规淋巴结切除，只有一些回顾性研究显示淋巴结切除术似乎有一定的好处。来自欧洲的两个随机临床试验常规淋巴结切除术不能改善患者的预后，但是能明确淋巴结是否有转移，有利于确定术后是否需要辅助治疗。有鉴于此，NCCN 目前并不推荐在所有的手术病例中进行淋巴结切除术，而是推荐根据每个患者的具体情况有选择性地进行淋巴结切除术，以下推荐比较明确。

（1）不论疾病处于早期或晚期，如术前影像学或术中触摸提示有可疑或增大的盆腔或腹主动脉旁淋巴结均需切除。

（2）满足下列低危淋巴结转移因素者，可以考虑不做淋巴结切除术：①肿瘤侵犯肌层＜1/2；②肿瘤直径＜2cm；③高分化或中分化。

（3）肿瘤局限于宫体者，考虑做盆腔淋巴结切除术或应用前哨淋巴结显影技术。

（4）有深肌层浸润、高级别病变、浆液性腺癌、透明细胞腺癌或癌肉瘤等高危因素的患者，在切除盆腔淋巴结的基础上，再行腹主动脉旁淋巴结切除术。

（5）子宫肉瘤不需切除淋巴结。

第五节 子宫内膜癌手术治疗进展

一、治疗手段进展

子宫恶性肿瘤的治疗以手术为主，传统的治疗方法是腹式广泛全子宫切除和（或）盆腔淋巴清扫术。该手术对患者创伤大、出血多、术后恢复慢。20 世纪 90 年代，随着腹腔镜技术的发展及患者对生存质量要求的提高，以腹腔镜为代表的微创手术在妇科恶性肿瘤领域的应用开始受到人们的瞩目。1992 年 Nezhat 等首先报道了对宫颈癌患者施行腹腔镜下广泛全子宫切除＋盆腔腹主动脉旁淋巴结清扫术。此后，一些妇科肿瘤学家开始探索腹腔镜治疗子宫恶性肿瘤的可行性，如今，应用腹腔镜进行盆腔和主动脉旁淋巴结切除和全子宫双附件切除已越来越多。

1. 腹腔镜技术 越来越娴熟，推广范围越来越广。十年前腹腔镜下广泛全子宫切除＋盆腔腹主动脉旁淋巴结清扫术平均手术时间高于开腹手术，如今已明显低于后者。淋巴清扫术从以前需时 2～3h 下降到平均约 1h 甚至更短；术中出血量、手术并发症等也明显少于开腹手术。据临床报道，腹腔镜下平均切除盆腹腔淋巴结的数目为 21～31 个。曾有学者在行腹腔镜下淋巴结清扫术后，再行开腹切除残存的淋巴结,其残留数为 3~8个。但无一例出现腹腔镜淋巴结切除为阴性而开腹手术为阳性的结果。其腹腔镜下首次淋巴结切除率为 75%~91%,手术分期的准确性为 100%。但一项针对临床 Ⅰ-Ⅱ 期2616 例子宫内膜癌手术的研究显示有 26%的患者需要中转开腹。切除淋巴结失败率腹腔镜组 8%,开腹组 4%,两者有统计学差别。腹腔镜组术后恢复快、住院时间短。复发率腹腔镜组 11.4%,开腹组 10.2%。总的 5 年生存率为 84.8%。但对于老年患者、大子宫和有转移的患者,NCCN 指南还是推荐开腹手术。

2. 机器人腹腔镜手术　虽费用较高,但由于其技术优势,在美国已快速成为应用于子宫内膜癌的主要微创技术,目前在国内一些具有机器人设备的医院也已开始进行机器人腹腔镜下广泛全子宫切除及腹主动脉旁盆腔淋巴结清扫术,并取得了良好的效果。

3. 腹腔镜淋巴结清扫＋阴式广泛全子宫切除　除腹腔镜下广泛全子宫切除术外,腹腔镜辅助阴式广泛切除或阴式广泛切除术在临床应用也具一定的微创效果,且手术时间更短,止血效果更好,切除范围更广,操作难度更小。因此在临床有推广的价值。

二、非手术治疗理念进展

微创治疗的理念不仅是强调手术治疗的微创化,更注重患者术后的生活质量。根治性手术对年轻的早期子宫内膜癌患者不啻为是一个巨创。因此,如何在保证治疗效果的同时最大限度地提高患者的生活质量也是子宫内膜癌治疗的重要研究课题。目前,对如何提高子宫内膜癌患者术后生活质量的研究主要集中在三个层面:确诊为内膜癌后能否保留子宫? 如果必须切除子宫能否保留卵巢? 如果卵巢也必须切除术后能否做雌激素替代治疗?

(一)保留生育功能

对于有生育要求的年轻患者,经近期的临床实验观察可以保留子宫仅去除病灶,还其生育子女的一个梦想。

【适应证】

主要有①年龄＜40 岁;②分化Ⅰ级的子宫内膜样腺癌;③孕激素受体阳性;④血清CA125 水平正常;⑤无子宫肌层浸润;⑥无子宫外病灶;⑦有强烈的生育要求。

【禁忌证】

子宫肌层浸润直接关系到区域淋巴结转移和子宫外浸润的风险及总体预后,约 10%的高分化子宫内膜癌有肌层浸润。宫颈受累与淋巴结转移密切相关,宫颈间质受累与未受累组的淋巴结转移率分别为 34.3% 和6.6%。因此,肌层浸润和宫颈间质受累是保留生育功能治疗的绝对禁忌证。

【治疗方法】

局部手术切除病灶＋药物治疗。

(1)宫腔镜治疗子宫内膜癌:详见本章第二节。

(2)孕激素:治疗子宫内膜癌已有近 50年历史。分化良好的Ⅰ期子宫内膜样腺癌中62%~75%对孕激素反应较好。最常用药:醋酸甲羟孕酮(MPA)、醋酸甲地孕酮,也可同时用三苯氧胺＋GnRHa。MPA 用量:100~800mg/d,临床常为 400~600mg/d;醋酸甲地孕酮用量:40~400mg/d。用孕激素治疗 6 个月,可取得较高的妊娠率。Mazzon等认为,非手术治疗加孕激素治疗的成功妊娠率高于单用激素治疗(66%:33%)。

【注意事项】

(1)孕激素开始治疗后 3 个月初次评价疗效。

(2)非手术治疗期间应定期复查,行宫腔镜下活检或诊断性刮宫,可同时辅以 MRI、CT、B 超及血清 CA125 监测。

(3)激素治疗完全缓解前,每 3 个月活检内膜 1 次,在患者妊娠之前每 3 个月评估

1次。

(4)如病情无缓解也无进展,可持续治疗6～12个月。

(5)连续治疗6个月病情无明显好转者,应考虑更改治疗方案或转为手术治疗,以免延误病情。

(6)激素治疗完全缓解后,想生育者应讨论生育方案,建议有不孕史者尽快采取辅助生育措施助孕,尽量缩短病情完全缓解后与妊娠的时间间隔。

【主要风险】

与手术病理分期的准确性相比较,详尽的影像学检查和活检病理资料不如前者准确性高,且保留生育功能的预后不高于或者差于手术治疗。非手术治疗存在一些风险。

(1)实际临床分期更晚的患者被非手术治疗延误病情。

(2)原发或转移的卵巢恶性肿瘤持续存在或有进展。

(3)孕激素治疗后疾病无缓解或缓解后复发。

(4)病情好转,但不能成功妊娠。

(5)长期大剂量使用孕激素不良反应:肝肾功能异常、血栓性静脉炎、心情或性欲改变、体重增加等不良反应。

因此,治疗前必须向患者说明保留生育功能的利弊风险,充分沟通并知情同意。

【疗效观察】

英国Kim等对经治7例及文献报道14例共21例年轻、有生育要求的子宫内膜癌进行回顾性分析,探讨单用孕激素的疗效及可行性。此组均为临床Ⅰ期,前7例年龄19－41岁,予甲地孕酮160mg/d治疗3个月,4例缓解(标准为治疗后诊刮或激素治疗后立即切除子宫的标本做组织病理检查而未发现残存病灶者),随访7～46个月发现2例分别在21个月和12个月时复发,再用甲地孕酮治疗后获第2次缓解;后14例年龄15－35岁,不同剂量及疗程的黄体酮治疗后9例缓解,随访3～108个月,1例复发,8例无瘤生存,3例分娩6个活产儿。

(二)保留卵巢

关于年轻患者保留卵巢问题,有一个随访了16年的资料表明在ⅠA期绝经前患者保留卵巢并不影响其长期生存率。其他的研究也提示在早期内膜癌保留卵巢是安全的。综合NCCN、FIGO和其他文献,认为如果肿瘤符合G_1级、侵犯肌层<1/2,无淋巴脉管间隙浸润,非特殊类型的年龄<40岁的子宫内膜样腺癌患者,可保留卵巢。上一版指南对于子宫肉瘤能手术者推荐行全宫和双侧附件切除术,新版指南则推荐年轻、早期的子宫平滑肌肉瘤患者可以考虑保留卵巢。

(三)术后雌激素替代治疗

卵巢切除后是否应用雌激素替代治疗仍有争议。NCCN同意雌激素替代治疗导致肿瘤复发的风险不高,是否应用仍需个体化,并且和患者进行充分的沟通。选择性雌激素受体调节药(SERMs,化学名"雷诺昔芬",商品名"易维特")因为特异性地作用于骨质的雌激素受体起预防骨质疏松作用,不作用于子宫和乳腺雌激素受体,比普通的雌激素替代治疗更合理。对于吸烟、有乳腺癌病史、中风史等患者不宜应用雌激素替代治疗。

(关 铮 徐柏郁)

参 考 文 献

曹泽毅.2014.中华妇产科学.北京:人民卫生出版社,1773.

单波儿,任玉兰,孙建民,等.2012.年轻早期高分化子宫内膜样腺癌或子宫内膜不典型增生保留生育功能的Ⅱ期临床研究.中国癌症杂志,22(6):424-429.

房冰,王晶.2013.年轻子宫内膜癌保留生育功能的研究进展.现代肿瘤医学,21(6):1401-1403.

冯凤芝,向阳,沈铿,等.2008.早期子宫内膜癌保留生育功能治疗的临床分析.癌症进展,5(5):441-444.

李春梅,罗颖,毛邱娴,等.2013.宫腔镜电切术联合孕激素对早期子宫内膜癌保留生育功能治疗8例分析.实用妇产科杂志,3(3):224-226.

林金芳,冯缵冲,丁爱华,等.2001.实用妇科内镜学.上海:复旦大学出版社,300-330.

林仲秋.2008.FIGO/IGCS妇科恶性肿瘤分期及临床实践指南(四):子宫内膜癌.国际妇产科学杂志,37(4):303-304.

齐云平,曲坚.2011.亚甲蓝和纳米炭对子宫内膜癌前哨淋巴结的识别价值.山东医药,13:21-23.

王春延,胡元晶.2013.早期子宫内膜癌患者保留生殖内分泌功能治疗的研究进展.国际妇产科学杂志,40(3):247-250.

王德智,罗焕颖,石一复,等.1998.中国妇产科专家经验文集①.沈阳:沈阳出版社,773.

王登凤,张国楠.2015.子宫内膜保留生育功能和内分泌功能的治疗探讨.中华临床医师杂志(电子版),(1):11-15.

吴海静,张国楠.2011.子宫内膜癌的新分期与临床意义.实用妇产科杂志,27(6):407-410.

杨华.2009.欧洲肿瘤内科协会对子宫内膜癌的诊断、治疗和随访所制定的临床实践指南.国际妇产科学杂志,38(2):73.

张楚瑶,冯炜炜.2011.子宫内膜癌前哨淋巴结检测方法及意义.中国实用妇科与产科杂志,11:866-869.

张国楠,王世阆.2011.子宫内膜癌临床研究进展及存在的问题与争议.现代妇产科进展,20(10):761-764.

Alonso S,Castellanos T,Lapuente F,et al.2015. Hysteroscopic surgery for conservative management in endometrialcancer:a review of the literature.Ecancermedicalscience,9505.

Arendas K,Aldossary M,Cipolla A,et al.2015.Hysteroscopic resection in the management of early-stage endometrialcancer:report of 2 cases and review of the literature.J Minim Invasive Gynecol, 22(1):34-39.

Benito V,López-Tomassetti E,Esparza M,et al. 2015.Bariatric Surgery:Does It Play a Role in Fertility-Preserving Treatment Among Obese Young Women With Endometrial Cancer? J Minim Invasive Gynecol,22(5):906-909.

CC.2015.The American College of Obstetricians and Gynecologists Committee Opinion no.631.Endometrial intraepithelial neoplasia.Obstet Gynecol,125 (5):1272-1278.

Fersis N,Gruber I,Relakis K,et al.2004.Sentinel node identification and intraoperative lymphatic mapping.First results of a pilot study in patients with endometrial cancer.Eur J Gynaecol Oncol,25 (3):339-342.

Gallos ID,Yap J,Rajkhowa M,et al.2012.Regression, relapse, and live birth rates with fertility-sparing therapy for endometrialcancer and atypical complex endometrial hyperplasia:a systematic review and metaanalysis.Am J Obstet Gynecol,207 (4):266.

Garuti G,Mirra M,Luerti M.2006.Hysteroscopic view in atypical endometrial hyperplasias:A correlation with pathologic findings on hysterectomy specimens.Minim Invasive Gynecol,13(4):325-330.

Gunderson CC,Fader AN,Carson KA,et al.2012. Oncologic and reproductive outcomes with progestin therapy in women with endometrial hyperplasia and grade 1 adenocarcinoma:a systematic review.Gynecol oncol,125(2):477-482.

Gültekin M,Diribas K,Dursun P,et al.2009.Current management of endometrial hyperplasia and endometrial intraepithelialneoplasia(EIN).Eur J Gynaecol Oncol,30(4):396-401.

Herrington CS.2009.Recent advances in molecular gynaecological pathology.Histopathology,55(3): 243-249.

Impicciatore GG,Tiboni GM.2011.Ovulation inducing agents and cancer risk:review of literature. Curr drug safety,6(4):250-258.

Jarboe EA,Mutter GL.2010.Endometrial intraepithelialneoplasia.Semin Diagn Pathol,27(4):215-225.

Kesterson JP,Fanning J.2012.Fertility-sparing treatment of endometrialcancer:options,outcomes and pitfalls.J Gynecol Oncol,23(2):120-124.

Litta P,MerlinF,SaccardiC,et al.2005.Role of hyste-roscpy with endometrial biopsy to rule out endom-etrial cancer in postmenopausal women with ab-normal uterine bleeding. Maturitas,50(2):117-123.

Martinez A,Poilblanc M,Ferron G,et al.2012.Fertil-ity-preserving surgical procedures,techniques.Best pract Res Clin Obstet Gynaecol,26(3):407-424.

Minig L,Franchi D,Valero de Bernabé J,et al.2013. Controversies of the hormonal conservative treat-ment of endometrialcancer.Gynecol Obstet Invest, 75(3):145-151.

Owings RA,Quick CM.2014.Endometrial intraepi-thelialneoplasia.Arch Pathol Lab Med,138(4): 484-491.

Parkash V,Fadare O,Tornos C,et al.2015.Commit-tee Opinion No. 631:Endometrial Intraepithelial Neoplasia.Obstet Gynecol,126(4):897.

Parra-Herran CE,Monte NM,Mutter GL.2013.En-dometrial intraepithelialneoplasia with secretory differentiation:diagnostic features and underlying mechanisms.Mod Pathol,26(6):868-873.

Pronin SM,Novikova OV,Andreeva JY,et al.2015. Fertility-Sparing Treatment of Early Endometrial Cancer and Complex Atypical Hyperplasia in Young Women of Childbearing Potential.Int J Gy-necol Cancer,25(6):1010-1014.

Rasool N,Rose PG.2010.Fertility-preserving surgi-cal procedures for patients with gynecologic ma-lignancies.Clin Obstet Gynaecol,53(4):804-814.

Raspagliesi F,Ditto A,Kusamura S.2004.Hystero-scopic injection of tracers in sentinel node detec-tion of endometrial cancer:a feasibility study.Am J Obstet Gynecol,191(2):435-439.

Sinno AK,Fader AN.2014.Robotic-assisted surgery in gynecologic oncology.Fertil steril,102(4):922-32.

Tong XM,Lin XN,Jiang HF,et al. 2013.Fertility-preserving treatment and pregnancy outcomes in the early stage of endometrial carcinoma. Chin Med J,126(15):2965-2971.

Umene K,Banno K,Kisu I,et al.2013.New candidate therapeutic agents for endometrialcancer:potential for clinical practice(review).Oncol Rep,29(3): 855-860.

Yamagami W,Susumu N,Ninomiya T,et al. 2015. Hysteroscopic transcervical resection is useful to diagnose myometrial invasion in atypical polypoid adenomyoma coexisting with atypical endometrial hyperplasia or endometrial cancer with suspicious myometrial invasion. J Obstet Gynaecol Res, 41 (5):768-775.

Zizi-Sermpetzoglou A,Moustou E,Petrakopoulou N,et al.2012.Atypical polypoid adenomyoma of the uterus.A case report and a review of the litera-ture.Eur J Gynaecol Oncol,33(1):118-121.

第 12 章 子宫其他疾病

第一节 子宫畸形概要

【发病原因】

女性生殖器官在胚胎发育形成过程中，若受到某些内在或外来因素的干扰，可导致发育异常，出现各种类型的生殖器官畸形。苗勒管（Mullerian duct）又称副中肾管是形成女性内生殖器的始基。先天性子宫畸形通常是由于先天性苗勒管发育异常（Mullerian duct anormalies，MDAs）所致。从发生学上讲，MDAs 可分为 3 种类型：苗勒管发育不全、侧方融合缺陷、垂直融合缺陷。MDAs 可导致原发性闭经、不孕、产科并发症、子宫内膜异位症等妇产科疾病。先天性子宫畸形常伴有其他器官畸形如肾脏畸形、骨骼畸形、听力障碍等，但是与卵巢畸形关系不大。在由苗勒管所产生的器官中，以子宫最易发生畸形，其发病率在 $0.1\%\sim1.0\%$。

【发病率】

因子宫发育异常较少见，有些患者甚至终身未被发现，故在人群中的确切发病率至今不详。其统计常因地区或医院的不同而有所差异，一般为 $1:6000\sim1:1500$。子宫畸形是导致异常生育（反复流产、早产、胎位异常、不孕等）常见原因之一。据统计，生育期妇女中，子宫畸形发病率为 4.3%，在不孕不育的妇女中占 $7\%\sim14\%$，其中以子宫纵隔最常见，约占畸形子宫 35%。另有研究发现：在 225 例子宫畸形患者中，纵隔子宫最多，占 55.6%，其次为双子宫，占 22.7%，而残角子宫占 9.7%，双角子宫占 6.2%，另有 4 例（1.8%）鞍状子宫、3 例（1.3%）无子宫、2 例（0.9%）单角子宫。

【主要特点】

子宫是由两侧苗勒管形成，但两个管的靠拢不完善或两个管的合并有缺陷，以及两个管壁中有程度不同的融合，即可产生种种畸形，后果比较严重，主要特点如下。

（1）子宫是苗勒管形成的最大器官。

（2）子宫的形成要经过复杂的步骤，即两侧苗勒管的靠拢、合并、成腔、中隔的融合消失及肌层的产生。

（3）子宫上接输卵管，下通于阴道，解剖关系比较重要。

（4）子宫的构造复杂，有内膜，三层平滑肌，丰富的血管、淋巴及神经的分布。

（5）子宫的生长发育易受周围器官发育缺陷的干扰，特别是邻近的泌尿系器官。

（6）发育成熟后，子宫内膜受内分泌的影响具有周期性的变化。若有畸形则可产生异常症状，如月经流量过多，痛经等。

（7）一旦子宫受孕将担负着胎卵及胎儿的发育生长。

子宫的畸形可直接影响孕育功能，临床医师对此应给予足够的重视。

【分类】

先天性生殖道畸形有多种分类系统，主要有以下三个分类：美国生育协会/美国生殖医学会（The American Fertility Association, AFS/The American Society for Reproductive Medicine, ASRM）分类、临床胚胎学分类、VCUAM［阴道（vagina）、宫颈（cervix）、子宫（uterus）、附件（accessory）合并畸形（malformation）］分类，其分类标准各异，应用价值不尽相同。

1. 临床胚胎学分类系统　由 Acién P 等在 2004 年提出，又称 Acién 分类，主要有以下几种畸形：①全泌尿生殖脊发育不全；②中肾畸形，伴中肾管到泌尿生殖窦开口和输尿管芽发育缺如，引起子宫阴道重复畸形和半侧阴道阻塞伴同侧肾发育不全；③孤立性苗勒管发育畸形；④泌尿生殖窦畸形；⑤混合性发育畸形等。

2. VCUAM 分类系统　2005 年由 Oppelt P 等提出，它将女性生殖系统按部位分为阴道（V）、宫颈（C）、子宫（U）、附件（A）、相关畸形（M），可以较全面地囊括几乎所有生殖道畸形的类型，并且更容易描述。例如，可将某一特殊的双子宫描述为 V2b（阴道完全纵隔）、C1（双宫颈）、U2（双角子宫）、A0（正常附件）和 M0（无相关畸形）；当临床上需要全面描述 MDAs（包括先天性子宫畸形）时，VCUAM 分类系统很有价值，然而其分类过于庞大，共 56 700 种类型，并且没有涉及如何鉴别弓形子宫与双角子宫，或弓形子宫与纵隔子宫等问题。

3. AFS 分类系统　目前应用较多的是 AFS 分类系统。

（1）该分类系统由 Buttram 和 Gibbons（1979 年）首先提出，并被美国生育协会修正（1988 年），按发育缺陷的程度将生殖道畸形分为 7 类（表 12-1）。

表 12-1　子宫畸形 AFS 分类

分类			主要特点
Ⅰ类	ⅠA		阴道发育不全
	ⅠB		宫颈发育不全
	ⅠC		仅有部分宫底，无宫体
	ⅠD		双侧输卵管未发育
	ⅠE		复合式发育不全
Ⅱ类（单角子宫）	ⅡA（一侧为残角）	ⅡA-1a	残角子宫发育不全，有宫腔无宫颈，与发育侧单角子宫腔相通
		ⅡA-1b	残角子宫发育不全，有宫腔无宫颈，与发育侧单角子宫腔不通
		ⅡA-1c	残角子宫为始基子宫，发育不全的实体子宫无宫腔、无宫颈，以纤维束与发育侧子宫相连
	ⅡB		发育侧的单角子宫有一侧输卵管、卵巢与韧带，一侧子宫完全未发育
Ⅲ类			双子宫完全分离的两个宫体与宫颈
Ⅳ类（双角子宫）	ⅣA		完全双角子宫，双侧宫角分离在宫颈内口处
	ⅣB		不全双角子宫，双侧宫角分离在宫颈内口之上的任何部位
	ⅣC		弓形子宫，宫底中央凹陷，宫壁向宫腔突出如马鞍状
Ⅴ类（纵隔子宫）	ⅤA		完全纵隔子宫，子宫纵隔达宫颈内口或外口
	ⅤB		不全纵隔子宫，子宫纵隔为部分纵隔，达宫颈内口之上

续表

分类	主要特点
Ⅵ类	弓形子宫
Ⅶ类	己烯雌酚有关的子宫发育异常。胎儿在宫内受己烯雌酚暴露引起宫腔的改变，如 T 形子宫，宫腔有收缩条索，X 线影像宫腔有充盈缺损，宫腔的下 2/3 增宽

（2）1988 年，AFS 在 Buttram 分类的基础上制定了新的分类。该分类充分考虑了临床表现、处理及胎儿预后等因素。各类的临床表现、治疗方法和预后有所不同（表 12-2）。

表 12-2　子宫畸形新分类（1988）

分类	主要特点
弓形子宫（uterus arcuatus）	又称鞍状子宫（saddle form uterus），系双侧苗勒管在中线靠拢不全，致宫底部融合不全。特点为子宫顶部轻度凹陷而呈鞍状，但子体及子宫颈正常。此类畸形一般不引起临床症状。中华医学会妇产科分会在 2015 年 9 月的《中华妇产科杂志》上建议废除"鞍状子宫"一词。将其定义为：子宫外形基本正常，宫底外形无切迹，宫腔底部内膜呈弧形内凹，内凹深度一般＜1cm，两侧内膜夹角＞90°（图 12-1）
双角子宫（uterus bicornis）	因子宫底部融合不全，顶部的凹陷明显，形成短突或角突伸入宫腔上部，而使子宫出现双角。其定义为：宫底浆膜层内陷＞宫壁厚度的 50%，则为双角子宫。此类畸形在临床上可导致胎位异常和习惯性流产。双角子宫与纵隔子宫的鉴别：①宫底浆膜层凹陷不同：双角子宫凹陷＞1cm，而纵隔子宫＜1cm。②两者内膜均呈分开状，双角子宫分开距离＞4cm，纵隔子宫分开距离＜4cm。③两侧宫角内膜顶点的连线若距宫底浆膜层的距离＜5mm 或穿过宫底则认为是双角子宫；若这条线距宫底浆膜层的距离＞5mm 认为是纵隔子宫，无论宫底是圆顶状，平坦或是有切迹而成分离状（图 12-2）
纵隔子宫（uterus septus）	双侧苗勒管完全靠拢但未融合。其定义为：宫底浆膜层内陷＜宫壁厚度的 50%，且宫腔内隔厚度＞宫壁厚度 50%。子宫外形虽然正常，但宫腔内却有一纵隔从宫底延伸至宫颈内口甚至到宫颈外口。将宫腔完全隔为两部分者为完全纵隔；不完全纵隔则始于宫底但未达宫颈内口，只将部分宫腔隔开。弓形子宫与纵隔子宫的鉴别是：在三维冠状切面上两种子宫外形都是正常的，以宫腔内侧宫底凹陷最低点为顶点分别与两侧宫角部内膜顶点连线，两线的夹角为 α 角，连接两侧宫角部内膜顶点画一条线，测量此线中点距离宫底凹陷最低点的距离为 d，若为 α 角钝角，d＜1cm 则为弓形子宫，若为锐角，d＞1cm，则为纵隔子宫（图 12-3）
单角子宫（uterus unicornis）	仅一侧子宫发育，且多偏向该侧而成为单角子宫。另侧子宫完全未发育或未形成管道。子宫未发育侧的卵巢、输卵管及肾脏亦往往同时缺如。此类畸形可导致流产或早产

续表

分类	主要特点
双子宫（uterus di-delphys）	两侧苗勒管完全未融合，各自发育形成两个子宫和两个宫腔，阴道也可完全分开，左右侧子宫各有单一的输卵管和卵巢。此类畸形患者一般无任何自觉症状，多是在人工流产、产前检查甚至分娩时偶然发现。忽略性双子宫妊娠人工流产，可能会导致孕侧子宫的胚胎漏刮，而至子宫继续增大。妊娠晚期胎位异常率增加。此外，还可能出现异期复孕（superfetation），即不同时期的卵子受精，以致每侧子宫各有一个胎儿
交通子宫（communicating uteri）	为畸形子宫的一种类型，其特点为纵隔子宫、双角子宫或残角子宫的两个宫腔互相交通。共分为十个类型。主要症状为妊娠失败及不孕，或发生异常分娩，还可产生异位妊娠。若有双阴道伴一侧阴道闭锁者，可伴有一侧阴道囊肿、经间出血及排出脓性分泌物等
子宫颈异常	主要有：子宫颈未发育（cervical agenesis）、子宫颈完全闭锁（cervical atresia）、子宫颈外口闭塞（external cervical os obstruction）、条索状子宫颈（cervical cord）和子宫颈残迹（fragment of cervix）

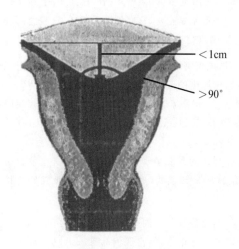

图 12-1　弓形子宫

AFS 分类系统被广泛接受，但它仍存在一定的局限性。首先，它未规定使用的诊断方法和标准，其次，未囊括所有畸形类型，如复杂、罕见的畸形。改良美国生育协会分类系统（2003）涉及了诊断方法，可通过 3D 超声得到子宫冠状面图像，进行画线测量，提高诊断的准确性和重复性，但其缺陷在于未涉及双角子宫与双子宫的鉴别标准、纵隔长度的判断标准等。AFS 分类系统中，弓形子宫是否需要单独列出，及其划分标准仍有争议。

【主要影响】

1. 对孕育的影响

（1）不孕：先天性无子宫、始基子宫、幼稚型子宫闭经患者无受孕的可能。根据是否曾怀孕过，可将不孕分为原发性不孕和继发性不孕。有研究发现，与继发性不孕不同，原发性不孕症患者与正常生育妇女的先天性子宫畸形患病率基本一样。多数资料发现，原发不孕患者中宫腔病变的发生率高于继发不孕者，有文献报道分别为 42.37% 和 29.66%。在对不孕妇女行宫腔镜下肌瘤电切割术的研究中亦发现，原发不孕患者中子宫肌瘤的检出率高于继发不孕者（31% 和 10%）。一般原发不孕患者以子宫内膜息肉、子宫内膜息肉样增生和子宫纵隔多见，继发不孕患者除子宫内膜息肉和子宫内膜息肉样增生外，宫腔粘连多见。自然流产的风险常与子宫发育和解剖异常（包括子宫先天性畸形、宫腔粘连、子宫肌瘤）相关。复发性流产中子宫畸形率可达 6%～7%，是一般人群的 3 倍，而合并子宫肌瘤的不孕者的流产复发率达 50.5%，子宫肌瘤切除术则降低流产率。因

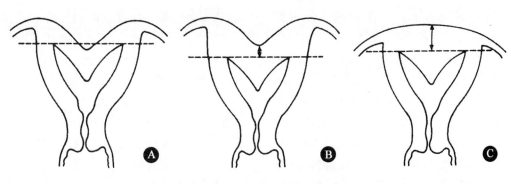

图 12-2 双角子宫与纵隔子宫的区别

A、B. 双角子宫;C. 纵隔子宫

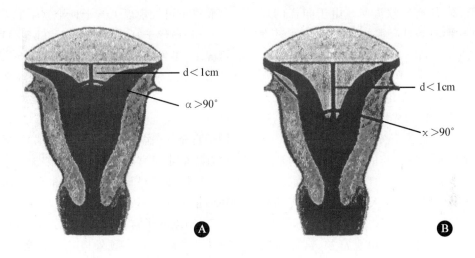

图 12-3 弓形子宫与纵隔子宫的区别

A. 弓形子宫;B. 纵隔子宫

此,建议对有反复流产病史者应行宫腔镜检查,进一步明确是否存在先天性或获得性宫腔异常,以便及时采取相应治疗。排除宫腔病变是 ART 前的重要步骤,但由于受客观或主观原因影响,仍有部分宫腔病变在术前漏诊。对拟行 IVF-ET 的 2500 例不孕妇女常规行宫腔镜检查的前瞻性研究发现,子宫内膜病变的发生率为 22.9%。同时多项研究分析和随机对照研究均发现,25.0%～54.7% 的反复 IVF-ET 失败者存在宫腔病变,以子宫内膜息肉、子宫黏膜下肌瘤、宫腔粘连多见。故建议对反复 IVF-ET 失败者及时行宫腔镜检查,进一步明确可能相关的

原因并及时治疗,能有效提高后续 IVF-ET 的妊娠率。

（2）流产或早产:一般来说,子宫畸形本身不会引起不孕,但由于畸形子宫肌层发育不良组织血供少、纤维组织成分多、宫腔容积偏小或子宫形态不规则,以及部分覆盖的内膜发育不良、对雌激素的反应差等原因,影响孕卵的着床和发育,所以子宫畸形患者容易发生自然流产、早产、胎儿生长受限、前置胎盘及产后出血等产科问题。有学者报道 10%～15% 的早期复发性流产与先天性子宫发育异常有关。另有报道畸形子宫流产发生率为 20%～41.5%,较正常妇女流产发生率

10％～18％明显增高。一项回顾性分析发现,反复性流产患者中,先天性子宫畸形患病率为 25.3％,其中晚期流产和早产患者的患病率更高,超过 25％;这些数据提示,在反复性流产妇女中,子宫畸形的患病率明显高于正常女性。有报道子宫纵隔妊娠流产率高达 85％～90％。其原因可能是子宫畸形妊娠时血清胱氨酸基肽酶活性降低,使催产素积聚引起不协调子宫收缩导致流产。也有认为畸形子宫的子宫颈肌肉成分增加,结缔组织减少,宫颈无力对抗妊娠后增高的不对称的宫腔压力,从而导致流产。由于同样的原因,子宫畸形也是早产常见的原因之一,其发生率达 10％～33.8％。

(3)胎位异常:子宫畸形妊娠时胎位异常发生率较正常妇女胎位异常发生率 3％～6％高数倍,其中尤以臀先露为多,其发生率高达 25％～37.4％,横位肩先露亦达 2.9％～6％,胎位异常的发生与宫腔的轴向、宫腔的形态及宫肌发育不良有密切的关系。目前尚无较好的关于早产妇女中先天性子宫畸形患病率的研究。

(4)其他:畸形子宫由于宫颈、宫体肌肉发育不良及胎位异常发生率的明显升高,随之而来胎膜早破、宫缩乏力、子宫破裂的发生率亦有增加。宫腔面积较大及形态的不规则,也易致产后出血和胎盘滞留、粘连发生。双子宫妊娠绝大多数为一侧子宫单胎妊娠,但有可能非孕侧子宫在盆腔内造成软产道障碍。妊娠侧子宫下段充血柔软,一侧又缺乏圆韧带、阔韧带及漏斗韧带的维持,可发生妊娠子宫扭转。少数情况可发生双侧子宫均妊娠,并可能出现妊娠子宫异期分娩。

2. 对胎婴儿的影响 临床上观察到子宫畸形妊娠分娩的新生儿体重,平均值低于正常妇女同孕龄新生儿体重,平均值约低 200g。据认为这可能由于子宫肌肉发育不良或单角子宫等引致子宫腔窄小,双角子宫、鞍状子宫、不完全或完全纵隔等引致宫腔不规

则,这都会使胎儿活动受限制。畸形子宫肌层血液供应不良、神经分布和肌纤维发育的改变,均可使胎儿发育成长受影响,这些因素可引起胎儿体重低于孕龄。上述所有对母儿的不良影响产生的因素和结果,亦是引起胎儿窘迫、死胎、死产和新生儿窒息发病率增加的原因,在妊娠分娩过程中,尤应密切观察监护,发现异常及时处理。

【检查方法】

1. 宫腔镜检查 宫腔镜可直接观察宫腔内病变,了解纵隔长宽及厚度等数据。在宫腔镜下可发现以下若干种子宫畸形。

(1)弓形子宫及双角子宫:在膨宫良好的情况下,可见子宫底呈轻度、对称地向宫腔内弧形突出,深不足 1cm,双侧子宫角显得较深。宫腔其余部分形态均正常。这种情况亦可见于不完全子宫纵隔,若欲确诊,应进一步做子宫充气、输卵管双重造影或联合腹腔镜检查以确定子宫底外形有否凹陷。如果宫底外形凹陷属于弓形子宫或双角子宫,而宫底外形正常则为不完全子宫纵隔。

(2)纵隔子宫:子宫纵隔分为完全性(纵隔从宫底降到近宫颈外口)、不完全性(纵隔从宫底降到宫颈内口或以上)纵隔两类。仅从宫腔内形态而言,完全性子宫纵隔与单角子宫、双角子宫形状相似;不完全性纵隔与双角子宫的宫腔形态相仿。不完全纵隔在宫腔镜下可见中隔从宫底纵行向下伸出,将宫腔一分为二,每侧宫腔的顶端可见一个输卵管的开口,恰似"猫眼"。纵隔上宽下窄,边缘钝圆,色泽苍白或粉红,质地坚韧。表面覆盖的内膜较薄,与宫腔其他部分有周期性变化的内膜可形成对照。

(3)单角子宫和双角子宫:两者的宫腔形态基本相似。与正常宫腔倒置烧瓶样的形状不同,单角子宫的宫腔呈不对称的管桶状,上端狭窄,偏于一侧,顶端仅可见一个输卵管的开口。表面覆盖的内膜无明显异常。

临床资料显示,在不孕妇女中诊断宫内

异常,宫腔镜优于子宫、输卵管碘油造影。但需强调,宫腔镜仅能诊断子宫腔内的畸形,不能提供子宫浆膜面情况,无法直接判断子宫外形及肌壁结构的异常。因此,宫腔镜检查此类疾病具有一定的局限性。若宫腔镜联合腹腔镜检查,则能综合了解子宫内外特征,成为诊断纵隔子宫的金标准。

单纯宫腔镜只能显示宫腔内结构,对于先天性子宫畸形的诊断尤其是鉴别诊断的价值有限。国际上使用宫腔镜鉴别纵隔子宫和双角子宫的标准非常不统一,争议主要在于宫内组织外凸的程度,及凸出结构与宫底所呈的角度。有学者提出了单纯使用宫腔镜鉴别纵隔子宫和双角子宫的方法,即"三个标准":分隔结构是否存在血管组织、分隔组织的神经敏感性、切除术中(怀疑纵隔子宫时)所见组织外观;应用上述标准,对 260 例经宫腔镜检查发现有双宫腔的患者进行研究,有 93.1% 的患者在诊断的同时成功地进行了宫腔镜下子宫整形术,18 例加做了腹腔镜,其中 15 例双角子宫的诊断得以确认。

2. 超声检查　随着超声仪器的不断改进升级,对女性生殖器官异常检出的准确率越来越接近实际水平,子宫畸形、子宫肿瘤等在超声图像上可有很清楚地显示。超声常用于先天性子宫畸形的初筛,其诊断正确率受月经周期、操作者经验影响较大,而 3D-US 和 SHG(saline infusion SHG,SIS)等新技术的逐渐开展,极大地扩展了超声技术在该领域的应用。

(1)2D-US:二维超声(two-dimensional ultrasound,2D-US)是怀疑先天性子宫畸形时的常规筛查方法,但确诊需依赖其他检查。2D-US 在黄体期的敏感性和特异性高于卵泡期。如要了解子宫内膜情况,应在内膜分泌期进行超声检查,此时内膜较厚,易辨别。总体来讲,2D-US 的敏感性较低,但特异性高,虽然只能诊断出一部分先天性子宫畸形,但这部分诊断基本是正确的(假阳性率非常低),因此,它是很有效的筛查工具。2D-US 总的敏感性、特异性、阳性预测值、阴性预测值分别为 79%、82%、84% 和 71%,正确率 59.1%。当诊断纵隔子宫时,敏感性和阳性预测值分别为 90.9% 和 100%;诊断不全纵隔子宫时,分别为 67% 和 98.3%;诊断单角子宫时,其敏感性和阳性预测值最低,分别为 35% 和 57.1%。

2D-US 鉴别弓形子宫、纵隔子宫和双角子宫的正确率为 77.8%~90.6%,受操作者经验影响较大。可通过以下标准鉴别纵隔子宫和双角子宫:获得沿着长轴的正交图像,在这个平面上,通过双侧子宫、输卵管口(或输卵管间质部或宫角)水平划一条直线,如果宫底外轮廓最大凹陷处在这条线的上面,且距离>5 mm,则认为是纵隔子宫,如果在下面或上面(<5 mm),则认为是双角子宫/双子宫,而不管宫底外形是否光滑、是否为穹顶形或是否有切迹。此外,还可通过测量角间径(>4cm 提示双角子宫/双子宫,<2 cm 提示纵隔子宫,2~4 cm 之间待定)、测量宫角间角度(<75°提示纵隔子宫,>105°提示双角子宫,也有学者认为 60°是纵隔子宫和双角子宫的分界)等方法予以鉴别。

(2)3D-US:三维超声(three-dimensional ultrasound,3D-US)是一项较新的技术,通过一系列 2D-US 影像重建立体视图,在冠状位图像上既可以显示宫腔,也可以显示子宫外轮廓,因此,3D-US 可以辨别各种先天性子宫畸形类型。3D-US 优于传统 2D-US,显示外轮廓的效果与腹腔镜相似,显示宫腔的效果与宫腔镜一致,并且重复性非常好,不同操作者所得结论的一致性高。与 2D-US 一样,3D-US 在黄体期的诊断敏感性、特异性较卵泡期高。3D-US 诊断子宫畸形的敏感性为 86.6%～100%,特异性为 93.7%～100%,阳性预测值为 99.3%～100%,阴性预测值为 54.4%～97.61%,总正确率为 88.2%～100%。

在鉴别弓形子宫、纵隔子宫和双角子宫方面，3D-US 的能力很强，阳性预测值达82.3%，如果不包括弓形子宫等"微子宫畸形"，其鉴别诊断的正确率可达 95% ~ 97.4%。弓形子宫和纵隔子宫的鉴别较困难，两者的外轮廓都相对正常，如果宫底中点处向下凹陷呈钝角，并且凹度＜15 mm，可认为是弓形子宫，否则可认为是纵隔子宫。3D-US 在诊断子宫畸形方面的价值还需要更多的研究和经验积累。其正确率依赖于操作者对 3D-US 技术的操作经验、对先天性子宫畸形的诊断经验、先进的技术设备等，有文献报道应用"Z 技术"便于更好地获得子宫正中冠状面图像。在影响诊断正确率的因素中，子宫肌瘤最常见，尤其是宫底肌瘤。

若宫腔镜与超声联合检查可大大提高对子宫畸形诊断的准确率，同时还可进行治疗。方法是将宫腔镜置于宫颈内口，向宫腔内注入膨宫液，使子宫充分扩张，然后从 B 超图像上观察宫底部有无纵隔及其长短宽度。非典型的不全纵隔，在镜下仅可见两侧宫角深，B 超图像上见不到明确的纵隔而显示为宫底部宫壁增厚且内突。此时借助膨宫液的对比，在 B 超图像上准确测量子宫底与前、后壁厚度之差，及子宫底与宫角深度之差，可以判断有无不全纵隔畸形。同时，还可观察子宫底外形有无凹陷，以除外鞍状子宫及双角子宫，从而准确提出子宫不全纵隔的诊断。

3. 子宫、输卵管碘油造影术（hysterosalpingography，HSG） 部分子宫畸形如子宫纵隔、弓形子宫或单角子宫等在造影时可表现为充盈缺损。HSG 还可显示输卵管通畅情况，对合并不孕患者尤为重要。但 HSG 也有局限性：容易漏掉较小纵隔，造影术后可能并发盆腔炎。射线可能对卵巢产生不良影响等。

HSG 在临床上主要用于不孕妇女的早期评估，是评价子宫、输卵管因素所致不孕的重要工具。HSG 有助于发现生殖道畸形患者腔内复杂的交通，是很好的评价宫腔形态的方法，并且可以显示输卵管的形态和通畅度。对不孕症患者的研究发现，HSG 诊断子宫畸形的敏感性58.2%，特异性25.6%，总诊断正确率50.3%。HSG 应用最主要的限制是不能显示子宫外轮廓，而外形是评价子宫畸形时很重要的指标。因此，HSG 鉴别子宫畸形的类型较困难，有时会有重叠，尤其是不全纵隔子宫、弓形子宫与双角子宫的鉴别、完全纵隔子宫与双子宫的鉴别。有报道称 HSG 鉴别纵隔子宫与双角子宫的正确率为80.7%，明显低于 SHG 等检查方法。

4. 腹腔镜检查 腹腔镜检查除可发现子宫畸形外，还可对盆腔器官进行全面检查及治疗。需强调，腹腔镜对发现子宫腔内畸形需与宫腔镜联合进行才能确诊。

宫、腹腔镜一直是很好的诊断、治疗妇科疾病的工具。宫、腹腔镜联合可作为诊断子宫畸形的"金标准"，用于确诊经 2D-US 或 HSG 筛查可疑先天性子宫畸形者，并且常常作为研究其他检查方法诊断价值时的参照标准。腹腔镜检查可以评价子宫外轮廓，尤其是宫底，对于分辨双角子宫（凹陷的宫底）和纵隔子宫（光滑或平坦的宫底）非常重要。宫腔镜和 HSG 都可以显示子宫腔，但宫腔镜可以在直视下提供更多宫内情况的信息，在诊断的同时还可以治疗先天性子宫畸形。宫腔镜应用广泛，不但可以评价先天性子宫畸形，还可以很好地评估"获得性子宫畸形"（黏膜下子宫肌瘤、息肉、宫内损伤等），并取得病理标本。

对于复杂性先天性子宫畸形，可在麻醉下行阴道镜、腹腔镜和（或）宫腔镜检查以获得更多的信息。随着技术的发展，宫腔镜的使用费用降低，并且出现了门诊用微型宫腔镜，与传统宫腔镜相比，其镜头直径减小，患者疼痛减轻，不需常规麻醉，且诊断正确率相近，更易被患者接受。有望成为门诊常规检查方法。

5. 宫腔声学造影　生理盐水灌注宫腔声学造影(saline infusion SHG,SIS)是指将生理盐水或胶体灌入宫腔,扩大潜在空间,提供低回声对比区域,以加强超声成像效果。SHG 是一项经济、安全、简便、有效的子宫畸形诊断方法,对于显示宫腔内空间结构尤其有效,可使内膜轮廓和宫腔形态更清晰,它包括 2D-SIS 和 3D-SIS,其中 3D-SIS 优于 2D-SIS,其诊断敏感性和特异性与宫腔镜一致。胶体灌注宫腔声学造影(colloid infusion SHG,GIS)的成像效果略逊于 SIS,可能与胶体中存在较多微气泡有关,但两者的宫腔延展深度和疼痛评分相近,因此,如果能有效避免微气泡,GIS 可作为 SIS 理想的替代方法。与超声一样,SHG 只能评估明显且完好的子宫内膜腔。

SHG 可作为不孕妇女子宫、输卵管的常规一线检查方法,评价宫腔形态的敏感性、特异性、阳性预测值和阴性预测值分别为 81.8%～98.8%、92.5%～99%、91.4% 和 92%,正确率为 75.5%～95.2%。3D-SIS 的敏感性、特异性、阳性预测值和阴性性预测值分别可达 97.9%、100%、97.9% 和 100%。鉴别弓形子宫、纵隔子宫和双角子宫时,2D-SIS 的正确率为 94.0%,3D-SIS 可达 100%,与宫腔镜一致。

6. 磁共振成像(MRI)　在诊断生殖道畸形方面,是影像学上的标准方法,与"金标准"宫、腹腔镜联合效果相近。MRI 常用于诊断复杂病例(如合并宫颈、阴道畸形,伴子宫内膜异位症等并发症),它具有无创、无辐射、多平面、软组织成像清晰及成像范围广等优点,可清楚显示子宫内、外轮廓,并且检查所需时间较短。MRI 对于青少年患者的子宫或阴道畸形的诊断有很大优势和应用价值。目前尚无研究表明使用 MRI 造影剂是否有利于更好地显示子宫。

MRI 同超声一样,可以通过多种标准区分双角子宫、双子宫和纵隔子宫,此外,MRI 还可以分辨双角子宫的肌性间隔和纵隔子宫的纤维性间隔,显示这两类子宫分隔的程度。其鉴别弓形子宫和纵隔子宫的标准同 3D-US。MRI 诊断先天性子宫畸形的敏感性为 77%,特异性为 33%,阳性预测值为 83%;鉴别纵隔子宫和双角子宫时,其敏感性为 73%,特异性为 66%,阳性预测值为 89%;对先天性子宫畸形的诊断正确率高达 88.5%～100%。以下因素可影响 MRI 诊断的正确率:子宫腺肌病或子宫肌瘤可扭曲子宫外形,影响宫角的角度;始基子宫或小子宫位于腰肌和骨盆侧壁旁边时,MRI 可能分辨不清。另外,MRI 价格相对较高,需要特殊设备,不适合门诊常规使用。

【诊断】

临床上有多种方法用于先天性子宫畸形的诊断及鉴别诊断,而确诊先天性子宫畸形常需多种方法相结合(表 12-3)。

表 12-3　先天性子宫畸形的类型与检查方法选择

类型	检查方法
Ⅰa 类	宫腹腔镜联合、宫腔声学造影、3D 超声
Ⅰb 类	单纯宫腔镜
Ⅱ 类	子宫、输卵管碘油造影、2D 超声
Ⅲ 类	磁共振、怀孕或分娩过程中的体格检查及临床评估

第二节 子宫纵隔

【病因】

胚胎正常发育时,于妊娠 19～20 周,两侧苗勒管融合形成的子宫内中隔将被完全吸收而消失。如果吸收过程受到内外因素影响而发生障碍,则可造成不同程度的子宫纵隔。

【发病机制】 近年认为细胞凋亡是胚胎期子宫中隔吸收机制之一。通过单克隆抗体和免疫组化分析发现:纵隔子宫上未发现调控凋亡的蛋白(Bcl-2)。因此,Bcl-2 的缺失导致胚胎期子宫中隔的吸收障碍。过去认为,苗勒管融合和吸收是单向即从尾到头的顺序进行,近年提出双向理论:中隔吸收从峡部开始,遂向尾部和头侧同时进行。头侧中隔吸收至宫底部,形成一个单腔的统一结构;如果峡部中上的苗勒管吸收障碍,则形成子宫纵隔;如果尾侧合并的苗勒管融合不完全或中隔吸收障碍,形成双宫颈或宫颈纵隔。这种理论解释了交通性子宫的形成原因。

【病理改变】

纵隔子宫有很多形态特征,纵隔可表现自宫底的轻微突起或是从宫底向下延伸至宫颈管的纵隔形态。由于纵隔血供差,子宫腔变形,以及相应的宫颈功能不全和内分泌异常,成为纵隔子宫高流产率和高早产率的主要原因。

子宫纵隔多由纤维结缔组织构成,其表面覆盖有子宫内膜。在光学显微镜下纵隔内膜与宫腔四壁的正常内膜组织无明显区别,但扫描电镜则显示纵隔内膜存在结构异常。正常内膜在扫描电镜下呈均一性变化,腺管口排列规则,纤毛细胞表面覆盖密集的生长良好的纤毛,无纤毛细胞呈立方形或多边形,其表面覆盖密集的微绒毛。而纵隔内膜表面形态呈非均一性变化,腺管口排列不规则,纤毛细胞数目少,其表面纤毛形成不完全,无纤毛细胞形态不规则,表面仅有很少的微绒毛。

两者在腺管口数目、纤毛细胞纤毛量及纤毛细胞与无纤毛细胞比值上均有明显差异,纵隔内膜明显低于正常内膜。此外,正常子宫内膜及纵隔内膜对雌、孕激素的反应亦有所不同,纵隔内膜对雌、孕激素的敏感性和分化功能均较低。估计纵隔内膜成熟不良的原因可能是该处血管形成不足,内膜对激素反应较差所致。

传统认为纵隔组织由纤维肌性组织组成。最近一些学者通过对纵隔组织与远离纵隔的组织比较,认为纵隔结缔组织成分少,而肌纤维含量相对多。Sparac 等报道 76 例子宫纵隔伴不孕,术时先切一块纵隔组织送检,再用针状电极切开纵隔至宫底呈圆形为止。63 例(82.8%)经阴道超声血流检查提示基底动脉平均血流阻力 0.64±0.06,血窦和毛细血管扩张,组织学显示 72.3% 纤维肌组织伴中度或更多的结缔组织,27.6% 为肌肉组织。原发与继发不孕间无差异。认为纵隔组织与正常肌肉相同,有许多肌纤维,提出了纵隔的肌肉可能引起不规则收缩,增加流产率的假设。

【临床表现】

纵隔子宫是最多见的子宫畸形,且妊娠结局较差。子宫畸形在不孕妇女中的发生率约占 3.5%,在反复流产妇女中占 13%,而子宫纵隔在子宫畸形中占 35%,其中20%～25% 的患者妊娠失败。文献报道其分娩活婴率为 58.1%,流产率 75.7%、早产率 10.0%、异位妊娠率 1.9%。流产率、早产率、臀位、胎膜早破、前置胎盘、产后异常出血及胎儿宫内发育迟缓发生率均较正常妊娠高出数倍。

其不良妊娠的原因是覆盖纵隔表面的子宫内膜对雌激素反应低下,当受精卵在纵隔着床时,因血供不足影响胎盘胎儿发育而导致早期流产;因宫腔形态改变,宫内空间变小,易引起中晚期流产或早产的发生或胎儿宫内发育迟缓、胎位不正;在妊娠中期,子宫壁易受激惹而发生宫缩,出现流产。因此,对患有子宫纵隔而又发生过不良妊娠的妇女来说,对子宫纵隔的切除的重要性可想而知。

1. 反复流产　据资料统计,近 15%～25% 的反复流产是因为畸形子宫所致,其中纵隔子宫占大多数。在反复妊娠失败,特别是早期妊娠失败的妇女中,纵隔子宫发生率很高。有报道,子宫纵隔自然流产率为 65.0%～89.6%。纵隔子宫妇女妊娠早期流产发生率为 25.5%,晚期流产率为 6.2%。这暗示子宫纵隔影响胚胎早期种植和晚期发育,从而导致早期或晚期流产的发生。切除子宫纵隔可使流产率降低至 15%,足月妊娠率达 74.4%～80.0%,早产率为 5.0%,12.4%,妊娠结局明显改善。

2. 不孕　纵隔子宫不孕发生率为 17%～35%,接受纵隔子宫矫形手术后妊娠率为 48%。也有学者认为纵隔子宫并非导致不孕的因素,但在继发不孕患者中,不明原因不孕的发生率显著增高达 40%。因此不能排除在这类患者中子宫纵隔是影响受孕的因素之一。

3. 异位妊娠　由于子宫畸形较复杂,异位妊娠常可发生在闭锁的宫角、残角子宫、宫颈或阴道憩室等处。因其罕见,位于这种不寻常位置的妊娠往往难以及早做出诊断。

4. 产科异常　由于纵隔的影响,宫腔变形,导致晚期妊娠并发症的发生率增加,如早产率为 11%～28%。矫形术后早产率可降至 6%～9%。子宫畸形还可导致胎位异常、子宫收缩功能失调、胎盘滞留等产科并发症。

【诊断】

1. 宫腔镜检查　不全子宫纵隔在宫腔镜下因双侧宫腔较深,中间为不全纵隔下缘可呈现典型的"猫眼征"。完全性纵隔宫腔镜只能看到一侧子宫、输卵管开口,且宫腔狭小,缺少正常宫腔烧瓶样形态。

2. 超声检查　超声有助于纵隔子宫的检出。经腹二维超声纵隔子宫均表现为两宫腔,宫底无切迹,同时还可显示泌尿系统情况。阴道超声不受腹壁脂肪层影响,分辨率更高。近年出现的三维超声诊断子宫畸形的敏感性可达 100%,特异性 95%;对纵隔子宫的发现率为 92%。

3. 子宫、输卵管碘油造影　子宫、输卵管碘油造影(HSG)是临床常用包括纵隔子宫在内的宫腔异常的诊断方法之一。HSG显示纵隔子宫为中央呈 Y 形充盈缺损并将宫腔分为两腔。

【治疗简史】

纵隔内膜成熟不良可能成为此类患者不孕的发病机制,切除纵隔不仅可避免胚胎在不适当的位置种植,还能通过改善宫底组织血供情况最终改善内膜功能,增加术后患者受孕机会,降低流产率和早产率。

1. 开腹手术　治疗子宫纵隔畸形传统的手术矫治方法多为开腹手术。如 Strassman 手术,即在子宫底部做横形切开,剪切子宫纵隔,随后做左右的纵形缝合;Jone 手术为楔形切除含有纵隔的子宫肌壁,然后再纵形修补、分层缝合子宫。此法适用于宫腔宽大及纵隔较宽者;Tompkin 术式是从宫底正中剖开子宫体修剪纵隔,更适用于子宫偏小且纵隔较薄的患者。以上无论哪种术式子宫及腹壁都要留有瘢痕,创伤较大,恢复慢,术后避孕时间长,易并发盆腔粘连,对今后的妊娠分娩均会有一定的不良影响,如妊娠期子宫破裂以及随之而来的剖宫产率增加等。

2. 宫腔镜手术　宫腔镜手术器械的完善使子宫纵隔的治疗发生了质的飞跃,也是妇科微创手术又一成功的范例。近年来对子宫纵隔的矫治,已较多采用在腹腔镜或 B 超监护下经宫腔镜进行切割,因其操作简单、安全、有效,既可避免剖腹及剖腹后可能发生的输卵管粘连等并发症,又无须切开子宫,在子宫壁上不留瘢痕,妊娠后尚能经阴道分娩,大大提高了该类患者的术后妊娠率和自然分娩率。

【手术指征】

纵隔子宫并非一定导致不育,只有宫腔畸形比较明显,子宫畸形不能因妊娠而有所改善,甚至导致晚期流产或早产者,才应考虑手术治疗。因此,在选择手术对象时必须充分排除其他病因导致的不孕症,否则治疗将不会达到预期效果。

一般来说,纵隔子宫及双角子宫的宫底凹陷越深则流产率越高,故患有这两种畸形的患者,如在婚后已发生两次流产或者不孕,应考虑手术矫治。而年龄较大的妇女,只要有一次晚期流产,所排出的胎儿外形及染色体无异常者,经排除子宫畸形以外的不育原因后,亦应提早考虑手术矫治。

【术前准备】

除常规术前检查及必要的心理准备外,所有患者均应经超声检查、宫腔镜检查,或子宫、输卵管造影,或盆腔与子宫双重造影以明确诊断,肯定确为先天性苗勒管发育畸形的子宫纵隔,并预先估计纵隔的宽度与长度。

【手术时机】

应选在月经干净后 3~7d 内手术为宜。若在月经后半周期手术,由于盆腔充血和子宫内创面愈合不全,易导致术后首次月经血量增多。亦可在给予子宫内膜生长抑制药治疗后施行手术。

【手术器械】

(1)子宫电切镜的配套设施或带有操作孔的宫腔镜。

(2)纵隔切除可使用半硬式的手术剪、环状电极、钩状电极、汽化电极、激光等宫腔镜手术器械。

(3)监视系统:由于宫腔镜下子宫矫形术具有一定的局限性,不能准确判断切除深度,故手术应在 B 超或腹腔镜的监视下进行,以避免切除过浅或过深。

【麻醉】

宫腔镜下子宫成形术应在全麻或硬膜外麻醉下,结合腹腔镜或超声的监护,由高年资宫腔镜医师施行。

【手术方法】

1. 单电极或双电极子宫纵隔切除术

(1)完全性子宫纵隔:首先经腹腔镜检查除外完全双角子宫或双子宫后,患者采用头高脚低位(头高约 15°)进 TCRS 手术,若患者合并阴道纵隔则用电刀切断或切除阴道纵隔。先逐号扩张宫颈至 9~10 号 Hegar,如为双宫颈,则仅扩张优势侧宫颈。膨宫压力设定为 100mmHg。置入宫腔镜,术中依据子宫纵隔不同形态,以电切环左右对称切除纵隔组织,针状电极划开纵隔基底部,或直接用针状电极自纵隔尖端起划开纵隔组织,直至宫底与双宫角连线略呈内凸弧形。腹腔镜透光试验阳性,宫底部透光基本均匀一致时手术结束。对于双宫颈无交通型完全子宫纵隔,则先于一侧宫腔内放置宫腔探针、细径导尿管或小号 Hegar 做衬垫和指示,将纵隔于子宫内口水平切开使之成为交通型纵隔,再行切除。对于完全纵隔,切除过程中注意保留内口以下部分纵隔组织,以防止术后出现宫颈功能不全。

(2)不完全性子宫纵隔:在宫腔镜直视下,用直行切割环沿子宫纵隔的纵轴从宫颈缓慢向宫底方向推进,直至 B 超提示已达宫底。此法操作简便,省时省力,手术平均操作时间为 10min,而且止血彻底,目前临床应用较广。

2. 激光手术 用 Nd:YAG 激光经导光纤维烧灼子宫纵隔。具体方法:从下至上或从左至右地迅速移动激光光纤,汽化切割纵隔直至近宫底部将其完全去除之。国外学者认为宫腔镜下 Nd:YAG 激光去除子宫纵隔手术简单,无出血,安全,效果很理想,比剪刀、高频电刀更优越。但应注意,激导光光纤维在烧灼纵隔的同时能量四散,有可能灼伤附近的子宫内膜,延长子宫上皮化过程。

3. 纵隔剪切术

(1)完全性子宫纵隔:先将探针进入一侧宫腔,宫腔镜放置在另一侧宫腔内,经宫腔镜操作孔置入微型手术剪,在对侧宫腔内探针的引导下在宫颈内口上方横行剪开子宫纵隔,然后纵行向宫底方向剪开,当宫腔镜在宫腔能无阻碍地越过顶部且能观察到两侧输卵管开口时,则纵隔切除完成。此法特点是保留了宫颈管内的纵隔,从理论上讲似乎可以避免将完全性纵隔全部切开后,可能诱发的子宫内口功能不全性习惯性孕早、中期流产。因临床资料较少,对完全性子宫纵隔是否应保留宫颈管内部分,还有待于进一步探讨。

(2)不全纵隔:可直接从纵隔边缘逐步从下向上对称性剪开,由于纵隔组织相对无血管,切开时很少出血。当剪开纵隔达宫底肌层时,可见横列的肌束且有活动性出血,此时应特别注意精工细琢,对底部较宽的纵隔,剪切部位应距输卵管口几毫米处即终止,以防术后粘连导致输卵管口狭窄或闭锁。

完成子宫纵隔剪割术所用时间平均为30min。一般多为一次性完成,也有因术中出血、视野模糊不清,而需分次才能完成者。由于剪刀切除子宫纵隔仅为机械性剪切,无电切或激光等治疗中的热辐射作用,对子宫肌壁的损伤明显小于电切或激光。据临床资料统计,剪刀切除子宫纵隔的术后宫腔粘连率明显低于其他治疗方法。故有专家建议切除子宫纵隔应尽量选择宫腔镜下剪切术。

4. 汽化电极切除术　切除原理与环形电极相似,在此不做赘述。

以上各种方法虽然各有千秋,但在施行手术时,术者的经验更为关键。手术时应从左右宫腔对等进行切割,避免一侧切割过深,导致子宫变形。因为术后宫腔是否对称直接关系到妊娠分娩的成功率。切除的深度应以达到双侧输卵管口处水平为准,过深可致子宫壁损伤甚至穿孔,过浅则纵隔未能完全切除而有残留。有专家认为,切除子宫纵隔宁可稍浅而不宜过深,以免造成损伤影响预后。

【术中监测】

由于宫腔镜仅能观察宫腔内的变化,不能判断切除深度,故手术一定要在B超或腹腔镜的监测下进行,才能确保安全。

1. 腹腔镜　术中可随时监测手术进度,当宫腔镜切割纵隔至宫底时,关闭腹腔镜电源,可根据宫腔镜光源的透射程度评估子宫壁的厚度。此外,腹腔镜还可发现并处理腹腔内的一些病变。但腹腔镜操作比较复杂,手术费用亦可因此而提高。

2. B超　此法简单易行、效果满意、没有创伤、费用较低。纵隔畸形中不全纵隔的诊断,单用B超或宫腔镜检查诊断率均不高。联合检查时,置宫腔镜子宫颈内口,向宫腔内注入膨宫液,使子宫充分扩张,从B超图像上可观察宫底部有无纵隔及其长短宽度等。非典型的不全纵隔,在镜下仅可见两侧宫角深,B超图像见不到明确的纵隔而显示为宫底部宫壁增厚且内突。此时借助膨宫液的对比,在B超图像上可准确测量子宫底与前、后壁厚度之差,及子宫底与宫角深度之差,可以判断有无不全纵隔畸形。同时,还可观察子宫底外形有无凹陷,以除外鞍状子宫及双角子宫,从而准确提出子宫不全纵隔的诊断。手术时B超监测电极或剪刀的位置,引导术者操作,可避免切除过深或过浅。当切除肌壁组织过深发生子宫穿孔时,B超可见膨宫液从穿孔处流入腹腔。

【术后处理】

矫形术后是否应用激素替代疗法或是放置宫内节育器至今尚未达成共识。以下方法仅供参考。

1. 放置宫内节育器　为预防术后宫腔粘连,可于术后即刻放置IUD,待两次正常月经后再取出。

2. 人工周期治疗　子宫纵隔切开后,为促使周边正常子宫内膜的基底细胞再生修复创面,可予以不同剂量雌激素(如术后第 2 天开始服用戊酸雌二醇片 1~4mg,1~2 次/d,连服 21d)配合孕激素(后 10d 加服地屈黄体酮 20mg,1 次/d)周期序贯治疗 3 个月。若于月经周期中期手术,由于盆腔充血和子宫内膜创面愈合不全即月经来潮,往往月经量增多且易感染,故应延长术后雌-孕激素治疗期限,以推迟其月经来潮。

3. 术后复查 术后第 1、3 个月或术后第 2、3 个月返院行宫腔镜检查,观察宫腔形态。待术后两次月经后,或取出宫内节育器后一次月经后,可考虑作 HSG 以评估宫腔形状和输卵管通畅情况,也可做宫腔镜复查并行输卵管插管注药疏通试验和治疗。对宫腔完全恢复正常或宫底残存纵隔长度<1cm(无临床意义)且双侧输卵管通畅,即可嘱其尝试妊娠。若复查时发现残留的纵隔过长,可酌情经宫腔镜再次切开修剪。于术后第 4 个月后试妊娠,如试孕半年内出现流产或仍然不孕则要再次就诊。

文献报道,在术后进行过 2 次宫腔镜检查随访的患者中,有近 1/4 的患者术后第 1 个月检查时发现宫底有轻度膜样粘连,此种粘连通过宫腔检查镜镜体划动即可达到分离效果,再于第 3 个月随访时,宫腔镜检查这些患者术后宫底形态基本上恢复良好。只于术后第 2、3 个月进行宫腔镜检查的患者,部分患者发现宫底已形成致密粘连,检查镜镜体已很难进行分离,这将最终部分影响宫腔形态,这样的粘连对于生殖预后的影响是肯定的,说明术后早期行宫腔镜二探检查意义较大,可及时发现并处理膜样粘连,防止日后较为致密的粘连发生。建议 TCRS 术后的患者应在术后第 1 次月经来潮后 1 周内即行宫腔镜检查随访。Nawroth 等对 52 例接受宫腔镜矫形术的纵隔子宫患者进行 21±16.9 个月随访,其中术后 3 个月应用 HRT+IUD 者 22 例,单独应用 HRT 者 13 例,17 例未采

取任何措施。3 组足月分娩率分别为 53.3%、64.4%、88.9%。结果提示术后 HRT+IUD 或单独使用 HRT 似无必要。

【并发症】

1. 术中并发症

(1)子宫穿孔:发生率 0.8%~2%。

(2)出血:由于纵隔部位少有血管,如切除深度适当很少出血。且纵隔切开后,自然退缩入宫壁肌层内,亦无须再切除多余纵隔组织。手术时,如出血多于既往月经量,可用小气囊或小水囊压迫止血,术后 24h 取出。

(3)周围脏器损伤:一般多发生在子宫穿孔之后,电极损伤周围脏器,如膀胱、肠管等。

2. 远期并发症

(1)与妊娠有关的并发症:如流产,分娩时因胎盘植入或剥离不全致产后大出血,个别报道有足月妊娠子宫破裂者。

(2)宫腔粘连:更多见于电切或激光切除子宫纵隔的病例。

【点评】

与传统剖腹子宫纵隔矫治术相比,宫腔镜下子宫纵隔切除术具有创伤小、患者痛苦少、术后患病率低等诸多优点。避免了剖腹手术的并发症,如盆腹腔粘连等;而且子宫肌壁没有瘢痕,宫腔上皮化过程仅需 4~5 周,最大限度地减少了妊娠子宫破裂的危险性。因手术时间短,术后恢复快,患者术后平均住院日 24~48h,治疗费用明显低于开腹手术。

由于纵隔内膜成熟不良可能是纵隔子宫原发性不孕的发病机制,单纯切除纵隔后不仅去除了一个不适宜种植的部位,而且可能通过促进子宫基底部相连组织血管再生改善内膜功能,从而改变不孕结局。据临床资料统计,80%~90%的手术患者术后做 HSG 或宫腔镜检查证实宫腔形态正常。治疗后妊娠成功率可达 66%~86%。

总之,宫腔镜子宫纵隔切除术是对子宫纵隔畸形矫正的首选方法。

第三节　残角子宫与单角子宫

【主要特点】

残角子宫是临床上罕见的一种先天性子宫发育畸形,发生率很低。单角子宫占子宫发育异常的 $1\% \sim 2\%$,多位于右侧,原因不明,65%合并残角子宫,常伴有同侧泌尿系统发育异常。残角子宫在不孕妇女的发生率约为 1/10 万。

【发病机制】

在胚胎发育过程中,子宫由两侧副中肾管汇合发育而成。大约在胚胎发育的第 6 周末,女性副中肾管头段形成输卵管,两侧中段和尾段合并,构成子宫及阴道上 1/3 段。合并最初阶段形成双角子宫,其间保持有纵隔,使之分为两个腔,约在胚胎发育第 12 周末纵隔消失,形成单一内腔的子宫。当副中肾管两侧发育不对称,仅有一侧发育完全,形成单角子宫及一侧输卵管,多偏向一侧,另一侧发育受阻,并常伴有该侧泌尿系统畸形,如肾脏畸形和输尿管走向异常等。

【分型】

1998 年,美国生殖医学会对副中肾管发育异常进行了分型,残角子宫属于 Ⅱ 类副中肾管异常,可分为 4 个亚型。Buttram 根据残角子宫发育受阻程度不同,将单角子宫畸形也分为四种情况,与美国生殖医学会的分类基本相同(表 12-4)。

表 12-4　残角子宫与单角子宫分型

类型	残角子宫与单角子宫的关系	残角子宫特点
Ⅱa 型	残角子宫有腔,与单角子宫相通	子宫发育不好,但与发育侧单角子宫有管腔相通
Ⅱb 型	残角子宫有腔,与单角子宫不相通	残角子宫,子宫发育不好,有宫腔,无宫颈,与发育侧子宫腔不相通,仅有纤维带相连,或偶有极细小管腔相通
Ⅱc 型	单角子宫与无腔的残角子宫,即实体残角子宫	始基子宫,发育差,仅形成实体子宫而无宫腔
Ⅱd 型	单角子宫,无残角子宫	完全未发育,仅有发育侧单角子宫

残角子宫多位于发育子宫侧子宫的中、下方,少数位于宫底,有正常输卵管、卵巢及韧带。由于发育不良,残角子宫肌层薄,宫腔小,子宫内膜也发育不良,对激素反应差,故大多数宫腔内未见积血,只在少部分子宫内膜中见到符合月经周期的改变。

【临床表现】

残角子宫症状因类型而异。其临床表现复杂多样,当发生残角子宫妊娠时可出现严重的并发症。发病年龄常见于青春期及育龄期。

1.Ⅱa 型残角子宫　与发育侧宫腔相通,月经来潮后,经血可引流到发育侧宫腔内排出,一般无症状。偶有痛经。若发生残角子宫妊娠,则可表现为急腹症。残角子宫在妊娠 16~20 周容易产生流产、死胎,甚至子宫破裂,因此一经确诊均须手术以免以后发生严重后果。

2.Ⅱb 型残角子宫　与发育侧子宫不通,月经来潮后,经血不能排出,有周期性一侧腹痛。残角子宫积血增大,宫腔内压力增高,导致宫内膜向宫壁延伸引起腺肌病。经血逆流到盆腔,发生子宫内膜异位,痛经加重。残角子宫、输卵管伞端因经血逆流,残留血引起伞端粘连,导致输卵管积血,下腹疼痛加剧,并可触及肿块。

3. Ⅱc、Ⅱd 残角子宫为始基子宫,无月经症状,与发育侧子宫相连的纤维束较长时,当腹股沟管内环发育欠佳时,始基子宫与同侧输卵管卵巢滑入腹股沟管形成疝。

4. 单角子宫妊娠 一般妊娠可达足月。在一组资料中 5 例为剖宫产术中诊断,手术指征中臀位 2 例,怀疑单角子宫 2 例,羊水过少 1 例,除 1 例臀位合并重度子痫前期为早产外,其余均为足月。另有 3 例Ⅱb 型病例,均为单角子宫与残角子宫间有纤维带连接,在切除残角子宫后妊娠,维持至足月剖宫产,新生儿存活。

5. 残角子宫妊娠 由于残角子宫肌层发育不良,不能承受过大胎儿,多在妊娠中期自然破裂。妊娠时间与残角子宫肌层的厚度与扩张有关,大多数残角子宫肌层较输卵管厚,发生破裂时间较迟,常在妊娠 4～5 个月发生。临床表现同输卵管间质部妊娠。患者可有剧烈腹痛,阴道流血,可因内出血引起休克危及生命。一部分残角子宫妊娠可发生胎死宫内,胎儿滞留在残角子宫可出现以下结局:①软组织吸收,胎儿骨骼残留,形成尸蜡;②胎儿组织感染、化脓、形成脓肿,形成石胎。约有 10% 可继续妊娠到足月,妊娠期间常有下腹痛及阴道出血,妊娠晚期可出现假宫缩,胎儿存活极少,胎儿死后因不能排出逐渐形成石胎。

【辅助检查】

残角子宫发生率低,多数医师无诊治经验,常将其误诊,最常见的是将宫腔积血误诊为卵巢肿物或子宫肌瘤变性。目前残角子宫的诊断主要依靠临床表现、超声、磁共振检查、子宫、输卵管碘油造影、宫腔或腹腔镜检查。

1. 超声检查 残角子宫可见一清晰的子宫体,形态不规则,似长条状,内膜显像似双角子宫的一侧内膜。子宫一旁见实性结节状回声,其内无或有内膜。

2. HSG 单角子宫腔呈梭形仅由一个向盆腔某侧偏屈的宫角发出一条输卵管。残角子宫的残角可不显示。在行 HSG 诊断时,由于纵隔及粘连带的影响使插管受到阻碍等原因使一侧宫腔或宫角未显影,常误诊为单角子宫。

3. MRI 能清晰显示子宫形态,可见子宫单角或残角的存在。子宫偏于盆腔一侧,MRI 还可以显示内膜结构,并从不同切面进行观察,单角子宫内膜呈现朝向一侧的"香蕉"形,残角子宫的内膜在 T_2WI 上可以为低信号也可为高信号,若残角内有积血呈短 T_1、长 T_2 信号。

【诊断及鉴别诊断】

当残角子宫出现以下状况时可根据临床症状及辅助检查明确诊断。

1. 非孕期诊断 残角子宫可发生宫腔积血、子宫内膜异位症或子宫腺肌症。残角子宫内膜无功能时,一般无症状。如有功能,可在青春期后因经血不能外流,出现宫腔积血,随着宫腔积血增多,残角增大,并可继发出现子宫内膜异位症或腺肌病。患者可有周期性一侧下腹痛或痛经,并导致不孕。有临床报道,在观察的 12 例残角子宫中,3 例有宫腔积血,6 例合并子宫内膜异位症,3 例合并有腺肌病。

由于残角子宫发生率低,宫腔积血很易误诊为卵巢肿物,术前难以确诊。可结合患者有痛经史、不孕史,妇科检查时子宫偏向一侧,在另一侧可触及肿物呈实性肉样感,边界清,与子宫不能分离,同时合并有阴道或泌尿系统畸形,可考虑是否有残角子宫,需与卵巢肿物鉴别。B超检查见子宫偏向一侧,另一侧可见肿物,其间可见积血或内膜影像。碘油造影可了解子宫形态。做静脉肾盂造影了解有无泌尿系统畸形,对诊断有一定帮助。近年来也常用腹腔镜检查了解生殖器官畸形。

2. **孕期诊断**　当残角侧输卵管通畅,受精卵可种植在残角子宫内并生长发育形成残角子宫妊娠。其发生率低,残角子宫的妊娠率为 0.001%～0.0082%,只有腹腔妊娠的 1/10。妊娠合并残角子宫时各种并发症如自然流产、胎位异常、胎膜早破、早产的发生率均增加,可能与宫腔形态和容量异常有关。据文献报道,50%出现自然流产,15%早产,仅约 40%活产。

Ⅱa、Ⅱb 型均可发生妊娠。因Ⅱb 型残角子宫腔与正常侧不相通,往往是精子外游至残角侧输卵管受精,或受精卵外游至残角子宫宫腔着床而发生。关于残角子宫妊娠的受精方式讨论很多,认为卵子可来自残角侧或对侧。卵子来自残角侧时,因残角与对侧子宫腔不相通,精子可能进入对侧输卵管,再经腹腔游走至残角侧输卵管内与卵子结合,此时妊娠黄体在残角侧。卵子来自对侧时,可能精子和卵子在对侧输卵管内受精后,受精卵经腹腔再游移到残角子宫内,此时妊娠黄体在对侧卵巢。

有闭经史,如早孕期间行人流术无法吸出胚胎。多于妊娠 4～5 个月出现剧烈下腹痛伴休克。妇科检查可于子宫旁触及增大质软包块。B 超可见腹腔内游离液体,一侧为正常子宫,在子宫另一侧上方有内含妊娠囊肿物。因残角子宫妊娠破裂症状与输卵管妊娠很难区别,很少有病例能在术前确诊。因此,不明原因的腹腔妊娠应考虑到生殖道畸形的可能。

【治疗原则】

1. **非孕期残角子宫的处理**

(1)切除残角子宫及同侧输卵管:如合并有卵巢子宫内膜异位症,除切除残角子宫外,还应切除卵巢内膜异位囊肿,并根据患者子宫内膜异位症的严重程度及有无生育要求,决定是否切除单角子宫。

(2)注意保护单角子宫的完整性:在切除残角子宫时,部分残角子宫与单角子宫肌层间无明显界限,术中易损伤单角子宫肌层的完整性,导致后续妊娠时子宫破裂的风险增加。可先切开残角子宫至其宫腔,用亚甲蓝予以标记,逐步切除宫壁,在与单角子宫交界处完全切除内膜层,不必强求完全切除其肌层,以保持单角子宫的完整性。

(3)保护患侧卵巢:有学者认为切除残角子宫后,同侧卵巢游离可能会发生扭转,故应将其固定于盆侧壁。若剩余的单角子宫距离腹中线较近,为维持其位置并预防卵巢扭转,可以将残角子宫的圆韧带及卵巢固有韧带固定于单角子宫宫角,故切断以上韧带时应尽可能靠近残角子宫壁,以利缝合。

2. **孕期处理**

(1)早、中期妊娠一旦诊断明确,应及时切除妊娠的残角子宫,以避免子宫破裂。术中应注意与输卵管妊娠进行鉴别,可通过胎囊与圆韧带位置的关系来明确诊断。残角子宫妊娠囊位于同侧圆韧带附着点内侧,而输卵管妊娠时妊娠囊位于同侧圆韧带附着点外侧。

(2)中期妊娠引产如子宫偏离中线,应考虑子宫发育异常的可能性,诊断确诊后方能引产。不可在诊断不明时行宫腔注射药物或强行操作,人为地促使子宫破裂,造成严重的后果。

(3)当残角子宫妊娠已达中晚期,在明确诊断、手术准备充分及良好的监护条件下,均可以考虑非手术治疗,尽量获取存活新生儿。晚期妊娠行剖宫产后,需警惕胎盘粘连或胎盘植入,造成产后大出血。胎儿骨骼残留、尸蜡或石胎均应将残角子宫切除。切除残角子宫时将同侧输卵管切除,避免输卵管妊娠的发生,圆韧带应固定于发育侧子宫同侧宫角部位。正确的处理可避免孕期严重并发症。

【手术时机】

(1)非孕期切除残角子宫及患侧输卵管。

(2)孕期切除妊娠子宫。

【手术器械】

(1)腹腔镜及配套设备。

(2)特殊器械:单、双极电极或超声刀,持针器和组织粉碎器。

【麻醉】

全身麻醉或连续硬膜外麻醉。

【手术步骤】

(1)腹腔镜检查盆腔器官,确定残角子宫类型及手术方式。

(2)超声刀或单极电刀沿残角子宫与对侧子宫交界处切除,同时切除患侧输卵管。

(3)1/0 可吸收线缝合创面并止血。

综上所述,残角子宫的诊断和分型是处理的基础,Ⅱa、Ⅱb 型残角子宫均应切除,Ⅱc 型、Ⅱd 型均不需处理。残角子宫妊娠必须及早处理,正常侧子宫妊娠时,更需严密跟踪随访。手术首选宫腔镜或腹腔镜联合的术式,避免误切正常侧子宫,同时宜将患侧输卵管切除,术中注意预防残留的卵巢扭转,尽量维持单角子宫的正常位置,并尽量避免损伤单角子宫及残角子宫侧输尿管。

第四节　子宫内膜息肉

子宫内膜息肉(endometrial polyp,EP)是指突出于子宫腔内的形状不规则的肿物,实质上是由增生的子宫内膜疝性脱出并携带周围覆盖上皮所形成。

【主要特点】

1. 发病率　子宫内膜息肉确切发病率不详,据统计占子宫异常出血患者的14%～27%。Scott(1953)报道子宫切除标本的息肉发生率为 2%～8%,而 Speert(1949)、McBride(1954)报道绝经 2 年以上的女性尸检的子宫息肉发生率为 15%。但实际的发病率可能远远要高于此数。随着超声灵敏度的增强和宫腔镜的广泛应用,目前对本病的诊断水平已有较大的提高,其检出率已从 16% 提高至 34%。

2. 发病年龄　子宫内膜息肉可发生于任何年龄。据报道最年轻者仅 12 岁,最老可达 92 岁。一组调查显示,35 岁以下子宫内膜息肉的发病率约为 3%,35 岁以上约23%,绝经后可高达 31%。高峰年龄为 50岁,70 岁以后少见。

3. 息肉性质　Anastasiadis 等对 23—85 岁不规则子宫出血的患者 1415 例行诊刮术,子宫内膜息肉的检出率为 8.9%,其中73.8%是良性,23.8%合并子宫内膜复杂性或非典型增生,1.5%分化不良。

【病因与发病机制】

子宫内膜息肉的病因及发病机制尚不明确。目前多数学者认为与内分泌紊乱有关,也有认为内膜息肉属慢性子宫内膜炎的范畴,与流产、分娩、放置宫内节育器及绝经后子宫内膜菲薄易感染有关。此外,基因变化、药物的持续影响也可能与息肉有一定的关系。

1. 性激素与激素受体　目前认为,子宫内膜息肉的病因之一是局灶子宫内膜受雌激素持续作用过度增生,以及息肉局部的增殖、凋亡失衡。子宫内膜息肉常合并子宫肌瘤(约占 21%)及子宫内膜异位症(约占 6%)等雌激素依赖性疾病,提示本病可能与雌激素有关。通过测定子宫内膜雌激素受体(ER)和孕激素受体(PR)发现,在子宫内膜不同部位雌、孕激素受体的含量不同,对雌激素的效应存在一定的差异性。多数息肉表现为局部内膜不同程度的增生过长,而其周围内膜形态正常。研究显示,在子宫内膜息肉腺上皮的 ER、PR 与正常周期内膜腺上皮中的表达无显著差异,但息肉的间质细胞中 ER、PR表达水平较正常周期内膜为低,且 PR 密度降低更明显。推测内膜间质细胞中 ER、PR表达水平的降低,导致间质细胞对激素周期变化的敏感性下降,此处内膜不能随周期的改变脱落而形成息肉。由于其不随月经脱落，腺体细胞接受刺激或发生基因突变的概率增加，更易发生过度增生或癌变。另有研究发现，所有息肉的腺上皮及基质中 ER 均强阳性表达，而 PR 表达水平极低。增殖期息肉 PR 的表达水平较相对应的增殖期内膜显著降低，ER 表达两者无差异；而分泌期息肉 ER 表达水平较相对应的分泌期内膜明显升高，而 PR 表达两者无差异。故而推测：增殖期息肉中 PR 处于低水平、相对缺乏的状态，使其进入分泌期后对孕激素的反应能力下降，使孕激素抑制 ER 产生的作用减弱，导致 ER 持续高水平表达，细胞增殖形成息肉。

但对绝经后内膜息肉及息肉相邻内膜进行检测发现：息肉腺上皮细胞 ER 与 PR 的表达明显高于相邻内膜腺上皮，间质细胞中息肉 ER 表达亦显著高于相邻内膜，而 PR 表达无明显差异，认为绝经后息肉的发生可能与局部 ER 活性较高，PR 活性降低更为密切。从而推论性激素受体在内膜息肉生理病理学方面发挥关键作用。

由于不同学者的研究结果不尽相同，从而导致了不同的研究结论。是 ER 还是 PR 起主要作用，还是两者的异常分布共同导致了病变，抑或与两者没有关系，目前尚无定论。这种研究差异可能是由于研究方法或组织样本量等的差异造成的，也可能与绝经状况有关，所以关于 ER、PR 在 EP 中的分布及是否是其发病因素尚需深入探讨。

2. 酶的异常表达 目前对 EP 中异常分布的酶研究较多的有环氧化酶 2（COX-2），芳香化酶 P450，基质金属蛋白酶 2（MMP-2），MMP-9 等。

（1）COX-2 是炎症过程中的一个重要诱导酶，具有催化花生四烯酸转化成前列腺素、调节多种炎症介质表达等重要作用。此外有研究提及，COX-2 的表达水平随着月经周期中雌孕激素的水平变化而变化，雌激素促进其表达，孕激素则起抑制作用。Maia 等研究

发现，EP 中 COX-2 的表达高于正常子宫内膜，差异有统计学意义，这种高表达在增生期比较明显，在黄体后期有所降低。Erdemo-glu 等研究发现，息肉间质中 COX-2、MMP-2 和 MMP-9 在绝经前组的表达明显高于绝经后组，在腺上皮中则没有明显不同，由此认为这种表达差异性归因于其绝经状况不同，绝经前后息肉发病可能有共同的机制，COX-2 可能参与了 EP 的发生发展。但是 Tokyol 等研究发现无论是在 EP 组还是对照组，COX-2 的数量和密度在整个月经周期中没有差异性表达，认为其与 EP 的发生发展无关。

（2）芳香化酶是体内雌激素合成的关键酶，Maia 等研究发现，EP 组织中芳香化酶表达较正常内膜增高，且与月经周期无关，这意味着芳香化酶可能通过促进雌激素合成，导致局部内膜增生，在 EP 发病机制中起一定作用。Pal 等通过实时定量 PCR 测定 EP 组织和邻近内膜中芳香化酶的 mRNA 含量，由此来反映芳香化酶的表达情况，结果显示 2 组含量大致相似，7 例中有 1 例 EP 组织芳香化酶表达较远离 EP 的正常内膜高 4 倍，有 3 例 EP 组织芳香化酶表达较正常内膜低。这说明芳香化酶的高表达可能在一部分 EP 患者的发病中起潜在作用。有研究提及，在子宫内膜异位症病灶中前列腺素 E_2（prostaglandin E_2，PGE_2）促进芳香化酶的表达。这提示芳香化酶与雌激素、COX-2、PGE_2 之间形成了一个环路，而这种环路是否也存在于 EP 组织中，目前尚未见报道。

（3）MMP 在促进新生血管形成及促进细胞增殖方面发挥重要作用，Tokyol 等发现，MMP-2 在 EP 组织间质中的表达高于正常内膜组织，表明 MMP-2 可能参与了 EP 的发生发展。

3. 基因变化 最新研究表明，子宫内膜息肉的产生可能与基因变化有关。认为内膜息肉与其他类型的间叶细胞肿瘤一样，尽管

临床症状和组织形态似乎一致,但表现为不同的基因亚型。内膜息肉主要有三种异常的重组亚型:6p21 2p22 染色体重组、12q13-15 染色体重组、7q22 染色体重组。许多研究表明特定细胞遗传学畸变,特别是 12q13-15 及 6p21 与良性间质性肿瘤的发生密切相关。细胞存在多条染色体结构和数量的异常,其中已发现息肉间质中 6p21 的重排是息肉的一个特征性表现。子宫内膜息肉虽然包括上皮与间质成分,但仅间质部分发生单克隆性增生。

bcl-2 基因的功能主要延长具有分化潜能的上皮细胞的寿命且允许增殖、分化,并增加细胞对多种凋亡刺激因素的拮抗性,从而累积基因突变发生的机会,通过细胞分裂增殖形成肿瘤。有学者将息肉按其所处月经周期或病理结果分为增生期和分泌期内膜息肉,与相应周期正常的内膜进行对照研究,发现虽然增生期内膜仍有一定水平的 bcl-2 表达,但不管是在腺上皮还是间质,内膜息肉 bcl-2 的表达均较正常明显升高;但在分泌期两者未见明显差异。对此解释为:在月经周期增生期,虽然内膜处于不断的增殖变厚过程中,但仍需要一个较低水平的凋亡以维持内膜细胞的功能及数量,称为"家务管理性凋亡"。但增生期内膜息肉,由于 bcl-2 过度表达,与其周围内膜相比缺乏这种必要的"家务管理性凋亡",从而形成局限性增生、增殖。进入分泌期后,内膜息肉与周围内膜 bcl-2 表达虽无明显差异,但与增生期内膜息肉相比,其表达水平平均降低 25%～50%,证明在息肉本身也发生着一定水平的凋亡,且与周围内膜的凋亡脱落异步进行。将内膜息肉定义为一种与月经周期不同步的、非顺序进行增殖、转化和脱落的失调性肿瘤,而并非是一简单的失控性增生物。这可以解释内膜息肉导致的月经间期不规则出血。

4. 药物影响

(1)三苯氧胺(tamoxifen,TAM):与子宫内膜息肉的关系和用药的安全性越来越受到学者们的关注。TAM 作为一种抗雌激素药物,广泛应用于各期乳腺癌,近年来国外许多文献报道了其对子宫内膜的影响。基础研究证实,TAM 除有抗雌激素作用外,尚有微弱的雌激素样作用。TAM 的抗雌激素作用可用于治疗晚期子宫内膜癌,而其弱雌激素作用又可使子宫内膜增生,促使绝经后妇女子宫内膜增生和息肉的形成。子宫内膜增生可表现为单纯增生、不典型增生,甚至发生子宫内膜癌。Deligdisch 回顾分析了 700 例乳腺癌患者服用 TAM 后内膜息肉发生的情况,患者平均 60.91 岁,服 TAM 2.5～6.8 年。因不规则阴道流血或影像学检查提示子宫异常回声,行子宫切除或者诊刮术。结果显示,内膜息肉的发生率高达 23.14%,子宫内膜癌的发生率高达 4.71%。子宫内膜息肉的特点为体积较大,局部内膜可伴不典型增生。与不服用 TAM 的妇女相比,绝经后长期服用 TAM 的乳腺癌患者子宫内膜增生、内膜息肉、内膜癌的发生率高,而且内膜息肉的癌变率也较高。服用 TAM 每增加 1 年,内膜息肉复发的风险增加 5 倍。在绝经后妇女体内低水平雌激素状态下,TAM 对内膜为雌激素活性激动药而非拮抗药作用,可诱导 ER 与 PR 在内膜的表达。研究发现所有 TAM 相关息肉中 ERα 及 PR-B 在腺上皮高表达而在间质细胞中低表达,PR-A 在腺上皮和间质中均呈高表达,ERβ 在腺上皮的表达似低于 ERα。但该研究设计的缺陷在于未设立对照组。另有研究结果:TAM 相关内膜息肉间质细胞 ER 明显低于正常萎缩内膜,认为 TAM 对内膜的影响可能存在一种与雌激素活性完全不同的特殊效应。PR 在 TAM 相关息肉与偶发息肉之间无显著差异。内膜息肉中,与 TAM 治疗组相比,健康绝经后妇女(无论其是否应用激素替代治疗)组的腺体与间质 ER 表达水平更高。但未发现 TAM 治疗时间与内膜息肉 ER、

PR 表达水平之间有明显相关性。此外,三苯氧胺对女性生殖道的作用主要是引起宫颈和内膜上皮雌激素样变化,促进宫颈和内膜息肉的发生,同时使息肉周围组织过度纤维化,增加了内膜活检和息肉切除的难度。

(2)米非司酮:作为抗早孕药物在计划生育领域被广泛应用。随着对其药物机制研究的深入,近年来又被用于治疗一些激素依赖性疾病,如功能失调性子宫出血、子宫肌瘤、子宫内膜异位症等,并取得了一定效果。但有报道连续服用米非司酮后可致子宫内膜异常增生。临床资料显示,约 28% 的患者连续服药(5~6mg/d)4 个月后出现子宫内膜单纯性增生。随着服药时间的延长,经超声测定的子宫内膜厚度逐渐增加。子宫肌瘤的患者服米非司酮(25mg/d)5 个月后,宫腔镜检查发现子宫内膜有多发息肉。其作用机制可能是米非司酮在受体水平阻止黄体酮与黄体酮受体的结合,从而抑制黄体酮对子宫内膜的促生长作用,使子宫内膜一直处于雌激素环境。患者血雌二醇处于早、中卵泡期水平,内膜表现出与孕激素水平低下相一致的慢性无对抗雌激素效应。此外,子宫内膜局部雌激素的芳香化酶活力增加,可能提高了局部雌激素的影响。病理检查显示子宫内膜异常的形态学变化,腺上皮和间质细胞的有丝分裂象多见,部分患者的子宫内膜呈现出复杂增生。免疫组化法检测内膜腺体和间质中 H3 有丝分裂标志物(出现在子宫内膜增生期)、孕激素及雄激素受体的表达,发现连续服用米非司酮(2~5mg/d)60d 后 H3 有丝分裂标志物和孕激素受体的表达明显降低,而雄激素受体的表达增强,此种变化可持续到服药后的 120d。因而认为在使用米非司酮治疗妇科疾病时,应注意其可使子宫内膜增生的不良反应。

(3)性激素治疗:激素替代治疗(HRT)、少产、绝经延迟、长期不排卵和伴发子宫内膜增殖症者子宫内膜息肉的发生率增加。宫颈息肉的出现也是内膜息肉的危险信号,一组资料显示宫颈息肉患者中 26.9% 发生子宫内膜息肉,而对照组仅 7.1%,OR 值为 5.42。

综上所述,子宫内膜息肉可能与子宫内膜局部的 ER、PR 失衡及基因突变有关。尽管目前尚不能明确本病与上述因素的因果关系,但随着研究的深入,子宫内膜息肉的发病机制将会逐渐阐明。

【息肉恶变】

子宫内膜息肉是不是内膜癌的高危因素、是否属于癌前病变目前仍有争论,但其可能会癌变已被证实。一般认为,内膜息肉的恶变率 <0.5%。有报道年轻妇女的癌变率为 0.5%~1%,更年期和绝经后可高达 10%~15%。一组资料显示,在 1415 例(23－85 岁)因子宫不正常出血而行诊刮的患者中,子宫内膜息肉恶变仅见于绝经后妇女,其恶变为子宫内膜癌的概率是 10%。但另有一组资料显示,在 146 例诊断为子宫内膜息肉的绝经者中,只有 4 例为非典型增生,无 1 例子宫内膜癌。因此认为,绝经期内膜息肉是一种常见的、基本良性的疾病,恶变的可能性极小。但为了明确诊断,应对所有怀疑为内膜息肉的患者进行子宫内膜活检。

子宫内膜息肉恶变的危险因素,各国研究结果不尽一致,大多报道年龄、绝经状况、子宫异常出血、药物(TAM)、息肉直径、高血压等与内膜息肉的恶变有关。其中绝经、子宫异常出血和息肉直径是子宫内膜息肉恶变的主要危险因素。由于部分功能性息肉在月经期可自行脱落,而直径 >1.0cm 的息肉容易持续存在。因此对非绝经患者有异常出血或息肉直径 >1.0cm 者宜手术切除,而对无症状且息肉直径 <1.0cm 的非绝经患者可定期随访。由于子宫内膜息肉癌变的报道较少,其发病机制有待进一步研究。

目前国内外学者一致公认宫腔镜直视下息肉摘除术是诊断息肉是否恶变的"金标

准"。然而在以往的研究中以刮宫所得标本为多,而刮宫无法摘除整颗息肉,仅能获得息肉和内膜的混合标本,这就很难评估恶变是来源于先前的良性息肉抑或是息肉周围的内膜,只有做宫腔镜下电切才能完整切除息肉及蒂部,而不影响周围的内膜。由于子宫内膜从简单增生发展至不典型增生需要很长时间,年龄的增长和绝经时间的增加均可增加息肉恶变的危险性,因此建议对绝经后子宫内膜息肉患者无论有无症状,均应在常规完整切除息肉同时行全面刮宫送病理检查。

【病理改变】

内膜息肉常见于子宫内膜的非弥漫性增生过长。当子宫内膜不是全面积、均匀地受到雌激素的刺激,而是仅在局部某一区域对激素刺激有反应时,就可产生局部增生,从而产生息肉或甚至发展为癌。息肉常常自局部基底层慢慢地向上生长,到达子宫内膜表面,起初有较宽的基底,以后随着周围的正常子宫内膜在月经时剥脱而逐渐变成为较细的蒂。

1. **大体形态** 子宫内膜息肉的形态主要与息肉产生的部位、体内甾体激素含量及息肉组织对激素的反应有关。因息肉组织柔软,其形状多与子宫腔的形态相似,呈舌形、椭圆形、圆形、柱状或形态不规则。可以单个或多个,多发性息肉位于宫腔多个部位,呈弥漫性生长;单发性息肉多位于宫底部,其次为宫角(输卵管子宫开口处)。

息肉体积亦可有很大的差异,小的 1～2mm,大的可充塞整个宫腔。如有长蒂则可通过扩大的颈管向宫颈外口或阴道突出。瘤蒂粗细不一,如发生蒂扭转,可出现出血性梗死。息肉表面一般比较光滑,如为功能性内膜覆盖可见腺体开口。色泽多为粉红或粉白色,如有出血坏死可呈紫红或褐色。如有溃疡表面可见上皮缺损或肉芽组织。息肉亦可合并感染而呈灰白色糟脆容易出血。

2. **组织细胞学形态** 子宫内膜息肉是内膜表面的良性细小突起组织,由分布不规则的内膜腺体和间质组成。一般包括少量致密的纤维结缔组织组成的间质、管壁较厚的血管及子宫内膜腺体三部分。息肉内常见单纯型或复杂型增生,伴或不伴有整个宫腔内子宫内膜增生。有资料显示,70.3%的内膜息肉是良性,11.4%～25.7%合并子宫内膜单纯性或复杂性增生,3.1%有不典型增生,恶性占 0.8%。

【分类】

子宫内膜息肉的分类方法较多,可根据组织结构、对激素的反应及细胞来源等进行分类。

1. **根据组织结构和细胞成分** 可分为单纯性子宫内膜息肉、混合性子宫内膜息肉、恶性子宫内膜息肉和蜕膜与胎盘息肉。

2. **根据对卵巢激素的反应** 可分为两大类。

(1)由未成熟子宫内膜组成:这种内膜息肉的腺体常停留在静止期、增生期或简单型增生过长的状态。有时腺体集聚很密,呈复杂型增生过长,上皮细胞也可以有异形现象,出现不典型增生过长,而其周围正常的内膜可有分泌反应。尽管激素有周期性变化,但这类息肉对孕激素没有反应,仅持续地呈现对雌激素的反应。大部分内膜息肉系属此类。

(2)由功能性内膜组成:这种内膜息肉对雌、孕激素都有反应。其形态变化与周围正常内膜相同,有周期性改变,在经前期呈分泌反应,在月经期可以脱落。这类息肉约占20%左右。

3. **根据息肉的组织学类型** 可分为腺性、腺囊性、腺瘤性和纤维性四种。

(1)腺性息肉:外表像正常子宫内膜。间质是疏松纤维,腺体没有囊性扩大,它们是从基底层生长而来,在分泌期内膜腺性息肉分泌旺盛,容易辨别出来。在间质中有厚壁的血管从基底层发出。

(2)腺囊性息肉:此型息肉与囊性增殖的

腺体变化在各方面都是相似的,只是前者的间质纤维化程度比后者更甚。

(3)腺瘤性息肉:子宫内膜肌瘤样息肉(myomatouspolyp of endometrium,MP)是内膜息肉中的少见类型。构成息肉的子宫内膜腺体呈腺瘤性增生,显微镜下可见腺体高度增生,数目明显增多,呈背靠背现象。间质明显减少。腺上皮呈复层或假复层排列,或呈乳头状突入腺腔。单一息肉有腺瘤样增生的预后较好,不必过多担心。但是弥漫性的腺瘤增生的预后则不佳,需要认真对待。

(4)纤维性息肉:多发生于老年妇女,息肉腺体退化与萎缩性子宫内膜相近。一般腺体很少甚至没有,间质含有密集胶原的纤维束,并含有平滑肌,提示这些息肉是来自基底层的局部增殖。血管丰富像是子宫内膜表层中薄壁毛细血管,或者像厚壁腔窄的螺旋小动脉。

郭东辉(1991)对 92 例子宫内膜息肉作临床病理分析,来源于不成熟内膜者占65.0%,成熟性内膜者占据 27.0%,腺肌瘤样息肉(息肉中混有平滑肌)占 8%。有增生过长者占 70%,周围内膜正常者占 59.4%,异常者占 39.1%。

4.特殊组织类型

(1)纤维上皮性息肉:长于宫颈阴道部分,在鳞柱上皮交界处,大小不超过 2cm 直径,表面为鳞状上皮,间质为结缔组织,有扩张血管或血管增生,表面上皮可以角化过度或溃疡形成。

(2)胶质息肉:为宫颈息肉样肿块,内有神经胶质细胞和组织。患者有不久前或 2 年前流产史,因此认为是胎儿脑组织在刮宫时机械地种植子宫颈或宫体,有的伴有软骨和蜕膜组织。胶质细胞成熟,间质内有浆细胞、淋巴细胞浸润。也有局部切除后复发,但无转移。

(3)肌腺瘤:腺肌瘤性息肉或称子宫内膜腺肌瘤。大多数这类息肉是增生性息肉,间质部分发生了平滑肌化生。肌腺瘤长在宫颈壁,由纤维结缔组织、平滑肌组织和腺体混合组成,肿瘤直径可达 5cm,可有蒂悬挂子宫颈外口,因此要与巨大息肉相区别。但一般来讲子宫内膜息肉体积较小,其形态多与宫腔形状相似,而肌腺瘤多为球形,体积较大,故两者比较容易鉴别。此外息肉无平滑肌成分。体积大而有水肿的肌腺瘤要与恶性中胚叶混合瘤相区别。

(4)子宫不典型息肉状腺肌瘤(atypical polypoid adenomyoma,APA):是息肉样腺肌瘤的变型,不常见。Mazur 1981 年报道了 5 例少见的内膜息肉状肿瘤,肿瘤含有不典型的内膜腺体,周围为平滑肌组织,将其称为不典型息肉状腺肌瘤。此后 Hertig 及 Gore 等报道同样类型的肿瘤,被称为分化好的肌腺癌。Young 等 1985 年收集此类病例 27 例,对它做了一个较为全面的报道。认为与雌激素长期刺激子宫内膜有关。①肉眼形态:肿瘤大多来自子宫下段。颈管内及宫体部偶尔可见,直径 0.1～6cm(平均 1.9cm)。在切除的子宫中见到肿瘤呈息肉状,界限明显,分叶状,切面坚韧,色黄棕或灰白。②组织形态:这类肿瘤由内膜腺体及平滑肌组织两种成分混合而成,后者常生长活跃,腺体具有各种结构及细胞不典型,在有些肿瘤中可出现细胞严重不典型,因此而被误认为内膜腺癌。90%的肿瘤有鳞形细胞化生,严重时可充塞腺腔。间质为平滑肌细胞,大部分为良性形态,少数可有轻至中度的核不典型,分裂象偶见,但少于 2 个分裂象/10 个高倍视野。在刮宫的标本中常混有增生期或分泌期内膜,也可有各类增生过长,或与内膜癌并存。

【临床表现】

子宫内膜息肉一般多无症状。随着 B 超的广泛应用,无症状息肉的检出率明显提高,约占 25.00%。子宫内膜息肉最常见的症状是间歇性出血。表现为经前、经后不规则出血,也可以引起月经过多、月经不规则或绝经后阴道流血。据统计,内膜息肉引起的出血在绝经前约占 82%，绝经后占 44%。而且内膜息肉的患者约 30% 绝经晚。由于紧张、牵拉或压迫，在息肉中可以出现继发性改变，导致出血、感染，甚至广泛性坏死或弥漫性子宫内膜炎。此时可出现腹痛、分泌物增多、发热等盆腔炎的表现。子宫内膜息肉与其他妇科疾病伴发的关系如下。

1. 子宫内膜异位症 一组资料显示，对不育患者的并发症进行分析，发现不育妇女如果合并子宫内膜异位症，内膜息肉的发生率为 46.7%；如果无内异症，内膜息肉的发生率仅为 16.5%，两者有显著性差异。提示内异症与子宫内膜息肉的发生密切相关，内膜息肉是导致不育的重要因素。对内异症和内膜息肉之间有无内在联系的研究表明，内异症患者的在位内膜雌激素受体（ER）、孕激素受体（PR）含量及染色强度与正常妇女的子宫内膜不同，其在位内膜 ER 表达呈周期性，以增殖期最高，PR 表达则无周期性变化，PR 相对不足，这可能是内异症患者发生内膜息肉的原因之一。

2. 子宫肌瘤 临床资料显示，有 7.78%~21% 的子宫肌瘤患者合并内膜息肉，提示两者均与性激素有关。由于黏膜下子宫肌瘤与息肉在超声影像下均为宫腔内占位性病变，因此在做宫腔镜检查时应注意鉴别。

【诊断】

诊断性刮宫、宫腔声学造影、子宫碘油造影、宫腔镜等均有助于诊断宫腔内疾病。

1. 诊断性刮宫 传统的诊断子宫内膜息肉的方法是通过诊断性刮宫及组织病理学检查确诊。但事实证明此法的敏感性及特异性均较低。其原因一是诊断性刮宫具有很大的盲目性，尽管有些术者经验丰富，刮宫时能够"感觉"到有占位性病变，但却无法取出。而且刮宫本身也不可能将内膜组织全部刮出送检，文献报道刮宫的漏诊率可达 10%~35%。原因二是组织病理学诊断只能依靠送检的标本，如标本取材不全或破坏了其原有

的组织形态，病理医师则很难据此做出正确的诊断。因此，依靠诊刮评估子宫内膜息肉的发病率非常困难。

2. 病理诊断 子宫内膜息肉的依据是间质纤维化、胶原化及有成簇的厚壁血管。一般来讲，送检标本三面都被有上皮的碎片内膜，多为息肉。但并非绝对，因有时分泌期水肿的内膜或增生过长的内膜，可呈息肉状生长而不是真性息肉。内膜息肉的腺体常扩大，轮廓不规则。如在碎片中见到此类内膜，可提示为内膜息肉。

在切除的子宫中，可见内膜息肉呈赘生物样向宫腔突出。较大的息肉在刮宫时能感觉到，肉眼也能辨认。但对被刮碎的内膜息肉，混有内膜碎片的则往往不易诊断。

3. 超声及子宫碘油造影 腹部或阴道超声检查仅能见宫腔内的实质占位，难以与子宫肌瘤鉴别，而且很难发现直径 <3mm 的宫腔息肉，敏感度不如宫腔镜检查。对于子宫内膜息肉和子宫内膜增生的鉴别，阴道超声对于绝经前妇女有一定的局限性，对绝经后的妇女，由于子宫内膜变薄，效果较好。子宫碘油造影是更为有效的诊断手段，它与常规的子宫超声结合应用，可在无宫腔镜时用以筛查。

4. 宫腔镜检查 宫腔镜技术是近年来开展的一项先进的妇科诊疗手段，能直接观察宫腔内病变，初步确定病灶部位、大小、外观、范围并能准确获取病变组织，特别在患者反复出血，应用其他各种检查方法仍不能做出诊断时，宫腔镜检查可利用其直观及准确的活检，明确宫腔内的病变，因此是诊断宫腔病变的金标准。宫腔镜检查使对子宫内膜息肉的发现率更接近实际的发病率。采用宫腔镜检查不但可以发现子宫内膜息肉的位置、大小和蒂的粗细，而且还能在直视下切除息肉，或定位后行卵圆钳夹取或刮匙刮取子宫内膜息肉，并能完全彻底摘除。此法虽可能破坏了息肉的完整形态，病理无法据此做出

诊断,但作者认为对子宫内膜息肉的诊断应以宫腔镜检查为主。

Veeranarapanich 对 165 例分别进行宫腔镜检查和诊刮送病理(诊刮前后均做宫腔镜检查),以病理结果作为诊断标准,宫腔镜诊断准确率 82.1%,敏感率 92.59%,特异性 78.98%,阳性预测值 46.29%,阴性预测值 98.19%,假阳性 17.57%,假阴性 1.21%。提示宫腔镜有较高的敏感率,但阳性预测值较低。这是因为较小的子宫黏膜下肌瘤和内膜息肉有时在外观上难以鉴别,造成宫腔镜误诊。因此,应配合清宫、病灶切除或者活检,送病理检查,以进一步明确诊断。Kim 认为不孕患者如果合并子宫内膜异位症,即使宫腔碘油造影和阴道 B 超没有发现内膜息肉,仍有 10% 的患者合并息肉。因此,宫腔镜检查是不孕患者一项必要的检查。

进行宫腔镜检查时应注意观察息肉的形状、色泽、表面特征、血管分布及生长部位。

(1)形状:多为椭圆形、舌形、圆形、柱状或形状不规则。因组织柔软,蒂细的息肉在膨宫液中常随液体的流动而漂动。息肉通常在月经期并不排出,刮宫时偶尔也可以刮不到。所以,有时可以长得很大,甚至充满整个子宫腔。

(2)色泽:息肉的色泽一般与子宫内膜的颜色相近,但亦与息肉的组织结构、有无合并感染和充血坏死有关。可为白色、粉红、紫红、黄褐色或黄色。如息肉较大,尖端缺血或充血坏死时,局部可表现为紫红或深红色。

(3)表面特征:因子宫内膜息肉表面覆盖的是子宫内膜,一般较平滑,有光泽。如内膜有周期性变化,在分泌期还可见点状的腺体开口。如息肉充血为红色时,白色的腺体开口散布于表面酷似草莓。

(4)血管:营养息肉的毛细血管一般呈树枝状分布,形态规则,无断裂出血。透过菲薄的表面内膜,血管形态常清晰可见。

(5)常见部位:息肉可在宫腔各处生长。

但更常见于宫底及宫角处。有报道宫腔镜检查右侧壁及前壁的子宫内膜息肉约占 49.5%。

【鉴别诊断】

应强调:宫腔镜下息肉样变化并不等于子宫内膜息肉。息肉是一个向腔内生长的带蒂的肿物,并无组织学特征。例如肌瘤可以息肉样生长,癌或肉瘤也如此。息肉可以单发或多发;体积可以很小亦可大到充满宫腔,有时由于过大而使宫腔镜难以一下观察到全貌;瘤蒂可以很短亦可长到能伸出宫颈管或阴道;息肉表面可能光滑或粗糙。总之,息肉可呈现形形色色的外表形态,也可以具有多种多样的组织结构。但临床最常见的还是子宫内膜息肉。因此,在宫腔镜下子宫内膜息肉还应与下列疾病鉴别。

1. 子宫内膜增生过长 事实上,子宫内膜息肉系子宫内膜局限性增生的结果。若整个宫腔的子宫内膜均对雌激素的持续刺激敏感,则表现为内膜增生过长,水肿肥厚,但多厚薄不均。在宫腔镜下常表现为多发性息肉样形式。富有光泽,呈粉红、黄红或苍白色。遍布在息肉表面的腺体开口清晰可见,有时呈"蜂窝"状或酷似"火山口"。表面血管分布丰富,有时似"筛网"。所以检查时容易引起出血。

2. 子宫黏膜下肌瘤 当小型的黏膜下子宫肌瘤整个瘤体都凸向宫腔时,看起来也像息肉,但通常多为球形,表面覆盖的内膜较薄,并可见到扩张的血管网,基底较宽或瘤蒂较硬。如果此时不易与子宫内膜息肉区别,刮宫可以协助诊断。在刮掉覆盖在肌瘤表面的子宫内膜后,环行的平滑肌束则可显现出来。此外,刮宫时还可感知肿物的质地,肌瘤较硬,而内膜息肉则较柔软。

3. 子宫内膜癌 发生率虽然很低,但应予以高度重视。息肉虽然很少癌变,但子宫内膜腺癌呈息肉样方式生长却较常见。息肉样的子宫内膜癌多表现为粗糙糟脆,凹凸不平,表面常有坏死组织覆盖。有些区域的癌组织可呈天鹅绒状,色泽多灰白而无光泽。此外,在某些部位还可见到粗大弯曲的血管,走行极不规则或呈襻状结构。

4. 正常分泌期子宫内膜　由于子宫内膜存在特殊的周期性变化,在分泌晚期肥厚水肿凸向宫腔很像息肉,缺乏经验的医师在此时检查很易得出错误诊断。所以合适的检查时机应选在增生早期。此时内膜较薄,血管较少,容易膨宫,易获得最佳影像,从而提高诊断的准确率。

5. 残留的妊娠组织　多有大月份流产或中期引产病史。宫腔镜检查可见残留的胎盘组织形态多不规则,色泽苍白或黄褐色,质地较硬,无内膜息肉形态柔软之感。

6. 宫腔息肉样病灶　泛指以息肉样形式存在于子宫腔内的占位性病变,是引起子宫异常出血最常见的病因。宫腔息肉样病灶包括子宫内膜息肉、子宫内膜增生过长、带蒂的黏膜下子宫肌瘤、子宫内膜癌及胎盘息肉等,其中以子宫内膜息肉最为常见。其分型如下。

(1)根据生长形态分型:根据息肉的生长形态,可将其分为细蒂和广蒂样息肉两种类型。细蒂息肉顾名思义息肉根部较细,在膨宫液中可随之漂动;广蒂息肉瘤蒂根部较粗,与瘤体直径基本一致,有时难与子宫黏膜下肌瘤区别,需靠组织病理确诊。

(2)根据组织类型分型:①子宫内膜息肉,可根据其对雌、孕激素的反应分为功能性和非功能性两大类;②子宫内膜增生过长,常以多发性息肉样形式存在,息肉多为广蒂,似山丘样凸向宫腔;③带蒂黏膜下小肌瘤,黏膜下肌瘤易与子宫内膜息肉鉴别。但当其呈椭圆形带蒂凸向宫腔时,很难与柱状生长的子宫内膜腺肌瘤性息肉鉴别;④息肉样生长的子宫内膜癌,形态多不规则,有的呈菜花样生长;⑤妊娠组织残留,胎盘或绒毛组织残留形成的息肉形态多不规则,组织僵硬,与宫壁粘连较紧。

【术前准备】

1. 明确病灶性质　由于宫腔息肉样病灶仅仅是一种形态学描述,不能代表其组织病理学特征,故在进行病灶切除之前应尽量明确其病理性质,排除恶性,避免误治或过治。可通过宫腔镜检查、诊断性刮宫、超声波等检查手段明确诊断。

2. 药物准备　一般来讲,功能性子宫内膜息肉、子宫内膜增生过长等经过2～3个月的药物治疗,病灶可明显缩小,内膜变薄,有利于手术操作并可减少术中出血。

3. 手术器械

(1)宫腔镜、检查镜或电切镜。

(2)刮匙等妇科常规诊刮用器械。

(3)小头带齿卵圆钳。

【麻醉】

如估计手术操作简单,一般不用麻醉。若估计手术时间较长,操作复杂者可考虑做快速全身麻醉,如静脉点滴异丙酚等。

【体位】

膀胱截石位。

【操作方法】

1. 息肉切除术

(1)旋拧法:适用于细蒂息肉。先经宫腔镜或B超定位,然后用刮匙对准息肉部位进行刮取,也可用长弯止血钳或小头卵圆钳进入宫腔夹住息肉顺时针旋转数周将其拧下;最后用宫腔镜检查宫腔有无残留及出血。细蒂息肉一般出血较少,如有活跃性出血可用滚球电极电凝止血。

(2)根切法:适用于广蒂息肉。在宫腔镜直视下用环状电极或针状电极从息肉根部将其切除;亦可用息肉切割环套住息肉根部,缩紧圈套将其切除。广蒂息肉因创面较大容易出血,故应充分电凝残端彻底止血。

(3)分块切除法:适用于体积较大或位于宫底不易操作的息肉。在宫腔镜直视下用环状电极从息肉顶端或中间部位将息肉分割成数块,直至将其全部切除。

2. 子宫内膜切除术 主要适用于子宫内膜增生过长。当其以多发性息肉样方式生长时,手术除要切除息肉外,还应切除子宫内膜至基底层,减少术后复发的机会。此术仅适用于不再需要生育的患者。

【注意事项】

1. 观察出血 如为单纯带蒂息肉切除,术后出血一般较少,数天即可自行停止。如为广蒂息肉或多发息肉切除,术后出血时间相对延长。但如持续出血超过一周,应考虑子宫腔内创面愈合不良,有可能合并局部感染,故应加用抗生素。

2. 抗感染治疗 不作为常规用药。如宫腔创面较大,可选择广谱抗生素预防感染。

3. 休息 视手术范围及损伤程度酌情处理,不作为常规安排。

4. 对症处理 根据息肉的组织学类型决定下一步治疗。如为单纯子宫内膜息肉,术后定期随诊即可;如为子宫内膜增殖症,术后还应酌情进行药物治疗;如息肉型子宫内膜癌,则应选择手术治疗。

【随访】

术后是否随访,取决于息肉的组织学类型。由于子宫内膜息肉易于复发和再生,子宫内膜增生过长亦有复发的倾向,故应在息肉切除后常规进行随访。随访时间可在术后3个月开始,每年复查 1 次。检查方法可选择超声波或检查性宫腔镜。

【预防复发】

因为子宫内膜息肉去除后部分内膜会再生,术后息肉复发率较高,反复手术容易给患者带来心理及生理上的伤害,故寻求预防复发的有效手段已成为治疗子宫内膜息肉的关键。目前的主要预防措施如下。

1. 手术方式选择 前面已述,子宫内膜切除或子宫切除术可以避免子宫内膜息肉的复发。

2. 联合药物治疗 一般来讲,口服避孕药可使子宫内膜变薄,但是否可以预防内膜息肉的复发,相关研究报道较少,尚需进一步研究证实。

3. 左炔诺孕酮宫内缓释系统(LNG-US) LNG 为全合成的强效孕激素,不良反应少,主要作用于下丘脑和垂体,使月经中期尿促卵泡素(FSH)和黄体生成激素(LH)水平的高峰明显降低或消失,卵巢不排卵,有明显的抗雌激素活性,可使子宫内膜变薄,从理论上讲可以预防子宫内膜息肉的复发。Gardner 等通过对服用他莫昔芬的患者进行随访发现,宫腔内放置 LNG-US(曼月乐)组未发现患有 EP,而观察组发现了 8 例。这表明 LNG-US 可能通过抑制子宫内膜生长,减少了子宫内膜息肉的发生或复发。但其相关报道少见,有待进一步研究。

综上所述,子宫内膜息肉为常见的妇科疾病,目前首选诊断方法为经阴道超声,金标准为宫腔镜联合病理检查。关于对子宫内膜息肉的最佳治疗方案仍需在不同因素水平下进行统计分析,以便制订出一套针对不同年龄阶段、不同生育要求、不同病情女性的治疗方案,同时也会为有效的预防复发起到更好的指导作用。

第五节 宫 腔 粘 连

宫腔粘连(intrauterine adhesions,IUA)又称子宫内粘连症或宫腔粘连综合征等,系指因各种原因导致的子宫内膜损伤,引起子宫肌壁的相互粘连,临床出现腹痛、闭经、月经过少、流产或不孕等症状。

1894 年,Fritsch 首次提到"子宫粘连"(uterine adhesion)这一概念。20 世纪 40 年代,由美国 Asherman J. G. 医师从病因、病理、临床表现、辅助诊断和治疗等方面对此病进行了全面、系统、详细的论述,故又将其命名为 Asherman 综合征（Asherman's syndrome）。

关于宫腔粘连的发病率,因多数患者缺乏明显的临床症状,故很难估计其真正的发病率。

【病因】

Asherman 综合征几乎都与宫腔操作或宫内感染有关。据统计,在吸宫术的患者中,宫腔粘连的发生率为 0.1%～0.41%,而 97% 以上的宫腔粘连患者曾有宫腔手术操作史。

正常宫腔在生理状态下前后壁接触拢,即使在月经期子宫内膜剥脱时亦不会出现粘连,这皆因子宫内膜基底层的完整性和功能正常。如果一旦因手术或炎症等物理化学因素刺激损伤了子宫内膜,造成内膜基底层的破坏,改变了正常月经周期中子宫内膜有规律的生长脱落,则可导致子宫间质中的纤维蛋白原渗出、沉积,造成宫腔前后壁粘连。

1. 宫腔操作史

(1)妊娠因素:与妊娠有关的宫腔手术如早孕负压吸宫术、中孕钳刮术、中孕引产刮宫术、产后出血刮宫术和自然流产刮宫术等。这可能是由于妊娠子宫的内膜基底层更容易被损伤,而导致子宫壁互相粘着,形成永久性的粘连。Friedler S. 医师对 147 例因不全流产或稽留流产做刮宫者,在流产术后第 1 次月经干净时进行宫腔镜检查,发现 19%(28 例)有宫腔粘连。其中仅一次流产之后宫腔粘连的发生率为 16.3%,均为轻度且呈薄膜状。2 次流产后宫腔粘连的发生率 14%,而 3 次以及更多流产后的宫腔粘连发生率明显增高,为 32%,且粘连程度均较轻度者重。

(2)非妊娠因素:子宫肌瘤挖除术(进入宫腔)、子宫黏膜下肌瘤经宫腔摘除术、子宫纵隔切除术、双子宫矫形术等破坏了内膜的基底层,使子宫肌层暴露于宫腔内,导致宫壁的前后粘连。

2. 宫内感染 子宫结核、绝经后老年性

子宫内膜炎、宫腔操作术后继发感染、产褥期感染、放置宫内节育器术后引起继发感染等。

3. 人为因素 人为地破坏子宫内膜基底层,使之出现宫腔粘连。如子宫内膜电切除术后、宫腔内微波、冷冻、化学药物治疗及局部放射治疗后。

【病理改变】

根据粘连带的组织结构可将宫腔粘连分为三种类型。

1. 内膜性粘连(endometrial adhesion) 粘连带由子宫内膜形成。多位于宫腔的中央,即将子宫的前后壁形成粘连。粘连带表面与周围正常的子宫内膜很相似,较细柔软,多呈白色。若粘连成片,宫腔镜下呈竖琴样或布帘样形态。

2. 肌纤维性粘连(myofiberal adhesion) 粘连带由平滑肌和纤维组织形成。其特征为表面有薄层的子宫内膜覆盖,并可见到内膜的腺体开口。与前者相比,此型较粗略韧,多呈粉红色。粘连组织中微血管很多,壁薄,有时扩张呈窦,有的血管壁可有玻璃样变性。

3. 结缔组织性粘连(connective tissue adhesion) 因粘连时间较长,粘连带结缔组织纤维化,形成肥厚且致密的瘢痕。表面无子宫内膜覆盖,故与周围正常组织有明显的区别。此型粘连多较粗大广泛,质地坚韧。由结缔组织形成的粘连可以是纤细的胶原纤维,也可以是致密的纤维束。当由平滑肌参与时,常常在粘连区内与纤维组织呈不同比例的混合。

【分型】

1. 根据粘连部位分型 可分为单纯性宫颈粘连、宫颈和宫腔粘连和宫腔粘连。后者又可按粘连位置分为中央型、周围型和混合型三种。

(1)中央型粘连:粘连带位于子宫前后壁间,将宫腔的中央部分粘连。

(2)周围型粘连:粘连带位于宫底或子宫侧壁,将宫腔的周边部分粘连。特别是子宫角内,使宫角闭锁,输卵管口不能窥见。

（3）混合型粘连:即中央型加上周围型粘连。

2. 根据粘连程度分型

（1）轻度:粘连范围累及宫腔的面积＜1/4;宫底及输卵管开口正常。

（2）中度:粘连范围在 1/4～3/4。

（3）重度:粘连范围＞3/4,并有厚的肌纤维带,宫腔上部阻塞。

【分类】

目前国际上主要有如下几个宫腔粘连的分类:1978 年美国南加州大学 March 等根据 IUA 严重程度提出的宫腔镜分类;1983 年法国学者 Hamou 等根据 IUA 部位提出的分类;1988 年美国西北大学医学院 Valle 等根据 IUA 组织类型及宫腔闭锁程度提出的分类;欧洲妇科内镜协会根据荷兰学者 Wamsteker 等的研究分别于 1989 年和 1997 年提出

的分类;1988 年美国生殖协会结合宫腔镜检查结果和月经情况提出的分类;1994 年比利时学者 Donnez 等根据 IUA 部位与术后妊娠率的关系提出的分类;2000 年埃及学者 Nasr 等将宫腔镜检查结果、月经类型及孕产史相结合提出的分类。按照时间先后列举如下。

1. March 分类　1978 年,March 等对 66 例初诊为 Asherman 综合征的患者进行了宫腔镜检查,并根据宫腔镜所见和粘连的性质对 IUA 进行分类（表 12-5）。该分类简单实用,临床可操作性强,直到现在仍在全世界范围内广泛应用。该研究中 39 人虽然同时做了 HSG 检查,但因发现 HSG 表现与宫腔镜表现符合率差,故未将 HSG 结果纳入分类标准。但这种单纯依靠宫腔镜检查结果的分类方法,难免存在一定片面性,并且该分类对预后的预测价值也不大。

表 12-5　March 关于宫腔粘连的宫腔镜分类

程度	主要表现
轻度	粘连菲薄或纤细,累及宫腔＜1/4,输卵管开口和宫腔上端病变很轻或清晰可见
中度	仅有粘连但无宫壁粘贴,累及 1/4～3/4 宫腔,输卵管开口和宫腔上端部分闭锁
重度	宫壁粘贴或粘连带肥厚,累及宫腔＞3/4,输卵管开口和宫腔端闭锁

2. Hamou 分类　1983 年,Hamou 等总结了 1979—1980 年 69 例诊断为 IUA 患者的宫腔镜检查结果。并根据粘连部位的不同,将 IUA 分为峡部粘连、边缘粘连、中央粘连、严重粘连。研究者认为,与传统的轻中重度 IUA 分类相比,明确粘连的部位、粘连带大小及其组织学类型相对而言更为重要,但该研究并无明确结论将这种重要性体现出来,显得理论和实践依据均不足。因此该分类实用价值不大,可以作为其余分类法的补充描述。

3. Valle 分类　1988 年,Valle 等总结

了 1975—1986 年因 IUA 行宫腔镜检查的 187 名患者,将粘连类型及宫腔闭锁程度结合起来进行分类（表 12-6）。按其分类,轻度膜状粘连患者 43 名,中度纤维肌性粘连患者 97 名,重度结缔组织粘连患者 47 名。宫腔镜术后月经由月经过少、痛经、闭经等异常情况恢复至正常者占 88.2%。所有 187 名患者中,143 人妊娠,其中 114 人（79.7%）足月分娩,26 人（18.2%）自然流产,3 人（2.1%）异位妊娠;足月分娩者中,轻、中度粘连者占 81.3%。该分类着眼点落在粘连带上,描述和分类较容易,可操作性强,但欠缺全面。

表 12-6　Valle 关于宫腔粘连的宫腔镜诊断和分类

程度	主要表现
轻度	内膜性粘连,膜状,伴部分或全部宫腔闭锁
中度	纤维肌性粘连,粗大粘连带,表面覆盖内膜组织,分离粘连时有出血,伴部分或全部宫腔闭锁
重度	致密结缔组织粘连,无任何内膜成分,分离时多不出血,伴部分或全部宫腔闭锁

4. Wamsteker 分类　1989 年,欧洲妇科内镜协会(European Society of Hysteroscopy)在 1984 年欧洲宫腔粘连分类的基础上进行了修订,将宫腔粘连分为Ⅰ、Ⅱ、Ⅲ、Ⅳ共 4 级(表 12-7)。1997 年继续修订为Ⅰ～Ⅴ级(表 12-8)。该分类结合了宫腔镜、HSG 及临床症状等因素,分类更精细、更有预见性,但其临床应用难度较大,且区分Ⅲ、Ⅲa、Ⅲb 时难度亦大。因该分类由欧洲妇科内镜协会推出,故临床接受度颇高,且其将病史尤其是闭经、月经过少史与粘连程度联系在一起,对预后评估价值也较其他分类方法大。

表 12-7　欧洲妇科内镜协会宫腔粘连分级(1989)

分级	主要表现
Ⅰ	片状或膜状粘连,宫腔镜鞘可将粘连轻松分离;宫角未受累
Ⅱ	单发膜状粘连,双侧输卵管开口可见,单用宫腔镜鞘无法分离粘连
Ⅱa	宫颈内口粘连,宫腔未累及
Ⅲ	多发致密粘连,单侧输卵管开口受累
Ⅲa	广泛宫腔瘢痕形成,伴闭经或月经过少
Ⅲb	Ⅲ+Ⅲa=Ⅲb
Ⅳ	广泛致密的宫腔粘连,双侧输卵管开口不可见

表 12-8　欧洲妇科内镜协会宫腔粘连分级(1997)

分级	主要表现
Ⅰ	片状或膜状粘连(宫腔镜鞘可将粘连轻松分离;宫角未受累)
Ⅱ	单发膜状粘连(双侧输卵管开口可见,单用宫腔镜鞘无法分离粘连)
Ⅱa	宫颈内口粘连(宫腔未受累)
Ⅲ	多发致密粘连(宫腔桥带状粘连;一侧输卵管开口受累)
Ⅳ	广泛宫腔致密粘连,宫腔部分或全部受累(双侧输卵管开口不可见)
Ⅴ	
Ⅴa	广泛宫腔瘢痕形成及纤维化伴有Ⅰ或Ⅱ级粘连(伴有闭经或明显月经过少)
Ⅴb	广泛宫腔瘢痕形成及纤维化(伴有Ⅲ或Ⅳ级粘连)(伴有闭经)

5. 美国生殖协会(AFS)分类　1988 年,AFS 根据宫腔闭塞程度、宫腔镜下粘连形态、月经情况等对 IUA 进行评分(表 12-9)。评分结果 1～4 分为轻度,5～8 分为中度,9～12 分为重度。其中宫腔镜表现可直接反应宫腔粘连情况,HSG 可间接反映宫腔闭塞程度,月经情况可作为评估生殖预后的重要方面。实际应用中,临床医师再依据粘连分级的高低、输卵管的通畅程度、临床综合表现等判断预后,分为优秀、良好、一般、差。

表 12-9　AFS 宫腔粘连评分

项目	分值
累及宫腔范围:<1/3	1
1/3～2/3	2
>2/3	4
粘连类型:膜状	1
膜状+致密	2
致密	4
月经类型:正常	0
月经过少	2
闭经	4

注:HSG 显示的粘连类型均为致密型

6. Donnez 分类　1994 年,随着越来越多的人认识到 IUA 部位对术后妊娠率的重要影响,有人据此对 IUA 进行分类(表 12-10)。但按此分类,单纯宫颈管粘连造成的宫腔 HSG 不显影定为Ⅲa 级,因该种粘连经治疗后生殖预后良好,若按其他的分类方法将其定为低级别或低评分较为合适。

表 12-10　Donnez 对宫腔粘连的分级

分级	主要表现
Ⅰ	中央部桥状粘连
Ⅰa	片状/膜状粘连(内膜性粘连)
Ⅰb	肌纤维/结缔组织粘连
Ⅱ	边缘部粘连(必须是肌纤维/结缔组织粘连)
Ⅱa	齿突状粘连
Ⅱb	侧宫角闭锁
Ⅲ	子宫、输卵管造影未见宫腔
Ⅲa	宫颈内口粘连(假 Asherman 综合征)
Ⅲb	广泛宫壁粘连,正常宫腔消失(真 Asherman 综合征)

7. Nasr 分类　2000 年,Nasr 等本着分类方法重在简单实用,对预后有预见性的原则,首次将月经类型和孕产史作为独立参数用于 IUA 严重程度及宫腔镜术后预后的评估(表 12-11)。按此分类,评分结果 0～4 分为轻度,提示预后较好;5～10 分为中度,提示预后一般;11～22 分为重度,提示预后差。值得注意的是该分类将"管状宫腔"单独列出并给予 10 分的高评分,因其认为表现为管状宫腔的患者内膜多萎缩变薄伴纤维化,常表现为不孕、闭经或月经过少,该类患者即使是不合并宫腔粘连带,其预后尤其是生殖预后亦非常差。

表 12-11　Nasr 对宫腔镜下观察宫腔粘连的评分

项目	分值
峡部粘连	2
膜状粘连:少	1
广泛	2
致密粘连:单发	2
多发(>50 宫腔)	4
输卵管开口:均可见	0
单侧可见	2
均不可见	4
管状宫腔(探查宫腔<6cm)	10
月经类型:正常	0
少	4
闭经	8
孕产史:无不良孕史	0
复发性流产	2
不孕	4

综上所述,March 分类虽然简单实用,但对预后没有指导价值。Wamsteker 分类(欧洲妇科内镜协会分类)在判断粘连位置及致密度上更精确,但实际应用复杂,可操作性差,虽将闭经及月经过少纳入分类标准,但并未将其作为独立参数加以重视,亦未考虑到不良孕产史与 IUA 之间的关系。AFS 分类将月经史与宫腔镜、HSG 结果相结合,却忽略了粘连部位与粘连严重程度之间的关系。Nasr 分类是迄今将宫腔镜检查与月经类型、孕产史结合较好的分类方法,该分类很好地评估了粘连程度及预后,其给予"管型宫腔"较高的粘连评分,很好地提示了其较差的生殖预后。

迄今为止,尚没有一种分类能得到大家的广泛认可和接受,因为现有的每一种分类或多或少都有其自身的局限性。总体来说,March 分类因其简单实用,是世界范围内接受度最高的分类,也是最容易理解和掌握的分类;Wamsteker 分类因其对宫腔镜检查操作者的经验和素质有着较高的要求,所以仅在大型综合医院及专科医院有一定的接受度,但随着宫腔镜检查的越来越普及,该分类也必然会得到越来越多的应用;AFS 分类在 HSG 检查普及较好的医疗机构有不错的接受度,因 HSG 检查在判断宫腔受累部位及面积上有直观而形象的优点,所以获得不少人的青睐;Nasr 分类是一种很好地将 IUA 的临床表现、宫腔镜检查结果及生殖预后加以结合的分类,该分类虽然尚未被临床医师广泛采用,但我们坚信,随着辅助生殖医学的发展,会有越来越多的有生育要求的 IUA 的患者得以诊断和治疗,这一分类方法也一定会被越来越多的人认同和采纳。

【临床表现】

主要是月经异常和生育功能障碍。

1. 月经异常　表现为刮宫术后月经减少或闭经。关于闭经的原因,Asherman 认为因刮宫刺激神经末梢引起反射性颈管内口

收缩,在内膜中虽然同样有增生期及分泌期变化,但是却没有内膜的脱落,详细机制还有待进一步研究探讨。另外,宫颈粘连时,因经血不能外流亦可产生闭经假象,但多伴有周期性腹痛,查体子宫增大,宫颈举痛,B 超提示宫腔积液。

2. 腹痛　部分患者还可伴有周期性的下腹疼痛,这可能与子宫颈管或子宫内口粘连,经血引流不畅,反射性地刺激子宫收缩而导致下腹疼痛有关。

3. 生育功能障碍　主要表现为不孕或习惯性流产。据统计,子宫内粘连症的患者中约 50% 有继发性不孕或习惯性流产的病史。另有报道在不孕症患者中,宫腔粘连的检出率为 20%。

4. 其他　宫腔粘连若无宫腔积血,查体多无异常体征。但如合并宫腔积血,查体可发现子宫增大饱满,轻压痛,有时可合并宫颈举痛。B 超检查宫腔内膜线中断,内膜菲薄,宫腔内可有液性暗区。

【辅助检查】

1. 子宫碘油造影（hysterosalpingo-graph,HSG）　当年在宫腔镜尚未推广之时,Asherman 极力推崇 HSG 作为宫腔粘连的主要诊断依据。HSG 对大部分重度宫腔粘连的检查确可获得阳性的 X 线征象,包括边缘不整齐的充盈缺损,宫腔变形或不规则等。但是轻度、稀疏的粘连带在 HSG 片上常常漏诊,而气泡、血块、子宫内膜碎片等亦可造成充盈缺损,引起误诊。此外,术者的操作技术、读片经验也会影响对宫腔粘连诊断的准确性。

2. 子宫探查术　对高度怀疑宫腔粘连的患者可在消毒后,用探针进行检查。如有宫颈管或子宫内口的粘连,探针插入宫颈管内 3～5cm 后,即可遇到阻力而难以深入宫腔;如有宫腔粘连,探针探查宫腔时可有狭窄或不对称感。由于此术对术者的手术技巧和检查经验要求较高,属于"盲探",重复性和直

观性均较差,可信度因人而异,故临床一般不用其作为常规的诊断手段。

3. 超声宫腔造影(SHG)　SHG 与 HSG 应用相似,通过向宫腔充盈液体介质的方法,达到能在超声下显影的目的,显示子宫宫腔和肌层。若有宫腔粘连带存在,可表现为粘连带处等回声,若粘连带牵拉严重,可导致宫腔充盈不全。SHG 临床应用中的优缺点亦与 HSG 相似,但也有研究表明 SHG 较 HSG 敏感性、特异性和精确性均高。近年来三维 SHG 应用于临床,评估子宫内膜容积及血流,且敏感性和特异性均较 SHG 高,但尚缺乏系统而全面的临床资料。

4. 阴道超声(US)　US 是一种无创检查,应用广泛。典型的 IUA 内膜 US 表现为强回声,严重粘连内膜回声显示不清、厚薄不均、粘连处内膜连续性中断;若局部粘连闭塞造成经血淤积,US 表现为无回声腔。Gonen 将宫腔粘连在超声图像中的表现分为三型。

(1)A 型:即三线形或多层子宫内膜,为外层和中部强回声以及内层低回声或暗区,宫腔中线回声明显。

(2)B 型:为中部孤立回声,同子宫肌层图像,宫腔中线回声不明显。

(3)C 型:为均质强回声,无宫腔中线回声。由于 US 的敏感性和特异性较 HSG 或 SHG 均低,单独的 US 检查对于诊断 IUA 用处不大。国外亦有文献报道,对于有 IUA 形成的高危妇女,US 具有较高的准确性,且认为其用于 IUA 的筛选试验要优于宫腔镜。目前 US 主要用于测量内膜厚度,了解血流情况及回声强度,以此评估因宫腔低位粘连无法行 HSG 或 SHG 的患者的宫腔上段内膜情况,从而有助于判断预后。

5. 磁共振成像(MRI)　MRI 在诊断颈管粘连引起的宫腔闭塞时优势明显,能够显示粘连以上部位的宫腔内膜情况,有助于做出诊断、评估预后。其缺点是费用昂贵,且诊断并不是很可信,尚缺乏能够提示其敏感性

的足够的临床资料。

6. 宫腔镜检查　20 世纪 70 年代初,宫腔镜检查作为 IUA 的一种有效诊疗手段应用于临床,人们对 IUA 有了更加直观而精确的认识,宫腔镜也成为 IUA 诊断的"金标准"。与传统的放射诊断方法相比,宫腔镜检查能更准确地判断粘连部位、程度、范围及内膜活力。宫腔镜下中心粘连表现为两端增宽的前后壁粘连;边缘粘连多为新月体形或半掩窗帘状粘连,可遮挡宫角或造成宫腔形态不对称;混合粘连可形成闭塞小囊腔,宫腔镜检查难以发现。其局限性在于可能漏诊那些膨宫不全或子宫内膜增生过厚者,对轻微粘连者亦可能造成诊断过度,且不同术者对同一粘连的描述亦可能有较大的主观差异。

(1)优点:① 与 HSG 比较诊断准确率高;② 可以确定宫腔粘连的程度、类型,并可评价其他方法的治疗效果;③ 直视下切除宫腔粘连带安全、方便,比盲目性刮宫或经腹进行子宫切开术有效彻底,因宫腔镜仅切断瘢痕而不破坏子宫内膜,有利于术后恢复;④ 宫腔镜下粘连分解术(hysteroscopic lysis of adhesions)可在局麻下进行,减少了麻醉危险及手术费用;⑤ 便于随诊,可准确迅速地评估手术效果;⑥ 可恢复正常月经;⑦ 根据手术效果,指导避孕和受孕时间。

(2)检查要点:使用宫腔镜诊断宫腔粘连时,宫腔镜要从宫颈管开始仔细观察子宫颈内口及子宫峡部粘连发生带。进入宫腔后应从远至近先观察宫腔整体形态,发现异常部位后再进一步观察局部病变,切忌宫腔镜一次进入宫腔,只看到局部,没有观察宫腔整体形态,往往造成错误的结论。当宫腔镜检查发现异常形态时,需注意与子宫畸形、不全流产、异物残留等疾病鉴别。

(3)影像特点:① 内膜性粘连:粘连带表面与周围的内膜很相似,多为白色、柔软的带状物与子宫前后壁相连。粘连广泛时可呈"竖琴"或"布帘"样形态。粘连带一般质脆较

软,易于分离,有时仅靠低压灌流的膨宫液亦可将其冲断。断离的粘连带残端一般无活动出血,在膨宫液的冲洗中可见其似水草样漂浮摇曳。此种类型的粘连以中央型占多数。②肌性粘连:肌纤维性粘连的图像其色彩与子宫肌层相同,呈粉红色。覆盖在纤维-平滑肌粘连带上的内膜也同样有功能变化,在分泌期表面可见很多腺体开口。粘连带多呈柱状,质韧而有弹性。离断后的断端粗糙、红色、可见血液渗出或有活动性出血。③结缔组织性粘连:表面略呈灰白色,富有光泽,其粘连带表面无子宫内膜覆盖,与周围内膜有显著不同。质韧且硬,多粗大呈不规则形状。分离后的断端面粗糙,似一根折断的树干,色苍白无出血。

【诊断】

传统的诊断方法除详细询问病史和体格检查以外,主要以子宫碘油造影(HSG)和子宫探查术为主。但是随着宫腔镜的广泛应用,现代的诊断方法主要依靠宫腔镜检查。

【治疗方法】

在宫腔镜问世前,分离子宫内粘连的方法多为:①用宫颈扩张器或刮匙等分离宫腔粘连。此术对术者的要求较高,需有一定的经验和技巧。②经腹部行子宫切开分离粘连术。此术对患者的损伤较大,而且还增加了子宫上的瘢痕及再次粘连的可能性。以上两种方法均有其局限性,术后效果亦不肯定。

1948年,美国医师Asherman在详尽描述了宫腔粘连即Asherman综合征后,预言:"在文献中经常提到的宫腔镜很有可能会用来治疗本病。如果能在直视下引导器械分离松解粘连带,将成为理想的治疗手段。"如今,宫腔镜已广泛应用于临床,Asherman医师的预言也已变为现实。宫腔镜不仅提高了对宫腔粘连诊断的准确率,也使其治疗更安全、可靠、准确、有效。

【手术适应证】

(1)宫腔粘连引起的月经异常,如月经过少或无月经。

(2)因宫颈管或子宫内口粘连所致的周期性腹痛或痛经。

(3)因粘连所致的生育问题,如不孕、习惯性流产、早产;胎盘种植异常如植入性胎盘或胎盘粘连等。

【术前准备】

首先应明确诊断,搞清粘连的位置、性质及程度,如颈管粘连已合并宫腔积血,应尽快处理,以防积血进一步增多;如B超提示子宫内膜菲薄,无周期性变化,可采用人工周期治疗,促进子宫内膜增生,以利于术中鉴别正常子宫内膜与粘连带。

【手术器械】

(1)治疗性宫腔镜或子宫电切镜。一些较薄的膜状粘连,有时仅靠宫腔镜顶端锐缘鞘即可将其弄断。

(2)锐缘活检钳或微型剪刀。

(3)B型超声仪或腹腔镜监视系统,多用于宫腔粘连严重、估计手术困难的病例。

【麻醉】

根据子宫粘连的程度及手术操作的难易度决定是否选择麻醉。如估计手术时间不长,操作简单,可不麻醉或选择短效恢复快的静脉麻醉;如宫腔粘连严重,估计手术耗时费力,可采用连续硬膜外麻醉或全身麻醉。

【操作步骤】

1. 扩张宫颈管 有些子宫颈管或内口粘连狭窄,子宫探针都不能插入宫腔。此时必须仔细查清子宫位置,了解宫颈和宫体间屈度,在B超监视下,由1号(1mm外径)Hegar扩张器开始扩张宫颈管,逐号、缓慢、谨慎地探查和插过颈管进入宫腔,直到能插入宫腔镜为止。多数颈管或内口粘连经此步骤已达到治疗目的。也可在宫腔镜下分离子宫颈内口及峡部疏松粘连带。

2. 直视下进行分离

(1)膜性粘连:可用宫腔镜顶端锐缘或鞘套进行推、顶、撕剥,用力适度地分离子宫内粘连。也可经操作孔放入微型剪分离剪断粘连带。

（2）肌纤维性和结缔组织性粘连：需用子宫电切镜分离或激光光纤气化粘连带。使用子宫电切镜的关闭型前倾环形电极切割粘连带，如宫腔完全闭锁，则自子宫内口向上切割，至新的宫颈形成为止。切除接近子宫角部的粘连带时，必须十分注意勿切割过深，因此处子宫肌壁很薄，极易造成子宫穿孔。

（3）单纯性宫颈管和内口、峡部粘连分离技巧：对于完全性宫颈管、内口粘连闭锁而宫腔内膜完好者，临床上常表现为宫腔手术后闭经伴周期性下腹痛；若为不完全粘连闭锁者，往往诉有月经少伴痛经。为避免扩张宫颈和探查宫腔造成损伤性假道，以下腹痛或月经来潮时做 B 超检查示宫腔内有积血（积液）时，在腹部 B 超监导下，应用子宫探针探查宫颈管内口，若遇阻力后宜在 B 超指导下用力突破阻力（即扩开粘连）后进入宫腔，此时可见暗红色不凝血从宫腔内流出，然后用 Hegar 宫颈扩张器扩张宫颈管内口、峡部达 8 号（8mm），使宫腔积血引流净即可。若有必要可于子宫颈扩张术后 2～3 个月随访，除了解月经和腹痛情况外，还可再行宫腔镜检查了解宫腔内有无异常，如有生育要求者可同时做输卵管插管注液疏通治疗。

（4）宫腔粘连分离技巧：原则上应在宫腔镜直视下应用机械（宫腔镜顶端镜缘、微型剪刀、锐缘活检钳等）、环形电极或激光等方法，将宫腔内粘连分离，使宫腔恢复成对称的正常形态，并能显示双侧输卵管口。应尽可能将宫腔内粘连瘢痕组织予以取出。有些子宫颈管或内口粘连瘢痕致密、狭窄者，子宫探针不能插入宫腔，必须仔细查清子宫位置，了解宫颈和宫体间屈度，然后从 1 号扩张器开始逐号、缓慢、谨慎地探查和插过颈管进入宫腔，直扩到能插入宫腔镜为止。镜检时必须认清病变部位和程度，确定分离粘连的界面后，在直视下应用微剪切断粘连，或应用活检钳的开合、撕剥、用力适度地分离子宫腔内粘连。对于严重粘连而使宫腔封闭者，可从内口水平开始顺次剪开各层粘连，最后达宫底和宫角。宫角粘连封闭者可通过活检钳的开合予以分剥并尽量雕塑出宫角的形态，混杂于宫腔内的大块粘连带，尽可能予以取出。

（5）激光和电切割环虽可用于精确地分离粘连，但除了电能、激光等设备昂贵和其他固有弊端外，最大缺点是有可能灼伤破坏粘连外周围珍贵的待修复再生的正常内膜组织，这对治疗后生育功能的恢复不利。

【术中监护】

手术成功的标准应为整个子宫恢复正常大小和形态，双侧输卵管口能展示清晰。可将物镜退至子宫颈内口处，观察子宫腔的对称性。如有腹腔镜监控，可经宫腔注入亚甲蓝溶液，做输卵管通畅试验。

宫腔粘连常使子宫腔变形、狭窄，宫颈管闭锁者尤甚，故手术操作难度大，容易发生子宫穿孔。因此，术中最好应用腹腔镜或 B 超进行监护，以保证手术的安全性。

1. B 超监护

（1）于手术开始前先全方位扫描，了解宫腔粘连的水平及子宫纵轴的方向、屈度和大小。在 B 超监护下，先放好电切环位置，设计好切割范围，当 B 超确认无误后再通电切除粘连组织，术中 B 超经常做横切扫描，观察切除的强回声带是否居中，粘连带完全切除后，应形成一个四壁等厚、左右对称的宫腔。

（2）当宫颈粘连导致宫腔积血时，宫腔镜检查仅能判断有无宫颈管粘连，但见不到粘连水平以上子宫腔内的情况。此时应用 B 超，不但可以同时观察到因粘连造成的宫内积血的部位、范围、单房还是多房，同时可引导宫腔镜进行手术操作，排出宫腔内积血，弥补宫腔镜只能观察宫内变化、不能判断手术进展情况的不足。

2. 腹腔镜监护　如果用子宫电切镜进

行手术切除,由于粘连组织与子宫肌肉间的界限已经消失,术时难以区分粘连与正常肌层的界限,以致切除粘连带时将相连的肌层切割过深,电热辐散作用还可能损伤邻近器官。因此手术时进行腹腔镜监护十分重要。监护时先常规探查盆腔,切割接近子宫角部时,注意局部浆膜面的变化。如起小泡,说明即将穿孔,应立即停止操作。亦可将腹腔镜贴在子宫一侧角的浆膜上,关闭腹腔镜光源,如可看到宫腔内的光亮,说明宫底已很薄,告诫术者应终止手术。

手术结束后,经宫腔注入亚甲蓝液,腹腔镜观察输卵管伞端有无亚甲蓝流出,以判断手术切除的彻底性。

【手术并发症】

1. 术中并发症

(1)子宫穿孔:多见宫颈全部粘连和重度宫腔粘连。在分离宫颈粘连时,如分离方向与子宫纵轴屈度不一致,很容易在肌壁最薄的子宫峡部穿孔;纤维或肌性重度宫腔粘连在分离时若掌握不好方向,亦可造成穿孔。因此,手术应在 B 超或腹腔镜下进行,以保证其安全性。

(2)出血:一般膜性和纤维性粘连不易出血,分离肌性粘连带有可能出血较多。因此,建议分离膜性或纤维性粘连带可用剪刀剪切,但分离肌性粘连带应考虑用电切环或激光分离,以减少术中出血。分离时注意尽量不要损伤周围正常的内膜组织,以保证术后创面的恢复。

(3)宫颈裂伤:多见于宫颈粘连强行扩张宫颈时。

(4)其他:如过度水化综合征等。

2. 术后并发症

(1)宫腔再次粘连,子宫小囊形成。

(2)宫腔积血或积液,为宫腔粘连的并发症。

(3)再次妊娠后流产、胎盘粘连或植入、产时大出血甚至子宫破裂等。

【术后处理】

1. 预防宫腔再次粘连

(1)IUA 分离术后成纤维细胞溶解酶活性降低、胶原增生过长,创面在修复过程中因炎性渗出、细胞增殖而形成肉芽组织,胶原沉积,逐渐发展再形成粘连。同时子宫内膜受损后,供应子宫内膜的动脉血管修复缺损,导致雌激素应答不足,这种低雌激素状态也可能促进 IUA 的再形成。重度宫腔粘连分离术后,因宫腔内创面较大,正常内膜组织较少,使之更易于形成再粘连,预后较差。所以,促进子宫内膜的生长是改善重度 IUA 预后的关键。近年来,随着宫腔镜的发展和应用,宫腔镜下诊断和分离宫腔粘连已经成为治疗宫腔粘连的标准术式,但术后再次粘连成为一个不容忽视的并发症。宫腔镜诊治宫腔粘连有两个关键步骤,一是宫腔粘连分离术去除宫腔内的粘连带,尽可能恢复宫腔形态;二是防止术后新粘连形成。如何有效地预防术后宫腔再次粘连显得尤为重要。目前仍缺乏绝对有效且完全避免再次粘连的方法,学术界也缺乏统一的治疗标准,所以治疗方法也有不一致性。20 世纪 60 年代曾有人尝试将人子宫内膜、输卵管内膜或胎膜等组织植入宫腔,以刺激损伤内膜的修复,但疗效不肯定。70 年代以来,于分离子宫内粘连后宫腔内放置宫内节育器(IUD)或 Foley 导管一段时间,已证实有预防再粘连的作用。

(2)宫腔镜粘连分离术后 1 个月创伤修复形成瘢痕,术后 2~3 个月达到相对稳定状态。所以术后 1 个月应常规行宫腔镜检查,对新形成的粘连尽可能用镜体予以钝性分离,力争恢复正常宫腔形态,并常规于术后第 2 个月增加宫腔镜检查 1 次。

2. IUD 宫内节育器在 1966 年被应用于宫腔粘连术后,至今仍被广泛应用。将 IUD 放置在宫腔内,不但可作为屏障防止子宫前后壁相贴,还可刺激子宫产生前列环素量增加,使月经血量增多。放节育器时机应选择在宫腔粘连分离术结束后即刻;IUD的类型可选择不锈钢单环、V形环、T形环或节育花等,视宫腔形状而定。对伴有颈管内口粘连者,宜选择纵臂较长的 T 形或 V 形IUD。影响预后的因素与粘连形成的时间、粘连的程度、粘连的组织学类型均有关,以往单纯放置宫内节育器,因为面积有限,置环后再次粘连率高达44%。现在没有足够的证据表明宫内节育器的应用可以阻止宫腔粘连的再度形成或益于上皮的再生。相反,它可以引起局部炎性反应而扰乱正常子宫内膜的生长。目前临床较多使用的是宫腔粘连术后放置适当的宫内节育器2~3个月。时间过短可能发生宫腔再次粘连,过长如又形成粘连,可能因IUD嵌入子宫内膜和粘连带内导致取出困难。有报道其应用中存在一定的并发症如感染、子宫穿孔,甚至宫内节育器嵌顿、取出困难等并发症,单独应用宫内节育器的疗效不理想。

3. 新型节育器　研究发现,子宫内膜的修复是在雌孕激素影响下基底层的子宫内膜干细胞分化的结果。子宫内膜基底层损伤使子宫内膜干细胞缺失,从而不能分化为正常的功能性的子宫内膜,也就为粘连的发生创造了条件。当子宫内膜损失严重,特别是子宫内纤维化时,大量子宫内膜干细胞受到严重损害。目前宫腔粘连治疗方法中没有任何一种治疗方式可以补偿缺陷和大量损伤的子宫内膜干细胞。一种既包括独立雌激素释放系统和子宫内膜相关生长因子释放系统的新型宫内节育器已经面世,这种节育器一方面可以释放雌激素促进损伤内膜的修复;另一方面也可以逐步释放促进子宫内膜再生的细胞因子,如生长因子等。这种宫内节育器不但可以有助于恢复宫腔的解剖结构,更重要的是可以帮助恢复子宫内膜的功能,但目前仍然需要大样本、多中心、随机双盲试验对其有效性进行进一步的研究。

4. 宫内球囊　宫内球囊作为宫腔适型屏障装置是目前临床较常用的宫腔粘连术后抗粘连的方法之一。机制为:作为物理屏障将紧贴的子宫壁隔开预防再粘连的发生。宫腔粘连术后放置球囊,一方面有压迫止血的作用,另一方面可有效形成机械屏障。但需注意的是过度灌注的宫内球囊由于过度压迫子宫壁,可以引起子宫壁血流减少从而对子宫内膜的增生产生影响。国外有研究报道过宫内球囊过度灌注引起了子宫破裂,故应控制灌注容量在 3.5~5ml。球囊留置过长时间,会导致术后宫腔感染概率明显增加,建议术后留置球囊时间为 3~5d,一般不超过 6d。有报道认为球囊相对于宫内节育器更具有优势。也可用 Foley 导管放入宫腔,在气囊内注入 3~5ml 的空气压迫手术创面的出血点,同时阻隔子宫前后壁的粘连。导管在宫腔内留置的时间也不能过长,一般多为一周左右。故取出导管后还应注意预防宫腔再次粘连。

5. 羊膜移植　羊膜由滋养细胞分化而来,表面光滑,半透明,有韧性和弹性,无神经、血管及淋巴管。植入宫腔的羊膜主要起支架和屏障作用,它提供基质,但不是移植活细胞,对于基底膜严重损伤的患者,单纯羊膜移植并不能使受损的子宫内膜基底膜完全恢复。Amer 等将 25 例宫腔粘连患者在宫腔粘连松解术后,利用人羊膜作为生物屏障防止宫腔粘连复发的辅助措施,结果证实可以有效地预防再粘连的复发。但术后仍有48%患者再次形成粘连,不过均是较弱的粘连。该项治疗的长期结果尚需进一步证实。

6. 宫腔内注射抗粘连剂　以玻璃酸钠、几丁糖等为代表,它们是一类高分子多糖体生物材料,在预防和减少手术造成的粘连方面是一种安全有效的理想物质。不但可以起液体屏障的作用,还有良好的润滑作用。可以防止伤口愈合过程中的摩擦,减少纤维蛋白的渗出和沉积以及成纤维细胞的数量,限制其细胞内粗面内质网和高尔基体的数量,并抑制其分泌胶原,从而抑制纤维性粘连的形成,促进创伤的愈合,并可在黏膜上形成保护膜来促进子宫内膜的修复。但是在临床实践中,单纯宫腔内注药防粘连效果并不理想。因药物容易经宫颈口外溢致其在宫腔停留时间短,难以达到有效预防粘连的目的。

综上所述,宫腔镜下宫腔粘连分离手术治疗中,难免会裸露或破坏子宫内膜基底层而引起子宫肌壁对合,再次形成粘连。故术中应注意尽量减少对病灶周围子宫内膜的再损伤,术后如何防止新的粘连形成并促进内膜的覆盖是预防术后宫腔粘连的重要步骤。无论是球囊持续放置时间,放置节育环的时机,人工周期的应用,防粘连药物的应用,都要靠临床不断去摸索以寻找最合适的综合治疗方法。目前临床上应用较多的综合治疗方法有:①宫腔镜下宫腔粘连分离术+球囊导管放置;②宫腔镜下宫腔粘连分离术+宫内节育环;③宫腔镜下宫腔粘连分离术+宫腔内留置球囊+透明质酸钠;④宫腔镜下宫腔粘连分离术+宫内节育环+人工周期激素治疗3个月;⑤宫腔镜下宫腔粘连分离术+球囊+雌激素;⑥宫腔镜下宫腔粘连分离术+放置球囊+宫腔注入透明质酸钠+宫内节育环+大剂量戊酸雌二醇;⑦宫腔镜下宫腔粘连分离术+球囊导管+宫腔内注入防粘药+宫内节育环+大剂量戊酸雌二醇人工周期的综合治疗等。

无论何种方式,临床宫腔粘连术后治愈率报道不一。一方面与宫腔镜手术医师的手术技巧和熟练程度有关,另一方面与复杂和种类繁多的宫腔粘连分度方法导致研究对象选择差异性较大有关。但总的来说,宫腔镜手术解决宫腔粘连的解剖问题,术后辅助物理屏障治疗+药理学治疗,必要时给予抗粘连药的治疗是宫腔粘连综合治疗的一种趋势。

7. 抗生素 预防性应用抗生素。特别是宫内放置节育器的患者,因异物刺激妨碍创面上皮细胞的修复,更易合并细菌感染,影响切口愈合。故应常规使用一周的广谱抗生素预防感染。术后 $3\sim5d$ 是炎症反应活跃期。如果不并发感染、异物存留,术后 $3\sim5d$ 炎症趋向消失。宫腔镜术后给予适量有效抗生素,不仅可以预防宫腔粘连,还可以预防生殖道感染或隐性盆腔炎的发生。但最近一项随机双盲对照试验却发现:将 1046 例宫腔粘连手术患者随机分为 2 组:试验组术后肌内注射 1g 头孢唑林钠,连续 5d,对照组采用肌内注射等渗生理盐水,术后 5d 发现两组感染率分别为 1.3% 和 1.0%,两组无统计学差异。但两组术后宫腔粘连复发率以及抗生素对妊娠结局是否有影响,目前暂不明确。宫腔镜术后若保留尿管或球囊,或者术中宫腔粘连较重,或手术时间较长,建议合理使用 $1\sim3d$ 抗生素治疗。

8. 促进子宫内膜修复的措施

(1)雌激素:子宫内膜的生长与雌激素密不可分,大量研究发现,小剂量雌激素对子宫内膜修复效果不佳;而大剂量雌激素的连续使用一方面可促进子宫内膜增生,另一方面抑制了子宫内膜向分泌期的转化,维持子宫内膜处于增殖期而保持雌激素受体的高表达,从而达到促进子宫内膜生长、覆盖以前粘连处的纤维化瘢痕,加速裸露区上皮化,使之不相互重新粘连而有利于新生内膜的生长,预防宫腔再粘连的发生。治疗时间的长短取决于粘连的程度和类型。粘连越广泛、病程越长,周期治疗的时间也应越长。目前临床多推荐应用大剂量雌激素(如口服补佳乐6~9mg/d,连续 3~6 个月)治疗来防止术后新的粘连形成并促进内膜的覆盖。戊酸雌二醇(补佳乐)是临床较为常用的一种外源性雌激素,是人体天然雌激素 17B-雌二醇的前体。研究显示,中重度宫腔粘连分离术后辅以大剂量雌激素治疗,实验组术后连续应用大剂量雌激素,对照组术后给予人工周期大剂量雌激素治疗。结果发现大剂量雌激素的应用可明显改善中重度宫腔粘连的预后,连续应用优于周期性应用。宫腔粘连分离术后持续性大剂量雌激素治疗和大剂量雌激素序贯治疗对患者的子宫形态及内膜影响差异无统计学意义。但也有报道:中度宫腔粘在宫腔粘连分离术后给予大剂量雌激素治疗,治愈率仅 59.1%,好转率 36.4%,术后随访 6 个月仅 3 例成功妊娠;重度宫腔粘连术后治愈率 21.4%。戊酸雌二醇的大量长期应用,是否会增加静脉血栓形成的可能、引起肝功能损害及血脂改变尚不得而知。流行病学研究表明,激素替代治疗增加绝经后妇女静脉血栓栓塞的风险。雌激素对凝血和纤溶系统均可产生多种效应,它可提高多种凝血因子的活性,也能使抗凝系统中某些因子的水平显著下降,可能在静脉血栓形成中起着重要作用。而这种风险对于生育期的年轻妇女是否仍然存在,目前尚无统一定论。

(2)小剂量阿司匹林:能明显改善子宫动脉血流,改善子宫内膜的类型,特别是术后 A 型内膜的出现率明显增加,理论上可以提高妊娠率,改善子宫内膜的容受性,降低术后宫腔粘连发生率。但目前临床应用报道较为少见。

【疗效评估】

1. 疗效评分 宫腔镜复查对其疗效和预后的估计很有价值。它不仅可了解有无宫腔粘连的残留、复发、子宫内膜发育状况以及 IUD 在子宫腔内的位置和展开情况;还可做再次子宫粘连分离或换置相应合适的 IUD,以提高其疗效。

据文献报道,经宫腔镜分离粘连后的月经恢复正常率为 75%,治疗后妊娠率亦可高达 50%,其中获足月活婴率有 69%~78%。但在分离宫腔粘连后妊娠的妇女中流产、早产、胎盘粘连或植入、产后出血率等均明显增加,因此,应将治疗过的宫腔粘连患者视为高危妊娠对象处理。

治疗效果及预后与宫腔粘连的范围和类型密切相关。美国生殖学会(The American Fertility Society)对宫腔粘连的范围、粘连类型及月经情况进行量化评分(表 12-12),以此判断治疗效果及其预后,评分越高预后越差。

表 12-12 宫腔粘连术后疗效评估

姓名		年龄		日期		诊号	
孕/产史		流产		异位妊娠		不孕	
其他重要病史		HSG		B 超			
腹腔镜		剖腹术					

评分标准

评估项目	程度	分值	程度	分值	程度	分值
累及宫腔	<1/3	1 分	1/3~2/3	2 分	>2/3	4 分
粘连类型	薄	1 分	薄至致密	2 分	致密	4 分
月经类型	正常	0 分	少经	2 分	闭经	4 分

预后评估

评估项目 或程度	分值	主要依据		
		HSG	宫腔镜检查	其他发现
Ⅰ期(轻)	1～4分			
Ⅱ期(中)	5～8分			
Ⅲ期(重)	9～12分			

2. 对生育的影响

(1)部位：单纯性宫颈内口粘连的预后最好，中央型宫腔粘连较好，周围型粘连较差。

粘连组织类型(坚硬度)和范围：内膜性轻度粘连预后最佳，余依肌纤维性粘连、结缔组织性粘连及其范围、严重程度而预后越差。

(2)子宫角粘连的严重程度，有无瘢痕闭锁以及双侧输卵管通畅度，则明显影响生育预后。

(3)子宫腔内粘连分解治疗后的月经恢复状况，也是生育预后的重要指标。

总之，由于宫腔镜的问世，对宫腔粘连的诊断及治疗均产生了质的飞跃，也是妇科微创治疗的一个成功范例。相信随着科学技术的发展，对宫腔粘连的诊治会从微创走向无创，从导致本病的病因入手，杜绝宫腔粘连的发生。

【治疗研究进展】

由于目前对宫腔粘连的病理生理、发病机制研究较少，对子宫内膜损伤及损伤后的修复机制缺乏了解，治疗上一直无突破。近年来，国外学者提出宫腔粘连与子宫内膜干细胞损伤和缺失有关，认为子宫内膜的再生修复源自内膜中的干细胞，子宫内膜创伤和感染时内膜基底层损伤可能使位于此处的子宫内膜干细胞数量减少甚至缺失、功能受损，子宫内膜腺上皮不能完全再生，导致内膜瘢痕性修复，最终引起宫腔粘连。这为宫腔粘连的治疗提供了新思路，从干细胞方向理解宫腔粘连的发生机制，突破传统治疗手段，从

生物支架材料、生长因子以外的干细胞水平探寻新的治疗方法。

1. 子宫内膜再生的干细胞学说 早在1978年，Prianishnikov就提出子宫内膜中存在成体干细胞(adult stem cells，ASCs)。学者最初认为，子宫内膜基底层中的成体干细胞促使内膜功能层每月周期性再生，干细胞存在于内膜基底层以及绝经后妇女萎缩的子宫内膜中。但随后研究人员用特定的生物标记法鉴定出了子宫内膜干细胞，提出其同时存在于子宫内膜的功能层和基底层，功能层中的干细胞随着内膜周期性脱落进入到月经血组织碎片中，这些残留在宫腔中含有干细胞的组织碎片可导致子宫内膜异位症。研究表明，子宫内膜干细胞数量减少和功能缺失均会导致内膜变薄(<7 mm)，功能失调，不利于孕囊植入。因此，子宫内膜瘢痕化或粘连堵塞时，功能正常的子宫内膜干细胞缺乏，子宫内膜呈功能缺陷状态。文献指出，90%以上的宫腔粘连与妊娠刮宫有关，产后阶段低雌激素水平也会阻碍子宫内膜的再生。此外，感染和炎症也可能通过某些分子效应对干细胞造成损伤，这些效应分子同时促进了纤维蛋白的沉积，阻碍子宫内膜的再生修复。

2. 子宫内膜干细胞标记物和鉴定 人子宫内膜中的成体干细胞有自我更新、多向分化和高度增殖的潜能，具有克隆单位形成能力，通过特殊的染色外溢法可鉴定内膜中的侧群细胞(side population cells，SP细胞)，通过5-溴-2-脱氧尿苷(bromodeoxyuri-

dine,BrdU)DNA 合成标记法可鉴定组织中的标记滞留细胞(label-retaining cells,LRC)。在干细胞表面标记未知的情况下,可通过这些技术检测、鉴定子宫内膜中的成体干细胞。部分学者指出,子宫内膜干细胞包括子宫内膜上皮祖细胞、子宫内膜间充质干细胞(endometrial mesenchymal stem cells,eMSC)和子宫内膜内皮祖细胞,且各种类型的细胞都参与了月经后子宫内膜的快速再生。其中子宫内膜上皮祖细胞位于内膜基底层的腺体基底部,目前无明确的特异性表面标记,可通过克隆形成实验来鉴定,但其鉴定结果仍需进一步证实。多数学者认为,eMSC 分布在内膜基底层和功能层的血管旁,可通过 $CD146^+$/血小板衍生物生长因子受体 β^+($PDGFR\beta^+$)共表达鉴定,子宫内膜内皮祖细胞可通过 SP 细胞鉴定,其表达内皮细胞的表面标记,并可分化为内膜腺上皮细胞、间质细胞和内皮细胞。另一部分学者指出,子宫内膜干细胞的候选细胞包括子宫内膜细胞中的克隆(集落)形成细胞、SP 细胞、$CD146^+$ $CD140b^+$ 基质细胞、$CD29^+$ $CD73^+$ $CD90^+$ 基质细胞、$W5C5^+$ 基质细胞等,即子宫内膜干细胞候选群体中真正具有再生功能的是哪一群,目前国际上尚无统一定论。子宫内膜间质细胞、上皮细胞不同的表型、对不同生长因子的依赖性以及不同的集落生长活性的实验结果和相关资料提示子宫内膜中可能存在三种不同的子宫内膜干细胞,即子宫内膜上皮祖细胞、eMSC 和子宫内膜内皮祖细胞,但目前研究还不能确定子宫内膜中是否存在一种更为原始的可以分化成包括上皮细胞、间质细胞和血管内皮细胞在内的所有细胞类型的干细胞。

3. 子宫内膜干细胞的应用　目前子宫内膜干细胞的应用尚处于实验阶段,通过体内移植子宫内膜干细胞候选细胞群来重建组织,这是体现成体干细胞活性最有力的证据。Masuda 等将新鲜分离的人子宫内膜上皮细

胞和基质细胞混合液移植于切除卵巢的免疫缺陷小鼠肾包膜下,同时补充雌激素以重建其子宫内膜功能层,结果表明该功能层主要由细胞角蛋白$^+$/$CD9^+$ 的腺样结构和 $CD10^+$/$CD13^+$ 的基质细胞组成。当同时补充雌孕激素时,再生的人子宫内膜对周期性激素变化有反应,形成腺体并蜕膜化,激素撤退后有较大充满血液的囊肿形成。当将新鲜分离的人子宫内膜 SP 细胞移植于免疫功能不全小鼠肾包膜下时,SP 细胞能够再生形成内膜样组织,但形成能力低,功能有待验证。以上实验中,移植的 SP 细胞的特性需通过更加明确的表面标记阐明,深入了解子宫内膜干细胞的候补细胞后,或许可通过激活患者子宫内膜缺损部位的 SP 细胞再生形成具有功能的子宫内膜。因此,给重度宫腔粘连患者进行 SP 细胞移植治疗是未来研究的方向,但目前尚无明确细胞表面标记物,存在分选困难、传代有限、移植后重建效率低等问题。来自两家不同实验室的数据显示,24只/50 只肾包膜下移植 SP 细胞的免疫缺陷小鼠分别只有 2 只/1 只再生形成了子宫内膜样组织。尽管近年来对子宫内膜干细胞的分离与鉴定研究有了长足进步,但对其特异性标记物仍在探索中,其来源也还不明确,分化增殖机制、发展演变过程的机制研究仍然是空白。

4. 骨髓间充质干细胞(bone mesenchymal stem cells,BMSCs)与子宫内膜损伤修复　研究证实,雄鼠来源的骨髓干细胞能在雌鼠体内分化为子宫内膜上皮细胞,为子宫外的干/祖细胞参与子宫内膜修复提供了实验依据。Nagori 等通过移植患者自体 $CD9^+$ $CD44^+$ $CD90^+$ BMSCs 治疗了 1 例重度宫腔粘连患者,使其成功受孕。临床观察发现体外受精一胚胎移植前,对子宫进行刮宫处理能增加胚胎移植成功率,提示子宫内膜损伤可能激活子宫内膜干细胞,活化处于静止期的子宫内膜干细胞,从而启动细胞替代程序,

维持组织细胞的体内平衡。子宫内膜的再生修复是由患者自体 BMSCs 横向分化产生的，还是由损伤刺激激活子宫内膜干细胞分化产生的，或者是两者的结合，目前具体修复机制尚不清楚，有待进一步研究。国内亦有研究者模拟子宫内膜微环境体外诱导兔 BMSCs 向子宫内膜上皮细胞分化，实验结果显示子宫内膜条件培养液和 β-雌二醇为 BMSCs 向子宫内膜上皮细胞分化提供了理想的微环境。提示 BMSCs 在子宫内膜微环境中可能向子宫内膜上皮细胞分化，在一些子宫内膜干细胞减少或缺失的疾病中移植 BMSCs 或许能作为子宫外干细胞来源，重建子宫内膜组织，以治疗薄型子宫内膜或宫腔粘连等内膜因素导致的不孕症。目前，国内还有通过组织细胞共培养方法成功诱导小鼠 BMSCs 向子宫内膜上皮细胞方向分化的研究，即采用 Transwell 共培养体系将小鼠 BMSCs 和子宫内膜间质细胞共培养，并补充雌激素和生长因子，发现小鼠 BMSCs 在子宫内膜间质细胞和外源性因素诱导下向子宫内膜上皮细胞方向分化。然而以上研究仍需进一步探索，因为实验中子宫内膜条件培养液的具体组成及发挥诱导调节的机制尚不清楚，且目前分化的子宫内膜上皮样细胞只能通过形态学和细胞表面标记物鉴定，模拟子宫内膜微环境分化的细胞是否具有真正子宫内膜腺上皮的功能，能否形成腺体，还需深入研究。

5. 胚胎干细胞（embryonic stem cells，ESC）在子宫内膜损伤修复中的作用　　自 1998 年首次分离到人 ESC 以来，研究者们就将目光聚集在如何在体内将其诱导分化成再生医学中具有再生潜能的细胞类型。将人 ESC 衍生物移植入人体最大的问题就是移植物中包含未分化的人 ESC，而这些未分化的人 ESC 很可能不受控制地分化成不需要的细胞类型，如肿瘤细胞。国际上已有研究报道成功地将人 ESC 诱导分化成特定的细胞类型，但通过美国食品药品监督管理局认可的体外移植试验仅有人 ESC 来源的少突胶质前体细胞和视网膜色素上皮祖细胞，两者均因后续资金和安全问题被迫中断试验。近年研究发现，诱导性多能干细胞（induced pluripotent stem cells，iPS 细胞）未来在再生医学领域具有更为广阔的应用前景，其克服了 ESC 的免疫排斥问题，同时避免了伦理学争论。多能干细胞（包括人 ESC 和 iPS 细胞）诱导分化成对激素有反应的功能性子宫内膜上皮细胞关键的第一步是模拟胚胎形成过程中向苗勒管形成的发育阶段，第二步是将第一步形成的组织重组体移植到体内进一步分化。循证医学研究表明，通过模拟胚胎形成和胎体发育的特定阶段，采用两步分化法将人 ESC 诱导分化为了子宫内膜样上皮，对移植后分化而成的人胚胎来源子宫内膜上皮进行综合分析，结果显示内膜上皮表达苗勒管特异性标记物，并且共表达细胞骨架标记物、波形蛋白和细胞角蛋白。功能性分析亦显示人 ESC 来源的上皮细胞具有高度增殖能力，在外源性雌激素刺激下表达胎盘蛋白 A。人胚胎来源的子宫内膜上皮类似成熟人类子宫内膜上皮，研究阐明小鼠子宫内膜间质细胞在诱导人 ESC 向子宫内膜上皮分化的过程中具有重要作用。未来采用相同的诱导方法，体外通过宫腔粘连患者自身的子宫内膜间质细胞的诱导作用将该患者的 iPS 细胞分化成苗勒管衍生物，从而分化为子宫内膜上皮。ESC 已广泛用于各组织器官的再生研究，国内有研究尝试在体外将小鼠 ESC 移植给子宫内膜损伤小鼠模型，对子宫内膜损伤修复有一定作用，但成瘤性是 ESC 的重要特征，也是限制实验成功的一个障碍。

综上所述，子宫是维持女性生理特征和生育功能的重要器官，子宫内膜虽具有极强的再生能力，但极易受宫腔操作损伤、感染等外界因素的影响，一旦造成了重度内膜损伤，临床治疗棘手，严重影响了女性的生育能力。

通过对干细胞的研究，了解子宫内膜干细胞的发生、增殖和演变规律，对薄型子宫内膜、子宫内膜损伤性疾病的预防和治疗具有重要的指导意义，将来的研究工作也将紧紧围绕寻找鉴定子宫内膜上皮干细胞和进一步纯化内膜间充质干细胞的特异性表面标记物，克服干细胞移植治疗时成活率低、定向诱导分化困难和干细胞成瘤性等问题。宫腔粘连的干细胞治疗还有待继续研究探索，随着对间充质干细胞的深入研究，为将来通过干细胞再生形成子宫内膜带来新的希望。

第六节 宫腔内异物

广义的子宫内异物包括炎症、肿瘤、胎儿骨片或妊娠残留产物、IUD 等；而狭义的子宫内异物仅指与人体组织相异的材料物体进入或遗留在子宫腔内，如宫内节育器（IUD）或其断段、碎片、丝线结头、输卵管支架、海藻棒断段等。下面重点介绍胎骨残留、子宫内膜骨化及狭义的宫内异物。

一、胎骨残留

【病因】

患者均有大月份流产、中期引产或稽留流产等与妊娠有关的病史，手术操作或自然流产未能将妊娠产物完全排除干净，致部分胎骨残留于宫腔内。

【临床表现】

（1）子宫不规则出血：可表现为月经量多，经期延长，周期不规则，或淋漓出血。

（2）继发性不孕：部分患者可因继发性不孕而就医。残留的胎骨因其功能与 IUD 相似，可起到避孕的效果。

（3）腹痛：部分患者可出现痛经，或下腹酸胀坠痛。

（4）白带增多，有异味。

【辅助检查】

1. 超声检查 在宫腔内可显示异常宫内回声图像。

2. 宫腔镜检查 是诊断胎骨残留的金标准。

（1）形状：残留的胎骨根据其来源的部位而形状各异，可为扁片状（肩胛骨、颅骨、髂骨

等）、圆柱状（股骨、肱骨等）、杆状（肋骨等）或形态不规则的小碎片。胎骨多为白色，若表面有纤维素样物质附着，则可呈粉红色或红白相间。

（2）位置：残留的胎骨可游离于宫腔内，亦可深插于子宫肌壁间。借助镜体的推动，有时可将附着表浅的胎骨推开，但对插入肌层的胎骨可能会导致出血，甚至子宫穿孔。

（3）子宫内膜变化：视残留胎骨的体积和数量而定。若仅有小碎片的胎骨残留，除附着部位的子宫内膜有炎性改变或压痕外，其余部分的内膜均无异常表现；若胎骨体积较大、数量较多，则子宫内膜广泛充血、水肿、厚薄不均，局部可见溃疡，并有纤维素样物附着。

【诊断】

根据病史及临床表现可做出初步判断。再结合辅助检查结果基本可以确诊。

【鉴别诊断】

1. 子宫内膜钙化症（ossification） 是一种罕见的内膜变性（详见后述），多无流产等与妊娠相关的病史。B超或X线片显示子宫腔内有钙化物，可为小片状，亦可布满宫腔。当子宫内膜局部钙化时，易与残留的胎骨小碎片混淆。本病常需结合盆腔超声扫描、宫腔镜检查及组织病理学确诊。

2. 其他异物 宫内节育器塑料断段有时可与胎儿管状骨混淆，但通过了解病史及组织病理学检查可进行鉴别。

【治疗】

由于胎骨残留作为宫腔内异物可导致不

孕或子宫异常出血,一旦确诊应尽快取出。

1. 手术器械

(1)宫腔镜配套设备及宫腔镜用抓钳;

(2)刮匙、小头有齿卵圆钳及妇科刮宫手术器械。

2. 麻醉　静脉麻醉或局部麻醉。

3. 手术方法

(1)常规消毒后,予宫颈扩张器扩张宫颈管至可置入宫腔镜或其他手术器械为止。

(2)宫腔镜检查明确胎骨残留位置、数量及形状等。

(3)经宫腔镜操作孔放入抓钳,直视下抓住胎骨连同宫腔镜一同退出宫腔。

(4)也可在宫腔镜明确胎骨位置后,予小头卵圆钳进入宫腔盲取。术后宫腔镜复查是否取净。

4. 手术并发症及其处理

(1)出血:如胎骨植入子宫肌层较深或位于宫角等多血管区,取出胎骨后创面可能出血,此时可用滚球或滚筒电极局部电凝止血。如出血活跃可宫腔内放置气囊尿管或纱布填塞宫腔压迫止血,术后8~12h取出。

(2)子宫穿孔:常见于扩张宫颈、卵圆钳盲取胎骨或胎骨埋入子宫肌层过深。因此手术最好是在B超监视下进行,如估计手术难度较大,可考虑腹腔镜监视下进行。一旦发生穿孔应停止操作,并予宫缩药促进子宫收缩。待穿孔完全愈合后再行取出术。

二、子宫内膜骨化

子宫内膜骨化(endometrial ossification)是一种罕见的内膜变性,系子宫内膜的一种特殊形式的化生。临床报道很少,迄今为止,该病在国内外的报道约60例,近10年来似有增加的趋势,故需提高对本病的认识。

【病因与发病机制】

其病因、发病机制不详,一般认为与中期妊娠流产后残留的胎儿组织萎缩性钙化和骨化有关。也可能与如此形成的子宫内膜间质

细胞化生,形成软骨素化或骨组织有关。

子宫内膜是一种具有高度分化能力的组织,受激素、炎症、损伤等刺激后,原来子宫内膜腺上皮的化生临床较为常见。但在罕见情况下,内膜间质可发生骨化,在内膜中出现骨组织,称为子宫内膜骨化。因对内膜骨化的病因及发病机制存有争议,学者们对此解释各异。多认为与以下因素有关。

1. 流产或流产后子宫内膜炎　因多数报道的病例为育龄妇女,有多次人工或自然流产病史,1/3~1/4流产后发生子宫内膜炎(postabortal endometritis, PE)。这使一些学者认为,流产或子宫内膜炎是该病的主要原因。组织和细胞在对各种刺激因子和环境改变(如损伤、炎症)进行适应时,发生形态与功能的改变,即化生,由具有分化能力的未分化细胞向另一方向转化。结缔组织的化生无严格固定的分化方向,常可由一种间叶组织分化为另一种间叶组织。支持这种观点的依据如下。

(1)在已报道的病例中,有数例流产发生于妊娠8周以内,不可能有胎儿骨骼形成,故支持化生引起骨化,而非胚胎组织残留。有学者认为,化生组织来自位于肌层-内膜层移行交界区的苗勒管组织。在较大月份流产中部分病例目检可见胎儿完整排出,不可能有胎骨残留。但有些病例有非胎儿骨骼的胚胎组织残留(胎盘、胎膜)而行清宫者,后并发感染而导致内膜骨化。

(2)胚胎植入不可能只有一种组织,应包括软骨、骨、肌肉及神经胶质等。因神经胶质组织代表胎儿组织的残迹,且胶原组织的同种抗原低,能够维持较长时间活性,并可增生而孤立地在子宫内膜生长。而国外文献中均未见胎儿胶原组织宫内植入的报道。

(3)1975年,Hsu报道1例流产后1年刮宫见有骨组织,光镜下见子宫内膜的骨组织明显呈内源性,内膜对其骨生长灶无明显反应,甚至对坏死骨亦无反应。如果是妊娠

的软骨残留应有炎性反应包围,故其最可能原因为流产并发症,且病理标本缺乏软骨内成骨的证据。

(4)已报道的病例中,多有反复人工及自然流产史,流产后多有发热及不规则阴道出血并发子宫内膜炎。光镜下多可见浆细胞及淋巴细胞浸润,故考虑为流产后慢性子宫内膜炎所致骨化。组织肉芽肿产生及最终纤维化是愈合的特征,而极少数在愈合过程中出现骨化,并认为是子宫内膜间质细胞参与炎症愈合过程中发生的化生。此观点目前为越来越多的学者所接受。

(5)有学者认为,骨化之骨组织位于子宫内膜间质中,呈小梁或蟹爪样分布,可形成板层骨,如为胚胎骨残留,多为幼稚不成熟骨组织,且多位于子宫内膜表面,不在子宫内膜间质中。

(6)在某些病例中可见有间质-平滑肌细胞-软骨细胞化生的过渡移行区域。

2. 胎儿组织残留　有学者认为,残留的胎儿组织由于营养不良而钙化和骨化,或发生流产时的器械种植可能为该病发生的原因。残留大体上可分为胎儿骨残留及胎盘胎膜残留。

(1)Houlne 早在 1958 年就提出胎儿骨组织可能提供化生过程所需要的钙。国内学者报道 1 例,目检见新鲜扁骨,呈粉红色,认为系人流吸宫不全,致胚胎组织残留。由于子宫内膜血管丰富,残留胎儿骨膜的一些细胞可分化为成骨细胞,以膜内成骨的方式逐渐形成小扁骨,导致子宫内膜骨化发生。有研究者将其称为残留的子宫内膜骨化,是非子宫内膜化生引起的宫腔内骨样组织。

(2)国内近 10 年来的报道多以"宫腔内胎儿骨残留"为题,一部分仅以目检见有骨组织,结合既往不全流产史,但未送病检,故难以提供确切诊断。史肇光等报道一例子宫内膜骨化,因阴道挛缩,行全子宫切除术。术后见宫腔内有 18 块碎骨,6 块为扁骨,余为长骨,病理报告为子宫内膜慢性炎症伴钙化,宫内胎骨残留。根据碎骨长度及钙化程度,推测胎龄为 16~18 周。由此可见,胎骨残留与内膜骨化可并存,两者间的确切关系尚难定论。应明确,钙化是指软组织内钙盐沉着,骨化则为有骨的结构。两者间无截然分界。前者可逐渐移行为骨化,而钙化又往往为骨化的开始。

(3)近年来,国内外有关胎盘胎膜残留的报道日渐增多,可并发感染,故支持在炎症基础上残留胎盘组织变性坏死对内膜骨化有促进作用。另一种可能是流产后残留之胎盘胎膜变性坏死引起营养不良性钙化及骨化。

3. 代谢紊乱

(1)近 30 年来,应用组织化学的方法从子宫内膜中检出了大量的酶。曾有学者提出,子宫内膜碱性磷酸酶的升高可能与子宫内膜骨化发病有关,但实际上多数病例此酶的水平在正常范围内,故不支持这种观点。

(2)Roth 等于 1966 年发现异位软骨存在于子宫内膜层、肌层等不同部位,1 例有骨结构,3 例有向软骨化生的转化区,并证明子宫内膜基质所含的酸性黏多糖在局部聚集,认为这是形成软骨的过渡。在正常情况下,血中钙、磷与骨中钙、磷维持动态平衡,使钙盐不能沉积。有学者认为,当局部有使钙磷代谢失调的因素存在时,可发生子宫内膜骨化,但大多数病例中患者无高钙、高维生素摄入,血钙磷水平在正常范围,故此观点未被完全证实。

(3)由于子宫内膜骨化病例常合并胎盘胎膜残留及内膜炎症,组织变性坏死或趋向坏死,该组织内 CO_2 减少,有利于碱性环境形成,使磷酸钙不易溶解,促进了钙盐沉着,引起钙化。

4. 雌激素刺激

(1)由于子宫内膜骨化多发生于 20—40 岁育龄妇女,故有学者推测,其发病与雌激素有关。文献报道,一例患有子宫内膜骨化的患者在诊刮时肉眼可见的骨化组织完全被清除,之后使用雌、孕激素治疗,骨化组织再次出现并伴发子宫内膜腺上皮的异常增生。再次清宫后放置曼月乐病情得到控制。提示雌激素有加重此种子宫内膜功能紊乱的可能,而孕激素可能会阻止子宫内膜腺体增生及子宫内膜间质异常增生(或骨化)。但有些子宫内膜骨化患者为近绝经期或绝经期妇女,最大年龄 62 岁,并无雌激素过度刺激的因素存在,故雌激素与子宫内膜骨化的关系仍待进一步验证。

(2)其他原因,如认为骨化组织是变化了的月经期子宫内膜残留物,或口服避孕药对促进子宫内膜骨化发生有重要意义等,但由于缺乏证据而未得到广泛认可。

上述资料表明,子宫内膜骨化的病因不是单一的,可能为多种因素协同作用,在不同病例中,各种因素各有侧重,故仍须临床资料进一步证实,或建立动物及细胞模型,更详尽、更直观地研究病理变化过程。

【病理改变】

目检为大小、色泽、形状各异的骨组织,砂砾状,直径 1～2cm 者最为常见。镜下见内膜为增殖期、分泌期或绝经期改变。间质可有淋巴及浆细胞浸润,纤维组织增生伴骨化,骨小梁排列紊乱,大小不一,小梁周围可见散在内膜腺体。肌层或间质中也可见淋巴细胞及浆细胞浸润。也有表现为营养不良性钙化者。

【临床表现】

(1)好发于 20—40 岁育龄妇女,罕见于绝经后妇女,文献报道最大年龄为 62 岁。

(2)多有反复自然流产或人工流产史,及由此所致的不完全流产史。

(3)流产后多有发热、阴道不规则出血、下腹疼痛、排脓、阴道排液,个别病例阴道排骨样组织。

(4)流产后月经改变,可出现月经过多、过少或痛经。

(5)可表现为继发不孕或习惯性流产。原因是骨化的内膜形成"骨性节育器",作为异物阻碍胚胎种植;内膜骨化可引起前列腺素水平升高,干扰宫腔内环境而致不孕;由异物引起的反应性子宫内膜炎干扰孕卵着床。偶有妊娠者亦多合并习惯性流产。

【诊断】

由于临床表现大多数缺乏特异性,患者可无任何症状及体征,流产至发现骨化时间最短为 7～8 周,最长 13 年。大多在诊刮或妇科手术时发现。但随着 B 超、X 线、宫腔镜、组织病理学的普及,其诊断较为明确。对临床上顽固性继发不孕并有流产史者,应格外警惕子宫内膜骨化的发生。关于其自然病程,一般认为宫腔镜下取出病变组织后可以恢复生育能力。该病应与子宫内膜良性畸胎瘤、恶性中胚叶混合瘤相鉴别。

【治疗】

1. 手术器械、麻醉等 同前宫腔异物取出术。

2. 手术方法

(1)刮宫:子宫内膜骨化多行刮宫术以清除骨组织。因患者多有生育要求,故刮宫时应先扩张宫颈口,避免再次损伤子宫内膜或颈管内膜。最好术中辅以 B 超动态监测,避免盲目性及再次残留的可能。

(2)子宫内膜切除术:有报道应用双极电热切宫腔镜诊治子宫内膜骨化而获成功的病例。随着宫腔镜技术的推广及提高,由于具有创伤小、可直视下操作的优越性,将使其成为治疗子宫内膜骨化的最佳手段。

(3)全子宫切除术:适用于年龄较大(尤其是绝经后妇女),骨片残留多且合并严重感染,广泛骨化,合并其他妇科手术适应证或疑为恶性混合性苗勒管瘤的患者。

【预防】

到目前为止,尚无一例恶变的报道,故子宫内膜骨化并非全子宫切除术的指征。该病治疗后患者预后良好,绝大多数患者可再次成功妊娠。

针对该病的可能病因,预防应注重提高人工流产术质量,减少损伤及残留,积极预防并治疗术后子宫内膜炎,定期 B 超复查。即使骨化组织已取出或刮出,仍应定期行宫腔镜复查。一是为指导受孕,二是因为该病有刮宫遗漏或复发的可能。临床医师应提高对本病的警惕性。

三、医源性残留或遗留异物

医源性残留或遗留异物,指非人体组织的物体存留于宫腔内,而是指 IUD 断段、输卵管支架、剖宫产手术线结、海藻棒断段等。

【病因】

患者均有宫腔内手术操作史。异物残留或因材料本身质量欠佳,如 IUD 塑料老化断裂;或因术者手术技巧不当,如暴力强取宫内异位的金属节育器;或剖宫产时予不可吸收线缝合子宫全层等。

【临床表现】

1. 子宫异常出血 表现为经量增多,经期延长,或阴道不规则出血。

2. 白带增多 可有异味。

3. 腹痛 偶有下腹坠痛或腰酸胀感。

【辅助检查】

1. 超声检查 腹部 B 超或经阴道超声检查是对宫内异物检查结果最肯定、创伤最小的诊断方法。超声检查不但可发现宫腔内是否存在异物,对其是否已嵌入子宫肌层或已移位于腹腔,及盆腔内其他器官有无异常均可做出初步判断。

2. 宫腔镜检查 不但可做出明确诊断,同时还兼具治疗的功能。

(1)形状:根据残留异物的性质而形状各异。

(2)部位:残留异物可游离于宫腔内,如海藻棒断段或断裂的节育器残段;亦可深插于子宫肌壁间,如断裂的节育器残端或剖宫产缝线等。

(3)子宫内膜:一般来讲,因残留异物较小,对子宫内膜的影响多为局部反应。可表现为局部内膜充血、水肿或有压痕;若为剖宫产缝线,局部除见到线结外,还可看到肉芽组织形成。

3. X 线检查 宫腔内异物多为宫腔内手术中异物遗留所致。若为金属节育环等在盆腔平片中可以见到,但确切的部位无法肯定。若为大月份流产遗留的胎儿骨片,因骨片含钙量低,平片多无法看清。为明确异物部位,必须做子宫、输卵管造影或双重造影,并拍摄前后位及正侧位片。必要时,电视透视下转动体位检查。做子宫、输卵管造影时,必须在电视透视下缓慢注入造影剂,见造影剂沿异物边缘上升,此时,异物表现为固定、不规则的充盈缺损。当见有充盈缺损即停止注油,摄片。然后再继续注油,直到宫腔内充满造影剂,两侧输卵管显影至伞端,再摄片。此时异物缺损影一般均消失,或透过造影剂隐约见异物阴影,除非异物特大,仍可见部分缺损。

(1)X 线片(包括前后位片,侧位片或透视下转动体位)中见异物影与宫腔影完全重叠,表示有异物在宫腔内。当所见异物影为非金属时,则需追问有无宫腔内手术史,另外转动体位时此异物影形态位置不变。

(2)当宫腔充满造影剂,见部分金属异物突出于宫腔某一部分,此突出部分即为嵌入肌层的异物,即表示金属异物部分在腔内,部分已嵌入肌层。

(3)当造影剂充满宫腔,转动体位见金属异物影在宫腔边缘,与宫腔任何部分不重叠,则表示金属异物完全嵌入肌层。

(4)当见到金属异物影与充满造影剂的宫腔影完全分开,一般最近距离>2cm,则表示金属异物已完全游离宫体。

(5)双重造影时,除上述碘油造影的表现外,在双重造影片中更能清楚见到异物影的位置。异物影与宫腔影完全重叠,说明异物在腔内;若金属异物部分与宫腔重叠,部分突出宫腔边缘,与宫体影重叠,说明异物部分在宫腔内,部分嵌入肌层;若金属异物与充满造影剂的宫腔紧靠不重叠,而重叠在宫体肌层内,则说明金属异物完全嵌在肌层内;当金属异物与宫体完全分离时,则说明金属异物已离开宫体,游离于盆腔内,若位于宫体后方,则在后陷凹内,若位于宫体前方,则在子宫膀胱陷凹内。

【诊断】

根据临床表现,结合上述辅助检查结果,特别是 X 线片所见,较易确诊。

【治疗】

对宫内异物残留的治疗同胎骨残留。一旦明确诊断应尽量取出。宫腔镜手术是对取出宫内异物创伤最小、治疗效果最肯定的手术选择。

如异物已嵌入子宫肌层或已移位于盆腹腔,应腹腔镜与宫腔镜手术联合进行。腹腔镜对取出异位于盆腹腔的异物具有创伤小、恢复快、费用低等优点,因此是治疗本病的最佳选择。

第七节　剖宫产瘢痕缺损——宫腔憩室

一、概　　要

1999 年,Thurmond 等首次报道 9 例剖宫产切口异常引起子宫异常出血。从此,剖宫产瘢痕缺损(previous cesarean delivery scar defect,PCDSD,或 cesarean scar defect,CSD)这一剖宫产并发症逐渐引起人们的关注。近年来,随着剖宫产率和剖宫产绝对数量的增长,剖宫产瘢痕缺损即所谓的"宫腔憩室"日益增多,由此而引起的并发症也已越来越受到人们的重视。特别是剖宫产瘢痕妊娠(cesarean scar pregnancy,CSP)在孕早期可导致严重出血,孕晚期则引发出一个新的诊断名词"凶险性前置胎盘"。瘢痕部位妊娠的凶险性和复杂性远远超出人们的想象,直接危害着患者的生命安全。本节将重点讨论剖宫产瘢痕缺损的相关问题,剖宫产瘢痕妊娠将在异位妊娠中进行探讨。

目前尚无统一的定义。所谓 CSD 是指由剖宫产切口所导致的子宫瘢痕缺损或子宫瘢痕裂隙,此处的子宫肌层缺乏连续性。对此类患者进行阴道超声(transvagianl ultrasound,TVUS)或生理盐水灌注宫腔超声造影(saline infusion sonohysterography,SIS)会发现在子宫峡部子宫肌层变薄或呈三角形缺损。这一袋状回声影有时被称为憩室。根据缺损处肌层厚度与相邻正常肌层厚度的比值可定义其严重程度。

【发病率】

据报道,美国 2009 年剖宫产率为 32.9%,而中国平均达 50%,有些医院甚至高达 80%。如此高的剖宫产例数使剖宫产的远期并发症日益突显。事实上,剖宫产瘢痕缺损的发生比较普遍,而且随着剖宫产次数的增加缺损的发生率和程度也都在增加。但是由于医务人员及广大妇女对此病的忽视,到目前为止其真正的发生率并不清楚,文献报道以不同目的进行筛查的有剖宫产史人群的 CSD 发生率,其中体检人群发生率为 19.4%~88%,不规则出血人群 82.6%~88%,任何妇科症状 19.4%~88%,无症状者为 42%。

发病率结果不一致的原因可能是:①招募研究对象的标准不同,造成总体参数不同,则统计结果差别较大;②不同仪器的测量精确度不同,如某些检查方法及检查设备对小的缺损可能显示不出来,造成统计结果偏低;而某些检查方法如生理盐水灌注子宫造影,可将微小的缺损显示出来,造成统计结果偏高。因此,还需加强对 CSD 的共识,建议采用经阴道 B 超进行检测。

【病因及发病机制】

CSD 是剖宫产后一个较常见的并发症。许多作者研究了引起 CSD 可能的风险因素，包括剖宫产次数、子宫位置、缝合剖宫产切口的方法等。认为 CSD 的高危因素如下。

1. 切口缺血　宫壁肌层坏死变薄、切口缝合时针距过密、缝线张力过大、局部缺血，肌肉组织坏死溶解，形成穹窿样缺损，血管显露，引起子宫异常出血。

2. 切口位置过高　大部分妇女剖宫产时尚未临产，子宫下段未拉伸，切口的位置相对较高，切口上缘的肌肉收缩变厚，切口下缘较薄，切口对合不良，影响愈合。

3. 切口位置过低　低位剖宫产指切口位于骨盆入口以下。很多产妇是经过试产宫口扩张后才决定进行剖宫产，由于子宫的缩复作用，宫颈变薄，并形成子宫下段，此时行剖宫产位置较低，则缝合时会将较多的宫颈组织包括在内。而宫颈及峡部的组织和宫体相比，其收缩愈合能力较差，造成切口愈合不良。

4. 缝合技术　对单层与双层子宫肌层缝合术进行比较显示，双层缝合 CSD 发生率低于单层缝合。目前通常采用双层缝合以降低此后妊娠子宫破裂的风险。另一项随机对照研究中，对使用 1-0 单层铬制羊肠线进行连续锁边全层缝合（包括子宫内膜）和分层缝合（除外子宫内膜）切口的结果进行了比较。术后 40～42d 时进行 TVUS 检查，发现分层缝合和全层缝合的病例中分别有 68.8% 和 44.7% 存在楔形缺损，且存在统计学显著性差异。其他手术技术方面的差异也可能对子宫切开术的切口愈合有影响，例如缝线类型（缝线延迟吸收）以及采用连续缝合或是间断缝合，但目前尚无相关文献对此进行评估。

5. 切口部位子宫腺肌症　手术时将子宫内膜组织缝入肌层，切口部位的子宫内膜异位症，引起子宫异常出血。

6. 后倾后屈子宫　由于后倾后屈子宫比前屈子宫的切口在愈合时张力更大，会导致机械牵引和灌注受损，在子宫下段血供较差。因此后屈子宫的子宫前壁剖宫产切口愈合能力较差，更倾向形成 CSD。

7. 局部内膜对雌、孕激素缺乏反应　切口部位的内膜供血不足，局部内膜与宫腔其他部位内膜发育不同步，导致子宫异常出血。

8. 分娩相关风险因素　产程＞5h；试产中宫颈扩张≥5cm；使用缩宫素。宫颈口扩张、胎先露衔接会造成局部血供减少，且子宫缩复作用肌层重新分布造成宫口处的肌层减少，宫颈水肿，这些因素均导致伤口愈合困难形成缺损。试产欠佳的情况下经常会加用缩宫素，缩宫素的使用导致上述情况进一步加剧，间接导致伤口愈合不良。

9. 剖宫产次数　每次剖宫产都会在子宫前壁上形成一道瘢痕，瘢痕组织的修复能力比正常组织差，这种效应会随着剖宫产次数的增加而不断累积。多次剖宫产手术也会导致更大、更宽的 CSD。有报道显示：1 次剖宫产产妇子宫切口缺损发生率为 61%（66/108），2 次剖宫产产妇为 81%（35/43），3 次以上剖宫产产妇为 100%（11/11）。产后哺乳可促进子宫复原，促进切口愈合。

10. 其他风险因素　包括肥胖、阴道分娩史、过期妊娠、围产期感染、急诊剖宫产、剖宫产术中并发症和失血量，但均尚未证实存在因果关系。

【辅助检查】

1. 经阴道超声检查（TVUS）　是最常用的 CSD 初始诊断方法。自 1990 年起，已有研究报道 TVUS 在 CSD 诊断中的应用，包括 3 个主要的超声学特点。

（1）楔形缺损：CSD 在 TVUS 下为尖端指向前壁的三角形无回声区或子宫峡部前壁的充盈缺损。

（2）瘢痕处突出或血肿：常被看作是膀胱和子宫下段之间的囊样肿物，并可能间歇性充满液体或碎片。使用经子宫颈管的导管或许可抽出缺损处的积血。

（3）瘢痕挛缩或瘢痕内陷：局部子宫肌层变薄，3～8mm不等。

有报道将纳入经阴道分娩（$n=125$）、首次剖宫产（$n=108$）或多次剖宫产（$n=54$）的女性，在产后至少6个月时进行TVUS，发现超声医师在不知晓剖宫产手术史的情况下，可以识别出所有接受剖宫产女性的剖宫产切口。将任何可见切迹定义为缺损时，则该研究队列中69%的患者存在缺损。既往剖宫产次数较多和子宫后倾的女性随后发生较大缺损的可能性较大。另有报道，TVUS发现剖宫产瘢痕处液体充盈可作为主要诊断指标。在这项研究中TVUS可以检测出所有的剖宫产切口，其中42%存在CSD证据。而且较大的缺陷多伴有子宫不正常出血（AUB）。另有研究报道经TVUS诊断的92例CSD患者中有76例存在AUB，且宫腔镜检查证实了超声诊断结果，相关性为100%。

阴道超声检查方法有二维检查和三维检查。传统二维超声检查只能显示子宫的切面图像，包括矢状切面及横切面。三维超声利用冠状成像技术，能够显示垂直的冠状面图像，弥补了二维超声的不足。三维超声检查的图像更立体、直观、清晰，空间位置关系较准确，可确定病变的形态、大小、容积，而且能提供子宫立体形态结构及结构的完整信息。三维超声保留了操作简捷、便利、低费用、高效、无创、无辐射、准确率高、安全的优点，而且检查时间与二维超声基本相同，但得到的三维超声图像在清晰、全面、立体等方面是二维超声图像无法比拟的。

阴道二维超声能够检查出深度在2mm以上的子宫切口憩室。憩室检查的最佳时间是经期或者是阴道出血量较多时，但此时易造成感染。

2.生理盐水灌注宫腔超声造影　可提高检出剖宫产瘢痕的敏感度和特异度。SIS还可以通过活动性、分散的声波特点来辨别陈旧积血。

一项研究比较了TVUS与SIS在CSD诊断中的差异，发现两者对CSD形状描述（通常为三角形）的作用无差异，但SIS可以更好地显示缺损边界，与TVUS相比，SIS可以检测到更多的CSD，并且更多被归类为较大CSD。可能是由于生理盐水在缺损处的灌注产生了压力，同时充盈缺损增强了对比，使得SIS测量的瘢痕缺损通常比TVUS大1～2mm。

3.子宫、输卵管造影　子宫、输卵管造影检查也可诊断CSD，表现为原子宫切口处肌层缺损造成的造影剂残留。在子宫下段前壁见憩室龛影可诊断（图12-4）。国外报道通过子宫、输卵管造影发现CSD的发生率高达89%。

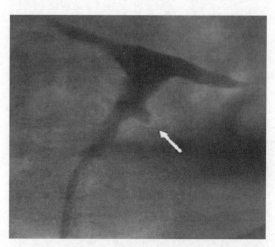

图12-4　子宫输卵管造影憩室龛影

4.宫腔镜检查　宫腔镜检查可以在直视下诊断CSD，明确子宫切口憩室的部位及窦道方向，并了解宫腔憩室改变图像。镜下见剖宫产切口呈拱形穹隆样缺损，伴有局部血管增生，缺损处积聚陈旧血，表现为子宫颈管前壁或子宫下段膨大袋状腔或楔形缺损，周围为纤维化组织环。月经干净后行宫腔镜检查，发现子宫下段或子宫峡部与宫颈管上部之间,局部穹隆样缺损,较大的缺损甚至形成憩室,缺损下缘类似活瓣,穹隆以上才是正常宫腔或宫颈内口所在,缺损周围多见局部血管增生,甚至迂曲(图 12-5),不少病例可见瘢痕部位小息肉形成。

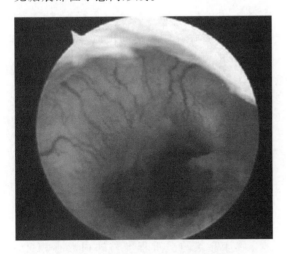

图 12-5　宫腔镜检查憩室表面血管

在宫腔镜检查过程中同时行阴道超声检查可以发挥宫腔镜及超声的优势,弥补单纯使用其中一种检查方法的不足之处,是全面评估及诊断剖宫产切口憩室的有效方法。

5. 磁共振成像　可以更清楚地显示缺损边界,尤其有助于为存在其他疾病(如子宫腺肌症)的患者更好地制定手术计划。

6. 腹腔镜检查　在宫腔镜冷光源配合下,腹腔镜探查可见子宫下段浆膜下局部透亮区域,提示缺损所在。

【诊断】

有剖宫产史,配合 B 超或宫腔镜检查所见的宫壁缺损,伴或不伴月经异常或其他不适,即可诊断。

【分类或分度】

1. 病理分类

残留厚度指从缺损顶端至肌层外缘的距离,而残留肌层的百分比则为残留肌层厚度与邻近肌层总厚度的比值(图 12-6)。CSD 的大小曾被定义为 TVUS 下瘢痕厚度与邻

近肌层厚度的比值,≤50% 为严重缺损。在另一项研究中,由超声医师主观定义残留肌层厚度达 2.2mm 即为大缺损。另有学者将瘢痕裂开定义为 SIS 显示肌层缺损至少达到 80%,残留肌层厚度达 2.5mm 为重度缺损。这些分类的意义和临床应用还需要进一步探讨,同时需要更多的证据来说明缺损大小与临床症状的相关性。

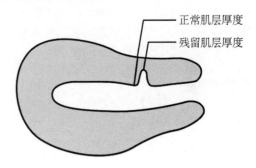

$$残留肌层百分比 = \frac{残留肌层厚度}{正常肌层厚度} \times 100\%$$

图 12-6　残留肌层百分比

根据现有文献,SIS 在 CSD 诊断的敏感度和特异性方面似乎更有优势,因此推荐将其作为诊断方法,可用于临床研究及术前评估。虽然这项检查会造成患者轻度不适,或者使并发症(如感染)风险略有增加,但此项检查对其他宫内病变的诊断也同样更为有效,如息肉、肌瘤和宫腔粘连的诊断。如果疑似存在 CSD,建议使用 SIS 进行评估确诊,但如果患者不接受或存在禁忌证,则使用 TVUS 进行评估。评分标准详见表 12-13。

对于存在明显 CSD 的患者,推荐考虑进行诊断性宫腔镜检查,因为宫腔镜检查在确诊 CSD 的同时,还可以发现其他病变,如子宫内膜息肉或子宫内膜炎等,如果这些病变不予治疗可能会导致临床症状反复发作。

2. 根据超声影像结果分型

(1)轻型:呈浅 V 形凹陷,多见,剖宫产术后子宫前壁下段切口处可见宫腔凸向肌壁的小三角形或椭圆形的液性暗区,缺损平均

深度 2.5mm(2～5mm),此型缺损部分可愈合消失。

表 12-13　剖宫产瘢痕缺损评分标准

指标	分值
残留肌层厚度:SIS>2.2mm	1
≤2.5mm	3
TVUS>2.5mm	1
≤2.2mm	3
残留肌层百分比:>50%	1
20%～50%	2
<20%	3
明确的瘢痕数:1个	0
1个以上	1
既往剖宫产术次数:1次	0
1次以上	1
月经状态:正常	0
异常	1

注:2～3分为轻度 CSD,4～6分为中度,>7分为重度。

　　(2)中型:子宫前壁下段存在宫腔凸向浆膜层的楔形缺损,缺损深度平均为 7.0mm(5.0～9.0mm),缺损层积血,边界较模糊,内部透声性较差,且无声区肌层较薄,宫腔内膜线中断,此型憩室历次检查均不消失。

　　(3)重型:肌壁裂隙状缺损呈三角形,顶端凸向肌壁,肌壁极薄或仅可见浆膜层,该处肌壁回声欠均匀,形成明显的憩室改变,个别憩室中间偏高或偏低呈不规则血块样回声,临床症状重。

【临床表现】

　　目前对 CSD 在产科的并发症已经有了充分的认识,如凶险性前置胎盘和剖宫产切口破裂。但对子宫瘢痕愈合缺陷导致的妇科并发症直到最近才得以确认和描述。临床资料显示,CSD 大小与是否出现临床症状之间存在一定的相关性。

　　1. 子宫异常出血（abnormal uterine bleeding,AUB）　剖宫产手术史与 AUB 之间的相关性已得到证实,其典型的症状为经后点滴出血。经后点滴出血定义为月经停止后少量、持续的阴道出血,可持续 2～12d。一组资料显示,超声诊断为 CSD 的患者中 76% 存在经后点滴出血,16% 存在经间期出血,8% 两种症状都有。另一项研究 63.8% 的 CSD 患者存在经后点滴出血,发现存在较大 CSD 的女性更可能出现经期延长或经后出血。据报道,对至少接受过 1 次剖宫产手术的 AUB 患者进行了评估,病理检查显示,75% 的患者存在子宫下段增宽,61% 瘢痕凹陷处存在充血子宫内膜悬突,16% 瘢痕内存在息肉,65% 镜下可见淋巴细胞浸润,92% 可见残留的缝合材料,65% 的毛细血管有扩张现象,37% 可见子宫内膜碎片,28% 可见局限于瘢痕内的子宫腺肌症病灶。

　　临床症状的严重程度与缺损大小相关,缺损较小经血无法蓄积,可能不会出现症状;较大缺损能够蓄积更多经血,经后持续点滴出血的可能性更高。此外,某些 CSD 患者初始可无症状,表明憩室积血并非总是直接导致 AUB,也可能首先诱发其他可导致 AUB 的病因（如慢性炎症）,而这些病因再导致 AUB。

　　2. 剖宫产瘢痕妊娠　即妊娠囊种植在既往剖宫产的切口上。是剖宫产的远期并发症,也是一种特殊类型的异位妊娠。由于胚胎附着在剖宫产瘢痕上,极易造成流产时的大出血,甚至威胁患者的生命。由于本病早期易与宫内孕相混淆,其误诊率可高达 13%～70%。关于本病的详细介绍请参考异位妊娠的相关章节。

　　3. 痛经与盆腔痛　一项研究显示存在 CSD 的患者中痛经和慢性盆腔痛的发生率分别为 53.1% 和 39.6%,并且此类女性的 CSD 通常比没有这些症状的患者更大。此类患者病理检查记录显示有淋巴细胞浸润及解剖变形,这或许可以解释上述症状出现的原因。

　　4. 不孕症　宫颈部位存在积血可影响

宫颈黏液性状,增强局部的炎症反应,不利于精子通过及受精卵着床,而且局部炎症反应亦有杀精作用。特别是后倾子宫可有经血反流并积聚在宫腔内,因而导致不孕。既往已有许多研究报道 CSD 与不孕症相关,其致病机制可能为缺损处持续存在的经血对宫颈黏液、精子转运和胚胎种植有影响,也可能是因为存在慢性炎症状态。一项纳入 41 例继发不孕症合并 CSD 患者的研究显示,应用宫腔电切镜切除缺损处周围的瘢痕组织后,24 个月内达到 100% 的妊娠率。

5. 子宫腺肌症 AUB 患者行子宫切除术后的病理检查结果显示,28% 的子宫标本可见剖宫产瘢痕处存在子宫腺肌症病灶。然而,在一项评估子宫腺肌症患病率和风险因素的回顾性研究中,子宫切除术后的病理分析并未发现既往剖宫产与子宫腺肌症存在相关性。

6. 脓肿形成 剖宫产瘢痕袋状缺陷处长期蓄积的黏液和经血是感染的促发因素。

7. 对妇科手术操作的影响 剖宫产手术史和 CSD 对妇科手术操作存在广泛的影响。

(1)清宫术:剖宫产术后进行清宫时存在瘢痕破裂或子宫穿孔的风险。

(2)子宫内膜消融术:有剖宫产手术史的患者进行子宫内膜消融术时,安全性和有效性方面还存在顾虑。子宫内膜消融术的并发症包括治疗失败、子宫穿孔、周围器官电热损伤、脓毒症等。尽管剖宫产手术史可能会增加行子宫内膜消融术患者的手术风险,但现有证据并不支持排除这项治疗的选择。然而,充分重视缺损的影响并选择恰当的手术技术和操作以尽可能降低热损伤风险非常重要。

(3)子宫切除术:剖宫产手术史可能影响子宫切除术的手术技术或入路选择,由于膀胱与剖宫产瘢痕之间可形成瘢痕和粘连,术中分离膀胱时可能会造成损伤。因此,需由经验丰富、能够胜任手术的医师来完成。

(4)置入 IUD:置入 IUD 时存在子宫穿孔的风险,而在有剖宫产手术史的女性中置入 IUD 时,这一风险可能进一步升高。

二、治 疗 方 法

目前对 CSD 的治疗尚无统一的临床意见。

憩室深度≥80% 子宫肌壁厚度或憩室上方子宫肌壁厚度≤2.5mm 为手术治疗指征。憩室的大小不应作为手术指征的唯一标准,对于有症状的患者亦应积极治疗,通过手术可以切除憩室部位的瘢痕,重新缝合肌壁,从而去除憩室,改善临床症状。随着对剖宫产切口憩室认识的不断深入,临床观察到剖宫产切口憩室有着不同的类型(图 12-7),手术方式应根据切口憩室的类型不同进行选择。如果憩室宽而且深大,局部呈拱形穹隆样改变,超声下可见子宫前壁下段肌层"断裂"现象,且憩室上方的子宫肌层非常薄弱时,需要手术切除薄弱的肌壁组织。尽管目前有多种 CSD 修复方法,包括开腹或腹腔镜下病灶切除、宫腔镜治疗、经阴道修补和子宫内膜消融术等。目前,对 CSD 的治疗主要集中在:①改善临床症状;②降低再次妊娠时子宫破裂的发生率。

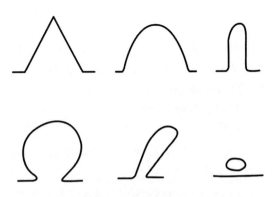

图 12-7 不同状态的剖宫产切口憩室

（一）激素治疗

一般情况下对伴有 AUB 的患者最常用的仍为口服避孕药物非手术治疗,曾有口服避孕药连续治疗 3 个以上周期使月经周期缩短成功的案例。部分轻度患者憩室可消失。口服避孕药的作用可能在于其改善了血管内皮完整性,稳定了微循环,抑制子宫内膜生长,减少经量,从而减少了剖宫产切口憩室处的经血潴留,使服药期间经期缩短,但停药后症状复发率高。事实上,药物治疗并不能从根本上改善 CSD 解剖结构上的异常,不能真正治疗 CSD,其疗效往往欠佳,有效性和远期并发症还有待进一步研究证实。

激素治疗的可能机制是促凝作用、增加血管内膜的完整性,以及使憩室内内膜组织与宫腔内膜同步发育并脱落。有报道应用含 0.05mg 雌激素和 0.5mg 孕激素的口服避孕药治疗 11 例 CSD 患者来观察口服避孕药治疗的有效性。服药 3 个周期后复查超声发现 3 例憩室>4mm 没有明显缩小,7 例憩室<3mm 消失,同时月经异常的症状消失,另有 1 例失访。作者建议没有药物禁忌可首选激素治疗,药物治疗失败后再考虑手术治疗。但也有学者认为用口服避孕药治疗后月经异常的症状无缓解。但均为小样本研究,尚需增大样本量研究并延长随访时间以进一步寻找依据。

从理论上讲,药物疗法对子宫切口缺损远期并发症无预防效果。激素治疗不能缓解症状的严重患者最终需手术治疗。对药物非手术治疗不理想的患者仍需采用其他方法,甚至需要手术治疗。

（二）宫腔镜手术

【适应证】

（1）因 CSD 引起的子宫异常出血,经药物等非手术治疗无效。

（2）瘢痕缺损面积较小,局部子宫壁变薄较轻。

（3）无生育要求。

【手术方法】

（1）术前留置尿管,术中 B 超监护。

（2）切除缺损周围瘢痕组织,从而使缺损区域平缓,袋状外陷消失;或仅电切瘢痕下部隆起的活瓣样组织,使经血无法滞留。

（3）球形电极来回滚动电凝消融缺损创面,破坏瘢痕部位增生的血管、出血灶、息肉及再生的内膜组织,使瘢痕化,预防出现原位组织渗液或血液。

（4）因缺损部对侧宫壁一般无创面,故术后无常规防粘连处理。有学者提出在手术中需要重点关注以下四个解剖学特点:①宫颈解剖学内口处肉芽组织形成;②憩室近侧纤维组织;③瘢痕缺损憩室中的小孔或凹陷;④缺损的其他区域。

通过切除憩室口影响积液流出的组织,电灼憩室底部血管及具有分泌功能的内膜组织,重塑憩室周围的结构,减少憩室内分泌物的形成,可改善经血及憩室内集聚的物质流出情况,进而改善临床症状。

【疗效观察】

患者接受这一治疗后瘢痕缺损处由正常的子宫颈管黏膜覆盖,也有报道局部出现过度生长。Fabres 等进行的 24 例宫腔镜电切手术中 11 例有妊娠意愿的患者中 9 例恢复受孕能力(恢复时间≥2 年),并且全部 24 例中有 20 例的 AUB 症状完全治愈,治愈率为 84%。术后随访时间为 14～24 个月。另一项研究中,宫腔镜环状电极电切手术治疗 CSD 导致的经后出血,术后 64% 的患者表示满意,但仍有 36% 的患者存在不同程度的经后出血。另一组资料显示 57 例的 CSD 患者,通过宫腔镜下切除切口憩室凹陷下缘瘢痕(从瘢痕底部至子宫颈管)并重建治疗使经血流出通畅,术后平均月经期较术前明显缩短,59.6% 的患者术后临床症状明显改善,并且前倾前屈位子宫患者比后倾后屈子宫患者症状改善率明显升高。作者认为宫腔镜手术是治疗 CSD 特别是前倾前屈子宫病例的较好手术方法。另有报道对 22 例 CSD 患者的治疗,先用口服避孕药治疗后症状无明显好转,认为 CSD 是解剖结构异常的问题,应该行手术治疗。作者对 22 例进行宫腔镜电切切口下缘瘢痕并修复憩室创面治疗。术后患者月经后阴道流血时间明显缩短。但仍有 36%(8/22)的患者月经后阴道出血症状无改善,作者认为此部分患者可考虑行腹腔镜下切口瘢痕全切除并重新缝合子宫治疗。同时提出宫腔镜手术治疗微创且疗效较好,可作为 CSD 的首选治疗。以上相关文献报道显示,宫腔镜手术治疗 CSD 具有微创等优点,但各文献治疗成功率差别较大,疗效仍需进一步评估。

【手术并发症】

子宫穿孔和膀胱损伤是 CSD 宫腔镜电切术的主要风险。为了降低此类风险,如果缺陷顶端肌层<2mm,不建议进行宫腔镜电切手术。在行宫腔镜下电切、电凝瘢痕缺损部位时,为避免穿孔及热损伤,术中使用 B 超同步监护,可有效防止切割过深。此外,而正确选择电凝、电切功率也非常重要。

【点评】

大量文献报道经宫腔镜治疗后,因 CSD 引起的 AUB 治愈率可达 64%～100%。具有安全、有效、经济、方便快捷的优点。但宫腔镜手术的本质是将剖宫产瘢痕缺损从原有的深窄裂隙变为宽浅缺损,对原本较薄的子宫肌层并未做任何修补,而是将裂隙周边正常的肌层切薄。此举显然不适合需要再将妊娠的患者。因宫腔镜下无法缝合,手术同时也扩大了薄弱处的面积,从理论上讲术后有远期复发或者加重的可能性,而且对后位子宫治疗效果相对较差,可能与后位子宫宫体相对于宫颈的后屈使憩室周围组织的张力增加及局部血液灌注不良有关。

【术后随访】

术后 1、3、6 个月 B 超评估切口愈合状况。术后 3 个月行宫腔镜检查。

宫腔镜手术治疗 CSD 是应用宫腔镜电切切口下缘瘢痕并电凝切口内的内膜组织。由于切除了切口下缘的瘢痕组织,解除"活瓣"作用,使憩室内经血流出道通畅,同时电凝破坏憩室内的内膜组织减少憩室积血的来源,故可改善患者症状。尽管国内外都有治疗成功的报道,但宫腔镜手术费用高且风险较大,特别电凝切口内膜组织时应十分小心,因为此处子宫肌层菲薄甚至缺失,容易致子宫穿孔,甚至损伤膀胱。手术时间长导致水中毒等。

(三)经阴道手术

【适应证】

(1)CSD 裂隙较大,一般直径>1～1.5cm。

(2)浆肌层较薄,缺损处子宫肌层厚度<3mm。

(3)缺损位置较低,位于宫颈管上部。

(4)有生育要求。

【手术方法】

(1)宫腔镜确认 CSD 大小及位置。

(2)向外牵拉宫颈前唇,在膀胱宫颈间隙注射生理盐水后经阴道分离宫颈及子宫上方膀胱。

(3)打开膀胱阴道间隙,探查辨认瘢痕缺损部位。此时可用宫腔镜放置在 CSD 处进行透光试验。

(4)完全切除瘢痕组织(注意避免使用电刀,以防电灼伤后组织愈合能力差),使切缘为新鲜组织。

(5)间断或连续缝合切口。建议先将一侧尖端缝合关闭后,再从对侧缝合,确保两侧角均完全闭合。最好双层缝合。

(6)宫腔镜检查手术效果。

(7)关闭阴道前穹隆。

【疗效观察】

一项对 42 例施行此术的追踪报道,39 例症状得到改善,另外 3 例仍持续存在症状的患者超声检查提示瘢痕缺损并未消失。有效率约 73.5%。

【手术并发症】

分离膀胱时可能会损伤膀胱;切除瘢痕时可能会损伤子宫旁血管引起出血。

【术后随访】

术后 1、3、6 个月 B 超评估切口愈合状况。术后 3 个月行宫腔镜检查。要求再生育者,妊娠后需 B 超严密监测子宫下段切口处厚度,谨防子宫破裂。

2003 年比利时 van Horenbeeck 等报道 1 例 CSD 经阴道前穹隆切开陈旧切口并缝合修补术,但手术 2 次均失败,症状于第 1 次手术后半年内又复发。第 2 次手术后 9 个月妊娠,孕 17 周时自然流产,最后患者选择切除子宫。国内吴益桃等对 12 例诊断为 CSD 患者行阴式剖宫产子宫切口憩室修补术,切开瘢痕处至宫腔内,清除暗红色血液及凝血块,在探针指引下以 2-0 薇乔线连续锁扣缝合切口。经手术治疗后全组患者经期有不同程度缩短,经期<8d;阴道不规则出血达到好转及治愈。作者认为阴式剖宫产子宫憩室修补术治疗方法疗效肯定,是一种简单、安全、有效的治疗方法。经阴道手术治疗有微创等优点,但术中应注意充分推开膀胱,预防膀胱损伤可能。然而,目前国内经阴道手术治疗 CSD 的相关报道样本量较小,疗效需进一步评估。

一组行经阴道手术修补 CSD 患者的临床资料显示,全部患者手术顺利无任何手术相关并发症。术前 45 例经期延长,其中 4 例失访。术后月经缩短天数为 1～20d,平均 6.7±3.7d,其中 40 例术后经期正常,2 例经期较前明显缩短,3 例月经症状无好转,2 例经期延长伴不孕患者术后经期正常,其中 1 例自然妊娠并足月剖宫产分娩。2 例经间期阴道流血患者术后症状无明显好转。术后 42 例复查阴道彩超结果显示 35 例憩室消失,4 例憩室较前缩小,3 例憩室无变化。手术有效率达 89.8%。

经阴道手术与开腹及宫腹腔镜治疗方式相比更具有微创、技术操作简单、设备要求不高,手术费用低、手术风险小、术中术后并发症少等优点。术中应注意充分推开膀胱以避免膀胱、尿道损伤,避免膀胱阴道瘘等并发症的发生。术中修补子宫前壁时应注意在探针指引下连续扣锁缝合切口,仔细缝合子宫壁全层,必要时可间断缝合加固。尽量使切口对合好,防止再次形成微管道或子宫憩室。

【点评】

综上所述,阴式子宫切口憩室切除修补术具有手术简单、治疗彻底、损伤小、术后患者恢复快、术中术后并发症少等优点,是治疗的一种微创的可行的且有效的治疗方法,值得临床推广。

手术操作相对简单,使用的器械较少,治疗成本低,疗效肯定。可彻底修补 CSD。失败率 8%～30%。该手术也存在一定的局限性,由于手术经阴道进行,术野较窄,手术范围暴露较开腹手术困难,术者大多是根据经阴道手术的临床技巧、经验以及辅助检查正确定位憩室进行手术,对临床医师的技能要求较高,这也是手术的难点。

(四)腹腔镜手术

【适应证】

(1)CSD 裂隙较大(同上)。

(2)位置较高。

(3)有生育要求。

【手术方法】

(1)腹腔内放置传统腹腔镜或机器人辅助腹腔镜。腹腔镜检查可见剖宫产瘢痕处仅为较薄的纤维组织,其外覆盖着腹膜。

(2)宫腔镜放置在 CSD 处进行透光试验以确定切除部位。

(3)切除瘢痕组织后,腹腔镜下间断缝合关闭缺损。注意术中将 Hegar 扩张器置于宫颈,以确保维持子宫颈管与子宫腔连接的延续性。

根据术前阴道超声和(或)子宫、输卵管

碘油造影所提示的病灶大小和部位,下推子宫膀胱反折腹膜以暴露术野为准,然后行宫腔镜检查。宫腔镜下见子宫下段切口处有一凹陷,呈穹隆样拱形缺损,充血明显,局部血管增生,缺损处可以积聚少量陈旧性暗红色血,而腹腔镜下可见缺损处菲薄,淡黄色透亮区域,甚至可见膨宫液自缺损处流出。在宫腔镜指引下将病灶充分暴露,提起子宫下段菲薄处,剪刀剪除憩室,如有活动性出血处可双极电凝止血,第 1 层横行连续锁边缝合肌层,第 2 层内翻褥式缝合 1/3 肌层及子宫膀胱反折腹膜,再次行宫腔镜检查,子宫下段切口憩室消失,腹腔镜下子宫下段未见淡黄色透亮区域。查盆腔内无渗血,腹腔内放置引流管后常规关腹。

可彻底修补 CSD。但手术操作复杂,难度大,成本高。失败率高。

【疗效观察】

有报道在机器人辅助腹腔镜下行剖宫产瘢痕切除,术中在举宫器的协助下双层缝合缺损后,关闭上方腹膜。术后超声检查证实瘢痕缺损消失,切口处肌层厚度为 2.5～2.6mm。

【并发症】

腹腔镜手术的并发症及术中膀胱等脏器的损伤。

【术后随访】

同"(三)经阴道手术"。

【点评】

腹腔镜手术治疗子宫切口憩室的目的同经阴道手术。此法适用于憩室宽而且深大,局部呈拱形穹隆样改变,超声下可见子宫前壁下段肌层"断裂"现象,且憩室上方的子宫肌层薄弱时,需要手术切除薄弱的肌壁组织后再缝合。腹腔镜手术的优势在于:①腹腔镜术中可全面探查盆腔情况,视野暴露清晰,同时能减少创面对盆腔及腹腔的刺激,减少盆、腹腔粘连,术后恢复快;②术中联合宫腔镜检查能够准确定位憩室大小、部

位及范围,使手术进展顺利、彻底;③在腹腔镜下可充分下推膀胱,避免损伤膀胱及直肠等盆腔组织。此法的弊端在于经腹腔镜手术切除子宫憩室在实际操作上存在一定风险,如憩室开口于宫腔,浆膜层及外侧肌层连续无缺损,术中难以探测缺陷位置,导致手术成功率降低。

有学者尝试用腹腔镜手术治疗 CSD。Donnez 等对 3 例 CSD 患者在腹腔镜下切口瘢痕切除重新缝合子宫切口,术后通过超声及 MRI 检查来评价子宫瘢痕处的厚度及覆盖憩室处残余子宫肌层的厚度,结果显示 3 例 CSD 全部成功修复,术后全部患者月经淋漓现象全部消失,其中 1 例成功妊娠。作者指出,腹腔镜下治疗 PCSD 可以缝合子宫前壁,减少创面对盆腹腔的刺激,可减少盆腹腔粘连,与开腹手术比较有术后恢复快等优点,认为腹腔镜治疗 CSD 可能有一个很好的发展前景。但腹腔镜手术风险较高,对医院设备及术者经验技术等要求较高,限制了此术式在基层医院的广泛开展。

与阴式途径相比,腹腔镜手术具有如下优点:①腹腔镜术中可全面探查盆腹腔情况,视野清晰,尤其对于有盆腔粘连者更具有优势;②在腹腔镜下可充分下推膀胱,降低膀胱损伤的风险;③术中联合宫腔镜检查,准确确定憩室的位置和范围;④因手术术野清晰,术中同时使用宫腔探棒指示,可彻底切除瘢痕,手术疗效确切。

(五)联合手术

可用腹腔镜、宫腔镜及经阴道联合手术治疗 CSD。

【适应证】

同"(三)经阴道手术"。

【手术步骤】

(1)腹腔镜下将膀胱推离宫体和宫颈。

(2)经腹腔镜或经阴道切除瘢痕组织。

(3)经腹腔镜或阴道修补缺损。

(4)宫腔镜检查修补后效果。

【点评】

目前还没有足够证据支持常规修补CSD可以预防产科并发症，如凶险性前置胎盘、子宫破裂等。手术切除旧的瘢痕，切口需要再次缝合，新生瘢痕的愈合仍然会面临愈合不良，是否仍然会再次形成缺损憩室，还需要进一步探讨。

（六）开腹手术

开腹手术治疗CSD研究较少，仅有为数不多的病例报道。Surapaneni等报道应用开腹行切口瘢痕切除重新缝合子宫切口的技术治疗CSD病例，术后子宫异常出血症状明显改善。但此术式手术创伤和风险相对较大。

对于CSD的治疗，应努力寻找疗效确切的治疗方法以提高治愈率，降低复发率，这有待我们去进一步探索及总结治疗经验。

【预防】

尽管PCSD治疗方法很多，但目前仍未有一种统一的并且疗效确切的治疗方法。鉴于此，预防CSD的发生显得更为重要。由于子宫切口憩室的患病率仍在不断增高，预防子宫切口缺损需注意以下几点。

（1）严格把握剖宫产手术指征、提高剖宫产手术技巧以减少子宫瘢痕缺陷的发生是解决问题的关键。

（2）把握好剖宫产切口的选择，切口适中，不宜过高或过低，防止上、下缘厚度不均，愈合不良；缝合避免过密，以免局部缺血坏死；松紧适当，过紧影响切口血液循环，过松则易形成血肿。

（3）术前积极治疗阴道炎症，保持孕妇阴道宫颈菌群平衡；进入产程尽量减少阴道检查次数，并且避免延长产程，缩短手术时间；术中尽量清除胎盘、胎膜等组织，防止残留影响切口愈合及降低子宫内膜异位症的发生率；术后积极使用抗生素预防感染。

（4）如二次剖宫产患者既往切口愈合良好，可在原切口上方选择切口；如既往愈合不良，在原切口手术并修补，术中恢复各层组织的解剖结构；术后早期行B超检查，监测子宫复旧情况及切口愈合情况，如有异常及时对症处理，避免病情延误。

（5）加大自然分娩的宣传教育力度，普及正常的分娩知识，积极规范治疗妊娠合并贫血、肥胖、糖尿病等内科疾病，酌情及时处理并改善全身症状，密切观察体温、血象及基础疾病的转归，改善患者预后。

【点评】

尽管目前治疗CSD的方法很多，但CSD到底需不需要治疗？治疗后是否会改善再次妊娠的结局？哪种治疗方法更微创？疗效更肯定？种种疑问由于缺乏多中心大样本的调查尚无结论。

1. 子宫瘢痕缺损能否再次妊娠　导致瘢痕子宫的主要原因是前次剖宫产，其次为妊娠子宫破裂或子宫穿孔后子宫修补术、子宫肌瘤挖出术，特别是子宫肌瘤较大深达子宫内膜时，手术后在子宫肌层留下薄弱点，在再次妊娠时，尤其是在妊娠晚期，子宫容积增大，加上分娩期的子宫羊膜腔内压力的增加，若原子宫的瘢痕处愈合不良，承受不了子宫腔内压力，就可能发生瘢痕裂开自发破裂。瘢痕子宫在再次妊娠的晚期或分娩期易发生子宫破裂或子宫切口裂开，是再次妊娠灾难性的并发症之一。Guise等进行多样本的调查，查阅了568篇论文，得出与选择性重复剖宫产比较，剖宫产后再次妊娠阴道试产过程中子宫破裂的危险增加2.7‰，围生儿死亡增加1.4‰，子宫切除增加3.4‰的结果。

（1）剖宫产瘢痕缺损修补术后有两种结局：①子宫瘢痕正常愈合；②子宫瘢痕愈合缺损。

（2）再次妊娠后有两种状态：①胚胎着床于正常宫腔；②胚胎着床于子宫瘢痕处。

如果胚胎着床于瘢痕处即剖宫产瘢痕妊娠（CSP,详见异位妊娠章节）则应立即终止妊娠，否则将面临产时产后大出血甚至危及产妇生命的风险;如果位于宫腔内则要具体问题具体分析。

2. 判断瘢痕子宫妊娠的风险　瘢痕子宫一旦妊娠,哪些可以继续?哪些需要终止?医患应如何选择,目前没有一定的标准,但通过对剖宫产再次妊娠子宫破裂相关因素等的分析,可有一定的参考价值。剖宫产后再次妊娠子宫破裂的相关因素。

(1)前次剖宫产的指征:与再次妊娠后子宫破裂有一定的相关性,如前次剖宫产的指征是内科并发症、重度妊高征等,则未经过试产而行选择性剖宫产,再次妊娠子宫破裂的发生率较高。

(2)前次剖宫产的术式:与再次妊娠的子宫破裂相关。剖宫产一般分为古典式剖宫产和子宫下段剖宫产。古典式剖宫产,是宫体纵切口,切口与子宫肌纤维的方向不相同,会切断较多的肌纤维,影响切口的愈合,再次妊娠后,若发生子宫破裂,则以完全破裂为多。子宫下段剖宫产又分纵切口和横切口,在子宫下段形成较好时,手术后子宫恢复得好,相对切口也较小;但有时横切口做得比较小,再做倒 T 形切口或切口有向下撕裂的情况下,切口缝合后往往切口交叉处愈合较差,再次妊娠时较易发生切口裂开。据统计,前次古典式剖宫产再次妊娠子宫破裂的发生率为 10.19%,子宫下段横切口剖宫产再次妊娠子宫破裂的发生率为 1.34%。另有资料显示,古典式及 T 字形子宫切口子宫预期破裂率为 4%～9%,子宫下段直切口为 1%～7%,下段横切口为 0.2%～1.5%。

(3)缝合方法:剖宫产术不同的子宫缝合方法可能与剖宫产术后子宫瘢痕的修复有关。Yazicioglu 等分析两种不同的缝合方法,即是否缝合子宫内膜层,发现全层缝合子宫的方法可以显著降低术后子宫瘢痕不完全修复的发生率(OR 2.718;95% CI 1.016～7.268),作者认为子宫缝合方法是影响子宫切口瘢痕修复的决定因素。因此,妇产科医师应严格掌握剖宫产手术指征,注意剖宫产术式特别是子宫切口的选择及处理,改进子宫切口缝合技巧,注意缝合的间距及松紧程度,尽量使切口对合良好,以降低 CSD 的发生率,避免对患者造成不必要的伤害。

(4)前次剖宫产后切口血肿或感染、子宫内膜炎、子宫内膜异位症等,均可造成子宫切口愈合不良,导致再次妊娠子宫破裂发生率增加。

(5)本次妊娠若为巨大胎儿、羊水过多或多胎妊娠,或有造成宫腔内压力不均匀的情况发生,都可能使脆弱的子宫切口瘢痕处发生破裂。

(6)剖宫产次数:随着剖宫产次数的增加,子宫破裂的危险性也相应增加。Millier 对 12 707 例有剖宫产史的孕妇进行试产,1 次或 2 次剖宫产史的子宫破裂率为 0.6%、1.8%。Caughey 比较 375 例 1 次和 134 例 2 次剖宫产史的孕妇子宫破裂情况,2 次剖宫产史的孕妇子宫破裂率比 1 次剖宫产史的孕妇高 5 倍(3.7% vs 0.8%)。

3. 子宫瘢痕对分娩方式影响的判断　妊娠瘢痕子宫破裂早期诊断难度较大,若处理不及时极易导致产妇出现子宫大出血,严重危及母婴生命安全。在产妇孕晚期通过有效的手段测定子宫切口瘢痕厚度,并根据瘢痕厚度采取有效的分娩方式,可降低围术期风险。近年来,随着影像学的不断发展,妊娠瘢痕子宫破裂的诊断率明显提高,产前通过 B 超检查可判断瘢痕愈合情况。产妇在膀胱适度充盈状态下,应用 B 超检查,显示产妇子宫下段前壁的结构,进而判断子宫破裂情况。

根据超声检查可将原剖宫产瘢痕分为:①一级瘢痕:产妇子宫瘢痕愈合良好,子宫前壁下段厚度不小于 3mm,子宫回声连续且均匀;②二级瘢痕:子宫下段厚度<3mm,回声不连续;③三级瘢痕:子宫下段厚度<3mm,且局部出现羊膜囊向膀胱方向隆起。其中二

级瘢痕和三级瘢痕均表示愈合不良。瘢痕组织的原组织结构被破坏,弹性下降,瘢痕变薄后,术后影响产妇子宫收缩,引发产后出血,甚至可出现自发性子宫破裂。

B超诊断妊娠瘢痕子宫破裂的准确率为80%,表明B超可作为预测妊娠瘢痕子宫破裂的重要依据。采用B超检查观察子宫下段瘢痕厚度,并根据检查结果选择适当的分娩方式,避免出现子宫破裂,保证母婴安全。

另有报道,应用阴道超声测量子宫下段的厚薄,对有剖宫产史的孕妇,以子宫下段≥2mm为切口预后良好,<2mm为愈合不良,通过试产或再次剖宫产进行评价,其敏感性和特异性分别为86.7%和100%,阳性预测值为100%,阴性预测值为86.7%。有时超声检查要受羊水或胎头位置影响,故只做1次检查易漏诊,因此应连续多次监测,并需推动胎儿或向宫底加压。

但也有资料显示,子宫瘢痕的厚薄并不能预测妊娠子宫破裂的风险,正常厚薄的瘢痕也有可能子宫破裂,而瘢痕较薄的妊娠子宫也有可能正常分娩。因此,有学者建议不应以子宫瘢痕的厚薄作为预测子宫破裂风险的指标。

4. 判断子宫破裂 子宫破裂一般分为先兆破裂和破裂。有时先兆破裂的时间短暂症状不明显,由于受子宫破裂的原因、破裂的时间、部位、范围,以及胎儿、胎盘和出血量等多种因素影响,早期瘢痕子宫破裂的诊断有时比较困难。但早期诊断出瘢痕子宫破裂,对围生期的母儿预后有重大意义,可直接降低围生儿的死亡率和孕产妇的死亡率,故应予高度重视。在妊娠晚期和试产过程中,子宫瘢痕可在无声无息中自发破裂,子宫瘢痕裂开后如没有宫腔内容物或血液流入腹腔,一般没有症状出现,当较多血液、羊水或胎儿进入腹腔,才会出现典型的子宫破裂症状,因而早期诊断不易,同时也没有比较好的方法进行预测和预防瘢痕子宫的破裂。不过临床

上可根据前次剖宫产的情况、临床症状和辅助检查对有前次剖宫产病史的孕妇加强监测,注意发现子宫瘢痕有无裂开,以便及时采取措施。

(1)临床表现:一般发生在妊娠晚期或产程中,完全破裂后有典型的临床表现,而子宫切口裂开,宫腔内容物没有进入腹腔,往往缺乏临床症状。

①子宫体或下腹部疼痛。子宫瘢痕处有压痛。随着子宫破口的增大和出血的增加,疼痛加重。子宫下段剖宫产切口瘢痕裂开,特别是横切口瘢痕裂开多为不完全性裂开,出血少,由于瘢痕处有腹膜覆盖,因而缺乏明显的症状与体征,为"静息状态"破裂,常在第2次剖宫产时或阴道分娩后常规检查时才会发现。

②子宫收缩停止。原有的阵发性子宫收缩突然停止一段时间,随后出现全腹疼痛,主要是子宫破裂后血液和羊水流入腹腔;全腹有明显的压痛、反跳痛和腹肌强直;胎心音消失,提示胎儿死亡;同时可发现先露回缩;阴道流血,严重时可引起休克。有这些典型症状,子宫破裂就不难诊断。

(2)辅助检查

①B超:能提示子宫下段瘢痕缺陷有破裂可能。B超可检查子宫肌层结构,子宫下段在膀胱适度的充盈下,能清楚地显示子宫下段前壁的三层结构。随着孕周的增加子宫下段逐渐拉长变薄。在28孕周时能检查到子宫瘢痕,检查原横切口较易,而原纵切口不易被查到。子宫切口愈合差的或可能破裂的B超显示为:无宫缩及宫内压力增加的情况下,子宫下段变得菲薄,甚至切口处肌层部分或全部缺损,有液体积聚,在膀胱充盈时,可出现楼梯样的皱折,有一处较薄,峡部两侧不对称;当子宫下段受羊水流动、胎动、宫缩等影响时,羊膜囊迅速向子宫下段缺损的部位膨出,这一声像图表现是先兆子宫破裂的确诊特征;子宫下段厚薄不均匀,肌层失去连续

性是先兆子宫破裂有意义的征兆;但子宫下段均匀变薄,且有明确的肌层,则表明无下段瘢痕缺损。

②胎心率的监测:在子宫完全破裂前,胎儿心率与宫缩有明显的异常改变,与没有子宫破裂的胎心率宫缩图对照分析,可作为早期诊断的指标之一。在第一产程中,胎心监护能发现严重的心动过缓(4%)、心动过速(8%)、变异减少(24%)、宫缩过强(10%)和宫缩消失(22%);在第二产程中异常胎心率监护图形显著增多,变异减少发生率为47.8%,严重的变异减速占26.1%,宫缩过强占22%,宫缩消失占13%,异常的胎心率监护图形是子宫破裂的先兆,因而瘢痕子宫再次妊娠的晚期和试产过程中,应加强对胎儿心率和子宫收缩进行监护,有胎心率异常时需排除子宫瘢痕裂开或破裂。

5. 子宫瘢痕对分娩方式的影响　1916年Cragin曾提出著名的并广泛流行的"一次剖宫产永远剖宫产"的提法,当然,那时产科医师常规使用的是经典的子宫纵切口剖宫产。1978年Nerrill和Gibbs报道San Antonio大学对有剖宫产史的孕妇进行阴道试产(vaginal birth after cesarean section, VBAC),成功率高达83%。一般来说,60%～80%有剖宫产史的孕妇可以阴道试产。与难产相比,第1次剖宫产指征为胎儿窘迫、臀位的孕妇再次妊娠引产成功率高。Hoskins和Gomez分析了1917位有剖宫产史的产妇认为,其宫口开到第1次"难产"行剖宫产的宫口大小以后,引产的成功率高;前次剖宫产前宫口≤5cm者,阴道试产的成功率为67%;宫口开到6～9cm者阴道试产的成功率为73%;如果前次是因第二产程难产而做的剖宫产,再次妊娠阴道试产的成功率下降到13%。

有学者认为,对于符合下述阴道试产条件的产妇可给予阴道试产:①前次剖宫产为下段剖宫产,且术后无感染,经B超显示,子宫下段的延续性良好,瘢痕厚度在2～4mm之间;②本次分娩同上次剖宫产时间超过2年;③胎先露入盆,在试产过程中产程顺利;④不存在上次剖宫产指征,也未出现新剖宫产指征;⑤胎儿存在严重畸形;⑥在试产前应经阴道检查,了解骨盆情况,头盆评分最好不低于7分。

试产过程中应做好手术、抢救准备,且要与患者及其家属充分知情告知。临产后密切观察产妇的产程进展情况,观察产妇子宫下段是否有压痛,子宫是否有病理性缩复环,全产程监测胎心变化情况,若产程进展受阻,应进行剖宫处理,对于入院时宫口已开产妇,临床诊断在短时间内可进行阴道分娩,子宫无破裂先兆,应给予阴道分娩,产后应正常探查宫腔,观察瘢痕情况。

6. 子宫瘢痕妊娠的胎盘问题　瘢痕子宫妊娠后,前置胎盘和胎盘粘连、植入性胎盘的危险增加。一组资料显示,在97 799例孕产妇中,有292例前置胎盘,占总数的0.3%;其中,无剖宫产史的孕产妇前置胎盘发生率为0.26%;纠正年龄和产次的影响之后,前置胎盘的发生率随剖宫产次数的增加呈现直线上升趋势,4次以上剖宫产者的前置胎盘发生率达到10%。无剖宫产史的前置胎盘孕产妇发生胎盘粘连的危险率为5%;有1次剖宫产史的前置胎盘孕产妇发生胎盘粘连的危险率为24%;4次及4次以上剖宫产史者前置胎盘孕产妇发生胎盘粘连的危险率为67%。

有剖宫产史的孕产妇发生前置胎盘和胎盘粘连危险性增加的可能原因是:手术操作增加子宫内膜受损和子宫内膜炎的机会,从而容易发生前置胎盘;而子宫瘢痕组织的薄弱,使底蜕膜形成不良,从而使胎盘组织直接与子宫肌层接触,发生粘连;如果绒毛穿入或穿透子宫肌层,就可能发生胎盘植入或穿透。有剖宫产史的妇女再次妊娠以后,前置或低置的胎盘种植于子宫瘢痕处,称为凶险型前置胎盘。凶险型前置胎盘对产妇的生命威胁极大,故对于有剖宫产史的孕妇在进行 B 超检查时应十分注意胎盘的位置及子宫切口的关系。

7. 剖宫产瘢痕缺损的处理

(1)判断:剖宫产瘢痕缺损修补从本质上讲,是将原有的瘢痕切除,制造出更大的瘢痕。结果是:①切口如期愈合,但仍面临再次妊娠子宫瘢痕破裂的风险,其发生率相当于二次剖宫产术后;②瘢痕愈合更加困难,子宫瘢痕相关的并发症不但没有减少,可能还会加重,这将无疑增加患者躯体和经济上的痛苦。因此,CSD 到底该不该修补?是临床医师需要认真思考的问题。

(2)个体化治疗方案:首先,应明确治疗目的,因人而异地选择个体化治疗方案。

①临床症状明显,如确定是因剖宫产瘢痕缺损导致的子宫不正常出血,通过治疗可明显改善症状,此时可考虑手术(具体方法已如前述)。

②患者没有症状,也无再生育的要求,此时应考虑临床观察而无须治疗。

③患者没有症状,但有生育要求,是否需要治疗应慎重考虑。如果瘢痕菲薄(憩室深度>80%,子宫肌壁厚度或憩室上方子宫肌壁<2.5mm),估计妊娠后自发子宫破裂的风险较大则应进行手术修补;如果瘢痕厚度超过 3mm,瘢痕延续性好则可以在严密观察

下妊娠,但要注意胎盘附着部位,如果位于子宫前壁下段即剖宫产瘢痕妊娠则应立即终止。无论如何,与患者的沟通十分重要!进行子宫瘢痕缺损修补术之前要充分告知手术效果及可能发生的并发症;手术成功后妊娠前要与患者详细讨论再次妊娠的风险;妊娠后要严密观察妊娠动态、胎盘状况及子宫瘢痕的变化,争取早发现早处理,避免发生威胁母婴安全的不良后果。

总之,哪种 CSD 需要治疗?如何判断 CSD 治疗效果?哪种方法治疗 CSD 后成功率高?目前尚无定论。仍需多中心、大样本的循证调查才有可能提出令人信服的证据。

综上所述,随着剖宫产手术数量的不断增加,CSD 导致的妇科后遗症和并发症已成为重要临床问题。尽管经阴道超声可以用于其诊断,但宫腔注水超声检查是更理想的诊断方法,特别是当用于术前评估时。AUB 是 CSD 最常见的症状,以经后点滴出血为典型表现;然而,患者也可能存在疼痛、不孕症或其他更罕见的症状;剖宫产瘢痕异位妊娠、凶险性前置胎盘是 CSD 最严重的并发症。由于 CSD 会增加妇科手术时发生并发症的风险,术前评估非常重要。CSD 是否需要治疗,要具体问题具体分析,应因人而异选择恰当的处置方法。关于 CSD 手术方法经阴道 CSD 修补术更具微创效果,宫腔镜治疗因 CSD 引起的 AUB 效果更佳。

第八节　阴道斜隔

阴道斜隔又称阴道斜隔综合征(oblique vaginal septum syndrom,OVSS),是一种非对称的女性生殖道畸形,较少见。

【主要特点】

1922 年,Purslow 首次报道 1 例阴道斜隔,此后国内外陆续有相关报道。目前国际上尚无统一命名,国内称其为阴道斜隔综合征。从发病机制上看 OVSS 伴有同侧泌尿

系发育异常,常为斜隔侧肾脏缺如。在胚胎发育过程中,中肾管和副中肾管均起源于泌尿生殖嵴,而副中肾管的发育又依赖于中肾管发育,一侧中肾管发育不全时影响副中肾管发育,斜隔可能是副中肾管向下延伸未到泌尿生殖窦形成盲端。因此,任何因素妨碍了中肾管的发育,则同侧副中肾管亦受到影响,从而形成一系列肾脏、输尿管和子宫、阴

道的畸形。

OVSS 临床特征为双子宫、双宫颈,其存在的阴道斜隔表现为两面均覆盖阴道上皮的膜状组织,起源于两侧宫颈之间,斜行附着于一侧阴道壁,遮蔽该侧宫颈,阻挡该侧宫颈的通路,隔的后方与宫颈之间形成"隔后腔"。而且常合并泌尿系统畸形,无一例外地伴有同侧肾脏畸形、缺如或无功能,部分患者有对侧肾脏的代偿性增大。

【分类】

阴道斜隔综合征是指双阴道但一侧阴道完全或不完全闭锁,合并双宫颈、双子宫,多数同时伴有闭锁阴道侧的肾脏缺如。1980年 Rock 和 Jones 将此畸形分为三种类型(图12-8)。

1. Ⅰ型　无孔斜隔,斜行的阴道隔完全闭锁,隔后的阴道、子宫与外界及对侧子宫完全隔离,经血积聚在隔后的阴道及宫腔内。

2. Ⅱ型　有孔斜隔,斜行的阴道隔不完全闭锁,有 1 个以上的开口,隔后的子宫与对侧子宫不相通,经血可通过斜隔上的小孔流出,但引流不畅。

3. Ⅲ型　无孔斜隔合并宫颈瘘管,在两侧宫颈间或隔后腔与对侧宫颈之间有小瘘管,有隔一侧子宫的经血可通过另一侧宫颈排出,引流亦不通畅。

已婚或有性生活的妇女,多为Ⅲ型或Ⅱ型,Ⅰ型斜隔多为年轻或青春期少女,治疗相对困难。

【临床表现】

临床症状有赖于阴道斜隔闭锁的程度。

1. Ⅰ型　多以痛经为主诉,发病年龄较小,而且初潮至发病时间短,Ⅰ型患者初潮至发病时间明显短于Ⅱ型、Ⅲ型患者。而且易被误诊为原发性痛经、阴道壁囊肿、盆腔包块等。

2. Ⅱ型和Ⅲ型　尤其是Ⅱ型,主要以阴道脓性或血性分泌物为主诉,易误诊为青春期功血、阴道炎、盆腔炎、阴道壁囊肿、盆腔包块等。

【辅助检查】

1. 超声检查　是首选方法,但超声检查仍有一定的误诊率。B 超能清晰显示泌尿、生殖器官畸形及因斜隔造成的相应梗阻图像,并且无创,应作为首选的辅助检查方法。B 超图像特征如下。

(1)探及双子宫图像,伴或不伴宫腔积液。

(2)一侧宫颈下方可见无回声区或内见密集均匀的光点。

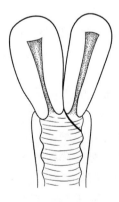 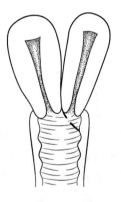 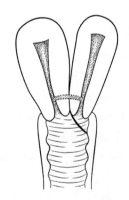

Ⅰ型无孔　　　　　　Ⅱ型阴道斜隔有孔　　　　Ⅲ型双子宫颈峡部交通孔

图 12-8　阴道斜隔分型

(3)阴道斜隔侧肾缺如,对侧肾代偿性增大。

经超声引导行阴道壁囊肿穿刺可穿出脓液或陈旧血。

2. HSG　Ⅰ型单角子宫显影;Ⅱ型经斜隔小孔注入碘油后隔后腔显影;Ⅲ型同侧子宫显影,碘油经宫颈瘘管使对侧子宫和隔后腔显影。由于可能引起逆行感染,故仅用于个别诊断困难的病例。

3. 磁共振成像　亦可诊断 OVSS,但当斜隔后脓肿继发改变较明显时斜隔本身容易被掩盖,并且 MRI 价格昂贵。

4. 宫腔镜检查　可利用宫腔镜结合超声检查对青少年 OVSS 进行确诊。

(1)Ⅰ型:宫腔镜经处女膜孔进阴道后只见一个宫颈;宫腔镜经该宫颈入一侧宫腔,仅见单一输卵管开口;查宫颈及阴道未见与该侧宫腔相通之通道,结合超声检查见左右宫体,宫腔镜进入侧子宫的宫颈旁可见一边界清楚、形态规则的较低回声区,与该侧宫腔无通道,宫腔镜难以进入。

(2)Ⅱ型:对于痛经症状不明显的 OVSS 患者,以阴道分泌物增多及超声发现盆腔包块为主要临床表现。宫腔镜进入阴道后,可见宫颈旁一侧穹窿消失,该侧阴道壁表面可见小孔并有黏液或血液、脓液等流出。切开此处阴道壁后可见"隔后腔"及同侧宫颈。

(3)Ⅲ型:宫腔镜经宫颈进入宫腔后,从宫体向宫颈管缓慢退出镜管时,仔细检查会在宫颈管的侧壁(紧邻患侧子宫颈管处)发现很小的裂隙或数毫米的小孔,如加大膨宫压力裂隙会张开扩大,偶可见有暗红色或陈旧性积血流出,此时Ⅲ型 OVSS 诊断明确。

5. 腹腔镜检查　单纯应用腹腔镜检查仅能发现双子宫,或合并患侧输卵管积血及卵巢子宫内膜异位囊肿等。因此应宫、腹腔镜联合应用诊断及治疗 OVSS。

【诊断】

关键在于对该病的认识。OVSS 患者大多为无性生活的青少年女性,就诊时只能行

肛门指诊,缺少对阴道的直视检查,难以发现其异常,而且斜隔位置的特殊也给临床的诊断和治疗带来了一定的困难。因此,超声、宫腔镜、腹腔镜及 MIR 等对诊断本病有重要的参考价值。

【手术时机】

经阴道斜隔切除术是最理想的手术治疗。OVSS 的手术治疗有三种方式:阴道斜隔切除术、阴道斜隔切除结合宫腹腔镜检查术以及隔后腔子宫切除术。

选择在月经期较好,Ⅰ型患者此时患侧的"隔后腔"张力大,易于定位。Ⅱ型患者可见斜隔表面的小孔有血液流出。Ⅲ型患者经宫腔镜检查可见宫颈管"窦道"处有血液流出。

【麻醉】

采用静脉全麻或硬膜外麻醉。

【手术方法】

1. 经阴道切除斜隔

(1)手术时由囊壁小孔或阴道内包块最突出处穿刺定位,抽出陈旧血或脓液;也可注入生理盐水或亚甲蓝溶液使其膨胀定位。

(2)顺针头纵行切开阴道隔膜达足够长,上至穹窿,下至囊肿最低点,以便引流通畅;或菱形切除多余的隔膜边长 1.5～2.0cm,切除后电凝止血;也可以穿刺针为中心放射状切开隔膜。

(3)将黏膜光滑面外翻间断缝合,以防再粘连。手术的关键是降低斜隔切开部位的再次粘连闭锁。

2. 经宫腔镜切除阴道斜隔

(1)先安放持续导尿管并灌注生理盐水充盈膀胱,以利于超声监护。

(2)将宫腔镜经处女膜孔放入阴道,封闭处女膜孔防止膨宫液外溢,使阴道膨胀,可清楚见到健侧宫颈。腹部 B 超观察阴道与包块的关系,见患侧阴道膨隆。

(3)在宫腔镜直视下及腹部 B 超监护下,将 9 或 12 号穿刺针自处女膜孔内、宫腔镜旁边伸入,穿刺包块,抽出黏稠的经血。

（4）换宫腔电切镜，用针状电极切开阴道斜隔，引流阴道积血，可见到患侧宫颈。再换用环状电极将阴道斜隔切除。

超声监护　B 超监护时借助膀胱与宫腔内灌流介质在超声影像图上形成的双相透声，观察子宫腔的形态改变，引导手术操作。超声可清晰监测手术器械在宫腔的位置、器械与子宫壁的关系、器械距子宫浆膜层的距离，提示手术者切开的深度。

3. 经腹腔镜处理　Ⅰ型阴道斜隔引起的盆腔输卵管积血及卵巢子宫内膜异位囊肿。可经腹腔镜予以处理。

4. 患侧子宫切除术　原则上不主张。主要原因如下。

（1）手术创伤大，较阴道斜隔切除术复杂，手术时间长、出血多、恢复慢。

（2）保留积血侧隔后腔子宫可提高受孕能力，隔后腔子宫术后同样具有妊娠功能。

（3）即使将隔后腔子宫切除，如手术不彻底，也不能避免再次手术。隔后腔子宫切除手术的要点是不仅仅切除子宫，还需将隔后腔的表面上皮用电凝破坏，并用可吸收线逐层缝合关闭隔后腔。

【术后处理】

1. 术后用碘仿纱条填塞隔后腔及切口，既可压迫止血，又可预防切口回缩粘连，48～72h 后取出。

2. 术后 1、3、6 和 12 个月月经来潮干净后复查。注意症状有无复发，阴道或下腹部有无包块形成。超声检查双宫体大小及形态，有无宫腔积血征象等。

综上所述，对于 OVSS 的诊断，宫腔镜结合超声检查较单一方法或 MRI 更具有诊断优势，诊断率达 100%。因此宫腔镜结合超声动态扫描应为 OVSS 确诊的首选方法。OVSS 患者一经确诊，即应手术治疗。手术是解除经血梗阻的唯一手段，阴道斜隔大部或完整切除是唯一的手术方式。而预防术后斜隔再封闭也是非常重要的环节。

（关　铮　胡小美）

参 考 文 献

曹泽毅.1999.中华妇产科学.北京:人民卫生出版社，1307.

陈芳,隋龙.2014.干细胞在宫腔粘连治疗中的研究进展.国际妇产科学杂志,41(6):632-635.

何双,顾向应.2013.剖宫产瘢痕妊娠的发病率及发病原因分析.中国计划生育和妇产科杂志,5(4):21-23.

李亚里,李祖萍,关铮.2005.阴道斜隔综合征临床诊治进展.解放军医学杂志,(10):10.

林金芳,冯缵冲,丁爱华.2001.实用妇科内镜学.上海:复旦大学出版社,390.

马菁苒,朱兰.2014.先天性子宫畸形患病率的研究进展.中国计划生育和妇产科,6(8):20-23.

石琦 王渠源.2014.剖宫产子宫切口憩室的临床现状及进展.中国妇幼保健,29:3530-3532.

王德智,罗焕颖,张丹.2001.中国妇产科专家经验文集②沈阳:辽宁科学技术出版社,652.

王瑾晖,朱兰,郎景和,等.2005.阴道斜隔综合征临床分析.现代妇产科进展,14(5):409-410.

王明凯,王蔼明.2014.宫腔粘连的诊断及分类.生殖医学杂志,23(4):334-338.

杨洪芬.2014.子宫切口憩室诊治进展.首都医药,22:19-21.

袁秀英,孙晓岩,刘小媚,等.2015.剖宫产瘢痕缺损的危险因素调查.国际医药卫生导报,21(6):751-753.

张茜,刘影.2014.子宫畸形的分型及比较影像学.中国 CT 和 MRI 杂志,12(1):108-111.

张冉,段华.2012.羊膜移植在预防宫腔粘连中的应用.中华妇产科杂志,47(6):470-472.

中华医学会妇产科学分会.2015.关于女性生殖器官畸形统一命名和定义的中国专家共识.中华妇产

科杂志,50(9):648-651.

American Association of Genecologic Laparoscopists. 2012. AAGL practice report: practice guidelines for the diagnosis and management of endometrial polyps.J Minim Invasive Gynecol,19(1):3-10.

Antunes A Jr,Andrade LA,Pinto GA,et al.2012.Is the immunohistochemical expression of proliferation(Ki-67) and apoptosis(Bcl-2)markers and cyclooxigenase-2(COX-2) related to carcinogenesis in postmenopausal endometrial polyps? Anal Quant Cytol Histol,34(5):264-272.

Api M,Boza A,Gorgen H,et al.2015.Should cesarean scar defect be treated laparoscopically? A case report and review of the literature.J Minim Invasive Gynecol,26:501-504.

Bakas P,Gregoriou O,Hassiakos D,et al.2012.Hysteroscopic resection of uterine septum and reproductive outcome in women with unexplained infertility.Gynecol Obstet Invest,73(4):321-325.

Belinda CL,Scapinelli A,Depes D,et al.2010.Findings in patients with postmenstrual spotting with prior cesarean section.J Minim Invasive Gynecol,17:361-364.

Bosteels J,Kasius J,Weyers S,et al.2013.Treating suspected uterine cavity abnormalities by hysteroscopy to improve reproductive outcome in women with unexplained infertility or prior to IUI,IVF, or ICSI.Gynecol Surg,10(3):165-167.

Bougie O,Acharya V,Haebe J,et al.2014.Endometrial ossification causing secondary infertility. J Obstet Gynaecol Can,36(6):473-474.

Boutin A,Jastrow N,Roberge S,et al.2012.Reliability of 3-dimensional transvaginal sonographic measurement of lower uterine segment thickness.J Ultrasound Med,31(6):933-939.

Bulun SE,Zeitoun KM,Takayama K,et al.2000.Molecular basis for treating endometriosis with aromatase inhibitors.Hum Reprod Update,6(5):413-418.

Cayuela E,Perez-Medina T,Vilanova J,et al.2009. True osseous metaplasia of the endometrium:the bone is not from a fetus.Fertil Steril,91(4):1293-

1294.

Chan Y,Jayaprakasan K,Zamora J,et al.2011.The prevalence of congenital uterine anomalies in unselected and high-risk populations:a systematic review.Hum Reprod Update,17(6):761-771.

Chang Y,Tsai E.M,Long C.Y,et al.2009.Resectoscopic treatment combined with sonohysterographic evaluation of women with postmenstrual bleeding as a result of previous cesarean delivery scar defects.Am J Obstet Gynecol,200:370.

Contreras KR,Rothenberg JM,Kominiarek MA,et al. 2008. Hand-assisted laparoscopic management of a midtrimester rudimentary horn pregnancy with placenta increta:a case report and literature review.J Minim Invasive Gynecol,15(5):644-648.

Dahlke J D,Mendez FH,Rouse D J,et al.2013.Evidence-based surgery for cesarean delivery:an updated systematic review. Am J Obstet Gynecol, 209:294-306.

de Carvalho S,Campaner AB,Lima SM,et al.2011. Differential expression of estrogen and progesterone receptors in endometrial polyps and adjacent endometrium in postmenopausal women. Anal Quant Cytol Histol,33(2):61-67.

Demers S,Roberge S,Bujold E. 2013. Laparoscopic repair of post-cesarean uterine scar defect.J Minim Invasive Gynecol,20:537.

El-Toukhy T,Sunkara S,Khalaf Y.2012.Local endometrial injury and IVF outcome:a systematic review and meta—analysis.Reprod Biomed Online, 25(4):345-354.

Erdemoglu E,Güney M,Karahan N,et al.2008.Expression of cyclooxygenase-2,matrix metalloproteinase-2 and matrix metalloproteinase-9 in premenopausal and postmenopausal endometrial polyps.Maturitas,59(3):268-274.

Fabres C,Arriagada P,Fernández C,et al.2005.Surgical treatment and follow-up of women with intermenstrual bleeding due to cesarean section scar defect.J Minim Invasive Gynecol,12:25-28.

Fedele L,Motta F,Frontino G,et al.2013.Double uterus with obstructed hemivagina and ipsilateral renal agenesis:pelvic anatomic variants in 87 cases. Hum Reprod,28(6):1580-1583.

Ferrazzi E,Zupi E,Leone FP,et al. 2009. How often are endometrial polyps malignant in asymptomatic postmenopausal women? A multicenter study. Am J Obstet Gynecol,200(3):235.e1-6.

Florio P,Filippeschi M,Moncini I,et al. 2012. Hysteroscopic treatment of the cesarean-induced isthmocele in restoring infertility. Curr Opin Obstet Gynecol,24(3):180-186.

Florio P,Filippeschi M,Moncini I,et al. 2012. Hysteroscopic treatment of the cesarean-induced isthmocele in restoring infertility. Curr Opin Obstet Gynecol,24(3):180-186.

Florio P,Filippeschi M,Moncini I,et al. 2012. Hysteroscopic treatment of the cesarean-induced isthmocele in restoring infertility. Curr Opin Obstet Gynecol,24:180-186.

Gargett CE,Healy DL. 2011. Generating receptive endometrium in Asherman's syndrome. J HumReprod Sci,4(1):49-52.

Gargett CE,Masuda H. 2010. Adult stem cells in the endometrium. Mol Hum Reprod,16(11):818-834.

Gargett CE,Ye L. 2012. Endometrial reconstruction from stem cells. Fertil Steril,98(1):11-20.

Grimbizis GF,Gordts S,Di Spiezio Sardo A,et al. 2013. The ESHRE/ESGE consensus on the classification of female genital tract congenital anomalies. Hum Reprod,28(8):2032-2044.

Gubbini G,Centini G,Nascetti D,et al. 2011. Surgical hysteroscopic treatment of cesarean-induced isthmocele in restoring fertility: prospective study. J Minim Invasive Gynecol,18:234-237.

Gul A,Ugur M,Iskender C,et al. 2010. Immunohistochemical expression of estrogen and progesterone receptors in endometrial polyps and its relationship to clinical parameters. Arch Gynaecol Obstet,281(3):479-483.

Gungor UF,Bastu E,Gulsen G,et al. 2014. OHVIRA syndrome presenting with acute abdomen: a case report and review of the literature. Clin Imaging,38(3):357-359.

Hu J,Yuan R. 2011. The expression levels of stem cell markers importin13,c-kit,CD146,and telom-

erase are decreased in endometrial polyps. Med Sci Monit,17(8):221-227.

Huanxiao Z,Shuqin C,Hongye J, et al. 2015. Transvaginal hysterotomy for cesarean scar pregnancy in 40 consecutive cases. Gynecol Surg,12(1):45-51.

Jaslow CR,Kutteh WH. 2013. Effect of prior birth and miscarriage frequency on the prevalence of acquired and congenital uterine anomalies in women with recurrent miscarriage: a cross-sectional study. Fertil Steril,99(7):1916-1922.

Johary J,Xue M,Zhu X,et al. 2014. Eficacy of estrogentherapy in patients with intrauterine adhesions: systematic review. J Minim Invasive Gynecol,21(1):44-54.

Kadan Y, Romano S. 2008. Rudimentary horn pregnancy diagnosed by ultrasound and treated by laparoscopy--a case report and review of the literature. J Minim Invasive Gynecol,15(5):527-530.

Kim T,Ahn KH,Choi DS,et al. 2012. A randomized, multicenter,clinical trial to assess the eficacy and safety of alginate carboxym ethyleellulose hyaluronic acid compared to carboxymethylcellulose hyaluronic acid to prevent postoperative intrauterine adhesion. J Minim Invasive Gynecol,19(6):731-736.

Kouakou F,Loué V,Kouamé A,et al. 2012. Endometrial osseous metaplasia and infertility: a case report. Clin Exp Obstet Gynecol,39(4):559-561.

Li C,Guo Y,Liu Y, et al. 2014. Hysteroscopic and laparoscopic management of uterine defects on previous cesarean delivery scars. J Perinat Med,42(3):363-370.

Lieng M,Istre O,Sandvik L,et al. 2009. Prevalence,1-Year Regression Rate,and Clinical Significance of asymptomatic endometrial Polyps: Cross-sectional Study. J Minim Invasive Gynecol,16(4):465-471.

Lloyd J,Marcus S. 2012. Severe endometrial ossification with subsequent conception and placenta accreta: a case report. Am J Obstet Gynecol,207(3):7-8.

Ludwin A,Ludwin I,Kudla M,et al. 2015. Reliability

of the European Society of Human Reproduction and Embryology/European Society for Gynaecological Endoscopy and American Society for Reproductive Medicine classification systems for congenital uterine anomalies detected using three-dimensional ultrasonography.Fertil Steril,101(2): 786-824.

Ludwin A,Ludwin I,Pityński K,et al.2014.Role of morphologic characteristics of the uterine septum in the prediction and prevention of abnormal healing outcomes after hysteroscopic metroplasty. Hum Reprod,29(7):1420-1431.

Ludwin A, Ludwin I.2015.Comparison of the ESHRE-ESGE and ASRM classifications of Müllerian duct anomalies in everyday practice. Hum Reprod,30(3):569-580.

Luo L,Niu G,Wang Q,et al.2012.Vaginal repair of cesarean section scar diverticula.J Minim Invasive Gynecol,19(4):454-458.

Maia H Jr,Maltez A,Studard E,et al.2005.Effect of the menstrual cycle and oral contraceptives on cyclooxygenase-2 expression in the endometrium. Gynecol Endocrinol,21(1):57-61.

Maia H Jr, Pimentel K, Silva TM, et al.2006.Aromatase and cyclooxygenase-2 expression in endometrial polyps during the menstrual cycle.Gynecol Endocrinol,22(4):219-224.

March CM.2011.Management of Asherman s syndrome.Reprod Biomed Online,23(1):63-76.

Marotta M L,Donnez J,Squifflet J,et al.2013.Laparoscopic repair of post-cesarean section uterine scar defects diagnosed in nonpregnant women.J Minim Invasive Gynecol,20:386-391.

Masuda H,Anwar SS,Bfihring HJ,et al.2012.A novel marker of human endometrial mesenchymal stem-like cells. Cell Transplant, 21(10): 2201-2214.

Mazzon I,Grasso M,Favilli A,et al.2013.Hysteroscopic aspects of endometrial ossification.J Minim Invasive Gynecol,20(4):408-409.

McGurgan P,Taylor LJ,Duffy SR,et al.2006.Are endometrial polyps from pre-menopausal women similar to post-menopausal women? An immuno-histochemical comparison of endometrial polyps from pre-and post-menopausal women.Maturitas, 54(3):277-284.

Nagori CB,Panehal SY,Patel H.2011.Endometrial regeneration using autologous adult stem cells followed by conception by in vitro fertilization in a patient of severe Asherman s syndrome.J Hum Reprod Sci,4(1):43-48.

Nogueira AA,Sant'Ana de Almeida EC,Poli Neto OB,et al.2006.Immunohistochemical expression of p63 in endometrial polyps:evidence that a basal cell immunophenotype is maintained.Menopause, 13(5):826-830.

Ogbonmwan SE,Cher G.2011.Endometrial ossification in postmenopausal women.J Obstet Gynaecol,31(8):774-776.

Osser OV,Jokubkiene L,Valentin L.2010.Cesarean section scar defects:agreement between transvaginal sonographic findings with and without saline contrast enhancement. Ultrasound Obstet Gynecol,35(1):75-83.

P.Klemm,C.Koehler,M.Mangler,et al.2005.Laparoscopic and vaginal repair of uterine scar dehiscence following cesarean section as detected by ultrasound.J Perinat Med,33:324-331.

Parker WH,Einarsson J,Istre O,et al.2010. Risk factors for uterine rupture after laparoscopic myomectomy.J Minim Invasive Gynecol,17:551-554.

Peng X,Li T,Xia E,et al.2009.A comparison of oestrogen receptor and progesterone receptor expression in endometrial polyps and endometrium of premenopausal women.Int J Obstet Gynaecol,29 (4):340-346.

Pereira N,Anderson SH,Verrecchio ES,et al.2014. Hemivaginal septum resection in a patient with a rare variant of Herlyn-Werner-Wunderlich syndrome.J Minim Invasive Gynecol, 21(6):1113-1117.

Pereira N,Anderson SH,Verrecchio ES,et al.2014. Hemivaginal septum resection in a patient with a rare variant of Herlyn-Werner-Wunderlich syndrome.J Minim Invasive Gynecol, 21(6):1113-1117.

Perino A，Calagna G，Fiorella G，et al.2014.Long and fluctuating bone fragments in uterine isthmus：a curious feature of true osseous metaplasia.J Obstet Gynaecol Res，40(6)：1819-22.

Roach MK，Thomassee MS.2015.An incidental finding of endometrial osseous metaplasia during office hysteroscopy.Am J Obstet Gynecol，212(3)：402.

Roy KK，Baruah J，Sharma JB，et al.2010.Reproductive outcome following hysteroscopic adhesiolysis in patients with infertility due to Ashermang syndrome.Arch Gynecol Obstet，281(2)：355-361.

Salim S，Won H，Nesbitt-Hawes E，et al.2011.Diagnosis and management of endometrial polyps：a critical review of the literature.J Minim Invasive Gynecol，18(5)：569-581.

Shahrokh TE，Ghaffari F，Jahangiri N，et al.2013.Reproductive outcome following hysteroscopic monopolar metroplasty：An analysis of 203 cases.Int J Fertil Steril，7(3)：175-180.

Siedhoff MT，Schiff LD，Moulder JK，et al.2015.Robotic-assisted laparoscopic removal of cesarean scar ectopic and hysterotomy revision.Am J Obstet Gynecol，212(5)：681-684.

Singh P，Gupta R，Das B，et al.2015.A systematic approach to the magnetic resonance imaging-based differential diagnosis of congenital Müllerian duct anomalies and their mimics.Abdom Imaging，40(1)：192-206.

Smit JG，Kasius JC，Eijkemans MJ，et al.2013.The international agreement study on the diagnosis of the septate uterus at office hysteroscopy in infertile patients.Fertil Steril，99：2108-2113.

Smith D，Stringer E，Vladutiu C J，et al.2015.Risk of uterine rupture among women attempting vaginal birth after cesarean with an unknown uterine scar.Am J Obstet Gynecol，213：80-85.

Soo P.2007.Prevalence of uterine synechia after abortion evacuation curettage.Med J，125：261-264.

Spong CY，Queenan JT.2011.Uterine scar assessment：how should it be done before trial of labor after cesarean delivery? Obstet Gynecol，117：521-522.

Taylor LJ，Jackson TI，Reid JG，et al.2003.The differential expression of oestrogen receptors，progesterone receptors，Bcl-2 and Ki67 in endometrial polyps.BJOG，110(9)：794-798.

Tokyol C，Aktepe F，Dilek FH，et al.2009.Expression of cyclooxygenase-2 and matrix metalloproteinase-2 in adenomyosis and endometrial polyps and its correlation with angiogenesis.Int J Gynaecol Pathol，28(2)：148-156.

Tower AM，Frishman GN.2013.Cesarean scar defects：an underrecognized cause of abnormal uterine bleeding and other gynecologic complications.J Minim Invasive Gynecol，20(5)：562-572.

Tower AM，Frishman GN.2013.Cesarean scar defects：an underrecognized cause of abnormal uterine bleeding and other gynecologic complications.J Minim Invasive Gynecol，20：562-572.

Tu CH，Yang XL，Qinx Y，et al.2013.Management ofintrauterine adhesions：a novel intrauterine device.Med Hypotheses，81(3)：394-396.

Vikhareva OO，Valentin L.2011.Clinical importance of appearance of cesarean hysterotomy scar at transvaginal ultrasonography in nonpregnant women.Obstet Gynecol，117：525-532.

Wang CB，Chiu WW，Lee CY，et al.2009.Cesarean scar defect：correlation between cesarean section number，defect size，clinical symptoms and uterine position.Ultrasound Obstet Gynecol，34：85-89.

Wang CJ，Huang HJ，Chao A，et al.2011.Challenges in the transvaginal management of abnormal uterine bleeding secondary to cesarean section scar defect.Eur J Obstet Gynecol Reprod Biol，154：218-222.

Wang Z，Le A，Shan L，et al.2012.Assessment of transvaginal hysterotomy combined with medication for cesarean scar ectopic pregnancy.J Minim Invasive Gynecol，19(5)：639-642.

Xu B，Xue M，Xu D.2015.Hysteroscopic management of an oblique vaginal septum in a virgin girl with a rare variant of Herlyn-Werner-Wunderlich syndrome.J Minim Invasive Gynecol，22(1)：7.

Xuebing P，TinChiu L，Enlan X，et al.2011.Is endometrial polyp formation associated with increased expression of vascular endothelial growth factor and transforming growth factor-betal?.Eur J Obstet Gynecol Reprod Biol,159(1):198-203.

Yalcinkaya TM,Akar ME,Kammire LD,et al.2011. Robotic-assisted laparoscopic repair of symptomatic cesarean scar defect:a report of two cases.J Reprod Med,56:265-270.

Yarandi F,Izadi-Mood N,Eftekhar Z,et al.2010.Diagnostic accuracy of dilatation and curettage for abnormal uterine bleeding.J Obstet Gynaecol Res, 36(5):1049-1052.

Zitao Liu,Kuokkanen S,Pal L.2010.Steroid hormone receptor profile of premenopausal endometrial polyps.Reprod Sci,17(4):377-383.

第13章 宫颈疾病

第一节 概　　述

一、名词术语的变迁

随着对宫颈鳞状上皮病变研究的不断深入，一些有关宫颈病变的诊断名词也在不断地更新，比如"宫颈糜烂""宫颈原位癌"等诊断名词在逐渐淡出人们的视线，而宫颈上皮高度瘤样病变和低度病变等正逐渐被人们理解采纳。

1. 宫颈糜烂　长期以来人们认为宫颈"糜烂"是导致宫颈癌的高危因素，应给予积极治疗。在过去的医学教科书上有宫颈糜烂的所谓分度诊断，称为轻度、中度和重度，认为范围的大小是炎症程度的轻重，面积<1/3是轻度，1/3～2/3是中度，超过2/3是重度。而现代的观点认为，年轻女性受卵巢雌激素影响宫颈柱状上皮外移，在宫颈阴道部形成肉眼下所谓的"糜烂"，其本质是一种正常的生理现象，而并非真正的病变。国际上早就废弃了"宫颈糜烂"一词，改称为宫颈柱状上皮异位。2008年，全国医学统编教材第7版《妇产科学》也取消了"宫颈糜烂"的病名，以"宫颈柱状上皮异位"生理现象取代。由于宫颈管柱状上皮抵抗力低，病原体容易侵入发生炎症，当柱状上皮损伤后，由子宫颈管黏膜的柱状上皮增生，并向子宫阴道部鳞状上皮的缺损处延伸，覆盖创面，取代了原鳞状上皮缺损的区域。由于柱状上皮较薄，黏膜下方充血的毛细血管明显易见，所以肉眼见宫颈外口病变黏膜呈鲜红色糜烂样区。

由于宫颈柱状上皮异位属正常生理现象，如无临床症状无须进行人为干预。但目前在一些基层医院仍对所谓的宫颈糜烂进行各种物理治疗，此举应当予以限制。当然，有些宫颈炎或宫颈瘤样病变也可能表现为糜烂状态，此时需要通过各种检查手段予以甄别。对于有症状的宫颈炎等还需要进行必要的治疗，具体方法详见第二节。

2. 宫颈原位癌　1886年，John Williams指出在宫颈浸润癌旁存在非浸润性病变；1900年，Cullen认识到这种上皮内病变组织学上与浸润癌相似；20世纪30年代，Schottlander和Kermauner第1次引入了"原位癌"的概念。

3. 不典型增生（dysplasia）和原位癌　1956年，Reagan引入了"不典型增生"的概念，用以描述在宫颈病变普查中发现的介于正常鳞状上皮和原位癌之间的病变，同时，将不典型增生分为：轻度、中度、重度，认为轻、中、重度不典型增生到原位癌，病变是一个连续的过程。当时认为，区分重度不典型增生和原位癌非常重要，因为人们普遍认为两者是不同性质的病变：重度不典型增生是可以恢复的，原位癌则不能。在多数医院，对诊断不典型增生的患者不做处理，仅随访或根据其他临床资料采取治疗措施，而诊断原位癌者则通常需切除子宫，与如今的治疗方案不同。

4. 宫颈上皮内瘤变（cervical intraepithelial neoplasia，CIN）　是 20 世纪 70 年代和 80 年代被广泛使用的病理诊断。20 世纪 60 年代的研究发现，不典型增生和原位癌病变的细胞在生物学性质上并无差别，均为单克隆性增生，存在细胞核 DNA 的异倍体，因此 Richart 引入了 CIN 的概念。CIN 仍将宫颈鳞状上皮病变分为三级，CIN Ⅰ 和 Ⅱ 分别对应原来的轻度和中度不典型增生，CIN Ⅲ 则包括重度不典型增生和原位癌。CIN 分级认为，从 CIN Ⅰ 到 Ⅲ 是病因学和生物学性质相同、程度不同的一类病变，它解决了区分重度不典型增生和原位癌重复性不好的问题，认为凡是诊断为 CIN 者，均有发展为癌的风险，尽管有个体差异。而恰当的治疗则能阻止癌的发生。

5. 低度鳞状上皮内病变（low-grade squamous intraepithelial lesion，LSIL）和高度鳞状上皮内病变（high-grade squamous intraepithelial lesion，HSIL）　已经公认，宫颈鳞状上皮内瘤变（CIN）是宫颈鳞状上皮癌前病变，通常采用三级命名法（CIN1、2、3），其中 CIN2 的诊断可重复性最差，代表诊断一致性的 Kappa 值仅为 0.2。2012 年美国病理学会及美国阴道镜和宫颈病理协会推荐采用二级命名法：低度鳞状上皮内瘤变（LSIL）和高度鳞状上皮内瘤变（HSIL）取代既往的三级命名法，可提高诊断的一致性。有疑问的病例，推荐采用 p16 免疫组化染色进行鉴别诊断，可以提高诊断的准确性和可重复性。WHO2014 年第 4 版女性生殖器官肿瘤分类也采用二级命名法，认为 p16 对于宫颈高级别病变的诊断很有帮助。荟萃分析显示，三级命名法的诊断一致性 Kappa 值为 0.12~0.58，二级命名法为 0.30~0.71。二级命名中，LSIL 包含 CIN Ⅰ 和 CIN Ⅱ/p16 阴性，HSIL 包含 CIN3 和 CIN2/p16 阳性。P16 是细胞周期调节蛋白，高危型人乳头瘤

病毒的持续性感染，可导致肿瘤性 E6、E7 蛋白过度表达，进而使 p16 过度表达。p16 弥漫染色是由 E7 蛋白引起的 pRB 蛋白-E2F 调控机制失衡所致的免疫组织化学表现。此外，Ki-67 可反映细胞增殖活性，文献报道其阳性表达尽管与宫颈病变程度有关，但略差于 p16，在没有 p16 染色时，可以参考 Ki-67 染色结果进行判读。总之，p16 蛋白联合 Ki-67 可以很好地区分低级别和高级别宫颈病变，但其有赖于免疫组化判读标准的严格执行，p16 和 Ki-67 的应用为组织形态学诊断提供了分子生物学指标，有助于诊断的客观性、不同医师和医疗机构之间的一致性和可重复性。

近 20 年来大量的研究揭示宫颈癌及癌前病变与 HPV 感染有关，进一步的研究发现 CIN 并非是程度不同的连续的单一病变，而可以分为两类临床病理过程有明显差异的病变：低度病变和高度病变。目前认为，LSIL 包括多种 HPV 感染引起的扁平和隆起性湿疣改变、移行带处乳头状不成熟化生型（papillary immature metaplasia，PIM），以及单纯的 HPV 感染；HISL 则包括原来的 CIN Ⅱ 及 CIN Ⅲ。其中低度病变中扁平湿疣病变可由大约 40 多种不同型的 HPV 感染引起，尖锐湿疣通常由 6,11 型 HPV 感染引起，低度病变中 HPV 病毒处复制阶段；而高度病变则常伴有限的几种所谓的高危型 HPV（18,16,31,45,56 等型）感染。低度病变代表各种不同质的病变，其感染的 HPV 亚型、克隆性、DNA 倍体性均不同，大多可自然消退，很少继续进展。而高度病变则代表同质性病变，不易自发消退，更易发展为浸润癌。两者在临床治疗方案上是显著不同的。LSIL 和 HSIL 的区分同时与宫颈细胞学的 TBS 系统有很好的对应性，从此细胞病理学家、组织病理学家和妇科临床医师有了共同交流的语言，而且通过细胞学筛查、阴道镜检查和组织学诊断，加上 HPV DNA 检

测,临床医师可以根据病变性质决定不同的治疗方案。

二、子宫颈主要特征

1. 解剖学特征 子宫颈位于子宫下端,成人宫颈长度约占子宫长度的 1/3,突向阴道腔内的部分为子宫颈阴道部,阴道部以上的宫颈位于盆腔,为阴道上部,其上接宫体,两者相接处为宫颈内口,称为解剖学内口,为宫颈最狭窄的部分,子宫峡部内膜与宫颈黏膜交界处称为宫颈的组织学内口,宫颈阴道部下端开口为宫颈外口,组织学内口与外口之间为宫颈管(cervical canal),为纺锤形,长 2.5~3cm,直径约为 2.5cm,宫颈管连接宫腔与阴道。

2. 组织学特征 子宫颈阴道部为复层鳞状上皮覆盖,宫颈管内膜为单层柱状上皮覆盖,颈管下端柱状上皮与阴道部鳞状上皮在宫颈外口处相接,称为原始鳞柱状交接部(squamo columnar junction,SCJ),伴随雌激素水平的减少或增多而发生上下位置的变化。绝经后妇女鳞柱状交界处向颈管内移动,宫颈阴道部完全被复层鳞状上皮覆盖,妇检时表面光滑。妊娠期妇女鳞柱状交界处向外移动,妇检时呈现所谓的"糜烂"状态。这种随体内激素水平变化而移位的鳞柱状交界部,称为生理性鳞柱状交界部。在原始鳞柱状交界部和生理性交接部间所形成的区域称为移形带区或转化区(transformation zone)。宫颈间质部主要由纤维组织和少量平滑肌组成,宫颈阴道部的间质内无腺体存在。

三、宫颈鳞状上皮病变

【组织学特征】

1. LSIL 包括 CIN Ⅰ 和 PIM。CIN Ⅰ 包括扁平和外生性湿疣,其主要特点为在表层或中层可见到凹空细胞,凹空细胞核有一定的异型性、扭曲、皱褶,核膜不规则,可见双核或多核,核周围有空晕,空晕周边僵硬,呈

"铁丝网"状;在鳞状上皮的基底部,细胞核异型性轻微,甚至没有异型性(单纯的 HPV 感染也归入 LSIL),核分裂少见,不见病理性核分裂。PIM 比较少见,其病因学可能是在腺上皮鳞化时伴 6、11 型 HPV 感染,常伴有典型的湿疣病变,从鳞状上皮延伸到柱状上皮区,可见凹空细胞,PIM 细胞的异型性比 HSIL 者小,此病变属于 LSIL,需与 HSIL、鳞癌和反应性改变鉴别。有一种容易与 PIM 混淆的不成熟化生型 HSIL,主要鉴别点是核大小不等,有多形性,常在上层可见核分裂,且一般非乳头状生长。

2. HSIL 包括 CIN Ⅱ 和 CIN Ⅲ。组织学特点是全层细胞均有异型性,其中表层可见凹空细胞者为 CIN Ⅱ,无明确凹空细胞者为 CIN Ⅲ;凹空细胞比 LSIL 空晕小,但核更大,更具异型性;基底层细胞更异型,可见瘤巨细胞、核分裂增多以及出现病理性核分裂象。LSIL 和 HSIL 共存,有时可见到两者共存,可能源自不同型的 HPV 感染;宫颈细胞学检查的 LSIL 中,有 10%~20% 通过活检证实为 HSIL。

【临床表现】

病变总是发生在鳞柱交界区(移行带),因此切片中如未看到移行带,需要向临床提示。LSIL 大多数消退,仅少数继续进展,而 HSIL 往往伴有高危型 HPV 感染,更容易发展为癌;由 SIL 发展为癌的时间长达数年至 20 年;尽管区分 LSIL 和 HSIL 非常重要,但组织形态学上,两者是连续的病变,并没有一个截然的分界线,总有个别病例处于交界的位置上,从而让诊断者难以下决心。

【处理原则】

2013 年,美国阴道镜检查和宫颈病理学会(American Society for Colposcopy and Cervical Pathology,ASCCP)公布了《2012 年宫颈癌筛查和癌前病变全球共识指南》。该指南的制定是基于美国最佳的宫颈癌筛查系统而确定的。对妇科临床医师和妇科细胞学

病理医师具有重要的临床指导意义。

1. LSIL 的管理 LSIL 的自然进展与 HPV 阳性 ASCUS 者相似,因此两者处理相似。LSIL 与 HPV 感染密切相关,HPV 阳性约占 77%。年龄≥30 岁已接受联合筛查结果为 HPV 阴性的 LSIL 者,其 5 年内发生≥CIN Ⅲ 的风险与仅 ASCUS 者相似(2.0% vs. 2.6%)。因此 HPV 阴性的 LSIL 者可不直接行阴道镜检查。细胞学 LSIL、HPV 未检测或 HPV 阳性者,推荐采用阴道镜检查。细胞学 LSIL、HPV 阴性者,最好采用 1 年后复查,也可采用阴道镜检查。若 1 年后联合检查细胞学 ASCUS 或 HPV 阳性,推荐采用阴道镜检查。若 1 年后联合检查均阴性,推荐采用 3 年后重复联合检查。若 3 年后联合检查均阴性,推荐回归常规筛查。21－24 岁 LSIL 者发生 CINⅢ 及以上病变的风险较年龄大者低(21－24 岁者 4.0%,25－29 岁者 5.0%,30－64 岁者 5.2%),因此 21－24 岁 LSIL 者无论是否妊娠都不推荐直接行阴道镜检查,推荐采用间隔 12 个月后细胞学随访。12 个月后细胞学随访结果为 ASC-H 或≥HSIL、24 个月后细胞学随访结果为≥ASCUS,推荐采用阴道镜检查。若连续 2 次结果正常,推荐回归常规筛查。初始阴道镜检查中,对细胞学、组织学或阴道镜下怀疑≥CINⅡ 的妊娠者,推荐采用分娩后随访。绝经后女性,可采用 HPV 检测、第 6 个月和第 12 个月重复细胞学检查或阴道镜检查。若 HPV 阴性或阴道镜下未发现 CIN,推荐采用 12 个月后重复细胞学检测。若 HPV 阳性或重复细胞学检测≥ASCUS,推荐采用阴道镜检查。连续 2 次细胞学结果正常,推荐回归常规筛查。

2. HSIL 的管理 60% 的细胞学 HSIL 者阴道镜检查下活检可发现 CINⅡ 及以上病变。研究发现 30 岁以上 HSIL 者 5 年内进展为 CINⅢ 及以上的风险高达 50%,而进展为癌的风险为 7%。HPV 阴性的 HSIL 者 5 年内发生 CINⅢ 及以上病变的风险高达 29%,其中 7% 进展为癌,因此 HSIL 者同样不适用 HPV 进行分流。细胞学 HSIL 者,除外特殊人群,可采用立即环形电切或阴道镜检查。21－24 岁 ASC-H、HSIL 者 5 年内发生 CINⅢ 及以上病变的风险分别为 16%、28%,24－29 岁者为 24%、28%,30－64 岁者为 18%、47%。21－24 岁 HSIL 者 5 年内发生癌的风险为 2%,30 岁以上者为 8%。21－24 岁的细胞学 ASC-H 及 HSIL 女性推荐采用阴道镜检查,不采用立即治疗(即诊即治)。组织学未确诊为≥CINⅡ,若阴道镜检查充分和颈管评估结果阴性或为 CINⅠ,推荐采用每 6 个月 1 次、持续 24 个月的细胞学和阴道镜联合随访。若组织学确诊为 CINⅡ、CINⅢ 或 CINⅡ/Ⅲ,应按照年轻者 CINⅡ、CINⅢ 或 CINⅡ/Ⅲ 管理。若随访中阴道镜下高级别病变或细胞学 HSIL 持续 1 年,推荐采用活检。若 HSIL 持续 24 个月而未确诊为≥CINⅡ,推荐采用诊断性切除术。细胞学 HSIL 阴道镜检查不充分或为 CINⅡ、CINⅢ、CINⅡ/Ⅲ 或未分级 CIN 的 21－24 岁者,推荐采用诊断性切除术。连续 2 次细胞学结果正常及阴道镜未发现高级别病变者,推荐采用常规筛查。

3. AGC 或原位腺癌(AIS)的初始治疗 AGC 是指细胞呈子宫内膜样或子宫颈内膜样变化,并伴有不典型增生的细胞核,但该核不同于反应性或修复性改变,也无浸润癌的特征。AGC 细胞学诊断重复性差且不常见,发病率为 0.13%~2.5%。AGC 可来源于女性生殖道肿瘤;生殖道外肿瘤如结肠癌、胰腺癌等;子宫颈、子宫内膜癌前病变或良性反应性改变,即涉及从正常直至浸润性病变。AGC 分为 AGC 不能明确意义(AGC, not otherwise specified)及 AGC 倾向瘤变(AGC, favor neoplasia)。细胞学诊断为 AGC 倾向瘤变或 AIS 时,发生上皮内瘤变的风险较高。尽管 AGC 意为非典型腺细胞,但实际上 AGC 更常见于鳞状上皮病变包括 CIN Ⅰ。不可忽视的是腺上皮病变经常与鳞状上皮病变合并存在,AIS 中约一半合并存在 CIN,所以即使确诊为 CIN 也不能排除 AIS 和腺癌。另外,宫颈浸润癌与HPV 感染相关,子宫内膜癌则不然,因此AGC 也不适合用 HPV 分流。但 AGC 者HPV 阴性提示病变倾向于子宫内膜病变而不是宫颈病变。子宫内膜癌风险在年龄较大的女性及存在高危因素的年轻女性中更为多见。研究表明年龄>30 岁的 AGC 者 5 年内发生 CINⅢ 及以上病变的风险为 9%,发生宫颈癌的风险为 3%。尽管<30 岁 AGC 者5 年内发生癌的风险(1.1%)较低,但发生CINⅡ 及以上病变的风险较高(21-24 岁者6.9%,25-29 岁者 14%)。因此,不论年龄大小都应谨慎评估。所有 AGC 和 AIS 者(包括 21-24 岁者)推荐采用阴道镜检查及宫颈管取样。妊娠期女性除了不采用宫颈管搔刮和子宫内膜活检,初始评估应该与未妊娠者相同。≥35 岁者,推荐采用宫颈管取样联合阴道镜检查的同时进行子宫内膜取样。<35 岁、但有临床迹象(不明原因的阴道出血、慢性无排卵)表明可能存在子宫内膜病变风险者,推荐采用子宫内膜取样。对非典型子宫内膜细胞者的初始评估,最好采用子宫内膜和宫颈管取样。若子宫内膜无病变,推荐采用阴道镜检查。没有≥CIN Ⅱ 病变的AGC 者,推荐采用第 12、24 个月进行联合检查。若联合检查均阴性,推荐采用 3 年后重复检查。若任何一项异常,推荐采用阴道镜检查。对细胞学 AGC 倾向瘤变或宫颈管AIS 的患者,若初始阴道镜检查未发现浸润性病变,推荐采用诊断性切除术并提供完整切缘。最好采用切除后行宫颈管取样。

四、微小浸润癌

国际妇产科联合会(FIGO)认为浸润深度<5mm,妇科肿瘤学会认为浸润深度<3mm,而横向宽度<7mm 的浸润癌,称为微小浸润癌。在 FIGO 对宫颈癌的分期中,微小浸润癌属 Ⅰa 期。微小浸润癌必须与HSIL 区别开,两者的预后和治疗原则不同。

综上所述,随着人们对宫颈鳞状上皮病变认识的加深,诊断由复杂趋向简单:先是重度不典型增生与原位癌合并为 CIN Ⅲ,然后CIN Ⅲ 与 CIN Ⅱ 合并为 HSIL。由于在宫颈浸润性癌发生之前,有相当长一段时间存在癌前病变,因此进行细胞学涂片检测异常改变的细胞,及时治疗,可以有效地防止浸润癌的发生,极大地降低宫颈癌的发病率。在美国,宫颈癌曾是引起女性癌症死亡第一位的肿瘤,由于细胞学诊断术的广泛开展,目前发病率已经降至第八位。而我国在这方面做得远远不够。

五、宫颈细胞学检测

在宫颈细胞学诊断方面做出突出贡献的是 George Papanicolaou(1883-1962)医师,他提出的巴氏(Pap Smear)5 级分类法,一直被沿用了数十年。直到 1991 年更完善的宫颈细胞学检查标准 The Bethesda System(TBS)建立。

【诊断价值】

在 20 世纪末,宫颈细胞学诊断有三个重要创新。

1. 诊断理论创新 传统的巴氏分级被TBS 所取代,基于细胞形态进行描述性诊断,结合背景、标本量及性质、制片技术等,对病变进行全面评估。

2. 制片技术创新 自动液基细胞制片系统增加了重复性,可全自动、大批量制作出高质量、低背景的细胞学涂片。

3. 诊断技术创新 应用计算机阅片系统进行初筛,极大地提高工作效率。

尽管细胞学检查不作为宫颈病变的诊断依据,但不同的细胞学结果提示不同的宫颈病变程度。细胞学不典型鳞状上皮(AS-

CUS)中仅有 0.1%～0.2% 为宫颈浸润癌；LSIL 经阴道镜检查发现 2%～17% 为 CIN Ⅱ、CIN Ⅲ 或癌；HSIL 中 53%～66% 为 CIN Ⅱ、CIN Ⅲ 或癌，大约 2% 是浸润癌；细胞学为不典型腺上皮(AGC)者 9%～38% 被检出为 CIN Ⅱ、CIN Ⅲ 或癌，3%～17% 被诊断为浸润癌。因此，临床医师应高度重视宫颈细胞学提供的信息，毕竟宫颈细胞学检查无创、简单、快速、低廉。

【筛查指南】

在 2014 年 12 月 3 日出版的 *JAMA* 杂志上，发表了美国妇产科医师协会(ACOG)制定的宫颈癌筛查指南。与我国之前的宫颈癌防癌普查内容比较有较大的变化。

1. 年龄与检查频率 宫颈癌筛查应从 21 岁开始，之前不论是否有性行为或是否为风险人群均不筛查。21—29 岁女性，每三年进行一次宫颈细胞学检查。30—65 岁女性，每五年进行一次宫颈细胞学检查以及人乳头瘤病毒(HPV)联合检查，或每三年进行细胞学检查作为替代筛查方法。

2. 宫颈癌高危者 须增加筛查频率(HIV 感染、免疫功能不全、子宫内暴露于己烯雌酚或有宫颈上皮内瘤样病变 CIN Ⅱ、CIN Ⅲ 或癌变)。

3. 终止时间 如筛查阴性结果明显并且没有 CIN Ⅱ 级或以上的病变，年龄超过 65 岁的女性可停止筛查(此前 10 年的最近 5 年间，连续 3 次细胞学检查结果阴性或连续 2 次联合检查结果阴性)。

4. 其他

(1)宫颈细胞可经由液体或传统的宫颈涂片收集。

(2)单独的 HPV 检查不可作为筛查结果。

(3)如联合检查的结果出现意义不明确的非典型鳞状细胞(ASCUS)的细胞学结果及 HPV 阴性，仍按年龄继续常规筛查。如联合检查的结果出现阴性细胞学结果和阳性 HPV 结果，则应在 12 个月内再次进行联合检查或进行 HPV 基因型特殊检查。

(4)不论女性是否注射了 HPV 疫苗，筛查推荐意见一致。

【临床意义】

据统计，宫颈癌每年在全球的发病率大约 50 万，是女性仅次于乳腺癌的第二号杀手。我国每年新发病例约 13 万，而且新发病例逐年增加，呈年轻化趋势。我国宫颈癌死亡率约 2 万/年。已知宫颈癌是目前唯一病因明确的肿瘤，即持续的高危型 HPV(人乳头瘤病毒 human papilloma virus，HPV)感染。因此，HPV 在宫颈癌筛查中的作用日益受到重视。随着人们对 HPV 和宫颈癌关系的深入了解，发现从 HPV 感染到宫颈癌，一般需要 10～20 年。临床研究显示，HPV 感染可以表现为长期的隐性感染。而且大多数妇女会在感染 HPV 9～16 个月后通过自身免疫把病毒清除掉(男性数周)。持续感染 HPV 高危型病毒是导致并维持高度病变的必要条件。在美国，大约 40% 的年轻妇女在初次性生活三年内感染 HPV。全球 50%～80% 有性活动的妇女在她们的生命历程中至少受到一次 HPV 感染。HPV 感染高峰与女孩和年轻妇女性活动的发生相一致，多在 25 岁以下。妇女感染 HPV 后，有 30%～50% 的妇女出现宫颈上皮细胞的轻度病变，但大部分妇女会在清除病毒后 3～4 个月时间内转为正常，所以如果在这段时间内同时检查 HPV 和细胞学，会出现 HPV 阴性而细胞学为异常的现象。宫颈癌被发现通常在 40 岁以后，发病高峰大约是 45 岁。因此，早发现、早治疗，可以预防和根治宫颈癌。

按照女性机体感染 HPV 的风险程度，将其分为低危型、中危型和高危型。低危型 HPV 包括 HPV6、11、42、43、44 等型别，常引起外生殖器湿疣等良性病变包括宫颈上皮内低度病变(CIN Ⅰ)，高危险型 HPV 包括 HPV16、18、31、33、35、39、45、51、52、56、58、59、68 等型别，与宫颈癌及宫颈上皮内高度病变（CIN Ⅱ/Ⅲ）的发生相关，尤其是 HPV16 和 18 型。中危型部分可导致低度宫颈病变（40、54、61、70、72、81 等型），部分可能与高度病变有关（26、53、66、73、82）。

HPV 在宫颈癌筛查中的意义：分流 AS-CUS 和 LSIL；随访阴道镜下/活检阴性者；对 CIN 患者进行治疗后预测；单独或联合细胞学进行宫颈癌前病变初筛。HPV（HC2）初筛可以检测 90% 以上的 CIN Ⅱ、CIN Ⅲ 或癌。对于 ASCUS 和 LSIL 者 HPV 比细胞学检查相对提高 25%（15%～35%）的敏感性，但特异性低 6%（4%～7%）。提示 HPV 检测较细胞学检查敏感性高，但特异性较低。大量研究结果显示，HPV（HC2）检测对单一 HPV 阳性而细胞学检查阴性者可以预测发生高级别 CIN 的风险。

六、宫颈锥切术分类

宫颈锥形切除术是检查和治疗宫颈高度瘤样病变的手术方法。传统的手术要求是锥宽要在碘染涂色时不着色范围外 0.5～1cm，锥高要＞2.5cm。随着对宫颈病变研究的不断深入及手术器械的改良，对宫颈锥切的方法又做了更细化的分类。

1. 宫颈转化区　即宫颈鳞状上皮与柱状上皮转化的位置。1 型转化区位于宫颈阴道部表面，暴露宫颈即可清楚地看到转化边缘；2 型转化区部分位于颈管内，但在阴道镜下仍可看到转化边缘；3 型转化区完全位于宫颈管内，阴道镜下无法显露转化位置。

2. 宫颈锥切术分类　根据转化区的类型将宫颈锥切分为：1 型切除：切除 1 型转化区及转化区的宫颈管，锥高长度＜8mm；2 型切除：切除 2 型转化区及少量颈管内上皮，锥高长度＜15mm；3 型切除：切除 3 型转化区，切除较多的宫颈包括较多颈管内膜上皮，锥高长度＞15mm。

第二节　宫颈疾病的微创治疗

宫颈病变的微创手术与外科微创手术有其共同之处，以减少组织创伤和降低对全身的影响达到造成最小创伤（局部及全身）最佳愈合为目的。1906 年，Humner 提出电熨术（electrocautery），1962 年 McGuff 发现强脉冲红宝石激光能破坏癌瘤之后，二氧化碳激光（YAG 激光）锥切等治疗宫颈上皮内瘤变（cervical intraepithelial neoplasia，CIN）报道逐渐增多。发展至 1984 年，Cartier 首次应用"透热电圈切除术"，1989 年，Prendiville 和 Cullimare 提出改用大口径电圈切除病变移行带更为宫颈疾病的微创手术带来美好前景。我们在临床上采用宫腔电切镜治疗宫颈病变，为宫颈疾病的微创治疗提供了一个新的手术方式。

一、冷刀锥切术

宫颈病变诊断及治疗的传统方法，指用手术刀切除病变。1954 年，Thornton 首先开始使用冷刀锥切术（Cold-knife conization，CKC），它在宫颈 CIN 及原位癌诊治中有很重要作用。

【适应证】

（1）CIN Ⅰ～Ⅲ级即高级别宫颈瘤样病变。

（2）微小浸润癌（Ⅰa 期）：对于早期浸润癌，只要浸润深度不超过 3mm，且无血管淋巴的受侵，都可以用宫颈锥切术进行治疗。

（3）多次宫颈刮片阳性，但宫颈活检未发现病变者。

【禁忌证】

（1）宫颈浸润癌。

（2）患有全身急性或亚急性感染者，须感染控制后方能手术。

（3）阴道有滴虫或真菌感染等炎症未治

愈。

(4)凝血功能障碍。

【术前准备】

月经净后 3～7d,绝经后妇女随时均可,术前 3d 禁性生活。

【手术方法】

可选择骶管内麻醉。患者排空膀胱,取膀胱截石位,常规消毒外阴、阴道,用窥器充分暴露宫颈,以棉球拭净宫颈分泌物,以碘附消毒外阴、宫颈、阴道及穹隆,碘溶液涂抹宫颈以标志病变区,注意碘不着色区,金属导尿管插入膀胱以标志膀胱底下缘的边界,手术刀切除宽度应为在碘阴性外 0.5～1.0cm。锥体深度为 2～3cm,并应将鳞柱状交界一并切除。老年妇女鳞柱状交界向宫颈管内移动,宫颈锥切时应深,妊娠妇女鳞柱状交界外移,宫颈锥切可浅。术毕,创面可涂云南白药等止血材料,或以纱布卷压迫止血,24h 后取出。

【并发症】

术中出血较多,术后一周左右由于脱痂亦易出现出血且不易止血。由于出血,易出现创面感染。宫颈管狭窄发生率较低(1%～5%)。冷刀锥切术是一种古老的手术,迄今已有近 185 年的历史。手术难度不在切除,而在缝合的过程和并发症的处理。2001 年以来北京天坛医院采用宫腔镜下电凝止血辅助冷刀锥切术,锥切方法同前,病灶切除后,采用 5% 葡萄糖灌流,置宫腔电切镜后首先观察创面情况,滚球电极水下单极电凝宫颈锥切创面,致基底组织呈浅黄色,电凝止血。创面置 2 块止血纱布,术后观察阴道出血情况。依靠对创面基底及周围组织的电热作用减少出血的发生;既保留了传统冷刀锥切的优势,又吸取了新能源手术带来的良好止血的优点。宫腔镜器械相当普及,其操作与宫颈缝合术比较,简单易学,随着医疗模式的改变,患者对生活质量要求的提高,宫腔镜下电凝止血辅助宫颈冷刀锥形切除术值得推广。

【注意事项】

(1)术后 2 个月内禁性生活及盆浴。

(2)术后两周不宜剧烈活动,如出血多,创面可洒巴曲酶或用纱布压迫止血。

【点评】

锥切术的适应证有诊断性锥切和治疗性锥切,诊断性锥切的目的是指导进一步治疗,治疗性锥切是治疗小的肿瘤,切缘必须没有肿瘤组织。Ⅰ A1 期伴有淋巴脉管间隙浸润者,锥切加腹腔镜下盆腔前哨淋巴结(SLN)显影和淋巴切除是合理的策略。据文献报道,原位癌即便切缘干净,亦需密切随访,其复发率为 0.35%,较 LEEP 手术为低。国外文献报道低度宫颈上皮内瘤变、高度宫颈上皮内瘤变、宫颈早期浸润癌及原位癌经宫颈锥切后标本切缘病变的残留与病变程度呈正比,而标本切缘的残留与否决定病变的复发。宫颈锥切术的手术切缘有无癌灶直接关系患者预后,手术切缘无癌灶者,保守性手术是适宜的。对于锥缘受累或颈管内膜刮取物阳性者有残留原位癌及隐性浸润腺癌的危险,不适合单纯锥切术治疗,这与 Bertrand 等提出的原位癌锥切范围一致,即应包括移行带及邻近的宫颈管,圆柱样切除达 25mm,经锥切活体组织检查显示病灶已完全切除,锥切边缘未受累而以后切除的子宫标本,17% 有原位癌残留。

二、高频电波刀技术

20 世纪 80 年代初期,法国学者 Cartier 首次将高频电波刀的电圈切除(loop electrosurgical excision procedure, LEEP)应用于宫颈病变的治疗,并对其疗效做出较高评价,80 年代末,大环状宫颈移行带切除(large loop excision of the transformation zoneconiztion, LLETZ)亦开始应用于临床,并对有关 CIN 的治疗及其疗效做出了越来越多的报道,使得 LEEP 及 LLETZ 在妇科宫颈病变的应用得以普及。

【原理】

LEEP 采用高频电刀,在低电压下工作,电圈钢丝直径在 0.1～0.3mm。接通电源后,通过各种环形刀头由其尖端产生超高频电波,约 380Hz,电极刀头接触病变组织后,由于组织本身之阻抗,吸收此高频电波,在组织内迅速产生高热,使细胞内水分子振荡、蒸发,细胞破裂,达到切割目的。其对组织的热损伤程度取决于电压、电圈钢丝直径及电环移动速度,电压高、钢丝粗、移动慢,组织热损伤就大,反之则小,但不利于止血,故选择较合适的电压,电圈钢丝直径及合适的移动速度对保留正常组织标本,减少组织热损伤及手术效果极其重要。

【优点】

(1)手术时间短,痛苦小,一般无须麻醉,门诊手术即可。

(2)一般术中出血量少(平均为 9.8ml),无明显腹痛发生,术后即可离床活动。

(3)对邻近组织损伤小,无碳化作用,对标本切缘无影响,故能够得到满意的组织标本,保证了病理诊断的准确性。

(4)术后阴道排液少,出血少,恢复较快。

(5)仪器体积小,携带方便。

【适应证】

(1)伴有症状的宫颈柱状上皮异位。

(2)CINⅠ～Ⅲ级。

(3)宫颈息肉等赘生物的切除及病理检查。

(4)宫颈子宫内膜异位症的切除及病检等。

【禁忌证】【术前准备】 同"冷刀锥切术"。

应强调,如未明确诊断意义的不典型鳞状细胞(ASCUS)倾向瘤变者,要阴道镜观察活检,如病理为 CINⅡ、Ⅲ级累腺,应进一步做颈管刮术,颈管内膜(ECC)阳性者,不适合用 LEEP 治疗。

【手术操作】

阴道放置带排烟管的窥具,阴道镜下先作初步观察,再以 3‰醋酸作醋白试验,辨清转化区,观察病变部位,选定切除范围。打开电刀,将开关拨到电切位置,根据切割组织的大小将功率调到 4～6W,输出功率为 40W 左右,自宫颈一侧转化区或病变区外缘 3～5mm 处进电圈,深度根据病变范围大小 5～20mm,然后均匀连续地移动电圈以切割组织,直至对侧病灶边缘外 3～5mm 提出电圈,这样可一次将病变组织全部切除。如遇病灶过大可分次切除,直至整个病灶全部切除。止血时改用球形电极,并将开关拨到电凝位置上,功率调到 8～9W。手术时间一般为 3～5min,病变范围大者所用时间稍长。根据病变性质和范围选用不同型号的电圈。

(1)CINⅠ 和 HPV 感染采用环电极,颈管用方形电极切除深约 5mm。

(2)CINⅡ～Ⅲ采用三角形电极作锥切术,如病变范围>2.5cm,宜加用环形电极补充切除病变部位,其锥切范围应超过正常组织 1mm,锥切颈管的理想深度为 15mm 左右。

(3)如病变在颈管内,如颈管息肉等则可直接选用锥形电圈。将电刀插入宫颈口一定深度,沿顺时针方向或逆时针方向连续转动 360°即可将颈管内病变切下。

(4)原位癌患者,要求保留生育功能,若锥缘未受累且颈管内膜(ECC)刮出物正常者,可行宫颈锥切术;但对锥缘受累或颈管内膜刮取物阳性者,不适合单纯锥切术治疗。

术中患者一般无痛苦,仅少数感下腹隐痛可忍受。CINⅢ级患者若选择非手术治疗应定期做细胞学和阴道镜等检查,密切随访并酌情处理。

【并发症】

据有关资料统计,LEEP 治疗宫颈病变并发症发生率为 3.1%～4.17%。

(1)术中部分患者可有下腹坠痛,阴道微

热感,其程度较轻,可耐受。

(2)术后 7～14d 开始有少量淡红性分泌物,持续 5～20d。部分阴道出血量似月经,多见于颈管深部病变切除术后,最多可达上千毫升,此时需电凝、压迫或缝合止血。

(3)阴道壁损伤多于宫颈暴露困难者。

(4)宫颈管狭窄或粘连多于宫颈管内病变操作部位较深者,发生率很低。

【注意事项】

(1)术后 1 个月内禁性生活,盆浴及游泳。

(2)术后 1 周第 1 次月经净后复查创面情况,并根据病理结果决定进一步处理方案。

(3)注意术后阴道排液及出血情况,注意预防感染。

【点评】

(1)据报道,利用 LEEP 治疗宫颈柱状上皮异位一次治愈率为 93.9%,与微波的治愈率在统计学上无明显差异。LEEP 术后 4～6 周宫颈光滑,外形可恢复自然状态且弹性好,一般均可保持其功能。

(2)关于 CIN,治疗结果判断标准以重复涂片巴氏ⅡA 以下、CCT 正常或阴道检查正常者定为正常,治疗后半年内无 CIN 病变存在定为治愈,治疗后无 CIN 存在但 1 年后发现 CIN 者定为 CIN 病变复发。据统计,CINⅠ患者 6 个月治愈率为 93.8%,1 年、2 年复发率为 0;CINⅡ者 6 个月自然转阴率为 63.6%,但 1 年、2 年复发率为 33.3% 及 20.0%。另有研究显示:CIN 平均总复发率为 31%(前 6 个月复发率 39.2%),平均复发时间为 11.9 个月,边缘阳性者复发率较阴性者复发率高(47%、26%,$P=0.009$),边缘高度病变较低度病变及阴性者与复发关系密切(高度病变/阴性者为 55%:26%,$P=0.003$,低度病变/阴性者为 36%:26%,$P=0.34$)。因此,对高度病变、切缘阳性者应慎重处理。

(3)对于宫颈微小浸润癌(浸润深度<3cm,无脉管浸润)患者用 LEEP 行宫颈锥切

非手术治疗,有文献报道疗效满意并能成功妊娠。宫颈浸润癌患者及颈管内诊刮阳性者,由于 LEEP 锥切的锥高仅可达 10～15mm,达不到 25mm,故 LEEP 用于治疗宫颈浸润癌已被否定。文献报道,原位癌以大环 LEEP 切除,即便切缘阴性,其复发率亦可达 1.9%～10.5%,而冷刀切复发率仅 0.35%,故亦不推广以 LEEP 治疗原位癌。

三、宫腔镜宫颈电切术

宫腔镜除可治疗宫腔内病变外,亦可应用宫腔电切镜治疗宫颈病变。

【原理】

宫腔镜手术是一种利用高频电流通过单极电刀在所接触的组织局部产生高热,达到切割,凝固止血的功能。

【手术方法】

体位、消毒同上。4% 碘酊涂抹宫颈外口,用宫腔电切镜首先观察宫颈外口处病变,根据着色区域区别病变组织范围,显示出异常移行带。打开注水开关,注入 5% 葡萄糖作为膨宫液,膨宫压力为 100mmHg,流速为 200～400 ml/min,置镜于子宫颈管内,观察宫颈管内病变区域,由内向外切除病变组织,电切、电凝功率均为 30W。切除范围上至宫颈管内最远端病变,终止子宫颈外口健康组织缘外 1～3mm,其标准完全等同于冷刀锥切。

但对于未生育的患者,锥体尖端较浅,切除范围似"蘑菇"状,而非锥形。对于 CINⅢ者,子宫颈 3 点和 9 点处分别注射垂体后叶素 6U,首先用冷刀锥切,完整锥体送检,宫颈切缘用宫腔电切镜充分止血。

【并发症】

(1)0.08% 术后出血超过月经量,可行局部压迫或二次宫腔镜下电凝止血。

(2)宫腔镜术后仅有少量阴道流血、排液,为可耐受的并发症。

(3)因宫腔镜手术是利用高频电流在局

部的热效应而进行切割,操作不慎将会使局部穿孔,并电灼伤内脏器官。故必须具备娴熟的操作技术驾驭好宫腔电切镜,掌握切割深度。

【点评】

评价标准如下。

1. 治愈 妇科检查宫颈创面完全愈合,指宫颈糜烂、宫颈湿疣及宫颈赘生物等病变消失,宫颈光滑,恢复自然状态;阴道镜下宫颈创面全部上皮化,新生的鳞状上皮碘试验均匀着色。

2. 有效 宫颈糜烂面好转Ⅰ度以上者。

3. 无效 治疗前后无变化。根据上述标准治愈率 98.7%,有效率 1.1%,无效 0.1%。据报道,对各期 CIN 患者术后第三个月及术后一年均复查宫颈细胞学,结果显示无 CIN 病变为治愈,随访 1 年 CIN 治愈率为 100%。

术后阴道分泌物多呈淡粉或淡褐色稀水样,持续时间≤10d 者占 79.2%,≤20d 者占 20.8%。术后第一个月月经净后分泌物明显减少占 98.5%,无变化 1.1%。

宫颈区域血管丰富,特别是重度宫颈柱状上皮异位时常伴有粗大扩张的毛细血管网,术中宫颈创面的活跃性出血是物理治疗的难点。利用宫腔镜直视下电凝止血的优势可解决创面出血问题。由于物理治疗时凝固组织过深出现碳化会增加术后脱痂期创面出血率,导致术后出血时间延长、出血量多等并发症,据报道 LEEP 术后并发症的发生率为 14.1%,主要为术后出血,而宫腔镜手术在直视下进行,利用电凝电极精细快速止血,术后出血率仅为 0.8%。

此外,高温凝固会使送检组织边缘碳化影响病理诊断的准确性,故宫腔镜采用电切、电凝功率分别为 30W,且送病理的组织尽量在循环灌流的状态下进行切割,可最大程度减少组织的碳化。

【点评】

(1)宫腔镜直视下切割可边切边凝,术中出血极少。

(2)宫腔电切镜使用切割环可切除宫腔内病变,切除宫颈病变时不受切割环的限制,可根据病变的范围最大程度进行切割,故术后复发率极低。

(3)宫颈锥切术相对全子宫切除术来讲,其手术时间短,对患者的损伤小。

(4)常见的出血原因有锥切创面小血管结扎处理不当和肠线溶解出血两种。应用宫腔电切镜进行直视下彻底止血,避免了结扎欠佳和肠线溶解的问题。

四、二氧化碳激光治疗

利用激光对组织进行凝固,汽化或切割,以消除病变组织及修复创伤的手术,称为激光手术。激光手术刀属于热手术刀(Thercalpel)使外科医师梦想多年的"无血手术"成为现实。

【原理】

激光束具有好的相干性、单色性,波长一致,可以辐射出几乎平行的光束,聚集成很小的光点,并具有高亮度,激光光源发散角度小,具有高度定向性,特别在聚集后,具有一般光所没有的特性,并有不同形式的生物效应,即用激光照射生物时,对细胞的生命过程产生刺激和破坏作用。其生物效应可分为以下几方面。

1. 热效应 指光子与生物分子作用时,几乎全部被生物组织 $200\mu m$ 内的表层吸收,生物分子加剧与周围分子的热碰撞,使蛋白质发生变性,细胞在不同水平上发生失活和破坏,当温度达到 $55\sim60$℃ 时,蛋白质凝固变性,温度达 $300\sim400$℃ 时热至碳化,500℃ 以上热至燃烧,千度以上可热至汽化,二氧化碳激光不穿透水,水遇到高能量二氧化碳激光,立即汽化,人体组织中含有 $70\%\sim80\%$ 的水分,故对波长为 $10.6\mu m$ 的二氧化碳激光吸收率最高。

2. 光化效应 光能作为激化能在组织

或细胞内引起的化学反应,其继发效应可导致生物组织被敏化或生物分子被分解。其特点为将原初物质分解为更为简单的物质。

3. 压强效应 一次压强是指由激光直接照射生物组织所引起的辐射压,这种压强可忽略不计,组织吸收激光后由于热效应,生物组织出现热膨胀,组织中的水分沸腾,产生瞬间压强,为激光的二次压强,这种压强可用于组织的切分。

【术式选择】

体位、消毒等同前。输出功率为 20~30W 连续可调,将电压表调至 220W 左右,聚焦光点 0.2~0.5mm,打开吸烟装置,在距宫颈病变 4~10cm 处,术者持多关节二氧化碳激光刀,脚踏开关,以宫颈外口为中心,以平行光束,由下至上,由里向外缓慢移动,使糜烂面迅速出现白色泡状改变即汽化,继续照射呈褐色至黑色改变即碳化,在黑痂上找到金色亮点即达到了照射的目的。可按病变范围及类型,做圆锥形烧灼,边界超出宫颈糜烂边缘 2mm 左右,碳化深度 2~5mm,汽化深度一般为 1~3mm,把握治疗深度是防止脱痂期出血、提高治愈率的关键。有出血时,功率调至 150W 以凝固止血,但不能深入颈管以防粘连,造成术后宫颈管狭窄。照射时间取决于病变程度,一般为 10s~1min40s,每点的停留不宜超过 3s。

1. 患有那氏囊肿者,宜先用激光在囊肿中央打一小孔,挤出囊液,用镊子将囊壁翻出,再汽化整个囊壁。

2. 宫颈息肉,尤其是突出子宫颈外口较小的息肉,以激光刀对准其基底部,进行切割、汽化,基底部如有出血,可以激光低功率密度凝固止血。

3. CINⅢ患者,有作者统计 99.7% 的 CINⅢ 的病例腺体受累深度不超过 3.8mm 可用二氧化碳激光刀行宫颈锥形切除术,输出功率需 30~60W,光斑直径 0.2~

1.5mm,宜采用小光斑,高功率,用宫颈钳钳夹宫颈近外口区数点、牵拉,以二氧化碳激光刀在钳夹处外缘,锥形切除宫颈病变区一周,锥尖深度 15~20mm,锥底面积为 15~20mm²,锥形末端以手术刀切下送病理检查,创面以汽化法修整止血。

【并发症】

1. 术中多数患者无不适,少数可有阴道灼热感或轻微疼痛,偶感轻微下腹坠,术中出血均较少。

2. 术后少量阴道分泌物,可持续 3~4 周,个别患者排液较多无须特殊处理。

3. 术后第 1~2 日亦有出现低热者,休息后可自愈。另有极少出现盆腔感染者,主要见于锥切手术。

4. 有报道宫颈炎患者经激光治疗后有 12.7% 有宫颈管内组织增生,可形成息肉,多为炎性增生,可有出血,其原因不明,再次用激光治疗即可。

5. 宫颈粘连及狭窄约占 1.1%,宜及时处理。

6. 据报道约 43% 出现宫颈子宫内膜异位症,多为月经周期短者,如预先连续服用两月避孕药有可能避免。

【注意事项】

1. 每次术前应先检查激光出光情况,并调到所需之功率,同时检查排烟管是否通畅。因激光器放电电压较高,功率大,应注意安全。激光器开始工作后应在室外有所标志,以免他人误进,造成损伤。

2. 激光刀头与宫颈距离不可过近,因不易汽化凝固小血管而引起出血。激光刀头要对准病灶,避免损伤外阴及阴道壁。初学者可将盐水棉球放于宫颈周围以利操作。若采用导光关节臂,宜顺势调节,以防光束偏斜,影响功率和疗效。对组织进行汽化及碳化后,应注意排烟尘,以免影响环境,影响手术野。

3. 尽量避免使用鸭嘴型窥器,以免造成

激光的折射,对术者及患者造成皮肤及眼睛的损伤,其损害与波长有关,激光功率很小时,即可造成不可逆损害,$0.4\sim1.4\mu m$ 对眼睛损伤最大。故操作过程中,术者及患者均应戴防护眼镜以防误伤。

4. 术后两周禁忌剧烈活动,禁盆浴及性生活两个月。阴道排液期间应保持外阴清洁。$1\sim2d$ 出现少量阴道排液,为淡黄色,可持续 2 周左右,1 周后可有少量阴道出血。

【疗效评定】

术后 1 周后脱痂,第四周新生上皮覆盖创面,完全愈合需 $6\sim8$ 周。宫颈光滑,糜烂面消失,颜色呈粉红色,有典型鳞状上皮覆盖,自觉症状消失为治愈,糜烂面缩小(重度~中度或中度至轻度)自觉症状减轻为好转,治疗前后糜烂面积无变化,且自觉症状无好转为无效。

对于 CIN 的患者,由于绝大多数 CIN 病变较局限,激光一次性治愈率高,CIN Ⅰ~Ⅱ一次性治愈率 85%~97%,CIN Ⅲ 有作者报道治愈率达 77%~96%,但治疗后复发率较高,故对于 CIN Ⅲ 的病例及原位癌,在无生育要求的情况下,宜行全子宫切除术。

【点评】

1. 优点

(1)二氧化碳激光手术设备价格低廉,结构简单,稳定性好且易于保养。

(2)二氧化碳激光的衰减以吸收为主,适于并易控制切割深度。照射表面到 $100\mu m$ 之间的浅层被吸收,故在组织内部的散射可忽视,具有表层切开效率高和坏死区薄的特点,可封闭周围小血管及淋巴管(动脉直径为 0.5mm,静脉直径为 1mm)。术中痛苦小,出血少,术中及术后反应均较轻。术后创面极少出现感染。其为非接触性手术,不易引起交叉感染。具有较高精确度及较高治愈率。

2. 缺点 由于对组织的碳化作用,无法得到满意的病理切片,影响病理检查,尤其是

CIN Ⅲ级者。伤口愈合时间延长,对直径超过 1mm 的血管凝固能力差,如造成损伤极易出血,激光锥切的技术问题仍是术中出血明显,使手术时间大为延长。由于国内尚未研制出与二氧化碳激光相配应的导光纤维,其导光系统较笨重。在术中产生较强的气味和噪声。

五、Nd:YAG 激光治疗

【原理】

Nd:YAG 激光(Yttrium Aluminium Garnet,YAG)治疗仪由 Nd:YAG 激光器、激光电源及导光纤维三部分组成。Nd:YAG 激光器为掺钕钇铝石激光器,属固体激光器,其转换率高,输出功率大,几根晶体棒串联可达千瓦以上水平。Nd:YAG 晶体棒由氪灯和两块反光镜组成。YAG 是一种晶体,其为容纳钕的基质,钕离子为发射激光的工作物质,当掺入钕离子后,即形成淡紫色的 Nd:YAG 晶体,具有优良的热物理性能,非常有利于连续工作。Nd:YAG 晶体受强光照射后,大量离子从激态激发到受激态。在强光激励下,受激后即可产生波长为 $0.914\mu m$、$1.06\mu m$ 及 $1.35\mu m$ 的激光。Nd:YAG 激光具有高亮度,因其在发射方向上高度集中,几乎以高度平行的光束定向集中发射。具有高度单色性和定向性。其生物效应与二氧化碳激光基本相同,亦具有热效应,可汽化、碳化及切割组织,与二氧化碳激光相比,由于其波长为 $1.06\mu m$,在含有大量水分的组织中,很少一部分被吸收,而在组织中的发散却很多,切开效率较二氧化碳激光更高,其切割时所需功率较高,一般在 100W 以上,由于其穿透力较强,在切口附近的温度分布范围较大,且温度梯度比较平坦,由于其高度的散射力,坏死区的宽度较大。Nd:YAG 激光波长 $1.06\mu m$,吸收值很小,约为二氧化碳激光的 1/1000,主要起散射作用,即体积效应,故具有较好的凝固作用。

【适应证】【禁忌证】【术前准备】

同"二氧化碳激光治疗"。

【术式选择】

使用 Nd:YAG 激光治疗功率为 30～35W,采用光纤接触或非接触式照射。将 Nd:YAG 激光光纤对准宫颈病变区,距宫颈病变 0.5～1cm,启动脚踏开关,以宫颈外口为中心,由里向外作不等式移动,用光纤非接触性照射,使病变组织凝固发白,封闭小血管防止出血,再用光纤直接接触病灶,从宫颈周边向宫颈管口反复呈扫描状烧灼,宫颈周边汽化深度约 0.5cm,宫颈管口约 1cm,外观成浅锥型并显露出黄白色致密结缔组织,即达到白色凝固。照射时要注意激光刀头与宫颈的距离,要遵循先汽化后碳化的规律,使小血管凝固后再碳化可减少出血。光束要平行移动,每点停留时间不超过 3s,第 2 遍时不要再灼烧边缘,一般烧灼 3 遍。规律移动,一层压一层。因此在治疗中掌握照射技术、确定达到破坏病变的深度是非常重要的。

Nd:YAG 激光较二氧化碳激光坏死变性深,如宫颈无增生突起者,则不必使病变区达到汽化或炭化。由于其穿透组织较深,手术深度宜严格控制。碳化深结痂则厚,有学者认为结痂脱落越晚愈合愈好。术中要擦干净宫口黏液,防止分泌物在创面形成假结痂影响疗效。

【并发症】

同"二氧化碳激光治疗"。

【疗效评定】

Nd:YAG 激光治疗效果同"二氧化碳激光治疗"。

【点评】

1. 优点　导光纤维,方便控制,加用蓝宝石接触刀头后,使穿透深度减少,增加了安全性。产烟少,对动脉直径 1mm 以下者及静脉 2mm 以下者有凝固止血作用,故其止血效果较二氧化碳止血效果好。且经久耐用。

2. 缺点　其冷却需较高水压的流动水,由于 Nd:YAG 激光穿透力较强,故不如二氧化碳激光安全。

六、微 波 治 疗

微波用于临床医学与二氧化碳激光均属加温疗法。微波是一种频率高达 24.5 亿 Hz 的电磁波,能产生多种模式的谐振,并具有极强的方向性。现国内生产的微波治疗仪输出频率一般为 2450±50MHz,输出功率为 0～150W,磁控电流 40～80mA,双极探头。

【原理】

微波具有高频率、高定向性并产生生物热效应。

1. 热效应　微波探头本身不发热,当电极探头接触组织时,可在组织内形成一定深度的微波电磁场区,组织内电离子及偶极子在微波交变外电场作用下,发生快速振动及转动,负离子与偶极子相互之间,或与周围组织之间发生摩擦产生热效应,组织内温度升高,在瞬间产生小范围的高热,即不导电热,达到烧灼、凝固组织及止血的目的。与二氧化碳激光不同,其对组织不产生碳化现象。

2. 非热效应　人体局部组织吸收一定量的微波后,可使局部血管扩张,加速了血液循环,组织代谢增强,从而促进炎症产物及细菌毒素排出,从而起到了协同治疗作用。

【适应证】【禁忌证】【术前准备】

同上述治疗方法。

【手术方法】

将微波治疗仪功率调至 30～50W,连续可调,将双极探头接触子宫颈病变区并稍加压,然后脚踏启动器,持续 2～3s,组织呈黄白色无渗血,凝固变性,移动探头逐渐向外扩展至正常组织为止。对于轻度病变持续 2～3s 即可,输出功率可调至 25～35W,中及重度者,则应稍用力按压,可持续 3～5s,输出功率调至 30~50W 即可,手术先从子宫颈口内 0.5cm 深处开始,依次由内向外顺时针方向移动,近宫口处组织凝固稍深,时间稍长,按压较用力,越近边缘则组织凝固越浅,并超出病变区 2mm。对宫颈有增生性突起者,可将电流加大至 100mA 进行凝固。术毕创面呈蛋黄色,浅锥形,深 3~5mm。辐射深度仍是治疗的关键。由于其内外同热不传导,即时可达到高温(60~80℃),不外散的特点,故治疗时无烟尘,不穿透血管壁即可封闭血管,因正常术中不出血,瞬时使组织凝固,患者术中无明显痛苦。

如有息肉,小者可以针状电极插入其根部进行凝固,即可摘除,无须止血,而较大的宫颈息肉则用血管钳钳夹掉后再用微波凝固止血。

有纳囊者,可先用针头刺破囊壁,使囊液流出,再用微波凝固破坏其囊壁。

【并发症】

同前。但几乎没有出现宫颈狭窄及粘连者。据报道约有 1.20% 的患者发生术后盆腔感染。

【疗效评定】

术后 6~12 周宫颈光滑,恢复弹性。总有效率达 94%~97.8%。HPV 阳性者经微波治疗后阳性率明显下降。几乎未发现宫颈狭窄或粘连的病例,未育者一般不影响生育。关于 CIN 多数专家认为微波治疗仅限于 CIN Ⅰ,其治愈率为 85.7%,而 CIN Ⅱ 以上者不宜用微波治疗。

【注意事项】

(1)由于其探头为双极,故探头移动时应避免重叠,以免造成伤口深浅不一。

(2)微波治疗仪旁不要放置金属物。

(3)操作时辐射器不空载。

(4)操作人员应注意保护眼睛,做到能定期检查。

(5)术后 2 周内不宜剧烈活动,术后 6~8 周内禁盆浴、游泳及性生活,如出血多于月经量,应到医院就诊。

【点评】

1. 优点

(1)微波治疗有杀灭 HPV 之功效,故可部分阻断 CIN 的持续存在或发展。

(2)微波所至组织的瞬时高温具有不外散的特点,不引起组织的碳化或结痂现象,对周围组织损伤较轻,不会出现周围组织的烧灼及电击现象,痂皮薄,脱落快,故创面愈合较好,且术中无烟尘及刺激性气味,亦无噪声,便于术者操作。

(3)微波属可接触性操作,凝固深度较易掌握。

(4)因微波凝结组织的特殊性,其凝结血管时不穿透血管壁,而是血管内外同时凝结,故不会引起血管的断裂,术中几乎无出血,术后出血量亦较少。

(5)对节育环尾丝无破坏作用,无须取环即可手术。

(6)微波治疗仪体积小,易携带。

2. 缺点　术中可有阴道灼热感,术后阴道排液量较多,如手术深度掌握不熟练,结痂脱落时会引起多量出血。

七、波姆光治疗

波姆光为一种红外光,其波长在所有可见光中最长。所用波姆光治疗仪一般电源电压为 220V,频率为 50Hz,最大输出功率 >18W 连续可调。

【原理】

病变组织对红外光的吸收要远远多于正常组织对红外光的吸收,主要由于其一次照射深度 2~3mm,并形成充水层,使正常组织得到有效保护,故病变组织被凝固的同时正常组织受到的影响却很小,由于光热效应,使病变组织温度升高,可在短时间内使病变组织蛋白质发生变性、凝固、坏死、脱落,使局部血供加快,组织代谢增强,促使组织再生修复,使新生鳞状细胞覆盖创面。

【适应证】【禁忌证】【术前准备】

同上述治疗方法。

【手术操作】

打开电源开关,将光功率调整为 10～18W,连续可调,将探头轻轻深入阴道,于距病变 0.5～1cm 处作垂直照射,照射时间可视病变范围及深度灵活掌握,一般为 10s 至 5min 不等,可按顺时针方向逐点分区照射,直至全部病变组织变为灰白色,照射深度 2～3mm,照射范围应超出糜烂边缘 1～2mm,宫颈息肉小者可以直接照射,大者可摘除后再照射,如有纳囊可先用针头刺破囊壁,使囊液流出,再照射囊壁直至变为白色,使宫颈呈锥形即可。术毕手术创面予消炎药粉涂抹。

【并发症】

同“二氧化碳激光治疗”。

【注意事项】

手术时间应掌握好,要避免照射过度,如组织呈黄色或褐色,术后易出血过多。操作时,探头不可距宫颈过远。

【点评】

其评价标准同二氧化碳激光治疗,波姆光治疗宫颈病变文献报道其一次性治愈率可达 80%～100%。

1. 优点　仪器小,易携带。探头不接触病变组织,避免了交叉感染。由于其对组织无碳化作用,故术中无烟及异味。愈后宫颈不留瘢痕,弹性恢复好,不影响术后生育。因其光斑较大,且机头灵活,光线均匀,一次治愈率高,术后宫颈无粘连。

2. 缺点　探头单一,且病灶组织坏死变性即可影响红外线的进一步摄入,影响治愈率。术后阴道渗液较多。

八、冷 冻 治 疗

【原理】

冷冻治疗仪的冷冻探头与病变组织接触后,可使局部组织快速降温,在此过程中,细胞外首先结冰,由于细胞外水分减少细胞内水分透过细胞膜渗至细胞外,使细胞发生皱缩,酶浓度和活性发生变化,细胞膜产生不可逆损害,继续冷冻,可使细胞内结冰,蛋白质沉淀而发生冷休克。继而细胞膜脂蛋白变性,使细胞破坏。局部毛细血管为凝集细胞所阻塞,微循环血流停止,使冷冻区域全面发生缺血、坏死而引起透明变性。

【适应证】【禁忌证】【术前准备】

同“二氧化碳激光治疗”。

【操作方法】

根据病变大小选择合适探头,一般以冷冻头能遮盖住糜烂面为宜,将冷冻头紧紧按压子宫颈病变处,开始制冷,当探头四周出现一圈白霜时开始计时,冷冻时间要根据糜烂程度来调整,一般轻度宫颈糜烂冷冻 2～3min 即可,中度宫颈糜烂冷冻 3～4min 即可,重度宫颈糜烂冷冻 4～5min 即可。然后,仪器升温,探头离开宫颈,3～5min 后,糜烂组织解冻,恢复原色,以同样时间施以两个冻融周期,形成一个冷冻创面,一般此创面不出血。其表面可喷洒呋喃西林粉。

【并发症】

术中部分患者可出现面部潮红,发热,并感头昏,心悸,可能与冷冻宫颈病变时,使宫颈神经感受器受到刺激、反射引起迷走神经兴奋有关,此反应时间较短,很快即可恢复。术后 2～3d 左右可出现阴道排液,一般持续 15～20d,少数可达 30～60d,术后 7d 可出现少量阴道出血,与结痂脱落有关。

【点评】

其评价标准与二氧化碳激光相同,治愈率为 75%～94%。宫颈恢复后表面光滑,弹性好,一般不影响其功能。国外曾有报道以冷冻治疗宫颈 CIN 者,其总治愈率为 83.5%,CINⅢ仅为 77.8%,其复发危险性明显增加,故认为冷冻仅适于 CIN 级别较低,要求保留生育功能的妇女。

1. 优点　设备简单,为接触治疗,一般

不易造成副损伤,如阴道壁损伤。冷冻后宫颈不留瘢痕,弹性良好,不影响其功能。治愈率高。

2. 缺点 阴道排液量较多,持续时间亦较长,创面愈合较慢。

(关　铮　冯力民　张露平)

参 考 文 献

卞美璐,孙葛萍,冷冰.2000.高频电波刀用于子宫颈病变诊断与治疗的临床观察.中华妇产科杂志,35(3):160-162.

曹泽毅.1999.中华妇产科学.北京:人民卫生出版社,1744.

陈忠年,杜心谷,刘伯宁.1996.妇产科病理学.上海:上海医科大学出版,86-87.

戴丽玉.2002.阴道镜配合高频电波刀诊断治疗宫颈癌前病变.中国内镜杂志,8(7):92-93.

丁爱华.1996.激光妇科学.广州:广东科技出版社,20-23.

丁昌荣,付秀艳,于华英,等.2000.冷冻治疗宫颈糜烂671例效果观察.青岛医学院学报,35(4):288-289.

樊庆泊,Tay SK,沈铿.2001.子宫颈环行电切术在子宫颈上皮内瘤变治疗中的价值.中华妇产科杂志,36(5):271-274.

樊文影.2001.波姆红外线治疗宫颈糜烂120例疗效观察.广东医学院学报,19(6):456.

冯丽华,吕晓杰,韩淑梅.2000.高频环行电切术治疗宫颈疾病的临床观察.现代妇产科进展,9(4):276-277.

富琪,魏丽惠,虞幸.2001.宫颈上皮内瘤样病变Ⅲ级治疗与预后分析.中国妇产科临床,(1):34-36.

景竹春,苏燕燕,王作仁,等.2012.子宫颈高级别鳞状上皮内病变的病理形态学分析.中外医学研究,32(10):56-57.

郎景和.2001.子宫颈上皮内瘤样病变的诊断与治疗.中华妇产科杂志,36(5):261-263.

李隆玉,邓克华.2000.宫颈锥切对宫颈上皮内瘤样病变及早期浸润癌诊断价值的探讨.实用癌症杂志,15(3):316-317.

连利娟,林巧稚.1996.妇产科肿瘤学.北京:人民卫生出版社,285-287.

刘树范,卞美璐.2001.子宫颈疾病的诊治.北京:科学技术文献出版社.

彭晶晶,王荣敏,尤志学.2015.对 ASCCP 2012 年宫颈癌筛查和癌前病变管理指南的解读.国际妇产科学杂志,42(1):116-118.

彭秀琼,廖映粉,霍利琼.2000.四川省激光治疗慢性宫颈炎2896例的疗效调查与临床研究.中国激光医学杂志,9(4):257-258.

石一复.2000.子宫颈病变.北京:人民卫生出版社.

魏丽惠.2009.宫颈病变诊断和治疗中的过度与不足.中国妇产科临床杂志,10(2):83.

吴妙芳,李晶,林仲秋.2012.《2012年NCCN宫颈癌临床实践指南》解读.国际妇产科学杂志,39(1):103-106.

吴鸣,石敏,潘凌亚,等.2001.子宫颈锥切术在子宫颈上皮内瘤变诊断和治疗中的价值.中华妇产科杂志,36(5):264-266.

夏恩兰.2000.宫腔镜技术的近年进展.中国实用妇科与产科杂志,16(3):182-184.

徐国祥.1998.激光医学.北京:人民卫生出版社.

杨保军,张学军,冯力民,等.2007.宫腔镜辅助冷刀锥切术在子宫颈上皮内瘤变诊断和治疗中的应用.中国内镜杂志,13(8):811-814.

杨瑞芳,傅庆诏.2000.妇产科诊疗新技术.济南:山东科学技术出版社.

赵昀,郭桂芝,鲍冬梅,等.2014.宫颈鳞状上皮内瘤变二级命名法的临床应用.中国妇产科临床杂志,15(6):515-518.

钟水平.2000.CO_2激光治疗宫颈疾病500例.中国激光医学杂志,9(1):58.

周晖,卢淮武,彭永排,等.2015.《2015年NCCN宫颈癌临床实践指南》解读.中国实用妇科与产科杂志,31(3):185-191.

朱钟治,滕宗荣.1997.宫颈糜烂的微波治疗.上海第二医科大学学报,17(2):136.

Aggarwal P.2014.Cervicalcancer:Can it be prevented? World J Clin Oncol,5(4):775-780.

Albrow R,Kitchener H,Gupta N,et al.2012.Cervical screening in England:the past,present,and future.

Cancer Cytopathol,120(2):87-96.

Audrey P, Robert M, Andrew B, et al. 2002. Can Monsel's Transmit Nosocomial Infections? A Microbiological Investigation. J Lower Genital Tract Disease,6(4):228-231.

Barker B, Francisco AR, Warner J, et al. 2002. Baseline inaccuracy rates for the comparison of cervical biopsy to loop electrosurgical excision histopathologic diagnoses. Am J Obstet Gynecol, 187 (2): 349-352.

Blanks RG.2012.ABC3 Part Ⅱ: a review of the new criteria for evaluating cervical cytology in England.Cytopathol,23(6):360-370.

Chirenje ZM, Loeb L, Mwale M, et al. 2002. Association of cervical SIL and HIV-1 infection among Zimbabwean women in an HIV/STI prevention study.Inter J STD AIDS,13(11):765-768.

Chirenje ZM, Rusakaniko S, Akino V, et al. 2003. Effect of HIV Disease in Treatment Outcome of Cervical Squamous Intraepithelial Lesions Among Zimbabwean Women.J Lower Genital Tract Disease,7(1):16-21.

Davey DD,Greenspan DL,Kurtycz DF,et al.2010.Atypical squamous cells, cannot exclude high-gradesquamous intraepitheliallesion: review of ancillary testing modalities and implications for follow-up.J Low Genit Tract Dis,14(3):206-214.

Dinh T,Haque M,Joseph A,et al.2003.Management of Atypical Glandular Cells of Undetermined Significance Pap Smears: A Reappraisal. J Lower Genital Tract Disease,7(1):11-15.

Dinh TA,Schnadig VJ,Logrono R,et al.2002.Using Cytology to Evaluate the Endocervical Canal After Loop Excision.J Lower Genital Tract Disease, 6 (1):27-32.

Garner D.2014.Clinical application of DNA ploidy to cervicalcancer screening: A review. World J Clin Oncol,5(5):931-965.

Ince U, Aydin O, Peker O, et al. 2011. not exclude high-gradesquamous intraepitheliallesion (LSIL-H) terminology for cervical smears 5-year analysis of the positive predictive value of LSIL-H compared with ASC-H,LSIL,and HSIL in the de-

tection of high-gradecervical lesions with a review of the literature.Gynecol Oncol,121(1):152-156.

Luu HN, Dahlstrom KR, Mullen PD, et al. 2013. Comparison of the accuracy of Hybrid Capture Ⅱ and polymerase chain reaction in detecting clinically important cervical dysplasia: a systematic review and meta-analysis. Cancer Med, 2 (3): 367-390.

Maniar KP, Nayar R. 2014. HPV-related squamous neoplasia of the lower anogenital tract: an update and review of recent guidelines.Adv Anat Pathol, 21(5):341-358.

Park KJ,Soslow RA.2009.Current concepts in cervical pathology.Arch Pathol Lab Med,133(5):729-738.

Rosen AP,Hernandez E,Shen T.2001.Loop Electro excision Procedure with the Fischer Excisor Versus the Utal Loop in a Residency Training Program.J Pelvic Surgery,7(6):330-334.

Salus KA,David T,JonesD,et al.2002.Quantitative Assessment of the Diagnostic Performance of Cervical Conization.J Pelvic Surg,8(3):159-162.

Schlichte MJ,Guidry J.2015.Current Cervical Carcinoma Screening Guidelines.J Clin Med,4(5):918-932.

Siegle AM.1998.The early history of hysteroscopy.J Am Assoc Gynecol Laparosc,5(4):329-332.

Smith JH.2012.ABC3 Part Ⅰ: a review of the guidelines for terminology, classification and management of cervical cytology in England.Cytopathol, 23(6):353-359.

Stucki D,Sporri S,Rytz R.2001.New minimally invastive approaches in gynecology. Rev Med Suisse Romande,121(8):603-606.

Thompson AD,Duggan MA,Nation J,et al.2002.Investigation of Laser Cervical Coin Biopsies Negative for Premalignancy or Malignancy.J Low Genit Tract Dis,6(2):84-91.

Vlastos A, Larry B, Malpica A, et al. 2002. Loop Electrosurgical Excision Procedure in Vulvar Intraepithelial Neoplasia Treatment. J Low Genit Tract Dis,6(4):232-238.

Westin B.2002.Hysteroscopy in,2001: a comprehen-

sive review. Acta Obstet Gynecol Scand,81(7):
681-687.

Wright TC,Thomas J,Massad LS,et al,2002.2001
Consensus Guidelines for the Management of
Women With Cervical Cytological Abnormalities.

JAMA,287(16):2120-2129.

Zaino R. 2002. Adenocarcinoma In Situ, Glandular
Dysplasia,and Early Invasive Adenocarcinoma of
the Uterine Cervix.Inter J Gynecological Patholo-
gy,21(4):314-326.

第14章 卵巢良性肿瘤

卵巢良性肿瘤及卵巢非赘生性包块约占卵巢肿瘤的2/3以上,因与早期卵巢癌有很多相似表现,为临床诊治带来很大干扰。如何鉴别卵巢良、恶性肿瘤? 对卵巢良性疾病应采取哪些微创诊治措施? 在治疗过程中该如何保护卵巢的生理功能? 随着医疗器械的改进及人们对疾病诊治观念的转变,对卵巢良性肿瘤的诊治也发生了很多的变化,比如腹腔镜、超声及经阴道手术的开展为临床医师诊治本病提供了更多的选择手段,但这些方法效果如何? 有无利弊? 本章将逐一介绍。

第一节 正常卵巢与卵泡

一、正常卵巢

【主要特点】

1. 结构 卵巢是女性生殖系统的主要器官,也称女性性腺,位于盆腔上方两侧,借助韧带与子宫和盆壁相连,韧带内有卵巢动静脉、淋巴管和神经穿过。卵巢长2～4cm,重约15g,由皮质、髓质和卵巢门三部分组成。皮质是卵巢的主要结构,由生殖上皮、不同发育阶段的卵泡和卵子组成;髓质则由结缔组织和卵巢间质组成;卵巢门是卵巢血管进入的部位。

2. 体积 为评价卵巢体积与年龄、身高、体重及绝经情况的关系,同时评价外源性雌激素对卵巢体积的影响,Kentucky大学对卵巢癌普查的病例进行了年龄、身高、体重、内外科病史、激素摄入量史及绝经状况调查。

(1)采用阴道超声测定双侧卵巢的长、宽、高三径线,应用椭圆计算公式($L \times H \times W \times 0.523$)计算出卵巢体积(表14-1)。

表 14-1 年龄与卵巢体积的关系($x \pm s$)

年龄(岁)	平均体积(cm^3)
<30	6.6±0.19
30—39	6.1±0.06
40—49	4.9±0.03
50—59	2.6±0.01
60—69	2.1±0.01
>70	1.8±0.08

(2)卵巢体积与月经、身高等的关系:通过数据分析发现,30—70岁每10年卵巢体积都有显著的变化,从绝经前妇女平均卵巢体积(4.9±0.03)cm^3下降到绝经后(2.1±0.01)cm^3($P<0.001$);卵巢体积与身高无明显关系,随着身高的增长卵巢体积无相应上升。然而,身高≥172.7cm者平均卵巢体积是(3.4±0.4)cm^3;身高<172.7cm者平均卵巢体积是(2.9±0.01)cm^3($P<0.001$)。多因素分析表明卵巢体积与身高有一定的相关性;但卵巢体积与体重及孕次无明显相关性;不同年龄段的卵巢体积与服用雌激素有关,40—59岁服用雌激素的妇女的卵巢体积

显著缩小,可能与外源性雌激素可抑制促性腺激素释放和其对卵巢组织的营养作用有关。然而,这种雌激素对 60 岁以上妇女的抑制作用不明显,因此卵巢体积变化不大。

历来盆腔检查在估计卵巢体积时不够精确,忽略了卵巢体积及形态学的细微变化,随着阴道超声检查的出现,可检测到与卵巢癌相关的卵巢体积及形态学微小变化。绝经前妇女持续存在卵巢体积＞20cm³ 和绝经后妇女持续存在卵巢体积＞10cm³ 应视为异常,需进一步检查。

3. 血液供应 卵巢的血液供应来自卵巢动脉及子宫动脉的上行支,卵巢动脉来源于腹主动脉(左侧来自肾动脉)。卵巢动脉自腹主动脉分出后,在腹膜后沿腰大肌前下行至骨盆腔,跨过输尿管及髂总动脉下段,经骨盆漏斗韧带向内横行,经卵巢系膜进入卵巢门。卵巢动脉同时在输卵管系膜内分出若干支,其末梢在子宫角处与子宫动脉上行支的卵巢支吻合。

依据卵巢动脉和子宫动脉对卵巢血液供应的状况,将其动脉血液供应分为 4 型。

Ⅰ型:由子宫动脉和卵巢动脉的分支互相吻合共同营养卵巢,两支动脉几乎以等量血液供应卵巢,占 72.5%。

Ⅱ型:子宫动脉的分支供应卵巢的内侧部,卵巢动脉的分支供应外侧部,两支动脉也几乎以等量血液供应卵巢,占 13.7%。

Ⅲ型:主要由子宫动脉营养卵巢,占 10.0%。

Ⅳ型:主要由卵巢动脉营养卵巢,占 3.8%。

由此可见,子宫动脉对卵巢的血液供应是举足轻重的,故临床上子宫切除和子宫动脉栓塞可能导致卵巢功能减退,甚至卵巢功能早衰。

【主要功能】

卵巢是分泌性激素的器官,主要功能如下。

(1)产生类固醇激素和各种蛋白质,局部调节卵子发育和排出。

(2)这些激素释放至血循环后对诸多靶器官,如子宫、输卵管、阴道、外阴、乳腺、下丘脑、垂体、脂肪、骨骼、肾脏和肝脏等发挥作用。

二、正 常 卵 泡

(一)卵泡数目

卵泡是女性生殖的基本单位,由生殖细胞即卵子及其周围的内分泌细胞构成。妇女一生中的卵泡只减不增,如新生女婴每侧卵巢约含有 50 万个卵泡。到青春前期,绝大多数卵泡(平均 50%~70%)在各个阶段发生退化而闭锁,仅少数卵泡能发育成排卵前卵泡;青春期时,每侧卵巢的卵泡数约 8.3 万个;在 35 岁时,由于卵泡闭锁和排卵的损失,每侧卵巢仅剩约 3 万个;到 58 岁时,每侧卵巢仅剩不足 1000 个卵泡。卵泡闭锁后残留的组织成为分散在卵巢间质中的内分泌细胞称卵巢间质细胞。

(二)卵泡发育

在垂体促性腺激素作用下,卵泡开始生长发育,根据其形态和功能的特征,通常可将卵泡分为始基卵泡、初级卵泡、次级卵泡、囊状卵泡和排卵前卵泡。据统计,15～25 岁的妇女双侧卵巢平均约有三级卵泡 94 个,初级和次级卵泡 6600 个,始基卵泡 15.9 万个。可见在成人卵巢中大多数卵泡都很小,直径为 50μm,仅有卵子和单层颗粒细胞,这种卵泡称始基卵泡,位于卵巢皮质周围。在一定时间,少数始基卵泡开始发育,至直径 100μm 时称初级卵泡。初级卵泡中的颗粒细胞为单层立方状,颗粒细胞外的卵泡膜细胞已有小血管生成。随着初级卵泡的发育,颗粒细胞不断增生和分裂,成为 2～6 层细胞,此时称次级卵泡。每一次月经周期,仅有几个卵泡能发育成为三级卵泡。

三级卵泡中的颗粒细胞分泌液体并潴留

于细胞间隙成为卵泡液。三级卵泡中的卵子直径达 $100 \sim 130 \mu m$，借卵丘将其悬浮于卵泡液中。卵子表面环绕的一薄层颗粒细胞称放射冠。根据卵泡的大小，三级卵泡又可分为静息三级卵泡(直径为 $1 \sim 9mm$)、成熟三级卵泡(直径为 $10 \sim 14mm$)和囊状卵泡(直径为 $15 \sim 25mm$)。妇女每个月经周期可有一个囊状卵泡发育到如此之大并在卵巢表面形成水泡样凸起即为排卵前卵泡。当卵泡发育到成熟并发挥其功能时，它具有下述功能：①维持和营养卵子；②促进卵子成熟和释放；③准备阴道和输卵管以助受精；④准备子宫内膜以便受精卵着床；⑤提供足够的激素以支持胚胎，直至胎盘形成。

(三)卵子的成熟

卵子的减数分裂：人类大多数细胞都有46 个染色体或 23 对同源染色体称为双倍体。在胚胎期或刚出生时，卵细胞即开始减数分裂，使每个卵子内只含有 23 个染色体称为单倍体。第 1 次减数分裂停留于双线期，此时卵子内可见明显的胚泡。在婴儿期和青春期后均能见到含胚泡的卵子。在生殖期，受排卵期促性腺激素峰值的影响，卵子开始发生第 2 次减数分裂，此时卵子内染色质浓缩和核膜中断称为胚泡断裂。与精子不同的是，卵子分裂时生成的两个子细胞大小不同，其中较小的子细胞称第一极体。排卵时卵子发生的第 2 次减数分裂常停留在中期，但此时的卵子已具有受精能力。当单倍体精子与卵子融合后，双倍体又重新形成。

(四)黄体

黄体的形成和激素产生：在排卵前 LH 峰的作用下，卵泡膜内层和颗粒细胞的基膜断裂，卵泡膜内的血管进入卵泡腔，并在血管生成因子作用下形成新的血管。此时，卵泡膜细胞明显增生，并分散于颗粒细胞中间，颗粒细胞虽不增生，但胞质内的滑面内质网增加，线粒体变圆，并蓄积糖原颗粒。此外，LH 峰的作用使细胞色素 P_{450} 支链断裂酶活性增加，这些改变使胆固醇断裂形成孕烯醇酮，并进一步转化为黄体酮。在黄体期每天合成黄体酮量达 $25mg$。

黄体的萎缩：虽然黄体的形成和分泌功能依赖 LH 的作用，但改变 LH 的分泌本身并不引起黄体萎缩。在黄体期垂体释放 LH 最显著的变化是脉冲频率的下降，即由黄体早期每小时一个脉冲降至每 $4 \sim 8$ 小时一个脉冲。动物实验表明，子宫产生的 $PGF_{2\alpha}$ 可能参与黄体萎缩的过程。并可使黄体合成缩宫素，一方面直接作用于黄体使黄体酮分泌减少，另一方面又可作用于子宫，反馈性的使子宫产生更多的 $PGF_{2\alpha}$。

第二节　卵巢良性病变

卵巢组织复杂，各种肿瘤均可发生，是全身各脏器肿瘤类型最多的部位。由于卵巢肿瘤分类繁杂，为临床诊断及鉴别诊断带来一定困难。如何做到早期诊断，早期治疗，最大限度地减少对患者的伤害，是目前妇科亟待解决的临床问题。超声检查、腹腔镜技术为早期诊治卵巢肿瘤提供了可能。但由于目前对卵巢恶性肿瘤进行腹腔镜手术治疗尚存较大争议，本节将重点讨论与微创治疗有关的卵巢良性病变。

在卵巢良性疾病分类中，瘤样病变及良性肿瘤占很大部分，此外还有残余卵巢综合征及炎症等，但发病率较低。

一、卵巢瘤样病变

卵巢瘤样病变(tumor-like lesion of the ovary)，又称为卵巢非赘生性包块，是一种特殊的囊性结构，可因组织退化不全、囊性扩张、增生过盛或异位分布等因素形成貌似肿瘤的病变，而非真性肿瘤。可发生于任何年龄,以生育期多见。约占卵巢肿物的27.1%。其发病原因涉及生理及病理两方面。增大的卵巢大都为单侧性,也有双侧性。组织变化可以是局限性或弥漫性。有些瘤样病变涉及卵巢功能,在临床及病理上常常和真性肿瘤混淆,正常卵巢亦可呈囊性外观,故要注意鉴别。

卵巢瘤样病变最常见的有卵巢单纯性囊肿、多囊卵巢综合征、卵巢子宫内膜异位囊肿、卵泡囊肿、黄体囊肿、黄素囊肿、卵巢过度刺激综合征、卵巢重度水肿、卵巢间质增生症、妊娠期卵巢瘤样病变等。

卵巢瘤样病变一般体积较小,经过观察或抗感染治疗多能自行消退,临床一般不需特殊处理。但有时肿物体积也可较大,如发生破裂、出血或扭转则引起急腹症。因此,临床医师在诊治过程中应掌握对其进行微创诊断和微创治疗的原则及技巧,注意术时勿轻率切除。

1. 卵巢单纯性囊肿 常为单房薄壁,内含清亮液体。与卵巢之间有明显的界线,分离时容易完整剥除。多来自卵泡囊肿或浆液性单房性囊腺瘤,后者实际上是赘生性肿物,但由于囊壁薄,被覆扁平上皮或上皮完全消失,无法确定囊肿的组织来源,故统称为单纯性囊肿。

2. 卵泡囊肿 又称为卵巢滤泡囊肿,常为孤立单发,直径一般 1~3cm,大的卵泡囊肿直径可达 5cm 以上。壁薄光滑,囊内液清亮无色或淡黄色。其发病机制如下。

(1)下丘脑-垂体-卵巢轴功能障碍,使卵泡过度生长及分泌而形成。

(2)卵巢白膜增厚,卵泡破裂受阻。闭锁卵泡在卵细胞退化后腔内积液不仅未减少,反而不断增加,使卵泡增大。由于囊液内含有丰富的雌激素,可以抑制垂体释放 FSH,抑制排卵,引起子宫内膜增生及功能性子宫出血。

卵泡囊肿一般不引起症状,常在 4~6 周内吸收消失。较大囊肿可出现下腹坠胀或不适,亦有腰酸及性交痛。如囊肿破裂可出现下腹疼痛伴恶心呕吐,血管破裂出血可能出现失血性休克的表现,囊肿蒂扭转可有突然剧烈腹痛,触及压痛明显的附件囊性肿块。

3. 黄体囊肿 正常和妊娠期黄体直径<2cm,若黄体直径达 2~3cm 称囊状黄体;若黄体中心腔内积聚大量液体,使囊腔的直径扩大达 3cm 以上者则称为黄体囊肿(corpus luteun cyst)。当黄体囊肿退变,转变为玻璃样变的结缔组织,但仍保持囊腔及囊腔内液体,直径>3cm 时,称为白体囊肿。

囊肿一般多为单侧性,直径很少>4cm,偶可达 10cm。单房、壁薄、半透明,内可有分隔。腔内含淡黄色、嗜红色液体或凝血块。囊壁部分或全部为黄色,有时卷曲成花环状。此种情况可发生于月经周期中的黄体,也可发生于妊娠期的黄体。主要原因是由于卵巢本身供应黄体的血管和淋巴管系统发生紊乱,或是形成黄体血肿的血液被吸收后留下清亮液体所致。

囊肿可自行消退,一般情况下无临床意义。患者常诉月经延迟,妇科检查可扪及一侧附件增大。若囊肿破裂则引发急腹症,需进行处理。

4. 卵巢黄素囊肿(the calutein cyst of the ovary) 病理上称为高反应黄体,系卵泡囊肿壁上的卵泡膜细胞黄素化所致,常为双侧、多囊,或多分隔。囊肿大小不一,一般直径在 2~10cm,最大可达 20cm 以上。壁薄光滑,囊液清亮淡黄色。黄素囊肿形成的主要原因如下。

(1)胎盘促性腺激素的影响:约 50% 的黄素囊肿患者伴有滋养叶细胞疾病,少数患者伴有双胎。在此类患者中,由于滋养细胞分泌大量 hCG,导致卵巢卵泡囊肿壁上的颗粒细胞和卵泡膜细胞高度黄素化。

(2)下丘脑-垂体-性腺轴的功能障碍,性腺的反馈作用受阻,垂体分泌过多的促黄体生成激素,使卵泡增大和黄素化,分泌大量液体而形成囊肿。

(3)长期或大量应用促排卵药物,如氯米芬、hCG 诱导排卵等,引起卵巢过度刺激综合征,引起卵巢黄素囊肿。

卵巢黄素囊肿可自然退缩或吸收,常于滋养细胞疾病消除后 2 个月内消失。一般无临床症状,偶有腹胀或腹痛,如囊肿扭转引起急腹症则需处理。

5. 卵巢过度刺激综合征(ovarian hyperstimulation syndrome,OHSS) 系促性腺激素 hMG/hCG 诱发排卵引起的综合征,常发生于生殖辅助技术中应用促卵泡成熟制剂和 hCG 诱发排卵者。OHSS 在 hMG/hCG 刺激过多卵泡发育的基础上应用 hCG 诱发排卵的情况下发生,卵巢中有多发性卵泡及黄体囊肿形成、间质水肿、卵巢增大。其本质也为高反应性黄素化,即多囊性黄素化滤泡囊肿。根据 OHSS 患者症状和病生理改变,可将其分为轻、中、重三度。

(1)轻度:下腹痛,轻度腹水,体内雌、孕激素水平过高(尿雌激素>150μg/24h,尿孕二醇>10mg/24h)并伴有卵巢增大,直径<5cm。

(2)中度:除轻度表现外,尚有腹胀、恶心、呕吐、腹泻等消化道症状,卵巢增大,直径<12cm。

(3)重度:除中度表现外,有大量腹水,伴或不伴胸腔积液,呼吸困难,卵巢增大,直径>12cm。水与电解质平衡紊乱,血液浓缩,血黏度增加及血凝异常,甚至血栓形成。少尿,血肌酐水平高于正常,全身水肿,甚至出现肾功能衰竭。

OHSS 是一种自限性疾病,一般认为轻度患者只需休息,密切观察。中、重度患者应住院治疗。治疗的主要目的是纠正水与电解质失衡,维持肾脏灌流量,以支持治疗为主,药物的作用则很有限。

6. 卵巢重度水肿(massive edema of the ovary) 是由于水肿液在卵巢间质内的潴留,将正常的卵泡及间质分离,使卵巢明显肿大。其病因可能是卵巢部分扭转或卵巢系膜扭曲,影响了卵巢的淋巴和静脉回流所致;或由于卵巢皮质内间质细胞增生,多灶纤维化使卵巢体积和重量增加,且质地不均,重心不稳从而更易导致扭转。

卵巢水肿多数为单侧,约占 90%;且以右侧多见,约占 70%,个别为双侧。直径自 5.5~35cm 不等,平均为 11.5cm,重量最大达 2400g。卵巢质软,表面光滑,呈苍白或粉红色,有光泽,不透明。切面湿润,常有淡黄色液体溢出。皮质浅层可见稀疏囊泡。

多见于青少年。约 3/4 的患者出现腹痛或盆腔痛,伴有腹部胀大,部分患者有月经不规则或闭经。10%的患者有男性化症状。妇科检查可扪及附件肿块,多为单侧性,约有半数患者有部分或完全性卵巢扭转。

处理可做卵巢多点穿刺放液术,并辅加卵巢固定术;卵巢楔形切除或一侧附件切除术。

7. 妊娠期卵巢瘤样病变 较少见,可使卵巢增大,巨大者直径可达 20~30cm,有时很像真性肿瘤,但产后可自行消失,故为瘤样病变。此种改变有六种类型。

(1)高反应性黄素化:多与血中高水平的人绒毛膜促性腺激素有关,故多见于葡萄胎、绒毛膜癌、双胎妊娠等,也可见于单胎妊娠。此时双侧卵巢切面可见多发性的黄素化滤泡囊肿,卵巢体积中等大或巨大,最大直径可达 35cm,偶有囊内出血而有腹痛,或有多毛,很少有其他症状。

(2)妊娠期大型孤立的滤泡囊肿黄素化:为单个巨型黄素化囊肿,平均直径 25cm。此种情况需与囊性颗粒细胞瘤鉴别。

(3)异位蜕膜:卵巢表面有许多灰白或紫色大小不等的蜕膜结节或囊肿,大体上酷似肿瘤,腹膜上也可有类似结节,像肿瘤种植结节。

（4）妊娠黄体瘤：卵巢内实性多发性妊娠黄体瘤，体积可很小，也可增大直径达 20cm。

（5）卵巢颗粒细胞增生：体积小，为多发性，局限在萎缩的滤泡内。

（6）卵巢门细胞增生：发生于自然妊娠周期的卵巢瘤样病变虽然少见，但及早处理、正确诊断非常重要。特别应注意与卵巢肿瘤的鉴别诊断，既要避免对真性肿瘤的漏诊，又要避免不必要的剖腹探查术和对卵巢瘤样病变的过治（即卵巢切除）。

8. 卵巢间质增生症　单纯卵巢间质增生可致双侧卵巢增大，称为卵巢间质增生症，如黄素化间质细胞增生则称为卵泡膜细胞增生症。多发生于绝经后，可能是绝经后下丘脑-垂体功能紊乱，卵巢间质对垂体促性腺激素的一种增生性反应，常伴发糖尿病、高血压、肥胖、甲状腺功能减退。双侧多见，卵巢体积可不增大或轻度增大，直径一般不超过 6～7cm，切面见皮质显著增生超过 2mm，超过 3mm 者为重度增生。镜下见增生的间质细胞呈梭形，嗜碱性，排列呈旋涡状结节布满于皮质内，滤泡发育受阻。卵泡膜增生症是在上述增生的间质结节间，见散在的卵巢黄素化卵泡膜细胞。本病临床少见，易与多囊卵巢综合征混淆，但用克罗米芬促排卵治疗无效，手术进行双侧卵巢楔形切除是目前治疗本病的唯一手段。

二、卵巢良性肿瘤

卵巢肿瘤是女性生殖器常见的肿瘤之一。虽然卵巢恶性肿瘤是女性生殖器三大恶性肿瘤之一，但因微创治疗目前暂不适用于此类患者，故在此只讨论卵巢良性肿瘤。

【分类】

对卵巢肿瘤的分类方法很多，目前普遍采用的是世界卫生组织（WHO，1972）制定的卵巢肿瘤的组织学分类法，见表 14-2。

表 14-2　卵巢肿瘤组织学分类（WHO，1972）

体腔上皮来源的肿瘤	（1）浆液性肿瘤（有良性、交界性、恶性之分） （2）黏液性肿瘤（有良性、交界性、恶性之分） （3）子宫内膜样肿瘤 （4）透明细胞（中肾样瘤） （5）勃勒纳瘤 （6）混合性上皮肿瘤 （7）未分化癌
性索间质肿瘤	（1）颗粒细胞－间质细胞肿瘤：①颗粒细胞瘤；②卵泡膜细胞瘤－纤维瘤（卵泡膜细胞瘤、纤维瘤） （2）支持细胞－间质细胞肿瘤（睾丸母细胞瘤） （3）两性母细胞瘤
生殖细胞肿瘤	（1）无性细胞瘤 （2）内胚窦瘤 （3）胚胎癌 （4）多胚癌 （5）绒毛膜癌 （6）畸胎瘤：未成熟型、成熟型［实体瘤、囊性（成熟囊性畸胎瘤）］、皮样囊肿恶变 （7）单胚性和高度特异性型（卵巢甲状腺肿、类癌）

其他肿瘤	(1)脂质(类脂质)细胞瘤
	(2)性腺母细胞瘤
	(3)非卵巢特异性软组织肿瘤(肉瘤、纤维肉瘤、淋巴肉瘤)
	(4)未分类肿瘤
	(5)转移性肿瘤
瘤样病变	(1)妊娠黄体瘤
	(2)卵巢间质增生和卵泡膜细胞增生症
	(3)卵巢重度水肿
	(4)单发性滤泡囊肿和黄体囊肿
	(5)多发性滤泡囊肿(多囊卵巢)多发性黄素化滤泡囊肿和(或)多发性黄体囊肿
	(6)子宫内膜异位症
	(7)表面上皮包涵囊肿(生发上皮包涵囊肿)
	(8)单纯性囊肿
	(9)炎性病变
	(10)卵巢冠囊肿

据统计,体腔上皮来源的肿瘤占原发性卵巢肿瘤的 50%～70%,生殖细胞肿瘤占 20%～40%,特异性性索间质肿瘤约占 5%。而卵巢瘤样病变与卵巢肿瘤之比为1:2.69。

在卵巢良性肿瘤中,来源于体腔上皮的上皮性肿瘤,如卵巢浆液性、黏液性囊腺瘤,卵巢良性宫内膜样肿瘤、卵巢纤维瘤、卵巢良性勃勒纳瘤;来源于生殖腺以外的内胚叶组织的生殖细胞肿瘤,如皮样囊肿;来源于性腺间质的肿瘤,如卵泡膜细胞瘤等,是比较常见的卵巢良性肿瘤。

【主要特点】

1. 卵巢浆液性囊腺瘤 约占卵巢良性肿瘤的 25%,多发生在生育年龄的妇女,较少发生于绝经后妇女。又分为单纯性浆液性囊腺瘤和乳头状浆液性囊腺瘤。前者占卵巢良性肿瘤的 15%,后者占 10%。卵巢乳头状囊腺瘤表面呈结节状或分叶状,灰白色,光滑。切面为多房,内含清亮液体,房内壁见乳头生长,乳头分布不均,粗细不一,偶向外生长,但从不被覆整个内壁,此是与交界性和恶性的区别点。

2. 黏液性囊腺瘤 占卵巢良性肿瘤的 20%,多见于 30—50 岁,也可见 20 岁以下。又分为单房性黏液性囊腺瘤、多房性黏液性囊腺瘤、乳头状黏液性囊腺瘤及黏液瘤型黏液性囊腺瘤四种。其特点为囊内液黏稠,固定后呈乳白色胶冻样。乳头一般出现在囊腔的内壁,极少发生在表面。当囊壁破裂时,肿瘤内的黏液可种植在腹膜上形成腹膜黏液瘤,其发病率为 2%～5%。

3. 卵巢良性子宫内膜样肿瘤 多数为腺纤维瘤和囊腺纤维瘤,常发生在更年期及绝经后妇女。肿瘤以单侧居多,切面似浆液性囊腺纤维瘤,腔内含淡黄色清亮液体,囊壁光滑,少数有乳头状突起,或于囊肿内有一个或多个息肉样物形成。

4. 卵巢纤维瘤 为良性、实质性纤维结缔组织肿瘤,占卵巢良性肿瘤的 2%～5%。多见于中年妇女,以单侧居多。表面光滑或结节状,灰白色,有包膜,质硬。较大的肿瘤常有变性及形状不规则的囊腔,可有局灶或弥漫性钙化。当患者伴有胸腔积液、腹水时称麦格综合征(Meig syndrome),手术切除肿瘤后胸腔积液、腹水自行消失。

5. 卵巢良性勃勒纳瘤 占所有卵巢肿瘤的 1.7%,多数患者无自觉症状。多为单侧性,质地坚韧,直径多为 1～10cm,少数可达 30cm。切面有砂粒感,呈灰白色或浅黄色,编织样结构,有的肿瘤含微小囊腔,有的见较大囊腔或多囊。

6. 卵巢囊性成熟性畸胎瘤 为卵巢最常见的良性肿瘤,又称皮样囊肿,占卵巢肿瘤的 10%～20%,占畸胎瘤的 95% 以上。可发生于任何年龄,以 20—40 岁居多。双侧性者占 10%～17%。肿瘤常有蒂,很少超过 15cm,表面光滑,包膜薄。囊腔内含油脂、毛发、骨、软骨及牙齿等。镜下 100% 可见到外胚层,93% 有中胚层,71% 有内胚层。偶可见甲状腺组织,如果畸胎瘤中含甲状腺组织超过 50%,则称为卵巢甲状腺肿,是畸胎瘤向单一胚层高度分化的结果。成熟囊性畸胎瘤恶变率为 2%～4%,多发生于绝经后妇女。良性畸胎瘤破裂发生率为 1%,破裂可造成腹腔粘连或有肉芽肿形成的黄白色油脂样小结节散播在腹膜及大网膜上,有时可误诊为恶性转移病灶或腹膜结核,切开结节可见油脂物质和毛发。

7. 卵泡膜细胞瘤 绝大多数为良性,2%～3% 为恶性。是一种有内分泌功能的卵巢实质性肿瘤,发生率占卵巢肿瘤的 0.5%～10%。多见于年龄较大的妇女,患者平均年龄 53 岁,65% 的患者为绝经后妇女。肿瘤多为单侧,双侧者罕见,呈实性圆形或卵圆形,大小不一,表面被覆有光泽而薄的纤维膜。切面为实性,呈橘黄色或黄白色,有时可见小的囊性区域。

【临床表现】

卵巢良性肿瘤一般病情发展较慢,早期肿瘤体积较小,多无症状,往往在妇科检查时偶然发现。若肿瘤增至中等大时,常感腹胀或腹部扪及肿块。当肿瘤出现蒂扭转或破裂时,可出现急腹症,患者会突感剧烈腹痛,常伴恶心、呕吐甚至休克。此时需急诊手术探查处理。

三、卵巢冠囊肿

卵巢冠囊肿为良性非赘生性肿物,虽被纳入卵巢瘤样病变范围,但并非真正的卵巢病变。卵巢冠囊肿是指位于卵巢与输卵管系膜之间的阔韧带囊肿,是输卵管系膜部位的囊肿。

【主要特点】

一般由单层上皮细胞或间皮细胞组成,被包裹在一层很薄的纤维组织内,周围有输卵管系膜血管环绕,但不穿透包裹囊肿的纤维结缔组织层。卵巢冠囊肿大小悬殊,直径可<2cm 或达 20cm 左右,以 5～10cm 多见。囊肿壁薄而光滑,内含清亮液,大多数为单房,少数可有乳头生长。多为单侧性。在进行腹腔镜检查时,应确定在卵巢冠中是否有实性成分或腹腔植入物,注意与卵巢肿瘤扩展到输卵管系膜内进行鉴别。

【治疗】

(1)一旦明确为卵巢冠囊肿,可行囊肿抽吸术或剥除术。手术途径可经 B 超引导,也可经腹腔镜进行。B 超引导囊肿穿刺仅能抽吸囊内液,而无法对囊壁进行组织病理学检查,所幸卵巢冠囊肿绝大部分为良性,抽吸后注意随诊尚无大碍。

(2)腹腔镜下卵巢冠囊肿剥除术是目前处理本病的首选方法。在腹腔镜手术时,剥除囊肿前是否抽吸囊内液,应视囊肿大小而定。若囊肿较大,剥除有一定的困难,对输卵管系膜损伤较大,可先抽出囊内液然后分离。若囊肿较小,用微型抓钳在输卵管与卵巢之间一半的部位将囊肿表面的腹膜抓起,剪开表面覆盖的腹膜,切口长约 2cm,注意应与输卵管纵轴平行。然后抓住囊肿壁,沿包膜与囊壁之间的间隙钝性剥离囊肿,因囊肿与表面覆盖的浆膜界限清楚,结构疏松,剥离时一般比较容易,而且出血较少。对遗留的腹膜缺损部分不必缝合,如有出血可电凝止血。

四、残留卵巢综合征

全子宫或次全子宫切除患者,术中保留双侧或一侧卵巢,日后出现持续性卵巢增大、慢性下腹痛及(或)性交痛者,称为残留卵巢综合征(residual ovary syndrome,ROS)。文献报道 ROS 的发生率为 0.88%～8%,子宫切除术同时切除输卵管,或切除一侧卵巢者发生率更高。

【主要特点】

ROS 患者接受子宫切除术的指征主要为子宫肌瘤、功血、子宫内膜异位症等良性疾病。因 ROS 再次剖腹探查者,发现大多数患者盆腔有明显粘连,卵巢呈囊性肿大,如Christ 等报道 202 例手术治疗的 ROS 患者中,盆腔广泛粘连占 84.7%,卵巢周围粘连占 61.9%,卵巢囊肿占 56.6%。组织学检查 ROS 的卵巢囊肿,主要为滤泡囊肿、闭锁卵泡、出血性囊肿或黄体囊肿,并伴有卵巢周围炎。因而认为子宫切除术后,并发盆腔或卵巢周围炎症与粘连,干扰了保留卵巢的正常生理功能,致使卵泡发育障碍或不排卵,可能是导致发生 ROS 的主要原因。部分因子宫肌瘤或月经过多而行子宫切除术者,术前可能已存在卵巢功能失调,切除子宫后虽不再有月经,但卵巢功能并无改善,故术后仍可见卵泡囊肿或出血性囊肿及下腹胀痛。

【治疗】

可通过抑制排卵(如避孕药、孕激素等)、物理疗法等非手术治疗缓解症状。若非手术治疗无效,症状严重,或不能除外卵巢肿瘤者,可进行手术探查,切除残留的一侧或双侧卵巢,以免术后再度发生 ROS。并注意不要残留卵巢组织,否则可能并发卵巢残余物综合征,处理更加困难。由于患者至少已接受一次盆腔手术,多有盆腔粘连,加之盆腔正常解剖关系已被破坏,手术有一定困难。据报道,约有 2% 的 ROS 患者,术中损伤输尿管,

应引以为戒。

【预防】

为避免子宫切除后卵巢脱垂,或与阴道断端粘连、感染,术中可将保留的卵巢与盆腔侧壁腹膜缝合 1～2 针予以固定。盆腔腹膜不作连续缝合,仅间断缝合数针,以免缝线牵扯过紧;或不予缝合,将盆腔前后腹膜自然靠拢,遮盖韧带、血管残端。

为预防残留卵巢综合征发生,在保留卵巢时:①要高度注意不要损害卵巢动静脉的血行支;②必须保留正常卵巢或尽可能多的保留卵巢组织,同时保留同侧的正常输卵管;③如必须切除输卵管而保留同侧卵巢,则钳夹结扎必须尽量靠近输卵管,避免伤及卵巢血管;④缝合盆腹膜的缝线不可过紧,注意不使卵巢血管扭曲;⑤如需剖开或切除部分卵巢,要沿卵巢游离缘做纵行梭形切口,这样对卵巢神经影响较小;⑥手术严格无菌操作,止血彻底,术后加强抗感染。

五、卵巢残余物综合征

【主要特点】

本病是指发生于困难的双侧卵巢切除术后少见的并发症。由于手术困难,往往在手术者认为已完全切除卵巢后,却残留少许卵巢皮质,这些残余物尚有功能,甚至可形成囊肿。由于盆腔血供、解剖结构发生变化及术后盆腔粘连等因素,导致慢性盆腔疼痛等一系列症状者称卵巢残余物综合征(ovarian remnant syndrome)。

术时可能发生卵巢残余物遗留倾向的高危因素为血管丰富致使止血困难,盆腔粘连及肿瘤使解剖变异。此外,还应注意与额外卵巢(supernumerary ovary,指在正常位置以外的额外卵巢)、副卵巢(accessory ovary,位于正常卵巢附近,为卵巢的一部分)鉴别。

多数切除的卵巢残余物组织切片显示,在肿块或粘连增厚的组织中可见正常卵巢组织、单纯囊肿、囊状卵泡或卵泡囊肿、出血性

黄体或多个退化程度不等的黄体,黄体外围绕黄素化颗粒细胞和卵泡内膜细胞,证实残余的卵巢组织有功能。

【治疗】

目前手术切除卵巢残余物仍是主要的治疗方法。手术应仔细分离后腹膜,暴露输尿管及主要血管,以便完全切除残余的卵巢组织。由于卵巢残余物综合征往往发生于困难手术或多次手术后,患者盆腔粘连显著,需广泛分离,故手术时间较长,失血量较多,并发症亦较多。

腹腔镜在卵巢残余物综合征或残留卵巢综合征中的应用,文献报道意见尚不一致。有的作者认为其作用有限,有的作者则认为腹腔镜较其他手术方式价廉、并发症少、住院时间短;若腹腔镜经腹膜后进入,在盆腔边缘分离输尿管、骨盆漏斗韧带,可有效地切除残余卵巢组织。腹腔镜或剖腹探查的选择应根据手术困难的程度和手术者的经验而个体化治疗。

六、多囊卵巢综合征

多囊卵巢综合征(polycystic ovary syndrome,PCOS)是育龄妇女最常见的内分泌紊乱性疾病之一,是引起不排卵性不孕的主要原因。主要表现为闭经、肥胖、多毛和双侧卵巢呈多囊性增大,又称为 Stein-Levinthal 综合征。其主要特征是雄激素水平增高。目前认为,胰岛素血症也是 PCOS 的主要特征。

多囊卵巢(PCO)与 PCOS 是两个不同的概念。PCO 只表现为卵巢呈多囊性改变,而无临床症状及血激素的变化,可由其他疾病引起。据统计,92% 特发性多毛、87% 月经稀少、82% 先天性肾上腺皮质增生、26% 闭经和 21% 正常月经的女性,卵巢超声呈现多囊表现。

【病理改变】

目前,通常采纳的 PCOS 病理特点。

1. 肉眼观察　双侧卵巢不同程度增大。腹腔镜检查 PCOS 有如下特征。

(1)双侧卵巢体积增大,可超过其正常体积的 1～4 倍,或超过子宫体积的 1/2。

(2)灰白珍珠色。

(3)表面光滑。

(4)皮厚,皮质下方可见多个大小不等的囊泡。

(5)表面血管分支明显,较粗大。

2. 组织切面　见卵巢皮质增厚、白色、纤维状,外层细胞减少,胶原增多,皮质下很多大小不一、直径<1cm 的小囊肿。

3. 原始卵泡数　正常,早期发育、闭锁卵泡数增加,但无优势卵泡的出现,白体与黄体偶尔存在。

4. 卵巢间质(含皮质和髓质)　不同程度增殖过多。

【诊断】

PCOS 有各种表现,目前缺乏统一的诊断标准。有以卵巢超声形态为诊断标准,以不能解释的高雄激素血症和不排卵,以多毛或痤疮代替雄激素测定;以脱氢表雄酮硫酸盐或雄烯二酮测定,还有以 LH 异常升高或 LH/FSH 比值等为诊断依据。诊断标准越宽,疾病的多源性越明显。2003 年鹿特丹 PCOS 的诊断标准为:不规律或无排卵性月经、临床或生化的高雄激素血症及多囊卵巢,并排除其他引起高雄激素血症和持续性无排卵的疾病。

目前国内则依据临床症状、血激素水平变化及 B 超检查进行综合判断,较常用的标准如下。

(1)月经异常。

(2)血 LH/FSH>2～3 和(或)睾酮水平升高和(或)雄烯二酮水平升高。

(3)雌二醇水平相当于中卵泡期的水平。

(4)B 超检查可见卵巢体积增大,包膜回声增强,卵巢四周或散在多个(≥10 个)囊性卵泡,其直径 2～8mm,间质回声增强。

严格的诊断标准,应具备上述异常表现中的 3 项方可诊断为 PCOS。检查血激素水平,应在取血前 3 个月内未用过任何激素类药物,并于月经来潮 3～5d 的清晨取血。对于表现为闭经的患者,应在 B 超检查未见优势卵泡(直径＞10mm)时取血。对阴道淋漓出血的患者,应积极进行诊断性刮宫检查,以排除子宫内膜增生性病变。

【治疗】

对 PCOS 主要以保守性药物治疗为主,包括降体重、控制月经周期、降雄激素、降胰岛素、促排卵及生殖辅助技术等治疗。卵巢微创手术为二线治疗方案,适用于促排卵失败患者。

传统开腹手术由于术后粘连发生率高,影响术后妊娠,现已较少施行。目前多在腹腔镜下进行。

1. 适应证　对促排卵药克罗米芬(clomiphene,CC)不敏感;体重指数[BMI＝体重(kg)/身高^2(m^2)]＜29(平均成人的体重指数上限为 25);游离雄激素指数＜4 者治疗效果良好。

2. 手术方法　对 PCOS 进行手术治疗,目前在腹腔镜下采用以下式式。

(1)卵巢打孔(洞)术:1967 年,Palmer 和 Brux 首先报道应用腹腔镜手术诱发排卵。现多采用激光或电凝烧灼将看到的卵泡给予汽化和引流,许多妊娠发生在腹腔镜术后 1～6 个月。因创伤小,粘连发生率低,可作为治疗排卵的首选方法。适用于克罗米芬治疗无效的患者。

具体操作:用一钝性探针将卵巢向上旋转或用无创钳夹住卵巢固有韧带充分暴露卵巢,用针状单极电烙并保持电流直到穿透卵巢被膜和皮质为止,也可以使用超声刀打孔。

打孔直径约 2mm,深度 8mm,电灼时间应少于 1s。每个卵巢 6～10 个点即可满足。尽量避免在卵巢门打孔。打孔后立即予以冷生理盐水冲洗卵巢表面,降温处理。检查有无活动出血。亦有医师推荐打孔功率 30～40W,打孔时间 2～4s,每个卵巢打 3～4 孔为宜,打孔时电极针刺停留时间 5s。结果显示此术后妊娠率可高达 67%。

(2)卵巢楔形切除术:可使雄激素水平有短暂的下降。1956 年,Stein 报道应用卵巢楔形切除术治疗 PCOS 取得了很好的效果,许多 PCOS 患者恢复了月经周期,并获得妊娠。传统方法是开腹手术,因可发生术后盆腔粘连,影响妊娠,目前已基本不采用。如在腹腔镜下进行卵巢楔形切除(详见第五节),可减少术后粘连,但其结果并未显示优于卵巢单纯打孔术,目前已多不采用。

3. 点评　有学者曾给 62 例 PCOS 患者进行系统的卵巢电烙术,92% 术后 3 个月内出现排卵,86% 恢复规律的月经周期。在 9 例对舒经芬治疗无反应的妇女中,7 名电烙后已能排卵,其他 2 例以后对舒经芬刺激有了效应。另一组以 PCOS 作为唯一不育因素的妇女中,术后妊娠率达 80%。经临床观察发现,如果每一卵巢电烙少于 6 个点,仅 66% 患者排卵,相比之下,如果每一卵巢超过 10 个点时则为 97%。据统计,当 PCOS 患者对药物治疗无效时,进行卵巢电烙术其妊娠率为 50%～80%。但手术有效时限较短,术后 2 年月经持续规律者仅占 25%。此外,卵巢电灼术后仍有部分患者卵巢周围有轻度粘连,偶然会发生卵巢萎缩。

第三节　卵巢疾病微创诊断技术与微创处理

一、微创诊断技术

卵巢肿瘤及瘤样病变在发病早期常因症状不明显而被忽略,一般多在妇科检查时偶然发现。而对肿瘤性质的判断,目前多依靠以下几种方法。

(一)超声检查

应用超声显像技术可以动态观察卵巢肿瘤的发生、发展及消退情况。由于其检查方法简便,重复性好,无损伤且准确可靠,已成为诊断妇科疾病不可缺少的检查手段。了解超声图像特征,将有助于对卵巢肿瘤的诊断及治疗。

1. 卵巢瘤样病变 声像特征如下。

(1)卵泡囊肿:卵巢内出现圆形无回声区,边缘清晰光滑,常突出于卵巢表面,内径1～3cm,很少＞5cm,多为单侧,定期随诊观察,可见囊肿缩小或消失。

(2)黄体囊肿:多为单侧,直径 2～3cm,圆形无回声,偶达 10cm,内可有分隔,与卵泡囊肿图像难以鉴别。

(3)黄素囊肿:多为双侧,囊肿大小不一,一般直径在 2～10cm,壁薄光滑,内见多个分隔,随滋养细胞疾病的治疗而自行消失。

(4)多囊卵巢:双侧卵巢均匀性增大,比正常大 1～4 倍,呈圆形或椭圆形,包膜厚,回声增强。卵巢包膜下可见大小相等或不等小囊泡排列成行,直径在 2～6mm,多不超过10mm。

(5)卵巢冠囊肿:单房,壁薄,内为无回声液性区。囊肿附近可见正常卵巢组织。

(6)卵巢子宫内膜囊肿:本病声像图可随月经周期有所改变。其超声特征可分三型:①囊肿型:附件区一侧或双侧或子宫后方可见圆形囊肿,壁厚,不光滑,囊肿内可见分隔,内可见光点反射,新形成的囊肿内部小光点回声少,而病程长的囊肿内部光点回声多,液体稠厚,可与子宫有不同程度粘连;②实质型:呈实质性强回声,为包块反射所致;③混合型:兼有以上两者特征,肿块为囊实相间的杂乱回声。

2. 卵巢良恶性肿瘤 有学者根据卵巢在超声图像上的形态不同制作了超声卵巢良恶性肿瘤区别评分表(表 14-3),如评分大于4 分可疑恶性,小于 4 分诊断良性。采用该评分法鉴别卵巢恶性肿瘤的敏感性 100%,特异性 83%。

表 14-3 卵巢良恶性肿瘤超声评分法

分类		评分			
		0	1	2	4
单房和多房性肿瘤	内壁光滑度		光滑	不光滑	
	乳头存在否		可疑	清晰	
	分隔厚度	＜3mm		≥3mm	
囊实性肿瘤	内壁光滑度		光滑	不光滑	
	乳头存在否		可疑	清晰	
	分隔厚度	＜3mm		≥3mm	
	实性部分回声分布	均匀	不均匀		
实性肿瘤	回声分布		均匀	不均匀	
	腹水		有		

(二)腹腔镜检查

腹腔镜检查可清楚地观察到盆腔组织结构及卵巢肿瘤的外观性状,这对诊断及治疗卵巢疾病,特别是在决定对卵巢的去留时意义重大。

1. 初步判断卵巢肿瘤性质 由于卵巢肿瘤的多样性和复杂性,对其性质的判定有时相当困难,甚至病理学家也会对同一张切片存在不同的诊断。但妇科医师应该有对大体标本进行初步判断的能力。可根据卵巢肿瘤的形态、房腔、切面颜色、囊实性等形态做出估计,进而指导手术方案的初步制定。北京协和医院郎景和教授根据多年的临床经验,对卵巢肿瘤的大体形状与肿瘤性质之间的关系进行了细致的观察和总结,认为:①单房、壁薄、囊内液无色或草黄色清亮,多考虑为单纯囊肿、浆液性囊腺瘤;②多房、充满黏液、见于黏液性囊腺瘤;有内生或外生乳头是浆液性或黏液性囊腺瘤或囊腺癌;③部分为实性、伴出血、坏死,应警惕子宫内膜样癌、透明细胞癌;④切面色泽:红色,有出血、坏死,要考虑内胚窦瘤;黄色实性,见卵泡膜细胞瘤;白色实性,见于纤维上皮、纤维瘤,卵巢纤维瘤可坚硬如石,为卵巢肿瘤实硬之最;灰红、棕黄、橡皮样要考虑无性细胞瘤;⑤双侧、肾形、实性半透明胶状是转移性癌的特点;⑥巧克力汁样内液是最富有特点的子宫内膜异位囊肿的内容物,但铁锈色、稀薄的液体可能是陈旧性出血,不一定是子宫内膜异位囊肿。通过对卵巢肿瘤的大体性状进行观察,做出初步判断,可为术中处理提供参考。

2. 腹腔镜对卵巢恶性肿瘤的诊治作用 腹腔镜虽在治疗卵巢恶性肿瘤中的作用存在争议,但对其诊断价值及判定治疗效果时的作用不容争辩。腹腔镜对卵巢恶性肿瘤的诊治作用如下。

(1)对临床可疑卵巢癌的确诊:腹腔镜属微创诊治工具,虽不能作为诊断早期卵巢癌的普查方法,但对临床疑为卵巢癌的盆腔包块,或对某些盆腔包块性质不明需做鉴别诊断时,腹腔镜检查很有诊断价值。

(2)有助于制订卵巢癌合理的治疗方案:通过腹腔镜检查可按病变性质及范围决定有无手术可能,对制订手术方式、手术前后处理方案及提示疾病预后等,均有很大的参考价值。

(3)有助于卵巢癌的临床分期:因腹腔镜可全面清晰地观察盆腹腔状况,甚至优于剖腹探查。尤其是对早期卵巢癌可通过分期手术包括肿瘤切除、大网膜切除、腹主动脉旁及盆腔淋巴结清扫、阑尾切除等对肿瘤进行分期。

(4)在卵巢癌随诊中的作用:卵巢癌虽然手术切净,或手术不彻底术后追加化疗或放疗,但复发率仍高。因此,术后二探术很有必要,而腹腔镜是卵巢癌二探术的首选方法。腹腔镜二探术(second-look laparoscopy)适用于以下几种情况:①随访晚期交界性肿瘤患者,需经腹腔镜活检确定肿瘤生物学行为进展抑或退化;②监护卵巢癌Ⅰ期1~2级患者手术后未接受辅助治疗的情况,或Ⅰ期囊肿破裂手术后的情况;③用于化疗期间,经腹腔镜检查观察化疗结果;对二次剖腹探查术有禁忌证者。

(三)肿瘤标志物

近年发现,卵巢恶性肿瘤的相关抗原,能制造和释放激素及酶等多种产物,这些产物可通过免疫、生化等方法测出,称为肿瘤标志物(tumor markers),用于提高诊断率。

1. 抗原标志物 AFP是内胚窦瘤的最佳肿瘤标志物。未成熟畸胎瘤AFP值也可升高。AFP升高常先于临床体征,故它对诊断和监护均具有重要意义。卵巢癌单克隆抗体OC_{125}检测卵巢上皮性癌患者血清中癌抗原(CA_{125})浓度升高。但OC_{125}不具备高度特异性。

2. 激素标志物 绒毛膜促性腺激素β亚单位(β-hCG)是妊娠滋养细胞特异性很高的标志物。原发性卵巢绒毛癌患者血清β-hCG也常升高。测定血清雌激素水平有助于诊断颗粒细胞瘤及卵泡膜细胞瘤。睾丸母细胞瘤患者尿17-酮类固醇的排出量升高。

3. 酶标志物 卵巢癌的酶标志物有胎盘碱性磷酸酶、半乳糖转移酶等。

(四)鉴别诊断

首先对卵巢肿瘤大体性状应进行鉴别诊断,如卵巢肿物是赘生性还是非赘生性、是良性还是恶性肿瘤应有初步了解。此外,卵巢肿物还应与周围器官的肿瘤进行鉴别。

1. 卵巢良性肿瘤与恶性肿瘤的鉴别　　见表 14-4。

表 14-4　卵巢良性肿瘤和恶性肿瘤的鉴别要点

鉴别要点	良性肿瘤	恶性肿瘤
病史	病程长,逐渐长大	病程短,迅速长大
体征	单侧多,活动,囊性,表面光滑,一般无腹水	双侧多,固定,实性或囊实性,表面结节状不平,常伴腹水
一般情况	良好	逐渐出现恶病质
B 超	为液性暗区,可有间隔光带,液性边缘清晰,暗区内有杂乱光团、光点	肿块周界不清

2. 与其他疾病鉴别

(1)子宫肌瘤:浆膜下肌瘤或肌瘤变性易与卵巢囊肿或实性肿瘤相混淆。肌瘤常为多发性与子宫相连,常伴月经异常如月经过多等症状,检查时肿瘤随宫体及宫颈移动。

(2)妊娠子宫:妊娠早期或中期时,子宫增大变软,峡部更软,故三合诊时宫体与宫颈似不相连,易将柔软的宫体误认为卵巢肿瘤,但妊娠妇女有停经史,若能详细询问病史,作 hCG 测定或超声检查即可鉴别。

(3)生殖道以外的肿瘤:卵巢恶性肿瘤需与腹膜后肿瘤、直肠或乙状结肠癌等鉴别。腹膜后肿瘤固定不动,位置低者使子宫或直肠移位,肠癌多有典型消化道症状,B 超显像、钡剂灌肠、静脉肾盂造影等有助于鉴别。

二、微 创 处 理

对卵巢肿瘤的患者进行手术时,如何处理卵巢应根据肿瘤的性质、侧别、肿瘤大小与界限以及患者年龄等综合因素分析考虑,采取何种手术方式,应具体问题具体分析,但总的原则和处理计划如下。

(一)卵巢良性肿瘤

1. 单侧良性肿瘤　　通常遇到的卵巢良性肿瘤,如单纯囊肿、卵巢冠囊肿、卵巢成熟囊性畸胎瘤以及界限清楚的纤维瘤、非乳头型浆液性、黏液性囊腺瘤等,如患者年龄<40岁,均可考虑作单纯肿瘤切除或肿瘤剔除术,保留剩余的正常卵巢组织。有几点应予注意。

(1)一般良性肿瘤绝大多数是单侧的,只有 5% 是双侧性的,对侧可做外观检视和触探。目前多数学者不主张对侧的常规切开探查,因对侧卵巢剖探并不能预测双侧疾病,反而会增加术后粘连。

(2)如果界限层次不清,特别是有外生性乳头,则不宜做肿瘤剔除术,而应行该侧附件切除,对侧亦应行切开探查。

(3)剔除或切除的标本均应在台上做切开检查,发现内生乳头,实性区域,或其他可疑恶性部位,要送冰冻切片,以决定两侧卵巢的取舍和手术范围。

(4)年龄较大,特别是患者已超过 45 岁,一般不考虑剔除术,对侧亦应做切开探查。

2. 双侧良性卵巢肿瘤　　诚如上述,这种情况并不很多,常遇到是双侧皮样囊肿,可以做囊肿剔除术。怀疑皮样囊肿者,术前应测血清 AFP、hCG,以除外未成熟或恶性生殖细胞肿瘤。术中看到的毛发、油脂和牙骨是成熟的表现,而其他可疑的实性部分应送冰冻切片。超过 50 岁患者的皮样囊肿,最好应常规冰冻切片,因其恶性变或鳞癌变的平均年龄是 51 岁。

如果在上皮性肿瘤中发现了乳头,特别是外生乳头,则一方面提示双侧性的机会增加,可达 10%～30%,另一方面提示恶性情况的存在,或者是交界性瘤,或者是早期卵巢癌。不主张做剔除术,一侧卵巢的保留亦应十分谨慎。

(二)卵巢恶性肿瘤

对卵巢恶性肿瘤处理时,更强调肿瘤的组织类型、临床分期和细胞分化等,而年龄、婚育只是在上述条件下考虑的因素。

1. **卵巢上皮性癌** 与良性肿瘤不同,在上皮性癌中60%是双侧性的,而且70%是晚期的。所以基本术式是"全面的确定分期手术"和"肿瘤细胞减灭术"。只有在严格选择下方可行保留对侧附件和子宫的保留功能的手术,下述条件必须完全具备。

(1)患者年轻,渴望生育。

(2)Ⅰa期。

(3)细胞分化好(G_1)或交界瘤。

(4)肿瘤光滑活动。

(5)对侧卵巢外观正常,剖探及活检阴性。

(6)腹水或腹腔冲洗液细胞学阴性。

(7)腹膜多点活检阴性。

(8)有随诊条件;亦有主张于生育完成后再行子宫及双侧附件切除。

2. **卵巢恶性生殖细胞肿瘤** 与卵巢上皮性癌的处理不同,对于卵巢恶性生殖细胞肿瘤,保留功能或保留子宫和对侧附件的手术是积极的,这已成为幼年、青年及有生育愿望患者的常规术式,其适应证几乎不受临床期别和组织学类型的限制。这是因为:①恶性生殖细胞肿瘤多数为单侧;②盆腔复发,子宫与另一侧卵巢受累机会较少;③对化疗敏感,如BVP、BEP等方案均有良好效果;④患者多为青少年。

对该类肿瘤虽然施行保留生育功能的手术,但在切除患侧附件同时,要进行全面探查,切除转移灶;要常规行盆腔及腹主动脉旁淋巴结清除术;要于术后给予化疗;要定期检测AFP等肿瘤标志物和严密随诊。

3. **性索间质肿瘤** 卵巢纤维瘤、卵泡膜细胞瘤和硬化性间质瘤是良性的,可按上述处理。颗粒细胞瘤、间质细胞瘤、环管状性索间质细胞瘤则是低度恶性或潜在恶性的,Ⅰa期的年轻患者可行单侧附件切除不主张作剔除术;Ⅰb期或以上期别者行确定分期手术或肿瘤细胞减灭术。该类肿瘤有晚期复发的特点,应长期随诊,再次手术亦有较好效果。

4. **卵巢转移性肿瘤** 或继发性肿瘤多数来源于胃肠道癌、乳腺癌等,生殖道本身癌瘤的转移则以来自子宫内膜癌稍多,其他都很少。转移性卵巢癌80%是双侧性的,其处理依原发病灶和转移癌的具体而定。乳腺癌的转移,通常在其术后;而胃肠道的转移几乎可同时,甚至当发现卵巢转移瘤时未确定其原发灶于何处,只是光镜下见到典型印戒细胞或大肠癌形态。手术应行全子宫双侧附件切除,可以缓解症状;若原发癌已属晚期且未能切除,或患者情况很差,则妇科处理效果有限。其化疗选择以原发癌为考虑依据。

因目前对卵巢恶性肿瘤是否进行腹腔镜手术治疗存在较大争议,故本节不作重点讨论。

(三)卵巢瘤样病变

卵巢瘤样病变虽系良性病变,但有时难与真性肿瘤进行鉴别。当出现下列情况时应手术探查。

(1)囊肿直径>5～6cm。

(2)出现急腹症情况。

(3)与卵巢肿瘤、异位妊娠、子宫内膜异位症、阑尾炎等不能鉴别。

(4)发生于绝经后妇女。

(5)抑制性治疗后囊肿仍未缩小,则应有探查的指征。

(四)卵巢肿瘤所致急腹症

卵巢肿瘤可因肿物扭转、破裂、出血等而导致剧烈腹痛、恶心呕吐,甚至失血性休克等急腹症的表现,是妇科临床常见的急腹症之一,有时容易误诊而导致严重后果。

1. **肿瘤破裂** 系指卵巢肿瘤因某些原

因引起囊壁破损、出血及囊内液外溢，多发生于卵巢功能旺盛的育龄妇女。在卵巢瘤样病变中，卵泡囊肿、黄体囊肿和子宫内膜异位囊肿易发生破裂，其中黄体囊肿破裂最多见。有些卵巢破裂症状轻微，无须临床处理，患者亦常不就医，因此卵巢破裂的真实发病率亦无准确统计。

大多数卵泡囊肿及黄体囊肿破裂出血不多，不需手术治疗。但对出血多或观察过程中有血压波动，血红蛋白水平下降者应手术探查止血，术中电凝或缝合卵巢破裂部位或行部分卵巢切除术，同时清除腹腔内积血。

2. 蒂扭转　卵巢肿瘤蒂扭转占妇科急腹症第 5 位，约 10% 卵巢肿瘤并发蒂扭转。80% 的病例发生在 50 岁以下的女性。右侧的卵巢肿瘤较左侧卵巢肿瘤易发生蒂扭转。一般易发生卵巢肿瘤蒂扭转的肿瘤是：肿瘤中等大小，质地不均，重心偏于一侧，表面光滑与周围组织无粘连，瘤蒂较长，其中良性畸胎瘤多见。据文献统计，在蒂扭转的病例中，良性肿瘤占 88.77%，恶性占 11.23%。一般来讲，恶性肿瘤蒂扭转发生率低，可能为恶性肿瘤坏死与周围组织结构发生粘连而不易导致扭转。蒂扭转患者年龄一般较轻，常见的卵巢肿瘤蒂扭转良性肿瘤分别为卵巢良性畸胎瘤、输卵管囊肿、卵泡囊肿、浆液性或黏液性囊腺瘤。卵巢肿瘤蒂扭转与恶性肿瘤的关系见表 14-5。

表 14-5　国外报道的卵巢肿瘤蒂扭转患者卵巢肿瘤的性质

作者	例数	良性	恶性
Descargues et al	45	44	1
Aziz et al	35	35	0
Cohen et al	58	58	0
Delsner et al	102	102	0
Rody et al	233	229	4
McGovern et al	51	48	3

由于卵巢功能对女性生殖内分泌的重要性，保留卵巢、保护其功能是妇科临床医师时刻面对的问题。对于卵巢囊肿蒂扭转一经确诊，应立即手术治疗，可行开腹或经腹腔镜探查。

传统方法是切除患侧附件，但近年来，有学者提出即使出现卵巢蒂扭转，也不必一定切除附件。如肿瘤蒂扭转时间短（<6h），或扭转蒂部较松弛，局部未出现缺血性坏死表现，则卵巢保留与否取决于卵巢病变的性质。如属正常卵巢或卵巢应用促性腺激素发生过度刺激而增大，可行蒂扭转复位术；如为良性肿瘤可行瘤蒂松解后作肿瘤剔除术，保留患侧卵巢的正常组织。术中应注意是否伴有腹水、肿瘤的外观性状、质地、内容物等，做出良恶性的初步判断，必要时做冰冻切片，确定病变的性质。在切除蒂扭转肿瘤前，要常规先探查对侧附件情况。

（五）附件肿物处理

应特别注意以下几点。

（1）检查盆腔和腹部有无肿瘤种植物，肿物部位有无大量肠粘连，或腹膜有无赘生物。

（2）在开始切除前收集盆腹腔冲洗液，特别是对绝经后患者。

（3）尽量减少肿物内容物溢出，争取完整切除囊肿。

（4）如囊肿被切开，应检查内层上皮。

（5）如囊肿显示有功能，或不能切除时，应取囊壁做活组织检查。

（6）应将囊肿剥出或切除而不是仅做引流。

（7）诊断可疑时，取组织做冰冻切片检查。

（六）手术方案选择

治疗卵巢病变的传统手术均需剖腹进行，为检视卵巢肿瘤病变范围或为完整取出肿物，有时腹部切口会很长，这样势必会影响术后恢复，增加了腹腔粘连的发生率。随着医学观念的更新及手术器械的改进，人们对卵巢病变的治疗方式也有了更多的选择,目前对卵巢病变具有微创意义的治疗方法有:经腹腔镜、经阴道进行卵巢病变切除,或在B超引导下对卵巢瘤样病变进行囊肿穿刺治疗等。

目前,对卵巢病变进行的手术治疗方法及途径见表14-6。

表 14-6　卵巢病变治疗途径与方法选择参考

手术方式	开腹手术	腹腔镜手术	经阴道手术	B超引导
1. 卵巢活组织检查	＋	＋	＋	－
2. 卵巢囊肿穿刺	＋	＋	＋	＋
3. 穿刺卵泡及吸出卵子	＋	＋	－	＋
4. 切除卵巢囊壁及缝合	＋	＋	＋	－
5. 剜出卵巢囊肿及缝合	＋	＋	＋	－
6. 卵巢部分切除	＋	＋	＋	－
7. 卵巢切除术	＋	＋	＋	－

＋表示可以选择;－表示不可选择。

由上表可以看出,腹腔镜对卵巢病变的治疗方式与开腹手术相同,但腹腔镜手术更具创伤小,患者痛苦少,术后恢复快等优点;经阴道手术虽然创伤小,但因手术视野狭小无法对盆腹腔进行全面探查,有其一定的局限性;B超引导进行卵巢囊肿穿刺可吸出囊内液使肿物缩小,但无法进行组织病理学检查,一般不作为卵巢病变的首选治疗方案。

第四节　卵巢功能保护

随着腹腔镜卵巢良性肿瘤手术的开展,特别是卵巢囊肿剥除术的广泛应用,手术后卵巢功能的恢复逐渐引起人们的重视,剩余卵巢组织对生殖功能的影响已越来越显突出。手术后卵巢排卵功能降低,卵泡数量的减少为辅助生殖造成困难,进行 IVF-ET 的医师甚至疾呼"请手下留情,保护卵巢!"那么,卵巢囊肿剥除术会不会损伤正常卵巢功能降低卵泡储备?如有卵巢囊肿欲做 IVF-ET 该如何处理?如何监测卵巢功能?本节将对此进行探讨。

一、影响卵巢功能的因素

(一)卵巢囊肿的性质

卵巢良性囊肿一般多是在卵巢内膨胀性增大、被卵巢皮质包裹、将正常卵巢组织挤到一侧并有较明显界限。这类囊肿因未破坏卵巢的组织结构,一般不影响卵巢的生理功能。卵巢良性肿瘤如成熟性囊性畸胎瘤、卵巢浆液性或黏液性囊腺瘤、单纯性卵巢囊肿及卵巢子宫内膜异位囊肿等是较常见的卵巢囊肿,也是进行卵巢囊肿剥除术最常见的疾病。那么,哪种囊肿会影响卵巢功能?

1. 卵巢子宫内膜异位囊肿　卵巢子宫内膜囊肿是最常见的盆腔子宫内膜异位症,可从多个环节影响生育期妇女的生殖能力,如破坏卵巢实质、卵巢粘连形成瘢痕及包膜导致排卵障碍和不排卵、影响卵母细胞及胚胎的质量、改变腹腔微环境、影响输卵管通畅性和子宫内膜的容受性等,从而导致不孕不育。但一般来讲,患者的雌孕激素水平多在正常范围内,多有正常的月经周期,说明子宫内膜异位囊肿对卵巢内分泌功能影响不大。

2. 卵巢功能性肿瘤　卵巢性索间质肿

瘤包括由性腺间质来源的颗粒细胞、泡膜细胞、成纤维细胞、支持细胞或间质细胞发生的肿瘤。这些肿瘤由于能分泌类固醇样激素，而导致临床出现内分泌症状，进而影响卵巢自身的内分泌功能。一般来讲，颗粒细胞或泡膜细胞类可分泌雌激素的肿瘤对生育年龄患者影响不明显，但对绝经后或青春期前女性则可导致阴道异常出血、幼女性器官提前发育、老年妇女性器官不萎缩等性激素升高的症状。

(二)手术方式

目前常用于治疗卵巢囊肿的手术方式有：卵巢囊肿剥除术、卵巢囊肿抽吸术、囊肿引流加囊内壁破坏术(激光气化术、电凝烧灼术、乙醇固定)、卵巢部分切除术等。手术入路可经腹腔镜、经阴道或开腹进行，亦可超声引导抽吸注药。

1. 卵巢打孔和楔形切除术　卵巢打孔术是多囊卵巢综合征(PCOS)合并不孕患者对促排卵不敏感时的一种治疗方法。一般是运用单极电凝或激光在卵巢表面穿刺 4～10 个小孔，术后有 70%～90% 的患者能恢复排卵。有研究表明，在卵巢表面打 1 个孔，就有 0.4 ml 的卵巢组织受到破坏。电损伤后卵巢组织会出现表面上皮消失、剥脱，始基卵泡核固缩、碎裂，窦状卵泡核坏死溶解，颗粒细胞与卵泡膜细胞分离等反应。有学者研究发现，双侧卵巢电凝打孔后，血清 INHB 水平降低，窦卵泡及卵巢体积减小，但只行单侧卵巢打孔未发现卵巢储备功能下降。这提示卵巢电穿刺可损伤卵巢，要把握打孔的尺度。卵巢楔形切除术因其对卵巢的过度损伤及较高的术后盆腔粘连发生率，目前在临床上已基本废止。

2. 卵巢囊肿剥除术　绝大多数卵巢肿瘤如上皮性肿瘤、畸胎瘤均可在腹腔镜下完成剥除术。一般来讲，卵巢良性囊肿与正常卵巢组织多有明显的分界，剥离时比较容易。尽管卵巢囊肿剥除等式可最大限度地保留卵巢正常组织，但也有研究显示此类术式可能会损伤囊肿周围正常卵巢组织，影响术后残余卵巢功能。在剥离囊肿壁较薄的位置，剥除的卵巢组织主要由无卵泡或仅有原始卵泡的组织组成，而接近卵巢门处绝大多数是由含有初级和次级卵泡的组织组成，故卵巢门处剥离组织过多，容易导致卵巢功能的损伤。Busacca 等随访行双侧卵巢子宫内膜异位囊肿手术的 126 例病例(40 岁以下)发现，3 例术后发生卵巢功能衰竭。因此如果手术剥离层次不当，卵巢子宫内膜异位囊肿较其他卵巢囊肿可能导致更多的卵巢组织丢失。

卵巢囊肿剥除术对卵巢储备功能的主要影响如下。

(1)卵巢肿瘤及内膜样囊肿：自身可能破坏病灶周围的卵巢组织，从而减少卵巢储备功能。卵巢子宫内膜异位囊肿的异位内膜组织有不断侵袭卵巢皮质的生物学行为，有研究发现，卵巢子宫内膜异位囊肿壁毗邻区域的卵巢组织常被破坏 54%，且这些组织中缺乏典型的卵泡结构，而在非子宫内膜异位囊肿标本中，周围有正常卵巢组织标本者仅占 6%。Maneschi 1993 年报道对 48 例卵巢囊肿标本病检发现，子宫内膜异位囊肿周围的卵巢皮质只有 19% 是正常的，而畸胎瘤周围的卵巢皮质则有 92% 正常，提示卵巢子宫内膜样囊肿本身对周围卵巢组织有较明显的破坏。Muzii 2002 年报道从剥除的囊肿病理组织标本上发现，有 54% 的子宫内膜异位囊肿标本周围有正常卵巢组织，而非内膜异位囊肿的标本中其周围有正常卵巢组织的标本仅占 6%。

(2)层次不适当的囊肿剥离会带走正常卵巢组织，从而减少卵巢储备。尤其是对卵巢子宫内膜异位囊肿的剥除，因囊肿内层有纤维包裹，使有些囊壁在剥离时比较困难，特别是在靠近卵巢门附近解剖层次更加不清，分离囊壁时会更多地带走正常卵巢组织，从而引起明显的卵巢损伤。一项研究显示，远离卵巢门处的囊肿壁内虽有卵巢组织但无卵泡或仅有始基卵泡;而卵巢门处的囊肿壁内卵泡数量增加并可见次级卵泡,两者比较有显著差异。提示在卵巢子宫内膜囊肿壁粘连位点和中间部分被一起切除的卵巢组织主要是由无卵泡或仅有原始卵泡的组织所组成,仅在接近卵巢门处被一起切除的卵巢组织绝大多数是由含有初级和次级卵泡的组织组成。尽管也有学者指出子宫内膜异位囊肿周围卵泡的数量远远少于其他器质性囊肿周围卵巢组织中发现的卵泡数量,但卵巢子宫内膜囊肿剥除术与残余卵巢体积的明显减少有关,这可能引起卵巢储备的减少和卵巢功能的下降。Exacoustos 等观察了 2 组行腹腔镜卵巢囊肿剥除术的患者,其中 77 例为子宫内膜囊肿,55 例为成熟性囊性畸胎瘤,于术前 1 个月内和术后 36 个月内行阴道超声检查评估卵巢的体积,并测量残余卵巢组织,发现子宫内膜囊肿组手术后残余卵巢体积明显小于畸胎瘤组,并且仅在子宫内膜囊肿组,患侧卵巢体积明显小于健侧。卵巢子宫内膜异位囊肿剥除术后卵巢储备功能下降,主要是因为手术中丢失过多的卵泡。Horikawa 等报道,单侧卵巢子宫内膜异位囊肿剥除术后的不孕患者,患侧卵巢术后卵泡发育及排卵率明显低于术前,提示囊肿剥除术本身可能对卵巢储备功能造成损伤。

(3)手术中使用的热能:可破坏卵巢组织及血供,也将造成卵巢储备功能下降。尤其是在卵巢门处,手术分离时该处更易出血,过度电凝止血会损伤卵巢血管并伤及囊肿周围正常的卵巢组织,从而引起明显的卵巢损伤。Takahashi 等监测 62 例因卵巢良性疾病行囊肿剥除术患者的排卵周期,发现手术侧卵巢有 53% 无自然排卵,诱导排卵后发育卵泡的数目也比正常侧卵巢明显减少。另有文章回顾性分析曾行腹腔镜下卵巢子宫内膜异位囊肿剥除术患者的临床资料,与输卵管性不孕患者比较,发现卵巢手术者术后 IVF-ET

周期中的促性腺激素的用量明显增多,而血清雌二醇浓度和优势卵泡数、获卵母细胞数却反而显著减少,提示手术后卵巢对促性腺激素的反应性下降。进一步观察行单侧和双侧卵巢子宫内膜囊肿剥除术患者在 IVF-ET 周期中的卵巢反应性,结果显示各参数间比较亦有差异。究其原因,一方面损伤血管影响卵巢血供,另一方面电凝产生的热量损伤卵巢实质。卵巢剥除术后的创面止血时常选择单极、双极电凝,或超声刀止血,此时由于手术中丢失过多的卵泡,剥除术后反复电凝止血,对卵巢储备功能的影响无疑是雪上加霜。同时电凝烧灼后形成的粗糙面,在术后易产生粘连,局部组织纤维化影响卵巢周围的血供。值得注意的是,对于年龄不到 35 岁的患者,卵巢手术对卵巢储备的影响较年龄超过 35 岁的妇女较为严重。

3. 囊肿抽吸加囊内壁烧灼术 此法操作简单但常不易完全破坏囊肿壁,有研究显示子宫内膜腺体侵及囊壁深度可达 1～3mm,如用激光烧灼深度仅为 0.3mm,不能达到有效破坏病灶的目的,术后复发率高;而电凝烧灼深度难以控制,烧灼不足造成病灶残留,烧灼过度则造成卵巢正常组织的热损伤,可能导致术后卵巢功能下降。此外,囊肿抽吸加囊内壁烧灼术不能获取组织标本,可能会遗漏早期卵巢恶性肿瘤的诊断。

此外,手术相关的损伤亦可能与自身免疫过程有关,但有文献报道腹腔镜卵巢囊肿剥除术不会引起卵巢自身抗体的产生。Chiodo 等研究 40 例腹腔镜下良性卵巢囊肿剥除术的患者,术后组织学诊断为卵巢子宫内膜囊肿的有 27 例,在囊肿剥除术术前、手术后约 40 d 用间接免疫荧光法和酶联免疫吸附测定(ELISA)测定自身抗体,结果均未发现患者存在卵巢自身抗体。

(三)术中及术后对卵巢储备功能的保护

1. 精确的显微手术技术 注意剥离层次,避免带走正常卵巢组织及破坏卵巢血管。

2. 止血　对卵巢手术剥离创面的出血应采用灌流冲洗,发现出血点定位止血,避免大面积盲目电凝。另外,若使用电凝止血,应尽量采用低功率及血止即停的电凝,以减少对卵巢组织的辐射损伤,必要时可采取缝合止血。

3. 其他

(1)对已发生卵巢功能衰退之卵巢内膜样囊肿者,或复发的卵巢内膜样囊肿,可采用囊肿穿刺或药物控制来取代剥除术。

(2)卵巢内膜样囊肿术后发生卵巢功能减退者,使用大剂量垂体促性腺激素诱发排卵应慎重。

二、卵巢功能监测

尽管大量临床资料证实卵巢囊肿剥除术对 IVF-ET 的结局无明显大碍,但由于术者的水平参差不齐,有时会对正常卵巢组织造成一定的损伤。如剥除囊壁过厚,电凝止血过多导致正常卵巢组织的损伤。因此,手术后残余卵巢功能的衡量可有效监测手术质量,对术者提高技术水平十分必要。

卵巢囊肿剥除术是卵巢保守性手术,其对卵巢功能的影响可从多方面来评价,如术后残余卵巢的体积、基础内分泌的改变、排卵功能的改变、对促性腺激素的反应等。临床资料显示手术侧卵巢的优势卵泡数、获卵母细胞数均明显减少,但这仅仅反应卵巢储备数量的变化,而卵母细胞的质量指标(如受精率、优质胚胎率等)、临床妊娠率等数据比较,有待进一步研究统计分析,从而明确手术对卵母细胞质量及生殖结局的影响。

(一)卵巢储备功能检测

卵巢储备功能是指卵巢内具有正常生长发育潜能的卵泡存量。女性一生除年龄的因素外,遗传因素、环境毒物、自身免疫抗体、药物、盆腔放射等均可能导致卵巢内卵子的加速消耗或破坏吸收,引起卵巢储备功能下降。另外,卵巢疾病本身及各种妇科手术若损伤

到卵巢血供或卵巢组织,也可使卵巢储备功能下降。卵巢储备功能检测通常采用以下方法。

1. 血清基础尿促卵泡素(FSH)水平　是指月经第 3 天或停经状态任何时间血清 FSH 的水平。目前普遍认为卵巢储备功能正常时血清基础 FSH 应低于 $10mU/ml$,即当 $FSH>10mU/ml$ 时可能存在卵巢储备功能下降。但因卵巢储备功能减退早期,血清基础 FSH 水平常呈波动型,因此不能根据单次 FSH 测定值判定卵巢功能是否减退。

2. 血清 FSH/LH 的比值测定　随着卵巢功能的低下,FSH 和 LH 均上升,但 FSH 上升比 LH 更显著;卵巢储备功能的下降的初期表现为 FSH/LH 比值的升高,它比 FSH 升高出现更早。因此,FSH/LH 的比值是评价卵巢储备功能的良好指标之一;当 $FSH/LH>3.6$ 则评判为卵巢储备功能下降。

3. 细胞因子

(1)基础抑制素 B(inhibinB,INHB)<45 pg/ml 提示卵巢储备功能下降。抑制素 B 由卵泡期卵泡颗粒细胞所分泌。血清抑制素 B 是卵巢功能减退时最早出现变化的指标。INHB 水平在 FSH、E_2 上升之前已开始下降,因此认为,INHB 是预测卵巢储备功能的敏感性指标。

(2)抗苗勒管激素(AMH)由窦状卵泡和窦状卵泡前体上的颗粒细胞产生,闭锁的卵泡和基质细胞不能表达 AMH。AMH 可调节卵泡的发育水平,不受激素类药物或 GnRHa 的影响,随着卵巢储备功能的下降而逐渐降低,是近年来评价卵巢储备功能的重要指标。血清 AMH 与 FSH、INHB 和 E_2 相比,可更早期、更准确地预测妇女卵巢储备的变化,基础 $AMH\leqslant1.26$ $\mu g/L$ 高度提示卵巢储备降低,但需结合 AFC 进一步证实。

4. 氯米芬刺激试验　在月经周期第 5 天至第 9 天服用氯米芬 100mg,并测量周期

第 3 天(服药前)及第 10 天(停氯米芬第 1 天)血清 FSH 值;如果氯米芬刺激后 FSH 药物峰值升高＞15mU/ml,常提示卵巢储备功能下降。若月经第 3 天及第 10 天的 FSH 值总和超过 26mU/ml 可判为卵巢储备功能下降。采用此试验判定卵巢储备功能比血清基础 FSH 值更为敏感。正确评价育龄妇女的卵巢储备能力,特别是对有生育要求的患者尤其重要。

5. 促性腺激素释放激素刺激试验 用促性腺激素释放激素制剂戈那瑞林 $50\mu g$,溶于 2ml 生理盐水一次性静脉注射,分别测定注射前及注射后 30min 及 90min 的 FSH 及 LH 值。若基础 FSH＞10mU/ml 和(或)30min、90min 值≥20mU/ml 可判定为卵巢储备功能下降。

6. 超促排卵周期中卵巢的反应性 卵泡数＜3～5 个卵泡,可反映卵巢的储备功能。有报道在体外受精周期卵巢反应不良的患者,在 10 年内绝经的机会比正常卵巢反应者高出 6 倍。

7. 基础 E_2 卵巢功能衰退早期,FSH 的升高可促进卵巢产生过多的雌激素,从而通过反馈抑制 FSH 暂时维持在正常水平。当基础 E_2 值高于 60pg/ml 时,体外受精周期的获卵率、周期取消率及妊娠率都显著下降;因此,基础 E_2 值可视为卵巢储备功能的直接指标。也有学者研究发现当基础 E2 值≥80pg/ml 时可视为卵巢储备功能下降。

(二)超声检查

研究认为超声检测卵巢体积、窦腔卵泡数及卵巢血流指标可反映卵巢储备。

1. 卵巢体积(ovarian volume) 可反映卵巢年龄,在 FSH 上升之前即有改变。在 IVF 治疗中年龄和卵巢体积是卵母细胞获得数的独立预测因素,其灵敏度和特异度均为 75％。有学者提出以卵巢最大平面的平均直径代替卵巢体积的预测,以 20mm 为界定值更简单有效。

2. 窦腔卵泡计数(antral follicle count,AFC) 可反映卵巢储备功能。有学者将窦腔卵泡数＜5 个卵泡、5～12 个卵泡和＞12 个卵泡分别称为静止卵巢、正常卵巢和多囊卵巢。

3. 卵巢血流观察 在早卵泡期经阴道彩超观察卵巢基质血流可预测卵巢对促排卵的反应。在基础状态下,卵巢基质血流收缩期血流速率峰值与随后的卵泡反应密切相关。

超声检查手术后卵巢对促排卵药物的反应性可用来评估手术后的残余卵巢功能。Somigliana 等研究 32 例曾因单侧卵巢子宫内膜囊肿行腹腔镜下剥除术的患者,术后行 IVF-ET 或胞质内单精子注射(ICSI),手术侧卵巢直径＞15 mm 卵泡的平均数目是(2.0±1.5)个,而对照侧卵巢是(4.2±2.5)个,两者差异显著,平均减少约 53％,且手术侧卵巢的基础体积同样明显减少。但迄今为止,没有任何一项单项指标能准确判断卵巢储备功能,多项指标结合应用检测卵巢储备能获得更好的效果

三、卵巢手术与 IVF-ET 技术

由于部分卵巢囊肿如子宫内膜异位囊肿等常常导致不孕不育,需要进行辅助生育(IVF-ET)治疗。那么,在 IVF-ET 之前要不要先处理卵巢囊肿剥除?卵巢囊肿液会不会影响取卵质量?促排卵技术会不会促使已有的卵巢囊肿增大或者破裂?对此存在较大争议。

(一)卵巢囊肿对 IVF-ET 的影响

有学者认为,虽然子宫内膜异位症会影响 IVF-ET 期间所获卵母细胞数,但不会影响胚胎的质量与 IVF-ET 的结局,与卵巢子宫内膜囊肿的存在与否无明显关系。Suzuki 等研究 3 组行 IVF-ET 的病例,A 组为卵巢子宫内膜囊肿患者,B 组为腹膜型内异症患者,C 组为输卵管性不孕患者。结果显示 A 组和 B 组的获卵数显著少于 C 组,但 3 组间

的受精率是相似的。形态学上质量较好的胚胎数 A 组稍高于后两组,3 组的植入率和妊娠率相似。Tinkanen 等研究 100 例行 IVF-ET 的患者,45 例 IVF-ET 期间有卵巢子宫内膜囊肿(其中 36 例为手术后再发病例),55 例为卵巢子宫内膜囊肿腹腔镜手术后的无再发病例。结果发现前者比后者有更多的胚胎(前者平均值为 3.9,后者 2.8)。每个 IVF-ET 周期的妊娠率分别为 38% 和 22%。活产出生率分别为 27% 和 20%。因此认为无临床症状的卵巢子宫内膜囊肿妇女直接行 IVF-ET 可减少等待妊娠的时间和治疗的费用,且能避免腹腔镜手术的并发症。

但是,目前多数报道认为卵巢子宫内膜囊肿的存在降低了卵母细胞和胚胎的质量,对 IVF-ET 的结局有不利影响。在 IVF-ET 前行腹腔镜下卵巢子宫内膜囊肿剥除术是必要的。Reis 等观察两组既往行腹腔镜下卵巢子宫内膜囊肿剥除术的患者,A 组 28 例在 IVF-ET 期间无卵巢子宫内膜囊肿,B 组 14 例在 IVF-ET 期间卵巢子宫内膜囊肿再发。结果发现 A 组的受精率和卵裂率更高,而两组每次移植的妊娠率是相似的。提示在 IVF-ET 期间卵巢子宫内膜囊肿的存在对卵母细胞受精和胚胎卵裂有不利影响,但不影响每次移植的妊娠率。Wong 等发现在 <39 岁的妇女中,无卵巢子宫内膜囊肿妇女的妊娠率高于合并有卵巢子宫内膜囊肿的妇女(分别为 65% 和 39%)。提示在 IVF-ET 周期前行腹腔镜下卵巢子宫内膜囊肿剥除术也许是有利的。

此外,卵巢子宫内膜囊肿患者在取卵手术时,如有囊肿内容物的污染,可能影响卵母细胞的质量,从而影响 IVF-ET 的结局。Suwajanakorn 等研究 38 例合并卵巢子宫内膜囊肿的不孕患者,在 IVF-ET 期间,比较受囊肿内容物污染的、未受污染的和对照组病例中所获的卵母细胞和胚胎的质量,统计学分析虽无明显差异,但由于囊肿内容物的污染,

其受精率和妊娠率下降。认为开始行 IVF-ET 周期前卵巢子宫内膜囊肿应该先予治疗以改善生殖结局。

(二)卵巢囊肿剥除术对 IVF-ET 的影响

IVF-ET 技术均行卵巢刺激,目的是获得较多的卵母细胞,从而增加妊娠成功的机会。有学者认为,腹腔镜下卵巢子宫内膜囊肿剥除术可能损害卵巢储备功能,从而影响 IVF-ET 期间卵巢对超促排卵的反应性和生育结局。Ho 等研究单侧卵巢子宫内膜囊肿行腹腔镜囊肿剥除术的病例,比较控制性超促排卵(COH)周期中手术侧和正常侧卵巢在人绒毛膜促性腺激素(hCG)注射日的优势卵泡数目和获卵母细胞数目,结果发现手术侧与正常侧卵巢的优势卵泡数比较有显著差异(1.9 ± 1.5 比 3.3 ± 2.1);获卵母细胞数比较亦有显著差异(手术侧 2.9 ± 2.6,正常侧 6.1 ± 4.1);手术侧卵巢 21.1% 无优势卵泡,正常侧卵巢仅 7.9% 缺乏优势卵泡。Suganuma 等也发现卵巢子宫内膜囊肿患者在 IVF-ET 周期前的手术预治疗减少了获卵母细胞数。也有研究提示,卵巢子宫内膜囊肿腹腔镜剥除术与卵巢储备的数量有关,而与质量无关。Ragni 等前瞻性研究 38 例因单侧卵巢子宫内膜囊肿行腹腔镜囊肿剥除术后的患者,行 IVF-ET 或 ICSI 周期中同一个体的手术侧和对侧完整卵巢的优势卵泡数、获卵数、受精率、高质量胚胎率进行比较,发现手术侧卵巢的优势卵泡数目、获卵数、胚胎数、高质量胚胎数平均减少分别约 60%,53%,55% 和 52%,但受精率和高质量胚胎率是相似的。

目前多数研究认为,腹腔镜下卵巢子宫内膜囊肿剥除术是保护卵巢组织的手术,并不降低 IVF-ET 的成功率。Marconi 等比较卵巢子宫内膜囊肿腹腔镜剥除术后患者与输卵管性不孕对照组在 IVF-ET 周期中的雌二醇水平、促性腺激素的用量、卵泡数、获卵数、胚胎的数目和质量及临床妊娠率,结果发现

研究组仅促性腺激素的用量明显高于对照组,其余指标均无显著差异,提示腹腔镜下卵巢子宫内膜囊肿剥除术不会对 IVF-ET 期间的卵巢反应造成不利影响。另有研究发现,在 IVF-ET 周期前行腹腔镜下卵巢子宫内膜囊肿(>3 cm)剥除术的患者,与腹膜型子宫内膜异位症、输卵管性不孕患者比较,在 IVF-ET 周期中所获卵母细胞数和胚胎数并未明显减少。Garcia-Velasco 等观察 189 例拟行 IVF-ET 的卵巢子宫内膜囊肿妇女,56 例直接行 IVF-ET,133 例先行腹腔镜下卵巢子宫内膜囊肿剥除术,结果发现手术治疗的妇女,除 hCG 注射日血雌二醇峰值水平较低和总的促性腺激素的用量更多外,两组的受精率、植入率和妊娠率均无明显差异。IVF-ET 周期前行腹腔镜手术治疗的卵巢子宫内膜囊肿患者与直接选择行 IVF-ET 的患者比较,两者的结局无明显差异,也提示腹腔镜下卵巢子宫内膜囊肿剥除术是保护卵巢组织的手术,对 IVF-ET 的结局无明显不利影响。

综上所述,腹腔镜下卵巢子宫内膜囊肿剥除术可能减少卵巢储备,但对 IVF-ET 结局无明显的不利影响。拟行 IVF-ET 的卵巢子宫内膜囊肿患者,尤其囊肿直径>3cm 者,腹腔镜手术可有效缓解疼痛症状和改善生活质量,并且可避免如取卵操作时的污染危险、忽略隐蔽的恶性肿瘤的可能性、卵巢促排卵刺激造成的子宫内膜异位症进展等风险,应首先选择腹腔镜下卵巢子宫内膜囊肿剥除术,但需注意防止手术对卵巢组织的损伤,尽可能保留正常卵巢组织。

四、放化疗时对卵巢功能的影响及其保护

(一)对卵巢功能的影响

1. 放疗 盆腔放疗作为妇科恶性肿瘤治疗的有效辅助手段也可能导致卵巢早衰(premature ovarian failure,POF)。放射线可使卵巢窦卵泡丧失,间质纤维化及玻璃样变,血管硬化和门细胞潴留等。放疗的效果

与放射剂量,患者年龄及照射治疗范围有关。研究发现,人类的卵母细胞对放射剂量非常敏感,<2Gy 的卵巢放射量足以破坏约 50%的原始卵泡,而≥6Gy 的剂量可以导致几乎所有>40 岁的女性发生 POF。同时,导致 POF 和不孕的放射剂量随年龄的增加而递减,这可能与患者年龄越小时,卵泡数量越多,卵巢血供越丰富,抵抗射线损害的能力就越强有关。由于卵巢对放射线极为敏感,故放疗导致的 POF 多不可逆。非肿瘤全身系统性疾病,如自身免疫性疾病和血液病有时需要化疗或者放疗及骨髓移植。这一系列治疗引起 POF 的风险高达 92%～100%。骨髓移植出现卵巢功能损伤的程度与接受治疗时的年龄和移植前的全身照射剂量有关。

2. 化疗 化疗作为一种有效的治疗手段,在育龄妇女滋养细胞肿瘤、卵巢癌、乳腺癌、白血病等的治疗中广泛应用。为获得满意的疗效,化疗的用药剂量需达到最大有效和耐受剂量,因而化疗药物对卵巢的长期毒性作用不容忽视。有研究显示,年轻妇女卵巢恶性肿瘤,行保留生育功能的手术后化疗,可发生卵巢功能损害,发生率超过 80%。目前,化疗导致 POF 的确切机制尚不可知,抗癌药物可能是通过两种途径对性腺功能造成损害,一是对下丘脑和垂体系统损害导致卵巢功能受损,二是直接对卵巢损伤。目前治疗女性恶性肿瘤的有效化疗药物对上皮细胞及卵泡均有直接毒性,可直接作用于卵巢降低原始卵泡并阻断滤泡补充和成熟,对颗粒细胞和卵母细胞可能造成损伤。治疗个体的年龄,化疗药物的类型和剂量,治疗中添加辅助放疗是化疗后卵巢功能不全的主要预测因素。卵巢对细胞毒性药物非常敏感,尤其是烷化剂类,容易导致卵巢包膜增厚,间质纤维化和性腺功能不良。主要因为其细胞非周期性作用,对成熟卵母细胞及原始卵泡的前颗粒细胞均起作用,对发育中的卵泡损害远远大于原始卵泡。卵巢功能障碍最直接表现为

卵泡数量减少,间接表现为基础雌二醇(E_2)及基础尿促卵泡素(FSH)水平的变化;病理表现为卵泡减少至缺失,甚至出现卵巢组织纤维化。影响卵巢功能的常用化疗药物有:环磷酰胺(cyclophosphamide,CTX)、苯丁酸氮芥(chloram-bucil)、美法仑(melphalan)、白消安(busulfan)等,其中环磷酰胺对卵母细胞和颗粒细胞的危害最大,并呈剂量依赖性。CTX 最低导致性腺毒性的累积剂量:在青春期前女性为 400mg/kg,育龄期女性为 200～300mg/kg。文献报道,系统性红斑狼疮(SLE)患者接受 CTX 治疗后,半数以上患者出现 POF,其中 30 岁以上者为 100%,20-30 岁者为 50%,20 岁以下者为 13%。年轻患者由于卵巢内存在大量发育中的卵泡,易受化疗药物影响。但临床观察也显示,年轻患者用药后 POF 的发生率低于年龄较大者,可能与原始卵泡储备数量相对较多,对化疗有较好的抵抗有关。随着年龄的增大,风险增大。化疗后卵巢功能恢复的患者中有的虽然成功妊娠,但也存在流产、小于胎龄儿增加和活产率降低等问题。

(二)对卵巢功能的保护

1. 放疗前卵巢移位 是一种可行的卵巢保护方法,研究表明,在 1 次移植后 3 年患者血清 FSH 水平仍然低于 10U/L。卵巢移位可以借助腹腔镜轻松完成。具体方法:切断卵巢固有韧带后游离卵巢动静脉长度 8～10cm,将卵巢带血管经腹膜后潜行从腹膜后打孔牵引至腹腔内,移位于上腹部,接近同侧肋缘下,并将卵巢固定于腹膜上。或将卵巢固定到前外侧腹壁,肚脐上方 3～5cm 处。应小心移动卵巢血管以确保卵巢的血液供应不受损伤。由于盆腔放射前接受卵巢移位的女性术后发生 POF 的风险仍有 15%～40%,建议在进行卵巢移位的同时取大块卵巢活检组织进行冷冻保存。系统性回顾分析研究结果显示,90%＜40 岁的女性在腹腔镜卵巢移位后,卵巢功能得以保护。需注意的

是,盆腔恶性肿瘤存在卵巢播散的可能,因此为避免播散风险,卵巢移位的适用人群应局限为＜40 岁的早期宫颈鳞癌。

2. 药物预防 基于化疗药物对发育中的卵泡损害远远大于原始卵泡,近年来提出通过抑制卵巢细胞在化疗期间的发育来保护化疗药物对卵巢的影响,GnRH 类似物(Gn-RH agonists,GnRH-a)可逆性抑制下丘脑-垂体-卵巢轴,阻止原始卵泡向成熟卵泡转变,使卵巢中卵泡尽可能多地处于对化疗药物低敏感状态。早在 1985 年,Ataya 等开始在动物模型中观察到长效 GnRH 激动药可以保护环磷酰胺导致的卵巢衰竭,随后多个动物实验证明 GnRH 激动药在动物体内的卵巢功能保护作用。但目前 GnRHa 用于化疗中生育力保护和 POF 预防是否有效存在争议。Meta 分析结果显示,使用 GnRHa 可以显著减少年轻恶性肿瘤患者化疗后 POF 的风险。尽管有证据表明绝经期前妇女化疗联合 GnRHa 治疗在恢复月经和增加排卵等方面有效,但妊娠率并无改善。后续研究表明,在接受环磷酰胺为主的化疗的乳腺癌患者中,联合使用 GnRHa 并无益处。而根据美国临床肿瘤学会(American Society of Clinical Oncology, ASCO)2013 的指南建议,肿瘤患者治疗中使用 GnRHa 保护生育力的证据不足,尚须大规模前瞻性研究证实。他莫昔芬(tamoxifen,TAM)作为一种选择性雌激素受体调节剂,常用于乳腺癌等的化疗预防和辅助治疗。临床上,TAM 也被用于不孕患者的促排卵治疗。近年来的研究表明,TAM 可降低卵泡的丢失,提高化疗雌鼠的生育能力。因此,TAM 可能作为癌症治疗的增效剂并发挥生育保护的功能,其作为人类癌症治疗前后卵巢保护的常规用药尚须进一步验证。

3. 对生育功能的保护 由于一些治疗特别是放疗对卵巢产生不可逆损伤,为保存患者的生育功能临床进行了大量的探索。

（1）胚胎冷冻：直到 2012 年，胚胎冷冻仍是美国生殖医学协会（American Society for Reproduc-tive Medicine，ASRM）推荐的生育力保存的唯一方式。对于接受 IVF 治疗的患者，玻璃化冷冻因更简便、便宜，且具有较高的解冻成功率和移植成功率，而逐渐被越来越多的中心推广使用。因此，若育龄女性在开始化疗前有足够的时间，并有可用的精子，胚胎移植应成为该类患者保存生育力的首选。

（2）冷冻卵子：玻璃化冷冻在辅助生殖技术的应用使得新鲜卵母细胞的冷冻保存获得与胚胎冷冻相似的冻存结局。若化疗可以推迟，可以向肿瘤患者提议玻璃化冷冻卵子，并应告知患者，根据大多数中心的经验，成功活产 1 个婴儿可能需要大约 20 枚冷冻卵子。同时，先冻存卵巢组织再开始控制性促排卵以冷冻成熟卵子可以为年轻的肿瘤患者提供未来生育的可能性。

（3）冷冻卵巢组织：卵巢组织冷冻是青春期前和不能推迟化疗开始时间的患者保留生育力的唯一选择。因卵巢储备功能呈年龄依赖性，冷冻前需考虑患者的年龄。目前全球大多数中心将冷冻保存时机的上限设在 35 岁，至于＜18 岁的肿瘤患者，由于达到生育潜能的年龄很难明确，目前尚无统一的指南和建议。究竟该冻存多少卵巢皮质尚无定论。即将接受盆腔照射或全身照射，口服高剂量烷化剂或青春期前的患者应该实施一侧卵巢切除并冷冻。至于普通成年人，全球多中心推荐冻存 4～5 个长约 1cm，宽 4～

5mm，高 1.0～1.5mm 的卵巢样本，至少在体内保留一侧完整卵巢，以便后续的原位再植。目前已报道约 30 例冷冻卵巢组织原位再植后成功活产，而原始卵泡数目对于术后能否恢复卵巢功能意义重大。

（4）人造卵巢：获得成熟卵母细胞的另一个选择是借助人造卵巢。分离始基卵泡并将它们转移到支架上构建人造卵巢，可以杜绝恶性肿瘤细胞传播的风险。人始基卵泡可在分离前后成功的冷冻保存，而不损害其在体外存活和生长的能力。

（5）卵巢干细胞：不少研究表明，从小鼠体内成熟的卵巢分离得到生殖干细胞，在体外进行长期繁殖，再移植回小鼠卵巢后可产生具备完全受精能力的卵子。然而，尽管目前已成功从小鼠生殖干细胞繁殖出活体后代，并从人体组织中培育出原始卵泡样结构，批评和质疑仍然存在。反对者主要认为，体外衍生的卵母细胞可能会损害发育成为成熟卵母细胞所涉及的复杂基因印迹和表观遗传系统。因此，虽然我们可以从人卵巢获得珍贵的生殖源性干细胞，但其潜在的用途需要进一步研究。

综上所述，手术和放化疗对卵巢组织结构及功能的损害是肯定的。有卵巢手术史的患者，术前评估卵巢功能，术中保护卵巢组织及卵巢周围血循环。选择合理的放射剂量和照射范围，尽量选取毒性较小的化疗药物。放化疗前使用一些药物干预，或采用冷冻胚胎、卵巢组织及卵母细胞技术，以提高或保留年轻女性癌症患者化疗后的生育能力。

第五节　卵巢良性病变微创手术

卵巢手术可分为卵巢活检术、卵巢剖探术、卵巢囊肿抽吸术、卵巢囊肿剥除术、卵巢部分或全部切除术等。本节重点讨论在腹腔镜下进行以上各种手术的方法。

以如前述，与剖腹手术相同，在决定具体

的手术方式之前，应对卵巢病变进行初步的评估，严格掌握手术指征，避免过治或漏治。腹腔镜卵巢手术应由富有经验的腔镜医师主持，一旦发现恶性征象，如腹膜种植、腹水，或囊壁赘生物时，则应按照卵巢癌手术处理原则进行。

一、卵巢活检术

【适应证】

对卵巢可疑病变或直径超过 3cm 的囊肿，即使为功能性者（如卵巢滤泡囊肿或黄体囊肿），也应取囊壁活体组织送病理检查。

【禁忌证】

已明确为卵巢肿瘤者。

【操作步骤】

在进行卵巢活检时，有两种方法可供选择。

1. 匙状活检钳钳取组织　以活检钳钳住卵巢，其深度应超过 1.5cm，有两个内钉抓住组织。在活检钳双颌合拢后，可下推椭圆形斜面的穿刺针鞘并旋转，就可钻出足够大小的圆柱形组织。如初次切取未获得足够组织，可再次放入活检钳并使其双颌深入到裂开的伤口内。这时，1.5cm 长的活钳匙部可抓取更多的组织，推进穿刺孔针鞘就可获得足够的圆柱状组织用作组织学检查。

2. 剪切卵巢组织活检　钳挟固定卵巢后，微型剪在可疑卵巢病变处或在卵巢游离缘剪下一块卵巢组织进行病理检查。创面可电凝止血或表面涂抹生物蛋白胶止血并预防粘连。

【注意事项】

在选择活检位置时应避开卵巢门，因在该处活检常会引起过多出血。这类出血很难在卵巢系膜处用简单的内凝固法控制。在该处止血可能会对血管及神经丛造成较大损伤。而这两者又和卵巢内分泌功能密切相关。在紧急情况下，可选用内套圈或内缝合法止血。

二、卵巢囊肿抽吸术

【适应证】

因许多卵巢囊肿的上皮有分泌功能，即使为良性的卵巢囊肿，仅行穿刺而不切除囊壁也有很高的复发率。据统计，经阴道超声指引行囊肿穿刺后，绝经前复发率为 48%，绝经后达 80%。因此，卵巢囊肿穿刺抽吸术仅用于腹腔镜下判断为有以下情况的良性病变。

(1)多囊卵巢的卵泡穿刺放液。

(2)输卵管卵巢囊肿积液或积脓。

(3)因手术、炎症等引起的包裹性积液。

(4)卵巢单纯性滤泡囊肿或卵巢冠囊肿等。

【禁忌证】

(1)卵巢恶性肿瘤。

(2)卵巢囊实性肿瘤。

(3)估计为高复发性的卵巢良性肿瘤。

【操作步骤】

(1)在腹腔镜监视下将穿刺针刺入囊肿内，抽吸囊肿并检查内含物。如为清晰的血清样液体，一般提示为良性。

(2)扩大穿刺口将腹腔镜置入囊腔内检查囊内壁，如非完全光滑，且含有乳头状或固体结构，不能肯定病灶属于良性者，应改患侧卵巢部分或全部切除术；如囊肿内壁光滑而囊腔又小，可不做处理。也可用活检钳抓住囊壁，并向套管(针)鞘内牵引，转动针鞘去除囊壁，剩余的组织底部可用点状电凝或鳄鱼嘴钳凝固。

(3)为避免囊内物污染盆腔，应仔细地用生理盐水进行冲洗。

三、卵巢囊肿剥(切)除术

【适应证】

(1)卵巢瘤样病变，如巧克力囊肿、黄体囊肿、单纯性囊肿、卵巢冠囊肿等。

(2)卵巢良性肿瘤，如皮样囊肿、上皮性囊腺瘤、卵泡膜细胞瘤等。

(3)年轻或未达绝经期的妇女患双侧良性卵巢肿瘤者。

【禁忌证】

(1)肿瘤过大，或与正常卵巢组织无明显

界限。

（2）发生过感染的囊肿与周围有严重粘连，剔除困难。

（3）怀疑卵巢恶性肿瘤。

【操作步骤】

由于卵巢的病理形态各有所异，对良性囊肿如单纯浆液性囊腺瘤、卵泡膜-黄体囊肿、巧克力囊肿及皮样囊肿，可在腹腔镜下作经典式的囊肿剥除术。

1. 抽吸囊液　如囊肿较大估计直接剥离有困难时，可先抽吸出 2/3 或全部的内含物后再行剥离。应注意囊液性质，如抽吸结果提示囊肿极可能为良性，再行剜出。

2. 切开包膜　抽吸后用钩钳剪开囊肿包膜（其本质为卵巢白膜）。切口应选择在健康的全层皮质和薄的包围囊肿的皮质交界处，最好应与卵巢纵轴平行，并尽可能远离肠管、子宫和输卵管以避免术后粘连。如囊肿较大，可在囊肿基底周围做一环行切口，只保留部分包膜。注意只切开卵巢皮质而不要切开囊壁。

3. 剥离囊肿　囊肿用爪钳及活检钳抓住，扭脱。卵泡膜-黄体囊肿、巧克力囊肿、特别是皮样囊肿在剜除时出血往往很少，手术较为简易。用 1 至 2 把活检钳抓住囊壁，活检钳用"卷"及"扭"的方法将囊壁从所附着的卵巢组织中剥出，切除无内分泌功能的囊壁。也有专家提出采用水分离法通过水的张力作用使正常卵巢组织与病灶囊壁之间形成水垫，便于找到正确剥离层次，值得临床借鉴。如果剥离时层次不清、剥离困难或创面出血多，可能是剥离层次不对，需重新寻找正确剥离层次。剥离至卵巢门时应特别小心谨慎，此处不仅存在有功能的卵巢组织，而且卵巢的血供主要从卵巢门处进入，切忌粗暴撕拉，造成卵巢储备功能不可逆的损伤。

4. 止血　对卵巢手术剥离创面的出血应采用灌流冲洗，发现出血点定位止血，避免大面积盲目电凝，尽量采用低功率和血止即

停的电凝（瞬间点状电凝），减少对卵巢组织的辐射损伤，切忌全层夹持电凝。也可选用缝合止血，尽量避免或减少使用电凝止血。缝合止血可以避免电凝的热损伤，对卵巢功能的损伤小于双极电凝。采用可吸收线缝合，缝合时不留死腔，避免缝合过紧过密影响卵巢血供，缝线尽量包埋在卵巢皮质内，并将线结打在创面内，可减少术后粘连。

5. 修理残存卵巢组织　剩下的卵巢组织可用 2～3 针内缝合加以重建。事实上，残存的卵巢皮质有自发性向内卷曲的特点，可自然形成一个卵巢。如无活动性出血可不必处理，也可在包膜内涂以生物蛋白胶，粘着创面再塑卵巢。

6. 取出囊肿　将离断的囊肿放入取物袋内，经腹壁穿刺套管孔取出。尽量避免囊内容物污染腹腔，如不慎囊肿破裂应彻底冲洗盆腔。可用温热盐水冲洗被皮样囊肿污染的腹腔，用 5%～10% 葡萄糖液或乳酸林格液彻底冲洗被卵巢黏液性囊腺瘤污染的腹腔。

卵巢的生理特点表明即使是较大的卵泡囊肿破裂后，均能自行愈合而不须缝合。因此，在腹腔镜手术中，无出血的卵巢伤口无须缝合，或用 1～3 针内缝合边缘即已足够，修复的效果极其良好，一般手术后无粘连。每次卵巢手术结束时，盆腔必须用 1～2L 生理盐水彻底冲洗。最好采用冲洗吸引装置，直至无出血征象及剩下的小型组织碎片已从盆腔内清除干净。

四、保留卵巢的附件扭转手术

目前国内认为，蒂扭转一经确诊，应尽快剖腹手术。手术时应在扭转蒂部的远端钳夹，将肿瘤和扭转的瘤蒂一并切除。钳夹蒂前不可回复扭转的蒂，以防栓塞脱落进入血循环，导致其他脏器栓塞。国外 20 多年前与国内目前对卵巢肿瘤蒂扭转的治疗相同。理论依据主要是由于可能存在恶性肿瘤的风险

以及蒂扭转后,静脉血栓形成。血栓从栓塞的卵巢静脉脱落进入血循环,可能导致其他脏器栓塞。而且出血坏死的附件损伤存在不可逆转,故不主张回复扭转的蒂。但是由于卵巢为女性的性腺,其主要功能为产生卵子并排卵和分泌女性激素,这两种功能分别称为卵巢的生殖功能和内分泌功能。而卵巢肿瘤蒂扭转多发生在 50 岁以下妇女,此部分患者往往有生育的需要,以及有保护卵巢内分泌功能的意识。国外近 20 年的大量临床研究证明,对于年轻妇女卵巢肿瘤蒂扭转回复扭转的蒂后,保守性卵巢手术是安全而有效的。

【适应证】

年龄在 50 岁以下,(腹腔镜或开腹)术中诊断为卵巢肿瘤蒂扭转的患者。

【操作步骤】

如果想保留卵巢功能的均先行蒂复位。

方法 1:术中首先行蒂复位,部分术者同时用生理盐水湿敷卵巢。根据卵巢的颜色恢复情况分别行囊肿剥除、囊液吸引术、卵巢固定术。如蒂复位后,肉眼观察卵巢坏死,颜色完全变黑紫色,创面无活动性出血行患侧附件切除。

方法 2:于扭转状态下提拉肿瘤,暴露患侧骨盆漏斗韧带,纵行剪开其腹膜,分离出卵巢血管束,于蒂的外侧钳挟、结扎卵巢血管束(不剪断),松解扭转,核除肿瘤,修补卵巢。手术中应注意:

(1)是否保留患侧附件,应注意有无扭转后合并感染。

(2)为防止血栓脱落,应先结扎卵巢血管束,再松解扭转的蒂。

(3)保留卵巢的判定标准:①蒂扭转松解后输卵管颜色迅速恢复正常;②卵巢肿瘤核除后,卵巢切面有活动性出血。

(4)结扎卵巢血管束的位置:过低不能保证完全阻断,过高易伤及输尿管。

(5)注意判定附件肿瘤的性质。

【术后并发症】

1. 血栓形成　目前未发现国外文献关于蒂扭转复位发生栓塞的报道。只有 1 例肺栓塞与卵巢肿瘤蒂扭转巧合,患者 44 岁,因右侧卵巢肿瘤蒂扭转,未复位直接给予右侧附件切除,术后第 2 天出现乏力、晕厥、呼吸困难,经血管造影诊断为肺栓塞。为此,McGovern 等回顾了 309 例卵巢肿瘤蒂扭转行蒂复位患者,以及 672 例未复位直接行蒂根部切除患侧输卵管及卵巢的文献。结果表明卵巢肿瘤蒂扭转发生卵巢静脉栓塞的概率为 0.12%,然而没有一例与复位有关。现已有多位作者报道卵巢肿瘤蒂扭转蒂复位总数多达上千例,复位后无一例发生栓塞。此流行病学调查显示栓塞发生率与卵巢肿瘤蒂扭转复位无关,认为过高估计了卵巢肿瘤蒂扭转发生栓塞的风险。

2. 发热　蒂扭转复位保留卵巢患者中术后体温升高可能与坏死组织吸收有关。

【相关研究】

附件扭转保留卵巢手术的意义在于可使残留卵巢恢复正常的结构和功能,解除附件扭转同时切除附件肿瘤。由于方法 2 先结扎了扭转蒂外侧的卵巢血管束,阻断了卵巢静脉血栓脱落后的归路,避免了肺动脉栓塞的出现。此外,动物实验证实卵巢缺血 36h 仍可恢复正常功能。因卵巢为双重血供器官,骨盆漏斗韧带切断后残留卵巢的血供可由子宫血管卵巢支代偿,术后随访 1 个月内患侧卵巢血流接近或超过健侧卵巢,术后 1~2 个月可见卵泡发育并排卵,血雌、孕激素水平恢复正常。

采用方法 1 处理卵巢囊肿蒂扭转,多位作者回顾调查病例 92%～94%蒂扭转复位,患者术后随访超声检查卵巢体积大小正常并有卵泡发育。卵巢肿瘤蒂扭转复位后保守性手术,术后多普勒证实多数卵巢血流恢复。但不能仅靠多普勒超声来断定卵巢的功能恢复。Oelsner 等在 2003 年回顾调查中,9 例由于其他疾病再次行开腹或腹腔镜术，肉眼观察9例卵巢正常。4例行体外受精，2例胚胎移植（IVF）成功，卵子均从蒂扭转复位后卵巢取出。蒂扭转持续多长时间将导致卵巢不可逆的功能丧失目前还没有定论。已经有很多报道蒂扭转72h，经复位后卵巢功能仍恢复正常。目前还不清楚真正威胁卵巢组织扭转复位存活功能是由于扭转或是蒂扭转复位后再灌注的损伤。在组织局部缺血过程中，氧自由基的产生将导致其他组织再灌注的损伤。

五、卵巢切除术

卵巢是妇女重要的内分泌器官，在各种妇科手术中，对卵巢是否保留，一直是大家关注的问题。过去主张45岁以上妇女切除子宫时，常规做双卵巢切除，而目前对卵巢保留的认识与以往有所不同，WHO统计妇女平均绝经年龄为53岁，而国内一般较此年龄早，大约50岁。故认为妇女50岁前或虽在50岁之后未绝经者肉眼观察或剖检卵巢无异常者均应保留。

【适应证】

(1)卵巢良性肿瘤无法剔除者。

(2)需卵巢去势者。

(3)严重的附件炎性包块、输卵管卵巢脓肿等。

(4)年轻的卵巢恶性肿瘤患者需保留生育功能，病变局限在单侧。

【禁忌证】

卵巢恶性肿瘤Ⅱ期以上。

【操作步骤】

卵巢切除术或输卵管卵巢切除术采用的技术原则与剖腹切除术者相同：即松解卵巢周围粘连，充分游离卵巢和输卵管的周围结构，尽量减少损伤肠管或输尿管，或遗留一部分附着在盆壁的卵巢皮质。在切除前应辨认输尿管和髂血管的走行，左侧输尿管往往较难定位，因与乙状结肠系膜根部相近。需要

时，可在漏斗骨盆韧带外侧切开腹膜后间隙以加强辨认。

卵巢切除术可采用以下方法。

1. 三套圈法　如卵巢能自由活动或仅与阔韧带有中度粘连，可经腹腔镜用三套圈法作卵巢切除。具体步骤如下。

(1)分离粘连：首先应从阔韧带上分离粘连的卵巢，避开同侧输尿管。

(2)圈套卵巢：将一根内套圈从需切除卵巢的同侧放入，大爪钳在圈中抓住卵巢，拉紧子宫卵巢韧带及卵巢系膜。如果由于解剖原因不易抓住卵巢，则可先用内套圈套住，将卵巢向大爪钳进入的套管内鞘方向牵引，然后再次钳抓就不致引起损伤。输卵管常会滑进套圈，可在从对侧插入的无损伤抓钳协助下，将输卵管推开，使结扎位于正确部位。

(3)扎紧卵巢蒂部：通过拉紧较长的一端，完成内套圈结扎。为了安全起见，须三道结扎组织蒂部，故称"三套圈技术"。

(4)离断卵巢：用剪刀剪断卵巢系膜，遗留至少3mm的蒂。

(5)取出组织：用大匙状钳抓住卵巢，如它并不太大，可整个经11mm套管鞘取出。如卵巢过大不能适应11mm套管，可部分剪开组织表面，缩小其直径及形状以适合套鞘。如卵巢组织因体积关系不能用简单方法去除，可用组织粉碎器将其分块切开后取出。

2. 单纯切除术　可应用电凝电切或超声刀等切除卵巢。方法是采用单极电刀、双极电刀或超声刀等工具沿卵巢固有韧带、卵巢系膜及骨盆漏斗韧带高温凝固韧带内血管后剪断切除卵巢。因骨盆漏斗韧带内血管较粗大，如恐电凝不全残端出血，可用线缝扎或结扎此韧带。残端可用生物蛋白胶覆盖以防粘连及出血。

六、盆腔脓肿的处理

对盆腔脓肿的治疗，传统观念认为在感染未控制之前行外科手术尤其经腹手术将

会加剧组织损伤,造成感染扩散,故一般不首先采用手术方式。除非是经过内科治疗炎性包块久治无效且反复发作者,才酌情采用外科引流、单侧附件切除或全子宫加双附件切除术等手术方法。但国内外许多资料显示,对那些已发展成为脓肿的患者,仅采用内科治疗不仅住院时间长,且粘连形成率高,患者再入院率高,手术率及并发症发生率也高。

自从 Henry-Suchet 等首次报道在抗生素治疗基础上用腹腔镜进行手术治疗盆腔脓肿以来,取得良好疗效,其后这种方法逐渐被广大医务人员接受,并取代了传统的单纯抗生素治疗的方式。实践证明,采用这种方法治疗的疗效得到明显改观。

【适应证】

疑为盆腔脓肿的患者需予抗生素静脉给药治疗,手术至少在第 1 次抗生素应用 2h 之后进行,以便血中抗生素浓度达到有效水平。

【手术步骤】

盆腔脓肿的腹腔镜手术治疗步骤如下。

(1)患者取 10°左右臀高头低(trendelenberg)膀胱截石位。经宫颈插入举宫器以便手术时能操纵子宫位置。

(2)三点针穿刺置入套管:脐部导入腹腔镜;另外两个附属穿刺点根据需要有所变化,一般取腹中线耻骨联合上位置和两侧下腹部前壁血管旁,用于导入灌洗吸引器和钝性拨棒、持钳等手术器械。

(3)分离暴露脓肿:利用灌洗吸引器结合水压分离法、拨棒等移去覆盖在脓肿上的网膜、大小肠,并同时分离其他一些粘连组织,直至脓肿完全暴露清晰。

(4)抽吸脓肿:将灌洗吸引器插入脓腔,冲洗吸引脓肿及溢出的脓液,并尽量取出脓壁坏死组织。同时可将吸出的脓液及其后分离出的脓肿壁组织送微生物培养及作药物敏感试验,以便指导应用抗生素。

(5)分离组织粘连,恢复盆腔器官正常位置:脓液抽吸干净后,分离盆腔生殖器官与网膜组织和肠管间的残余粘连,游离卵巢输卵管使其恢复正常解剖位置。用 5mm 活检钳尽可能取出坏死的炎性和脓壁组织,注意切勿损伤重要器官。有时卵巢组织可参与组成脓肿壁或炎症累及卵巢表面组织,粘连分解之后,会发现卵巢表面有缺损,如有出血可电凝止血或予医用生物蛋白胶涂抹在卵巢缺损处预防出血及粘连。

(6)疏通输卵管:粘连完全分解之后,用 5mm 持钳轻轻提拉输卵管伞端,将一 3mm 分离钳插入输卵管伞内,以松解其中的粘连组织。

(7)清洗盆腔:手术成功的一个重要环节就是大量充分冲洗盆腹腔,直至冲洗液透明清澈为止。术后腹腔可内置留一些液体(含或不含抗生素、胰蛋白酶、激素类药物),有助于愈合及防止粘连再发生。

(8)若输卵管卵巢组织破坏严重者,应予以附件切除术。

七、卵巢剖开探查或楔形切除术

【适应证】

(1)一侧确诊为卵巢肿瘤(恶性或良性肿瘤,如畸胎瘤、子宫内膜异位囊肿等),另一侧卵巢肉眼观察可疑时,可行活检以排除有无病变。

(2)多囊卵巢综合征经非手术治疗无效,以促使排卵为目的。

(3)仅占据一部分卵巢组织的较小肿瘤。

(4)稍肿大的卵巢为明确性质者。

【禁忌证】

双侧卵巢恶性肿瘤。

【操作步骤】

1. 卵巢剖探术　在卵巢游离缘的缘脊沿卵巢纵轴切开卵巢皮质,应至少达到 2/3 深度,检查卵巢实质内有无肿瘤。也可在可疑部位沿卵巢纵轴切开皮质进行检查。但不可随意切开破坏卵巢组织。

2. 卵巢楔形切除术

（1）大组织钳经 10mm 穿刺鞘进入腹腔，钳挟卵巢门固定卵巢并可暂时阻断卵巢血供。

（2）从卵巢游离缘两侧，由皮质到髓质做一细狭楔形切除。其体积大小多主张以形成新卵巢与正常卵巢大小近似，也有提出应切除原卵巢的 2/3 或 3/4。切除组织送病理检查。

（3）创面处理：可用 1-0～3-0 可吸收线连续或间断褥式缝合切口；也可电凝止血后，创面涂抹生物蛋白胶粘合卵巢切口。

【注意事项】

由于卵巢功能的保护越来越被受到重视，目前多数学者不主张对正常卵巢进行楔切或剖探，因此类手术可能会严重损害卵巢功能，并造成术后周围粘连。故对其适应证的选择应格外慎重。

八、卵巢移位术

卵巢移位术是用于宫颈癌早期患者在盆腔放射治疗［体外照射和（或）腔内照射］前，将卵巢移位于放射野以外部位以保存卵巢功能的手术方法。

随着子宫颈癌检查方法的普及，年轻早期宫颈癌患者数量增加，而医疗技术的进步使宫颈癌治愈率提高，患者平均寿命延长，因此，治疗已不能单从治愈癌症本身着手，还要为患者今后的生活质量考虑。对要保留卵巢功能的早期年轻宫颈癌患者，手术后追加盆腔放疗，如果不将卵巢移位至盆腔放射野之外，放疗肯定要损害卵巢功能，导致妇科内分泌紊乱，给患者造成痛苦。为避免此现象发生，卵巢移位术应运而生。

一般认为由于宫颈的淋巴引流方向主要是到髂淋巴结和宫旁淋巴结，早期宫颈癌很少转移到卵巢。子宫颈癌转移到卵巢前一般先有子宫体转移（宫体增大），或癌细胞分化低。若遇上述情况，在卵巢移位时应严格选择。从多数临床资料看，卵巢的存在不是子

宫颈癌发病的原因和癌生长及复发的因素，保留卵巢不致产生不良后果。因此，在早期宫颈癌患者中行卵巢移位术是安全的。

【适应证】

年龄＜40 岁，宫颈癌早期，临床癌瘤局限子宫颈＜3cm，在接受根治性子宫切除术后，可能追加盆腔放疗或单纯放疗的宫颈癌患者。

【术式选择】

卵巢移位术绝大多数移位于侧腹上部，也有行卵巢乳房下移位。目前卵巢移位术有以下几种方式。

1. 卵巢侧腹上部移位术 术中依次切断卵巢固有韧带，输卵管系膜，游离卵巢动、静脉 10～12cm，将卵巢移位于侧腹上部，固定于皮下或腹壁上。

2. 卵巢横结肠下移位术 卵巢与卵巢动、静脉处理同侧腹上部移位术，将卵巢血管游离 8～10cm，卵巢经腹膜后固定于横结肠下方。

3. 卵巢乳房下移位术 卵巢与卵巢动、静脉处理同侧腹上部移位术，游离卵巢动、静脉达 20cm 左右，然后在移位卵巢同侧侧腹部肋骨弓下方 1～2cm 切开皮肤，贯通腹横肌、腹内斜肌，由后腹膜腔将卵巢牵出至侧腹上部之切口，再在同侧乳晕下部做半月状切口切开皮肤。由此处贯通乳房皮下组织、前胸部皮下组织，达到侧腹上部切口，形成皮下隧道。通过此隧道把卵巢牵至乳晕皮下乳房内，并且在此固定。因移位部位距离长，通过季肋部时受压，移位的卵巢可能发生血供障碍，效果没有移位于侧腹上部好。

4. 腹膜外卵巢移位术 沿卵巢边缘剪开腹膜，依次切断、结扎卵巢固有韧带及输卵管系膜，将卵巢提出腹膜外，缝合腹膜，然后用鼠齿钳提起卵巢血管，并向上充分游离，将卵巢移位于结肠旁沟外侧，相当于髂嵴上 2cm 水平，固定于腹壁上。另一方法是移位于髂嵴上 2cm 的皮下组织内。

【操作步骤】

下面仅介绍腹腔镜下卵巢移位术操作步骤。

(1)人工气腹。

(2)经脐置入腹腔镜。

(3)夹住一侧卵巢,切断、电凝或结扎卵巢固有韧带和输卵管系膜,使卵巢与输卵管分离,游离卵巢血管至腹主动脉分叉水平。

(4)将卵巢移位于结肠旁沟外侧,用皮下腱膜缝合固定于前外侧腹壁上。

(5)腹部卵巢移位术中都应在移位的卵巢处放置金属夹,以便术后测定和计算移位的卵巢所受照射的剂量。

【注意事项】

(1)移位的卵巢必须正常,必要时行冰冻切片检查以排除潜在性肿瘤。

(2)术中操作要轻柔,避免过度牵拉卵巢动、静脉,将卵巢血管蒂置于腹膜后以防引起肠绞窄。如欲将卵巢放在腹腔内应注意减少卵巢血管蒂与周围器官的空隙,避免出现机械性肠梗阻。

(3)尽量减少卵巢血管蒂的损伤,防止因血管损伤导致卵巢营养障碍和预防卵巢移位后卵巢囊肿的发生。

(4)应使移位的卵巢尽量远离盆腔淋巴结区,以防放疗导致其功能丧失。

(5)游离血管长度不能太短,以免术后因牵拉不适而直不起腰。

【术后处理】

(1)术后采用预防感染和扩张血管的措施,以防移位的卵巢周围发生粘连。

(2)术后 2 周行阴道脱落细胞学检查,测定雌激素水平,以了解卵巢功能情况。以后每 3~6 个月检查 1 次。

(3)可通过视诊、触诊或 B 超检查了解卵巢形态的变化。术后加强随访。

【手术效果】

有学者在对乳房下卵巢移位与侧腹上部卵巢移位术后的内分泌动态进行比较后认为,侧腹上部移位术卵巢功能保持效果好。Moerice 等报道 104 例子宫颈癌患者在行根治性子宫切除和盆腔淋巴清扫术同时将双侧卵巢移位于结肠旁沟,术后未接受放疗的患者 100% 卵巢功能得以保存,术后仅接受阴道腔内照射的患者 90% 卵巢功能得以保存,术后接受腔内照射加体外照射的患者 60% 卵巢功能得以保存。他们认为盆腔外照射是导致卵巢功能丧失的最主要原因。卵巢移位术是一种安全、有效的保存需要术后放疗的宫颈癌患者卵巢功能的治疗方法。对年轻早期宫颈癌患者放疗前应行卵巢移位术,以避免术后放疗损害卵巢功能,提高其治疗后的生存质量。

(关 铮 李 洁 朱月华 卞丽红)

参 考 文 献

顾美皎.2002.现代妇产科学.北京:人民军医出版社,774.

关铮.2004.微创妇科学.北京:人民军医出版社.

金娟娟,刘红丽.2013.卵巢囊肿蒂扭转手术保留卵巢与切除卵巢对比分析.中外医疗,24:78-79.

郎景和.2001.卵巢肿瘤手术时卵巢本身的处理.中国妇产科专家经验文集②.沈阳:辽宁科学技术出版社,967.

李宝莲,高福梅.2014.卵巢功能的影响因素及保护措施.中国卫生产业,32:192-194.

林金芳,冯缵冲,丁爱华.2001.实用妇科内镜学.上海:复旦大学出版社.

吴夏筠,黄宏伟,董小萍,等.2015.戈舍瑞林对卵巢恶性肿瘤化疗后卵巢功能的保护.现代医院,15(5):53-56.

夏晓梦,方小玲.2014.腹腔镜手术中的卵巢功能保护.国际妇产科学杂志,41(5):495-499.

薛晴,曾诚,周应芳.2015.妇科手术及放化疗与卵巢早衰.中国实用妇科与产科杂志,31(8):713.

于月新,李巨,任威,等.2012.妊娠合并卵巢肿瘤蒂扭转 34 例临床分析.中华实用诊断与治疗杂志,26(3):241-242.

张斌,郭艳,李静静.2014.卵巢囊肿蒂扭转保留卵巢腹腔镜手术 62 例报告.中国微创外科杂志,14(7):600-602.

张红芸,董文漪.2006.卵巢肿瘤蒂扭转国外治疗方法的探讨.中国实用妇科与产科杂志,22(7):557-558.

张文悫,林志宏,王钫,等.2015.腹腔镜下卵巢囊肿剔除术不同止血方式对卵巢储备功能的影响.中国临床医师杂志,43(6):67-69.

郑建华,安媛.2009.卵巢早衰的病因与高危因素.中国实用妇科与产科杂志,25(6):478-480.

周应芳.2011.子宫内膜异位症治疗中的过度与不足.中国实用妇科与产科杂志,27(7):503-506.

Anckaert E,De Rycke M,Smitz J.2013.Culture of o-ocytes and risk of imprinting defects.Hum Reprod Update,19(1):52-66.

Barahmeh S,Al Masri M,Badran O,et al.2013.O-varian transposi-tion before pelvic irradiation:indications and functional outcome.J Obstet Gynaecol Res,39(11):1533-1537.

Del Mastro L,Ceppi M,Poggio F,et al.2014.Gona-dotropin-releasing hormone analogues for the pre-vention of chemotherapy-induced premature ovari-an failure in cancer women:systematic review and meta-analysis of randomized trials. Cancer Treat Rev,40(5):675-683.

Donnez J,Dolmans MM,Pellicer A,et al.2013.Res-toration of ovarian activity and pregnancy after transplantation of cryopreserved ovarian tissue:a review of 60 cases of reimplantation.Fertil Steril,99(6):1503-1513.

Donnez J,Dolmans MM.2013.Fertility preservation in women.Nat Rev Endocrinol,9(12):735-749.

Findley AD,Siedhoff MT,Hobbs KA,et al.2013. Short-term effects of salpingectomy during lapa-roscopic hysterectomy on ovarian reserve:a pilot randomized controlled trial.Fertil Steril,100(6):1704-1708.

Huchon C,Fauconnier A.2010.Adnexal torsion a lit-erature review.Eur J Obstet Gynecol Reprod Bio,150:812.

Jadoul P,Donnez J.2012.How does bone marrow transplantation affect ovarian function and fertili-ty? Curr Opin Obstet Gynecol,24(3):164-171.

Kaump GR,Spies JB.2013.The impact of uterine ar-tery embolization on ovarian function.J Vasc In-terv Radiol,24(4):459-467.

Kim SS.2006.Fertility preservation in female cancer patients:cur-rent developments and future direc-tions.Fertil Steril,85(1):1-11.

Morgan S,Anderson RA,Gourley C,et al.2012.How do chemotherapeutic agents damage the ovary? Hum Reprod Update,18(5):525-535.

Roque M,Lattes K,Serra S,et al.2013.Fresh embryo transfer versus frozen embryo transfer in in vitro fertilization cycles:a systematic review and meta-analysis.Fertil Steril,99(1):156-162.

Ting AY,Petroff BK.2015.Challenges and potential for ovarian preservation with SERMs. Biol Re-prod,25:115-128.

Torre A,Paillusson B,Fain V,et al.2014.Uterine ar-tery embolization for severe symptomatic fi-broids:effects on fertility and symptoms. Hum Reprod,29(3):490-501.

第15章 输卵管疾病

第一节 输卵管性不孕症与输卵管损伤分级

一、输卵管性不孕症

不孕症中,30%~40%为输卵管因素性不孕,而输卵管因素是指输卵管损伤或阻塞,常见的原因有:盆腔外科手术史、盆腔炎性感染史、子宫内膜异位症。炎症使输卵管黏膜上皮损伤,输卵管壶腹部纤毛细胞受损,导致这些负责运输配子和胚胎的纤毛细胞功能在输卵管炎症治愈后仍不能恢复。输卵管纤毛细胞缺失或损伤导致输卵管管腔和管壁病变,引起输卵管阻塞和盆腔粘连。腹部手术史、感染性流产、阑尾炎伴破裂、子宫内膜异位症等可能导致输卵管周围粘连性疾病。

对于输卵管因素引起的不孕症,目前采取的治疗方法有手术治疗和辅助生殖技术助孕。辅助生殖技术的目的是绕开盆腔病变,而手术则是纠正疾病状态,同时还有可能改善盆腔痛与月经异常。20世纪末期,随着腔镜技术的日臻完善,镜下细微操作取得了长足的进步,那些以往必须经开腹显微操作的精细输卵管手术越来越多地被腹腔镜所取代。时至今日,修复输卵管、改善盆腔状况的手术基本在腹腔镜下完成。近年来,随着辅助生殖技术的提高,需要腹腔镜手术治疗不孕症的指征也在发生着变化。那些严重损伤的输卵管由于术后妊娠率低下,输卵管妊娠发生率升高,已直接由辅助生殖技术替代。尽管如此,腹腔镜手术作为输卵管不孕症的常规治疗方法仍然有其不可动摇的地位。

伴随纤维光学的进步、更好的光源和成像系统使得腹腔镜的成像质量得以提高。腹腔镜下缝合技术使得许多原本需开腹显微手术的重建性手术得以在腹腔镜下进行。显微外科手术通过手术显微镜,以其局部放大、解剖层次的精确对合、精细的缝合(6-0到10-0缝线)、组织轻柔的操作以及有效的止血而得到较高的妊娠率。

对于一些输卵管远端的阻塞,腹腔镜下行输卵管周围粘连松解术以及伞端成形术的术后妊娠率与显微外科手术相似,甚至高于开腹的显微外科手术。Saleh和Dlugi及Audebert报道的腹腔镜术后妊娠率为50%~60%。对于一些中等难度的手术,最初的报道显示腹腔镜下的输卵管吻合术的术后妊娠率要低于开腹显微外科手术。随着手术技巧的提高,一些外科医师可以将腹腔镜输卵管吻合的术后妊娠率提高到与显微外科技术相同。而腹腔镜手术与开腹显微外科手术相比具有损伤小、恢复快且术后粘连少的优点。因此,腹腔镜手术正在逐步取代开腹的显微外科手术,用来解决轻中度的输卵管损伤而导致的不孕症。

二、输卵管损伤分级

对于严重的输卵管损伤的患者来说,施行开腹的显微外科手术的术后妊娠率比腹腔镜手术略有优势。但这种中重度的输卵管疾病长期术后随访发现,妊娠率低而异位妊娠率高。因此,对于这类患者,选择辅助生殖技术更有利于解决不孕症的问题。

Legros R.等根据输卵管损伤的程度将输卵管损伤分为四级(表 15-1)。

表 15-1 输卵管损伤分级

损伤部位	正常	部分性阻塞		完全阻塞	
		状况	分值	状况	分值
输卵管开放	0	包茎	2	输卵管积水	5
壶腹部黏膜	0	减少	5	缺失	10
输卵管壁	0	薄	5	厚且硬	10

注:2~5 分为Ⅰ级;6~10 分为Ⅱ级;11~15 分为Ⅲ级;≥15 分为Ⅳ级。

对于输卵管的手术,无论是显微外科开腹手术,还是腹腔镜手术都要从下面几个方面考虑:①输卵管损伤程度;②盆腔是否有严重的粘连;③不孕症的其他因素;④IVF 的结局。根据大量的循证医学研究发现Ⅰ级宫内妊娠率为 57%;Ⅱ级宫内妊娠率为 38.7%;Ⅲ级宫内妊娠率为 13.5%;而Ⅳ级的宫内妊娠率仅有 1.1%。

由此可见,在输卵管手术中受益的是那些轻中度输卵管损伤的患者,腹腔镜手术术后的妊娠率可以达到 35%~65%,远远高于 IVF 的平均妊娠率。因此,在除外其他导致不孕的疾病后,对于轻中度输卵管损伤的患者来说,选择腹腔镜手术治疗是较为明智的选择。

第二节　近端输卵管疾病

【主要特点】

近端输卵管损伤在所有输卵管疾病中占 10%~25%(Sulak et al. ,1987; Thurmond,1991; Honore et al. ,1999),其主要病理变化为:闭锁性纤维化、结节性输卵管炎、输卵管息肉、角部纤维瘤。一直以来,对于近端输卵管阻塞性疾病的生理及病理生理机制,人们并没有足够多的认识。对于输卵管近端通路形态的争议也进行了很多年。1954 年,Lesa 等在切除的子宫标本中发现,输卵管的子宫段为一个直行的通路,长约 1cm,管腔直径为 1mm(Lisa et al,1954)。而 Sweeney(1962)在 100 例子宫切除标本的解剖中发现大多数输卵管的近端通路是扭曲的,长 1~3.5cm。在这种情况下要想用探针或导丝通过是不可能的,也是会对输卵管造成伤害的。这一理论在很长时间内占据着主导地位。直到 20 世纪 90 年代输卵管镜开始使用后,人们才清楚地发现近端输卵管通路事实上是一个直行的通路或有些小的弯曲,一个直径 1~1.2mm 的套管完全可以插入管腔而不会损伤它。那种前述的扭曲和狭窄是肌层收缩的结果(Kerin,1990)。

至于近端输卵管管腔内阻塞物的性质,多数观点认为最初的管腔阻塞是非结晶性的管型,而后由于内分泌等因素的存在这些管型没有得到吸收而沉积在管壁表面逐渐形成狭窄直至永久性阻塞形成(Sulak et al,1987)。因此,我们目前对于近端输卵管阻塞进行的治疗不外两种:经输卵管开口插入导丝疏通和发现局部阻塞后行部分输卵管切除再吻合。

【适应证】

(1)原发或继发不孕症患者。

（2）输卵管造影一侧或双侧输卵管近端不显影。

（3）已排除其他不孕因素。

（4）无急性阴道炎及盆腔炎。

（5）无全身手术禁忌证。

【禁忌证】

术前评估输卵管损伤严重、盆腔重度粘连，术后妊娠率低下者应考虑直接 IVF 治疗。

【术前准备】

术前准备与宫腹腔镜联合手术相同，包括清洁肠道处理。不同之处在于输卵管近端插管需用 Cook 导丝经宫腔插入，故阴道清洁应特别注意，以防止逆行感染的发生。此外，目前所用引导 Cook 导丝的宫腔镜手架多为直径较小的镜壳，如果宫颈口过分松弛会出现膨宫效果欠佳，近端输卵管开口寻找困难的问题。因此，对于近端输卵管插管的患者，术前不用前列腺素类药物扩张宫颈。特别值得注意的是，由于近端输卵管插管主要为宫腔操作，所以手术时间的选择应该在早卵泡期，也就是宫腔内膜最薄的时期进行。因为此期输卵管开口暴露清晰，输卵管腔内黏液成分较少。

【手术步骤】

（1）患者取膀胱截石位，全身麻醉，按宫腹腔镜联合手术铺无菌巾。

（2）腹腔镜打孔置镜，观察盆腔、子宫、输卵管情况，特别注意后穹隆是否存在子宫内膜异位症病灶。

（3）宫腔镜术者常规置镜观察，找到双侧输卵管开口，首先放入 Cook 导丝外套管，确定已插入管腔后取出金属内芯，沿外套管指示的方向缓慢插入内套管及导丝。此时台上术者应将插入导管侧输卵管抻直，使卵管与近端输卵管走行呈一直线，以防导丝穿孔。

（4）如果输卵管近端阻塞物为黏液、组织碎片或细小的息肉组织，导丝可顺利通过管腔直至输卵管峡部。此时从内套管注入亚甲蓝，可见到整个输卵管充盈，伞端顺利流出蓝色液体，手术成功。

（5）当输卵管近端阻塞时导丝插入可出现明显阻力，推注亚甲蓝时可在局部见到蓝色隆起区域（图 15-1）。如果此区域位于间质部，说明间质部有梗阻物质或已经发生宫角部纤维化，应放弃手术。如双侧输卵管近端均为此种情形，可考虑 IVF 辅助生殖。

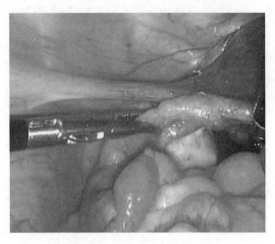

图 15-1　输卵管近端阻塞

（6）如果阻塞部位位于输卵管峡部，可打开阻塞部位输卵管系膜，找到病变区域，切除病变输卵管管腔（图 15-2），证实近端与远端断段确实通畅后行输卵管再吻合术。切除纤维化的输卵管峡部，吻合正常部位输卵管。

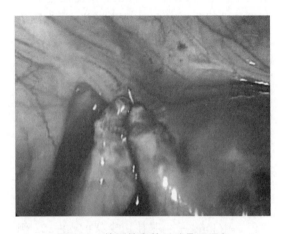

图 15-2　检测输卵管近端是否通畅

【并发症】

主要并发症为输卵管穿孔,因为同时有腹腔镜作为监视,穿孔情况较少发生。一旦发生穿孔,如有出血,可在腹腔镜直视下进行止血处理。

【预后】

约 85％的近端输卵管阻塞可以通过近端导丝疏通得到解决,但术后妊娠率各家报道差异较大,为 12％～39％,宫外孕的发生率为 2％～9％(Honore GM,1999)。

第三节　中段输卵管疾病

中段输卵管病变是指输卵管中间部位阻塞或缺失性改变,引起疾病的原因为输卵管妊娠与输卵管绝育,另有一些输卵管中间部位的病变如炎症引起的管腔内粘连及先天性输卵管中部缺失等症,在此不作特别描述。

一、输卵管再通术

输卵管吻合术(tubal reanastomosis):是在腹腔镜下切除输卵管阻塞部分并吻合输卵管两断端。临床对输卵管绝育术后 228 例标本进行了组织学、细胞学显微及超显微的观察,发现随绝育时间的延长,纤毛细胞脱落,黏膜受损、积水,包涵体增加,但 5 年以内及5 年以上病变输卵管无显著性差异。

【影响因素】

影响输卵管吻合术的因素如下。

1. 复通术距结扎术的时间　复通术距输卵管结扎年限长短对复孕效果的影响各家报道不一。1980 年 Xasguez 等发现绝育术与复通术相距＞5 年,成功率减半,认为随绝育术时间的延长,输卵管黏膜皱襞变平萎缩,纤毛脱落及息肉形成。

2. 支架的安放及留置　输卵管复通术使用支架,依术者习惯及用途而选定。一般有实心支架如马尾鬃、聚乙烯支架、尼龙丝及羊肠线;空心支架如小儿麻醉导管、硅胶管、特制的直或螺旋形特氟隆支架。

(1)主张安放支架的理由:Mulligon、Rock 创始应用支架以后被一些研究人员所提倡。Roland 是主张使用支架的,在 322 例手术中无论是显微手术,还是不用显微手术,

都应用了支架。伞端成形术后用螺旋形特氟隆支架,输卵管中段吻合则用直的特氟隆支架,认为可防止宫外孕发生。

(2)不主张使用支架的原因:Winston在动物模型兔子身上用显微手术复通输卵管,用尼龙丝和羊肠线保留支架 7d 及不留支架两组,观察到保留支架组对输卵管上皮的损害及产生粘连,宫内妊娠保留支架组低得多,故不主张使用支架。Swolin、Marik、Diamond 等利用显微手术方法做输卵管造口或输卵管成形术都没有安放支架,输卵管的通畅率及妊娠率都较高,故不主张安放支架。我们的经验是不安放任何支架,术后通畅率可达 85％,最新统计的妊娠率可达70％以上。

3. 复通时年龄　接受输卵管复通术妇女的年龄在 35 岁以下为合适。35 岁以上,尤其是 40 岁以上妇女是否给予手术,是要慎重对待的问题。对情况特殊者,手术年龄可适当放宽,但术后应加强随访及治疗。

【适应证】

(1)输卵管中段阻塞的不孕症。

(2)输卵管正常通畅部分长达 4cm。

(3)输卵管近端能够进针缝合。

【禁忌证】

(1)子宫内膜异位症、女性生殖器结核。

(2)年龄超过 40 岁,已出现更年期综合征,或经检查提示卵巢无排卵或卵巢功能早衰。

【手术步骤】

(1)患者取头低足高截石位。

（2）使用 4 个套管置入腹腔镜及器械。

（3）先切除输卵管、卵巢周围粘连。

（4）用无损伤钳夹住输卵管浆膜层。

（5）阻塞部位的辨认及处理：结扎后的输卵管阻塞处可见结扎缝线或结扎用的金属夹，或者积水的输卵管，标志都是显而易见；经腹腔镜电灼结扎时，就无上述标志物。只有在切除结扎瘢痕后做通畅试验不通及临时支架插不进时，提示还有阻塞部位。找出阻塞部位，稍分离并证实为阻塞后，按照具体情况决定是吻合二处，还是切除这段输卵管后吻合一处。如阻塞部位至结扎部位距离短，仅 1cm 左右，而剩余的输卵管长度在 5cm 以上，输卵管组织为健康组织时，可将此段阻塞部分输卵管切除，吻合一处即可。对于阻塞部位距结扎部位达 2cm 左右、其余部分健康输卵管长度不足 5cm 者，应将此段阻塞部位分离后切除瘢痕二处吻合输卵管。

再次输卵管吻合时因无结扎瘢痕标志，阻塞部位的辨认需要一定的技巧，若盲目寻找，会增加手术创伤。要遵循一定顺序寻找输卵管原吻合部位，输卵管扭曲、粗细不一、无连续性处多为阻塞部位；判断困难时，用导管从伞端插入，注入生理盐水，远端输卵管充盈，而近端输卵管不充盈、不鼓胀，鼓胀与不鼓胀交界处为阻塞部位。

（6）分离输卵管系膜及管腔，在输卵管阻塞部系膜用 1U 垂体后叶素加入生理盐水 10ml，取 5ml 浸润性注射，注意输卵管吻合能否成功与系膜分离是否充分有很大的关系。管腔与系膜充分分离后，剪开输卵管系膜，暴露结扎后的输卵管远端与近端组织并剪断。此时应该高度注意的是在输卵管管腔的正下方有一根营养动脉，剪开输卵管阻塞端时应避免伤及此动脉。阻塞部位输卵管，明显出血者用双击电凝止血，避免损伤输卵管内膜的皱襞。亚甲蓝通液，检查输卵管远近端是否通畅。

（7）吻合管腔：缝合线为 6-0 外科缝合线，（缝合线要求线与针的连接部位不易断裂）第一针从近端管腔 6 点处浆膜面进针，黏膜面出针；再从远端管腔六点黏膜面进针浆膜面出针。缝线结应打在管腔之外，并注意不可过紧，以免局部坏死导致吻合失败（图15-3）。第二、三、四针分别在管腔的 12、3、9点处，缝合方式与第一针相同。注意第一针是吻合成功的关键，也是整个手术中最困难的一个环节，因此要给予足够的重视。

（8）吻合系膜：输卵管吻合能否成功与吻合处管腔表面是否有足够的腹膜覆盖有关。管腔表面的充分腹膜化可以防止术后粘连及输卵管瘘的形成。因此施术者在手术开始后就应该注意保护管腔周围的浆膜组织。输卵管系膜的缝合相对管腔的缝合较容易，以 6-0 外科缝合线做连续缝合即可。缝合避免过紧，以防术后系膜挛缩导致管腔迂曲。吻合完毕腹腔内放置透明质酸钠 5ml，防止腹腔内粘连。

【预后】

国外报道输卵管吻合术的术后妊娠率为 74%～81%，宫外孕发生率为 4.8%。北京大学人民医院输卵管吻合术的术后妊娠率为 72%，宫外孕发生率为 2.1%。

二、输卵管妊娠的处理（保留生育功能）

异位妊娠定义为滋养细胞组织种植在子宫腔以外的妊娠，包括输卵管妊娠、卵巢妊娠、宫颈妊娠、子宫肌壁间妊娠等。其发病率为 1.1% 左右（Rajesh V，2002），且在世界范围内还有逐年升高的趋势，这种升高可能有因为诊断措施提高使得以往那些可能在早期流产的宫外孕者得以被发现的缘故。异位妊娠好发于育龄妇女，95% 以上发生于输卵管腔内，而其中大多数患者还有再生育的需求，因此本节主要讨论输卵管妊娠患者保留生育功能的处理。对于输卵管妊娠的治疗选择既要考虑到患者将来的生育问题，又要考虑到继发于此次手术后再次异位妊娠的风险问

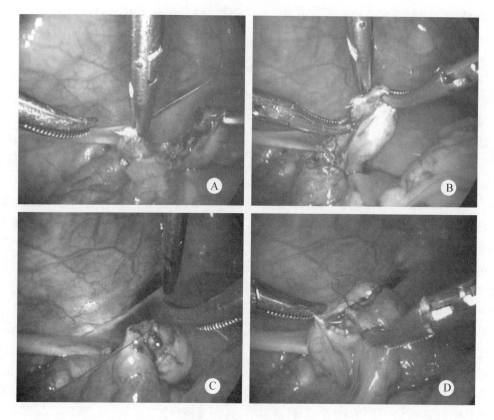

图 15-3 输卵管吻合术

A. 吻合第一针：输卵管浆膜面进针黏膜面出针；B. 近端黏膜面进针浆膜面出针；C. 打结不可过紧，充分对合管腔表面即可；D. 缝合输卵管系膜覆盖创面

题。因此，治疗的真正目的在于：①减少出血、消灭异位的滋养细胞；②评估盆腔及对侧输卵管状态，处理任何现存与潜在的影响今后妊娠的不利因素；③对后续妊娠详尽的指导。

【治前评估】

对有生育要求的输卵管妊娠患者来说，一个详尽的术前术后生育状态的评估是十分必要的。因为输卵管妊娠意味着此患者可能存在有患侧和对侧输卵管的异常情况，还可能因此次宫外孕的发生而进入不孕症的行列。一个个性化治疗方式的选择应包括如下内容。

1. 年龄与病史 对于一个年龄超过35岁和（或）伴有不孕病史者，我们应考虑到她

们将来很有可能需要借助辅助生殖的手段来完成生育任务。因而对于此类患者就需要放宽手术指征，因为一个详尽的盆腔检查和处理是提高辅助生殖成功率的极为关键的因素。当然对此类患者的处理应包括细致的沟通以得到她们的理解与认同。

2. 外科手术史 特别是宫外孕病史及盆腔炎性疾病史，这些情况都有可能存在盆腔粘连导致输卵管功能受限或伞端病变造成拾卵障碍。尤其对于前次宫外孕患者，即使此次有非手术治疗的指征，也应动员患者行腹腔镜探查并处理盆腔内影响正常生殖功能的因素。

3. 对侧输卵管状态 可根据阴道B超的提示初步确定对侧输卵管有否炎性包块、

粘连甚至远端积水。对于那些已经明确的存在对侧输卵管积水者,尽管有非手术治疗的指征,也应该尽量动员患者手术治疗。因为现有的大量资料证实,输卵管积水可影响试管婴儿的成功率。

4. 不明原因不孕、自然流产和痛经病史

三者单一存在或其中两项甚至三项共存又合并了异位妊娠者也是放宽外科处理的指征。因为原因不明不孕者有 50% 以上为盆腔子宫内膜异位症的患者,这类患者多存在输卵管伞端或管腔内的微小病变,后者则是影响生育能力的重要因素。此外内异症还可造成黄体功能的异常继而导致患者自然流产率也高于正常人群。因此,对这类患者的腹腔镜探查和适当处理有助于提高患者的生育能力。

【适应证】

进行输卵管切开吻合术的适应证是如下。

(1)患者要求保留生殖功能。

(2)输卵管妊娠未破裂。

(3)输卵管壶腹部或伞部妊娠流产型。

(4)输卵管妊娠但腹腔内出血≤2000 ml。

【禁忌证】

1. 绝对禁忌证

(1)患者无法接受麻醉。

(2)休克的患者。

2. 相对禁忌证

(1)B 超提示可见原始胎心管搏动。

(2)曾同侧输卵管妊娠史或同侧输卵管矫治手术史。

(3)腹腔内出血>2000 ml。

【操作步骤】

(1)患者取头低足高截石位。

(2)使用 4 个套管置入腹腔镜及器械。

(3)先吸净盆腔内积血,切除输卵管、卵巢周围粘连。

(4)以无损伤抓钳抓起患侧输卵管,6U

垂体后叶素稀释至 20 ml 盐水中,避开血管注入输卵管系膜用于止血。由于输卵管妊娠最突出处常为凝血块,妊娠物多位于凝血块的子宫侧,于凝血块子宫侧上无损伤钳夹输卵管,在输卵管系膜对侧缘、妊娠包块最突出之处用电针做分层纵切口,所谓分层就是将输卵管浆膜及黏膜分层打开,目的在于可以分层缝合输卵管,使输卵管创面有足够的腹膜覆盖,避免术后粘连形成。电针切开管腔的同时还有凝固组织和止血的作用。切口应足够大,近端应延伸到输卵管妊娠局部隆起的子宫侧。

(5)切开输卵管后,管腔内绒毛及血块自行突出切口,用匙状抓钳抓住输卵管内妊娠物,轻轻上提使之于输卵管着床部位的黏膜分离,取出妊娠物,注意勿将输卵管黏膜钳夹在内,以免牵拉输卵管黏膜引起出血。如果绒毛及血块较大,可用 10mm 吸管在切口处吸引,用另一把无损伤抓钳轻轻推动输卵管壁,使绒毛及血块排出。

(6)输卵管内妊娠物完全清除后,用吸引管对准输卵管腔冲洗,以检查输卵管妊娠物着床部位及输卵管切缘有无出血,若妊娠组织侵蚀输卵管管壁引起植入,将导致输卵管着床部位出血。

(7)胎盘附着面出血的处理:少量出血时可用无损伤钳轻压管腔组织止血。如不奏效,也可用吸收性明胶海绵或其他止血物质填入创面压迫止血,大部分创面经此法处理后都可以顺利止血,止血后应把填塞在管腔内的物质取出以防管腔阻塞。如果经此法处理后仍有活动性出血,可让助手冲洗创面以发现活动性出血点,然后用针状单极电凝点对点止血。大面积电凝止血的做法不可取,因为电凝的干燥作用可能会使输卵管管壁受损并在愈合过程中形成窦道影响后续的妊娠。这一点我们在临床实践中得到了证实。我们发现一年前经电凝止血的输卵管腔虽经缝合处理后浆膜面愈合良好,但亚甲蓝通液时可发现大量蓝色液体从管腔内渗入系膜间。

（8）有些术者在输卵管开窗后不做缝合处理。尽管国内外文献报道开窗后不吻合的输卵管与吻合者预后无明显差异。但多例于外院行输卵管开窗术的患者，因某种原因于我院再次手术时发现开窗后不缝合者，断端常各自愈合导致输卵管阻塞。这种由于不缝合造成的输卵管瘢痕愈合的病例我院也有不少。而我院数例宫外孕开窗缝合后再次手术的患者，术中发现输卵管吻合部位愈合良好，亚甲蓝通液通畅。因此我们的经验是输卵管妊娠开窗后尽量做显微缝合。方法为，先以6-0外科线缝合间断缝合输卵管黏膜，再以同种缝合线连续缝合输卵管浆膜层（图 15-4）。缝合的要求与输卵管吻合术基本相同。

（9）术后行通液检查输卵管通畅，表面放置透明质酸钠。

【术后妊娠指导】

建议患者术后避孕至少 3 个月，有条件者下次妊娠前应做输卵管碘油造影检查，评估患侧输卵管恢复情况及对侧输卵管有无术后粘连的可能。如造影结果无明显异常，可指导患者 B 超监测卵泡发育。输卵管妊娠侧卵巢优势卵泡形成时，可指导患者避孕；对侧卵巢有优势卵泡长成时可指导同房，将再次宫外孕的可能降至最低点。

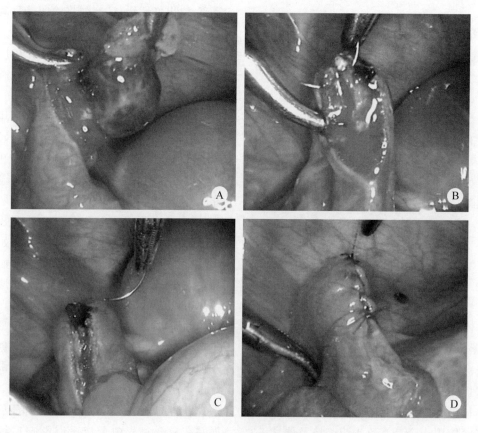

图 15-4 输卵管壶腹部妊娠手术过程

A. 完整取出胚物;B. 第一层缝合管腔;C. 第二层缝合系膜;D. 系膜对合完好

第四节　远端输卵管疾病

本组疾病包括输卵管远端非闭锁性损伤、闭锁性损伤与子宫内膜异位症引起的输卵管远端微小病变。

一、输卵管远端积水及闭锁

【主要特点】

输卵管积水（hydrosalpinx）是指输卵管远端完全阻塞且因液体聚集而不同程度膨大。在 IVF 技术突飞猛进发展的今天，关于输卵管积水与 IVF 结局的关系，国内外学者做了大量的回顾分析。研究发现，广泛的输卵管病变，尤其输卵管积水，有可能影响体外受精胚胎移植（IVF）结局。输卵管积水使 IVF 妊娠率下降 50%，同时自然流产率增加两倍以上。动物实验和体外实验证实，输卵管积水液体能够抑制精子活力，并且有胚胎毒性。输卵管积水患者内膜容受性受损。存在输卵管积水的子宫内膜表达整合素水平显著下降（与没有输卵管积水者相比）；而在积水切除后恢复正常表达。在黄体中期输卵管积水不孕患者子宫内膜白血病抑制因子表达显著低于正常有生育组；切除输卵管积水后白血病抑制因子表达增强。

研究还发现，IVF 前切除输卵管积水能够将 IVF 妊娠率和活产率恢复到正常水平。2001 年美国生殖协会、2004 年 NICE 指南建议输卵管积水者在 IVF 前切除输卵管，且最好应用腹腔镜。

尽管早期回顾性研究报道并没有发现输卵管切除后立即发生卵巢功能下降的问题，但此手术对卵巢功能的影响仍令人担忧。如果切除输卵管时没有紧贴输卵管切除，可能破坏卵巢的正常血供，因而可能导致 IVF 周期手术侧取卵少于完整的附件侧。故建议切除输卵管时要尽量紧贴输卵管，减少损伤卵巢血供。经阴道积水抽吸没有益处，因为潜在的病变没有改变，积水很快复发，同时还增加感染风险。另一选择是腹腔镜输卵管近端结扎。因为盆腔严重粘连导致很难切除输卵管，可进行输卵管结扎。但是，结扎可能因为近端远端输卵管都阻塞而积水加重，导致盆腔疼痛、不适。

尽管输卵管积水对生殖功能的影响巨大，但并不是所有的输卵管积水都需要行输卵管结扎或切除。如果积水的输卵管黏膜存在或仅有轻度损伤提示手术预后良好。所以，在决定手术方案时应常规进行输卵管黏膜的正确评估。重建性输卵管手术应该优先于切除，在轻、中度输卵管损伤者，输卵管切除是最后的选择，应该在输卵管不能正常修复或 IVF 失败后进行。

输卵管造口术（salpingostomy）是解决输卵管远端梗阻致不孕的常用方法之一。但是，由于梗阻的输卵管常伴输卵管腔纤毛组织的严重破坏，以及输卵管肌层蠕动能力的损伤，因此，术后妊娠率仅在 30% 左右，决定手术成功与否的因素除了操作技巧外还与输卵管的破坏程度有关。子宫内膜异位症、阑尾炎等形成的输卵管外部粘连，输卵管本身的纤毛细胞及黏膜皱褶未受损伤，术后妊娠率相对较高；相反，由衣原体、淋球菌或结核杆菌感染造成的输卵管梗阻，往往造成输卵管内膜的严重破坏，输卵管造口术的效果就比较差。

输卵管远端积水可分为薄壁与厚壁两种类型，前者虽积水很大，但因管腔纤维化不明显，因此术后伞端再生及活动能力较强，术后妊娠率也相对较高；而厚壁积水者因管壁增厚，纤维化明显，术后伞端再生能力减弱，妊娠率随之明显下降。有文献报道：薄壁积水伞端造口后妊娠率可达 45% 左右，而后者术后妊娠率几乎为 0。

此外,我们这里介绍的腹腔镜下输卵管造口术均按照显微外科开腹手术方式进行,即人造伞瓣后必须外翻缝合固定伞瓣防止积水复发。在我们多年临床实践中,经常会遇到输卵管整形后需要二次手术的患者。我们在这些二次手术中发现,那些没有常规外翻缝合的输卵管整形手术无一例外的伞端再次封闭甚至积水,有些还形成了难以分离的输卵管卵巢包裹粘连。而我们经过外翻缝合的输卵管伞端处理,可能会因壶腹部黏膜修复欠佳出现输卵管妊娠,但是二次手术中可以发现外翻缝合后的输卵管伞端新生良好,很少再次形成积水或粘连,因此我们生殖中心输卵管积水术后的复发率为22%,远远低于文献报道的70%以上(Bayrak A,2006)。

【术前准备】

术前常规行子宫、输卵管造影,可以检查出腹腔镜不易直接诊断的子宫发育异常及输卵管腔内受损情况。

【适应证】

(1)输卵管通液检查提示阻力大,有反流。

(2)输卵管碘油造影提示输卵管远端增粗,造影剂不弥散或弥散不佳等。

【禁忌证】

(1)厚壁输卵管积水。

(2)输卵管腔内粘连。

(3)输卵管内膜萎缩或消失。

(4)浆膜面融合的重度粘连。

(5)卵巢表面超过一半以上的广泛性粘连。

(6)输卵管极度水肿扩张。

(7)盆腔结核。

(8)急性盆腔炎。

(9)输卵管长度<4cm或壶腹部少于一半。

(10)前次输卵管手术失败者。

(11)存在不适合手术的全身性疾病时。

【手术步骤】

(1)患者取头低足高截石位,使用4个套管置入腹腔镜及器械。

(2)输卵管容易受钳夹伤害,故钳夹时不要太用力,且不要钳夹管腔。

(3)先切除输卵管、卵巢周围粘连。输卵管伞端的膜状粘连可用剪刀紧贴近输卵管剪断;较粗的粘连电凝时应距离伞端1cm以上,避免电凝传导至伞端引起输卵管挛缩,切断后的粘连组织再用剪刀贴近伞端修平。亦可用超声刀进行粘连分离,如伞端与卵巢间的游离度<1cm,则可影响拾卵功能,而往往伞端与卵巢间的粘连常被忽视,故如确有粘连存在,必须予以分离,分离时到达输卵管系膜处即可。

(4)于输卵管远端闭锁的凹陷处以电钩做"十"字形或T形,1~2cm切口处打开浆膜层至黏膜层,人工造伞瓣3~4个,修剪周围粘连。

(5)出血点使用单极或双极电凝止血,止血时尽量不伤及输卵管内侧黏膜细胞,遵循小范围精确止血原则。

(6)将输卵管浆膜外翻:有两种方法:一种方法是电凝浆膜面使伞瓣外翻,此方法简单易学,但效果略差,术后伞瓣再次闭合。另一种方法是人工造伞后,将伞端用5-0的可吸收线外翻缝合固定在浆膜面,以避免切开的切缘再度愈合(图15-5)。输卵管伞端黏膜有极强的再生能力,可在短时间内有新生伞形成。

(7)术中通液:术中亚甲蓝通液,看双侧输卵管通畅程度。

(8)完全止血,清除视野:要分清解剖结构,避免术后粘连及不适,创面涂抹透明质酸钠。

(9)抗生素:术后使用3~5d抗生素预防感染。

【预后】

本组患者术后能否妊娠的关键有两点:

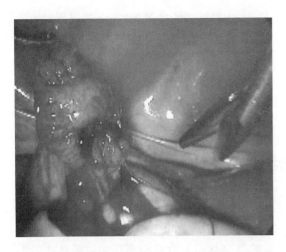

图 15-5 输卵管伞外翻缝合后的管腔黏膜丰富，术后妊娠

一是人造的输卵管伞端是否有新生的伞端纤毛生长；二是人造的伞瓣是否再次关闭再次形成积水。国外报道积水复发率很高，多在70％以上（Bayrak A，2006）。我们采用了显微外科的缝合处理方式，人造伞瓣后一律外翻缝合，术后积水的再发率低于国外文献的报道，约为27％。但积水整形后的妊娠率却一直徘徊于 20％左右。妊娠率低下的原因除与伞端再生能力有关（图 15-6），还与患者的年龄及存在其他不孕因素有关。

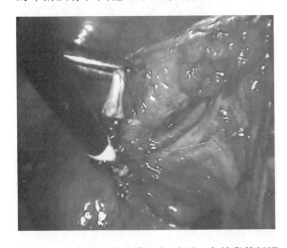

图 15-6 输卵管腔内黏膜消失，术后 2 年输卵管妊娠

二、输卵管伞端成形术

【主要特点】

输卵管伞端成形术（Fimbrioplasty）是指那些还没有完全闭合形成积水的输卵管伞端粘连的分解或扩张狭窄的输卵管。相对来讲，这部分患者输卵管的损伤较完全闭锁或积水形成者明显轻微。因此，手术的效果也比较显著。如果没有明显的输卵管和卵巢周围粘连，分离后的伞端黏膜良好，80％以上的患者可在术后获得宫内妊娠。但如果输卵管与卵巢或周围组织形成致密的粘连，分离后创面巨大，则手术的预后较差，术后自然受孕率下降，宫外孕风险增加。当输卵管远端和近端阻塞同时存在，手术成功率为 5％或更少（Coughlan C，2008）。

【适应证】

输卵管通液检查提示阻力大，有反流。输卵管碘油造影提示造影剂弥散不佳，团块状或片状聚积等。不明原因不孕者。

【禁忌证】

（1）可疑盆腔结核或腹茧症者。

（2）输卵管腔内粘连。

（3）输卵管内膜萎缩或消失。

（4）浆膜面融合的重度粘连。

（5）卵巢表面超过一半以上的广泛性粘连。

（6）输卵管极度水肿扩张。

（7）盆腔结核。

（8）急性盆腔炎。

（9）输卵管长度＜4cm 或壶腹部少于一半。

（10）前次输卵管手术失败者。

（11）存在不适合手术的全身性疾病时。

【手术步骤】

（1）患者取头低足高截石位。

（2）使用 4 个套管置入腹腔镜及器械。

（3）先切除输卵管、卵巢周围粘连。

（4）用无损伤钳夹住输卵管浆膜层（浆膜

面内聚的输卵管伞端)。

(5)经输卵管伞端置入小号无害性钳子2cm,将输卵管腔撑开,使输卵管伞部尽量扩张,沿无血管的伞状部分切开,尽量避免出血,用5-0可吸收线外翻缝合,以避免切开的切缘再度闭合。

(6)若伞部粘连严重,无法利用此种方法复原,则利用电刀予以切开,手术过程同输卵管造口术。

(7)止血时避免大范围的广泛烧灼,以免黏膜严重破坏,造成术后粘连再度形成。

第五节　附件周围粘连

【主要特点】

输卵管卵巢粘连松解术(salpingo-ovari-olysis):是指分解卵巢和输卵管之间以及一切附件周围的粘连。

输卵管周围粘连干扰了输卵管的拾卵功能和配子运输功能,如果卵巢周围粘连形成,还会抑制卵子的排出。输卵管卵巢粘连分解术使累积妊娠率增加三倍(与未处理组相比:12个月,32% vs 11%;24个月,45% vs 16%)。如果为轻度膜状粘连,则术后妊娠率良好(24个月,60%);但是如果粘连致密,则结局很差(Spielvogel K,2000)。

【术前准备】

输卵管周围粘连患者的术前评估尤为重要,对于那些盆腔粘连极为严重的患者来说,如果能在术前得知术后极低的妊娠率,就可以避免一次手术的创伤而直接寻求辅助生殖技术。特别是那些以往有过阑尾穿孔病史、肠梗阻手术史及困难的子宫内膜异位囊肿手术史者,更应在本次手术前详细了解前次手术情况。这里特别强调既往有过肠梗阻手术的不孕症患者,她们的情况更为特殊,这些患者往往因原发不孕就诊,输卵管造影可能会提示双侧输卵管显影良好,弥散欠佳的表现(图15-7)。这种体征与实际情况分离的表现源于肠道手术后虽然引起了广泛的肠粘连甚至腹茧症(图15-8),但位于盆腔的输卵管本身并未受到严重损坏,因而表现出显影良好的特点。如果术前评估仅凭造影片判断盆腔粘连的严重程度,很容易得出错误的判断,

甚至在穿刺中损伤肠管。因此,对于既往有盆腹腔外科手术的患者应借助彩超、细致的盆腔双合诊与三合诊检查探明盆腔粘连的严重程度。如果评估盆腔为大面积致密粘连时应放弃手术。因为强行手术可能造成周围脏器如肠管、膀胱甚至输尿管的损伤,变微创为重创手术。

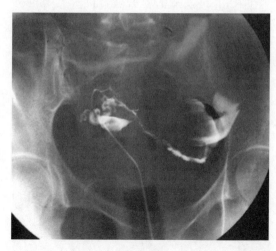

图15-7　肠梗阻后的输卵管造影片:输卵管显影尚好

【适应证】

(1)不孕症怀疑有盆腔粘连。

(2)盆腔炎病史;妇科检查提示附件区增厚伴压痛。

(3)输卵管碘油造影提示输卵管卷曲、输卵管上举、子宫偏斜、造影剂团块状或片状聚积等,存在两项以上情况提示输卵管周围粘连,应该进行腹腔镜检查。

(4)不孕症怀疑有盆腔子宫内膜异位症:

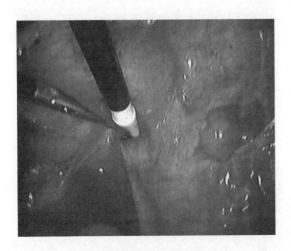

图 15-8 肠梗阻后的盆腔致密粘连

痛经进行性加重,有腺肌瘤或腺肌症病史,妇科检查扪及后穹隆有触痛结节。

(5)不明原因不孕。

【禁忌证】

(1)有多次开腹或怀疑有肚脐附近粘连的患者。

(2)可疑腹茧症者。

(3)年龄>43 岁,FSH≥15U/L。

(4)曾经有输卵管修复手术史者。

(5)精液分析异常。

【手术步骤】

(1)由于术后受孕的机会与粘连的程度有很大的关系,因此手术过程一定要注意显微手术的技巧,术前常规做肠道准备。

(2)患者取头低足高截石位。

(3)使用 4 个套管置入腹腔镜及器械。

(4)置入举宫器。

(5)先去除大网膜与任何器官的粘连,由于大网膜包含的血管相当丰富,故采用电刀切开。对于较大的血管,则先使用双极电凝止血后再切开。全面检查盆腔及子宫附件,找出可能的影响因素,决定手术方式。

(6)采用电凝烧灼散在的盆腔子宫内膜异位症病灶,必须清楚输尿管在盆腔的解剖位置,防止腹膜下的输尿管或肠管的电灼伤。

(7)对于多层的粘连要一层层的由内往外剥离,以避免其中夹杂血管及肠道。对广泛紧密的附件周围粘连,特别是于肠管分界不清者,不可盲目分离。如对术后妊娠意义不大,建议只游离出卵巢便于日后做 IVF-ET。

(8)大部分严重的粘连去除后,再开始清除卵巢表面或较轻微的输卵管粘连。输卵管、卵巢的包裹性粘连,首先要认出各器官的边缘,再利用无损伤钳反向分开两界面,利用电刀予以切开。卵巢与盆壁的紧密粘连多由于内膜异位症引起,故应尽量予以分离,即可游离出卵巢,便于日后排卵,也容易发现较小的卵巢内膜异位囊肿。多数通过钝性上拨卵巢便于分离,也可视情况用电刀进行分离。

(9)卵巢表面的膜状粘连薄而透明,将卵巢蚕茧状包裹。既影响卵子的排出,又影响输卵管伞对卵子的捡拾。一般通过剪刀紧贴卵巢剪去膜状粘连,暴露卵巢。

(10)输卵管特别是伞端是受孕过程的重要环节,根据粘连部位及粘连程度有不同的分离方法。对组织较厚、间距较长的粘连,先用弯钳在距输卵管表面至少 1cm 处钳夹后电凝,切断。再用剪刀紧贴输卵管浆膜层修剪。输卵管扭曲多由膜状粘连造成,输卵管系膜与卵巢之间的粘连易于发现,钝性拨开多可分离。有时在输卵管浆膜表面的光滑粘连较难发现,输卵管局部常呈弓形,用弯钳轻轻钳夹输卵管远端常可发现,给予剥除粘连使输卵管恢复柔软状态。

(11)输卵管卵巢之间的致密粘连必须予以分离,否则影响胚胎运输及卵巢排卵。分离时应找准两者间的界限,应刻意保留输卵管浆膜组织以便做输卵管创面的腹膜化处理防止粘连形成。分离粘连后的卵巢白膜也应该缝合处理,因为卵巢创面也是最容易形成粘连的部位。

(12)对于子宫周围粘连多采用电钩、电切松解,特别是直肠子宫陷凹的粘连要尽量松解以便于拾卵,松解时尽量贴近子宫壁。

(13)分离粘连后应仔细检查直肠子宫陷凹、子宫骶韧带、卵巢表面有无内异症病灶,如发现则给予电凝处理。

(14)行输卵管通液,冲洗腹腔。

【并发症】

1. 术中出血 腹腔镜下的粘连分解可以直接采用相对比较锋利的单极电切分离,这样可以在止血的同时去除粘连。较严重的出血除使用双极电凝止血外还可以采用缝合止血,缝合时注意尽量使创面有足够的浆膜层覆盖,避免术后大面积的粘连形成。

2. 再次粘连 手术中应避免过量的牵拉,以免粘连处发生撕裂伤。过多使用电刀容易造成局部缺血坏死导致术后粘连的发生,因此粘连分离后不要反复电凝创面造成局部干燥。术后使用大量生理盐水冲洗腹腔,并尽量切除血块及残渣,使用透明质酸钠创面涂抹以避免粘连再度发生。

(关 菁 韩红敬)

参 考 文 献

Audebert AJ,Pouly JL,Von Theobald P.1998.Laparoscopic fimbrioplasty:an evaluation of 35 cases. Hum Reprod,13(6):1496-1499.

Bayrak A,Harp D,Saadat P,et al.2006.Recurrence of hydrosalpinges after cuff neosalpingostomy in a poor prognosis population.J Assist Reprod Genet, 23:285-288.

Coughlan C,C Li T.2008.Surgical management of tubal disease and infertility.Obstet Gynaecol Reprod Med,98-105.

Dubuisson JB,Swolin K.1995.Laparoscopic tubal anastomosis(the one stitch technique):preliminary results.Hum Reprod,10(8):2044-2046.

Honore GM,Holden AE,Schenken RS.1999.Pathophysiology and management of proximal tubal blockage.Fertil Steril,71:785-795.

Kerin J,Daykhovsky L,Segalowitz J,et al.1990.Falloposcopy:a microendoscopic technique for visual exploration of the human fallopian tube from the uterotubal ostium to the® mbria using a transvaginal approach.Fertil Steril,54:390-400.

National Institute for Clinical Excellence.2004.Fertility:assessment and treatment for people with fertility problems. Clinical guideline. London: NICE,February.

Rajesh Varma and Lawrence Mascarenhasw Evidence-basedmanagement of ectopic pregnancy. Curr Obstet Gynaecol,2002,12:191-199.

Saleh WA,Dlugi AM.1997.Pregnancy outcome after laparoscopic fimbrioplasty in nonocclusive distal tubal disease.Fertil Steril,67(3):474-480.

Spielvogel K,Shwayder J,Coddington CC.2000.Surgical management of adhesions,endometriosis,and tubal pathology in the woman with infertility.Clin Obstet Gynecol,43:916-928.

Thurmond AS. 1991. Selective salpingography and fallopian tube recanalization.AJR Am J Roentgenol,156:33-38.

Yossry M,Aboulghar M,D'Angelo A,et al.2006.In vitro fertilisation versus tubal reanastomosis(sterilisation reversal)for subfertility after tubal sterilisation. Cochrane Database Syst Rev,19(3): CD004144.

第16章 异位妊娠

第一节 概 述

正常妊娠时,受精卵着床于子宫体腔内膜。当受精卵于子宫体腔以外着床,称为异位妊娠(ectopic pregnancy),习称宫外孕(extrauterine pregnancy),但两者含义稍有差别。异位妊娠包括输卵管妊娠(占90%～95%)、卵巢妊娠、腹腔妊娠及宫颈妊娠等;宫外孕则仅指子宫以外的妊娠,宫颈妊娠、剖宫产瘢痕妊娠不包括在内。

【发病率】

近年来,异位妊娠的发生率呈上升趋势,据统计,与20世纪70年代相比,该病发病率在世界范围内已升高了近3倍,占妊娠总数的1%以上。异位妊娠仍然是导致孕早期妇女死亡的重要原因,其中约90%死于大出血。异位妊娠发病率的增加,多数学者认为是由于导致此病的危险因素在增加;其次,还与早期诊断、敏感妊娠试验的应用及阴道超声探查可及时发现早期病变有关。

【病因】

1. 感染 能引起输卵管损害和影响胚胎输送的因素与异位妊娠密切相关且最危险。其中各种病原微生物所致的感染性盆腔炎或输卵管炎是较常见的原因,因其改变了输卵管生理和功能而影响妊娠。

女性生殖器官的解剖结构决定了其为炎症的好发部位。正常情况下,阴道内寄居有大量的需氧菌与厌氧菌,形成正常的阴道菌群,阴道与这些菌群形成一种平衡的生态。当机体免疫力低下、内分泌水平变化或外来某种因素(组织损伤、性交等)破坏了这种生态平衡时,这些常住菌群便可成为致病菌,上行至输卵管引起输卵管内膜炎或盆腔炎。另外,流产、产后的一般细菌感染也可通过淋巴和血液播散,导致输卵管周围组织炎。输卵管周围炎的病变主要在输卵管浆膜层或浆肌层,结果可造成输卵管周围粘连、输卵管扭转、管腔狭窄、管壁肌肉蠕动减弱等,影响孕卵的运行,孕卵在输卵管中被阻滞,即可就地发育着床。

2. 手术 各种盆腔手术也是异位妊娠发生的重要因素,其中直接涉及输卵管的手术是引起异位妊娠的首要原因。此外,宫内节育器(IUD)、人工流产等对异位妊娠的影响也不容忽视。

(1)输卵管手术:输卵管手术可直接引起输卵管病理和功能障碍,而输卵管是获取卵细胞、受孕、早期胚胎干细胞增殖、胚胎运送和偶发异位妊娠的共同部位。因此,输卵管手术的后果与异位妊娠有着直接的密切关系,复发性异位妊娠有力地证实了这一点。据调查,有异位妊娠史的患者其再发危险要增加6～8倍,并随复发次数而进一步增加。据报道,腹腔镜输卵管粘连分离术后异位妊娠的发生率为3.5%～8%。轻度粘连,在腹腔镜下的粘连分离可获较高的宫内妊娠率,但当粘连严重时,预后则较差,异位妊娠率亦较高。

（2）子宫手术：子宫手术包括宫腔内的各种操作，如放置 IUD、人工流产术、剖宫产术等。

目前对 IUD 与异位妊娠的相关性研究最多，争议也最大。过去多次短期应用 IUD 的妇女是发生异位妊娠的高危人群。现在由于 IUD 材料和形态的改进，对异位妊娠发生的危险度也有了相应的变化。但由于 IUD 使子宫内膜炎性细胞增加，造成不良子宫环境，从而不适合孕卵着床，导致异位妊娠的发生。近来，卵巢妊娠的发生与 IUD 应用之间的关系逐渐引起关注，并证明用 IUD 者发生卵巢妊娠的比例更大。由于 IUD 可刺激子宫内膜分泌大量前列腺素，引起子宫收缩，从而防止宫内妊娠，但卵巢不受影响，故 IUD 不能阻止受精卵着床于卵巢。其次，输卵管也分泌前列腺素，引起输卵管逆蠕动，可使受精卵逆向运行而着床于卵巢。因此，IUD 能使卵巢妊娠发病率增加。

人工流产同异位妊娠之间存在明显相关性，流产后引发的异位妊娠主要由于术后并发了生殖器炎症的结果，多来自不全流产、宫腔内有异物或流产后过早性交。

随着剖宫产率在世界范围内的显著升高，其术后影响也日益引起人们的重视。剖宫产对下次妊娠的影响据临床研究分析认为，主要有三种危险的可能：即异位妊娠、前置胎盘和胎盘早剥。

3. 不孕　经不孕治疗后的妊娠，异位妊娠发生率明显升高，据美国有关资料统计，从 1988－1992 年，在所有应用辅助生育技术（ART）妊娠中，异位妊娠占 5%～5.7%，这个比率来自所有形式的助孕，包括体外受精-胚胎移植（IVF-ET）、经输卵管配子移植（GIFT）和经输卵管合子移植（ZIFT）。ART 后的异位妊娠中，输卵管妊娠约占 82.2%，卵巢或腹腔妊娠占 4.6%，宫颈妊娠占 1.5%。

4. 生活方式　生活方式对异位妊娠有轻度影响，如吸烟、阴道冲洗、性生活等。

在异位妊娠中吸烟可能通过下列一种或几种化学机制而起作用：①延迟排卵；②改变输卵管和子宫的能动性；③改变免疫力。

5. 胚胎异常　胚胎染色体异常造成的异常卵细胞沿输卵管的无效运行在异位妊娠发病中可能起到部分作用。

6. 其他因素　输卵管发育不良（如过长、肌层发育差、纤毛缺乏、憩室、副伞等），雌、孕激素失调或精神因素引起的输卵管功能异常、子宫内膜异位症、输卵管结核、血吸虫卵在输卵管腔的沉积等也是异位妊娠的少见危险因素。

最近，Pisarska 等将影响异位妊娠的危险因素进行了统计归类（表 16-1）。

表 16-1　异位妊娠的危险因素

危险程度	危险因素	基数比
高度危险	输卵管手术	21.0
	绝育	9.3
	异位妊娠史	8.3
	宫内接触 DEX	5.6
	IUD 应用	4.2～45
	输卵管病变	3.8～21
中度危险	不孕史	2.5～21
	生殖道感染史	2.5～3.7
	多个性伴侣	2.1
轻度危险	盆腔腹部手术史	0.93～3.8
	吸烟	2.3～2.5
	阴道冲洗	1.1～3.1
	早年性交	1.6

【病理变化】

1. 孕卵种植后输卵管的变化　当种种因素阻碍或延缓了受精卵的输送后，孕卵则在输卵管内发育到具有种植能力的囊胚期，此时可在任何部位着床，一般多着床在输卵管壶腹部，约占 80%，在峡部着床者约占 15%，输卵管伞端约 5%，只有极少数在子宫角的间质部着床。

孕卵附着于输卵管黏膜后,很快会被黏膜上皮所覆盖,因输卵管没有黏膜下层致使孕卵陷于输卵管的肌层内。孕卵的周围有滋养细胞形成的包膜,滋养细胞侵蚀附近肌层及血管,血液外溢,在滋养层及其附近组织内形成大小不一的间隙,处于浆膜下。绒毛性质与宫内妊娠的相同,它们有二层滋养细胞,合体滋养层在外,细胞滋养层在内,它们处于输卵管壁内。过去认为输卵管妊娠主要在输卵管腔内生长并扩大输卵管,但事实上当胚胎种植于输卵管的黏膜后很快地浸润到间质,进入输卵管肌层,在管腔外及浆膜间生长。滋养细胞在浆膜(腹膜)下间隙中沿着输卵管的长轴或围绕着输卵管生长,血管被浸润,形成血肿,外表看起来像是扩大的输卵管,事实上大部分病变是在管腔外。

在输卵管妊娠时,胎盘的种植是穿透性的。输卵管壁菲薄,黏膜对激素的反应也不及子宫内膜敏感,因此不利于孕卵着床,胚胎往往早期死亡。

输卵管妊娠后输卵管增粗。外表紫红色,被凝血块或血栓所涨大,血块中有绒毛及胚胎部分。

根据 Hoehue Veit 分类法,输卵管间质部妊娠可分为:向子宫方向发育属输卵管子宫型;向峡部方向发育属输卵管间质型;在间质部发育属纯间质型。

2. 输卵管妊娠的结局

(1)胚胎死亡,在输卵管内被吸收,这种结局不易证明,发生率不清。

(2)流产,胎盘与输卵管壁分离,胚胎可自伞端完全排出,出血量少。但更多的是不完全流产,部分胎盘仍在输卵管内,血块与妊娠产物混合机化形成血胎块,血不断地自输卵管伞端流出,积在后穹隆,如伞端闭锁则形成输卵管血肿。

(3)破裂:输卵管膨胀及滋养细胞对管壁的浸润使输卵管碎裂。多见于峡部,该处输

卵管最狭窄,破裂发生时间最早,如在壶腹部则较晚。

(4)阔韧带妊娠:输卵管妊娠流产后,腔内囊胚从输卵管被排入阔韧带内,多数一般死亡。但极个别存活者,存活胚胎的绒毛组织重新种植获得营养,可继续生长发育形成继发性阔韧带妊娠。

(5)腹腔妊娠,如囊胚被排入腹腔后继续存活发育,则形成腹腔妊娠。

3. 输卵管妊娠时子宫内膜变化 输卵管妊娠时,胎盘分泌的 hCG,促使黄体分泌多量的孕激素,使子宫增大(如妊娠 6 周左右),内膜致密层的间质细胞肥大呈砖砌状排列,形成蜕膜。当胎儿死亡后,滋养细胞分泌的 hCG 减少,黄体退化,孕激素不能维持内膜的生长,蜕膜脱落,患者可有阴道流血,排出蜕膜管型。在内膜的海绵层,腺体扩大,腺上皮分泌亢进,胞质丰富、透亮,向细胞腔边缘溢出,细胞核增大,不规则,染色深,常呈跳跃式向腺腔突出,这类变化,过去曾被误认为是腺癌。1954 年 Arias-Stella 提出是妊娠内膜变化,即 A-S 变化,在宫外孕中颇为多见。

4. 卵巢妊娠 临床研究发现 IUD 对宫内妊娠的阻止率达 99.5%,对输卵管妊娠阻止率为 95%,对卵巢妊娠无阻止作用。故对于放置 IUD 者,一旦避孕失败,发生卵巢妊娠的机会较高。此外,放置宫内节育器,还能使前列腺素分泌增高,造成输卵管逆蠕动,使受精卵反方向运行种植于卵巢内。此外,也有学者认为,卵巢妊娠可能仅是一种偶然的机遇,即卵子排出前在卵巢受精。

由于卵巢妊娠缺乏特异性,术前往往不能确诊,确诊依据是病理学检查。经典的诊断标准为:①双侧输卵管必须正常;②囊胚种植于卵巢;③卵巢及囊胚必须以卵巢固有韧带与子宫相连;④囊胚壁上有卵巢组织。

根据这些标准,术前确诊几乎不可能。临床上认为,卵巢妊娠有其特点,发生卵巢妊娠时,受精卵在卵巢内着床发育,由于卵巢中

缺乏孕卵生长的分泌期子宫内膜及富于弹性的肌纤维,生长到一定时候必然会破裂,又因卵巢组织富于血管,一旦破裂往往出血较多,出现腹痛甚至休克。同时,发生卵巢妊娠破裂后,孕卵生长停止,滋养叶细胞分泌 hCG 下降,导致子宫内膜蜕膜脱落发生不规则阴道出血。临床上往往由于卵巢妊娠破裂后内出血在短时间内增加,还未出现阴道不规则出血就因腹痛甚至晕厥就诊而行手术治疗,故临床上卵巢妊娠时腹痛发生率较高,而阴道不规则出血的发生率较低。临床观察亦证实了这一点。另外,对卵巢妊娠而言,孕卵在卵巢内生长发育,导致卵巢增大,妇检时常在一侧附件扪及边界比较清楚的包块,这也是卵巢妊娠的特点。输卵管妊娠时附件包块往往不明显,常呈条索状增粗。尽管临床上有这些特点,术前对于确诊卵巢妊娠仍相当困难。B超检查难以鉴别输卵管妊娠与卵巢妊娠,临床上倘若注意卵巢妊娠的特点,结合彩色阴道 B 超对诊断卵巢妊娠是有帮助的。腹腔镜对诊断卵巢妊娠具有重要价值。对异位妊娠患者在腹腔镜下可以明确病灶部位,并予以手术治疗。

卵巢妊娠以手术治疗为主。一旦破裂,出血不易止住,往往需要急症手术。手术时根据病灶范围行病灶挖出,后行卵巢修补或楔形切除术,尽量保留正常的卵巢组织与输卵管。一般不行单纯的卵巢破裂修补术,否则缺少病理学依据,无法与卵巢黄体破裂相鉴别。只有在卵巢与输卵管无法分离时,才行附件切除术。一般不行单侧卵巢切除术,否则,保留输卵管会增加输卵管妊娠的机会。对未破裂的卵巢妊娠,可以静滴甲氨蝶呤或腹腔镜下在卵巢局部注入甲氨蝶呤行非手术治疗,在此过程中,倘若血 hCG 持续上升,或者出现腹痛内出血增多者,仍需手术治疗。

5. **腹腔妊娠** 原发性腹腔妊娠诊断标准如下。

(1)两侧输卵管和卵巢必须正常,无近期妊娠的证据。

(2)无子宫腹膜瘘形成。

(3)妊娠只存在于腹腔内,无输卵管妊娠等的可能性。

6. **宫颈妊娠** 宫颈显著膨大,变软变蓝,宫颈外口扩张边缘很薄,内口紧闭,而宫体大小及硬度正常(详见后述)。

7. **子宫残角妊娠** 宫角妊娠时孕卵种植于子宫与输卵管交界处的子宫角部,这种妊娠不属于在宫腔以外的妊娠,但因其种植部位异常早期较易发生流产和子宫破裂,流产时出血经宫腔排出,阴道出血较多,常误诊为先兆流产,行诊刮未见胚胎及绒毛,方考虑为非正常妊娠。宫角妊娠与输卵管间质妊娠鉴别要点是:手术中应注意病灶与患侧圆韧带的位置关系,间质部妊娠的胚胎是向宫腔外生长,位于圆韧带外侧方;子宫角部妊娠的胚胎是向宫腔内生长,位于圆韧带内侧方。

【临床表现】

1. **停经** 多数患者在发病前有短期的停经史。除输卵管间质部妊娠停经时间较长外,大都在 6 周左右。但也有部分患者没有明显的停经,甚至距末次月经仅 20d 就发病。

2. **腹痛** 为输卵管妊娠破损时的主要症状,其发生率在 90% 以上。

3. **阴道出血** 除来源于子宫内膜剥脱外,有人认为来自输卵管,由输卵管出血经宫腔向外排流所致。输卵管妊娠中止后,出血常是不规则点滴状,少于月经量;腹痛伴阴道出血,常为胚胎受损的征象;只有腹痛而无阴道出血,多提示胚胎仍然存活,应提高警惕。

4. **晕厥与休克** 由于腹内急性出血及剧烈腹痛,可出现晕厥与休克。

【妇科检查】

1. **一般情况** 因异位妊娠早期诊断发现率高,患者常无明显的自觉症状,有时可能仅为停经或不规则阴道出血。若患者腹腔内出血增多时,可有血压下降,脉搏弱快等休克的表现。

2. 腹部检查　下腹可有压痛、反跳痛及肌紧张。如腹腔内出血增多时,可叩及移动性浊音。

3. 盆腔检查　宫颈举痛。子宫稍大变软,但小于停经月份。一侧附件区可扪及肿块,触痛明显。

【辅助检查】

1. hCG 测定　患者受孕后,从第 9~11 天(即月经周期第 24 天左右)出现血 β-hCG 升高。若连续测定 hCG 的动态变化,发现正常早期妊娠 hCG 呈直线上升,40d 内每 2 天倍增 1 次,40~60d 每 5 天倍增 1 次。若血 β-hCG 定量测定每 2 天增加＞60%,可诊断为正常宫内妊娠;若＜50%,则诊断为异位妊娠或宫内妊娠流产。hCG 浓度上升缓慢者,常提示妊娠异常,多为流产或异位妊娠。Emerson 等报道:β-hCG＜2000U/L,应考虑异位妊娠及最近完全流产;若 β-hCG＞2000U/L,其可能的诊断有宫内早早孕、异常宫内孕、最近完全流产或异位妊娠。当超声检查排除了宫内孕,而连续测定的 β-hCG 持续≥2000U/L 或上升者,则可诊断为异位妊娠。

另有学者报道异位妊娠与流产者血 β-hCG 水平下降也不同:①β-hCG 快速下降,半衰期＜1.4d 者,约 92% 为宫内孕流产,仅 8% 是异位妊娠;②血 β-hCG 下降缓慢,半衰期≥7d 者,86% 为异位妊娠;③如半衰期为 1.4~6.9d,则两者均有可能,约 1/3 为异位妊娠。

2. 孕激素测定　血清黄体酮的测定对判断正常妊娠胚胎的发育情况有帮助。一般来讲,血清黄体酮在妊娠 8~10 周时相对恒定。输卵管妊娠时,血清黄体酮水平偏低,多数在 10~25ng/ml 之间。如果血清黄体酮值＞25ng/ml,异位妊娠概率＜1.5%;如果其值＜5ng/ml,应考虑宫内妊娠流产或异位妊娠。

3. 超声检查　在异位妊娠的早期诊断中发挥着重要作用,特别是阴道超声,因探头频率较高,分辨力较强,可分辨直径 2mm 以上的肿块,且贴近盆腔脏器,无须膀胱充盈,既准确,又方便,文献报道其准确率达 94% 左右。若对早期未破裂型的异位妊娠加上彩色血流图,可使诊断率再提高 1% 左右。输卵管妊娠超声声像特点如下。

(1)子宫增大而宫腔空虚,宫旁出现低回声区,如可见胚芽及原始胎心搏动,即可确诊。

(2)B 超一般在停经 7 周时,方可查到胚芽及原始胎心搏动,而在停经 5~6 周时宫内妊娠显示的妊娠囊可能与异位妊娠时在宫内出现的假胚囊发生混淆。一般真胚囊为离心圆即偏于宫腔一侧,而假胚囊位于宫腔正中,形态可似宫腔,环周边回声低,无绒毛光环及双环征,不随孕周增大,无彩色血流。

(3)输卵管间质部妊娠可显示子宫增大,宫腔内无妊娠囊,子宫一角突出,其内可见妊娠囊。妊娠月份稍大者囊内可见胚胎及胎心搏动。

(4)输卵管妊娠流产或破裂后,宫旁回声区缺乏输卵管声像的特征,但若腹腔内存在无回声区或子宫直肠陷窝处有暗液区,则对诊断有价值。

4. 腹腔镜检查　多数情况下,通过病史、体查及上述检查,即可早期诊断异位妊娠,可疑患者可采用腹腔镜明确诊断,并能详细观察异位妊娠部位、与周围脏器的关系及粘连状态,同时还能进行手术。对有经验的腹腔镜医师而言,即使是低血容量休克的急腹症患者,也可采用腹腔镜检查,必要时还可以改成开腹手术,对患者不会造成额外的负担。所以,腹腔镜为异位妊娠的诊治开辟了新纪元,被认为是诊治异位妊娠的“金标准”。

目前,未破裂型输卵管妊娠的比例逐步提高,可高达所有输卵管妊娠的 42%~69%。由于采用 β-hCG、超声检查及诊断性腹腔镜,使未破裂型输卵管妊娠诊断率从

27.6%上升到 42.5%。腹腔镜不仅可以诊断其他手段无法确定的异位妊娠,而且兼具保守和根治性治疗的优点,另外还可对希望妊娠的患者同时进行输卵管通液检查。目前在发达国家腹腔镜用于异位妊娠的诊治率已达 90%以上。诊断性腹腔镜的应用对早期输卵管妊娠的诊断更是起了划时代的作用。

5. 其他检查　近来把肌酸酶作为妊娠异位潜在标志物,已备受关注,发现膨大的孕囊对输卵管肌肉的穿透及损害可能会增加血清肌酸激酶水平,异位妊娠患者比宫内孕妇女肌酸激酶水平明显增高;但后来又有作者发现这种差异很小,不能建立一个明显的区别带,有待进一步研究。

【诊断】

由于诊断异位妊娠的方法已日趋完善,现已极少依靠诊刮协助诊断;而后穹隆穿刺虽简单可靠,但也只适用于已经有腹腔内血的患者。因此,目前早期诊断异位妊娠的三大工具是绒毛膜促性腺激素(hCG)、B 型超声及腹腔镜。

【鉴别诊断】

异位妊娠应与下列疾病进行鉴别诊断。

1. 流产　当患者出现停经、不规则阴道出血伴或不伴有下腹疼痛时,应注意与流产进行鉴别。盆腔检查及 B 超可协助明确诊断。

2. 出血性输卵管炎　因各种原因导致输卵管黏膜炎症,使血管通透性增高,导致间质层血管破裂出血。腹腔内出血的症状及体征与异位妊娠无法鉴别,但其基本病理变化为输卵管充血、水肿、出血、坏死,输卵管增粗或肉芽组织增生,中性粒细胞浸润显著,少数可有淋巴细胞及浆细胞浸润,绝对见不到绒毛或滋养层细胞。

3. 急性阑尾炎　转移性右下腹疼痛,可伴发热及血常规检查异常,而无妊娠的症状及体征。

4. 黄体破裂　多发生在月经之前,伴腹

腔内出血时其症状与体征与异位妊娠相似,但无妊娠的阳性检查结果。

5. 卵巢囊肿蒂扭转　与月经无明显关系,查体及 B 超检查均可发现一边界清楚的肿物,且无妊娠的阳性体征。

【治疗原则】

目前对异位妊娠的治疗仍分为保守及手术两大类。

1. 非手术治疗　以应用杀胚药为主,给药方式可经静脉、肌肉或局部注射等途径进行(第二节专题介绍药物治疗)。

2. 期待疗法(expectant management)　是指异位妊娠无须特殊治疗,仅严密观察至 β-hCG 降到正常值为止的一个过程。事实上,在异位妊娠中,由于孕卵不能像在正常宫腔那样能得到充足的血供及营养,本身即存在被自然淘汰的可能性,只是因为近代诊断技术的提高,使一些在过去不能被发现的无临床症状或临床症状轻微能够自愈的异位妊娠患者,今天能被诊断出来。因此,这类患者无须特殊治疗。据统计,期待疗法占全部异位妊娠的 15%～20%,成功率 70%～80%。患侧输卵管通畅率在 75%～85%,宫内妊娠率稍高于患侧输卵管切除者在50%～60%,重复异位妊娠发生率 13%～15%。

[适应证]

(1)无临床症状或症状轻微。

(2)异位妊娠包块直径<3cm,无胎心搏动。

(3)血 β-hCG<200mU/ml 并持续下降。

[注意事项]

在期待疗法观察期间,应严密监测病情变化,连续测定血 β-hCG、血红蛋白、红细胞压积、超声检查等,直到 β-hCG 正常。若血 β-hCG 不降或反而升高,应予以药物或手术治疗作为补救措施。期待疗法成功的关键是要选择 β-hCG 水平较低者。但是,据临床统计,期待疗法患者住院时间较长,约 50%以上患者住院超过 1 个月。此外还有近 1/3 的异位妊娠引起输卵管阻塞及输卵管周围粘连,影响今后的生育功能。故病例选择要求非常严格,与微创手术疗效肯定、住院时间短、术后恢复快相比,期待疗法并非是最佳方案。

3. 手术治疗 可分为保守性及根治性两类。迄今为止,手术治疗仍是处理异位妊娠的主要方法,尤其适用于已确诊而不宜药物治疗或药物治疗失败者。手术途径虽可剖腹或经腹腔镜进行,但腹腔镜更符合微创治疗的原则。根治性手术主要是切除患侧输卵管的全部或部分,而保守性手术主要是希望保留患侧输卵管的功能,如输卵管造口术、线形切开缝合术、病灶清除术及局部注药等。

(1)保守性手术:输卵管伞部病灶清除术;输卵管纵行切开(开窗)病灶清除术;输卵管间质部妊娠注药、间质部病灶清除＋吻合术、输卵管节段切除＋吻合术、剖宫产瘢痕妊娠病灶清除术或局部注药术等。

(2)根治性手术:输卵管切除术;输卵管卵巢切除术;输卵管间质部妊娠病灶清除或子宫切除术等。

由于异位妊娠的部位及状况各有不同,手术方法也存在很大差异,具体的治疗方法详见以下各节。

第二节 异位妊娠的药物治疗

一、输卵管妊娠

(一)适应证与禁忌证
【适应证】

药物治疗主要适用于早期异位妊娠、要求保留生育功能的年轻患者。给药途径可全身用药或局部注射。

(1)输卵管妊娠直径＜3cm。

(2)输卵管妊娠未破裂或流产。

(3)无明显内出血。

(4)血 β-hCG＜2000 U/L。

(5)某些输卵管妊娠保守性手术后,可疑绒毛残留。

(6)其他部位的异位妊娠如腹腔妊娠、子宫角妊娠和宫颈妊娠等。

Shapiro 综合 1987 年前的文献,对采用化学药物 MTX 治疗异位妊娠的指征归纳为:①腹腔镜证实的未破裂型输卵管壶腹部妊娠,其肿块直径＜4cm;②腹腔内出血＜100ml,且生命体征稳定;③采用保守性手术治疗输卵管妊娠,而术后 hCG 浓度不下降者。

Sauer 选择未破裂输卵管峡部妊娠采用 MTX 治疗的标准相对保守:①腹腔镜可见异位妊娠全貌,输卵管增粗直径不超过 3cm;②输卵管浆膜完整及盆腔内无活动出血。

判定输卵管妊娠患者是否可行药物治疗,早期正确诊断与提高药物疗效密切相关。1991 年,Fernandez 等报道了以孕龄、hCG 水平、黄体酮(P)、腹痛、腹腔出血量、输卵管血肿直径六项为指标,每项定为 1～3 分的评分办法,以确定非手术治疗的可靠性。可供参考(表 16-2)。临床观察表明,≤12 分者进行非手术治疗其成功率＞80%;＞12 分则药物治疗失败率约为 50%。

【禁忌证】

(1)输卵管妊娠已破裂者。

(2)超声测量妊娠肿物直径＞3cm,伴或不伴有胎心搏动。

(3)血转氨酶升高、肾功能不良或凝血功能障碍者。

(二)药物选择

目前临床非手术治疗多采用的药物有甲氨蝶呤(MTX)、氟尿嘧啶(5-FU)、米非司酮(RU486)、前列腺素(PG)、高渗葡萄糖、放线菌素 D、氯化钾、抗 hCG 单克隆抗体及中医中药等。其中MTX和5-FU在临床应用最多,

表 16-2　非外科手术评分标准

评分项目	1分	2分	3分
孕龄（闭经周）	<6	7～8	>8
hCG(mU/ml)	<1000	1000～5000	>5000
黄体酮(ng/ml)	<5	5～10	>10
腹痛	无	诱发	自发
输卵管血肿直径(cm)	<1	1～3	>3
腹腔出血量（或子宫直肠窝积液）	0	1～100ml	>100ml
	(<1cm)	(1～3cm)	(>3cm)

疗效最肯定。现予以简介。

★甲氨蝶呤(MTX)

【作用机制】

MTX属叶酸类似物，与二氢叶酸还原酶活性部位结合，使其失去活性，间接抑制一碳基团代谢，阻止甲酰四氢叶酸（CF）的合成。由于一碳基团是多种氨基酸的合成及嘌呤碱类合成DNA所必需的环节，因此一碳基团代谢障碍，则抑制细胞增殖。妊娠时滋养层细胞对MTX的抑制作用十分敏感。应用MTX几分钟后，叶酸还原酶即可受到不可逆抑制，使细胞内叶酸在无活性的氧化状态下贮积；1～24h内，胸腺嘧啶核苷酸合成酶进行性地受到可逆性抑制，不能合成胸腺嘧啶核酸和嘌呤核苷酸。

1952年，Thiersch最早报道MTX用于堕胎。1982年，Tanak首先用MTX治疗输卵管间质部的妊娠获得成功。嗣后，许多研究者对该药物的药代动力学、毒理学、临床效果进行了广泛深入地研究，证明MTX治疗宫外孕安全有效，毒副作用及不良反应少，能保持生殖功能。

【临床应用】

MTX可经口服、静脉注射、肌内注射和局部注射四种途径给药，现临床上常用的是后两种方法。

1. 肌内注射　MTX 50 mg/m² 加四氢叶酸(CF)0.1 mg/kg 或 MTX 50 mg/m²不加 CF。有 20%患者用 MTX 5～10d 出现下腹痛，可能与 MTX 引起输卵管炎症有关。

2. 局部注射　局部注射具有用量小、疗效高、可提高局部组织的 MTX 浓度，有利于杀胚和促进胚体吸收等优点。

(1)腹腔镜直视下向患侧输卵管内注入 MTX15～30mg。适用于未破裂输卵管，血肿直径≤4cm，尿 hCG≤ 800 mU/ml 的宫外孕。

(2)超声引导下自阴道向孕囊内注射 MTX。

(3)宫腔镜直视下，经输卵管开口向间质部内注射 MTX。用药剂量：MTX 12.5～25mg 稀释于生理盐水 2ml 中，经导管注入输卵管内。

【注意事项】

用 MTX 治疗的患者在 hCG 未转阴(< 10 mU/ml)之前，禁性生活，禁饮酒及服含有叶酸类药物。

【不良反应】　MTX 全身用药不良反应发生率在 10%～50%。主要有胃炎、口腔炎、转氨酶升高、骨髓抑制等。局部用药则极少出现上述反应。MTX 对输卵管有程度不同的损害，但无长期致变作用。

总之，正确选择适应证，用 MTX 治疗未破裂型异位妊娠成功率较高。由于 MTX 局部用药,剂量小,不良反应少,痛苦小,可在门诊治疗,且能保留生殖功能,因而具有良好的应用前景。

★氟尿嘧啶

【作用机制】

氟尿嘧啶(5-FU)为尿嘧啶环第 5 位的氢被氟取代的衍生物,是对滋养细胞极为敏感的化疗药物。在体内转变成氟尿嘧啶脱氧核苷酸,抑制脱氧胸苷酸合成酶,阻止脱氧尿苷酸甲基化转变为脱氧胸苷酸,从而干扰 DNA 的生物合成,致使滋养细胞死亡。妊娠时滋养细胞处于增殖状态,对 5-FU 更加敏感。局部注入 5-FU 可使药物与滋养细胞直接接触,最大限度地发挥其杀胚作用。此外,由于液压的机械作用,药液能有效地渗入输卵管壁和滋养层之间,促进滋养层的剥离,细胞坏死和胚胎死亡。5-FU 虽可杀死胚胎,但对输卵管的正常组织却无破坏作用。病灶吸收后可保持输卵管通畅。

【临床应用】

给药途径同 MTX,可经宫腔镜、腹腔镜或阴道超声引导注射。剂量为全身用药量的 1/4 或 1/5,一次注射 5-FU 250mg。

【不良反应】

5-FU 可有呕吐,恶心,腹泻等胃肠道反应及骨髓抑制等不良反应。但因局部注射,剂量较少,一般无明显不良反应。

★米非司酮

【作用机制】

米非司酮具有强烈的抗孕激素活性,与内源性黄体酮竞争结合受体,为黄体期黄体酮拮抗药,可抑制滋养层发育。应用米非司酮可使蜕膜、绒毛组织变性,血 LH 下降,黄体溶解,胚囊坏死。文献报道,若米非司酮与 MTX 联合治疗异位妊娠,两者有疗效相加的作用,在治疗第 1 周;血 hCG 下降速度和幅度明显大于单用 MTX,说明联合用药能更快、更有效地抑制滋养细胞增长,从而减少了输卵管妊娠发生破裂的危险,可明显提高治疗成功率。

【用药方法】

(1)米非司酮 25mg,每日 2 次,共 3d。

(2)第 1 天米非司酮 300mg 一次顿服,同时 MTX 20mg 静注,MTX 连续用药 5d。

(3)MTX 50mg/m^2,肌内注射,RU486 400～600mg 一次顿服。

(三)给药途径

药物治疗可全身用药或局部注射,全身用药可静脉点滴或肌内注射,下面重点介绍局部注射。

局部注药,即将化学药物通过各种途径直接注射到异位妊娠的胚胎组织中或其周围,达到直接杀死胚胎的目的。局部注药属非手术治疗,与全身用药相比疗效高、疗程短、用药剂量小、不良反应少;与手术治疗相比创伤小,恢复快,而且可保存患侧输卵管。因此,药物局部注射有可能使异位妊娠从以手术为主进行治疗的妇科外科疾病,成为以药物注射为主进行治疗的妇科内科疾病,并能最大限度保留生育能力。但其先决条件是早期诊断,在输卵管尚未破裂前作出诊断进行治疗。

局部注药法包括腹腔镜直视下输卵管内注射药物、宫腔镜下注药治疗、超声波引导下输卵管内注射药物、介入治疗等。

1.腹腔镜直视下输卵管内注射药物

[适应证]

(1)未破裂型或先兆流产型。

(2)孕周<7 周。

(3)孕囊<4cm。

(4)全身状况佳。

[操作方法]

(1)经脐置入腹腔镜,并在患侧耻骨上方做第 2 穿刺点,亦可在下腹做两个穿刺点。

(2)置吸引管冲洗、抽吸盆腔积血以暴露视野。

(3)钳夹固定患侧输卵管,在输卵管膨隆处进针抽吸到羊水或无,且应无新鲜血液。

（4）将杀胚药缓慢注入孕囊内或其周围组织中。针头保留在孕囊内 1～2min 后缓慢退出,尽量避免药液外渗。

（5）拔针后观察有无出血,如有出血可采用电凝止血。

2. 宫腔镜下注药治疗 宫腔镜下注药治疗是在宫腔镜直视下将药物经输卵管入口注射到输卵管腔内的胚胎组织处。

[适应证]

（1）未破裂型输卵管妊娠。

（2）未破裂型或流产型病例必须是无明显贫血和休克征象,估计内出血<300 ml。

（3）B 超提示宫旁包块<5.0cm,盆腔液性暗区<2.5cm。

（4）少量阴道流血并非宫腔镜下插管的禁忌证。

[禁忌证]

（1）明显宫外孕症状（急性腹痛经处理不缓解）,已非早期病例。

（2）刮宫术后 hCG 下降。

（3）B 超示孕囊>3.5cm,显示胎心搏动。

（4）β-hCG>10 000 mU/ml,提示绒毛生长活跃。

（5）有凝血功能障碍。

（6）严重心、肝、肾疾病。

（7）不再要求生育或拒绝药物治疗者。

[操作方法]

（1）取膀胱截石位,常规消毒外阴、阴道和宫颈,酌情扩张宫颈。

（2）膨宫:用 5% 葡萄糖液或生理盐水（含庆大霉素 8 万 U）作为膨宫介质,膨宫液入量控制在 200 ml 以下,膨宫压力不得超过 20 kPa（150 mmHg）。

（3）依常规方法插入宫腔镜镜体,先观察宫腔全貌,有少量宫内出血者,可适当增加膨宫压力,使膨宫液快速流出,达到冲洗并使视野清晰的目的,找到患侧输卵管开口。

（4）经宫腔镜操作孔插入带管芯的硬膜外麻醉导管或直径 1.4mm 的医用塑料导管,顺患侧宫角推进,对准输卵管开口插入 1～1.5cm,拔出管芯,经导管缓慢注入预先配制定量的药物。停留 3min,将导管与镜体一同拔出。

（5）注药治疗后每天严密观察腹部症状及体征,注意生命体征的变化。隔日检查血或尿 β-hCG,观察其动态变化,直至 β-hCG 降到非孕水平。

（6）如 1 周内 β-hCG 下降水平未达 50% 以上,同法行第 2 次治疗。

[注意事项]

（1）注药后部分患者会感觉下腹部疼痛一过性加重,多在 30～60min 内缓解。但如疼痛持续性加重,或 B 超显示腹腔内液体进行性增加,患者血红蛋白进行性下降,应考虑有输卵管妊娠破裂的可能。

（2）因管腔内注药,有可能增加局部张力,导致原已脆弱不堪的输卵管壁破裂。故经宫腔镜注射杀胚药,应严格掌握药液量,不应超过 3ml。

（3）少量 MTX 或 5-FU 对全身各系统的影响较轻,对骨髓造血系统的抑制作用也很轻微。尽管如此,仍应注意血象变化,及时发现,早期处理。

[疗效判断]

据统计,宫腔镜下输卵管插管的成功率为 94% 左右。因插管注入的杀胚药液（5-FU 或 MTX 等）可直接到达病变部位,进入绒毛间隙与滋养细胞接触,使滋养细胞迅速变性坏死,致胚胎死亡。故注药后血、尿 β-hCG 即见迅速下降,10～12d 内降至正常范围,其他症状也随之消失而治愈。治愈率为 88% 左右。注药后判定治疗效果的标准见表 16-3。

表 16-3　米非司酮局部注射治疗疗效判定标准

疗效	判定标准
有效	(1)临床病情稳定； (2)hCG 4～7d 开始下降并＞15%；但有例外情况值得注意,如 MTX 治疗开始时前 3d 血 hCG 有升高的反应,可能是 MTX 自身的衍生物细胞内谷氨酸聚合反应,增加了 hCG 代谢及滋养层坏死细胞,hCG 释放到母血循环中所致。用药后血 β-hCG 下降的速度与停经天数关系不大,与术前血 β-hCG 浓度成正比关系； (3)超声检查无输卵管内孕体增大
无效	(1)下腹疼痛经处理不易缓解； (2)hCG 持续增高超过 1 周； (3)输卵管内孕体进行性增大超过 1cm； (4)子宫直肠陷凹积液容量增加超过 50%
治愈	(1)β-hCG 降至正常值,每周测定 1 次,共测定 3 次均为正常； (2)输卵管包块消失或缩小 1/2。输卵管包块消失缓慢,与药物作用引起局部组织发生水肿、坏死、机化等有关； (3)月经恢复正常

总之,宫腔镜下输卵管插管注入杀胚药治疗输卵管妊娠,与腹腔镜下输卵管局部注射比较,具有手术本身无损伤、无开腹手术时麻醉的危险性、腹壁无创口等优点。因操作简单,局部用药量少,对全身损害小,不失为对异位妊娠的一种治疗方法,值得临床推广。对无子女的妇女,还可保留输卵管功能。但是,由于宫腔镜下输卵管注药有可能导致原已脆弱不堪的输卵管破裂,因此应严格掌握治疗指征,尽量减少术后并发症。

宫腔镜下输卵管插管注药治疗输卵管妊娠成功的关键是严格掌握手术适应证,技术娴熟的宫腔镜下输卵管插管操作及术后病情的严密观察。

3. 超声引导下注射药物　在超声指引下自阴道穿刺,先吸出孕囊内容物,再向孕囊内注入 MTX 1 mg/kg,观察 4h,生命体征稳定出院。于第 2、5、7 天或第 10 天测血 hCG,如呈下降趋势,以后每周测一次直至 hCG 正常为止。平均 hCG 转阴需 14～120d。hCG ＜ 5000 mU/ml 者,成功率 92.8%。注射在超声波引导下经阴道穿刺注射药物。

4. 介入治疗　是在 X 线透视下,经宫颈将一根特殊导管置入到异位妊娠的输卵管病灶内,通过注入杀胚药而将囊胚杀死。此法优点是用球茎端导管引导导丝导管插入输卵管,简便、快捷、安全,成功率高。导丝能直接穿刺孕囊内,起到了类似多胎妊娠直接穿刺减胎术的作用。注入药液,由于液压的机械作用,药液能有效地渗入输卵管壁和滋养层之间,促进滋养层的剥离,细胞坏死和胚胎死亡。杀胚药与滋养层细胞直接接触,最大限度地发挥其杀死胚胎的作用。在透视下,可观察到药物的流向,判断注药后的变化。

[适应证]

(1)无碘过敏症。

(2)未破裂型输卵管妊娠,生命体征平稳。

(3)血 β-hCG ＜ 5000 U/L,黄体酮＜ 31.8nmpl/L。

(4)B 超检查附件混合性包块≤5cm,盆腔液性暗区≤3cm。

(5)有胚芽搏动者,患者预后评分需＜12

分。

[应用物品]

(1)电视 X 线机。

(2)输卵管通液器。

(3)引导用球茎端导管 1 根,3F 微细导管及 0.045cm 导丝 1 根。

(4)造影剂:可用水溶性非离子型的碘帕醇(lonparo 300)。

(5)化疗药物:MTX 等并用造影剂溶解。

[操作方法]

(1)在 X 线透视下行子宫、输卵管造影术(hysterosal pingraphy,HSG),判断输卵管妊娠部位。

(2)输卵管插管术:先用一根可展式不锈钢丝加强球茎端导管的硬度,经阴道宫颈送入宫腔,退出钢丝,球茎端导管则自然弯曲而滑入输卵管开口处,透视下可见导管前端金属环位于子宫角部。再选用 3F 导管及 0.045cm 导丝,顺球茎端导管插入患侧输卵管内至孕囊阻塞处,此时会有较大的阻力,再用力将导丝强迫推进,导丝可通过阻力区,再将导管顺导丝推进 2cm 左右。退出导丝,导管前端留在相当于孕囊处。

(3)注药:经导管注入含 MTX 40mg 的碘帕醇溶液 5~10 ml。

(4)在透视下观察造影剂的走向:可见 MTX 留于孕囊内,也可见部分溶液顺输卵管流入腹腔。如输卵管有破裂,当时即可发现。

(5)注药后严密观察患者生命体征变化。

[结果判定]

根据对输卵管妊娠术前预测的评分,若<6 分,预后良好;评分在 7~12 分时,应住院观察;>12 分时,应注意胚芽活性,否则疗效差。

(1)治愈:①血 hCG 降至正常;②异位妊娠包块消失或直径缩小一半;③月经恢复。

(2)有效:①血 hCG 下降未达到正常;②

异位妊娠包块无变化。

(3)无效:①血 hCG 持续上升或下降以后上升。②异位妊娠包块逐渐增大。

【点评】

输卵管介入治疗与其他药物非手术治疗相比:杀胚药全身化疗,用药剂量大,不良反应相对亦大;腹腔镜、B 超下直接穿刺注药,需要一定的条件与设备,并有一定的损伤(需经皮肤或黏膜穿刺至腹腔内);宫腔镜下插管、盲插,将塑料导管插入输卵管开口处或异位妊娠包块周围,不能进行穿刺。而本法最大的优点在于穿刺、液压及药物作用的联合治疗。但治疗过程中术者及患者均要接受一定剂量的 X 线辐射,故插管技术熟练至关重要。若 X 线透视的监测时间<2min,患者接受照射的剂量一般不足 0.01mSv,且对今后受孕生育无明显影响。

二、剖宫产瘢痕妊娠

由于瘢痕妊娠个体差异较大,目前尚无统一的治疗方案。近年来,随着对 CSP 认识的深入尤其是阴道超声技术的应用,使该病早期诊断率明显提高,从而也为患者早期接受药物治疗提供了更多的可能。药物非手术治疗瘢痕妊娠以杀死胚胎组织、减少出血、保留子宫、保持生育能力为目的。仅限于病灶较小、血流信号不丰富、hCG 水平较低的早期 CSP,也可作为保守性手术后的辅助性治疗。部分患者药物治疗结束后仍需进行辅助性刮宫术治疗。

目前药物治疗有甲氨蝶呤、米非司酮、天花粉及 5-FU 等,其中甲氨蝶呤在临床应用最广泛。

★甲氨蝶呤(MTX)

MTX 是目前应用最多的一线药。

【作用机制】

甲氨蝶呤是一种十分有效的叶酸拮抗药,可抑制二氢叶酸还原酶而使二氢叶酸不能还原成有生理活性的四氢叶酸,从而抑制细胞内胸腺嘧啶核苷酸和嘌呤核苷酸合成，使绒毛变性坏死而致胚胎死亡。滋养细胞对甲氨蝶呤具有较高的敏感性，因而具有较好地杀灭早期胚胎组织的作用。

【治疗目的】

(1)单纯用药即可达到治愈目的。

(2)手术前采用药物治疗以减少术中出血。

(3)药物治疗作为手术治疗后血 hCG 值下降缓慢者的补充治疗。

【适应证】

(1)CSP Ⅰ 型或 Ⅱ 型，无下腹痛，血流动力学稳定，子宫未破裂，且孕龄<8 孕周。

(2)超声提示膀胱与 CSP 之间肌层厚度>2mm 且妊娠物向宫腔方向生长。

(3)血 hCG>10 000U/L，包块周围血流信号丰富，无论 CSP Ⅰ 型或 Ⅱ 型，为减少术中出血，可选择药物术前预处理。

(4)急诊手术治疗后血 hCG 值下降缓慢或再次升高，不适合再次手术的患者，可采用药物非手术治疗。

【禁忌证】

(1)阴道大量流血明显超出月经量，生命体征变化。

(2)剧烈腹痛，疑有子宫破裂可能。

(3)孕龄>8 孕周。

(4)膀胱与 CSP 之间肌层厚度<2mm 或 CSP Ⅰ 型包块>3cm 且大部分突向膀胱。

(5)阴道 B 超提示孕囊或包块周围血流信号极其丰富或高速低阻血流信号持续存在。

(6)合并肝肾功能异常等内科并发症不能耐受药物治疗。

【治疗方法】

(1)给药途径：肌内注射或局部注射。

(2)剂量：全身给药按体重 1mg/kg，或体表面积 50mg/m² 计算；局部给药：25～50mg。

(3)MTX 全身治疗：单次或多次经肌内注射用药，这种方法最初用于剖宫产子宫瘢痕妊娠的辅助治疗，但目前已成为该病早期患者的主要治疗方法。MTX 可采用全身性序贯疗法：第 1、3、5、7 天各给予 MTX 1mg/kg 肌内注射，第 2、4、6、8 天各给予四氢叶酸 0.1mg/kg，8d 为 1 疗程。MTX 可用 1～3 个疗程。四氢叶酸可用也可不用。病例资料结果显示，当 β-hCG<5000U/L，采用肌内注射 MTX，治疗效果满意。当 β-hCG>6000U/L 时，除 MTX 肌内注射外，需辅助治疗，包括胎囊内注射 MTX、刮宫术、子宫动脉栓塞以及导尿管气囊压迫止血等方法。若治疗失败，仍需手术治疗。

(4)MTX 局部治疗：超声引导下胎囊内局部注射 MTX 对治疗该病更有效。文献总结 8 例接受 MTX 局部注射治疗的该病患者，血 β-hCG 14 086～93 000U/L，全部治愈，无并发症。局部注射 MTX 50～60mg，3d 后可重复给药。最近，有学者指出胎囊持续存在，需辅助 MTX 肌内注射或多次囊内注射。MTX 全身与局部联合治疗的 6 例该病患者分析结果显示，血 β-hCG 12 000～46 000U/L，同时接受 MTX 全身与局部治疗，均获得治愈，无须辅助其他治疗。因此，目前认为对于血 β-hCG>5000U/L 者，MTX 全身与局部联合治疗更为有效。

需要强调，即使 MTX 能有效杀灭滋养细胞，也不能改善已经增生的滋养血管，在刮宫过程中仍有较高的概率发生大出血等情况。子宫动脉栓塞加上局部甲氨蝶呤(MTX)灌注化疗能够进一步促进滋养细胞的死亡及滋养血管的萎缩，降低刮宫术中及术后的出血风险，缩短治疗观察周期，增加单次刮宫手术的成功率，以及降低因滋养细胞残留所致术后大出血及再次治疗可能。

★氯化钾

主要作用于胎儿心脏致胎儿死亡，可用于有胎心搏动的复合妊娠(宫内妊娠合并子宫瘢痕妊娠)需持续宫内妊娠者。将 20%氯化钾 8mmol/L 注入瘢痕妊娠胎囊,胎儿吸收死亡。而宫内胎儿继续发育,不受影响,有治疗成功的报道。

★米非司酮

为抗黄体酮类药物,与孕激素受体的亲和力是黄体酮的 5～10 倍,能在受体水平拮抗孕激素,其靶器官是子宫蜕膜和血管系统。口服易吸收,1h 后血中米非司酮水平达高峰,半衰期为 20～25h。48h 后子宫颈组织胶原纤维降解,胶原溶解。可导致蜕膜变性、坏死以致出血,同时可使宫颈的胶原合成减弱,分解增强,促使宫颈成熟、软化和扩张,尚能增加子宫平滑肌对前列腺素的敏感性。米非司酮可抑制滋养叶细胞增生,使局部妊娠的蜕膜及绒毛组织变性,如能自行排出则无须清宫。

★天花粉

天花粉是我国传统中药,是从葫芦科植物栝楼的块根中提取出的一种碱性蛋白,属于 I 型核糖体失活蛋白,分子量约为 25.7ku,对热不稳定,50℃以上会变性失活、凝固沉淀,pH 的变化、振荡、冰冻、干燥也会引起其部分变性。天花粉有效成分是天花粉蛋白(TCS),TCS 可迅速引起滋养细胞的变性坏死,坏死细胞的崩解碎片充斥在绒毛间隙,导致血循环障碍,加速绒毛组织坏死。同时内源性前列腺素的合成及子宫积液的增加,使子宫收缩增强,促进了流产。目前,TCS 已被证实能有效地治疗异位妊娠、胎盘残留、葡萄胎等妇科疾病。

★血管硬化剂

【常用剂型】

主要包括平阳霉素碘化油乳剂、鱼肝油酸钠、无水乙醇、聚桂醇等。其药理作用:平阳霉素是抗肿瘤药物,具有破坏血管内皮细胞、促进血小板黏附、微血栓形成,继而产生纤维化的作用,是一种作用较缓和的血管硬化剂。无水乙醇可直接使接触血管内皮受损,血栓形成,血管坏死,是一种作用较强的

血管硬化剂。聚桂醇主要成分为聚桂醇,辅料为乙醇、注射用水。聚桂醇在曲张静脉旁注射后能使静脉血管及周围黏膜组织产生无菌性炎症,形成一层致密的纤维组织,压迫闭塞静脉,达到止血目的;静脉内注射聚桂醇后,可损伤血管内皮、促进血栓形成、阻塞血管,从而起到止血作用。

【禁忌证】

患者处于休克状态或对本品过敏者禁用。以下情况根据病情而定:①急性严重心脏病,如心内膜炎、心肌炎、心力衰竭和高血压。经过治疗病情稳定,可进行硬化疗法;②发热;③急性肺部疾病包括呼吸困难时(如支气管哮喘)。

【治疗方法】

在彩色超声引导下环绕出血点及出血点处直接注射止血。一个出血点局部用量 2～10ml,最大剂量不超过 15ml。1 次硬化治疗总剂量不超过 35～40ml。首次治疗后与第 2 次治疗间隔期 1 周。聚桂醇属于醚类,具有麻醉功效,在硬化治疗时耐受性好,注射后无痛感。最常见的并发症为治疗后血管瘤立即肿胀,几天后消退,不引起全身性反应或严重局部变化。

【注意事项】

(1)切记勿注入动脉血管。

(2)应严格按操作规程做好术前准备及术后护理。

(3)由于聚桂醇也是一种局麻药,有局部镇痛作用,当与麻醉药合用时有增加心脏麻醉的危险(抗心律失常作用)。

【疗效】

(1)近期效果止血,对局部组织愈合的影响需进一步研究。

(2)远期效果尚待观察。

总之,对每一个病例及术者的资质,应具体问题,全面分析,针对实际情况个性化处理。

第三节　输卵管妊娠

输卵管妊娠占异位妊娠的 95%～98%。其中多数为输卵管峡部和壶腹部妊娠,壶腹部妊娠数量最多,占 50%～70%;其次为峡部,占 30%～40%;输卵管伞端和间质部妊娠比较少见,间质部妊娠占输卵管妊娠的 2%～4%。

对输卵管妊娠的治疗可谓一波三折。自 1883 年英国 Tait 医师施行第一例输卵管切除术以治疗输卵管妊娠以来,输卵管切除术即成为治疗输卵管妊娠的传统方法。一百余年来,输卵管切除术拯救了许多生命。Parry 在 1876 年报道输卵管妊娠的病死率为 69%,1883 年后病死率明显下降。手术切除妊娠的输卵管,制止输卵管出血,辅以输血,抗休克及预防感染,可使绝大多数陷于失血性休克的输卵管妊娠患者转危为安。20 世纪 70 年代,输卵管妊娠的术式发生了转变,手术入路从开腹转为腹腔镜,手术方法从根治性的输卵管切除改为保留输卵管的各种术式。但近年来,由于非手术治疗后持续性异位妊娠的出现,及重复性异位妊娠率的升高,迫使人们不得不重新审视输卵管非手术治疗的优越性。输卵管妊娠后究竟是切除利大于弊还是保留更好?如何提高患者术后宫内的自然妊娠率?这是妇科医师需要慎重考虑的临床问题。虽然目前腹腔镜治疗输卵管妊娠已基本取代了开腹手术,但在全民追求微创治疗的年代,人们已不仅仅只是要求腹壁切口的美观,更希望术后获得理想的妊娠结局,最大限度地保留输卵管功能。因此,对输卵管妊娠不同部位、不同类型的治疗更加细化,对治疗后的结局也更加关注。

下面按照输卵管妊娠的不同部位,按间质部、峡部、壶腹部及伞端分别介绍。

一、输卵管间质部妊娠

【解剖特点】

输卵管间质部位于输卵管连接宫腔的交界处,潜行于子宫壁内,周围包绕着较厚的子宫肌层,长约 1cm,此处是输卵管管腔最狭窄而外部肌层最厚、血供最丰富的部位。由于输卵管间质部位于子宫角边,在胚胎的发育过程中容易向宫角的方向生长,此处管壁肌层较厚,具有较强的扩张力,所以胚胎生长时间一般长于输卵管的其他部位,发生破裂时间较晚,最长可达妊娠 3～4 个月时出现。由于此处血供丰富,且妊娠胚胎较大,一旦破裂则出血迅猛,抢救难度大,处理很棘手。

【临床特点】

停经时间长于输卵管其他部位的妊娠。多可停经 10～13 周,最长可达 16 周。因局部血供丰富,一旦破裂,短时间内即可发生致命性腹腔内出血,患者迅速进入失血性休克状态。若不及时抢救直接危及患者生命,病死率高达 2.5%。因此,输卵管间质部妊娠是输卵管妊娠中最少见而后果又最严重的一种。

随着人们对早期妊娠诊断的重视及超声设备和技术的不断提高,血 β-hCG 的测定,使输卵管间质部妊娠的早期诊断率明显提高,大部分病患能在未破裂前即被诊断,为早期治疗争取了时间。对于诊断不明确者尽早行腹腔镜探查,尽量争取在破裂前手术。

【鉴别诊断】

输卵管间质部妊娠需与宫角妊娠进行鉴别。所谓宫角妊娠系囊胚着床于子宫腔内靠近输卵管开口处。腹腔镜下子宫可表现为不对称地一侧突出,将圆韧带推向外方。宫腔镜可见胎囊位于一侧宫角处。而间质部妊娠圆韧带位于妊娠包块内下方,刮宫时无胚胎组织刮出,此为鉴别诊断要点。

【治疗方法】

过去输卵管间质部妊娠曾被列入腹腔镜手术的禁忌证。随着腹腔镜技术的发展,手术技巧和熟练程度的提高,腹腔镜手术已成为治疗输卵管间质部妊娠的首选方案。

输卵管间质妊娠在腹腔镜下多表现为一侧宫角不对称地膨大突出,病灶位于患侧圆韧带外方。表面色泽视病灶大小及妊娠时间的不同而表现为正常、充血、苍白或紫蓝色。病灶表面可以光滑完整或有裂口。若一旦破裂则出血汹涌,腹腔内有大量积血。

1. 病灶楔形切除术

(1)局部注射血管收缩药:将垂体后叶素6U+生理盐水10ml注入子宫正常肌层与病灶交界处,穿刺针停留于原处待妊娠包块表面浆膜、输卵管系膜、间质部基底部、妊娠包块远端及子宫角肿胀及子宫平滑肌及血管收缩变白。注射前需回抽无回血且等待数秒、确认无回血后再注射,避免药物直接注入血管内。

(2)将1-0可吸收线沿病灶外周进行荷包缝合,但不缩紧缝线。若病灶已呈球形突出,可将1-0线做成套圈放在球形病灶的基底部,线圈一端连接推结器,暂不收紧线圈。

(3)用单极电凝钩(功率32~33W)在病灶表面最薄弱处做一线形切口,深度直达胚囊,长度约为包块直径的3/4,暴露胚囊组织。

(4)用负压冲吸管沿着胚囊与管壁间隙反复冲洗,胚囊组织完整剥离后用弯钳取适量绒毛组织送病检,其余妊娠物及凝血块用负压冲吸管吸净。

(5)肉眼观无妊娠组织残留后将荷包缝合线拉紧,或用推结器将套扎线圈拉紧。于线结上0.5cm将病灶部分切除。若有活动出血可再进行八字贯穿缝合止血。

(6)于子宫角预防性注射甲氨蝶呤25mg预防持续性异位妊娠。

(7)患侧输卵管可酌情切除。

2. 病灶清除+吻合术

(1)将垂体后叶素6U加入生理盐水10ml注入病灶周围、基底部及输卵管系膜内。在垂体后叶素注入输卵管系膜至膨胀及间质部妊娠周围和基底部致子宫收缩变白后手术。

(2)在间质部病灶表面纵行剪开,切口长度达包块的3/4左右。术中可用无损伤钳夹持输卵管峡部及卵巢固有韧带,阻断该处血流。

(3)水压分离,便于暴露胚囊,标本装袋取出,吸引管负压吸引着床部位并妥善止血。

(4)3-0至5-0可吸收线纵行连续缝合输卵管壁,减少切口渗血恢复输卵管完整性,有利于输卵管复通及再次妊娠。

(5)在输卵管系膜、子宫角预防性注射甲氨蝶呤20mg。防止持续性异位妊娠发生。

3. 病灶清除+输卵管植入术

(1)局部注射血管收缩药。

(2)用剪刀在病灶外1cm处横行剪断输卵管。

(3)在间质部病灶表面纵行剪开,清除病灶并妥善止血。

(4)经宫腔放置输卵管导管。将导管从患侧间质部进入腹腔,并从近端插到离断的输卵管腔内。

(5)3-0可吸收线在导管的引导下将离断的输卵管与间质部进行吻合。

(6)在输卵管系膜、子宫角预防性注射甲氨蝶呤20mg。防止持续性异位妊娠发生。

(7)术后2次月经干净后行输卵管造影,了解输卵管通畅情况。

【预后】

文献报道,术后持续性异位妊娠率很低,行病灶清除+吻合术后输卵管造影示患侧输卵管通畅率可达50%。再次妊娠子宫破裂的风险较低。

二、输卵管峡部妊娠

【解剖特点】

输卵管峡部位于间质部外侧,细而较直,管腔较窄,长 2～3cm。此处管腔虽然较间质部略大,但外周包裹的肌层远薄于间质部。由于峡部处的管腔狭窄,管壁薄,受精卵着床于此处的黏膜皱襞间,胚胎生长发育时绒毛向管壁方向侵蚀肌层及浆膜,极易穿破浆膜,形成输卵管峡部妊娠破裂。

【临床特点】

腹痛、出血等临床症状出现早,有报道停经 19d 即发生输卵管妊娠破裂者。

【治疗方法】

1. 输卵管妊娠部位电凝烧灼术

[手术指征]

位于输卵管峡部或近端壶腹部且孕囊直径<1.5cm 者。

[方法]

以双极电凝钳夹住远离输卵管系膜的孕物,电烧灼此段输卵管破坏之。可用单纯电切或混合型电切加电凝以确保破坏患段输卵管达输卵管内部。2～3 次连续的电烧灼术将足以有效地破坏患处输卵管,其结局类似于电凝输卵管绝育术。此法最大的缺点是无标本供送病检。

术后 6 个月左右可行输卵管端-端吻合术。

2. 输卵管部分或全部切除术

[手术指征]

(1)输卵管毁损严重,无法修补。

(2)输卵管患部系前次妊娠的部位,此次输卵管妊娠继发于输卵管远端阻塞行造口术后。

[手术方法]

1. 电切术 双极电凝钳先予凝固妊娠输卵管近端子宫和输卵管卵巢韧带,以切断输卵管的两个主要供血动脉(子宫动脉上行支和卵巢动脉输卵管支),并予离断,再将输卵管系膜电凝后离断切除的输卵管经鞘套取出。术毕冲洗盆腔并完全止血。

2. 三套圈结扎术 经辅助穿刺套筒放置内套圈,用无损伤抓钳或大匙状钳经内套圈挟住输卵管最粗处,作第 1 道内套圈结扎,应包括含有妊娠产物的足够长度的输卵管,再用内套圈于第 1 道内套圈更近盆侧壁作两道结扎,然后用钩剪切断含妊娠产物的输卵管,再经 10mm 鞘套取出切除的输卵管。残留端应用足够长度,残端可用点状内凝器或微波凝固。

[预后]

输卵管切除固然可以彻底去除妊娠病灶,但是否会影响再次妊娠及卵巢功能,临床对此看法不一。一项对妊娠的输卵管术中与术后管腔黏膜超微结构的观察发现以下特点。

(1)妊娠的输卵管壶腹部上皮由纤毛细胞和分泌细胞组成,纤毛细胞数量减少,在单个纤毛细胞上分布的纤毛数量也减少,纤毛稀疏分布,排列无规律,杂乱无章;分泌细胞数量增多,凸向管腔较正常组明显,大小不一致,在分泌细胞顶部的微绒毛数量减少、颗粒状、排列不规则。

(2)妊娠输卵管的非妊娠部位超微结构改变:峡部、伞端可见纤毛细胞比正常相应部位减少,纤毛变浅,纤毛数量减少。分泌细胞数量增多,大小不均,凹凸不平,微绒毛分布不均。

(3)输卵管妊娠经保守手术后不孕患者患侧输卵管黏膜,既往妊娠部位的纤毛细胞数量明显减少,纤毛细胞稀疏分布在分泌细胞中。分泌细胞数量明显增加,但留存的纤毛形态完好。分泌细胞大小不均,凸向管腔的程度不一致,微绒毛大小形态不均一。妊娠输卵管伞端上皮存在类似的改变。

结论是妊娠的输卵管存在严重超微结构异常改变,损伤不可逆。因此建议切除患侧输卵管。但另有研究指出,虽然输卵管切除术对卵巢体积无太大影响,但与正常的卵巢相比,切除输卵管侧的卵巢卵泡数和卵子数明显减少。解剖学表明,卵巢的血液供应主要是由子宫动脉自子宫角部发出的卵巢支及卵巢动脉的分支相互吻合共同营养卵巢;输卵管的血液供应起源同卵巢的血供起源,两侧的血管末枝在输卵管系膜内互相吻合形成血管弓,供应卵巢与输卵管。进行输卵管手术时很可能会对卵巢的正常血供造成影响。手术本身损伤患侧输卵管系膜内的动脉吻合弓、手术时的电热损伤或术后局部粘连、瘢痕形成影响患侧卵巢的血供,进而影响了卵巢的储备功能。美国学者 Tarek 等在研究中发现,患者切除了双侧输卵管后,患者卵巢对药物刺激的反应性会明显降低。Chan 等通过对输卵管切除患者进行术后短期内的评估研究表明,切除输卵管会对患者的卵巢功能造成一定的损伤。Koji 等在对采取腹腔镜下输卵管保留治疗的患者的研究中发现,保留输卵管对于患者的卵巢储备功能具有积极作用。综合国内外的众多临床研究报道可以看出,输卵管切除对于患者的卵巢功能会造成一定的影响。Desroque 等通过对输卵管术后妊娠情况的临床文献进行 Meta 分析指出,当对侧输卵管正常时,输卵管保留或切除对患者生育的影响差异无统计学意义,而当对侧输卵管异常时,输卵管保留手术可以提高生育力。

三、输卵管壶腹部妊娠

【解剖特点】

输卵管壶腹部在峡部外侧,壁薄,管腔宽大且弯曲,长 5～8cm,内含丰富皱襞,受精常发生于此。也是输卵管妊娠最常见的部位,约占输卵管妊娠的 75%。

【临床特点】

由于输卵管壶腹部管腔宽大皱襞丰富,受精卵在此处种植发育并向管腔内突出。因蜕膜形成不完整,胚泡突破包膜而出血,最终与管壁分离形成流产。故输卵管壶腹部妊娠

多为流产型,一般发生于停经 8～12 周。

【治疗方法】

妊娠的输卵管一般有以下三种情况:①输卵管壁完好无损,没有坏死。此时可行输卵管纵行切开孕物清除术;②输卵管壁破裂,没有坏死。此时可经破口清除管腔内组织,并酌情止血;③输卵管壁已坏死,应考虑部分或全部输卵管切除术。

1. 输卵管纵行切开(开窗)病灶清除术

[适应证]

主要适用于未破裂的输卵管壶腹部或峡部妊娠,无明显炎症、粘连和大范围的输卵管破坏者。另一侧输卵管已被切除者也可考虑非手术治疗。

[手术步骤]

(1)寻找病灶:首先分离盆腔粘连,暴露和游离患侧输卵管,吸净盆腔内积血。

(2)局部注射血管收缩药:如孕囊＞3cm、血 hCG 值进行性增高或超声示有胎心搏动者,最好于输卵管系膜内注射稀释的1:20 的加压素 10ml 以防出血。

(3)切开管壁:在输卵管病灶最突出处,于输卵管系膜对侧纵行切开输卵管壁。切开前在欲切开的管壁部位用点状内凝作一条长2～4cm,宽 4mm 的凝固带。由于输卵管妊娠多位于子宫侧,而远离子宫侧多为凝血块,故切口应在输卵管游离缘近端子宫侧。切口可用针形微电极,热凝后以剪刀剪开或激光等完成。切口大小需足以容纳冲洗、吸引管口径。

(4)取出孕物:用吸引管反复冲洗、吸引取出妊娠组织,再用无损伤抓持钳仔细清除残留的孕物组织。需注意清除孕物时应尽量不损伤输卵管黏膜皱襞,否则将导致出血。当孕物从输卵管管腔清除后,管腔塌陷,切缘自然对合,一般不必缝合。

(5)妥善止血:电凝止血将损伤输卵管黏膜内皮细胞,并可导致术后输卵管管腔狭窄甚至闭塞。若有活动性出血需妥善止血。止

血技巧:①浆膜及肌层切缘出血,冲洗该部位,确定出血点,以针状电极或内凝止血;激光仅适用于渗血者。若无效,可用持钳夹住出血点后再烧灼。②输卵管腔内(孕囊着床处)出血,充分清洗管腔,确定出血点后用点状内凝器止血,尽量避免损伤周围内膜。此类出血多见于输卵管腔内孕物清除过度所致。原则:先尽量取出无粘连、易取的妊娠组织和血块,对有粘连、贴附紧密的妊娠物组织切勿强行牵拉硬取,可用内凝器先凝血后再取出所有组织物。组织物取出不完全将导致持续性异位妊娠,而取出过度则可能导致腔内出血。③考虑到出血往往发生于切缘的两侧顶端,若找不到出血点,可用双极电凝夹住两端切缘顶端组织烧灼,可能止血。或者延长原切口,再冲洗以找到出血点,再以点状电极或内凝烧灼止血。④在切口两侧用双极电凝钳夹住烧灼整个输卵管止血,效果可靠,但术后管腔肯定闭塞。⑤若管腔仍有出血,最后的选择是部分或全部切除输卵管。

2. 输卵管节段切除+吻合术

[适应证]

适用于输卵管峡部或壶腹部妊娠。

[手术方法]

(1)锐性切除输卵管妊娠段。可先清除管腔内妊娠病灶,待输卵管塌陷后用剪刀剪去不正常的输卵管壁,注意妥善止血。

(2)可经宫腔患侧输卵管间质部放置导管进入患侧输卵管内,并直接插入远端输卵管作为支架,也可经患侧输卵管伞端放入导管并插入近端输卵管内。也可不放支架直接吻合。

(3)5-0 可吸收线吻合输卵管两侧端。可先缝合输卵管黏膜-肌层 3~4 针,然后浆膜层再缝合 2~3 针,注意两层缝线应错开缝合。

[预后]

评价术后治疗效果主要是观察术后宫内妊娠率和再次异位妊娠率。对于有生育要求的患者通常采用开窗取胚术保留患侧输卵

管,以增加术后妊娠机会,而保留输卵管的手术能否改善术后生殖状态,目前仍有争议。

近年来,有关主张异位妊娠行保守性手术治疗的文献报道越来越多,究其原因是输卵管妊娠患者术后 30%~60% 遗留有不孕症问题;50% 有对侧输卵管异常;10%~15% 重复患输卵管妊娠,有时要切除余下的输卵管。开始有人担心保守性手术势必增加重复输卵管妊娠的发生率,且不一定提高宫内妊娠率。20 世纪 80 年代后,随着手术技巧的日臻熟练,特别是输卵管显微手术的开展,经保守性手术治疗后,术后输卵管通畅率为 80% 左右,已有 50%~70% 的活产率。有学者对仅有一侧输卵管而接受非手术治疗的患者进行了调查研究,结果显示,保守性手术治疗后重复性输卵管妊娠的发生率,并不比对侧输卵管有病变而未行手术治疗者高。因此,主张手术时尽量保留患侧输卵管,同时还要解除对侧输卵管的不孕因素。

美国生育协会曾总结 1986－1994 年保守性手术治疗异位妊娠的效果,其中腹腔镜下行输卵管造口术后持续性异位妊娠的发生率为 8.3%,而剖腹保守手术为 3.9%。有些专家手术后持续性宫外孕的发生率很低。持续性的滋养细胞生长主要存在于输卵管孕囊着床的部位,所以,清除其绒毛组织时应特别注意,抽吸该部位的妊娠产物要彻底,不主张用钳夹,因为后者易残留滋养层组织。许多作者建议在保守性手术后每周查血 β-hCG。以术后 1d β-hCG 浓度作为持续性宫外孕的预测指标,认为若术后 1d β-hCG 比术前下降 <50%,可以预测将会发生持续性宫外孕。如果下降 ≥50%,就有 85% 的可能不会发生持续性宫外孕。若 β-hCG 水平仍升高,应给单剂量甲氨蝶呤 50mg 补充治疗。

四、输卵管伞端妊娠

【解剖特点】

在输卵管最外侧端,长 1~1.5cm,开口

于腹腔,管口处有许多指状突起,有"拾卵"的作用。

【临床特点】

输卵管伞部管腔较粗,管壁厚且远端开放,所以不易发生异位妊娠破裂。一般多为流产型。

【治疗方法】

输卵管伞部病灶清除术。此术式主要适用于输卵管伞部妊娠。由于输卵管伞在抓拾卵子的过程中起着非常重要的作用,因此,对输卵管伞的操作要绝对轻柔。无损伤抓钳提起异位妊娠近端子宫侧输卵管,以大匙状钳由伞部尽量钳出妊娠组织,同时反复进行冲洗和吸引,并挤压输卵管将妊娠组织全部清除。在取出组织和冲洗液中应尽量找到孕囊和绒毛,同时术中需注意止血。

五、手术治疗对生育力的影响

输卵管妊娠治疗后有四种因素对患者的生育力有直接影响:①输卵管炎病史;②前次宫外孕病史;③不育史;④仅剩下单侧输卵管。这些因素往往在治疗前已存在,从而使宫内孕率降低,宫外孕复发率及不育率升高。临床资料统计,没有以上四种因素之一的患者,83%在两年内怀孕,有至少一种上述因素的患者,最高怀孕率只有40%。

1. **对再次妊娠的影响** 对侧输卵管是否正常,对今后再次妊娠起主要作用。据报道,对侧输卵管正常者,术后宫内妊娠率及活产率较高,再次异位妊娠率较低;而对侧输卵管感染者的宫内妊娠率较低,再次异位妊娠率可高达50%以上。研究还发现,未产妇再次妊娠率低于经产妇(74%比86%),继发异位妊娠的危险前者明显高于后者(22%比9%),这与未产妇大多存在输卵管病变有关。Tuland报道2次输卵管妊娠行输卵管壁切开术的妇女,可获50%的宫内妊娠率,而第3次异位妊娠者有27.8%宫内妊娠。表明迫切要求生育的患者,尽管已重复发生异位妊

娠,在输卵管有可能整形时,仍应争取手术。

2. **对治疗后妊娠率的影响**

(1)手术后妊娠率:在有生育要求的病例中,术后总妊娠率达68%。异位妊娠外科治疗后生殖能力受多种因素影响,而不仅仅是手术方式一种因素。经研究发现,对侧输卵管状况可能是预期将来妊娠情况的重要指标。保守性手术后受孕率为68%,根治性手术后为67%;开腹组相应受孕率分别为60%和68%,两组无统计学差异。然而,对侧输卵管情况在受损者和正常者术后的受孕率分别为43%和79%,有显著统计学差异。外科治疗异位妊娠后有较高的自然受孕率,腹腔镜组和开腹组术后受孕率无明显差异。保守性和根治性治疗术后受孕情况无显著差异。另有报道,手术组宫内妊娠率明显高于药物治疗组,手术组中又以输卵管开窗术组的总妊娠率明显高于输卵管切除术组,分别为86.7%及72.4%。总的再次异位妊娠率为8%,其中大多数发生在药物治疗组。因药物治疗无法清除病灶和腹腔内积血,而影响宫内妊娠率及再次异位妊娠。

(2)腹腔镜手术与剖腹术后妊娠率比较:腹腔镜下输卵管开窗,去除胎块,术后宫内妊娠率与输卵管切除术比较,前者为45%~64%,后者仅为20%~22%。但如比较两种途径的同一手术方式,则两者术后妊娠率相似。剖腹手术的再次异位妊娠率为20%~25%,而腹腔镜手术为0~14%,表明腹腔镜手术对腹腔内刺激少,术后粘连少,有利于今后的妊娠。

(3)MTX药物治疗后妊娠率:无论是手术局部注射还是全身应用MTX治疗早期异位妊娠,观察此后再次妊娠情况,据报道,宫内妊娠率大多在40%~70%,异位妊娠再发率为5%~18%。

(4)输卵管妊娠后继发不孕:曾患异位妊娠的妇女再发率较正常人群高,而且更易发生继发不孕。其发生率为20.0%~31.1%。

其原因除原有输卵管病变未能根除外,还可能由于术后粘连形成所致。研究报道再次异位妊娠患者中近端输卵梗阻(PID)的发病率为 77.8%,明显高于宫内妊娠后的 19.4%,两者间发病有极显著差异,表明输卵管妊娠后 PID 与继发不孕有关。此外,对侧输卵管状态也是宫外孕外科治疗后生殖能力的决定性因素。

第四节　持续性异位妊娠

随着对异位妊娠进行保守性手术治疗的增多,一个新的概念——持续性异位妊娠(persistent ectopic pregnancy)引起了妇产科工作者的重视,它是近年来输卵管妊娠行保守性手术后出现的一种新的并发症,又被称为滋养叶组织残留综合征。1977 年 Kelly 首先对此病进行了报道,此后,陆续有文章对其进行了论述。

【病因及病理改变】

输卵管妊娠时,受精卵在输卵管内着床,由于输卵管内蜕膜组织发育不健全,滋养叶组织除沿输卵管管腔生长外,同时也向管壁肌层浸润。保守性手术一般都是取出管腔内的妊娠组织,保留患侧输卵管。由于无法清除浸润至管壁肌层的滋养细胞,若无其他治疗措施,则可导致存在于输卵管肌层或肌层与浆膜层之间的滋养细胞持续生长,而至持续性异位妊娠。此外,胚盘绒毛种植再生能力极强,若术时未彻底清除管腔以外的妊娠组织,或在取出病灶时微小的组织脱落,而致残留绒毛在腹腔内继续存活,亦可导致患者再次出现异位妊娠的症状。

持续性异位妊娠的发病率约占输卵管妊娠保守性手术的 5%～8%。经腹腔镜保守性异位妊娠手术后其发生率似比开腹手术高,而伞部孕物清除术的发生率要比输卵管切开取胎术者高。文献报道,停经<42d,输卵管直径<2cm,术前日血 β-hCG>3000U/L,血 β-hCG 日增率>1000U/L 者,术后易发生持续性异位妊娠。

【诊断依据】

1. 病史　有异位妊娠保守性手术治疗的病史,如开腹或腹腔镜病灶清除术后。

2. 临床表现　患者术后再次出现腹痛、早孕反应或腹腔内出血的症状及体征。

3. 血 hCG 监测　文献报道可用术后第 1 天血 β-hCG 浓度作为持续性异位妊娠的预测指标。若术后第 1 天血 β-hCG 比术前下降<50%,可以预测将会发生持续性异位妊娠;每隔 3d 测 1 次血 β-hCG 水平,若下降<15% 或不降,甚至再上升,则应警惕持续性异位妊娠的发生;若术后 12d 血 β-hCG 未降至术前的 10%,则应怀疑有妊娠物残留,需要进一步治疗。

4. B 超　可出现患侧输卵管异位妊娠及腹腔内出血的影像学改变。

【治疗方法】

可追加杀胚药或再次手术。此外,术后亦应定期监查血 hCG 的变化,直至恢复正常为止。若血 β-hCG 未能按预期效果下降,可追加药物治疗。若血 β-hCG 增高或出现内出血症状,应予以处理。若无活动性出血征象,可先采用药物治疗多能奏效。假若仍无效或有活动性出血,则应酌情及时考虑再行腹腔镜手术甚至剖腹手术。此外,已有血 β-hCG 降到正常非孕水平仍破裂的持续性异位妊娠的报道,应予以警惕。

【预防】

对异位妊娠拟行保守性手术时,在清除其绒毛组织时应特别注意,抽吸该部位的妊娠产物要彻底,不主张用钳夹法,因为后者易残留滋养层组织。在实施保守性手术时应仔细彻底地清除妊娠组织,并完全、彻底止血。此外,术者在对异位妊娠进行保守性手术时应酌情处理,必要时可术中局部注射杀胚药,以防继续妊娠的发生。

持续性异位妊娠的危险性如同原发异位妊娠一样,甚至会更严重。因患者已有手术治疗史,容易出现麻痹思想,不能坚持定期检查血 β-hCG,而致病情延误,失去治疗时机。因此,应向患者交代持续性异位妊娠的严重后果,加强随访,从术后第2天起开始监测血 β-hCG 直到正常为止。

第五节 剖宫产瘢痕部位妊娠

剖宫产瘢痕妊娠(cesaren scar pregnancy,CSP)是指胚胎着床于子宫下段前壁(或称"峡部")原来剖宫产瘢痕处,绒毛组织侵入瘢痕深处并继续向子宫浆膜面生长。是一种特殊类型而危险的异位妊娠,属于剖宫产的远期并发症。近年来随着剖宫产率的上升,本病的发病率也日渐升高。由于终止妊娠时极易发生术中大出血,甚至危及患者的生命,已逐渐引起妇科临床的高度关注。

【发病率】

1978年,Larsen 和 Solomon 首次报道 CSP,但在20世纪非常罕见。进入21世纪后随着剖宫产率的逐年升高,CSP 的报道也越来越多。据统计,有剖宫产史者再次妊娠发生 CSP 的机会为 0.13%;有剖宫产史并有异位妊娠史者则为 5.05%,其发病率已超过了宫颈妊娠。

【病因】

剖宫产与 CSP 密切相关。目前的研究认为,子宫瘢痕处内膜与肌层的破坏及瘢痕愈合缺陷是孕卵种植于此处的诱发因素。

【发病机制】

临床资料显示,子宫下段剖宫产术后3个月经阴道超声检查测量剖宫产子宫瘢痕的大小与厚度,发现半数以上患者瘢痕处肌层变薄且肌层失去连续性。有微小裂隙存在,即瘢痕愈合存在缺陷。阴道超声表现为瘢痕处血流呈三角形聚集征。由于剖宫产瘢痕引起局部子宫内膜缺乏或缺陷,受精卵在此处着床时常发生底蜕膜缺损,滋养细胞可直接侵入子宫肌层甚至血管内,绒毛与子宫肌层粘连、植入甚至穿透子宫肌壁。随着孕龄增加,CSP 逐渐发展,子宫破裂、前置胎盘、胎盘植入等并发症发生率也随之增高。CSP 足月妊娠病例临床罕见。孕中、晚期胎盘附着在剖宫产瘢痕处又称为凶险性前置胎盘(pernicious placenta previa),此时发生胎盘植入的危险为 50%。因此,一旦确诊 CSP,应立即终止妊娠。

【影响因素】

剖宫产瘢痕是导致 CSP 的必备条件,但哪些剖宫产更易出现 CSP?

1. 剖宫产指征 解放军总(301)医院的临床资料显示约 20% 的 CSP 患者为临产后因胎儿窘迫或头盆不称等行剖宫产,80% 是在未正式临产前选择性子宫下段横切口剖宫产。未临产子宫患病比率明显高于临产后子宫。在选择性剖宫产中社会因素约占 24%,脐带绕颈约占 30%,其他因素如胎位不正、巨大胎儿、过期妊娠、孕妇并发症等占 46%。选择性剖宫产 CSP 发病比率明显高于临产后手术者,其中因社会因素或脐带绕颈等行剖宫产者约占 50% 以上,换言之这些剖宫产可以避免。由于选择性剖宫产子宫下段形成不佳、对切口位置的选择、缝合时切口上下缘对合是否理想,可能对切口愈合有一定影响。从理论上讲,切口愈合不良会影响子宫的完整性,为下次妊娠埋下隐患。

2. 剖宫产次数 在 301 医院的资料统计中有一次剖宫产史者约 84%,2 次剖宫产史者约 16%。也有文献报道 72% CSP 发生于 2 次以上剖宫产史者。认为多次剖宫产可导致子宫瘢痕增大、纤维化、局部血管形成差，愈合不良，与该处异位妊娠的发生有关。

3. 剖宫产术后并发症　理论上讲，如果术后出现局部血肿、切口感染等并发症势必会影响切口的如期愈合。此外，缝合技术的不同也可能与子宫瘢痕妊娠有关。切口单层无反转连续缝合，容易引起切口愈合不良，诱发此处妊娠；而切口双层缝合，即第 2 层反转缝合，多数切口愈合良好。可使该处妊娠的可能性下降。

4. 患病时间　文献报道发生 CSP 与剖宫产时间最早术后 3 个月，最晚 13 年，301 医院妇产科资料显示，距上次剖宫产时间最长 12 年、最短 5 个月，平均 60.5 个月。55% 剖宫产后第 1 次妊娠即为 CSP，另 45% 剖宫产后曾有正常宫内妊娠分娩或流产史。

【病理分型】

受精卵着床于剖宫产瘢痕处时，其生长方式可向上下、左右及垂直方向生长。向上可进入宫腔，向下则到达颈管，向左右生长滋养细胞可直接侵入子宫肌层甚至血管内，而垂直生长可能会穿透子宫肌壁进入膀胱。由此可见，无论是哪种方式生长，其临床结局都非常凶险。其病理分型见表 16-4。临床医师可根据分型选择不同的治疗方案。

表 16-4　剖宫产瘢痕部位妊娠三种病理分型比较

	Ⅰ 型	Ⅱ 型	Ⅲ 型
Vial 等分型（2000）	又称内生型。胚囊种植在前次剖宫产切口的瘢痕处，但整体朝向宫腔生长，有继续妊娠的可能，但常常至中、晚期发生胎盘植入及严重出血等并发症	又称外生型。胚囊完全种植在瘢痕缺损处并朝向膀胱及腹腔生长，孕早期即发生出血甚至子宫破裂	（Vial 等只分两型）
北京协和医院分型	瘢痕处宫腔内胚胎存活型。在子宫下段见完整妊娠囊，有胚胎与胎心搏动，孕囊周围局部肌层血流信号丰富	瘢痕处肌层内孕囊停育型。子宫下段见变形的妊娠囊，可见胚胎发育或胚胎结构模糊，绒毛下局部肌层薄，可见扩张血管，血流信号丰富	混合包块型或类滋养细胞疾病型。子宫前壁下段膨大，回声杂乱不均，伴有不规则液性暗区，与周围肌层分界不清，血流信号极丰富，影像学类似滋养细胞肿瘤的表现
超声影像分型	胎囊少部分着床于瘢痕处，胎囊距子宫浆肌层最薄处 >0.3cm	胎囊大部分着床于瘢痕处，胎囊距子宫浆肌层最薄处 <0.3cm	胎囊完全着床于瘢痕处，胎囊距子宫浆肌层最薄处 <0.3cm；凸向膀胱

【临床表现】

CSP 临床表现与异位妊娠无明显差别，发生在育龄期妇女，有停经史，平均妊娠（7.5 ± 2.5）周。但如有剖宫产或子宫手术史的妊娠患者一定要警惕本病的风险。由于对剖宫产子宫瘢痕妊娠认识不足，常误诊为妊娠流产或宫颈妊娠，误诊率高达 20% 左右。诊断的延误常导致致命性的子宫破裂与大出血。

剖宫产子宫瘢痕妊娠与妊娠流产或其他异位妊娠不同之处在于腹痛作为其临床表现并不常见，腹痛程度轻，1/3 患者完全没有症状，大约 40% 患者表现为无痛性阴道出血。阴道出血可呈点滴状或严重的大出血。

【辅助检查】

1. 经阴道超声检查 超声检查是诊断本病的主要手段,其诊断准确率可达 85%。阴道超声可确定剖宫产子宫瘢痕妊娠胎体的位置、大小及其活力。

(1)Vial 等于 2000 年首次提出剖宫产子宫瘢痕妊娠超声诊断标准如下:①滋养层定位于子宫前壁与膀胱之间;②子宫体腔内无胎囊;③子宫矢状面扫视到羊膜囊,胎囊与膀胱之间子宫前壁肌层连续性缺乏。

(2)Jurkovic 等于 2003 年增加了以下诊断标准:①与无血流的流产胎囊相比,剖宫产子宫瘢痕妊娠的胎囊血流丰富;②胎囊滑动征阴性。即阴道探头在子宫颈内口水平轻轻加压时胎囊不发生移动。但是,胎囊滑动征的检查有导致大出血与子宫破裂的危险。

总之,阴道超声检查可在剖宫产子宫瘢痕妊娠早期做出诊断,从而极大地降低母体并发症的发生。

2. 三维超声检查 可通过测定妊娠滋养层周围血流、阻力及脉冲指数,可提高阴道超声技术的诊断水平。研究发现,在剖宫产子宫瘢痕妊娠胎囊周围血流特征是高速(最高>20cm/s)、低阻(脉冲指数<1),这一特征有利于该病的早期诊断;同时三维超声检查能够量化子宫瘢痕妊娠处新生血管形成的变化,可监测子宫动脉栓塞治疗时的血流改变情况。因此,成为该病治疗与随访中重要的检查方法。有学者指出彩色多普勒阴道超声检查发现持续存在的高速、低阻、湍流特征,预示子宫破裂的危险,即使血 β-hCG 水平下降。

3. 血 β-hCG hCG 可准确反映滋养细胞活性。一般来讲,宫内妊娠时正常发育的绒毛分泌 β-hCG 量很大,48h 其滴度上升超过 60%,剖宫产子宫瘢痕妊娠时由于瘢痕局部血供较差,其 48h 的血 β-hCG 滴度上升低于 50%,但这并非是本病的特征,仅可作为诊疗过程中的参考数据。

4. 磁共振检查 对软组织分辨率高、能多平面成像、对血流特别敏感,其对盆腔脏器结构的评估优于超声,还可测量病灶的体积,常能清晰显示妊娠囊与子宫瘢痕的关系。其诊断标准为:①子宫肌层不连续;②妊娠囊几乎位于宫腔外;③宫腔、宫颈管内空虚,无妊娠组织;④子宫前壁峡部相当于子宫瘢痕处肌层缺失。通过 MRI 可协助对非手术治疗病例的选择、监测及病灶穿刺的定位。但 MRI 费用高且耗时较长,因此不作为常规检查。可用于阴道超声检查失败者。

5. 内镜检查 在剖宫产子宫瘢痕妊娠诊断中起重要的辅助作用。宫腔镜检查能清楚发现子宫下段的妊娠组织,在该病的诊断与治疗中起一定作用。膀胱镜检查可用来除外有无膀胱的穿透性损伤。腹腔镜可诊断治疗 CSP。

【诊断】

CSP 早期症状、体征缺乏典型性,常被误诊为宫内早孕,待终止妊娠时常因术中大出血而措手不及。诊断本病主要依据是病史和超声检查,因此建议凡有剖宫产史再次妊娠者应常规进行超声检查,并要特别告知超声医师注意子宫下段瘢痕处状况。

【治疗原则】

CSP 一经确诊应立即终止妊娠。治疗原则是去除病灶、减少出血、保留子宫。2012 年 7 月中华医学会计划生育学分会参考国内外相关文献,制定并发表了《剖宫产瘢痕妊娠诊断与治疗共识》,提出治疗目标为终止妊娠、去除病灶、保障患者的安全。治疗原则为尽早发现,尽早治疗,减少并发症。终止妊娠的方法有多种,应根据患者状况、病灶大小、hCG 含量、医院抢救设施及术者的技术水平综合评判。

【手术治疗】

手术去除妊娠组织是最直接快捷的治疗方法。但采取何种方法治疗则应具体问题具体分析。目前应用较多的术式有经腹、经腹腔镜、经阴道或宫腔镜等途径进行病灶清除和(或)瘢痕切除及修补。

1. 单纯性刮宫　切记严禁盲目性诊刮！由于绒毛组织种植于瘢痕处并浸入肌层，采用直接刮宫并不能使绒毛完全剥离，而肌层处又最薄弱，肌层纤维缺乏有效地收缩，术中形成的血窦不能自行关闭，往往引发术中、术后大出血。由于 CSP 是刮宫术的禁忌证，即使 CSP 患者血清 hCG 水平很低、孕囊体积较小、绒毛种植表浅，刮宫术仍可能导致严重子宫出血。因此，单纯性刮宫的指征为 B 超提示 CSP Ⅰ 型，绒毛组织侵入子宫瘢痕＜3mm，包块一般 2～3cm 大小，无异常血流信号或少许血流信号。刮宫时应在应急措施准备充分的情况下进行，一旦发生大出血可以在短时间内迅速止血。

2. 腹腔镜下诊治　经腹腔镜手术不但可清除胚胎组织，同时可修补剖宫产瘢痕缺损，可谓一举两得。

[操作步骤]

(1)腹腔镜检查病灶状况，评估手术难易度及大出血风险。

(2)于膀胱返折处注射生理盐水后分离下推膀胱。

(3)如估计大出血可能性高可先结扎子宫动脉。先在病灶表面切一小口清理妊娠组织。

(4)楔形切除瘢痕。

(5)缝合关闭切口，第 1 层间断全层缝合切口上下缘，第 2 层可连续缝合子宫浆肌层。

[利与弊]

应用腹腔镜不但可直接修补子宫下段缺损，还可监视经阴道的清宫术。需要提醒的是经腹腔镜操作此类手术对术者的技术水平要求很高，在子宫前壁下段膀胱返折处进行手术操作有相当的难度，需要有丰富的腹腔镜操作经验的术者才能完成。

[治疗效果]

CSP 治愈率可达 100%，但 CSD 修补后能否如期愈合，尚需大样本临床观察。

3. 经阴道手术　经阴道可行局部注药术，也可直接切除瘢痕、清除病灶、修补缺损。事实上，经阴道手术更快捷、更直接、更具微创效果。应用的手术器械也相对简单。

[操作步骤]

(1)水压分离阴道及膀胱宫颈间隙。

(2)在阴道前穹隆处切开阴道黏膜，打开宫颈膀胱间隙，上推膀胱后可清晰显露剖宫产子宫下段瘢痕缺损及瘢痕下肿块。

(3)切开瘢痕缺损处包块时，切口不必太大，以减少出血。只要可以让吸管或卵圆钳进入，吸出绒毛或钳挟出妊娠组织即可。如果双侧血管处出血可钳挟止血。

(4)梭形切除瘢痕组织。注意要彻底切除不正常的瘢痕及妊娠组织，上下缘均为正常新鲜的子宫肌层。

(5)缝合子宫切口。建议由两侧角开始向中间缝合，首层采用单针全层间断缝合，第 2 层采用连续扣锁缝合浆肌层。为避免缝合时封闭宫颈管，可将宫颈扩张器经宫颈置入引导全层缝合。

(6)缝合关闭阴道前穹隆切口。

(7)宫腔镜检查宫腔有无胚胎组织残留及瘢痕缺损处修补效果。

总之，在阴道镜直视下操作，手术的彻底性和可控性更佳，是今后治疗 CSP 的理想选择。

4. 宫腔镜手术

[适应证]

Ⅰ 型 CSP；Ⅱ 型 CSP 妊娠组织浸润子宫肌层表浅；孕囊直径较小(＜3cm)；血 β-hCG ＜1000 mU/ml；患者生命体征平稳。

[手术步骤]

(1)膨宫压力不可过高。

(2)轻缓地将宫腔镜放入宫腔，从宫底向颈管缓慢撤出时观察胚胎附着部位、大小及形态，辨认胎囊及其种植部位的血管分布。

(3)环状电极将胎囊自子宫壁电切分离，

然后电凝止血。

[利与弊]

直视下切除胚胎组织更干净彻底;电凝止血可避免盲目刮宫的大出血;同时可处理子宫下段瘢痕处的微管道及潜在的切口憩室,可预防术后月经淋漓不尽。但由于宫腔镜是在狭小的空间内操作,CSP出血可能会影响手术视野,子宫穿孔、术中大出血的风险依然存在。因此,进行宫腔镜操作需做好及时处理大出血、随时转换手术方式的准备,如在子宫动脉栓塞后进行宫腔镜手术效果最佳。

[治疗效果]

如严格把握适应证,治疗有效率可高达95%。

5. 子宫切除术 切除子宫是在出现无法处理的子宫大出血、为抢救患者生命时的一种补救措施。可经阴道或开腹完成。

6. 子宫动脉栓塞术(uterinearterial embolization,UAE) 经股动脉插管向子宫动脉内注射栓塞剂,UAE治疗后须尽早结合刮宫术治疗。UAE结合刮宫术治疗CSP疗效相对较好,但UAE价格较为昂贵,不易被大部分患者接受。经股动脉插管,选择性子宫动脉栓塞是防止CSP出血的最佳方法。栓塞前可先经子宫动脉注入杀死胚胎药,然后注入栓塞剂。既可起到直接杀死胚胎的作用,也为清宫术提供了保障。一般在子宫动脉栓塞术后72h内进行手术出血很少。

子宫动脉栓塞术最初是应用于外伤性盆腔出血,Ghezzi等最早将子宫动脉栓塞术应用于治疗子宫剖宫产瘢痕妊娠的患者。子宫动脉栓塞不仅可以用于预防刮宫术中大出血,亦可以用于治疗刮宫术中大出血。子宫动脉栓塞加上局部甲氨蝶呤(MTX)灌注化疗能够进一步促进滋养细胞的死亡及滋养血管的萎缩,进一步降低刮宫术中及术后的出血风险,缩短治疗观察周期,增加单次刮宫手术的成功率,以及因滋养细胞残留所致术后大出血及再次治疗可能。文献报道,151例CSP患者行经皮子宫动脉栓塞治疗及局部MTX灌注化疗,无一例行子宫切除术,所有患者均保留了子宫及生育功能。虽其中一例发生晚期出血,但经过非手术治疗后好转。刮宫术中出血平均值为57.63ml,中位数为30ml,其中出血<100ml患者128例,占所有栓塞患者的84.77%,>500 ml仅1例,占0.66%。术后第1天复查血hCG水平较入院血hCG水平下降超过50%的患者共147例,占所有患者的97.35%。刮宫术后平均住院天数为4.5d,中位数为4d,有效缩短了患者的住院时间,节约了医疗资源。其中住院时间>7d者仅7例。说明了子宫动脉栓塞是一种有效地治疗方式,能够显著地降低子宫切除风险,减少刮宫术中出血情况,并缩短患者的住院时间,节约医疗资源。

UAE的并发症主要是有疼痛,其次为发热,另外少见的由泌尿系统局部栓塞所致脏器缺血坏死(如膀胱、输尿管及肾脏),术后感染,子宫大面积坏死,卵巢功能衰竭等。但发生率均较低,术后低热发生率占10%～20%,臀部疼痛发生率3%～7%,卵巢功能衰竭<1%。

总之,子宫动脉栓塞及局部灌注化疗能够有效地预防和控制子宫剖宫产瘢痕妊娠的术中及术后出血,保留妇女的子宫和生育功能,促进病灶的清除,术后多无明显的远期或严重的并发症,是一种安全有效经济的治疗方式。对于有条件行子宫动脉栓塞的医院而言,此种治疗方式可作为子宫剖宫产瘢痕妊娠治疗的首选。

【预防】

1. 降低CSP的发生率 尽管剖宫产是解决难产、减少产科并发症的有效方法之一,但从降低CSP发生率的角度出发,只有降低剖宫产率才能有效地控制CSP。此外,减少剖宫产术后并发症、重视产后避孕、避免多次宫腔内手术(如人工流产、过度刮宫等),对降低 CSP 意义重大。

2. 减少误诊率　对有剖宫产史及多次刮宫史的女性,再次妊娠时需常规行 B 超检查排除 CSP,必要时行 MIR。只有提高对本病的警惕,才能争取早期诊断、提前防控、最大限度地减少手术风险。

第六节　宫 颈 妊 娠

宫颈妊娠(cervical pregnancy,CP)是指孕卵种植、生长、发育在子宫颈管内膜中,是一种罕见而危险的异位妊娠,至今原因不明。由于多种原因,宫颈妊娠常不能得到准确及时的早期诊断,又因宫颈妊娠的特殊性常发生难以控制的大出血及休克,有时不得不以切除子宫挽救患者的生命,而最终使患者丧失生育能力。

一、概　　述

【发生率】

宫颈妊娠该病近年有逐渐增加的趋势,国外报道为 1%,国内为 2%。

【病因】

宫颈妊娠发病的主要原因目前尚不清楚,但反复分娩或人工流产术可损伤子宫内膜,形成瘢痕,妨碍孕卵在宫腔着床。故子宫内手术操作是导致宫颈妊娠的重要因素之一。自从 IVF-ET 技术于世界范围内的广泛应用以来,宫颈妊娠的发病率较前有明显提高。

【辅助检查】

妇科检查见宫颈极度充血、暗紫色,外口关闭或稍开大,颈管壁薄呈桶形肿胀。宫颈大体表现依据孕卵的着床部位而不同。

阴道 B 超的特征是球形宫颈中有孕囊或不均匀结构;宫颈内口关闭;增大的空宫腔;子宫血管扩张或宫颈血管形成过多。宫颈妊娠需与宫腔妊娠流产胎囊脱落到宫颈管进行鉴别,宫颈妊娠通常表现为圆形或椭圆形的妊娠囊,张力好。偶见胎心搏动,还表现为宫颈血管过多形成;宫腔妊娠流产位于颈管的脱落的孕囊张力差,不伴胎心搏动,也不伴宫颈血管形成过多的表现。值得提出的是,对治疗前宫颈妊娠的诊断,通常不能有病理检查作为诊断依据。

【诊断】

据统计,1978 年以前宫颈妊娠的术前诊断率极低,几乎所有患者均以接受全子宫切除术丧失生育能力而告终。常见的误诊原因有两个:一是妇科检查时未触及正常子宫体,而将膨大的宫颈误认为是增大的宫体;二是超声探查也误将宫颈妊娠提示为不全流产或子宫颈肌瘤等。

随着妇科医师对宫颈妊娠的认识以及各种辅助检查手段的完善,已经可以做到宫颈妊娠的早期诊断。特别是阴道探头超声在宫颈妊娠诊断中准确性的提高,已经使得宫颈妊娠的治疗发生了巨大变化,而不是在人工流产发生大量的阴道出血时才能诊断。对于那些渴望保留生育能力的患者,早期诊断允许仔细考虑更加保守的治疗方法。

【鉴别诊断】

1. 难免流产或不完全流产　此均系宫腔内妊娠,多伴阵缩痛,胚胎组织如已排入宫颈管内,则宫颈内口一定张开,妊娠物易于清除,刮宫后出血停止或减少,加强宫缩对止血有效。

2. 前置胎盘　一般多附着在宫颈管内口以上,宫颈外口不张开,流血出现时间较晚,多在孕中期以后。

3. 宫颈肌瘤或黏膜下子宫肌瘤　肌瘤瘤体一般较硬,宫颈血管充盈不明显,妊娠试验为阴性。

4. 滋养细胞肿瘤及其他宫颈恶性肿瘤症状及体征应具有肿瘤的主要特征。

【治疗原则】

1979 年之前,宫颈妊娠子宫切除率高达 89.5%,到 1994 年已下降到 21.7%。这一成绩的取得关键在于妇产科医师对宫颈妊娠的诊断方法逐渐完善,以及非手术治疗措施的不断实践。

宫颈组织主要为纤维结缔组织成分,平滑肌纤维仅占 15% 左右,宫颈内膜对孕激素反应较差,孕卵着床种植在宫颈内膜,绒毛常植入宫颈壁层。早早孕时宫颈不大,宫内蜕膜样变使子宫稍大,常误诊为宫内妊娠或先兆流产,以致在人工流产术时发生难以控制的大出血,最后需切除子宫。

宫颈妊娠非手术治疗包括刮宫结合各种控制宫颈出血的技术;开腹保留子宫并控制出血;药物治疗如 MTX、氯化钾等。

二、药 物 治 疗

1983 年,Farabow 等首次报道利用 MTX 治疗宫颈妊娠,之后妇科医师不断完善治疗方案并探索相关辅助措施。目前此方法已经相对成熟。

【适应证】

(1)宫颈妊娠诊断可靠。

(2)患者的血流动力学稳定。

(3)孕周<10 周的宫颈妊娠。

(4)无活动性肝肾疾病。

(5)无血小板减少和白细胞减少。

【药物选择】

1. MTX MTX 是目前公认具有良好的杀胚功效且对机体伤害较小的异位妊娠化疗药。MTX 治疗宫颈妊娠的临床适应证是:①血 β-hCG 值<10 000U/ml;②妊娠<9 周;③胎体长(胎头至胎臀长度)<10mm。

MTX 使用方法可采取局部用药或全身用药。

(1)局部用药:MTX 剂量按 0.5～1mg/kg 计算,或 10mg、20mg、25mg、50mg 一次性注入宫颈组织或胎囊内。常用的方法是将 MTX 10～25mg 多点注入孕囊与绒毛组织内,每天或隔天 1 次,共 1～3 次。在阴道超声引导下经宫颈壁穿刺入孕囊比经颈管穿刺入孕囊好,可保持孕囊的完整性,保证全部药物能发挥作用。注入药物前,先抽出羊水 0.5～1ml。局部用药的优点是 MTX 局部浓度高,作用强,可直接杀死胚胎,hCG 下降快,用药量明显减少,几乎无不良反应。局部治疗者,如一周后 hCG 不降,改用全身治疗。

(2)全身用药:MTX 每次剂量按 0.5 或 1mg/kg 计算,可单次用药,亦可多次用药;多次用药既可以每天连续应用,4～5d 为一疗程,又可以隔天应用 1 次,2～5 次为一疗程。MTX 共可以使用 1～3 个疗程。每次用药后 24h 应用四氢叶酸来减少 MTX 的毒性,剂量按 0.1mg/(kg·d) 计算,适用于 MTX 的局部及全身治疗方案。

亦可于治疗第 1、3、5、7 天各注射 MTX 50mg,于第 2、4、6、8 天肌内注射甲酰四氢叶酸钙 6mg 以降低 MTX 的不良反应。此方法的优点是血浆药物浓度稳定,疗效肯定,但全身用药不良反应较局部用药大。

2. 氟尿嘧啶(5-FU) 已有用 5-FU 成功治疗宫颈妊娠的报道。方法是静脉点滴 5-FU 500mg,每日 1 次,共 9d;或 5-FU 250mg 宫颈局部多点注射,隔 2d 1 次,共 5 次。

3. 氯化钾 1994 年,Frates 等首次报道用氯化钾治愈宫颈妊娠 6 例。他们将 10% 氯化钾 1ml 在 B 超引导下注入胚胎或胚囊,注入 30～60min 后时再行 B 超检查以确认胎心是否停止搏动,随后 2 周内连续 B 超随访可见胎囊逐渐退化,宫颈恢复正常。Marcovici 等采用肌内注射 MTX 联合羊膜腔内注射氯化钾治疗宫颈妊娠。此后又有多例氯化钾治愈宫颈妊娠的报道。此疗法的优点是安全疗效肯定,没有 MTX 的不良反应,可在门诊进行,患者易接受。即使合并肌内注射 MTX,其用量亦较小。

4. 乙醇 临床有用 MTX 结合胎囊内注

射乙醇治疗宫颈妊娠获得成功的报道。方法是向胎囊内注射80％乙醇1ml使胎心搏动迅速消失,胚芽及绒毛组织脱水硬化,MTX则对残存的有活性的绒毛起杀灭作用。本组病例在局部注射乙醇后,肌内注射MTX用量仅50mg,未出现明显的不良反应。

5. 天花粉　国内用天花粉治疗宫颈妊娠已有多例报道,并均获成功。天花粉是植物蛋白结晶,对滋养叶细胞有特异性杀伤作用,其杀伤作用比MTX强,能使滋养层广泛坏死,血窦梗死,导致绒毛间隙血液阻塞,绒毛膜滋养细胞广泛变性,使绒毛膜促性腺激素和甾体激素水平迅速下降,胚胎坏死,胚囊萎缩、剥落,胚胎组织自行排出。用法是经皮试与试探剂量试验均阴性后,肌内注射天花粉1.2mg。还有报道用天花粉1.2mg在宫颈局部分两处注射,治疗宫颈妊娠获得成功。用天花粉治疗的优点是全身反应比MTX轻,阴道流血少,使用时最好在有经验者的指导下进行。另外,剂量较大(2.4mg分两侧肌内注射)时可致体温升高,肌肉酸痛。

6. 放线菌素D　500mg第1、2、3、5、7天静脉滴注。

7. 综合用药　在采用MTX治疗宫颈妊娠的过程中,在向胎囊注入MTX的同时注入4 mmol/L的氯化钾溶液或高渗糖或碘油,前两者起杀胚的作用,后者可延长MTX在局部的作用时间。

有作者认为,应用药物也能成功地治疗孕龄在10周以上的活的宫颈妊娠。然而,在有胎心活动的胎儿,似乎常常需要羊膜腔内和(或)胎儿内注射甲氨蝶呤和(或)氯化钾才能确实使胎心活动停止,并且需要一定的时间间隔使妊娠物吸收。作者认为只要有可能即应进行胎儿内的直接注射,原因是直接注射是引起胎儿死亡最快速和最可靠的方法。尽管尚未发现在胎儿内或羊膜腔内单纯应用氯化钾消融较大孕周宫颈异位妊娠的任何病例报道,但是关于多胎妊娠减胎术(一般是在11～12孕周进行)的文献强有力地支持氯化钾是一种引起胎儿快速死亡,随后胎儿和胎盘吸收的可靠药物。

【点评】

采用药物治疗过程中,通常选择血β-hCG及B超来监测疗效。据临床观察,有胎心搏动者用药后第1天出现血β-hCG的升高,继之下降;无胎心搏动者用药后血β-hCG值渐进性下降。恢复正常的时间平均约53±42d,宫颈形态基本随β-hCG值下降而逐渐恢复正常,但较β-hCG值恢复晚。

治疗过程中进行涉及宫颈的操作要慎重,需预防大出血。另外,无论治疗方案是否有效,时刻不能放松警惕,因为在杀胚药药效显著的情况下仍随时有难以控制的阴道大出血,导致药物治疗最终失败的可能性,同时阴道出血的有无及出血量不能作为判断疗效指标。

严重的且威胁生命的阴道出血仍然是保守性药物治疗较大孕周的宫颈异位妊娠的严重并发症。在药物治疗失败的病例中,经皮血管栓塞术阻断供应妊娠的血管后行宫颈妊娠的负压吸引手术可能更为安全,且发病率更小。此操作能够避免不必要的失血、输血及子宫切除术。

自20世纪50年代,国内外均不再有宫颈妊娠死亡病例的报道,但子宫切除病例仍占50％～60％,因此,对宫颈妊娠做出早期诊断,争取药物治疗与保守性手术治疗仍很有必要。药物治疗一般适用于下列患者:妊娠＜12周,阴道流血少或无出血,年轻或有生育要求。妊娠≤8周者,不论是否要求保留生育功能,均可局部注射药物治疗,一般胚胎自然脱落,无大出血。妊娠8～12周者,胎盘可植入宫颈肌壁间,可先行药物治疗再刮宫,因药物治疗后胚胎死亡,绒毛或胎盘变性,血窦梗死,刮宫时一般出血不多。如出血较多,可用纱条填塞止血12h或用Foley导管压迫止血。另外,应用乙醇注射时用量不宜超过 2ml,因其可导致局部瘢痕形成。

需要指出的是,在药物治疗过程中及治疗后,如无活动性出血可不予刮宫,应耐心等待,尽量让妊娠产物自然排出。因宫颈内妊娠产物可于治疗后 9 周完全消失,血 hCG 可于治疗后 2~7 周降至正常。另外,宫颈收缩功能差,刮宫时可能引起出血较多。即使刮宫,一般应在血 hCG 降至正常或接近正常时进行。药物治疗后,如妊娠产物吸收不顺利或不能排出,出血较多及不易随访时,应行刮宫术。如出现大出血不止,经保守性手术治疗无效时,应立即在输血输液同时行子宫全切术。药物治疗时需定期作 B 超检查,并连续检测血 hCG,以监测胚胎组织吸收情况,直至 hCG 正常,胚胎组织吸收或排出。尽量避免不必要的妇科检查,以免诱发大出血。局部注射药物时应无菌操作,并适当应用抗生素预防感染。

三、宫腔镜治疗

虽然多数学者首选 MTX 治疗方案,仍有学者主张首选刮除或吸除宫颈妊娠组织的方案。刮除或吸除甚至宫腔镜下切除宫颈部位的妊娠组织,可去除或减少局部病变组织,其既可能单独使用,又可以作为 MTX 等其他治疗方案的辅助措施。危险是操作过程中的大出血及宫颈穿孔,所以术前一定要做好输血、止血及修补穿孔的准备。

止血方法有局部放置 Foley 导尿管的气囊或纱条填塞法、宫颈环扎、止血药、缩血管药、动脉栓塞,髂内动脉结扎甚至全子宫切除术等。

Saliken 等在 1993 年描述了 1 例活的孕 15 周的宫颈妊娠在经皮双侧子宫动脉栓塞后,平稳地完成了扩宫和负压吸引术。该手术被描述为"根本不出血"的手术,但是术后还是应用了一根充气至 120 ml 的 Foley 导尿管来控制"少量的出血"。后来这个患者分娩了一个足月的婴儿。目前报道在术前或术

后成功地应用经皮盆腔动脉栓塞术治疗宫颈妊娠、骨盆外伤、产后子宫收缩乏力和其他原因所致出血的病例研究很多。

四、介 入 治 疗

宫颈妊娠血供主要来源于子宫动脉下行支,控制子宫动脉下行支的血供即可控制宫颈出血,子宫动脉栓塞术前需行髂内动脉结扎或全子宫切除达到止血的目的。当今髂内动脉插管技术可超选择插子宫动脉,插管成功后即可操作。

【操作步骤】

(1)对病灶注射造影剂。

(2)栓塞止血,如注射吸收性明胶海绵,既可以是预防性的又可以是治疗性的。

(3)通过动脉向局部注射化疗药物,既可以是单次又可以连续或间断用药。

(4)先注射化疗药物然后注射栓塞剂。

【优点】

(1)适应证更广泛,可治疗妊娠至少 11 周的宫颈妊娠。

(2)动脉化疗,用药剂量小,局部效果明显,全身损伤小。

(3)通过动脉可一次用药,又可以连续或间断多次用药。

(4)用药后行子宫动脉栓塞术,既可预防治疗过程中的宫颈大出血,又可以延长药物的作用时间,另外某些栓塞剂如吸收性明胶海绵等经过一定时间溶解,栓塞的血管可再通。

(5)插管化疗后根据临床综合指标决定是否行栓塞术。

五、宫腔妊娠合并宫颈妊娠的处理

随着上述方法的不断完善,对罕见的宫腔妊娠合并宫颈妊娠的非手术治疗也获得成功。Monteagudo 等在 B 超引导下向位于宫颈的胎囊内注入 4mmol/L 氯化钾以达到减胎的目的,减胎成功后继续维持宫腔妊娠,于 34 周加 4d 时行剖宫产术。Honey 等报道 1

例经 IVF-ET 技术妊娠的病例,患者以阴道出血就诊,诊断为宫腔妊娠合并宫颈妊娠,采用动脉插管造影及栓塞技术进行止血,然后采用氯化钾溶液杀灭位于宫颈处的胚胎,止血及杀胎均获得成功。位于宫腔的胚胎尚有胎心搏动,此后在维持宫腔胚胎继续妊娠的过程中发生流产。这类情况为类似病例提供了理想的治疗模式。

六、复发性宫颈妊娠的治疗

复发性宫颈妊娠指既往有宫颈妊娠史,再次发生宫颈妊娠者。宫颈妊娠非手术治疗已经很困难,复发性宫颈妊娠的非手术治疗更为困难。Qasim 等报道 1 例接受输卵管内配子移植术治疗不孕症的妇女,先后发生两次宫颈妊娠,第 1 次采用肌内注射 MTX 及局部氯化钾杀胎,获得成功;再次宫颈妊娠,仅采用肌内注射 MTX 亦获得成功。

近年来,对宫颈妊娠诊断及处理均有较大进展,但其病死率及生育功能丧失率仍很高,若使其非手术治疗获得成功,关键在于早发现及早治疗,同时还应该强调治疗方案的选择。妇科医师应不断探索实践,以完善宫颈妊娠的诊断和处理工作。

第七节　重复性异位妊娠

重复性(或再次)异位妊娠(repeated ectopic pregnancy)是指首次异位妊娠经手术或非手术治疗(手术或药物)后,再次出现的异位妊娠。

【发病率】

关于此病的确切发病率不详,文献报道在 2.8%~8.6%。其间隔时间可长短不一,最短可发生在首次异位妊娠后 2 个月,最长可在 5~10 年之后。据文献报道,首次异位妊娠后约有 1/3 的患者可获得正常宫内妊娠,包括各种流产、早产或足月妊娠;约1/3日后继发不孕不育;另外约 1/3 的患者可再次发生异位妊娠。

Pisarska 等总结了 15 年来报道的 338 例 MTX 全身治疗的异位妊娠,在有生育要求的 95 例中,58% 有一次宫内妊娠,再次异位妊娠率为 7%。Ory 等报道,输卵管切除术后的宫内妊娠率为 58%。

【病因】

重复性异位妊娠常出现在原有盆腔或输卵管病变的基础上,如导致首次异位妊娠的病因不除,则再次异位妊娠的可能性仍然存在。此外,当首次输卵管异位妊娠时仅作开窗术去除胚胎组织或行线形切开缝合术,因致输卵管通而不畅,则再次异位妊娠的发生率也会因此而升高。

【发病机制】

理想的药物治疗为完全性输卵管流产,并且无大出血。在临床实践中,胚胎在输卵管内死亡后,可出现以下变化:形成输卵管积血,输卵管过度扩张;胚囊全部剥离,逐渐完全或部分被吸收,如胚囊未被完全吸收,可残留在输卵管内;输卵管内妊娠产物从输卵管伞端完全或部分排出;输卵管妊娠破裂。可以推测,虽药物治疗成功,但输卵管不一定通畅。

Korell 等在一项多中心的研究中证实,当对侧输卵管正常时,异位妊娠经治疗后的再孕率与手术方式、MTX 给药方式无明显关系,治疗后的妊娠大多通过对侧输卵管完成。当对侧输卵管梗阻或缺如时,保守性手术后再孕率明显降低(31.8%),再次异位妊娠率明显升高(16%)。其中输卵管粘连是影响再孕的重要因素,粘连程度可能与治疗后的间隔时间有关。

虽然 MTX 治疗输卵管妊娠的给药途径较多,但 MTX 各种疗法治疗后的再孕率,均未较 MTX 全身疗法有明显提高。目前,MTX 全身疗法仍是最常用、最有效的治疗方法。患侧输卵管流产后的状态可影响再孕率,如何在提高成功率的同时,提高输卵管妊娠的完全流产率,是提高药物治疗后再孕率的关键。

【病理改变】

重复异位妊娠常发生在对侧输卵管,因为输卵管炎症常是双侧性的,除非是输卵管已闭塞者,也可发生在同侧,常见是前次异位妊娠作患侧输卵管切除手术时未按正规方式作全输卵管切除而残留小部分输卵管,且又未完全闭合而发生再通,故在同侧残余输卵管部又一次发生异位妊娠。也可发生在输卵管异位妊娠保守性手术后,如首次输卵管异位妊娠时作开窗术去除胚胎组织或切开患部输卵管组织,去除胚胎再缝合术后,致输卵管通而不畅,再次仍为异位妊娠。

【临床表现】

重复性异位妊娠的临床表现与初次患病无明显区别,但患者因有了上次患病的经验,常会主动向医师诉说病史,提供有价值的诊断线索。

【治疗】

治疗方法同前。由于重复性异位妊娠常伴有输卵管异常及腹腔内粘连,而采用期待疗法或药物注射,都不能去除导致重复性异位妊娠的物理因素,因此,最好选择腹腔镜手术。在腹腔镜下仔细分析导致重复性异位妊娠的因素,慎重评价保留患侧输卵管的意义,分离腹腔内粘连,去除病灶。

重复性异位妊娠可能是在上次患病的同侧,也可能在对侧。如在同侧则应选择患侧输卵管切除术,因事实证明该侧输卵管已经失去了正常运输卵子的功能,保留它可能会导致第 3 次异位妊娠。如为对侧输卵管妊娠,是否切除则要慎重考虑。首先应判断对侧输卵管的功能是否正常,评价上次病变对输卵管的影响。如对侧输卵管功能正常,可考虑切除此次患病的输卵管;如对侧输卵管功能也不正常,则应向患者交代术后可考虑试管婴儿。治疗方法应以消除再次异位妊娠的病因为原则。

【预防】

如何避免重复性异位妊娠?首先,应对每个异位妊娠的病例进行具体分析,对因处理。如因炎症、盆腔粘连等所致的输卵管运行障碍,则松解盆腔粘连及消炎治疗可达治愈目的。另外,对无生育要求的患者,最好切除患侧输卵管,以减少再次异位妊娠的发生;而对未生育者,则应视对侧输卵管的状况而定,如需保留患侧输卵管,术后应常规进行输卵管通液 2~3 次,预防输卵管再粘连。手术中切禁操作粗暴,尽可能减少对盆腔脏器的损伤。

总之,对异位妊娠的诊断已越来越趋向于早期、快捷,治疗则向创伤小、恢复快的方向发展。而腹腔镜兼具以上特点,因此已成为今后诊治异位妊娠的主要工具。

(关 铮 柳 露 胡小美)

参 考 文 献

Colzarfian SL,Sum M,Sharafunddin J,等著.2010.血管栓塞与介入手术.王峰(译).北京:人民军医出版社.

方淑英,吴云燕,魏青.2014.腹腔镜输卵管间质部妊娠切开取胚保守性手术 24 例报告.中国微创外科杂志,14(12):1109-1111.

丰有吉,沈铿.2011.妇产科学.北京:人民卫生出版社.

关铮.2001.现代宫腔镜诊断治疗学.北京:人民军医出版社.

韩红敬,刘媛琴,关菁,等.2012.子宫动脉栓塞联合宫腔镜治疗剖宫产瘢痕妊娠 42 例临床分析.中国妇产科临床杂志,13(6):405-408.

李亚,周琴,王世宣.2012.29 例剖宫产瘢痕妊娠诊断及治疗方式的探讨.中国妇产科临床杂志,13(6):409-412.

王中海,乐爱文,卓蓉,等.2013.经阴道子宫下段切开取胚术合并子宫缺陷修补术治疗剖宫产瘢痕妊娠的疗效分析.中华妇幼临床医学杂志(电子版),9(1):83-85.

韦艳芬,陆庆春,甘精华,等.2015.腹腔镜下垂体后叶素联合线圈套扎治疗输卵管间质部妊娠的临床观察.微创医学,10(3):304-306.

向阳.2012.关于剖宫产瘢痕妊娠的分型与治疗方法的选择.中国妇产科临床杂志,13(6):401-404.

翟军迎,关铮,刘慧,等.2014.剖宫产术后子宫瘢痕妊娠的诊治决策.国际妇产科学杂志,41(3):311-313.

赵炜.2013.子宫动脉栓塞术及局部灌注化疗剖宫产瘢痕妊娠治疗中的应用.黑龙江医药,26(5):920-921.

朱俊瑞.2015.输卵管切除术对卵巢功能的影响.临床医学,35(7):115-117.

Ash A, Smith A and Maxwell D. 2007. Caesarean scar pregnancy. Int J Gynaecol Obstet, 114:253-263.

Ash A, Smith A, Maxwell D. 2007. Caesarean scar pregnancy. BJOG, 114(3):253-263.

Chiang AJ, La V, Chou CP, et al. 2011. Ectopic pregnancy in a cesarean section scar. Fertil Steril, 95(7):2388-2389.

Herman A, Weinraub Z, Avrech O, et al. 1995. Follow up and outcome of isthmic pregnancy located in a previous caesarean section scar. Br J Obstet Gynaecol, 102:839-841.

Hoshino T, Kita M, Imai Y. 2011. Macroscopic appearance of a uterus with a cesarean scar pregnancy. Int J Gynaecol Obstet, 115(1):65-66.

Jiang W. 2010. Analysis of medical treatment for tubal pregnancy in 76 cases. J Logist Univ CAPF (Med Sci), 19:655-656.

Juneau C, Bates GW. 2012. Reproductive outcomes after medical and surgical management of ectopic pregnancy. Clin Obstet Gynecol, 55:455-460.

Kang SY, Park BJ, Kim YW, et al. 2011. Surgical management of cesarean scar ectopic pregnancy:

hysterotomy by transvaginal approach. Fertil Steril, 96(1):25-28.

Larsen JV, Solomon MH. 1978. Pregnancy in a uterine scar saccuus-an unusual cause of postabortal haemorrhage. S Afr Med J, 53(4):142-143.

Li C, Li C, Feng D, et al. 2011. Transcatheter arterial chemoembolization versus systemic methotrexate for the management of cesarean scar pregnancy. Int J Gynaecol Obstet, 113(3):178-182.

Li H, Guo HY Han JS, et al. 2011. Endoscopic treatment of ectopic pregnancy in a cesarean scar. J Minim Invasive Gynecol, 18(1):31-35.

Marion LL, Meeks GR. 2012. Ectopic pregnancy: history, incidence, epidemiology, and risk factors. Clin Obstet Gynecol, 55:376-386.

Maymon R, Halperin R, Mendlovic S, et al. 2004. Ectopic pregnancies in a Caesarean scar: review of the medical approach to an iatrogenic complication. Hum Reprod Update, 10:515-523.

Maymon R, Halperin R, Mendlovic S, et al. 2004. Ectopic pregnancies in Caesarean section scars: the 8 year experience of one medical centre. Hum Reprod, 19:278-284.

Rotas MA, Haberman S and Levgur M. 2006. Cesarean scar ectopic pregnancies: etiology, diagnosis, and management. Obstet Gynecol, 107:1373-1381.

Seow KM, Huang LW, Lin YH, et al. 2004. Caesarean scar pregnancy: issues in management. Ulrrasound Obstet Gynecol, 23:247-253.

Wang CJ, Chao AS, Yuen LT, et al. 2006. Endoscopic management of cesarean scar pregnancy. Fertil Steril, 85(2):494.1-4.

Yi SW, Lee JH. 2012. Uterine pseudoaneurysm leakage may cause delayed postpartum haemorrhage: multidetector CT with angiography and transcatheter uterinearterial embolisation. Obstet Gynaecol, 32(6):552-555.

第17章　子宫内膜异位症和子宫腺肌病

当具有生长功能的子宫内膜组织出现在子宫腔被覆黏膜以外的其他部位时,称为子宫内膜异位症(endometriosis)。虽然异位子宫内膜可生长在远离盆腔的部位,但绝大多数病灶出现在盆腔内生殖器及其邻近器官的腹膜上,故通常称为盆腔子宫内膜异位症。

第一节　子宫内膜异位症

子宫内膜异位症发病率近年明显增高,已成为妇科常见病。估计人群中 15% 的妇女患子宫内膜异位症。据北京大学第一附属医院统计,子宫内膜异位症在该院妇科病房住院患者中的发病率近年来已达 15%~20%,约占同期腹部手术总数的 25%。发病率上升的主要原因和腹腔镜手术的广泛应用、人们对子宫内膜异位症认识的提高有密切的关系,也可能人群中的发病率确实上升。

【发病机制】

子宫内膜异位症虽为良性病变,但具有类似恶性肿瘤的局部种植、浸润生长及远处转移能力。其发病机制尚未完全阐明,目前有下列学说。

1. 种植学说(implantation theory) Sampson 最早提出,经血中所含子宫内膜细胞可随经血经输卵管流入腹腔(即经血逆流)种植于卵巢和邻近的盆腔腹膜,并在该处继续生长和蔓延,以致形成盆腔子宫内膜异位症。大量研究证明,月经血中确实有活的子宫内膜细胞,含有活子宫内膜细胞的月经血,也确实能通过输卵管流到盆腔,其中的内膜细胞也确实能存活下来。猕猴实验也证实使经血直接流入腹腔可形成典型盆腔子宫内膜异位症,故目前种植学说已被人们所公认。

不过,研究发现,70%~90% 妇女有经血逆流,但仅少数发生子宫内膜异位症,因而推测在经血逆流的基础上,可能还有其他众多的因素参与。

(1)免疫因素(immune factors):许多作者认为,子宫内膜异位症可能是一种自身免疫性疾病。但免疫功能异常究竟是子宫内膜异位症的原因,还是子宫内膜异位症的结果仍有待确定。

(2)细胞黏附异常:经血逆流进入腹腔的内膜细胞必须先和腹膜发生黏附,子宫内膜细胞之间也需要黏附、积聚成团,才可能成功地种植生长。近年来研究发现,子宫内膜腺上皮及基底膜均有多种细胞黏附分子(cell adhesion molecules,CAMs)表达。某些CAMs 异常表达可能参与了异位子宫内膜的种植定位、黏附和生长过程。CAMs 在子宫内膜异位症发病过程中可能起不可忽视的作用,已引起国内外学者的重视。

(3)腹腔液血管生成因子增多:经血逆流进入腹腔的内膜细胞和腹膜发生黏附后必须获得足够血液供应,即局部有新生血管形成后才能持续存活生长。早期红色子宫内膜异位症病灶即含有丰富的血管。近年来有证据表明,血管发生参与了子宫内膜异位症的发病过程。

(4)异位子宫内膜细胞侵蚀能力增加:异位子宫内膜组织像肿瘤一样,可向周围浸润生长,说明细胞侵蚀能力增加。已发现细胞外基质金属蛋白酶(matrix metalloproteinases,MMPs)可以降解细胞外基质,促使异位子宫内膜细胞植入,还有四种MMP天然抑制剂(tissue inhibitors of metalloproeinases,TIMPs),它们之间的平衡失调可能在子宫内膜异位症的发病中起重要作用

2.淋巴及静脉播散学说(lymphatic and vascular metastasis theory)　子宫内膜细胞可以通过淋巴或静脉转移种植,远离盆腔部位的器官如肺、胸膜、四肢骨骼肌肉等处的子宫内膜异位症可能是这种播散种植的结果。

3.体腔上皮化生学说(coelomic metaplasia theory)　卵巢表皮上皮、盆腔腹膜都由胚胎期具有高度化生潜能的体腔上皮分化而来。Meyer认为这些由体腔上皮分化而来的组织,当受到经血、慢性炎症或持续性激素刺激后,均可被激活而化生为子宫内膜样组织,导致子宫内膜异位症的发病,但迄今为止,该学说尚无充分的临床或实验依据。

4.遗传因素(genetic factors)　流行病学调查还发现妇女直系亲属中有患此病者,其发病的可能性较对照组明显增加,提示此病与遗传有关,可能为一种多基因遗传。近年来,人们试图寻找出和子宫内膜异位症发病有关的基因,但至今尚无明确结论。

虽然子宫内膜异位症发病机制的学说甚多,但尚无一种可以解释全部子宫内膜异位症的发病,不同部位子宫内膜异位症可能有不同的发病机制,子宫内膜异位症发病很可能是包括基因遗传在内许多因素共同作用的结果。

【病理改变】

1.发病部位　异位子宫内膜可出现在身体不同部位,但绝大多数位于盆腔内,其中盆腔腹膜子宫内膜异位症约占75%;卵巢受累达半数以上,两侧卵巢同时波及者约50%;7%～37%累及肠管;16%累及泌尿系。盆腔外子宫内膜异位症常见于剖宫产和侧切手术的瘢痕处,罕见于脐、肺、肌肉骨骼、胃、肝脏、眼和脑等处。

2.大体病理

(1)含色素性病灶:包括紫蓝色结节、血性囊泡、散在煤渣样灶、含铁血红素着色、点状出血斑、浆膜下出血等。卵巢病变早期在其表面及皮质中可见紫褐色斑点或小泡,随着病变进展,卵巢内的异位子宫内膜因反复出血而形成囊肿,以单个常见,称为子宫内膜异位囊肿(endometrial cyst)。因内含暗褐色黏糊状陈旧血,状似巧克力液体,故又称为巧克力囊肿(chocolate cysts)。囊肿常与周围组织粘连,多不能活动,手术时若分离卵巢与其周围组织的粘连,囊壁往往破裂。卵巢与周围组织紧密粘连是子宫内膜异位囊肿特征之一,借此可与其他出血性卵巢囊肿鉴别。

Nezhat等对216个出血性囊肿(子宫内膜异位囊肿)进行了仔细的病理研究后,将卵巢子宫内膜异位囊肿分为两型。Ⅰ型子宫内膜异位囊肿(原发性子宫内膜异位囊肿)较少见,直径1～2cm大小,含深褐色液体,囊壁均有子宫内膜组织,是真正的子宫内膜异位囊肿。

Ⅱ型子宫内膜异位囊肿(继发性子宫内膜异位囊肿)临床最常见,它是卵巢功能性囊肿,如黄体囊肿或滤泡囊肿与子宫内膜异位病灶共同形成的。根据内膜异位结节与囊肿的关系又分为ⅡA、ⅡB和ⅡC三种亚型。其中ⅡA型约占1/4,直径2～6cm,出血性囊肿和异位症结节靠近但不相连,外观很像子宫内膜异位囊肿,粘连较轻,镜下见囊内衬无子宫内膜。

ⅡB型约占1/4,直径3～12cm,粘连较重,异位结节和出血性囊肿相连、粘连,镜下见囊内衬可有子宫内膜组织。

ⅡC型最多见,约占半数,直径3～

20cm,粘连致密,卵巢表面的异位结节已经穿透出血性囊肿囊壁并沿囊腔生长,囊肿壁组织学检查有子宫内膜组织。

(2)无色素性病灶:包括透明小水泡、浆液性囊泡和表面隆起等。

(3)继发性病变:包括粘连与挛缩状瘢痕。阔韧带后叶和直肠子宫陷凹处可见膜状粘连形成的腹膜袋(peritoneal pockets),袋底有时可见紫蓝色结节。最近有作者报道这些腹膜袋内半数可找到异位病灶。直肠子宫陷凹有致密粘连,直肠和结肠与子宫内膜异位囊肿之间常有粘连

3.显微镜下特征

(1)早期子宫内膜异位病灶,在病灶中可见到子宫内膜上皮、内膜腺体或腺样结构、内膜间质及出血。

(2)有时临床表现典型,但子宫内膜异位症的组织病理特征极少。镜检时能找到少量内膜间质细胞即可确诊。

(3)若临床表现和术中所见大体病理改变很典型,即使镜检仅能在卵巢的囊壁中发现红细胞、含铁血黄素或含铁血黄素的巨噬细胞等出血证据,也应视为子宫内膜异位症。

(4)异位子宫内膜可随月经周期变化而出现增生和分泌改变,但不一定与子宫内膜同步,以增生期改变多见,可能与异位子宫内膜的周围组织纤维化导致血供不足有关。

(5)异位子宫内膜可出现不典型增生,少数发生恶变,多为卵巢子宫内膜样癌或透明细胞癌。

【临床表现】

因人而异,和病变侵犯部位、病灶浸润深度有很大关系,约20%患者无明显不适。此病多见于30-40岁生育年龄的妇女,初潮前无发病者,绝经后异位子宫内膜组织逐渐萎缩吸收,症状消失。

1.疼痛

(1)痛经:是子宫内膜异位症的主要症状。约2/3患者有痛经,多为继发性,呈进行

性加重。疼痛多位于下腹及腰骶部,可放射至肛门、会阴、阴道或大腿,通常月经来潮前1~2日即开始,可贯穿整个月经期。疼痛的程度和病灶大小不一定成正比,而与病灶的部位及浸润深度有关,如较大的子宫内膜异位囊肿可能疼痛较轻,而宫骶韧带上的结节病灶可导致剧烈痛经。偶有周期性腹痛出现稍晚而与月经不同步者。

(2)非经期下腹痛:约1/3患者有月经期以外的盆腔疼痛。

(3)深部性交痛:20%~30%患者有此症状。

(4)经期肛门坠痛或抽痛:约1/3患者有此症状。

(5)急腹痛:子宫内膜异位囊肿破裂可引起突发性剧烈腹痛,伴恶心、呕吐和肛门坠胀。疼痛多发生在月经期或其前后。

(6)盆腔外疼痛及出血:身体其他任何部位有内膜异位种植和生长时,均可在病变部位出现周期性疼痛、出血或肿物增大。

2.月经失调 约15%患者伴有经量增多或经期延长,少数出现经前点滴出血。月经失调可能与卵巢不排卵、黄体功能不足,也可能与同时合并的子宫腺肌病或子宫肌瘤有关。

3.不孕 高达40%。重度子宫内膜异位症患者不孕原因可能与盆腔内器官广泛粘连和输卵管蠕动减弱,从而影响卵子的排出、摄取及受精卵的运行有关。然而,盆腔解剖无明显异常的轻度患者也可有不孕,说明不孕的原因并非单纯盆腔解剖异常所致。这些患者不孕还可能与下列因素有关:①黄体期功能不足;②未破裂卵泡黄素化综合征(lutenized unruptured follicle syndrome, LUFS);③自身免疫反应;④相对性高催乳素血症;⑤卵细胞质量差。

【妇科检查】

怀疑为子宫内膜异位症时要做三合诊检查。典型者子宫多后倾固定,直肠子宫陷凹、

子宫骶骨韧带、子宫后壁下段等部位扪及触痛性硬结，单侧或两侧附件处扪到与子宫相连活动差的囊性偏实性包块，常有轻压痛。有时可在阴道后穹隆部扪及结节或包块，甚至可看到隆起的紫蓝色结节，破裂后流出咖啡色液体。

【辅助检查】

1. 影像学检查　如超声、CT、MRI 等主要适合于有子宫内膜异位囊肿的患者。新近兴起的内镜超声诊断肠壁子宫内膜异位症的准确性要优于 MRI。

2. 血清 CA125 测定　Ⅰ～Ⅱ期子宫内膜异位症血清 CA125 多正常，Ⅲ～Ⅳ期有卵巢子宫内膜异位囊肿、病灶浸润较深、盆腔粘连广泛者血清 CA125 多为阳性。我们还发现子宫内膜异位囊肿囊内液 CA125 水平均值明显高于血清 CA125 水平，患者血清 CA125 水平和痛经程度成正比。有作者发现，血清 CA125 水平与异位内膜上皮细胞 Ki-67 表达强度及异位子宫内膜细胞系 EEC145 的浸润能力明显相关，因此，CA125 水平高低可能还反映了异位内膜的活性及浸润能力。

3. 血清抗体检测　已知子宫内膜异位症是一种自身免疫性疾病，患者体内有许多自身抗体存在，可以与血清或组织内的 α_2-Heremans Schmidt 糖蛋白[α_2-HSP]、转铁蛋白、碳酸酐酶等结合。国内外早有报道测定患者血清"抗子宫内膜抗体"来诊断子宫内膜异位症，但该抗体至今还没有被提纯。"抗子宫内膜抗体"是一种还是多种，存在于子宫内膜的什么部位，是子宫内膜细胞特有的还是非特异性的，均有待于深入研究。

4. 芳香化酶检测　Kitawaki 等报道，正常子宫内膜无芳香化酶，而子宫内膜异位症及子宫腺肌病患者的在位子宫内膜有明显的芳香化酶活性，用 RT-PCR 和免疫组化法测定在位子宫内膜芳香化酶细胞色素 P450 诊断子宫内膜异位症、子宫腺肌病[和（或）子宫肌瘤]的敏感性为 91%，特异性为 100%，作者认为检测子宫内膜芳香化酶细胞色素 P450 以排除这些和雌激素有关的疾病简单易行，便于门诊开展。

5. 腹腔镜检查　详见"【诊断】"。

【诊断】

育龄妇女有进行性痛经和不孕史，妇科检查时扪及盆腔内有触痛性硬结或子宫旁有不活动的囊性包块，结合辅助检查结果，可初步诊断为子宫内膜异位症。

腹腔镜是诊断子宫内膜异位症的最佳方法，特别是对不明原因不育或腹痛者是首选诊断手段。镜下看到典型子宫内膜异位症病灶，既可确定诊断，可疑时取活体组织检查。此外，美国生殖医学协会制定的子宫内膜异位症分期（R-AFS 1985）也只有在腹腔镜手术或剖腹探查的直视下方可确定（表 17-1）。

表 17-1　子宫内膜异位症分期（R-AFS，1985）

病灶大小			<1cm	1～3cm	>3cm	得分
腹膜		浅表	1	2	4	
		深部	2	4	6	
卵巢	右	浅表	1	2	4	
		深部	4	16	20	
	左	浅表	1	2	4	
		深部	4	16	20	

续表

粘连程度			<1/3	1/3～2/3	>2/3	得分
卵巢	右	膜状	1	2	4	
		致密	4	8	16	
	左	膜状	1	2	4	
		致密	4	8	16	
输卵管	右	膜状	1	2	4	
		致密	4*	8*	16	
	左	膜状	1	2	4	
		致密	4*	8*	16	
直肠子宫		部分	4			
		完全	40			
评分总计						

＊输卵管完全堵塞计 16 分。Ⅰ期的微型 1～5 分，Ⅱ期的轻度 6～15 分，Ⅲ期的中度 16～40 分，Ⅳ期的重度≥41 分。

无色素子宫内膜异位病灶腹腔镜下不易辨认，Malik 等报道了一种新的诊断方法——荧光诊断法，原理是子宫内膜异位病灶可选择性吸收光敏感物质 5-氨基多缩左旋糖酸(5-aminolevulinic acid，ALA)，在 D-Light 系统照射下会发出荧光。对 37 例给予 ALA(30mg/kg)，10～14h 后行腹腔镜诊断观察，先用普通腹腔镜，然后用 D-Light 荧光诊断系统（Storz，Tuttlingen，Germany），并行多点活检。诊断子宫内膜异位症的敏感性、特异性，普通腹腔镜分别为 69%、70%；荧光诊断分别为 100%、75%，荧光诊断明显提高了子宫内膜异位症的检出率。

近年来，经阴道注水腹腔镜技术(transvaginal hydrolaparoscopy，THL)已悄然兴起，THL 是基于后陷凹镜的原理，所不同的是使用的扩充介质是温盐水而不是气体，类似于子宫镜检查。国外已有数篇文献报道了使用该技术诊断子宫内膜异位症，Brosens 等对 43 例不孕患者先做 THL，观察到不少患者卵巢周围有细小的充血性粘连，然而，接着做腹腔镜检查时却难以发现。Dechaud 等对 23 例原因不明的不孕患者做 THL，手术时间平均仅 8min，THL 和腹腔镜诊断的符合率高达 81.8%，作者认为对无明显原因的不孕患者 40% 以上行 THL 已足够。估计 THL 会逐步取代诊断性腹腔镜，并可能会用于治疗早期子宫内膜异位症。目前国内还未见 THL 应用的报道。

【鉴别诊断】

1. 卵巢恶性肿瘤　一般情况较差，病情发展迅速，持续性腹胀和腹痛。除有盆腔包块外，常合并有腹水。超声检查肿瘤以实性或混合性居多，形态多不规则。若诊断不明确，应尽早手术探查。

2. 盆腔炎性包块　多有急性盆腔感染及反复发作史，可伴有发热，疼痛不仅限于经期，平时亦可有腹部隐痛，抗感染治疗有效。

3. 子宫腺肌病　痛经症状与子宫内膜异位症相似或更剧烈，子宫多均匀增大，质地较硬，但此病常合并盆腔子宫内膜异位症。

【治疗原则】

子宫内膜异位症的治疗以手术为主,辅以药物治疗。应根据患者年龄、病情轻重和有无生育要求等综合考虑。原则上症状轻微者采用期待疗法,轻度伴不孕的患者可先行药物治疗,病变较重者行保守性手术,无生育要求的重度患者可采用子宫切除术辅以药物治疗,症状和病变均严重、年龄较大、无生育要求者可行根治性手术。

【非手术治疗】

1. 期待疗法　对微型、无症状或症状轻微且无明显体征,或仅于子宫骶韧带处扪及一些结节,可不治疗,每3～6个月随访1次。对希望生育的患者,应鼓励其妊娠,合并排卵异常时应积极促排卵。一般在妊娠期间,病变组织多坏死、萎缩,分娩后症状可缓解数年。随访期间病情加剧时,应改为其他较积极的治疗方法。

2. 药物治疗　适用于病情较轻、无明显子宫内膜异位囊肿者。由于妊娠闭经和绝经可消除痛经及经血逆流,并能导致异位子宫内膜萎缩退化,故用激素类药物引起闭经,模拟妊娠或绝经已成为临床上治疗子宫内膜异位症的主要方法,疗程一般为6～9个月。

近年来,腹腔镜技术已成为诊断和治疗子宫内膜异位症的最佳手段,由于各期子宫内膜异位症均适合手术治疗,患者在诊断明确的同时可进行腹腔镜手术治疗。所以药物治疗实际上常从手术后开始,时间一般为3～6个月,主要适合于异位病灶广泛,或未能彻底切除者;肉眼所见异位病灶已被清除,但无生育要求的患者。对肉眼所见异位病灶已被清除,希望近期生育者可让患者试行怀孕。重度子宫内膜异位症术后,若患者有生育要求时,是否应行药物治疗尚有争议,虽然有报道认为药物治疗延缓了患者的妊娠机会,但从长远来看,并未降低患者的妊娠率,而且,有作者认为妊娠机会还会增加。

(1)达那唑:为17a-炔孕酮衍生物,具有轻度雄激素作用,是治疗子宫内膜异位症有效的传统药物。人们将达那唑治疗称为假绝经疗法(pseudomenopause therapy)。自月经期第1～5天内开始服用,每次200mg,每天2～3次,连服半年。以闭经为准,最高剂量为800mg/d。服药后疼痛常迅速减轻或消失。常见不良反应有体重增加、阴道不规则出血、痤疮、皮脂增加和转氨酶升高。用药期间应每月检查肝功能。停服达那唑后4～6周月经恢复,即可考虑受孕,停药后2年内受孕率约为50%。

(2)内美通或孕三烯酮:为19去甲睾酮的衍生物,具有较强的抗孕激素作用和抗雌激素作用。自月经第1天开始服用,每次2.5mg,每周两次,若不闭经,可增加至每周3～4次,连服半年。治疗效果与服药注意事项同达那唑,不良反应较达那唑轻。

(3)促性腺素释放激素激动药(GnRHα):为多肽化合物,与GnRH的不同之处在于,其第6位氨基酸(甘氨酸)为其他氨基酸取代,而且改变或去掉了第10位氨基酸的结构。化学结构改变后,其生物活性为天然激素的80～100倍。长期连续使用GnRHα后,垂体GnRH受体被此激素全部占领和耗尽,对垂体产生降调作用(down regulation),即垂体分泌的促性腺激素减少,从而导致卵巢分泌的性激素下降,血雌孕激素水平显著下降。首次注射21d后血雌激素水平达到绝经期水平,患者出现闭经,故此疗法又称为"药物性卵巢切除(medical oophorectomy)"。

常用GnRHα有戈舍瑞林(goserelin,3.6mg/支,皮下注射)、醋酸亮丙瑞林(leuprorelin acetate,3.75mg/支,皮下注射)和曲普瑞林(triptorelin,3.75mg/支,肌内注射)。自月经期第1～5天内开始注射,每4周1针,疗程6个月。不良反应主要为低雌激素引起的类似更年期的症状,用药超过6个月时,要注意骨质丢失。现多主张从用药第2～3个月开始补充小剂量雌激素和孕激素,即所谓的"反向添加疗法"(add-back therapy),如每天服倍美力(premarin)0.3～0.625mg 和安宫黄体酮2～5mg 或每天服利维爱2.5mg,既可防止骨质丢失,又减少了低雌激素的不良反应,同时并不降低对子宫内膜异位症的治疗效果。由于目前使用 GnRHα 的剂量可能偏大,有报道将现用剂量减半使用即减量治疗(draw-back therapy),疗效同全量,但低雌激素症状减轻,骨质丢失明显减少。

(4)其他药物:孕激素类药物如妇康片、妇宁片和安宫黄体酮等,用量为 5～10mg/d,连用半年。假孕疗法因不良反应较大,现多采用短效避孕药,1～2 片/d,以闭经为准,连服 6～9 个月,疗效和假孕疗法相似,而不良反应轻。

【手术治疗】

1. 适应证及禁忌证　各期盆腔子宫内膜异位症均可以做手术。妇女有生育要求,而且其病变能解释患者的疼痛症状和不孕原因时应行保守性手术。近年来,腹腔镜手术广泛用于临床,已成为公认的治疗子宫内膜异位症的最佳方法。国内外一些腹腔镜手术专家可以做腹腔镜下肠切除术治疗肠道子宫内膜异位症,因此,腹腔镜手术治疗子宫内膜异位症几乎无禁忌证。但对巨大卵巢囊肿、估计有广泛肠粘连、需行肠切除术或判定为很复杂的手术仍以开腹手术为宜,对有肠道症状和(或)肿块、疑有深部浸润病灶者应做好肠道消毒准备。最近,有人认为血清 CA125 水平＞65U/ml 提示有致密盆腔粘连,亦应认真做好肠道消毒准备。

2. 手术目的　目的是去除异位结节、分离粘连、缓解疼痛,并且恢复盆腔器官正常的解剖及生理状态。对不孕患者恢复正常的输卵管卵巢关系至关重要。对有严重痛经、子宫同时有肌瘤或腺肌病又无生育要求者切除子宫可缓解痛经,减少复发。

3. 子宫内膜异位病灶常用切除方法

(1)直接切除法:直接使用剪刀切除子宫内膜异位病灶,一般出血不多,遇活动出血时用电凝止血。

(2)电凝法:使用单极、双极电凝或热凝直接破坏子宫内膜异位病灶。单极电凝最好用针状电极,否则因单极电凝热损伤范围较大,不够安全。双极电凝治疗小的、表浅的异位病灶较理想,热凝则只能破坏表浅病灶。电凝法较简单,但破坏的深度不易掌握,破坏浅时治疗可能不彻底,破坏深时又可能损伤位于其下方的重要脏器。为安全起见,输尿管周围、肠管表面的异位病灶禁用单极电凝处理。

(3)激光法:国外学者推荐使用高能二氧化碳激光,因疗效肯定,安全性高。二氧化碳激光不能穿过水,若以水分离配合切除腹膜异位病灶为最佳选择。做法是先用激光或剪刀在后腹膜切一小口,将林格液注射到病灶下方,这样在要切除的病灶与其下方的输尿管或血管之间形成一个液体保护垫,病灶下的液体吸收二氧化碳激光,可防止损伤其下面的组织。一般认为,其他激光穿透能力强,不适合做子宫内膜异位症手术。

(4)其他:有作者用微波去除子宫内膜异位病灶,认为疗效满意,有待于进一步积累经验。近年来有用超声刀治疗子宫内膜异位症的报道,近期疗效满意,远期疗效有待于进一步观察。

4. 操作方法

(1)分离粘连:手术从分离粘连开始,充分暴露盆腔手术野,将卵巢从子宫直肠陷凹或侧盆壁分离,充分分离粘连是安全、彻底切除异位病灶的关键。由于囊肿在分离粘连时几乎均破裂,容易造成污染,因此,我们更喜欢当诊断基本确定后先行囊肿穿刺抽吸,然后继续分离囊壁与周围的粘连。此时,使用抓钳抓起卵巢向上提起,找到卵巢与阔韧带粘连的界面,难辨认时,用吸引器头向上方对卵巢用力,将卵巢从阔韧带上分离,容易辨认出它们之间的界限,沿此界限分离卵巢,边分离,边冲洗,边用双极电凝止血。分离时,始终要注意输尿管走向。卵巢充分游离后即远离输尿管,可大大减少其损伤的机会。

肠粘连厚薄不一、血管化程度不等,粘连带宽窄差异大。将需要分离的器官用钳子牵拉开,就会形成分离面,然后用超声刀或电手术器械靠近盆腔器官处将其切断去除,致密粘连可以用剪刀或其他切割器械切开。

(2)去除卵巢子宫内膜异位囊肿:不同类型的子宫内膜异位囊肿可以采用不同的手术方式。Ⅰ型子宫内膜异位囊肿:虽然较小,但因纤维化与粘连很难将其完整切除,可以用活检钳钳取,穿刺抽吸后使用激光、电凝等汽化烧灼或行局部切除。ⅡA型子宫内膜异位囊肿:粘连较轻,囊壁容易从卵巢内剥出。分离粘连后,抽吸囊内液,将和囊肿相邻的异位病灶汽化或切除,然后切开囊腔检查,囊壁呈黄色时一般容易切除。ⅡB型子宫内膜异位囊肿:粘连可以较重,但除异位结节附着处外,囊壁容易从卵巢皮质及间质剥离。

ⅡC型子宫内膜异位囊肿:粘连致密而广泛,剥除困难。囊肿在分离粘连时几乎均破裂,容易造成污染。因此,可先行囊肿穿刺抽吸,用水反复加压冲洗囊腔,通过囊壁反复扩张与缩小,促使囊肿壁与周围组织分离。如果未分离,可在卵巢间质与囊肿之间注射5~20 ml 林格液,用抓钳抓住囊壁基底将其从卵巢中剥除。如果仍不成功,就用抓钳从穿刺部位卵巢皮质分离囊壁,用两把抓钳提起卵巢,在中间切开即可找到囊壁的界限,也可以切除一部分与囊壁附着的卵巢组织直到找到分界层次。

较大的Ⅱ型子宫内膜异位囊肿剥除时往往需要同时切除部分卵巢。鉴于在分离粘连时,囊肿一般均已破裂,破口多见于与阔韧带、骶韧带等致密粘连处,而这些部位及其周围常是异位病灶的所在地,应一并切除。我们的做法是切除破口周围较薄、不整齐、附着有囊肿壁的卵巢组织,周长相当于囊肿周长

的1/3到1/2,切除时可先分离少许囊肿壁。然后用一把有齿抓钳抓住囊肿壁,用另一把抓钳抓住其外侧的正常卵巢,两把抓钳向相反方向用力,撕剥下囊肿壁。有时,将囊肿壁向一个方向旋转,可加快剥离速度。也可以在囊肿壁完全剥离后剪去破口周围较薄、不整齐的卵巢组织。剥离面出血时,电凝止血。

由于大多数子宫内膜异位囊肿为继发性,因此,在彻底去除囊肿壁后,应努力寻找并破坏囊肿周围的异位内膜种植结节即破坏其原发病灶。根据我们的经验,其原发病灶多位于与子宫或阔韧带粘连的囊壁附近,卵巢固有韧带也是好发部位。对这些蓝结节(或微型巧囊)我们一般采用切除或电烧灼的方法处理。

Brosens 和 Puttemansi 建议,在治疗囊肿前先行囊肿穿刺抽吸,液体送细胞学检查,囊内衬行镜下观察,对可疑处取活体送冰冻病理检查,待病理证明为良性后,通过小型手术内镜使用激光或电凝破坏内壁深度 3~4mm。该手术类似子宫内膜去除术,随访时超声检查及腹腔镜二探未见复发,但例数少,有待进一步证实。

单纯抽吸囊肿内液体或做部分囊壁切除复发率高达 50% 以上。国内外有报道腹腔镜下或超声监测下囊肿穿刺抽液注入无水乙醇,认为创伤小、恢复快,囊肿复发率减少。然而,近年来,子宫内膜异位病灶非典型增生及恶变已引起人们的重视,因此,此类手术不值得提倡。

偶尔,仅一侧卵巢病变及粘连均非常严重,症状也仅限于患侧,而对侧卵巢正常,可考虑行患侧输卵管卵巢切除术。患侧卵巢切除后,异位症复发危险明显减少,同时由于只有健侧卵巢排卵,生育力可能会得到提高。

(3)清除子宫内膜异位结节:对表浅腹膜病灶较小时用电凝、汽化或切除,5mm 以上时需使用深部汽化或切除术,连续烧灼可以由浅至深破坏病灶。单极电凝烧灼异位病灶

有效但不够安全,双极电凝安全但对破坏深度病灶不够有效。超声刀治疗异位症已有报道,其确切疗效有待于日后证实。

输尿管上表浅腹膜子宫内膜异位种植病灶可用多种水分离技术治疗。比如在侧盆壁腹膜下注射 20～30ml 乳酸林格液,将腹膜掀起,形成水垫。在隆起表面切开 0.5cm 长小口,腹膜切口向前向外侧,接近同侧圆韧带。将水分离探头插入切口内,沿输尿管走行向后腹膜内加压注入乳酸林格液约 100ml。液体会渗入到输尿管周围,将输尿管向后推移,这样,就可以做该部位表浅腹膜的激光切除或汽化手术。水垫做好后,可用二氧化碳激光或其他任何切割器械做汽化或切除。如果病灶较大,可围绕病灶周围 1～2cm 边缘做环形切开。用无创伤钳提起腹膜,使用切除器械及吸引器探头将其撕下。如果异位病灶已埋入腹膜并在腹膜下结缔组织形成瘢痕,水分离时水会进入病灶下方,常常能松解瘢痕组织,这样就可以安全地治疗病灶。水分离阔韧带及盆腔侧壁后,大约 5% 患者出现外生殖器水肿,很可能是水通过腹股沟管流入大阴唇引起,多数患者水肿会在 1～2h 内自行消退而无后遗症。

膀胱子宫内膜异位症如果病灶表浅,也可用水分离与汽化法或切除法治疗。手术时经常用水冲洗,除去碳痂,看清汽化或切除深度,确保病灶未累及膀胱肌层和黏膜层。

直肠阴道隔子宫内膜异位结节也可行腹腔镜手术或腹腔镜协助的经阴道切除术。Donnez 及同事对 500 例因为盆腔疼痛或不孕,有直肠阴道隔子宫内膜异位症的患者做了腹腔镜下深部纤维结节切除术。术后疼痛显著缓解。组织学检查发现,直肠阴道结节类似于腺肌病。因为它是平滑肌内膜腺体和间质的环行结节及积聚。而且雌激素受体及孕激素受体含量不同,提示它们与在位子宫内膜接受不同的调节机制。鉴于这些发现,作者认为直肠阴道隔子宫内膜异位结节不同于腹膜与卵巢子宫内膜异位症来源于直肠阴道隔苗勒管残留,它应该作为一种独立疾病看待。Redwine 和 Wright 行此类腹腔镜手术 84 例,无严重并发症,其中长期随访 67 例,患者症状均缓解,妊娠率为 43%。

对子宫直肠陷凹有结节,和子宫内膜异位症向阴道浸润患者,在助手触摸结节协助下松解、切除病灶,并确保切除干净。子宫内膜异位症罕见穿透结肠黏膜,但常侵犯其浆膜、浆膜下与肌层。如果切除病灶后发现已达黏膜层,要用 4-0 PSD 缝线间断缝合加固结肠壁。该操作需要医师和助手全力合作才能完成。因此类手术需要有丰富的腹腔镜手术和肠道手术经验,而我国妇科医师大多数缺乏手术经验,不敢或不愿做这些手术。然而,这些部位的有症状的子宫内膜异位结节若不切除疗效往往较差,所以,对直肠阴道隔子宫内膜异位症的手术治疗已经成为一个摆在妇科医师面前急需解决的问题,相信妇科医师与肠道外科医师联合手术是以后发展的方向。

(4)恢复盆腔解剖关系:一旦清除病灶、附件分离粘连后,应认真观察卵巢与同侧输卵管的解剖关系,要纠正任何因粘连造成的解剖扭曲,对有生育要求者更应如此。输卵管系膜常常沿壶腹部与卵巢皮质粘连,这些粘连通常覆盖相当一部分卵巢皮质,可能干扰排卵时卵细胞的释放。不仅如此,输卵管伞通常堆积在一起,限制了它的拾卵能力。需要沿卵巢表面与输卵管系膜松解粘连,可以用 2 把无创伤钳分别抓住输卵管及卵巢,向相反方向用力,以暴露出松解面,然后用激光、电极或剪刀进行松解。但松解输卵管伞的粘连时,只能在水中或用剪刀或用二氧化碳激光进行操作。水下松解粘连比起单纯气腹下松解粘连解剖更清晰。先向盆腔灌入乳酸林格液使输卵管伞的膜样粘连在清亮液体中漂浮散开,轻的输卵管伞漂浮在上面,与正常组织分开,当输卵管伞从伞端皱襞浮起时,用小钳子抓起粘连,使用显微剪刀可以无创伤地松解粘连,一般无出血,不会损伤正常组织。

严重子宫内膜异位症及疼痛患者子宫直肠陷凹常常消失,表明直肠阴道有深部子宫内膜异位症及致密粘连,也表明局部区域包括肠管、阴道穹隆、子宫颈后方、输尿管、大血管等解剖异常。但没有经验的腹腔镜医师,或者是不熟悉肠道及泌尿道手术的妇科医师不要试着做重建子宫直肠陷凹。大多数情况下,病变侵犯直肠及直肠阴道隔,不需要做肠切除术。为了更好地认清解剖关系及组织分界,可令助手站在患者两腿之间,一手将硬性举宫器向上举,做直肠阴道检查。看清正常腹膜后,用 18 号腹腔镜穿刺针向里注入含血管加压素的稀释液体(10U 溶于 100 ml 乳酸林格液体中)5~8ml。用二氧化碳激光、剪刀、电手术刀、针、超声刀等分离腹膜粘连。使用二氧化碳激光与水分离,即可分解直肠与宫骶韧带及子宫颈后方的粘连。如果直肠病变广泛,可以同时行乙状结肠镜检查,指导医师操作,排除肠穿孔的可能。完全分离直肠后,切除或汽化处理直肠或直肠阴道隔的病灶。向子宫直肠陷凹内注入冲洗液体,通过乙状结肠镜往直肠内灌气,腹腔镜下观察。子宫直肠陷凹中如见气泡,表明有肠穿孔。当助手作直肠阴道检查辅助妇科医师手术时,可分离直肠与子宫颈后方的粘连。遇广泛渗血或出血可通过注射 3~5ml 稀释的血管加压素溶液(1 支溶于 100 ml 乳酸林格液体中)、激光或双极电凝止血。切除或汽化宫骶韧带及直肠周围的纤维组织时,若遇粗大血管出血,可用双极电凝、血管夹或缝合止血。

输尿管通常在宫骶韧带的侧方。如果分离延伸到宫骶韧带的侧方,应该打开同侧输尿管表面的腹膜至病变部位,识别、暴露输尿管及子宫动静脉。必须准备好双极电凝及血管夹,以便有意外出血时迅速有效控制出血。

直肠阴道间隙松解、止血后,向盆腔内注入乳酸林格液,观察子宫直肠陷凹及松解面注水后的状况。这样做可以放大松解面图像,更有助于发现残留病灶、确认输尿管及肠管有无损伤、电凝小出血点。直肠或子宫直肠陷凹粗糙面不必再腹膜化,因为已有数篇报道认为再腹膜化没有必要,还会促进粘连形成。

Nezhat 等对 185 名妇女做了此类手术,其中 80 例子宫直肠陷凹完全封闭,175 例腹腔镜手术成功并于术后 24h 出院,9 例发生肠穿孔,1 例行部分肠管切除术者于术后 2~4d 出院。手术时间 55~245min 不等。185 例中 174 例术后随访 1~5 年,中度到完全疼痛缓解者 162 例(93%)。13 例(8%)需二次手术,4 例需 3 次手术,12 例(7%)术后疼痛持续存在或加重。

(5)预防粘连:根据动物实验及临床经验,卵巢的创面无须缝合。用低能激光或单、双极电凝持续烧灼创口内部 2~3s,卵巢皮质就会向内卷曲,使创口缩小,但要避免过度烧灼。对直径 5cm 以上囊肿剥除后较大的卵巢缺损,也可在卵巢间质内缝合 1 针,将切缘对合,线结打在卵巢内,不要穿透皮质或露出卵巢表面,以最大限度减少粘连形成(图 17-1B),卵巢外露缝线的缝合法既费时又易引起粘连,不提倡使用(图 17-1A,C)。国内也有学者报道用 2/0 Dexon 线做连续内翻缝合。我们习惯于对较大的卵巢创面及粘连剥离面喷洒生物蛋白胶或透明质酸钠,术毕腹腔内留置地塞米松 10mg 以预防粘连。最近,Abuzeid 等报道将卵巢暂时悬吊在前腹壁上,术后 5~7d 待卵巢窝粘连面愈合后再放回卵巢,认为有助于预防卵巢与周围的粘连。

(6)其他辅助治疗:对不孕患者行亚甲蓝输卵管通液试验,有痛经子宫后位者可行子宫悬吊术,还可行骶前神经切除术。近年来提倡做腹腔镜子宫神经去除术(laparoscopy uterine nerve ablation,LUNA),即从骶韧带根部 0.5cm 开始切除长 2～3cm、深 1cm 的子宫骶骨韧带（图 17-2），手术简单易行，但注意勿损伤输尿管，近期疗效同骶前神经切除术，痛经缓解率可达 80%，但远期效果亦不理想。对无生育要求者可同时切除子宫，可明显减少子宫内膜异位症复发机会。

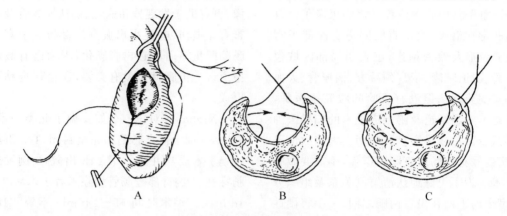

图 17-1　卵巢缝合常用的几种方法
A. 卵巢外打结法；B. 卵巢内打结法；C. 卵巢外打结法

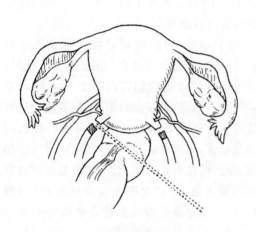

图 17-2　腹腔镜子宫神经去除术

对药物治疗或保守性手术无效且无生育要求者应行子宫及两侧输卵管卵巢切除术即所谓的根治性手术，术后是否应该进行及何时进行激素替代治疗（hormone replacement therapy，HRT）尚有争议。目前赞成术后即用药的学者占多数。我们 2 年来对 8 例 40 岁左右行根治性手术的患者，术后 1 周内即开始给予倍美力每天 0.3～0.625mg 或利维爱 1.25～2.5mg，患者均未出现明显绝经症状，也未发现子宫内膜异位症复发，该方面有待于进一步积累经验。

（周应芳）

第二节　子宫腺肌病

【主要特点】

正常情况下子宫肌层内可有少许子宫内膜组织，当内膜侵入肌层达一个高倍视野以上时即为子宫腺肌病。本病多发生于 30—50 岁经产妇，约半数患者合并子宫肌瘤，15%～45% 患者合并盆腔子宫内膜异位症。对尸检及因病切除的子宫作连续切片检查，10%～47% 的子宫肌层中可见子宫内膜组织，其中 30% 无症状。子宫腺肌病并非人类所特有，许多动物如灵长类、啮齿类的子宫也会出现类似人类子宫腺肌病的改变。

【病因】

病因还不十分清楚。因为它多见于已婚经产妇女，所以，一般认为和妊娠、刮宫、人工流产及分娩有密切关系。我们比较过 135 例子宫腺肌病（病例组）和同期 328 例子宫肌瘤(对照组)的孕产史,发现妊娠分娩和刮宫人流等与子宫腺肌病发病有密切关系。妊娠和分娩可能通过以下几种途径引起子宫腺肌病。

(1)分娩造成的子宫内膜及浅肌层损伤有利于基底细胞增生并侵入子宫肌层。

(2)通过性激素和催乳素起作用。

(3)与子宫内膜血管变化有关。Mori 和 Nagasawa 指出,早期鼠子宫腺肌病发病的表现是子宫内膜的间质细胞沿血管分支侵入子宫肌层,随后,子宫内膜腺体侵入形成子宫腺肌病。我们以往的研究也表明,小鼠垂体移植后子宫血管明显扩张。Ota 等和我们均报道了宫腺肌病患者的子宫内膜血管明显增生,微血管扩张。

(4)与慢性子宫内膜炎有关。

【病理改变】

分为弥漫型和局限型两种。

1. 弥漫型　常见,子宫多呈均匀性增大,一般不超过 12 周妊娠子宫大小。子宫病灶一般为弥漫性生长,但后壁更明显,故后壁常较前壁厚。病灶处肌层明显增厚变硬,粗厚的肌纤维内常见黄褐色或蓝色小囊腔,腔内为咖啡色稀薄液体。

2. 局限型　指异位子宫内膜在局部肌层中生长形成肿块,又称为子宫腺肌瘤(adenomyoma),但它不同于肌瘤,无假包膜,与周围的肌层无明显分界,因而难以将其自肌层剔出。镜检肌层内有呈岛状分布的子宫内膜腺体与间质,由于它们多来源于基底层内膜,对卵巢激素尤其是孕激素不敏感,故常处于增生期,但局部区域可有分泌期改变。

解放军总医院回顾性分析子宫腺肌症病灶分布特点,对 222 例因子宫腺肌病切除全子宫的标本进行多点取材发现,全部病例子宫体均存在腺肌症病灶,仅有 3 例(1.35%)在宫颈发现异位病灶。提示子宫腺肌病很少累及宫颈,因此在治疗时可考虑对宫颈的保留。

【临床表现】

1. 痛经　是子宫腺肌病的主要症状,北京大学第一医院报道的 318 例腺肌病患者中有痛经者 217 例,占 64.8%。多为继发性痛经伴进行性加重,其程度较重,常需用止痛药物。随着病情发展,疼痛可从经前 1 周左右即开始,或可延长至经后 1～2 周。少数患者疼痛时间在月经前后,仍呈周期性。

2. 月经过多　是子宫腺肌病的另一主要症状,在 318 例中月经过多有 132 例,占 41.5%。少数患者发生大量出血,术前误诊为功能性子宫出血。

3. 不孕　见于少数患者。

【妇科检查】

子宫增大,多为均匀性,较硬,一般不超过 12 周大小,否则,可能合并子宫肌瘤。若为子宫腺肌瘤,也可表现为非对称性增大。若合并子宫内膜异位症,可出现相应体征。

【辅助检查】

1. 超声检查　子宫增大,肌层增厚,后壁更明显,致内膜线前移。和正常子宫肌层相比,病变部位常为等回声或稍强回声,有时其间可见点状低回声,病灶与周围无明显界限。阴道超声检查可提高诊断的阳性率及准确性。Bromley 等报道 51 例行超声检查诊断子宫腺肌病中,经病理检查证实诊断者 43 例,占 84.3%。子宫腺肌病患者均表现为子宫有非均质回声,95%子宫呈球形,82%子宫肌层有小低回声区,82%子宫内膜模糊呈条纹状。Fedele 等发现弥漫型子宫腺肌病更适合应用阴道超声检查,敏感性达 80%,特异性 74%,较腹部超声诊断准确率高。Chiang 等用彩色超声检查研究子宫腺肌病患者发现,87%子宫腺肌病病灶内有稀疏血管,82%肿物内及周围血管 PI(pulsitility index)> 1.17,而子宫肌瘤患者 84%肿物周围血管 PI≤1.17,作者认为血管指标测定比肿物形态学观察诊断更准确。

2. 子宫腔造影　以往行碘油造影,可见

碘油进入子宫肌层,阳性率约为 20%。后来有人采用双氧水声学造影,认为可提高阳性率。

3. 内镜检查　宫腔镜检查子宫腔增大,有时可见异常腺体开口,若用电刀挖除子宫内膜及其下方的可疑组织送病理检查,有时可以明确诊断。腹腔镜检查见子宫均匀增大,前后径更明显,子宫较硬,外观灰白或暗紫色,表面可见一些浆液性小泡。有时浆膜面突出紫蓝色结节。有条件时可行多点粗针穿刺活检或腹腔镜下取活检明确诊断。

4. CA125 测定　我们曾测定 55 例子宫肌腺病、20 例子宫肌瘤和 20 例正常妇女血清 CA125 的水平。子宫腺肌病患者血清 CA125 水平明显升高,阳性率达 80%。还发现肌腺病患者 CA125 水平和子宫大小呈正相关,子宫越大,CA125 水平越高。和术前相比,术后一周患者 CA125 水平明显下降。表明 CA125 测定不仅对子宫肌腺病有明显的辅助诊断价值,而且有助于与子宫肌瘤的鉴别。

5. 磁共振　是国内外公认诊断子宫腺肌病最可靠的非创伤性方法。1983 年美国加州大学放射科医师 Hricak 等在子宫 MRI 显像中首先发现子宫内膜与肌层之间存在着较低密度的结合带,并与 1986 年正式使用子宫内膜/肌层结合区(junction zone, JZ)名称。近年来 JZ 异常成为了早期诊断子宫腺肌病的特征性影像,MRI 检查发现在女性不孕、原发/继发痛经、经量过多人群中子宫腺肌病发生率均高于 50%。磁共振成像显示子宫结合带增宽 >5mm(正常 1.5~3mm);T_2 重影像即子宫内膜强回声外环绕一低强带信号。病灶本身 MRI 信号低于周围正常肌肉,但分界不清,病灶内散在点状强回声厚度不均匀回声带是子宫腺肌症的典型影像。

【非手术治疗】

1. 药物治疗　对年轻有生育要求或近绝经期者可试用达那唑、内美通、孕三烯酮或促性腺激素释放激素类似物或激动药(GnRHα)等,用药剂量及注意事项同子宫内膜异位症的治疗。有报道连续使用 GnRHα 4 个月,子宫体积缩小 65%,患者闭经,腹痛消失。近年来国内外不断有治疗后妊娠的病例报道,给年轻伴有不孕的患者带来了希望。

近年来,国内有作者报道用米非司酮治疗子宫腺肌病取得良好效果,但遗憾的是作者的病例完全依靠临床诊断,均无病理诊断。我们曾做动物实验,发现 RU486 不但能明显阻断小鼠子宫腺肌病的发病,而且对小鼠子宫腺肌病也有一定治疗效果,RU486 可以缩小子宫和腺肌病病灶,减轻病变程度,与人类子宫腺肌病药物治疗的结果一致。

我们曾使用左旋 18-甲基炔诺酮埋植剂治疗围绝经期子宫腺肌病 30 例,治疗后虽子宫体积无明显缩小,但痛经有效率达 100%。

2. 宫内节育器　近期国内外报道用释放左旋 18-甲基炔诺酮的宫内节育器(LNG-IUS,曼月乐)治疗子宫腺肌病痛经及月经过多取得一定效果。曼月乐对月经过多和轻中度痛经效果较好,但对重度痛经不够有效。

3. 介入治疗　近年来,有报道用动脉栓塞疗法治疗子宫腺肌病。探讨经导管动脉栓塞术(TAE)治疗子宫腺肌病的临床疗效及不良反应。方法:以 Seldinger's 技术完成双子宫动脉或双髂内动脉前干超选择插管,造影证实后,用携带有抗生素的新鲜吸收性明胶海绵颗粒(直径 1~3mm)进行栓塞。14 例子宫腺肌病患者术后 1、3、6、12 个月观察其疗效,TAE 治疗后全部病例临床症状缓解。月经量减少 33.3%~70.0%,平均减少 (52.6 ± 20.1)%$(P<0.01)$;13 例在术后 2 个月内痛经完全消失,1 例治疗后明显缓解,至术后第 11 个月痛经消失,术后疼痛评分及评级比术前明显降低$(P<0.01)$;子宫、病灶体积缩小显著;彩色超声显示子宫肌层及病灶内血流信号明显减少。提示 TAE 治疗子宫腺肌病的近期疗效显著。但 TAE 治疗还

有一些并发症尚未解决,远期疗效尚待观察,对日后生育功能的影响还不清楚,临床应用也不多,还有待于进一步积累经验。

【手术治疗】

子宫腺肌病诊断年龄明显前移(年轻化)与现代女性初产年龄后移(高龄化)交集。此外,与子宫腺肌病相关的女性不孕问题日益凸显,越来越多的年轻育龄患者因为顾忌社会、家庭、婚姻以及自身心理和生活质量问题,迫切希望保留子宫完整性、保留生育能力。因此,各种各样的保留子宫手术被越来越多的用于临床,统称"保宫术"(Uterus sparing operation,USO)。目前对子宫腺肌病的手术治疗分为三大类型:保守性(保留子宫生育功能)、半保守性(保留宫颈或部分宫体,但无生育功能)及根治性(全子宫切除)。

1. 姑息性手术　对希望保留子宫生育功能的患者可采用此类手术,尽管此法可使部分患者术后妊娠,但因手术的不彻底性复发率较高。

(1)子宫腺肌瘤挖除术:子宫腺肌病病灶切除术适用于病灶局限、有保留子宫的愿望或有生育要求的患者。单纯病灶切除术可以明显缓解痛经,术后患者痛经缓解率达80%以上,要求生育的患者妊娠率为 2.3% ～ 68.8%;术后复发率 7% ～ 34.7%。由于该病病变范围广,病灶与周围正常子宫肌层组织无明显分界,难以准确判断切除范围达到临床治愈,这也是术后复发率较高的原因之一。2004 年,Fujishita 等研发了一种在子宫病灶处做 H 形切口治疗子宫腺肌病的术式,可降低切除病灶时穿透宫腔的风险,术后 2 年症状缓解率为 83%。另有研究表明,保守性手术联合使用 GnRHα 适用于比较严重的子宫腺肌病患者,如子宫巨大且质硬以及严重痛经者。近年来,越来越多的育龄患者选择病灶切除术而保留其生育能力,但术后妊娠过程中应警惕子宫破裂的可能。

(2)Nishida 方法:不对称性纵向病灶及肌层切除术(图 17-3)。国外也有文献报道,经腹不对称性切除病灶及肌层组织治疗弥漫性子宫腺肌病的手术,以保留患者生育功能。具体方法:①根据病灶的位置,从一侧(起始侧)向对侧间质部平行宫底电切子宫前壁或后壁的浆肌层;②由对侧间质部纵向不对称切开子宫前、后壁浆肌层,保留双侧子宫动脉及宫腔的完整性;③横行切开宫腔,以可容示指为宜,在示指引导下环状电极切除起始侧和对侧病灶及肌层,仅保留子宫内膜上及浆膜下各 5 mm 的肌层组织;④关闭宫腔,并用对侧浆膜层覆盖起始侧子宫,精细缝合,避免死腔形成。术后随访 3 个月痛经及经量过多症状明显缓解,1 年内痛经复发率为 9.4%,术后妊娠率为 4.5%(2/44),其中一例借助于体外受精-胚胎移植技术,另一例为间质部妊娠。该手术于间质部切断了对侧的输卵管,可能是术后妊娠率较低的原因之一。患者术后无病灶切除部位血肿及 Asherman 综合征等并发症发生。对于无生育要求且渴望保留子宫的患者该手术方式可获得满意疗效。

(3)Osada 方法:Hisao Osada 等对 104 例弥漫性子宫腺肌病患者行经腹"三叶瓣"式病灶及肌层切除术(图 17-4)。具体方法如下:①止血带扎于宫颈,减少子宫血流;②于子宫正中线沿子宫前、后壁纵行切开子宫浆肌层直达宫腔,此时子宫被分为左右两部分;③示指伸入宫腔,在示指引导下最大限度去除子宫前后壁病灶组织及肌层,仅保留子宫内膜上及浆膜下各 1cm 的肌层组织;④关闭宫腔,将一侧子宫前、后壁的浆肌层间断缝合,并由对侧浆肌层覆盖,重叠缝合两侧肌层组织,重塑子宫,形似"三叶瓣",以避免病灶切除部位死腔的形成。术后患者痛经及经量过多等症状迅速缓解,6 个月内经阴道彩色多普勒超声提示手术部位的血流恢复正常。2 年内复发率为 3.8%,有生育要求的患者妊娠率为 61.5%,分娩率为 87.5%,妊娠过程中子宫破裂的发生率为0。该手术方式最大限度地切除了腺肌病病灶组织,术中采用"三叶瓣"式重叠缝合,不留死腔,手术部位血供恢复较好,患者术后妊娠率及分娩率均较高。Tae-Hee Kim等报道了应用该手术方式处理1例巨大子宫且伴盆腔粘连的子宫腺肌病患者,并指出采用"三叶瓣"式病灶及肌层切除术治疗子宫腺肌病,术前行子宫动脉栓塞可有效减少出血量,尤其是对于巨大子宫及伴有盆腔粘连者。"三叶瓣"式病灶及肌层切除术治疗弥漫性子宫腺肌病不仅降低了复发率,还最大限度地保留了生育功能,妊娠过程中发生子宫破裂的病例至今未见报道,是一种值得推广的手术方式。

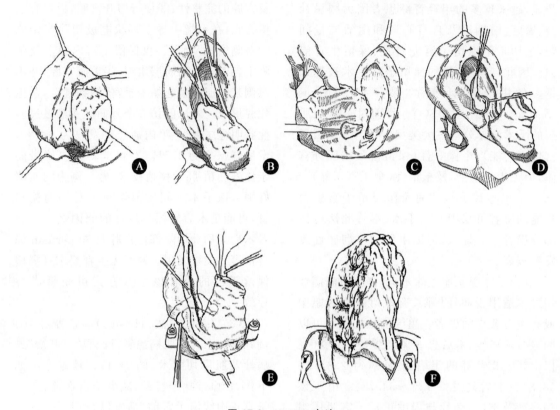

图 17-3 Nishida 方法

A. 根据病灶位置切开子宫前壁或后壁的浆肌层;B. 由对侧间质部纵向不对称切开子宫前后壁,注意保留双侧子宫动脉及宫腔的完整性;C. 横行切开宫腔,以可容示指为宜。在示指引导下环状电极切除宫腔外病灶;D. 切除对侧浆膜下病灶,厚度为子宫内膜上及浆膜下各5mm肌层组织;E. 关闭宫腔,并用浆肌层缝合覆盖子宫;F. 精细缝合,不留死腔,重塑子宫

(4)宫腔镜子宫内膜去除及子宫腺肌病病灶挖除术。子宫内膜切除术指切除子宫内膜功能层、基底层及其下方1~2mm的肌层组织,使功能层内膜难以再生。该术式于1989年由英国学者Magos首次报道。有相关研究指出,子宫内膜切除术治疗子宫腺肌病适合于子宫内膜与子宫肌层交界处或侵入肌层较浅病灶的处理。子宫腺肌病肌层受侵深度分3级:Ⅰ级仅侵及浅肌层;Ⅱ级达中肌层;Ⅲ级超越中肌层。子宫内膜切除术后痛经能有效缓解的子宫腺肌病患者多为Ⅰ级,病情较轻。Ⅲ级患者术后失败,多再行全子宫切除术,其中术中切除深度不足和漏切也是手术失败的原因之一。近年来有研究表

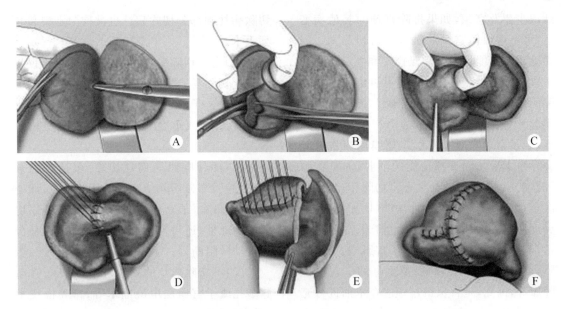

图 17-4　Osadaa 方法

A. 于子宫正中线沿子宫前、后壁纵行切开子宫肌层直达宫腔,将子宫分为左右两部分;B. 示指伸入宫腔引导切除子宫肌层及病灶;C. 切除后子宫内膜上及浆膜下各留 1cm 肌层组织;D. 间断缝合子宫内膜上肌层,关闭宫腔;E. 将一侧子宫前、后壁浆肌层间断缝合;F. 对侧浆肌层覆盖,重叠缝合两侧肌层,重塑子宫

明,宫腔镜下子宫内膜切除术后患者月经量过多的缓解率为 98.4％,其中闭经、经量过少及经量正常者各占 30.5％、41.1％、26.8％;痛经缓解率为 86.8％;复发率为 1.6％。对于有强烈保留子宫愿望的患者,术前行常规妇科及宫腔镜检查排除生殖器恶性病变,并通过 MRI 检查对该病分级做出准确的评估,选择Ⅰ级患者行子宫内膜切除术可以有效解除子宫腺肌病患者的痛经症状。

2. 半保守性手术　此类手术适用于强烈要求保留子宫或宫颈,而无生育要求的患者。手术后患者可能出现闭经或仅有极少量的阴道流血,生育功能丧失。

(1)子宫体楔形切除术:即自两宫角内侧 1～1.5 cm 处纵行切开两侧子宫前后壁,避开子宫动脉上行支达子宫峡部,再造一小子宫。子宫腺肌病病灶主要见于宫底及前、后壁,罕见于宫颈,该手术不仅切除了病灶组织,使保留下的子宫肌层内残留病灶减至最

低,而且切除了子宫腺肌病的好发部位,术后月经量过多及痛经等临床症状得到明显缓解,2 年内复发率为 14.6％。国内有文献报道,腹腔镜下子宫体楔形切除术治疗子宫腺肌病术后疗效较为满意,患者症状均得到有效缓解,未出现围绝经期症状。子宫体楔形切除组的痛经缓解状况与次全子宫切除组相近,明显优于病灶剔除组。此外,该术式保留了子宫和卵巢的血供,维持卵巢激素的正常分泌,防止其早衰;再造一小子宫有利于患者的心理健康;未切断子宫韧带,保留了盆底组织解剖结构的完整性,避免了卵巢移位及宫颈脱垂等后遗症的产生;保留阴道的正常形态及宫颈周围重要的感觉神经,不影响术后性生活质量。但由于该术式保留了宫颈内口上方 1～2 cm 的子宫内膜、宫颈及宫颈管内膜,故术后应长期严密随访,高度警惕宫颈残端癌的发生。

(2)子宫次全切除术:由于子宫腺肌病病

灶很少累及宫颈,如果排除宫颈的其他病变后,可考虑保留宫颈的次全子宫切除术。因切除宫颈可能导致子宫骶韧带和主韧带中的子宫阴道神经丛受创。而这些神经中含有支配阴道、阴蒂和阴唇的自主神经,患者术后性唤起和外生殖器感觉通常会产生异常。此外,全子宫切除对盆底组织筋膜的损伤可能会导致术后盆底支撑功能的削弱,加重盆腔脏器的脱垂。因此,与全子宫切除相比,子宫次全切可以更好地保留性功能(增加高潮、减少疼痛)及盆底支持功能。由于子宫腺肌症常常合并其他妇科疾病,如子宫肌瘤、子宫内膜异位症、宫颈良性病变及少见的子宫恶性肿瘤等,因此,是否保留宫颈应在术前进行充分地评估,根据检查结果决定宫颈的去留。

3. 根治性手术 全子宫切除术是治疗本病的传统方法,可以根治痛经和(或)月经过多,适用于年龄较大、无生育要求者。近年来,阴式子宫切除术应用日趋增多,单纯子宫腺肌病子宫多<12孕周,阴式子宫切除术多无困难,若合并有子宫内膜异位症,有卵巢子宫内膜异位囊肿或估计有明显粘连,可行腹腔镜辅助阴式子宫切除术(LAVH)。

最近也有作者将保子宫手术(USO)分成三大类:完全切除病灶(Complete excision)、部分切除病灶(Partial excision)和不切除病灶(Nonexcisional techniques)。完全切除病灶和部分切除病灶也被称为Ⅰ型和Ⅱ型手术。

(1)完全切除病灶:包括传统开腹或腹腔镜完全切除子宫腺肌病病灶,或术中超声引导下切除。子宫重建可以采用直接缝合或改良U形缝合或重叠肌瓣缝合及三肌瓣技术等。

(2)部分腺肌病病灶切除:包括传统开腹/腹腔镜部分切除子宫腺肌病病灶,病灶处横H形切除,子宫楔形切除,子宫不对称切除等。此外,还可部分腺肌病病灶切除联合子宫动脉阻断等。

(3)不切除病灶的其他治疗:包括子宫动脉结扎或子宫肌层电凝固术等;宫腔镜技术(子宫内膜切除术、子宫内膜消融术、宫腔镜下囊内病灶切除术等);高频超声(HIFU)、腺肌病病灶囊内无水乙醇灌注、非宫腔镜子宫内膜消融术(射频技术、微波技术、热球囊子宫内膜消融等)。

目前有各种各样的手术方式应用于临床,但治疗后症状缓解率及完全病灶切除率差别较大,与手术完成质量相关性高。基于子宫腺肌病临床治疗现状,尤其是对于年轻希望保留子宫完整性、保留生育功能的患者,探索症状缓解率高、术后复发率低的微创手术方式,是目前妇科临床亟待解决的问题。

(周应芳 马荣丽 关 铮)

参 考 文 献

卞度宏.2000.子宫内膜异位症和子宫腺肌病//妇产科学.5版.乐杰:387-396.

曹泽毅.1999.中华妇产科学(下册).北京:人民卫生出版社:1264-1302.

葛春晓,马俐,丁慧娟.2002.腹腔镜下子宫悬吊术治疗子宫内膜异位症的疗效探讨.中国微创外科杂志,2(3):152-153.

郭权,刘贵鹏.2012.腹腔镜下子宫体楔形切除术的临床研究.中国内镜杂志,18(1):34-37.

李远明,李晓群,苏园园,等.2001.经皮选择性子宫动脉栓塞治疗子宫腺肌病.广东医学,22:1125-1126.

林金芳,孙翠翔,李儒芝.1999.促性腺激素释放激素激动药用于治疗子宫腺肌病伴不孕症的观察.中华妇产科杂志,34(4):214-216.

刘萍,陈春林,吕军,等.2000.经导管动脉栓塞术治疗子宫腺肌病的临床观察.中国实用妇科与产科杂志,16:737-738.

吕嬿,冷金花,戴毅,等.2012.腹腔镜保守手术治疗子宫腺肌瘤疗效观察.中国实用妇科与产科杂志,27(10):753-756.

彭超,周应芳.2001.子宫腺肌症 318 例临床分析.中国妇产科临床,2(2):72-74.

彭燕蓁,张玮,段华.2012.子宫体大部分切除术治疗子宫腺肌症的疗效及术后复发因素分析.中国微创外科杂志,12(11):1009-1011.

日本产科妇人科学会.1993.子宫内膜症取扱い规约.东京:金原出版株式会社:3-21.

孙大为,边旭明,李艳,等.1997.囊肿穿刺-经阴道穿刺卵巢子宫内膜异位囊肿及注入乙醇的长期疗效和安全性观察.中华妇产科杂志,32(3):181-182.

夏恩兰,段惠兰,张玫.1997.子宫内膜切除术治疗子宫腺肌病 28 例分析.实用妇产科杂志,13(5):256-257.

姚书忠,庄广伦,黄建昭,等.1999.腹腔镜下卵巢子宫内膜异位囊肿剥出术.中国内镜杂志,5(2):19-20.

周应芳(译),翁丽驹(校).2002.子宫内膜异位症的腹腔镜手术治疗//妇科腹腔镜手术:治疗原则与技巧.2版.崔恒,王秋生主译.北京:人民卫生出版社:135.

周应芳,崔恒,乔杰,等.2001.应重视子宫内膜异位症诊断与治疗的规范化.中国妇产科临床,2(2):68-71.

周应芳,麦永嫣.2001.子宫内膜异位症及子宫腺肌症//临床医师诊疗全书:现代妇产科诊疗手册.2版.董悦,赵瑞林.北京:北京医科大学和中国协和医科大学联合出版社:505-512.

周应芳,守隆夫,郑淑蓉.2000.米非司酮对垂体移植诱发小鼠子宫腺肌症的影响.北京医科大学学报,32(6):500-502.

周应芳,王贞娟,郑淑蓉.1996.子宫腺肌症患者妊娠和计划生育手术史调查.北京医学,18(2):78-81.

周应芳,吴北生,李辉,等.1996.CA125 测定对子宫肌腺症的诊断价值.中华妇产科杂志,31(10):590-593.

周应芳,岳晓燕,刘运明.2002.子宫内膜异位症的腹腔镜手术治疗.中国内镜杂志,8:9-12.

周应芳.1999.子宫内膜异位症及子宫腺肌症//实用妇产科药物治疗学.郭燕燕,周世梅.北京:人民卫生出版社:207-212.

周应芳.麦永嫣,郑淑蓉.1995.子宫腺肌症诊断和治疗研究进展.中华妇产科杂志,30(8):502-505.

Abuzeid MI,Ashraf M,Shamma FN.2002.Temporary ovarian suspension at laparoscopy for preven-tion of adhesions.J Am Assoc Gynecol Laparosc,9(1):98-102.

Ascher-Walsh CJ,Tu JL,Du Y,et al.2003.Location of adenomyosis in total hysterectomy specimens.J Am Assoc Gynecol Laparosc,10:360-362.

Bromley B,Shipp TD,Benacerraf B.2000.Adenomy-osis:sonographic findings and diagnostic accuracy.J Ultrasound Med,19(8):529-534.

Brosens I,Gordts S,Campo R. 2001. Transvaginal hydrolaparoscopy but not standard laparoscopy re-veals subtle endometriotic adhesions of the ovary.Fertil Steril,75(5):1009-1012.

Brosens I,Puttemansi P.1989.Double optic laparos-copy.Ballieres Clin Obstet Gynecol,3:595.

Chiang CH,Chang MY,Shiau CS,et al.1999.Effect of a sonographically diffusely enlarged uterus without distinct uterine masses on the outcome of in vitro fertilization-embryo transfer.J Assist Re-prod Genet,16(7):369-372.

Dechaud H,Ali Ahmed SA,Aligier N,et al.2001.Does transvaginal hydrolaparoscopy render stand-ard diagnostic laparoscopy obsolete for unex-plained infertility investigation? Eur J Obstet Gy-necol Reprod Biol,94(1):97-102.

Donnez J,Nisolle M,Gillerot S,et al.1997.Rectovag-inal septum adenomyotic nodules:a series of 500 cases.Br J Obstet Gynaecol,104(9):1014-1018.

Fedele L,Bianchi S,Dorta M,et al.1992.Transvagi-nal ultrasonography in the diagnosis of diffuse ad-enomyosis.Fertil Steril,58:94.

Grimbizis G F,Mikos T,Tarlatzis B.2014.Uterus-sparing operative treatment for adenomyosis.Fertil Steril,101(2):472-487.

Grimbizis GF,Mikos T,Tarlatzis B,et al.2013.Ute-rus-sparing operative treatment for adenomyosis.Fertil Steril,26:S0015-0282.

Hisao Osada,Sherman Silber,Toshiyuki Kakinuma,et al.2011.Surgical procedure to conserve the ute-rus for future pregnancy in patients suffering from massive adenomyosis.Reprod Biomed Online,22:94-99.

Kitawaki J,Kusuki I,Koshiba H,et al.1999.Detec-tion of aromatase cytochrome P-450 in endometrial biopsy specimens as a diagnostic test for endometriosis.Fertil Steril,72(6):1100-1106.

Malik E,Berg C,Meyhofer-Malik A,et al.2000.Fluorescence diagnosis of endometriosis using 5-aminolevulinic acid.Surg Endosc,14(5):452-455.

Nezhat C,Nezhat F,Pennington E.1991.Laparoscopic treatment of lower colorectal and infitrative rectovaginal septum endometriosis by the technique of videolaseroscopy.Br J Obstet Gynecol,99:664.

Nezhat F,Nezhat C,Allan CJ,et al.1992.A clinical and histologic classification of endometriomas:Implications for a mechanism of pathogenesis.J Reprod Med,37:771.

Nishida M,Takano K,Arai Y,et al.2010.Conservative surgical management for diffuse uterine Adenomyosis.Fertil Steril,94(2):715-971.

Noma J,Yoshida N.2001.Efficacy of ethanol sclerotherapy for ovarian endometriomas.J Gynaecol Obstet,72(1):35-39.

Ota H,Igarashi S,Tanaka T.1998.Morphometric evaluatiuon of stromal vascularization in the endometrium in adenomyosis.Hum Reprod,13:715-719.

Prefumo F,Todeschini F,Fulcheri E,et al.2002.Epithelial abnormalities in cystic ovarian endometriosis.Gynecol Oncol,84(2):280-284.

Redwine DB,Wright.JT.2001.Laparoscopic treatment of complete obliteration of the cul-de-sac associated with endometriosis:long-term follow-up of en bloc resection.JT Fertil Steril,76(2):358-365.

Tae-Hee Kim,Hae-Hyeog Lee,Soo-Ho Chung,et al.2012.The triple-flap method for huge uterine adenomyosis with pelvic adhesions.Reprod Biomed Online,25(6):649.

Vercellini P,Cortesi I,De Giorgi O,et al.1998.Transvaginal ultrasonography versus uterine needle biopsy in the diagnosis of diffuse adenomyosis.Hum Reprod,13(10):2884-2887.

Zhiyuan Dai,Xiao Feng,Liying GaoLocal,et al.2012.Local excision of uterine adenomyomas:a report of 86 cases with follow-up analyses.Eur J Obstet Gynecol Reprod Biology,161:84-87.

Zhou YF,Matsuda M,Mori T,et al.2000.Effects of mifepristone(RU486)treatment on the development of uterine adenomyosis induced by pituitary grafting in mice.Life Science S,67:2713-2720.

Zhou YF,Matsuda M,Sakamoto S,et al.1999.Changes of uterine microvessels as a possible pathogenic factor in the development of adenomyosis induced by pituitary grafting in mice.Acta Histochem.Cytochem,32(5):387-391.

第18章 压力性尿失禁

国际妇科泌尿协会（International Uro-gynecological Association，IUGA）/国际尿控协会（International Continence Society，ICS）联合提出的压力性尿失禁（Stress Urinary Incontinence，SUI）定义为：腹压的突然增加导致尿液不自主流出，不是由逼尿肌收缩压或膀胱壁对尿液的张力压引起的。其特点是正常状态下无遗尿，而在喷嚏、咳嗽或劳动、运动等腹压突然增高时不自主漏尿。由此引发的一个社会和卫生问题，其发病率各家报道不一，中国成年女性 SUI 患病率高达18.9%，在 50—59 岁年龄段 SUI 患病率最高，28.0%。

第一节 概　　述

【病因】

压力性尿失禁分为两型。90%以上为解剖型压力性尿失禁，为盆底组织松弛引起；约不到 10% 为尿道内括约肌障碍型压力性尿失禁，为先天性或原因不明。

（1）妊娠与阴道分娩为压力性尿失禁的主要病因。

（2）尿道、阴道手术等均可破坏尿道膀胱正常解剖支持。

（3）先天性或绝经后膀胱尿道周围组织支持不足，致尿道膀胱颈部肌肉及筋膜萎缩而尿失禁。

（4）盆腔内有巨大肿物致腹压增加，膀胱尿道交接处位置降低而发生尿失禁。

【发病机制】

发病机制目前尚不清楚。但绝大多数膀胱颈高运动型压力性尿失禁发生机制如下。

1. 压力传导理论　压力性尿失禁患者由于盆底松弛而致 2/3 近侧尿道移位于腹腔之外，在静止时尿道压力减低（仍高于膀胱内压），但腹内压增加时，压力只能传向膀胱而不能传递给尿道，使尿道阻力不足以对抗膀胱的压力，遂引起尿液外溢。

正常尿道与膀胱底部的后角应为 90°～100°，上尿道轴与站立位垂直线，所成的尿道倾斜角约 30°。在压力性尿失禁患者，由于盆底组织松弛，膀胱底部向下向后移位，遂使尿道膀胱后角消失，尿道缩短。这种改变，宛如排尿动作的初期阶段，一旦腹内压增加，即可以诱发不自主排尿。除尿道膀胱后角消失外，尿道轴也发生旋转，使其从正常的 30° 增加至大于 90°（图 18-1）。这也从某一侧面解释了膀胱颈高运动性的压力性尿失禁的发生机制。

2. 吊床理论　Petros 从正常尿道和膀胱颈关闭机制假说上阐述了压力性尿失禁的发生机制：尿道的关闭是由耻尾肌的前部分收缩形成所谓"吊床"所致。"吊床"的形成是以耻骨尿道韧带后的部分阴道为传递媒介。膀胱颈的关闭，称之为"扣结"，是以耻骨尿道后的部分阴道为媒介，由"提举支托结构"的共同收缩完成的。"提举支托结构"是指直肠

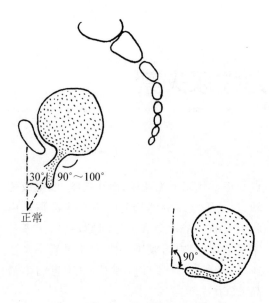

图 18-1　张力性尿失禁膀胱后角改变

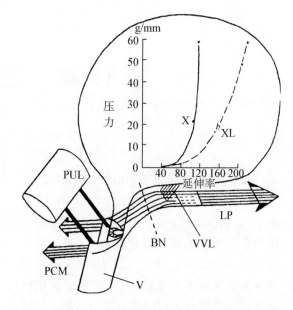

图 18-2　张力性尿失禁的"吊床"假说

坐标图为阴道张力延伸曲线；X-正常伸缩性；XL-阴道松弛；PUL-耻骨尿道韧带；BN-膀胱颈；LP-提举结构；V-阴道；PCM-耻骨尾骨肌；VVL-阴道附于膀胱底

的横向肌和肛门周围的纵向肌。阴道后穹隆肌电图的测定证实了这个假说。在无尿失禁的妇女"提举支托结构"收缩使阴道达到 X 点，耻骨肌收缩向前拉阴道形成"吊床"而关闭尿道腔隙。如出现阴道壁松弛，耻骨肌收缩超过固定的距离不能达到转换点 XI* 则尿道不能关闭而产生尿失禁(图 18-2)。

【临床表现】

　　几乎所有的下尿路症状如尿频、尿不尽感及许多阴道症状都可见于压力性尿失禁。腹压增加下的不自主溢尿是最典型的症状，80%的压力性尿失禁患者有膀胱膨出。

【辅助检查】

　　1. 压力试验　将一定量的液体(一般为300ml)注入膀胱后，嘱患者取站立位，用力咳嗽 8～10 次，观察阴部有无尿液漏出。如有尿液流出，为阳性。

　　(1)尿垫试验(Pad test)：尿道压力试验阴性者可行尿垫试验。尿垫试验即嘱患者在一定时间内做一系列规定的动作，测量患者活动前后佩带卫生巾的重量，计算漏尿量，从而评估患者尿失禁的严重程度。常用的是1h 尿垫试验和 24h 尿垫试验。

　　(2)指压试验(Bonney test)：亦即膀胱颈抬高试验，检查者把中指和示指分开放入阴道前壁的尿道两侧，指尖位于膀胱与尿道交接处，向前上抬高膀胱颈，再行诱发压力试验，如压力性尿失禁现象消失，则为阳性。该方法可以预计抬高膀胱颈手术的效果。

　　(3)棉签试验(Q-tip test)：患者取膀胱截石位，将润滑的棉签置入尿道，使棉签头处于尿道与膀胱交界处，分别测量患者在静息时及 Valsalva(紧闭声门的屏气)时棉签棒与水平线之间形成的角度。在静息及做 Valsalva 动作时该角度差小于 15°，说明有良好的解剖学支持；如角度差大于 30°患者或上行 2～3cm，说明解剖学支持薄弱；15°～30°患者时，结果不能确定。

　　2. 放射检查　膀胱尿道造影可以了解尿道角度的变化、膀胱尿道位置的改变及膀胱颈的改变。动态膀胱显影录像(videocystourethrography，VCD)可以动态和连续地观察膀胱、膀胱颈的变化,是一种精确诊断膀胱尿道运动性的方法,但仪器设备价格昂贵,临床未被广泛应用。

3. 内镜检查　尿道镜和膀胱镜检查有助于了解尿道长度、张力和除外膀胱黏膜的病变。

4. 尿道压的测定　尿道压力图常可证明压力性尿失禁患者在静息状态的尿道括约肌功能减弱。尿道压力图可以明确是否为内括约肌障碍型压力性尿失禁。

5. 超声检查　包括腹部超声、会阴超声、阴道超声、直肠超声及尿道内超声,观察静息状态和 Valsalva 动作时膀胱的位置改变,从而测量膀胱颈活动度。活动度>1cm 为解剖缺陷、压力性尿失禁的诊断指标,咳嗽时尿道近端呈漏斗型是压力性尿失禁的典型表现。

6. 尿动力学检测　基本的尿动力学基本检测包括尿流量测定(uroflowmetry)和膀胱内压测定(cystometry)。

(1)尿流量测定:是一种无创、易行和价廉的检查方法。患者在最大膀胱容量下在尿流量测定仪上排尿,了解最大排尿流速、平均排尿速度、排尿时间和排尿量。最大排尿速度<15ml/s 和排尿量<150ml 为异常。其临床意义:① 如膀胱容量 < 300ml 或 > 800ml,禁做压力性尿失禁手术;②排尿流速减低、排尿长,意味着术后有尿潴留的可能。

(2)膀胱内压测定:患者在尿流量测定后,先行残余尿测定。无菌条件下从尿道口插入一膀胱内插管至膀胱颈水平,用来测定膀胱内压力。同时从肛门插入一直肠导管,用来测定腹腔内压力。从膀胱内插管以10～100ml/s 流速注入室温的生理盐水,记录第 1 次尿感的膀胱体积;同时嘱患者咳嗽和让患者听水声,观察有无漏尿情况;最大尿感时,记录此时的膀胱体积,并观察咳嗽和听水声时的漏尿情况。

膀胱内压测定正常结果:残余尿<50ml;第 1 次尿感在注入盐水 150～200ml 时;最大尿感容量为>400ml;膀胱内收缩压随注水而上升,注水停止压力不再回至基线;无逼尿肌不稳定收缩。

【诊断】

无单一的压力性尿失禁的诊断性试验。压力性尿失禁除常规查体、妇科检查及相关的神经系统检查外,需结合相关检查,排除不稳定膀胱、充盈性尿失禁及感染等情况才能确诊。压力试验阳性而膀胱内压图无逼尿肌不稳定收缩,压力性尿失禁的诊断近乎100%的特异性和敏感性。其诊断标准如下。

(1)尿液分析正常,尿培养阴性。

(2)神经检查正常。

(3)解剖学支持薄弱(棉签试验,X 线或尿道镜检查)。

(4)证实在压力情况下有溢尿(压力试验或 Pad 试验)。

(5)膀胱内压测量图或尿道膀胱内压正常(残余尿量正常,膀胱容量及感觉正常;没有非自主性逼尿肌收缩)。

【鉴别诊断】

在症状和体征上最易混淆的是不稳定膀胱,可通过尿动力学检测来鉴别明确诊断。感觉急迫性尿失禁在症状上与不稳定膀胱非常接近,但这类患者可在足够的鼓励下防止溢尿。

【分度】

主观分度目前多采用 Ingelman-Sundberg 分度法;客观分度:采用尿垫试验,推荐 1h 尿垫试验。目前 1h 尿垫的诊断标准并无统一(表 18-1)。

表 18-1 压力性尿失禁程度分类方法

程度	Ingelman-Sundberg 分度法	国内常用分类法
轻度	尿失禁发生在咳嗽和打喷嚏时,不需要使用尿垫	$0 < 1h$ 漏尿量 $< 2g$
中度	尿失禁发生在跑跳、快走等日常活动时,需要使用尿垫	$2g \leqslant 1h$ 漏尿量 $< 10g$
重度	轻微活动、平卧体位改变时等发生尿失禁	$10g \leqslant 1h$ 漏尿量 $< 50g$
极重度	—	$50g \leqslant 1h$ 漏尿量

【治疗原则】

重度压力性尿失禁应该手术治疗,轻、中度压力性尿失禁患者可考虑非手术治疗。

第二节 压力性尿失禁的非手术治疗

非手术治疗适用于轻、中度压力性尿失禁患者,但是也可用于手术治疗前后的辅助治疗。

一、盆底肌肉锻炼

盆底肌肉锻炼(pelvic floor muscle training, PFMT),又称为凯格尔运动(Kegel exercises)。Kegel 首先发现反复收缩耻骨-尾骨肌可以增强盆底肌肉组织的张力,减轻或防止尿失禁。方法为反复进行紧缩肛门的动作,每次收紧不少于 3s,然后放松,连续做 15～30min 为一组锻炼,每日进行 2～3 组;或不分组,自择时段每天做 Kegel 运动150～200 次,6～8 周为一疗程。55%～67%的患者症状得以改善,30%的患者能够被治愈,患者的生活质量均有不同程度的提高。患者收缩肛提肌的情况可以通过在收缩时将两指尖放在阴道中来评价,指尖受到侧方压力说明肌肉收缩有效。可以将阴道压力计、阴道重物、球形导管放入阴道的方法提高阴道触觉敏感性,增强盆底运动的效果。一项研究对 45 例经过 PFMT 治疗的 SUI 患者进行的为期 10 年的随访,结果发现 53%的患者有效,疗效可持续 10 年。对于产妇,如果能在医生指导下在产后迅速进行为期 8 周的 PFMT 的锻炼,则能有效预防和治疗 SUI,其作用可持续 1 年。

二、盆底电刺激

盆底电刺激对于无法正确、有效进行 PFMT 的患者,电磁刺激可以提供帮助。盆底电刺激通过增强盆底肌肉力量,提高尿道关闭压来改善控尿能力。每次 20min,每周 2 次,6 周为一疗程。治疗 3 个月后,其有效率可达 50%,和生活质量评分均明显提高。有资料表明,盆底电磁刺激后盆底最大收缩压的改变程度高于 PFMT。

三、膀 胱 训 练

膀胱训练,为指导患者记录每日的饮水和排尿情况,填写膀胱功能训练表,有意识地延长排尿间隔,最后达到 2.5～3h 排尿 1 次,使患者学会通过抑制尿急,延迟排尿。此法要求患者无精神障碍。在一项膀胱训练与药物的对照研究中,膀胱训练组的临床治愈率为 73%。对有压力性尿失禁和逼尿肌不稳定的混合性尿失禁有一定疗效。

四、药 物 治 疗

1. α-肾上腺素能激动药(alpha-adrenergic agonist) 刺激尿道和膀胱颈部的平滑肌收缩,提高尿道出口阻力,改善控尿能力。代表性药物为盐酸米多君。

2. 雌激素替代 对雌激素低下妇女用

雌激素替代治疗是很重要的,尤其是绝经后妇女。单用雌激素替代治疗可以缓解10%~30%的绝经后压力性尿失禁症状,还可以减轻尿急等其他泌尿道症状。雌激素治疗可以联合 α-肾上腺素能激动药增强治疗效果。阴道内给雌激素比口服给药见效快,但从保持疗效来说,两者是一样的。

3. 三环抗抑郁药(tricyclic antidepressants) 降低膀胱收缩并增加膀胱出口阻力达到控尿目的。代表性药物为丙米嗪。

五、佩戴止尿器

止尿器是由硅橡胶材料制成,形状像帽子,直径 3.0cm,高 2.5cm,中间乳头直径0.5cm 以下。将乳头对准尿道外口,靠乳头产生的微弱负压,并用药膏将外缘密封。其作用是乳头产生的负压将尿道外口黏膜和远端尿道吸入并使之对合,同时对尿道远端组织起稳定及支托作用。文献报道主观治愈率为 20%,49%压力性尿失禁患者的症状有明显改善。止尿器也有置于尿道内的,效果优于外置止尿器,但易引发尿路感染。

六、射 频 治 疗

射频电磁能的振荡发热使膀胱颈和尿道周围局部结缔组织变性,导致胶原沉积、支撑尿道和膀胱颈的结缔组织挛缩,结果抬高了尿道周围阴道旁结缔组织,恢复并稳定尿道和膀胱颈的正常解剖位置,从而达到控尿目的。该方法可靠,微创无明显副作用,2005年美国一项 110 例女性参与的对照试验显示在经过射频治疗的 12 个月后,74%的中到重度压力性尿失禁患者的生活质量评分(I-QOL)明显提高,其安全性与止尿器并无显著差别。需注意的是若患者有金属型宫内节育器,则要取出后才能治疗。

七、膀胱颈旁填充剂注射

膀胱颈旁填充剂注射,是通过轻度阻塞尿道、提高尿道阻力来达到控尿目的。因此其适应证为尿道内括约肌障碍型压力性尿失禁,膀胱高运动性压力性尿失禁则不适合。明胶醛交叉连接牛胶原蛋白(contigen)及碳珠(Duraspere)已被允许用于治疗压力性尿失禁,可在尿道周围或经尿道进行注射。对15 篇文章总结的短期治愈或缓解率是 75%。胶原蛋白在局麻下很容易用小孔针头注射,但要求术前检测皮肤是否有过敏(3%)。碳珠具非抗原性(因此无需做皮肤检测)而且不游走。与胶原相比,碳珠似乎具有同样减少漏尿事件的作用,更易一次注射成功。填充剂膀胱颈旁注射治疗有效率随时间下降,患者通常每 1~2 年需要进行其他治疗。

第三节 压力性尿失禁的手术治疗

压力性尿失禁的手术方法很多,种类有100 余种。归纳起来,可分为耻骨后膀胱尿道悬吊术(retropubic urethropexy)、悬吊带术(pubovaginal sling)和阴道前壁修补术三类。经过实践检验,1997 年美国尿控协会对女性 SUI 治疗的临床规范上提出:耻骨后尿道悬吊术和悬吊带术是手术治疗女性 SUI的有效方法。

一、耻骨后膀胱尿道悬吊术

术式很多,有经腹和"缝针法"途径。经腹的耻骨后膀胱尿道悬吊术有 Marshall-Marchetti-Krantz(MMK)术式和 Burch 术式。"缝针法"有 Gittes 术式、Stamey 术式、Pereyra 术式、Raz 术式和 Muzsani 术式。

【基本原则】

所有术式遵循两个基本原则,仅在应用

上有所差别。

（1）缝合尿道旁阴道或阴道周围组织，以提高膀胱尿道交界处。

（2）上述缝合一般连接在相对结实和持久的结构上，最常见用耻骨联合骨膜（MMK手术）或髂耻韧带，即 Cooper 韧带（Burch 手术），Cooper 韧带应用最多。也可用其他组织，如封孔筋膜、耻骨筋膜的弓状缘、直肠筋膜附着处和耻骨支骨膜。

手术治愈率为 85%～90%。

【主要术式】

1. Marshall-Marchetti-Krantz（MMK）术式（1949） 耻上横切口或下腹中线纵切口，充分暴露耻骨后间隙（Retzius 间隙），在膀胱颈部水平，左右对称，用延迟吸收或不吸收缝线缝针，穿过尿道旁阴道壁的肌层及筋膜，缝至耻骨骨膜或耻骨联合软骨。每侧各缝 1～3 针。

2. Marshall-Marchetti-Krantz 改良术式（1961） 充分暴露耻骨后间隙，在尿道膀胱交接处和膀胱颈底部（膀胱三角）外侧的阴道前壁至同侧的库柏（Cooper）韧带，用延迟吸收或不吸收缝线行 8 字缝合，所有的缝线均缝合好后，最后一起打结。打结的松紧以抬高尿道膀胱连接处且不能阻塞膀胱出口为度。一年治愈率约 90%。Burch 手术的并发症有：膀胱和输尿管损伤、术后逼尿肌不稳定、出血、泌尿道感染等。Dermirci 调查了澳大利亚 360 例 Burch 手术的并发症情况：10 例术中出血多（其中 8 例需要输血），3 例发生血肿；膀胱损伤 10 例；1 例发生输尿管打结；20 例术后尿潴留超过 10d（其中 2 例术后自插尿管 26d 和 32d）；8 例发生切口处感染；3 例发生深静脉血栓。

自 Vancaillie 和 Schuessler 于 1991 年首次报道 Burch 手术在腹腔镜下完成，腹腔镜下库柏悬吊术是用不同的手术途径来完成传统的开腹手术方法。像其他先进的腹腔镜手术方法一样，腹腔镜在技术方面的要求比开腹手术更高，腹腔镜下缝合是很困难的，必须克服用单目镜看不到视野深度和看不到周围事物的困难。持针不稳、器械活动和角度变化受到限制，都会妨碍缝线的操作，良好的腹腔镜手术操作技能是非常必要的。腹腔镜手术的优点包括不需要腹部切开，暴露耻骨后间隙的解剖更直观清晰，组织放大使剥离更加精细，术后并发症，如伤口感染、耻骨后血肿及逼尿肌不稳定，均可减少。术后治愈率在该术式开展早期报道较高，90%～100%，平均 95% 左右，优于开腹手术。随着该术式应用广泛，术后治愈率的报道有所下降，术后一年治愈率 90% 左右，与开腹治愈率基本相似。

【适应证】

诊断明确的压力性尿失禁为腹腔镜下库柏韧带悬吊术的适应证。有部分学者提出，压力性尿失禁手术失败或复发者也为腹腔镜下库柏韧带悬吊术适应证。

【禁忌证】

压力性尿失禁外的其他类型尿失禁为腹腔镜下库柏韧带悬吊术禁忌证。同时必须考虑患者有无子宫脱垂、阴道前壁重度膨出和穹隆膨出，如有，最好采用悬吊术与前壁修补术相结合的方法。

【特殊器械】

除腹腔镜下手术操作所需无齿弯钳、持针器、单极弯剪、双极电凝和冲洗器外，腹腔镜下库柏韧带悬吊术需要 Kittner 海绵剥离棒。如通过腹膜外途径进入耻骨后间隙（retzius space），还需一次性气囊膨胀系统装置。

【术前准备】

术前的手术知情同意书应阐明手术可能发生的情况：改做开腹手术的可能性、泌尿系损伤的发生概率和术后排尿功能障碍。术前晚灌肠 1 次。

【麻醉】

手术在全身麻醉下进行，也有报道在硬

膜外麻醉下进行。

【体位】

患者呈头低 20°膀胱截石位。

【手术步骤】

按一般腹腔镜方式取脐部第 1 穿刺口，为 10mm，辅助穿刺口分别取两侧髂前上棘内侧为第 2、3 穿刺口，在耻骨联合上方 5cm 以上偏左行 5mm 第四切口辅助操作。插入腹腔镜，观察盆腹腔脏器并行相应处理。膀胱内用 200～300ml 亚甲蓝液充盈膀胱，以明确膀胱顶部上界。在膀胱顶部上方 1cm 处用单极内镜剪刀横行剪开前腹壁腹膜，并向两侧伸延到闭锁的脐韧带。排空膀胱，用单极内镜剪刀或剥离棒钝锐分离耻骨后间隙直到耻骨联合，如遇血管，可用双极电凝进行预防性电凝，紧贴耻骨后背侧，将耻骨后间隙逐步剥离，暴露耻骨后筋膜及两旁的库柏韧带。再连续向下分离膀胱前部、膀胱颈和尿道上端及两旁的阴道壁。术者（位于患者左侧）左手置阴道内 4cm（约膀胱颈水平），示中指在膀胱颈两侧，将穹隆向上抬（约 2cm），以进一步辨认膀胱颈及两旁的阴道筋膜组织，在术者的手指上顶阴道壁上方用内镜钝性剥离棒将膀胱向内上方分离，使膀胱颈旁的外侧阴道筋膜剥离至少 2cm，分离中应避免损伤膀胱尿道周围丰富的血管丛。用 1-0 爱惜康不吸收缝线缝合膀胱颈旁开 1cm 的阴道筋膜组织，缝合时以阴道内的手指指示缝针不至穿透阴道黏膜，缝入库柏韧带，并打结，打结的松紧使上抬的阴道壁距库柏韧带 2～3cm，在第 1 针外 1cm 处同法缝合第 2 针。同法缝合对侧。术后阴道内手指可明确感到阴道前壁的上提，如效果不明显，再行第三针缝合。冲洗检查手术视野，如遇静脉丛出血采用双极电凝止血。膀胱镜检查无损伤及无双侧输尿管扭曲和喷尿异常，则手术完毕（图 18-3）。腹腔镜下库柏韧带悬吊术在技术上的改进有用 U 形针替代固定缝线，也可用 U 形钉将一块 Prolence 网固定在 Cooper 韧带

和膀胱颈旁阴道组织。

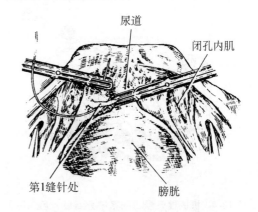

图 18-3　腹腔镜下库柏韧带悬吊术

腹膜外途径进入耻骨后间隙可采用钝性剥离或一次性处理的气囊膨胀系统来完成。钝性剥离到耻骨后间隙是在脐下数厘米做一横切口，向下进入皮下组织。横行切开腹直肌筋膜，将腹直肌下的腹膜前间隙向耻骨联合中线进行钝性剥离，置腹腔镜于腹膜前间隙，注入二氧化碳气体后分离出耻骨后间隙。气囊膨胀系统是在脐下做一 10mm 的切口，将气囊-套管系统的远端涂上润滑剂，插入腹直肌下方，在白线稍外侧保持水平面，轻轻地剥离腹膜前间隙并向下直到联合后面。然后将气囊膨胀起来以机械性地分离耻骨后间隙（图 18-4）。在停留 1～2min 后，将气囊排空取出。一旦进入耻骨后间隙，即采取与腹膜内入路同样手术技术操作。

【并发症】

腹腔镜库柏韧带悬吊术的并发症除了库柏韧带悬吊术本身的并发症，如感染、损伤、耻骨后血肿、耻骨炎、膀胱颈过度矫正而引起输尿管扭曲或尿道受压和逼尿肌不稳定外，还有腹腔镜套管部位的筋膜缺损可引起肠管嵌顿。但腹腔镜库柏韧带悬吊术的最常见并发症为膀胱损伤。Cooper 报道的 113 例腹腔镜库柏韧带悬吊术中有 10 例膀胱损伤，发生率为 8.85%。分析 10 例改开腹手术原因，均有前次腹部手术史，7 例粘

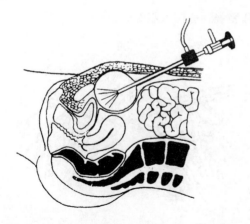

图 18-4　机械性气囊膨胀系统分离耻骨后间隙

（引自：Ricardo A. Practical Manual of Operative Laparoscopy and Hysterescopy, 1997）

连较重。分离膀胱颈周围组织时发生膀胱损伤。其中 5 例改开腹进行修补，另 5 例在腹腔镜下进行修补。Saidi 的 2 例膀胱损伤也在腹腔镜下完成修补术。Cooper 等报道的这 10 例膀胱损伤均发生在该术式开展的前期阶段。所以腹腔镜库柏韧带悬吊术的并发症与腹腔镜技术密切相关。所以该术式的开展须有良好的腔镜技术。另外，腹部手术史，这一并发症高危因素也是术者决定术式的重要因素。

Pelosia 等介绍了一种阴道照明器（vaginal transillumination），对腹腔镜下的操作起指示作用，可以清晰地分辨盆底和膀胱颈与周围组织界限，利于分离和缝针，63 例腹腔镜库柏韧带悬吊术无一例损伤，均无需拆除缝线或重缝。作者认为使用阴道照明器有助于防止损伤。

【评论】

腹腔镜下库柏韧带悬吊术是用不同的手术路径完成传统的开腹手术，治愈率接近或高于开腹库柏韧带悬吊术。腹腔镜下库柏韧带悬吊术不需要开腹，暴露视野清晰和组织放大作用使剥离更精细，因而术中出血减少及术后恢复快，是微创外科转换传统压力性

尿失禁手术模式的新方法。

腹腔镜进耻骨后间隙的路径除腹膜内进入外，腹膜外路径采用钝性分离或一次性处理的气囊膨胀系统来完成，腹膜外路径的优点包括能使用区域麻醉和患者可采取仰卧位、在腹腔内明显粘连的情况下能不受阻碍地进入耻骨后间隙、套管部位形成疝的危险性低、手术时间缩短、手术后疼痛减轻。但一次性使用机械设备费用较高。治愈率与腹腔镜腹膜内路径相似。

二、悬 吊 带 术

Von Giordano 于 1907 年首先开展了悬吊带术治疗压力性尿失禁，而后其手术技巧及悬吊带材料进行了多次修改。悬吊带术除治疗膀胱颈高运动性压力性尿失禁外，对神经切断及瘢痕所致的尿道关闭压低者也有效。悬吊带术可用自身筋膜（腹直肌、侧筋膜、圆韧带）或医用合成材料带。不同吊带材料、生产厂家、经不同途径有不同的手术名称，如阴道无张力尿道中段悬吊术（tension free vaginal tape，TVT）、经阴道悬吊带术（intra-vaginal sling，IVS）、湿必克（SPARC）悬吊术、经闭孔阴道无张力尿道中段悬吊带术（trans-obturator tape，TOT/tension free vaginal tape-obturator，TVT-O）等。

（一）耻骨后路径

代表性阴道无张力尿道中段悬吊术为 TVT 术。瑞典的 Olsson 于 1996 年首次报道了经阴道无张力尿道中段悬吊术（Tension-free Vaginal Tape，TVT），迄今为止大量文章提示它是有效、安全的，治疗效果 SUI 为 85%～90% 治愈，5%～10% 改善，5% 无效。与 Burch 手术治疗效果相似。7 年随诊的治愈率可达 81.3%。对混合性尿失禁的治愈率约 80%。

【适应证】

诊断明确的压力性尿失禁及有压力性和急迫性的混合性尿失禁为 TVT 手术适应

证;其他压力性尿失禁手术失败或复发者,可考虑行 TVT 手术。

【禁忌证】

压力性尿失禁外的其他类型尿失禁为 TVT 手术禁忌证。

【手术器械】

TVT 手术需有一套特制的器械。导引杆和推针器为可重复使用器械。TVT 网带及连带的两根粗圆针为一次性使用(图 18-5)。

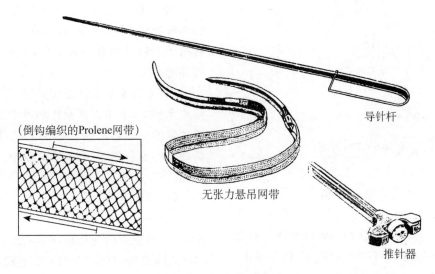

（倒钩编织的Prolene网带）

导针杆

无张力悬吊网带

推针器

图 18-5　TVT 特殊器械

【术前准备】

术前手术知情同意书应阐明手术可能发生的情况:泌尿系损伤的发生概率和术后排尿功能障碍。术前晚阴道冲洗和灌肠 1 次。

【麻醉与体位】

手术在局麻加静脉麻醉下即可完成。如有其他妇科手术同时操作,可在硬膜外麻醉下完成。术中患者呈膀胱截石位。

【手术步骤】

采用加有肾上腺素的 0.25% 的利多卡因进行局部麻醉。在耻骨上方,离腹中线左右各两指宽处做两个 0.5cm 的切口。在阴道前壁尿道下方 1cm 处行一纵形切口,长 1～2cm,排空膀胱后,导引杆将膀胱推向左侧,TVT 针经阴道前壁切口进入,推针器助力,将 TVT 针从腹壁右侧推出(先不要拔出)。膀胱内注入生理盐水 250ml,用 70° 膀胱镜观察,如无损伤,可将针拔出。排空膀胱,导引杆将膀胱推向右侧,TVT 针从腹壁左侧切口推出。再膀胱内注液 250ml,用 70° 膀胱镜观察,如无损伤,可将针拔出。将 TVT 的针与连接的悬吊带间剪断,膀胱充盈 300ml 生理盐水,嘱患者进行咳嗽配合调整悬吊带的松紧度,以咳嗽后尿道口有一滴或两滴尿液溢出为理想标准。用血管钳钳住悬吊带外的塑料套尾端,将两侧塑料套拉去,并剪去腹壁外多余的网带。用可吸收线缝合三处切口(图 18-6)。

【并发症】

术后最常见并发症为排空困难和尿潴留。而 TVT 术与悬吊术的原理相似,但因无腹压状态下尿道中段下方的吊带并未上提,因而未形成对尿道的压迫而无张力,排空问题少。Rackley 等对多中心的 TVT 术后的排空困难发生为 0～15%。我院 21 例行 TVT 术患者 86%(18/21)术后 12h 内自解小便并测量残余尿<100ml。平均插尿管天数 2.86d。

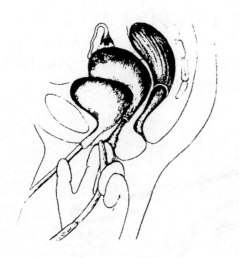

图 18-6　TVT 手术

TVT 手术并发症排列第 2 位为术中膀胱损伤,文献报道发生率为 3.5％,膀胱损伤多发生于手术医生操作初期阶段和既往有悬吊术手术和盆腔手术史。我院 21 例手术中,2 例患者为针法悬吊术失败后,3 例有盆腔手术史,共有 5 例(21％)有膀胱损伤的高危因素,但本资料中未有膀胱损伤发生。预防膀胱损伤的方法,我们的体会有:①穿刺前充分排空膀胱;②穿刺钳可以紧贴耻骨上缘在耻骨后方注入含有肾上腺素的生理盐水,暂时"外推"膀胱而减少膀胱穿孔的风险;③术中弧形钢针的走向应尽量贴近耻骨后方,同时以导引针控制膀胱颈及尿道的位置。TVT 在穿刺钢针未拔出之前,膀胱镜检查应为常规,及时发现膀胱壁有无穿通伤,如有可将穿刺钢针退出,再于更旁开膀胱的位置穿刺。发生穿孔,多主张保留导尿管 5～7d,所见文献报道的膀胱穿孔保守治疗均获成功。

阴道无张力尿道中段悬吊术的一个重要远期并发症是吊带的侵蚀(erosion),吊带的侵蚀多发生在吊带磨损阴道黏膜表面而外露,引起阴道分泌物增多和性生活不适。也有个别报道吊带向膀胱和直肠侵蚀。发生率在 1.6％～12.27％,多发生在术后 6 个月以内,其中有 50％以上需要再次手术去除外露

吊带。近年对于吊带磨损阴道黏膜而无明显症状者又有吊带暴露(exposure)和吊带突起(extrude)的名词。吊带的侵蚀发生与术者的手术有关,有学者研究 198 名患者使用化学合成材料进行手术,3 年临床结果提示:同一外科医生手术,吊带侵蚀的发生率从 19％降低到 4％。对阴道黏膜薄的绝经后患者给予术后短期雌激素治疗,有利预防吊带侵蚀的发生。

TVT 其他手术并发症有切口部位感染、泌尿系感染,术中无菌操作和术中、后预防性抗生素的应用可以防止感染。耻骨后血肿、肠管损伤也有各案报道,预防的关键是规范操作。

【点评】

Olsson 对 TVT 患者术后 3 年的随访结果,90％的患者仍为治愈,6％的患者为改善,另 4％的患者失败。与 TVT 术式近期的治愈率相比,没有明显的降低而且并发症较少。我院 21 例 TVT 术后随诊,以患者主观感觉为评价标准,平均随访 3.85 个月,95.2％完全治愈,4.8％为明显改善,无一例无效;手术并发症少。86％的患者在术后 12h 内自解小便,并残余尿＜100ml 而出院;另 14％的患者术后尿管插管 2～8d。平均住院天数 2.86d。认为 TVT 确为微创手术,增加了年老患者、尤其体弱患者的手术安全性。Nima 等对 TVT 患者术后行尿动力学检查发现,TVT 可以提高膀胱向尿道的压力转换,而对最大尿道关闭的影响较小,这种改变与耻骨后尿道悬吊术的尿动力学改变相似。

(二)闭孔路径

代表性阴道无张力尿道中段悬吊术为 TOT 和 TVT-O 术。TOT 手术为 2002 年法国 Georges Mellier 医生发明,其闭孔穿刺方向为"外→里";2003 年法国 Tayrac R 医生发明的 TVT-O,闭孔穿刺方向为"里→外"。由于解剖位置的不同,与耻骨后路径的阴道无张力尿道中段悬吊带术相比,放置在

体内类似 U 形吊带更趋平缓。

【适应证】

(1)耻骨后手术史。

(2)肥胖。

(3)TVT 不熟练者。

【禁忌证】

尿道内括约肌障碍引起的压力性尿失禁。

【手术器械】

TVT-O 需有一套特制的器械,包括蝶型导引器、螺旋穿针棒、网片及连带的两根针尖套管,均为一次性使用(图 18-7)。

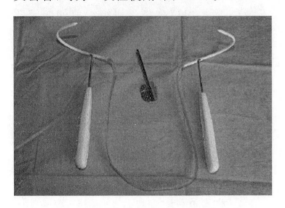

图 18-7　TVT-O 手术器械

【麻醉与体位】

同"TVT 手术"。

【手术步骤】

(1)尿道口下方 1cm 处沿阴道中线纵行切开阴道黏膜层 2～3cm,Allis 钳钳夹阴道切口边缘并牵拉,使用手术剪和手指沿尿道两侧分离左右阴道黏膜与其下方的组织间隙至髂耻支后方。

(2)在阴蒂水平左右旁开 4～6cm,两侧大腿皱褶皮肤处做一个 0.5～1cm 手术切口为入点。

(3)紧握穿刺针,针尖置于一侧的大腿根部切口处,针尖指向头侧直至穿破闭孔膜,同时有突破感。与此同时,阴道内手指进入此前分离间隙,达到耻骨支后方。术者将针尖

指向其手指末端,借助穿刺针的弧度,将穿刺针穿出阴道分离间隙。吊带连接于穿刺针的末端,穿刺针从大腿根部切口抽出带出吊带。同法操作对侧。

(4)在吊带与尿道之间放置一张开的止血钳,使两者间形成一间隙。此间隙可避免吊带对尿道的过度牵拉,降低术后尿潴留的发生率。

(5)当吊带调整至合适位置,助手将塑料外套移除。小心牵拉塑料套,防止吊带扭曲。紧贴大腿根部切口处剪去多余吊带。

(6)2-0 号延迟吸收线连续缝合阴道切口,缝合腹壁切口。

【并发症】

较耻骨后路径,闭孔路径阴道无张力尿道中段悬吊术罕见有膀胱穿孔并发症,主要并发症为腿痛和吊带侵蚀。

手术安全性研究结果显示,由内向外的闭孔路径悬吊带术的穿刺是由尿道外口下 1cm 处的尿道阴道间隙向侧方进入会阴深隙与其深方的肛提肌之间,即坐骨直肠窝前隐窝。然后在与尿道矢状面呈 45°的方向绕过坐骨耻骨支的上段,紧贴骨面穿透闭孔内肌、闭孔膜、闭孔外肌、大收肌及股薄肌。此路径位于会阴和盆腔的分隔——肛提肌的浅面,并未进入盆腔,不经过耻骨后隙,故不会损伤盆腔内的膀胱、髂外血管及闭孔血管损伤的可能,因此也不需常规膀胱镜检查、节省了手术时间、降低尿潴留。

穿刺正确虽然不损伤闭孔管中的神经和血管,但分布在大收肌和短收肌上的坐骨神经前后支,因走向各异,无法防范其穿刺路径对坐骨神经前后支的损伤,腿痛问题是无法避免的并发症。

【点评】

北京协和医院的前瞻随机对照研究表明,轻、中度 SUI 术后平均随访平均 1 年余,闭孔路径的阴道无张力尿道中段悬吊术(TVT-O)治愈率为 92.9%,改善率为

7.1％,统计学上与耻骨后路径的 TVT 无明显差异。De Tayrac 等 对前瞻随机对照的 61 例 SUI 分别经闭孔路径和经耻骨后路径进行 TVT 手术。经耻骨后路径 TVT 术治愈率为 83.9％,改善率为 99.7％;经闭孔路径 TVT 术治愈率为 90％,改善率为 93.3％,两组疗效相似。

(三)阴道单切口微小吊带

为了缩短留在患者体内吊带、维持 TVT-O 的疗效以及安全性,同时减轻术后疼痛等并发症,2006 年,阴道单切口微小吊带(gynecare TVT-secur system)问世(图 18-8)。这一术式避免了穿刺路径经过股沟以及大腿收肌,手术可以局麻下进行。体内置入部分为 8cm 长,1.1cm 宽的蓝色聚丙烯吊带,只需在阴道前壁做一个小切口,体表没有切口,有"U(U shaped)"和"H(hammock)"两种路径的无张力放置,严重的压力性尿失禁或低压力尿道(<20mmH_2O)用"U"路径,合并 ISD 的患者亦推荐用"U"路径。吊带两端各有一个 2cm 长的可吸收的固定顶端,为三明治结构,由薇乔和普迪丝组成的可吸收棉网夹住,棉网在 90d 内完全吸收。

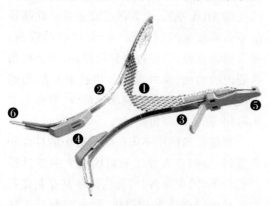

图 18-8 强生微小吊带系统
1. 聚丙烯网片;2. 无保护套的插入器;3. 有保护套的插入器;4. 指垫;5. 保护套;6. 释放导丝

【适应证】

尿道中段吊带设计使用于治疗因"尿道过度活动(urethral hyper-mobility)"和(或)"尿道括约肌缺损(intrinsic sphincter deficiency)"所引起的女性压力性尿失禁。

【禁忌证】

怀孕的患者不应该接受此手术。此外,因为此类网片不会被明显拉伸,在未来有生长潜力的患者不应该接受此手术,包括未来计划怀孕的妇女。

【手术步骤】

1. 阴道前壁的切口 尿道口下 1cm 处开始做一个 1.5～2.0cm 的切口(略大于 TVT/TVT-O 的切口)。

2. 分离"H"路径 用组织剪朝向闭孔膜的方向分离,和 TVT-O 的分离路径相同,剪刀碰到耻骨降支停止,不要突破闭孔内肌;"U"路径:用组织剪成 45°朝向耻骨后分离,和 TVT 的分离路径相同,剪刀碰到耻骨边缘停止。

3. 保护 用针持将没有保护套侧的插入器和释放导丝末端一起夹住,不要移去另一侧插入器上的保护套。

4. 放置吊带

(1)"H"路径:用持针器夹住插入器末端沿着分离好的尿道旁路径插入,插入器尖端与正中线呈 45°,朝向坐骨耻骨支,同时保持持针器和插入器与地面水平,插入器尖端朝向 9 点的位置(图 18-9A)。推进插入器到耻骨下支的边缘,保持插入器一直紧贴骨头,继续推进插入器直到它插入闭孔内肌,可用左手拿持针器,右手示指做指引,拇指放在器械的指垫上(图 18-9B)。移去对侧插入器上的保护套,用持针器把插入器和释放导丝末端一起夹住,确认网片在尿道中段没有扭曲,沿着左侧分离好的尿道旁路径插入(图 18-9C)。插入器尖端与正中线呈 45°,朝向坐骨耻骨支,同时保持持针器和插入器与地面水平,插入器尖端朝向 3 点的位置(图 18-9D)。对于"H"路径,可根据需要选择做膀胱镜。吊带的张力实行"宁紧勿松"的原则,出现"枕头效应"(图 18-9E)。张力调整好后用手术刀柄(或强生公司特制铁片)压住吊带三明治端,用持针器夹住释放导丝末端向外拉,用手

捏住插入器末端朝外 90°旋转退出插入器,对侧同样操作(图 18-9F)。

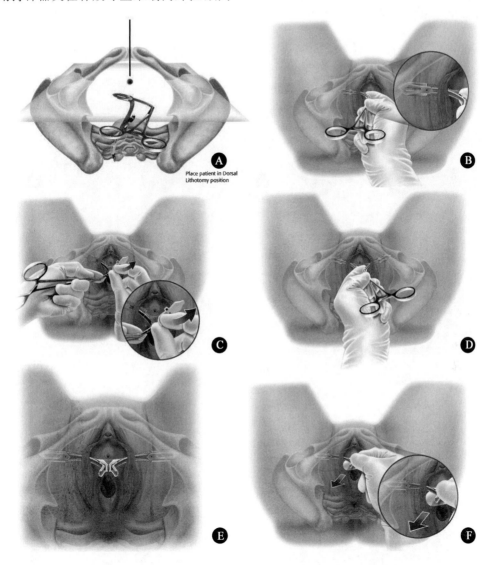

图 18-9　阴道单切口微小吊带"H"路径放置步骤

(2)"U"路径:用持针器将插入器和释放导丝末端一起夹住,与矢状正中线成 90°、朝患者的右肩方向沿着之前分离好的尿道旁路径插入(图 18-10A)。推进插入器直到碰到耻骨的边缘,放低持针器的把手,使持针器水平于地面。保持插入器的尖端持续紧贴耻骨后走行直到它碰到耻骨后面(图 18-10B)。

移去对侧插入器上的保护套,用持针器把插入器和释放导丝末端一起夹住,确认网片在尿道中段没有扭曲,沿着左侧分离好的尿道旁路径插入(图 18-10C)。推进插入器直到碰到耻骨的边缘,放低持针器的把手,使持针器水平于地面。保持插入器的尖端持续紧贴耻骨后走行直到它碰到耻骨后面(图 18-

10D)。对于"U"路径,必需要做膀胱镜。吊带的张力实行"宁紧勿松"的原则,出现"枕头效应"(图18-10E)。张力调整好后用手术刀柄(或强生公司特制铁片)压住吊带三明治

端,用持针器夹住释放导丝末端向外拉,用手捏住插入器末端朝外90°旋转退出插入器,对侧同样操作(图18-10F)。

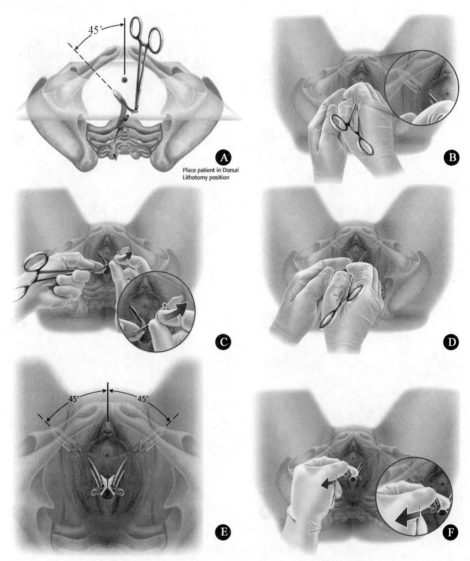

图 18-10 阴道单切口微小吊带"U"路径放置步骤

5. 缝合切口 用可吸收线缝合阴道前壁切口。

【并发症预防】

术后可进行日常活动(如走路、开车),2个月内禁止重体力劳动和体育锻炼以减少复发,3个月内禁止同房。这一术式更微创,有

更少的网片留在体内,且体表无切口,远离肠管,血管和神经,手术安全性很高。术后无腿部疼痛,患者更舒适。提供两种手术路径,可以产生更精确的张力,但"U"路径有可能出现术后急迫症状或尿潴留。

三、阴道前壁修补术

阴道前壁修补术（anterior colporrhaphy）由 Kelly（1913）的阴道前壁缝合术发展而来。

【原理】

通过增加膀胱尿道后壁的作用，缩小尿道内径，使少数患者膀胱颈位置稍有提高，从而达到治疗目的。

【术前准备】

术前 3d 阴道冲洗和术前晚灌肠 1 次。手术在局部麻醉或静脉麻醉或硬膜外麻醉下均可进行。

【手术步骤】

在阴道前壁的膀胱沟下方做弧形切口，两侧达侧穹隆。分离阴道前壁与膀胱壁之间间隙，至尿道口下 1cm 处，正中纵行剪开阴道前壁，切口呈倒置的 T 形，向两侧分离阴道壁达尿道两侧深部，将阴道前壁从膀胱筋膜分离下来，充分暴露膀胱，分离膀胱宫颈结缔组织，上推膀胱，自尿道内口开始平行褥垫式缝合尿道两侧耻骨膀胱筋膜。最后修整阴道黏膜，将切口两侧多余的阴道壁对称切除，间断缝合阴道前壁。

大多数患者阴道前壁修补术后的恢复非常快，且无较多并发症。但尿潴留或泌尿系感染比较常见。很多术者建议残余尿＞200ml 再进行膀胱引流，并嘱患者术后 6～8 周伤口愈合后再进行性活动。

【疗效】

评价阴道前壁缝合术治疗压力性尿失禁的系列手术显示其长期有效率仅为 35％～65％，北京协和医院的资料为术后 3 个月的治愈率为 69％，术后 1 年降至 58％，阴道前壁的尿道折叠缝合修补术，术后的平均复发时间为 25.15±14.1 个月，多数人认为有效率太低、不能接受。虽方法比较简单，由于临床效果不理想，许多学者的认同对于以 SUI 为主诉患者不作为推荐的治疗方法。阴道前壁缝合术主要适用于需要做膀胱膨出修补而无明显压力性尿失禁的患者。为减少术后复发，近年来出现了加用网片的阴道前壁修补术，术后 2 年的成功率可达 93％～100％。手术的禁忌证为内外科情况不适合手术者；月经期、妊娠期及哺乳期和外阴和阴道炎。

在压力性尿失禁的手术方式选择上，一次手术失败增加了再次手术失败及术后并发症发生的可能性。所以，术者一定要屏弃先做简单易行的手术，待失败或复发时再行复杂手术的观点。应在首次手术时即选择可达最优效果的术式。随着人口老龄化和医疗水平的提高，人们对生活质量的要求也相应提高。压力性尿失禁这一困扰中老年患者的疾病是一种可以医治好的疾病。

（梁　硕　朱　兰）

参 考 文 献

朱兰,郎景和,李彩娟.2003.压力性尿失禁的非手术治疗进展.中华妇产科杂志,38;318-319.

朱兰,郎景和,李艳,等.2005.阴道无张力尿道中段悬吊术治疗压力性尿失禁临床效果分析.中国实用妇科与产科杂志,21;169-171.

朱兰,郎景和,王宏,等.2007.腹腔镜下 Burch 术治疗解剖型压力性尿失禁 52 例分析.实用妇产科杂志,23(7);434-435.

Amaro JL,Oliveira Gameiro MO,et al.2003.Treat-ment of urinary stress incontinence by intravaginal electrical stimulation and pelvic floor physiotherapy.Int Urogynecol J Pelvic Floor Dysfunct,14(3):204-208.

Appell RA.2006.Transurethral radiofrequency energy collagen micro-remodeling for the treatment of female stress urinary incontinence.Neurourol Urodyn,25(4);331-336.

De Tayrac.2004.A prospective randomized trial comparing TVT and transobturator suburethral tape for surgical treatment of SUI. Am J of Obstet Gyecol,190:602-608.

Fink D,Perucchini D,Schaer G,et al.1999.The role of the frequency-volume chart in the differential diagnostic of femaleurinary incontinence.Acta Obstet Gynecol,78:254-257.

Goode PS,Burgio KL,Locher JL,et al.2003.Effect of behavioral training with or without pelvic floor electrical stimulation on stressincontinence in women:a randomized controlled trial.JAMA,290:345-352.

Hay Smith J,Berghman B,Burgio K,et al.2009.A-dult conserva-ive management.In:Abrams P CL,Khoury S,Wein A,eds.Incontinence.4th ed.Paris,France:Health Publications:1025-1120.

Haylen BT,de Ridder D,Freeman RM,et al.2010. An International Urogynecological Association (IUGA)/International Continence Society (ICS) joint report on the terminology for female pelvic floor dysfunction.Neurourol Urodyn,29:4-20.

Horcicka L,Chmel R,Novackova M.2005.Conservative therapy of female urinary incontinence--potential and effect.Cas Lek Cesk,144(3):152-154.

Imamura M,Abrams P,Bain C,Buckley B,et al. 2010.Systematic review and economic modelling of the effectiveness and cost-effectiveness of non-surgical treatments for women with stress urinary incontinence.Health Technol Assess,14(40):1-188.

Kirschner-Hermanns R,Jakse G.2003.Magnet stimulation therapy:a simple solution for the treatment of stress and urge incontinence? Urologe A,

42(6):819-822.

Li B,Zhu L,Xu T,et al.2012.The optimal threshold values for the severity of urinary incontinence based on the 1-hour pad test.Int J Gynaecol Obstet,118(2):117-119.

Natalia Price Pelvic floor exercise for urinary incontinence:A systematic literature review Maturitas,2010,67(4):309-315.

Nygaard I,Kreder KJ.2004.Pharmacologic therapy of lower urinary tract dysfunction.Clin Obstet Gynecol,47:83-92.

Oelke M,de la Rosette JJ,Michel MC,et al.2005. Medical therapy of urinary incontinence.Internist (Berl),46(1):75-82.

Rackley RR,Abdelmalak JB,Tchetgen MB,et al. 2001.TVT and percutaneous vaginal tape sling procedures.Tech Urol,7:90-100.

Stafne S.2012.Does regular exercise including pelvic floor muscle training prevent urinary and anal incontinence during pregnancy? A randomized controlled trial.BJOG,119(10):1270-1280.

Ulmsten U,Henriksson L,Johnson P,et al.1996.An ambulatory surgical procedure under local anesthesia for treatment of female urinary incontinence.Int Urogynecol J,7:81-86.

Yazbeck C,Dhainaut C,Batallan A,et al.2004.Update on medical treatment of female stress urinary incontinence.Gynecol Obstet Fertil,32(6):556-561.

Zhu L,Lang J,Liu C,et al.2009.The epidemiological study of women with urinary incontinence and risk factors for stress urinary incontinence in China. Menopause,16(4):831-836.

第19章 盆腔器官脱垂的微创治疗

第一节 概　述

盆腔器官脱垂（pelvic organ prolapse，POP）是指盆腔器官和与其相邻的阴道壁突入阴道或从阴道脱出。这是一个重要的健康问题，北美研究显示一生中手术治疗脱垂或压力性尿失禁的风险为11%，其中1/3的患者需要1次以上的修复手术。

【病因】

盆腔器官脱垂来源于支持结构的损伤，可能为真正的撕裂，还可能为神经肌肉功能障碍或者兼而有之。

1. 分娩损伤　分娩过程中软产道及其周围的盆底组织极度扩张，肌纤维拉长或撕裂，特别是第二产程延长和助产手术分娩所导致的损伤。若产后过早参加体力劳动，特别是重体力劳动，将影响盆底组织张力的恢复。

2. 支持组织疏松薄弱　①绝经后雌激素减低、盆底组织萎缩退化而薄弱；②盆底组织先天发育不良。

在上述病因基础上，有慢性咳嗽、便秘、经常重体力劳动等造成长期腹内压增加，可加重或加速脱垂的进展。

【临床表现】

盆腔器官脱垂的患者主要症状为有阴道口组织堵塞或有组织物脱出阴道，也会出现一些伴随症状。应该确定这些症状的存在与否以及严重程度。

1. 与脱垂相关的伴随症状

（1）盆腔压迫感或坠胀感：如性功能改变、尿路症状。

（2）压力性尿失禁：包括既往有压力性尿失禁史，而随着脱垂严重程度增加该症状消失的情况。

（3）尿急和急迫性尿失禁。

（4）混合性尿失禁。

（5）尿频。

（6）排空困难，如排尿延迟或尿不尽。

（7）需要减轻脱垂以排空膀胱。

2. 排便异常症状

（1）便秘。

（2）为排便需要辅助减轻脱垂程度或增加腹部、阴道或直肠压力。

【妇科检查】

重点在盆腔检查。当患者以膀胱截石位进行检查时，首先应看外阴和阴道，特别是看脱垂阴道的暴露上皮有无溃疡或糜烂。如溃疡可疑癌变应行活检。

评价盆腔器官脱垂的患者时，特别有用的方法是将盆腔分为不同的区域，分别代表不同的缺陷。评估前盆腔和后盆腔时最好用单叶窥具检查。即当检查前盆腔时，把窥具放在阴道后壁向下牵拉，当检查后盆腔时，把窥具放在阴道前壁向上牵拉。在评价后盆腔缺陷时三合诊检查也很有用，用于区分阴道后壁缺损和肠疝或者两者同时存在。

在评价不同区域缺陷时，应该鼓励患者做 Valsalva 动作获得最大限度的膨出。如果 Valsalva 动作时检查所见与患者描述的症状不相符，那么膀胱排空后站立位的向下用力检查可能会有满意的效果。

应该仔细评估脱垂的程度。在下文 POP 的分度中详细介绍。

盆腔检查的同时应该评价盆底肌肉功能。患者取膀胱截石位行双合诊检查后，检查者可以触摸耻骨直肠肌，位于处女膜内沿骨盆侧壁大约 4 点和 8 点的位置。检查者可以感知基础肌张力，收缩时是否张力增加，还可以感知收缩强度、持续时间和对称性。肌肉张力和强度可分级评分为 0～5 分，5 分为正常，0 分完全没有张力和收缩（牛津评分系统）。还应该进行直肠阴道三合诊检查来评价肛门括约肌复合体的基础肌张力和收缩时的肌张力。

【辅助检查】

1. 尿道活动性测定　参见"第 18 章第一节"的"棉签试验"。

2. 膀胱功能评估　盆底膨出的患者可以表现程度不一的下尿路症状。尽管一些患者可能没有明显症状，但是获得膀胱和尿道功能的客观信息仍然很重要。对于严重盆腔器官脱垂患者，脱垂产生的尿道扭曲效应可能掩盖潜在的漏尿问题，因此应该将脱垂复位行基础膀胱功能测定来模拟脱垂治疗后膀胱尿道功能状态。至少应该做以下检查：清洁尿或者插管所得的尿液标本行感染相关的检查、残余尿测定，以及作为门诊膀胱内压测定的一部分行膀胱感觉的评估。目前还没有对残余尿的异常数值达成共识，如果患者排出了 150 ml 尿或者更多，残余尿≤100 ml 是可接受的。

3. 尿流动力学检查　对于大多数脱垂患者，尤其是没有手术指征的患者，复杂的尿流动力学检查并不是必需的。但如果需要更多的有关逼尿肌功能的数据或更多的有关尿道功能的定量数据就需要进行尿流动力学检查。

4. 影像学检查　对于盆腔器官脱垂的患者并不常规行诊断性影像学检查。但是如果有临床指征，那么可做的检查包括测定膀胱功能的荧光透视检查、怀疑肠套叠或者直肠黏膜脱垂的患者可以行排粪造影检查。

【脱垂程度】

鉴于盆底修复手术的复杂性、多样性，为了比较各种手术的长、短期效果，首先需要对 POP 进行量化，由此才可能客观评价各种手术之间的效果。

传统的，或者临床长期应用的是子宫脱垂的 3 度标准，是根据 1979 年衡阳会议及 1981 年青岛会议制定的，检查时以患者平卧用力向下屏气时子宫下降的程度，将子宫脱垂分为 3 度（图 19-1）。

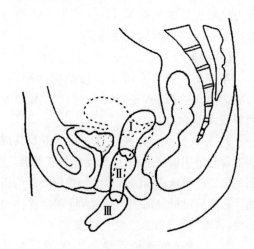

图 19-1　子宫脱垂分度

Ⅰ度　轻型：宫颈外口距处女膜缘＜4cm，未达处女膜缘；重型：宫颈已达处女膜缘，阴道口可见子宫颈。

Ⅱ度　轻型：宫颈脱出阴道口，宫体仍在阴道内；重型：部分宫体脱出阴道口。

Ⅲ度　宫颈与宫体全部脱出阴道口外。

阴道前壁、后壁膨出是以患者用力屏气时膨出的程度来分度。

Ⅰ度　阴道壁达处女膜缘，但未膨出于阴道外。

Ⅱ度　部分阴道壁已膨出于阴道外。

Ⅲ度　阴道壁已全部膨出于阴道外。

【分期方法】

目前国际上较为广泛接受和采用的评价 POP 的定量系统有两种,1996 年 Bump 提出并得到国际尿控协会、美国妇科泌尿、妇外科协会研究、调查和认可的盆腔器官脱垂定量分期法(pelvic organ prolapse quantitation, POP-Q)和 Baden-Walker 提出的阴道半程系统分级法(halfway system),前一种方法更加客观、准确,有更好的可信性和可重复性,并已在国际上 50% 的文献中得到应用。后一种方法较为简便易行,临床应用较广,但缺乏客观的量化指标。

1. 盆腔器官脱垂定量分期法(POP-Q)

目前国际上多采用盆腔器官脱垂定量分期法(POP-Q)。此分期系统是分别利用阴道前壁、阴道顶端、阴道后壁上的 2 个解剖指示点与处女膜的关系来界定盆腔器官的脱垂程度。与处女膜平行以 0 表示,位于处女膜以上用负数表示,处女膜以下则用正数表示。阴道前壁上的 2 个点分别为 Aa 和 Ba 点。阴道顶端的 2 个点分别为 C 和 D 点。阴道后壁的 Ap、Bp 两点与阴道前壁 Aa、Ba 点是对应的。另外包括阴裂(gh)的长度,会阴体(pb)的长度,以及阴道的总长度(TVL)。测量值均为厘米表示(表 19-1,图 19-2)。

表 19-1　盆腔器官脱垂评估指示点(POP-Q)

指示点	内容描述	范围
Aa	阴道前壁中线距处女膜 3cm 处,相当于尿道膀胱沟处	−3 至 +3cm 之间
Ba	阴道顶端或前穹窿到 Aa 点之间阴道前壁上段中的最远点	在无阴道脱垂时,此点位于 −3cm,在子宫切除术后阴道完全外翻时,此点将为 +TVL
C	宫颈或子宫切除后阴道顶端所处的最远端	−TVL 至 +TVL 之间
D	有宫颈时的后穹窿的位置,它提示了子宫骶骨韧带附着到近端宫颈后壁的水平	−TVL 至 +TVL 之间或空缺(子宫切除后)
Ap	阴道后壁中线距处女膜 3cm 处,Ap 与 Aa 点相对应	−3 至 +3cm 之间
Bp	阴道顶端或后穹窿到 Ap 点之间阴道后壁上段中的最远点,Bp 与 Ap 点相对应	在无阴道脱垂时,此点位于 −3cm,在子宫切除术后阴道完全外翻时,此点将为 +TVL

注:①阴裂的长度(gh)为尿道外口中线到处女膜后缘的中线距离;②会阴体的长度(pb)为阴裂的后端边缘到肛门中点距离;③阴道总长度(TVL)为阴道长度。

POP-Q 的 3×3 格表(表 19-2)可清楚客观地反映盆腔器官脱垂变化的各个部位的具体数值,并能根据各个数值画出脱垂的图形(图 19-3)。POP-Q 将盆腔器官脱垂按脱垂程度分为 5 期(表 19-3)。

表 19-2　记录 POP-Q 的 3×3 格表

阴道前壁	阴道前壁	宫颈或穹隆
阴裂大小	会阴体长度	阴道总长度
阴道后壁	阴道后壁	阴道后穹隆

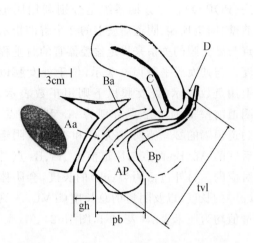

图 19-2　POP-Q 的 6 点解剖位置及阴裂、会阴体、阴道长度

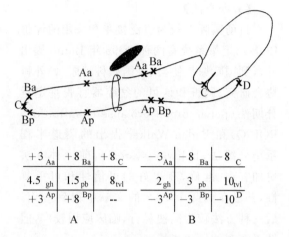

图 19-3　3×3 格表在盆腔器官位于正常位置及完全脱垂时的各项数据值

表 19-3　盆腔器官脱垂分度（POP-Q 分类法）

分度	内容
0	无脱垂 Aa、Ap、Ba、Bp 均在 3cm 处，C、D 两点在阴道总长度和阴道总长度 $-2cm$ 之间，即 C 或 D 点量化值 $\leqslant[TVL-2]cm$
I	脱垂最远端在处女膜平面上 $>1cm$，即量化值 $<-1cm$
II	脱垂最远端在处女膜平面上 $<1cm$，即量化值 $\geqslant-1cm$，但 $\leqslant+1cm$
III	脱垂最远端超过处女膜平面 $>1cm$，但 $<$ 阴道总长度 $-2cm$，即量化值 $>+1cm$，但 $<[TVL-2]cm$
IV	下生殖道呈全长外翻，脱垂最远端即宫颈或阴道残端脱垂超过阴道总长 $-2cm$，即量化值 $\geqslant[TVL-2]cm$

应针对每个个体先用 3×3 格表量化描述，再进行分期。为了补偿阴道的伸展性及内在测量上的误差，在 0 和 IV 期中的 TVL 值上允许有 2cm 的缓冲区。由此可见 POP-Q 系统可以客观、详细、量化地评价 POP，因而是目前国际上得到承认的、并推荐在学术交流中作为科学标准使用的分期系统。

2.Baden-Walker 的 POP 阴道半程系统分级法　阴道半程分级法将处女膜到阴道前穹隆定位为全程，若阴道前壁、后壁或宫颈膨出达全程一半处为 I 度脱垂，接近或达到处女膜缘为 II 度脱垂，超出处女膜缘以外为 III 度脱垂。具体分级评估如表 19-4。

表 19-4　Baden-Walker 的 POP 阴道半程系统分级法

膨出或脱垂部位	程度	主要表现
膀胱	Ⅰ度	从尿道口到前穹隆的阴道前壁下降到了距处女膜的半程处
	Ⅱ度	阴道前壁及其下的膀胱脱垂到处女膜
	Ⅲ度	阴道前壁及其下的尿道、膀胱脱垂到了处女膜以外
子宫或阴道穹隆	Ⅰ度	宫颈或阴道顶端下降到距处女膜的半程处
	Ⅱ度	宫颈或阴道顶端脱垂到或接近处女膜
	Ⅲ度	宫颈和宫体脱垂到处女膜以外,或阴道顶端外翻并脱出到处女膜外
直肠	Ⅰ度	阴道直肠后壁的突出部下降到距处女膜的半程处
	Ⅱ度	阴道直肠后壁的突出部脱垂到处女膜
	Ⅲ度	阴道直肠后壁的突出部脱垂到处女膜以外

注:此方法作临床评估,虽应用起来方便易掌握,但不能定量评估脱垂或膨出的程度。

【分类】

现代解剖学对盆底结构的描述以"腔室理论"为代表,它的特点是:在垂直方向上将盆底分为前、中、后三个腔室,前腔室包括阴道前壁、膀胱、尿道;中腔室包括阴道顶部、子宫;后腔室包括阴道后壁、直肠;由此将脱垂量化到各个腔室。在水平方向上,DeLancey 于 1994 年提出了阴道支持结构的三个水平的理论:水平 1(level 1)为上层支持结构(主韧带-宫骶韧带复合体);水平 2(level 2)为旁侧支持结构(肛提肌群及膀胱、直肠阴道筋膜);水平 3(level 3)为远端支持结构(会阴体及括约肌)。不同腔室和水平的脱垂之间相对独立,例如阴道支持轴的第 1 水平缺陷可导致子宫脱垂和阴道顶部脱垂,而第二、三水平缺陷常导致阴道前壁和后壁膨出。

1. 前盆腔组织缺陷(anterior compartment defect)　主要是指阴道前壁的膨出,同时合并或不合并尿道及膀胱膨出。阴道前壁松弛可发生在阴道下段,即膀胱输尿管间嵴的远端,叫前膀胱膨出,也可发生在阴道上段,即输尿管间嵴的近端,又叫后膀胱膨出。临床上两种类型的膨出常同时存在。前膀胱膨出与压力性尿失禁密切相关,后膀胱膨出为真性膀胱膨出,与压力性尿失禁无关。重度膀胱膨出可出现排尿困难,有时需将膨出的膀胱复位来促进膀胱排空。重度膀胱膨出

患者可以掩盖压力性尿失禁的症状,需膨出组织复位后明确诊断。选择手术时一定要明确解剖缺陷的具体部位。

2. 中盆腔组织缺陷(middle compartment defect)　以子宫或阴道穹隆脱垂以及肠膨出、道格拉斯窝疝形成为特征。

3. 后盆腔组织缺陷(posterior compartment defect)　主要指直肠膨出和会阴体组织的缺陷。

(1)直肠膨出(rectocele):是指由于保持直肠后位的直肠壁肌肉和阴道旁肌肉结缔组织的薄弱,使得直肠凸向阴道。

(2)肠膨出(enterocele):是指腹膜和小肠疝,是盆底支持结构障碍中唯一真正的疝。大多数肠疝向下凸入宫骶韧带和直肠阴道间隙之间,也可能发生在阴道顶端,特别是以往子宫切除手术后。

【治疗原则】

脱垂的治疗基于它所产生的影响生活质量的症状,而不只是基于脱垂的临床所见。对于没有症状或症状轻的患者,更合理的处理方案是选择观察而不是治疗。

【非手术治疗】

非手术治疗包括保守性的行为疗法、盆底肌肉锻炼和放置子宫托。通常非手术疗法用于轻度到中度的脱垂患者,希望保留生育功能,以及不适合手术治疗或者不能耐受手

术及拒绝手术者。

1. 非手术治疗的目标

(1)预防脱垂加重。

(2)减轻症状的严重程度。

(3)增加盆底肌肉的强度、耐力和支持力,避免或者延缓手术干预。

2. 生活方式干预　无症状性膨出的生活方式干预方法如下。

(1)保持足够的水分摄入并且在规律的间隔时间内排空膀胱;建议排便费力的妇女增加纤维的摄入。

(2)避免一过性或慢性的腹腔内压力增高(如排便时过分用力、慢性咳嗽或经常负重)。

(3)超重者减轻体重。

3. 处理好伴发疾病　有文献报道生物反馈治疗直肠膨出相关的排便障碍是有效的。这些研究者们得出结论认为行为训练,

包括生物反馈治疗,对于与直肠膨出相关的排便障碍的患者可能是有效的初始治疗方法。

4. 放置子宫托治疗　仍是子宫脱垂的非手术治疗的一线治疗方法,其优点是并发症少,患者经过学习后能自己操作。

(1)通常是由于医学原因不能手术,希望避免手术或者脱垂的严重程度使得其他非手术方法不可行的患者。研究表明年龄＞65岁患者,有严重内科并发症和性功能障碍者往往是成功的子宫托放置者。

(2)子宫托能在阴道穹隆部对盆腔器官提供支持作用。对于脱垂患者有两种类型的子宫托:支撑型和填充型。支撑型子宫托,常用的是环形子宫托(有隔膜),多用于Ⅰ度和Ⅱ度有症状的脱垂患者。填充型子宫托适用于Ⅲ度和Ⅳ度脱垂的患者,常用的是Gellhorn子宫托。

第二节　子宫脱垂手术治疗

盆腔器官脱垂尚无统一的规范手术选择,手术选择基于患者意愿、性功能考虑和经济状态综合而定。一般情况下,手术适用于那些尝试过非手术治疗而效果不满意者,或者不愿意非手术治疗的患者。主要是有症状的脱垂,或者脱垂程度在Ⅱ度以上伴有明显进展的患者。

手术路径包括经阴道、经腹部和腹腔镜,或者这几种方法的联合。依据脱垂的程度和部位,手术应该包括阴道前壁(前盆腔)、阴道顶端(中盆腔)、阴道后壁(后盆腔)和会阴体的修补。还可能同时进行尿失禁和便失禁的手术。手术路径的选择要根据脱垂的类型和严重程度、术者的训练和经验、患者的倾向和手术的预计目标等来决定。

目前也有把脱垂的手术大致分为以下三类:①重建性:应用患者自身的支持结构;②代偿性:用永久性的移植物来代替缺损的结

构;③封闭性:封闭或部分封闭阴道。下面根据缺陷分布的腔室,分别介绍目前临床常见的盆腔器官脱垂的修补和重建微创手术。

一、阴道前壁修补术

【主要特点】

这是一种纠正阴道前壁膨出的手术,1913年由Kelly提出,该术式简单易行,但对于压力性尿失禁的患者,加用膀胱颈部位折叠缝合的阴道前壁修补术,术后一年治愈率约为30%,并随时间推移而下降。阴道前壁修补术后,尿道折叠消失,尿道变平直,从解剖学上的改变反而易导致发生尿失禁。故单纯行阴道前壁修补术并不能真正解决尿失禁问题,相反,部分患者术后很快因压力性尿失禁症状加重而就诊。所以合并压力性尿失禁的阴道前壁膨出患者不能只行阴道前壁修补术。

【适应证】

症状性Ⅱ度以上阴道前壁膨出。

【禁忌证】

(1)外阴、阴道炎症、重度宫颈糜烂,应在炎症控制后手术。

(2)经期、妊娠期、哺乳期妇女。

(3)严重内科并发症不适宜手术者。

【手术步骤】【并发症】

详见"第 18 章"。

二、阴道旁修补术

阴道前壁膨出可分为中央缺陷和旁侧缺陷。阴道旁侧缺陷为盆筋膜腱弓(白线)与骨盆侧壁及耻骨宫颈筋膜分离所致的阴道前壁膨出。这一理论早在 20 世纪初期由 White 提出并设计了相应的手术方式。但他的理论与手术方式一直到 20 世纪 70 年代后才重新被认识。Shull 等在 1994 年第 20 届美国妇外科年会上,报道了经阴道行阴道旁修补(vaginal paravaginal repair,VPVR)手术,受到广泛关注。该手术可以通过开腹、腹腔镜或经阴道途径完成。其中 VPVR 相对操作简单、创伤小,效果优于经腹手术,故应用相对广泛。

(一)经阴道阴道旁修补术

【主要特点】

经阴道阴道旁修补术是治疗因阴道旁缺陷导致的阴道前壁膨出的手术,该手术的近期临床效果较好,Young 等对 100 例因阴道旁缺陷导致膀胱膨出的患者实行阴道旁修补术的效果及安全性进行了调查。这些患者均为Ⅱ～Ⅳ度膀胱膨出,其中 95% 是双侧阴道旁缺陷,5% 为单侧缺陷。随访 1～36 个月以上,平均 10.6 个月,术后客观治愈率为 98%。一项比较标准前壁修补术、加用生物补片或网片加强的 VPVR 不同手术方式对前壁修补效果的随机对照研究显示,对于Ⅱ度以上脱垂患者 2 年后检查者(单盲)对脱垂程度、生活质量、困扰程度及性功能进行评估。

VPVR+网片组的解剖失败率(18%)低于单纯生物补片组(46%,$P=0.15$)、阴道前壁修补术组(58%,$P=0.002$)。

【适应证】

理论上讲,凡是因阴道旁缺陷所造成的阴道及膀胱膨出,即是 VPVR 手术的适应证。

【禁忌证】

(1)外阴、阴道炎症、重度宫颈糜烂,应在炎症控制后手术。

(2)经期、妊娠期、哺乳期妇女。

(3)严重内科并发症不适宜手术者。

【手术步骤】

1. 分离耻骨后间隙　患者取膀胱截石位,对需切除子宫及附件者,按常规方法先经阴道切除子宫及附件,切除后暂不关闭阴道残端。用 3 把艾丽斯钳分别钳夹阴道前穹隆残端及中线处的尿道膀胱连接处,分离出阴道壁黏膜与膀胱筋膜间隙后,沿中线纵行剪开,游离两侧阴道黏膜。与一般阴道前壁修补术所不同的是,需沿两侧阴道黏膜继续向两侧旁及上下分离,直至进入耻骨后间隙。

2. 暴露盆筋膜腱弓　在此间隙触及耻骨结节后,沿耻骨降支分离盆腔内筋膜直至同侧坐骨棘前 1cm 处,此时可触及盆腔筋膜腱弓。因盆腔筋膜腱弓的外观为白色,又称为白线。在直角拉钩及带光源拉钩的牵引照明下,可清楚暴露出两侧增厚的白线。

3. 闭合阴道旁缺陷

(1)完全暴露白线后,先在尿道膀胱连接处水平的一侧白线上,用 4-0 丝线缝合 1 针,留线;再于同侧坐骨棘前 1cm 白线处缝合第 2 针,留线。在此两根缝线之间,依次间距 1～1.5cm 缝合 3～4 针,留线,一侧的白线缝合完毕。对侧同法缝合。

(2)白线缝合后,分别从两侧尿道膀胱连接处开始,将每侧所留线中的 1 根线,带针穿过与其平行处有盆腔内缺陷筋膜的边缘、附近的阴道黏膜下组织,以及膀胱筋膜。

（3）待所有留线都缝好后，从上至下逐一打结，即将两侧阴道旁的缺陷部位闭合，膨出的膀胱随即被缩回、抬高。

（4）缝合结束后，如膀胱膨出纠正的仍不满意，提示患者同时还有膀胱中央区域缺陷，转阴式，可在膀胱中央筋膜处加用折叠或荷包缝合，以加强效果。需加用补片修复的患者，可将补片裁剪成梯形，在白线上的缝线打结前，将缝线由针牵引——穿过补片，打结后补片将被固定在两侧白线处，可起到其支撑、加强膀胱筋膜的作用。

（5）缝合阴道残端：提起两侧游离的阴道黏膜，每边各剪去约 1cm，1 号肠线间断缝合阴道前壁，再连续缝合阴道残端。

【并发症】

1. 出血、感染　耻骨后是静脉丛丰富的区域，分离时如操作不慎，极易引起出血。据文献报道，此处出血可达 1000 ml 以上。

2. 阴部及下肢的神经损伤　经阴道途径进行阴道旁修补，可能损伤阴部神经血管束。研究发现在坐骨棘前缘水平，阴部神经血管束距离肛提肌平均 4.4 mm，由于此处肛提肌的厚度仅为 3～4 mm，因此在此前方 2cm 处进行缝合，应格外小心。缝合处可选择距离上述部位＞2cm 处，因为此处阴部神经血管束已远离肛提肌，同时也应考虑到闭孔静脉由闭孔到坐骨棘的走行是变化的，也可避免损伤闭孔静脉。

3. 尿潴留　VPVR 手术后尿潴留可能与缝合膀胱尿道连接处的第 1 针的高度有关。有文献报道，如果膀胱尿道连接处的缝合不当，可造成尿道膀胱连接处过度抬高而导致术后尿潴留。

4. 术后新发压力性尿失禁　处理同前，发生率约 10%，与膀胱修复后改变膀胱颈有关。

（二）经腹腔镜阴道旁修补术

【主要特点】

经腹腔镜阴道旁修补术（laparoscopic paravaginal repair）与经阴道途径相比具有盆腔视野清晰、止血确实，可同时处理盆腔其他疾病等优点。腹腔镜下阴道旁侧修补术客观治愈率为 85% 左右。因阴道途径的修补更简易，所以腹腔镜下阴道旁侧修补术多用于同时需要腹腔镜下的其他妇科手术。

【适应证】

患者应能耐受全麻、腹压增加和头低足高的体位，余同 VPVR 适应证。

【禁忌证】

同"VPVR"。

【手术步骤】

（1）全麻后，脐部放入 10～11mm 套管。下腹部放入 3 个 5mm 辅助套管。其中，2 个分别在两侧髂嵴水平腹壁下血管的外侧，1 个在耻骨联合上 5cm 的正中线上。

（2）置患者头低足高体位，向左侧倾斜，使肠管远离手术野。探查腹腔并进行其他的必要的准备后，开始盆底重建术。进入耻骨后间隙，进行分离。找出耻骨联合、闭孔及闭孔神经血管束。从盆筋膜腱弓腱膜脱离处可见阴道周围缺损（阴道侧沟）。向中线游离膀胱、显露耻骨宫颈筋膜。术者在进行腹腔镜检查时，用手指放入阴道可以触到坐骨棘。游离膀胱时，助手可用手将阴道旁上沟顶起，有助于术者分离膀胱。

（3）在缝合前，电凝处理沿阴道纵轴走行的尿道旁血管丛。在做第 1 针缝合时，要通过阴道指诊和腹腔镜确定坐骨棘，避免损伤阴部血管和神经。阴道悬吊的第一针应紧贴坐骨棘，经过白线，约在坐骨棘腹侧的 1～1.5cm 处。为避免出血，"8 字"悬吊缝合有较好的止血和悬吊作用。因操作不容易，也有学者直接缝合至 Cooper 韧带。完成第一针缝合后，后来的缝合通过阴道沟，并带上表面筋膜和腱弓筋膜向腹侧至耻骨联合。最后一针要尽量靠近耻骨支。悬吊至膀胱颈部，可结束手术。缝合时应多做阴道检查，有助于正确进针，评估悬吊效果。

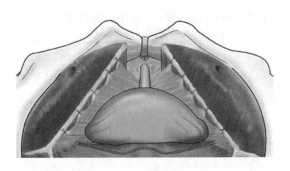

图 19-4　阴道旁侧修补术

【并发症】

处理及预防同"经阴道的 VPVR 手术"。

(三)加用移植材料的阴道前壁修补术

【适应证】

一般认为较大的膀胱膨出,自身组织薄弱,经治疗后盆腔器官脱垂复发的患者,可在传统的阴道前壁修补术中加用合成网片或生物补片。

【禁忌证】

同经典手术。

【手术步骤】

分离阴道前壁至尿道口下方 0.5cm 处,向两侧钝锐性分离阴道前壁,上达耻骨联合后方,两侧达耻骨降支内侧,测量膀胱膨出的面积,将合成网片或生物补片修剪成合适的大小及形状(梯形、双翼形、长方形等),平铺于膨出的膀胱表面;用 2-0 可吸收线行间断缝合,将网片上缘固定到尿道下方的筋膜上;上推膀胱至腹腔,用 2-0 可吸收线间断缝合阴道前壁黏膜。

【并发症】

1. 网片侵蚀或暴露　发生率约为 3.4%～12%,非多孔性网片、多股编织的缝线、同时进行全子宫切除术、黏膜创伤、张力过度、萎缩严重、血肿形成是网片侵蚀的高危因素。网片暴露(expose)是指阴道内<1cm 的外露,网片侵蚀(erosion)是指阴道大面积吊带外露(>1cm)吊带移位至其他脏器。典型的"暴露"没有肉芽形成,多无症状的,可

有性交不适。可在诊室剪除暴露网片,绝经后患者涂抹局部雌激素。典型阴道侵蚀面积较大、有肉芽形成,分泌物增多伴有腰骶坠胀和性交不适。膀胱侵蚀的临床表现为术后反复泌尿系感染、血尿,经膀胱镜检查可证实,应在膀胱镜下剪除侵蚀之网片。肠道网片侵蚀较少,多为肠镜发现。这类有症状患者应再次手术剪除暴露网片,无张力缝合黏膜,必要时可加用生物补片和阴道皮瓣覆盖。

2. 疼痛　术后近期疼痛多为网带穿刺路径的神经损伤或水肿所致。网片挛缩可引起疼痛,表现为网片挛缩处局部压痛感。术前详细向患者解释,术后使用非甾体类药物、局部雌激素和抗炎药对症治疗。手术后远期疼痛可能因网带穿刺路径的神经损伤(闭孔肌的深、浅神经分支,肛提肌上神经)所致,可考虑使用非甾体类药物、局部麻醉止痛药注射,并拆除有触痛的网带。

3. 性功能障碍、性交困难　一项前瞻性研究指出,阴道前壁网片修补术后患者性交困难的发生率为 20%。但另一项研究结果显示,阴道前壁植入网片修补术后患者性交困难较术前明显缓解。还有研究报道,该手术后随访 1 年,患者性生活质量既没有明显提高也没有明显下降。北京协和医院的资料提示阴道植入网片的 POP 术后随访 6 个月,性交困难发生率为 35.7%。术中网片平铺、无张力,不修剪过多阴道黏膜,不抬高会阴体是减少此类并发症的预防措施。

三、中盆腔缺陷

传统的治疗中盆腔缺陷的手术包括:阴式子宫切除加阴道前后壁修补术、曼氏手术和阴道封闭术。近年来,关于中盆腔缺陷的手术治疗方法不断被改进,新的术式不断出现,以加强阴道顶端支持的骶棘韧带固定术、阴道骶骨固定术、高位子宫骶韧带悬吊术,以及盆底重建术。

(一)阴道封闭术

【主要特点】

阴道封闭术分为阴道全封闭和阴道半封闭术,对于保留子宫的患者,行阴道半封闭术(partial colpocleisis),即 Lefort 手术,是1877 年由 Lefort 发明,缝合阴道前后壁中间大部分,形成阴道纵隔,使阴道基本闭合(两侧留孔道),便于分泌物从孔道流出。阴道全封闭术(total colpocleisis)就是完全封闭阴道,不留有孔道,适用于无子宫或术中同时切除子宫的患者。

文献总结其成功率为 91%～100%。但对于阴道封闭术后复发脱垂的处理很少有文献专门研究,有作者建议再次行阴道封闭术或行会阴缝合术。该术式操作简单,出血少、效果好、手术安全性高,适合年老合并较重内科并发症患者。弊端是改变生理解剖,术后不能性生活。部分患者术后发生尿失禁。保留子宫患者术后宫颈细胞学和子宫内膜组织学检查无法完成。

【适应证】

(1)仅适用于重度子宫脱垂或阴道穹隆脱垂且没有性生活要求的绝经后妇女。如果患者还有伴侣,需要其伴侣理解并同意手术。

(2)手术不能纠正与解剖缺陷相联系的子宫或阴道脱垂,因此手术仅适用于无法耐受大范围手术的患者。术前应行宫颈细胞学检查和诊断性刮宫以除外宫颈和子宫内膜病变。

【禁忌证】

(1)有正常性生活。

(2)阴道炎、阴道溃疡、中重度子宫颈糜烂、宫颈溃疡。

(3)宫颈癌前病变、宫颈癌、子宫内膜癌。

(4)严重内科并发症不适宜手术者。

【手术步骤】

1. 阴道半封闭术(图 19-5)

(1)在阴道前、后壁分别切除一个狭长的长方形黏膜瓣,双侧保留约 3cm 孔道,注意分离紧贴阴道黏膜,保留阴道膀胱筋膜。

(2)间断缝合近宫颈口的黏膜边缘,缝针由阴道前壁创缘的黏膜面进针,越过前后壁新鲜创面,由后壁创缘的黏膜面出针,结扎于新创面外的黏膜面。间断缝合两侧前后壁的黏膜边缘。

(3)对新鲜创面,由内向外,可吸收线作一排一排的间断褥式缝合,使前后壁创面紧贴,不留死腔。

(4)最后缝合尿道口下及阴道口内的黏膜边缘。

(5)注意保留阴道两侧的通道,以能放入 Kelly 钳为度。

2. 阴道全封闭术 阴道前后壁剥离阴道黏膜时不留有孔道,缝合时阴道前后壁完全间断褥式缝合,两侧及阴道顶端皆不留有孔道。

【并发症】

(1)术后出血:多因阴道创面缝合不好,强调缝合不留有死腔。

(2)感染:对于保留子宫的患者,强调阴道两侧壁需要留出足够的孔道以利排出宫颈分泌物、引流感染物及监测异常出血。

(3)由于要在膀胱三角及膀胱颈处向下牵拉缝线,术后可能发生压力性尿失禁。这一缺点可通过留出尿道区域(即尿道外口下 3～4cm),不再缩短膀胱颈及尿道以下的区域。然而,在阴道上方仍有部分膀胱基底和全部的三角区域,因此很难做到仅关闭阴道上段而不牵拉膀胱三角。为避免术后压力性尿失禁的发生,有建议邻近尿道的区域应充分游离,然后折叠尿道和膀胱颈(Kelly plication)以抬高尿道膀胱角。

(二)曼氏手术

【主要特点】

1888 年,英国曼彻斯特的 Donald 提出用宫颈截除以及阴道前后壁缝合术来治疗子宫脱垂。曼氏手术(Manchester operation)内容包括四部分:诊断性刮宫;宫颈部分截

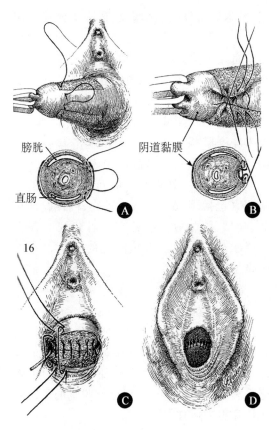

膀胱

直肠

阴道黏膜

Ⓐ　Ⓑ

16

Ⓒ　Ⓓ

图 19-5　阴道半封闭术

A. 在阴道前、后壁分别切除一个狭长的长方形黏膜瓣；B. 间断缝合近宫颈口的黏膜边缘；C. 用 0 号可吸收线缝合阴道外口处的前后壁黏膜的边缘，注意在两侧有通道可以深入探针；D. 手术结束后

除；主韧带缩短和阴道前后壁修补术。其优点为保留子宫、手术时间短、出血少和患者易于接受。各文献报道的复发率为 4.3％～33％。而对于要求生育的妇女，研究发现宫颈截除后不育的发生率异常升高，宫颈功能不全也很普遍。有报道曼氏术后妊娠率下降为 21％～33％，同时自然流产率和早产率也增加，并且多需剖宫产。

【适应证】

症状性Ⅱ度以上子宫脱垂，伴宫颈延长，希望保留子宫者。

【禁忌证】

(1)阴道炎、阴道溃疡、中重度子宫颈糜烂、宫颈溃疡。

(2)宫颈癌前病变、宫颈癌、子宫内膜癌。

(3)部分子宫颈截除之后，宫颈功能不全，希望生育者应慎重考虑。

【手术步骤】

(1)诊断性刮宫，由于手术保留了宫体，因此在行其他步骤前先行诊刮除外子宫内膜恶性病变是很必要的。如刮出内膜外观不正常，最好是等待病理结果，而不要贸然进一步手术。

(2)Allis 钳牵拉宫颈，在距宫颈 0.5cm 处阴道前壁膀胱沟下方行一横切口，分离前壁黏膜，注意将筋膜留在膀胱剥离面。

(3)将阴道黏膜向两侧分离，将膀胱从其附着子宫颈处向上分离，向上牵拉膀胱。

(4)从阴道后壁贯穿横行切开宫颈至黏膜，完整环形切下宫颈(图 19-6)。

(5)游离宫颈周围黏膜后显露变薄的主韧带。包绕其中的是子宫动脉的宫颈支。近子宫颈钳夹侧方的主韧带，缝扎、切断。在准备切除的宫颈部位上方用 1-0 延迟吸收缝线缝扎宫颈两侧旁组织以控制宫颈的血供。

(6)将结扎的主韧带拉到一起，缝在缩短的宫颈前方。将缝线穿透宫颈前壁将韧带固定在该位置有利于增强支撑结构(图 19-7)。

(7)游离阴道前后壁的黏膜瓣，直至黏膜瓣可充分移动并覆盖切除后缩短的宫颈前后唇，行 Sturmdorf 缝合。

(8)行传统阴道前后壁修补。

【并发症】

1. 器官损伤　分离宫颈上方的阴道前壁时要锐性钝性结合分离，警惕膀胱损伤。

2. 宫颈狭窄、粘连、功能不全　切除宫颈的长度应适宜，达宫颈内口以下即可，以免影响宫颈功能。缝合时应注意宫颈成形，游离足够的黏膜覆盖宫颈创面，以防术后发生粘连和狭窄，引起宫腔积血、积脓等。

3. 新发的压力性尿失禁　发生率约为 22％，原因是手术降低了这部分患者本来已

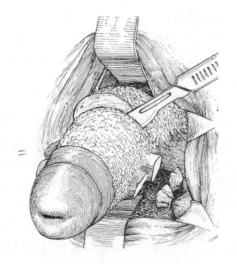

图 19-6　曼氏手术宫颈截除

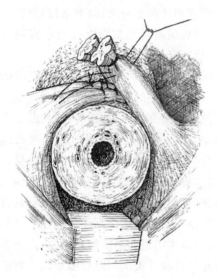

图 19-7　曼氏手术主韧带交叉缝合

经降低的尿道关闭压。

4. 肠管膨出复发　经典的曼氏手术忽略了可能存在的肠管脱垂或深处道格拉斯陷凹的脱垂,因此术后可能存在肠管膨出的复发。

(三)阴式子宫切除加阴道前后壁修补术

【主要特点】

1843 年,Esslman 首先完成阴式子宫切除术(through vaginal hysterectomy,TVH)。其优点为微创手术,创伤小、腹腔干扰少、术后恢复快、疼痛少、体表无瘢痕。阴式全子宫切除加阴道前后壁修补术是国内目前子宫脱垂主要的应用术式。在本节主要介绍阴式子宫切除术,阴道前后壁修补在其他章节做介绍。

阴式子宫切除术后可以发生穹隆脱垂,复发率文献报道不一。对重度子宫脱垂行阴式子宫切除术后穹隆膨出发生率为 30%～50%,是临床处理棘手的问题。复发的危险因素包括:年龄增大、提重物、慢性肺部疾病、吸烟、肥胖等。因此有作者建议对存在穹隆脱垂危险的患者预防性的行阴道顶端固定术。

【适应证】

(1)既往认为子宫超过 12 周或有盆腹腔粘连的患者是阴式全子宫切除术的禁忌,现在随着手术器械的发展和医师手术技巧的改进,越来越多的大子宫和腹部手术史的患者能受惠于经阴道手术。对已有脱垂的子宫阴式切除更为适宜。

(2)阴道无狭窄、子宫活动度好的患者,尤其适合于肥胖、糖尿病、冠心病、高血压等内科并发症不能耐受开腹手术的患者。

【禁忌证】

阴道狭窄、盆腔重度粘连、怀疑子宫或附件恶性肿瘤者。

【手术步骤】

(1)Allis 钳牵拉宫颈,电刀在距宫颈0.5cm 处阴道前壁膀胱沟下方弧形切开,达宫颈两侧,深达宫颈筋膜,上推膀胱,剪开膀胱腹膜反折,夹切、缝扎两侧膀胱宫颈韧带。

(2)向后环形切开宫颈黏膜,沿宫颈剪开后穹隆进入腹腔。

(3)夹切并双重缝扎左侧宫骶韧带及主韧带,同法处理右侧。钳夹、切断并双重缝扎左侧子宫动静脉,同法处理右侧。钳夹、切断、缝扎左侧圆韧带、卵巢固有韧带和卵管,同法处理右侧。取出子宫,探查双侧附件有无异常。

（4）检查各处无渗血,两侧分别以 0 号可吸收线荷包缝合阴道侧壁-前腹膜-阴道侧壁-主骶韧带-阴道侧壁-后腹膜-阴道壁,残端中间可留置引流。

【并发症】

1. 出血　术中出血多因钳夹或结扎线滑脱所致。残留附件血管的出血,止血极为困难,应充分暴露术野找到出血的血管结扎。如无法止血则需行剖腹止血。

2. 感染　术野残端和泌尿道感染较为常见,感染者常伴有尿潴留。也有个别发生严重的输卵管、卵巢脓肿。

3. 损伤　多为解剖层次不清所致,常见伤及膀胱、直肠,少有伤及输尿管、尿道及小肠等。

4. 术后尿潴留　多发生于术前已有亚临床排空障碍的患者,术前可测残余尿,初步了解膀胱排空情况,术后对于发生尿潴留的患者可通过药物、理疗等方法促进膀胱排空功能的恢复,若处理后测残余尿仍然不合格,应该保留尿管一周,让膀胱得到充分休息。

（四）腹腔镜骶骨阴道固定术

【主要特点】

1962 年,Lane 报道了经腹骶骨阴道固定术（abdominal sacrocolpopexy）治疗阴道穹隆膨出,之后这种术式就在临床逐渐应用起来。其后逐渐发展出保留子宫的骶骨固定术并于 1998 年出现了腹腔镜骶骨固定术。该手术方式具有效果持久,且成功率高的特点。经腹骶骨固定术的治愈率为 78% ～100%,而腹腔镜途径的治愈率也能达到 87.1%～91.6%,术后的症状性复发率仅为 0～6%。术后的磁共振成像显示骶骨阴道固定术能使阴道与骨性标志和阴道上下段的角度恢复到正常水平。该术式能较好的恢复阴道轴向和保持阴道长度,从而可以保留性交功能。性交困难的发生率由术前的 38% 下降为 17%。

【适应证】

（1）阴道穹隆症状性中度和重度膨出患者。

（2）子宫症状性中度和重度脱垂患者。

（3）中度盆腔缺陷其他盆底重建术后失败者。

（4）年轻、性生活活跃者更适合采用该术式。

【禁忌证】

（1）阴道长度不够的患者。

（2）阴道炎、阴道溃疡等生殖道急性感染者。

（3）严重内科并发症不能耐受手术者。

【手术步骤】

（1）患者取膀胱截石位,常规腹腔镜操作,分别于脐部、右侧脐旁以及双侧下腹行四切口进 trocar。

（2）膀胱返折腹膜处注射副肾盐水后弧形剪开膀胱腹膜返折,分离膀胱宫颈（阴道残端）间隙 4cm×3.5cm,完全暴露宫颈（阴道残端前壁）。

（3）将患者向左侧倾斜 30 度,充分暴露骶前间隙,于右侧直肠旁骶骨前剪开后腹膜,沿右侧骶韧带向下打开达双侧骶韧带附着处,分离宫颈（阴道）直肠间隙约 4cm×3.5cm。沿右侧分离的后腹膜用 1-0 可吸收线连续缝合并从右侧腹壁穿出,提拉暴露骶骨 S_1 前面的骶骨棘间韧带。分离暴露时注意骶前区的骶中动静脉和输尿管及肠管,防止损伤。

（4）将聚乙烯 15cm×10cm 网片剪成 10cm×3.5cm 和 3cm×3.5cm 条状网片。用 1-0 不可吸收爱惜邦线分 2 排将 10cm×3.5cm 的网片中央部分横向缝子宫颈（阴道残端）前壁共 6 针,分别于两侧阔韧带无血管区打洞,将两侧网片从前往后经阔韧带穿出。用 1-0 不可吸收爱惜邦线分 3 排将 3cm×3.5cm 网片一端纵向缝合在宫颈（阴道残端）后壁共 6 针,一排为宫颈（后穹隆）筋膜,另一排为双侧宫骶韧带及筋膜,并将从阔韧带穿出的网片缝于此网片上(图19-8)。

(5)上举子宫(阴道残端)以了解其与骶骨的距离。用1-0不可吸收爱惜邦线在S_1水平间断缝合骶骨前纵韧带3针。用不可吸收线将网片下端和双侧骶韧带中央缝合3针。

(6)1-0可吸收线连续缝合关闭后腹膜至网片与宫骶韧带附着处,同法关闭膀胱腹膜返折,将网片完全留置于腹膜后。

(7)术中了解阴道残端上提位置,调整网片使阴道保持轻微的张力,保证子宫颈(阴道残端)距处女膜在9cm以上即可,但不致过度牵拉阴道顶端。

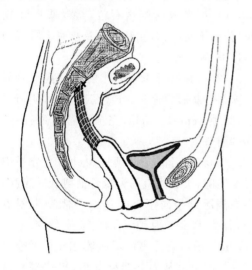

图19-8 应用网片的骶骨阴道固定术

【并发症】

1. 近期并发症 尚无严重的术中并发症,如:肠道、膀胱、大血管损伤的报道。

(1)出血:主要发生在骶前血管,由于此区域血管交通支丰富,因此止血较困难。局部压迫可能暂时止血,但去除压迫后常常再次发生出血,并且压迫可能进一步损伤小静脉。最初可试行缝合、银夹夹闭、烧灼或骨腊等方法止血。如果这些方法无法有效止血时,可以应用无菌的不锈钢止血钉止血。手术应在充分分离的情况下选择无血管进行穿刺缝合以避免引起大出血。

(2)肠道和泌尿系损伤:与本术式关系最为密切的结构包括:右侧输尿管和乙状结肠,术中应注意辨识清楚两者走行并将其游离后拉向侧方以避免损伤。

2. 远期并发症

(1)术后新发压力性尿失禁:发生率从8%到60%不等,可能与术前脱垂的脏器压迫梗阻手术解除有关。

(2)尿潴留:有作者报道在经腹骶骨阴道固定术术后有4%的患者出现尿潴留,可能与阴道上抬后尿道位置改变有关。术中应注意避免缝合时牵拉过紧造成术后尿潴留。半数以上的患者短期留置尿管后可以逐渐恢复自主排尿,但是对于始终无法自主排尿的患者,就需要考虑手术治疗。

(3)网片侵蚀:发生率为3.4%~7.6%。网片的侵蚀与是否同时行子宫切除术有关,经腹骶骨阴道固定术同时行子宫切除的患者比不切除子宫的患者暴露网片侵蚀的风险增加,因此行经腹骶骨阴道固定术时是否同时行子宫切除术需要充分向患者交代,需要慎重决定。

应充分缝合网片表面的阴道壁,分离阴道壁不应过薄,减少血肿及感染的发生,以减少网片侵蚀的发生。对于雌激素替代的患者由于同时切除子宫网片侵蚀发生率增高,因此同时行子宫切除要谨慎。

(4)肠梗阻:小肠梗阻需要手术治疗的约为1.1%;肠梗阻约为3.6%。从手术至小肠梗阻发生的中位间隔时间从11d到5.3年(1个月~20年以上)不等。如将补片剪成"人字形"分别用于固定阴道前后壁时,需要注意补片的双臂不应交叉,以避免肠管陷入后形成肠梗阻。腹膜包埋补片也可降低小肠梗阻的发生,可能与腹膜化后纤维瘢痕挛缩、粘连形成少有关。

(5)阴道后疝即肠管经道格拉斯窝疝出:

可能与手术抬高了阴道前壁使阴道后壁张力降低有关。应用不可吸收缝线、更为细致的改良 Halban 后穹隆成形术可能预防补片下阴道后疝的形成。

(6)便秘:经腹骶骨阴道固定术后有 9% 的患者出现了便秘。这可能与补片压迫肠管、阴道位置上抬后肠道角度改变有关。

(7)其他:罕见的并发症包括:臀肌坏死性肌筋膜炎、腰骶脊椎盘关节炎。

(五)骶棘韧带固定术

【主要特点】

1967 年,Richter 提出了将阴道顶端固定在骶棘韧带上,从而将阴道复位,即骶棘韧带固定术(Sacrospinous Ligament Fixation,SSLF)。通常的手术方式是经阴途径,同时还能进行其他的尿失禁和脱垂相关的阴式操作。已有术者采用经腹和腹腔镜途径。由于骶棘韧带无弹性,不会因牵拉而延长导致膨出复发,因此该手术方式效果确切。经阴道途径的患者的客观治愈率为 88.1%～89.7%,主观满意率为 87%～93%,而经腹腔镜途径也具有相似的治愈率。阴道前壁是脱垂最易复发的部位,20%～39.4% 的患者术后一年内可能出现中度阴道前壁膨出。33% 性活跃的患者术后性生活质量改善。

【适应证】

中、重度子宫脱垂或穹隆膨出患者。

【禁忌证】

(1)阴道炎、阴道溃疡等生殖道急性感染者;

(2)阴道狭窄;

(3)严重内科并发症不能耐受手术者。

【手术步骤】

1. 经阴骶棘韧带固定术

(1)三把 Kocher 钳分别钳夹阴道后穹隆(如要保留子宫,钳夹子宫颈后唇下方 1cm 处)、阴道口内 2cm 处皮肤黏膜交界及这两者的中点,提拉阴道后壁。Kocher 钳应钳夹在后壁中线部位,在黏膜下方注射生理盐水

形成水垫。如果患者没有高血压等禁忌证可用副肾盐水(100 ml 生理盐水中加入 4～5 滴去甲肾上腺素)代替生理盐水以减少出血。

(2)在 Kocher 钳之间纵向切开阴道后壁黏膜约 2cm,Allis 钳钳夹切开的黏膜边缘,向两侧牵拉。

(3)手指由 4 点到 8 点位置分离阴道直肠间隙的疏松结缔组织(图 19-9A)。注意不要分离到主韧带附近,以避免静脉丛出血。放置拉钩,将直肠推向右侧,向坐骨棘水平钝性分离至骶棘韧带(图 19-9B)。

(4)触摸坐骨棘和骶棘韧带,用手指包裹纱布钝性分离,并将疏松结缔组织和脂肪推向一侧,暴露骶棘韧带。骶棘韧带外观为白色膜状组织由于盲目操作可能引起大出血或神经损伤。如缝合未至骶棘韧带仅周围的疏松组织可能引起术后复发,因此如果直视情况有所怀疑,可撤去拉钩,触摸骶棘韧带。如无法触到韧带,可尝试触摸对侧韧带,选择韧带结构确切的那一侧进行手术。

(5)7-0 丝线在距离坐骨棘 2cm 处位置缝合一侧骶棘韧带下方韧带 2 针以防滑脱,骶棘韧带较坚韧,牵拉应该很有固定感,不易拉动,如果缝合后牵拉活动度大,应补缝一针,见图 19-9C。有学者建议术中助手行直肠指检,证实缝线未穿透直肠。

(6)确定固定后的阴道顶端位置,注意保持阴道前后壁基本对称。2 把 Allis 钳在合适的位置钳夹阴道黏膜边缘。缝线缝合阴道顶端纤维肌层,以缝合同侧宫骶韧带附着处为佳,打结,感到阴道顶端被吊到该侧骶棘韧带处(图 19-9D)。完成阴道壁的关闭缝合。

缝合骶棘韧带时主要有三种方法:直接暴露韧带后缝合以及应用 Deschamps 缝合器(图 19-10A)以及 Miya 钩(图 19-10B)穿刺,后两种方法由于是通过触摸韧带进行缝合,对于组织的分离较直接暴露缝少,因此手术时间和术中出血量相对较少。

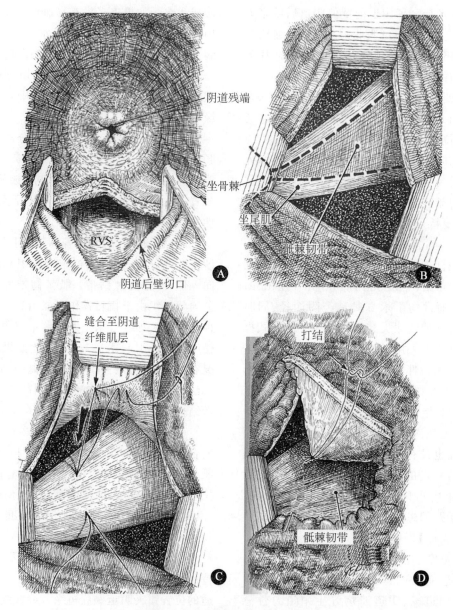

图 19-9　骶棘韧带固定术示意图

RVS:直肠阴道间隙

2. 腹腔镜骶棘韧带固定术

（1）患者取膀胱截石位，导尿，留置尿管，放置杯状举宫器，制造人工气腹，常规 4 切口进 trocar，探查盆腹腔。

（2）膀胱注入生理盐水 300 ml 使之充盈以利于辨别膀胱底部及分离来秋氏间隙。膀胱反折腹膜处注射副肾生理盐水后弧形剪开

膀胱腹膜反折，分离进入来秋氏间隙。

（3）排空膀胱，钝性分离耻骨后间隙至双侧耻骨支，分离暴露双侧闭孔血管神经束、Cooper 韧带和骨盆筋膜腱弓后继续向背侧分离至坐骨棘，分离坐骨棘表面的疏松组织后暴露骶棘韧带。

（4）2-0 不可吸收线在坐骨棘内侧 2～

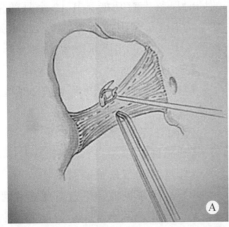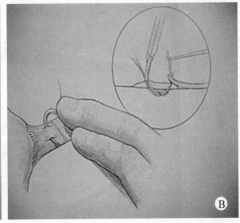

图 19-10　Deschamps 缝合器(A)与 Miya 钩穿刺(B)

3cm 处缝穿骶棘韧带,注意避免缝得太深以免损伤神经。之后术者的左手在阴道里作指引并上抬阴道侧穹隆,缝穿骶棘韧带的不可吸收线缝合阴道顶端(以宫骶韧带附着部位阴道组织为佳),打结,注意避免缝合阴道时缝穿阴道黏膜,打结前注意调整所留缝线的长度以避免过度牵拉阴道顶端。可根据术者的习惯同法进行对侧骶棘韧带固定术。

【并发症】

1. 直肠损伤

(1)发生率约为 2.5%。常见的引起损伤的步骤包括直肠阴道分离过程中造成的损伤:多为直肠近端前壁或侧壁浆膜损伤;放置拉钩造成的损伤:多发生在直肠旁间隙的下部;缝线穿透直肠。

(2)对于直肠损伤强调术中及时发现,及时修补,术后多无并发症。如怀疑直肠损伤,应行直肠指检和亚甲蓝试验。如发现直肠损伤,可以直接缝合创面,再次行亚甲蓝试验证实创面是否闭合,术后无渣饮食。

2. 出血及血肿形成

(1)发生率约为 0.4%。出血部位可能来自阴部内动静脉、臀下动静脉及髂内静脉丛。

(2)术中如发现直肠侧窝出血可局部压迫。如果压迫后局部仍有出血应缝合止血。如果发生大出血的部位为阴部血管无法缝合止血,可在压迫的基础上尽早行血管造影栓塞止血。

(3)穿过骶棘韧带时不要距坐骨棘太近,缝线穿过组织不要过深(以深度 5mm 左右为宜)、过高(以下 1/2 为主)以避免损伤阴部血管。

3. 会阴、臀部疼痛或麻木　有 10%～15% 的患者术后出现手术侧臀部中-重度疼痛。这可能是由于术中损伤了穿行骶棘韧带的小神经分支。这类神经损伤多为自限性的,多于术后2～3 个月内逐渐缓解。可以给予镇痛药物治疗、局部理疗、保持坐位下垫软垫。

4. 神经损伤　由于骶棘韧带邻近阴股管的阴部内神经和坐骨神经,因此术中,尤其是缝合时可能引起神经损伤。其发生率很低,但如果怀疑坐骨神经损伤应再次手术拆除缝线。

5. 术后继发的膀胱膨出　发生率约为 13%,多无症状,不需手术干预。膀胱膨出复发多见于术前即存在膀胱膨出而手术未同时行前壁修补的患者。

6. 性交困难　9% 的患者术后发生性交

困难,可能与阴道缝线以及阴道深度改变有关。

7. 新发压力性尿失禁 发生率很低,为0~4%。可能是由于手术固定阴道顶端后拉直膀胱颈角度所致。

8. 粪便失禁 发生率很低,在单侧 SS-LF 术后为 1.9%~5.6%,双侧 SSLF 术后尚未见报道。具体原因尚不清楚,对术前即有粪便失禁的患者建议同时行会阴修补术。

9. 其他 包括泌尿系感染,多于术后2~3 个月内逐渐缓解。罕见并发症包括坐骨直肠窝脓肿、会阴坏死性感染、会阴疝、小肠脱垂及急性肠梗阻。

对于单侧和双侧 SSLF,其总的并发症发生率并无明显差异。但应用三种常用缝合方法,其并发症的发生率是有差异的,其中Deschamps 缝合器组的并发症发生率明显高于另外两组。

(六)高位子宫骶韧带悬吊术

【主要特点】

高位骶韧带悬吊术(high uterosacral ligament suspension,HUS)是将阴道穹隆悬吊于缝合、固定后的骶韧带上治疗中盆腔缺陷的方法,它是 McCall 在 1987 年提出的后穹隆成形术的基础上,并经 Mayo 改良逐渐发展而成。研究结果显示,子宫骶韧带是经久坚牢的,即使在重度盆腔器官脱垂的患者仍然可以再利用,有些学者认为此手术操作实际上进行了筋膜重建,重建的筋膜起自阴道前壁,并和阴道后壁相连续,达到重建支持组织的目的,因此此术式不仅能够悬吊阴道,而且能解除道格拉斯窝疝,可以有效防止肠膨出复发。文献荟萃分析(Meta 分析)证实对于恢复阴道顶端的支持,子宫骶韧带悬吊术是非常有效的术式,手术解剖学成功率可达98%。有文献报道110 例经历此术式随访 5.1 年后的手术成功率约为85%,且 94%的患者对当前性生活满意。保留子宫的高位子宫骶韧带悬吊术旨在解剖复位、缓解症状

的同时保留生育功能。其 12 个月的主观成功率为 81%,客观成功率为 79%,宫颈或子宫脱垂复发需再次手术率为 16%。

【适应证】

(1)症状性中度以上子宫或阴道穹隆脱垂。

(2)子宫直肠窝疝。

【禁忌证】

(1)宫骶韧带松弛薄弱者。

(2)泌尿系炎症和生殖道炎症急性期。

(3)合并内科疾病,其情况不允许手术者,如严重心脏病、活动性肺结核等。

【手术步骤】

高位子宫骶韧带悬吊术可经开腹、腹腔镜或阴道途径来完成。"高位"是指在坐骨棘水平缝合高度缝合骶韧带,因此可将穹隆悬吊地更高和保留更深的阴道。具体手术方法如下。

1. 切除子宫者 可采用经阴道、开腹、腹腔镜途径。

(1)若有子宫直肠窝疝,先予以处理,可采用经典的 McCall 后穹隆成形术法封闭子宫直肠陷凹来解决肠膨出,即由一侧宫骶韧带进针,用不可吸收缝线间隔 1~2cm 连续缝合肠管前壁的浆膜层至对侧宫骶韧带,留置缝线不打结。用 0 号延迟吸收缝线缝合1~2 针,经阴道后壁陷凹下 1/2 处穿过阴道壁、腹膜及右侧宫骶韧带,缝合子宫直肠陷凹至左侧宫骶韧带。依次将上述不可吸收缝线打结,使阴道后壁提升至宫骶韧带高度。

(2)每侧宫骶韧带自身折叠缝合 2~3 针打结,以缩短宫骶韧带达到坐骨棘水平。

(3)用不可吸收缝线将缝合的耻骨宫颈筋膜和直肠筋膜悬吊在子宫骶韧带上,从而悬吊下移的阴道,以恢复阴道的正常位置及功能。

经阴道高位骶韧带悬吊术的方法分述如下:①患者取膀胱截石位,按阴道手术常规消毒。子宫及附件切除后,先行阴道前壁传统

"桥式"修补或局部缺陷点修补术。②上提阴道残端,在腹腔内触摸及确认坐骨棘及其走行于子宫骶韧带上方 1～5 cm 的输尿管后,暴露从坐骨棘内后侧向骶骨方向走行的宫骶韧带。用 24 cm 长组织钳在后腹膜 5 点和 7 点平坐骨棘水平处钳夹双侧宫骶韧带残迹后向上、向尾侧反复牵拉,使其伸张,然后顺此残迹沿侧盆壁向骶骨方向清楚摸到一条明显增厚、纵向走行的结缔组织样韧带,此即宫骶韧带。同法钳夹对侧宫骶韧带。③再次触摸并确认钳尖周围 2cm 处组织内无输尿管后,长弯针持夹持小圆针,10 号丝线于坐骨棘水平分 3 针连续缝合宫骶韧带及其间的直肠子宫反折腹膜,打结后缩短宫骶韧带。同法处理对侧。年轻、无明显肠膨出及直肠上段膨出者,采用宫骶韧带同侧自身折叠缝合达到缩短宫骶韧带的目的。宫骶韧带缝合打结后留线。④行膀胱镜检查,辨认膀胱三角区及两侧输尿管口,见到喷尿及尿色无异常、确认双侧输尿管无损伤后,用宫骶韧带的留线缝合至阴道前、后壁残端的耻骨宫颈筋膜和直肠阴道筋膜,然后逐一打结,并常规缝合阴道残端。需行阴道后壁和会阴体修补者按常规进行。

2. 保留子宫者　通常采用腹腔镜途径(图 19-11)。

(1)探查双侧输尿管走行,于其内侧注射肾上腺素盐水,水分离输尿管与同侧宫骶韧带间隙,切开腹膜,游离出发自宫颈后部全层宫骶韧带。

(2)在坐骨棘水平,不可吸收缝线将宫骶韧带连续自身缝合 2～3 针,然后拉紧打结以缩短宫骶韧带,同法处理对侧。

(3)也可用不可吸收缝线将宫骶韧带悬吊至宫颈周围环后侧。

(4)同时修复其他盆底部位特异性缺陷。

(5)对完成生育并且宫颈延长者,如同时行宫颈截除术,可更好地达到修复目的。

【并发症】

因宫骶韧带高位悬吊须达坐骨棘水平,

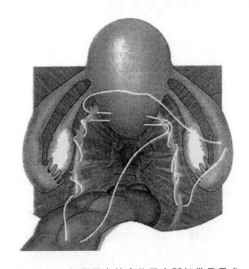

图 19-11　保留子宫的高位子宫骶韧带悬吊术

输尿管扭曲、损伤、梗阻的机会增加,文献报道在 1.0%～10.9%,经阴道完成的高位骶韧带悬吊术应常规实行膀胱镜来检查输尿管通畅程度,若有可疑时应即刻注射 5ml 靛胭脂观察。也有学者认为在宫骶韧带缝合前,将盆腔边缘至宫颈水平的输尿管游离出来可以避免输尿管的扭曲梗阻,经腹腔镜途径的高位骶韧带悬吊术经充分水分离后,亦可不常规行膀胱镜检查。

术中并发症也有肠缝合损伤的文献报道,约为 0.5%。其他并发症有骨盆侧壁血肿、盆腔脓肿、慢性盆腔痛等,都很少见,多不会留下持久后遗症。

手术中正确识别宫骶韧带,熟知输尿管与宫骶韧带的解剖关系,缝合前最好用纱垫挡开肠管,术中"水垫"分离宫骶韧带与输尿管之间组织增加安全性,减少输尿管扭曲、缝扎的并发症。

(七)加用合成网片的全盆底重建术

【主要特点】

2004 年法国的 Cosson 在全盆底重建的构想基础上,提出了全盆底重建术,可按前、中、后进一步分为前盆底、后盆底和全盆底重建术(图 19-12,图 19-13)。客观治愈率约为

94.7%，主观满意度为 97.6%，复发率为 62.5%～16.6%。目前常用的成品合成网片包括 Gynecare Prolift（Ethicon）、Avaulta（Bard）、Apogee（American Medical Systems）、Perigee（Boston Scientific's）、Gynecare Prosima（Ethicon）。

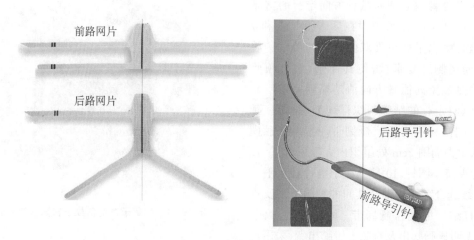

前路网片

后路网片

后路导引针

前路导引针

图 19-12 全盆底重建手术网片及器械

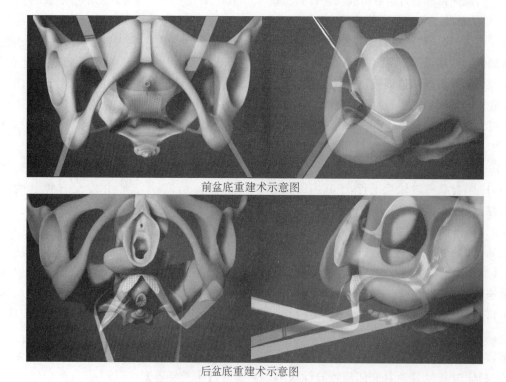

前盆底重建术示意图

后盆底重建术示意图

图 19-13 前、后盆底重建术原理示意图

【适应证】

美国妇产科医师协会（ACOG）和美国妇科泌尿协会（AUGS）于 2011 年 12 月份发表了声明，建议经阴道网片植入治疗盆腔脏器脱垂可用于以下情况。

（1）复发病例。

（2）有并发症不能耐受开腹或者腔镜手术患者。

（3）同时要求在充分知情同意下考虑利大于弊的情况下使用，并强调规范手术资格认证。

中国专家经讨论后形成以下共识：①POP 术后复发的患者；②年龄偏大的重度POP（POP-Q Ⅲ-Ⅳ度）患者。

【禁忌证】

（1）拟妊娠或妊娠期妇女。

（2）术前即有慢性盆腔痛或性交痛的患者。

（3）年轻、性生活活跃的患者慎用。

【手术步骤】

1. 前盆底重建

（1）向后牵拉宫颈前唇以暴露脱垂的阴道前壁，Allis 钳在距尿道外口 4cm 处钳夹

阴道前壁作为指示。首先在膀胱阴道间隙注射生理盐水以利充分水分离。然后由距尿道外口下方 3～4cm 的位置起向阴道顶端纵行切开阴道前壁黏膜，Allis 钳夹黏膜边缘。随后锐性分离使耻骨宫颈筋膜保留在切开的阴道壁上，以减少术后网片的阴道侵蚀。钝锐结合分离膀胱阴道间隙直达双侧闭孔内肌。手术医师需触诊闭孔肌、耻骨降支等解剖标志。接着锐性分离宫颈旁环，上推膀胱。

（2）左右各作两个皮肤出口放置深浅两组网带。第 1 个皮肤标志点为双侧生殖股皮皱尿道外口水平，在皮肤上做出标记，用于放置前部网片的浅带。第二点为大腿内侧，位于前一标志点外侧 1cm，下方 2cm 处，用于放置网片的深带（图 19-14A）。在阴道拉钩充分暴露操作侧术野并拉开膀胱的条件下，用特制穿刺针由内向外经膀胱颈水平的盆筋膜腱弓从第 1 皮肤切口穿出，把左右两侧的网片浅带穿出皮肤。术者的手指始终在膀胱阴道间隙内作指引。同样在手指的引导下，从第 2 皮肤标志穿入从坐骨棘上 1cm 盆筋膜腱弓穿出完成网片深带的放置（图 19-14B）。

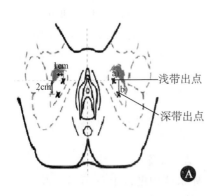
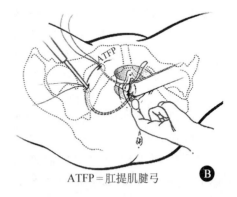

ATFP = 肛提肌腱弓

图 19-14　全盆底重建前盆底重建皮肤穿刺点（A）和重建效果（B）

（3）调整网带位置以使网片进入膀胱阴道间隙，衬垫于膀胱下方，并使其没有张力。同时注意网片的切迹应使膀胱颈有相当的活动度。之后展平、固定网片后方，确认无活跃

出血后，可吸收线连续扣锁缝合阴道前壁切口，最好分膀胱阴道筋膜层和阴道黏膜层两层分别缝合。紧贴皮肤剪除深浅网带，完成前盆底的重建。

2. 后盆底重建 Allis 钳钳夹阴道后穹隆。直肠阴道间隙注射盐水进一步水分离。然后由阴道后壁上 1/3 至中 1/3 纵行切开阴道后壁黏膜,Allis 钳夹黏膜边缘。随后钝锐结合分离阴道和直肠旁间隙直达双侧坐骨棘和骶棘韧带。阴道拉钩帮助暴露此无血管区。选择肛门外 3cm、下 3cm 处为后部切口标志(图 19-15A)。穿刺针经臀部,穿过坐骨肛门窝,距离坐骨棘内侧 2cm 穿过骶棘韧带下 1/2。放置网片后部并固定在阴道外。同法处理对侧。网片放入直肠阴道间隙,调整网片位置以使其没有张力。剪除网片远端多余的部分。再次确认网片无张力后可吸收线连续扣锁缝合阴道后壁切口。紧贴皮肤剪断网带,缝合皮肤切口,完成后腔的重建(图 19-15B)。

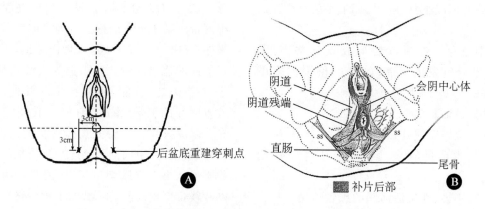

图 19-15 全盆底重建术后盆底重建皮肤穿刺点(A)和重建效果(B)

【并发症】

见"加用移植材料的阴道前壁修补术"。

合成网片广泛应用于临床的同时,学者们也在研究将各种生物材料应用于盆腔器官脱垂手术的治疗,尤其是 2011 年美国 FDA 发布合成网片在盆腔手术中的严重并发症的警告之后,生物补片日益得到重视。现在已经出现商品化医用生物补片主要包括尸源性的 Alloderm(LifeCell Corporation)、脱细胞异体真皮基质医用组织补片和猪源性的 Permacol(Tissue Science Laboratory)、Surgisis(Cook Surgical)。

四、后盆腔缺陷

(一)经典道筋膜加固缝合术

【主要特点】

1969 年,Miley 和 Nichols 提出横向折叠缝合直肠阴道筋膜修补直肠膨出的方法。近年来,Singh 等和 Maher 等的前瞻性研究推荐中线筋膜加固缝合(midline fascial plication)结合肛提肌折叠缝合(levator plication)的方法,即经典阴道后壁膨出修补术(rectovaginal fascia plication)。多项研究显示这一术式在实现解剖修复的同时使排便困难的治愈率超过了 80%,但 12%～27% 的患者出现了与肛提肌加固有关的性交痛。

【适应证】

症状性中度以上直肠膨出者。

【禁忌证】

对于阴道后壁重度膨出以及术后再次复发者效果欠佳。

【手术步骤】

(1)患者取膀胱截石位,在阴道黏膜下注射稀释的副肾盐水以减少分离黏膜过程中的出血。

（2）以 Allis 钳钳夹两侧小阴唇下端并向两侧平行牵拉，于会阴皮肤边缘处切除两 Allis 钳之间的后阴道壁黏膜及皮肤，使两端对合后的阴道内可容两指松。

（3）钝锐性分离阴道黏膜与直肠阴道隔间隙，达直肠膨出最突点以上，并向会阴切口两侧剪开阴道黏膜达 Allis 钳固定点。沿中线剪开分离的阴道后壁黏膜。

（4）如直肠呈球状膨出时，用 1 号丝线做几个袋口缝合直肠浆膜层及阴道直肠筋膜，各同心圆缝完后，自内向外顺序打结。如直肠高位膨出呈筒状时，可采用平行褥式缝合法，缝合完毕后顺序打结。需要注意的是仅缝合直肠阴道筋膜，而勿刺透直肠黏膜。缝合后可行肛诊确认。

（5）充分分离后显露肛提肌边缘，用左手另戴手套插入肛门作指导，用 7-0 丝线或 1-0 不吸收缝线间断缝合肛提肌 2～3 针，使损伤的肛提肌修复（图 19-16）。

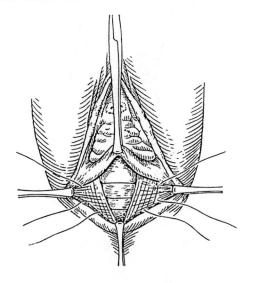

图 19-16　缝合肛提肌

（6）根据会阴松弛和直肠膨出程度，决定切除阴道黏膜的多少，一般自两侧会阴切口端斜向阴道后壁切缘顶点，剪去呈三角形阴道黏膜，愈近顶点时切除愈少，注意切勿切除过多，以免阴道及阴道口狭窄。

（7）0 号可吸收线自内向外间断或连续缝合阴道黏膜，用 1-0 丝线间断缝合会阴皮下组织及会阴皮肤。

【并发症】

1. 术中主要并发症

（1）出血或血肿：术中血管结扎不牢固，术后短时间内可发生大量出血，应拆开阴道壁缝线，寻找出血的血管，重新缝扎。如只少量出血，可用纱布填塞阴道压迫止血，并应用止血药物。阴道内为有菌环境且皱襞多，故不易彻底消毒，术后血肿形成则更易发生感染，表现为阴道内有臭味脓性分泌物流出，甚至体温上升。可通过局部消毒、引流并应用抗生素等处理。

（2）对于有阴道手术史的患者，在行阴道后壁修补术时应注意在有充分张力情况下分离阴道后壁黏膜，以降低直肠损伤的风险。助手应协助造成反向张力并将一手指放在肛门中以作指示。如证实已经发生直肠损伤，应充分游离该部位的直肠壁，进行至少两层的"无张力"修补。

2. 术后并发症　主要为性交痛，手术中应注意肌肉缝合不宜过多，修补后的会阴体勿抬太高。

（二）特定部位缺陷修补术

【主要特点】

与传统理论认为阴道后壁膨出是由于直肠阴道筋膜的普遍拉伸及薄弱，手术应采用经典术式不同，1993 年，Richardson 将直肠膨出归咎于直肠阴道筋膜的多点断裂，并提出特定部位缺陷修补术（site-specific defect repairs）。缺陷的位置可以是中线形、侧方型、远端型或上端型。有多组研究比较了经典阴道后壁修补术和特定部位缺陷修补术，认为后者可以达到更好的解剖修复及性功能的改善，排便梗阻症状的治愈率与经典术式相仿，但术后直肠膨出的复发率（44%）高于经典缝合方法（18%）。另外，在严重阴道后壁膨出的患者中没有消除阴道直肠筋膜过于拉伸这一因素，有些患者术后仍需手指压迫协助排便。

【适应证】【禁忌证】

与经典术式相同。

【手术步骤】

（1）～（4）同经典术式。

（5）术者另戴手套将左手手指放入直肠内，向阴道方向加压以辨认筋膜缺陷部位，Allis钳钳夹缺陷部位两端向中间合拢，再次经肛门内手指加压后明确筋膜缺陷是否被纠正，用延迟吸收缝线修补。同法修补其余缺陷部位，切口选择见图19-17。

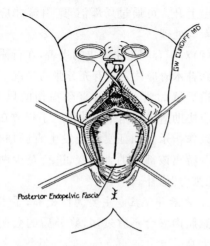

图 19-17　特定部位缺陷修补切口选择

（6）同经典术式（6）～（7）。

【并发症】

同经典手术。

（三）阴道后壁"桥"式缝合术

【主要特点】

1997年，澳大利亚Petros医师基于整体理论，提出阴道后壁"桥"式缝合术（vaginal bridge repair），使阴道后壁膨出修补术达到了很好的效果。北京协和医院40例阴道后壁膨出患者，采用阴道后壁"桥"式缝合术行阴道后壁膨出的修补，术后随诊6～24个月，40例的阴道前壁Ap点和Bp点的测量数据均在正常范围内。这一手术摒弃了阴道后壁

膨出修补术切除多余黏膜的传统方法，利用自体组织加固了直肠阴道筋膜并减少了分离黏膜产生的出血，真正体现了"重建"盆底支持结构这一新观念。

【适应证】【禁忌证】

同经典手术。

【手术步骤】

（1）在阴道后壁黏膜层下方注入副肾盐水，使阴道后壁局部（即拟行切开的部位）形成"水垫"。

（2）在阴道后壁穹隆的顶端与会阴体之间，行1个倒三角形切口（如会阴体无缺陷，则可采用梭形切口），于三角形切口处，全层切开黏膜及其下方的阴道直肠筋膜层，即形成三角形"桥"体，锐性分离"桥"体以外左右两侧包含阴道直肠筋膜层的阴道黏膜全层，为3～5mm，以利于左右缘的缝合（图19-18）。

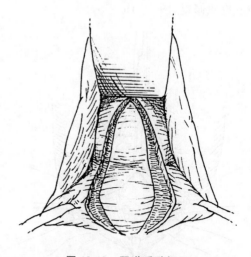

图 19-18　阴道后壁切口

（3）采用单极电凝热透法电凝"桥"体表面的黏膜组织，使之丧失分泌功能。

（4）用3-0可吸收缝线，对缝"桥"体左右缘即内翻电凝热透处理后的黏膜，使其形成一管状结构。（图19-19）

（5）7-0丝线U形加固缝合缝合直肠阴道筋膜，顺序打结。将阴道后壁"桥"体两侧

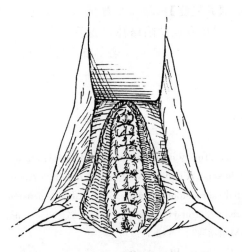

图 19-19　缝合"桥"体

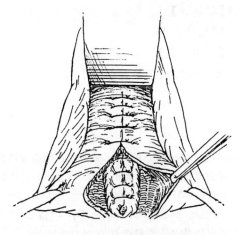

图 19-21　缝合阴道后壁黏膜

的筋膜加固缝合于"桥"体上（图 19-20），可吸收线缝合两侧缘阴道后壁黏膜（图 19-21）。

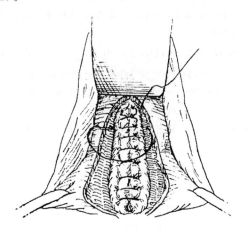

图 19-20　U 形加固缝合直肠阴道筋膜

【并发症】

"桥式"修补术后阴道壁有发生潴留囊肿的可能，表现为阴道壁内椭圆形无痛性囊肿，发生率<5％，可手术切除并行阴道壁修补。术中通过充分电凝阴道壁黏膜可避免这一并发症。

（四）加用补片加固的后盆腔缺陷修补手术

研究显示，盆底支持组织的病理改变是导致盆底功能缺陷的重要因素。这一发现推动了人工合成材料和生物材料在盆底重建手术中的应用。

【主要特点】

盆底手术中使用的人工合成补片大部分为不可吸收的聚丙烯网片，文献报道加用人工合成补片术后脱垂复发率为 0～16％，有 12％～13％的患者发生了补片侵蚀，但术后性交痛和排便困难的发生率均可高达 60％，远远超过了仅行筋膜加固（20％）。

为了降低人工合成材料补片相关的并发症，考虑应用生物移植材料，如同种异体真皮移植物（duraderm）和猪真皮无细胞的胶原基质材料补片（Pelvicol）。术中术后无严重并发症出现，但直肠膨出复发率较高。加用生物补片手术建议先行阴道直肠筋膜修补后将补片放置在阴道黏膜与修补好的筋膜之间，缝线固定，然后关闭阴道黏膜。在随访过程中，脱垂程度逐渐增加，也提示移植物的降解可能是解剖恢复不满意的原因。

【适应证】

（1）重度直肠膨出。

（2）复发性直肠膨出的患者，以及有自体组织薄弱的患者，或有复发的高危因素，如肥胖和顽固性腹压增高者中可以使用补片加固。

【禁忌证】

同经典手术。

【手术步骤】

见中盆腔缺陷修补相关手术。

【并发症】

见中盆腔缺陷修补相关手术。

（梁　硕　朱　兰）

参 考 文 献

鲁永鲜,刘昕,刘静霞,等.2005.经阴道行阴道旁修补术在阴道前壁及膀胱膨出治疗中的应用.中华妇产科杂志,40(3):154-158.

朱兰,郎景和,丁小曼,等.2005.阴道后壁"桥"式缝合术的应用.中华妇产科杂志,40(12):859-860.

朱兰,郎景和,刘珠凤,等.1998.张力性尿失禁患者不同术式比较.中华医学杂志,78:601-603.

Abramov Y,Gandhi S,Goldberg RP,et al.2005.Site-specific rectocele repair compared with standard posterior colporrhaphy. Obstet Gynecol,105(2):314-318.

Adams E,Thomson A,Maher C,et al.2004.Mechanical devices for pelvic organ prolapsed in women. Cochrane Database Syst Rev,2:CD004010.

Altman D,Zetterstrom J,Lopez A,et al.2005.Functional and anatomic outcome after transvaginal rectocele repair using collagen mesh:a prospective study.Dis Colon Rectum,48(6):1233-1241.

Argirović R,Berisavac M,Likić-Ladević I,et al.2011. Transvaginal mesh in repair of pelvic organs prolapse as a minimally invasive surgical procedure. Vojnosanit Pregl,68(7):583-588.

Armitage S,Seman E,Keirse M.2012.Use of Surgisis for Treatment of Anterior and Posterior Vaginal Prolapse.Obstet Gynecol Int,2012:376251.

Aronson MP,Aronson PK,Howard AE,et al.2005. Low risk of ureteral obstruction with "deep"(dorsal posterior)uterosacral ligament suture placement for transvaginal apical suspension.Am J Obstet Gynecol,192(5):1530-1536.

Ayhan A,Esin S,Guven S,et al.2006.The Manchester operation for uterine prolapse. Int J Gynecol Obstet,92:228-233.

Brinks CA,Wells TJ,Sampselle CM,et al.1994.A digital test for pelvic muscle strength in women with urinary incontinence.Nurs Res,43:352-356.

Brubaker L,Cundiff GW,Fine P,et al.2006.Abdominal sacrocolpopexy with burch colposuspension to reduce urinary stress incontinence. New Engl J Med,354(15):15-17.

Bo K,Bump RC,Mattiasson A,et al. 1996. The standardization of terminology of female pelvic organ prolapse and pelvic floor dysfunction. Am J Obstet Gynecol,175:10-17.

Delancey JO.2002.Fascial and muscular abnormalities in women with urethral hypermobility and anterior vaginal wall prolapse.Am J Obstet Gynecol,187(1):93-98.

Fitzgerald MP,Richter HE,Bradley CS,et al.2008. Pelvic support,pelvic symptoms,and patient satisfaction after colpocleisis.Int Urogynecol J Pelvic Floor Dysfunct,19(12):1603-1609.

Fitzgerald MP,Richter HE,Siddique S,et al.2006. Colpocleisis:a review.Int Urogynecol J Pelvic Floor Dysfunct,17(3):261-271.

Freeman RM,Pantazis K,Thomson A,et al.2013.A randomised controlled trial of abdominal versus laparoscopic sacrocolpopexy for the treatment of post-hysterectomy vaginal vault prolapse:LAS study.Int Urogynecol J,24(3):377-384.

Halaska M,Maxova K,Sottner O,et al.2012.A multicenter,randomized,prospective,controlled study comparing sacrospinous fixation and transvaginal mesh in the treatment of posthysterectomy vaginal vault prolapse.Am J Obstet Gynecol,207(4):301.1-7.

Jia X,Glazener C,Mowatt G,et al.2010.Systematic review of the efficacy and safety of using mesh in surgery for uterine or vaginal vault prolapse. Int Urogynecol J,21(11):1413-1431.

Kenton K,Shott S,Brubaker L.1999.Outcome after rectovaginal fascia reattachment for rectocele repair.Am J Obstet Gynecol,181(6):1360-1363.

Maher CF,Qatawney Am,Dwyer PL,et al.2004.Abdominal sacral colpopexy or vaginal sacrospinous colpopexy for vaginal vault prolapse:a prospective randomized study.Am J Obstet Gynecol,190(1):20-26.

Martínez-Franco E,Amat-Tardiu L,Rodríguez-Mias N,et al.2012.Surgical treatment of vaginal prolapse with Prolift® mesh in patients with risk of recurrence.Arch Esp Urol,65(6):616-622.

Menefee SA,Dyer KY,Lukacz ES,et al.2011.Colporrhaphy compared with mesh or graft-reinforced vaginal paravaginal repair for anterior vaginal wall prolapse:a randomized controlled trial.Obstet Gynecol,118(6):1337-1344.

Milani R,Salvatore S,Soligo M,et al.2005.Functional and anatomical outcome of anterior and posterior vaginal prolapse repair with prolene mesh.BJOG Int J Obstet Gynecol,112(1):107-111.

Reisenauer C,Kirschniak A,Drews U,et al.2007.Anatomical conditions for pelvic floor reconstruction with polypropylene implant and its application for the treatment of vaginal prolapse.Eur J Obstet Gynecol Reprod Biol,131(2):214-225.

Richter HE,Burgio KL,BrubakerL,et al.2010.Continence pessary compared with behavioral therapy or combined therapy for stress incontinence:a randomized controlled trial.Obstet Gynecol,115:609-617.

Rodriguez LV,Bukkapatnam R,Shah SM,et al.2005.Transvaginal paravaginal repair of high-grade cystocele central and lateral defects with concomitant suburethral sling:report of early results,outcomes,and patient satisfaction with a new technique.Urology,66(5 Suppl):57-65.

Sand PK,Koduri S,Lobel RW,et al.2001.Prospective randomized trial of polyglactin 910 mesh to prevent recurrence of cystoceles and rectoceles.Am J Obstet Gynecol,184(7):1357-1362.

Silva WA,Pauls RN,Segal JL,Rooney CM,Kleeman SD,Karram MM.2006.Uterosacral ligament vault suspension:five-year outcomes.Obstet Gynecol,108(2):255-263.

Swift S,Morris S,McKinnie V,et al.2006.Validation of a simplified technique for using the POPQ pelvic organ prolapse classification system.Int Urogynecol J Pelvic Floor Dysfunct,17(6):615-620.

Weber AM,Walters MD,Piedmore MR,et al.2001.Anterior colporrhaphy:a randomized trial of three surgical techniques,Am J Obstet Gynecol,185:1299-1306.

Young SB,Daman JJ,Bony LG.2001.Vaginal paravaginal repair:one year outcomes.Am J Obstet Gynecol,185(6):1360-1367.